種痘という〈衛生〉

近世日本における予防接種の歴史

香西豊子
Kozai Toyoko

東京大学出版会

The Road to Immunization: A History of Smallpox in Early Modern Japan
Toyoko KOZAI
University of Tokyo Press, 2019
ISBN 978-4-13-026609-3

目　次

凡例

・資料の引用に際しては、旧字体・異体字を現行の常用漢字にあらためるとともに、句読点等の文章記号を補った。旧仮名づかいや送りがな、ふりがな、ひらがな・カタカナの表記は、原文にしたがった。

・資料の状態（虫損・スレなど）により判読が不可能な場合は、□（文字数がわかる場合には複数）で代替した。

・敬意をあらわすべき名称にたいして特別な書式（直前に空白を設ける「闕字《けつじ》」や、行頭へと改行する「平出《へいしゅつ》」、ほかの行よりも高く行頭へと改行する「台頭《たいとう》」）がもちいられている場合は、すべて二文字分の空白を設けることで代替した。

・資料の原文の左右に、二通りのふりがなが振られている場合は、原文右側のふりがなを該当する字句の右に付し、原文左側のふりがなは該当する字句の直後に（ ）で括って付した。

・引用中に難読語や複数の読み方が存在する字句がある場合には、読解の便宜を図って、適宜、その右側に（ ）に括ってふりがなを振った。

・候文で書かれた資料の引用に際しては、助詞をひらがな表記とし、たとえば、「之」を「の」に、「得」・「江」を「え」に、「共」を「とも」に、「者」は「は」に変換した。

・資料の原文にほどこされた強調点（、）や傍線等の記号は、そのまま引用した。それらとはべつに、引用者が特定の文言を強調する場合には、その文言の右側に傍点（・）を付した。

・資料の原文中の割注（小さく二行に分かち書きされている補注）は、該当部分を［ ］で括ってしめした。

・漢文でしるされた資料の引用に際しては、原資料に訓点がほどこされている場合はそれにしたがい、訓点がない場合は、適宜、読み下した。

・引用中で補足説明が必要と思われる場合には、当該箇所の前後に〔 〕に括って説明を付した。

・書名に付された角書《つのが》き（小さく二行に分かち書きされている概要）は、該当部分を〈　〉で括ってしめした。
・資料名は内題を採用し、必要に応じて外題《げだい》等の説明を補った。
・年表記は一貫して西暦を採用し、適宜その直後に、本文で記述する事象の生じた地域の年号を（　）に括って付した。
・日本列島にかんする記述のなかで、「近世中期」は宝永年間から天明年間まで（一七〇四―一七八八年）を、「近世後期」は寛政年間から天保年間まで（一七八九―一八四三年）を、「幕末期」は弘化年間から慶応年間まで（一八四四―一八六八年）をさすものとする。
・資料のなかには、現代においては不適切とみなされる表現も散見されるが、資料の歴史的な性格をかんがみ、原文どおりに引用した。

序章　「日本に於ける疱瘡の沿革」を記述する

第一節　鷗外の追憶、京水の幻影

森鷗外博士のお墓調べ

一九一六（大正五）年一月一五日、とある記事が『東京朝日新聞』に載った。「森鷗外博士のお墓調べ」[1]（図表1）。森鷗外が、みずから染井墓地に赴いたり東京府庁に人を遣ったりして、墓を調べているという。

鷗外といえば当時、陸軍軍医総監および陸軍省医務局長の職にあり、軍医としての位階をきわめていた。数多の文芸作品もあらわし、文名も轟《とどろ》いている。その鷗外が、何ゆえ墓を調べているのか。たしかにちょっとした記事にはなる、にわかに了しがたい行動だった。

じつは鷗外は、この雑報が掲載される二日前より、『東京日日新聞』と『大阪毎日新聞』上に『澁江抽齋《しぶえちゅうさい》』（以下、『抽齋』）の連載をはじめていた。近世後期に実在した医官「澁江抽齋」の人生を軸に記述が進行する、考証的な作品である。とはいえ、記述に供すべき資料は、当初からすべて揃っていたわけではなかった。そこで、縁故者探しとならんで鷗外が思いいたったのが、墓誌である。墓石に刻まれた銘文をたよりに、生前の故人とその事績とを知ろうとしたのである。

『抽齋』によれば、鷗外がこのとき探し求めていたのは、抽齋の師の一人で、「痘科《とうか》」（当時の医学の一学科で、疱瘡の[3]

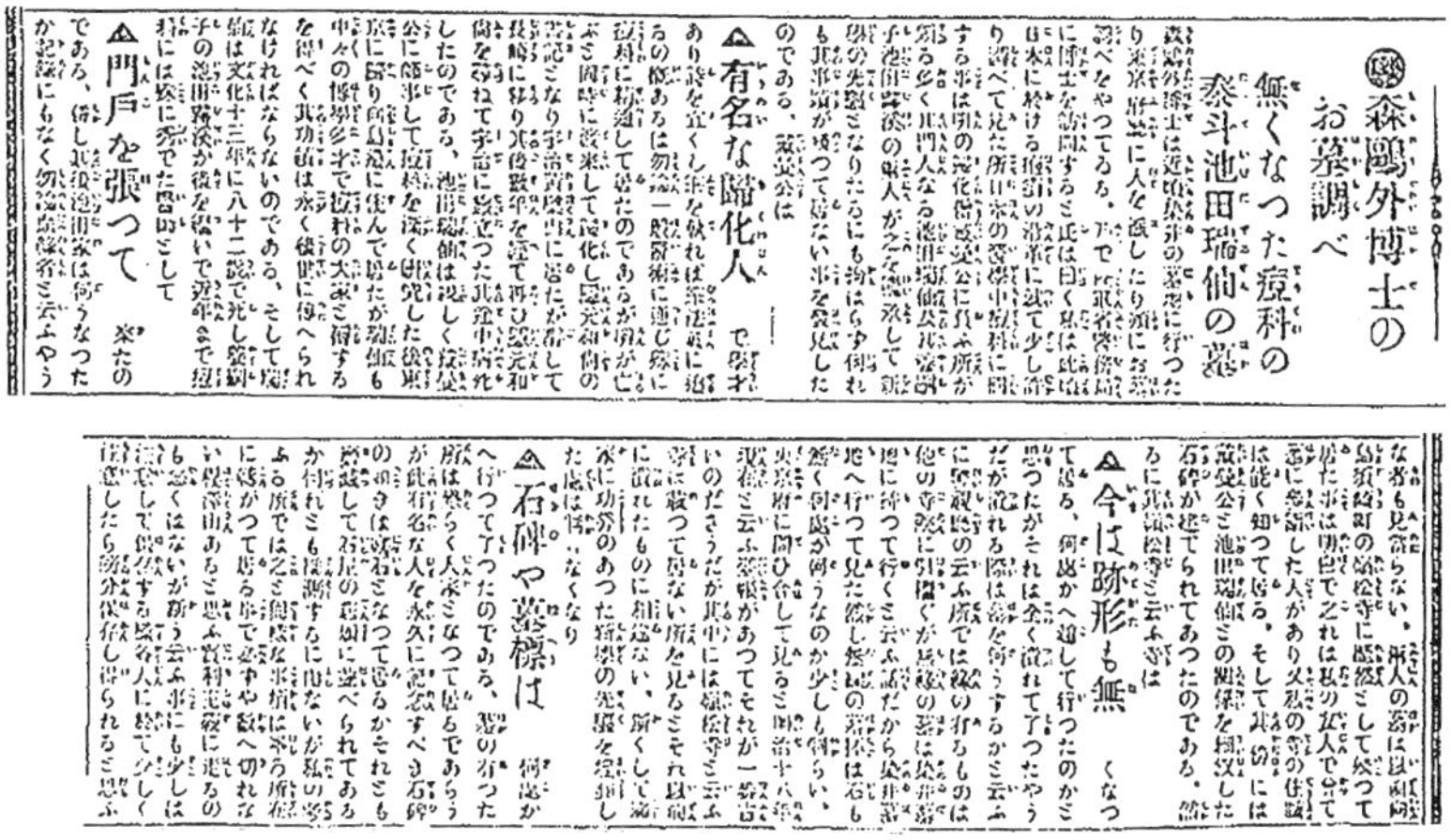

図表1　「森鷗外博士のお墓調べ」(2)

病因論および診断法・治療法を考究する）を教授した「池田京水《けいすゐ》」の墓だった。それが向島・常泉寺にあると言う人があれば、行って「本《ほん》堂《だう》の周囲《しうゐ》にある墓《はか》をも、境内《けいだい》の末寺《まつじ》の庭《には》にある墓《はか》をも一つ一つ検《けん》した」(4)。成果なく終わっても、べつの寺かもしれぬと思えば、他日ふたたび向島にむかい、「新小梅町《しんこうめちやう》、小梅町《こうめちやう》、須崎町《すさきちやう》の間《あひだ》を徘徊《はいくわい》して捜索《そうさく》した」(5)。

菩提寺が廃され墓の「失踪《しつそう》」(6)が明らかとなっても、鷗外は探索をやめなかった。無縁墓として染井共同墓地に遷《うつ》されている可能性があることを聞き知ると、今度は染井へと尋ねて行く。墓地の世話をする家の者に、池田という檀家や墓はないと聞かされても、諦めがつかない。鷗外がようやく聞きこみによる墓探しを断念するのは、帰途に立ち寄った町役場で、墓地のことは扱わぬから本郷区役所に行くよう言われてからだった。

池田京水とは誰ぞ

森鷗外の『抽齋』といえば、同時代には永井荷風が高く評価し、後には石川淳が鷗外第一の「傑作」(7)、「古今一流の大文章」(8)と評した作品である。加藤周一もまた、晩年のいわゆる「史伝もの」を挙げ、鷗外にたいする賞賛をおしまない。「〔文学史上〕明治以来今日まで日本語でこれ以上の文章を書いた人間は、残念ながら一人もいない」(9)。その抑制のきいた文体に、鷗外畢世《ひっせい》の文学的境地を見るのである。

だが、そうした評言とはうらはらに、静謐《せいひつ》なる文体の背面には、京水探索にかける鷗外の尋常ならざる熱意がやどっていた。墓探しを断念したあとも、鷗外は京水の何者たるかを調べることをやめない。知友諸氏に問い合わせ、記録文書を漁りつづける(10)。新聞小説でもあった『抽斎』・『伊澤蘭軒《いさはらんけん》』(以下、『蘭軒』)には、その経過が刻々と書きしるされている。

鷗外こと「わたくし」が京水に最初に言及するのは、『抽斎』の「その十四」、抽斎の生きた時代の学問芸術界の列宿を数えあげるくだりである。抽斎が経学・医学を学んだ四人の師のうちの一人が、京水であった(11)。

京水の家学である痘科は、池田家に一子相伝で受け継がれていたが、一七九七(寛政九)年、池田瑞仙《ずゐせん》(名は「獨美《どくび》」、「錦橋《きんけう》」と号す。以下、鷗外の著作にならい「初代瑞仙錦橋」)の代に、江戸の「医学館」(幕府が当時管轄した唯一の医学教育機関)でも教授されるようになった。初代瑞仙錦橋の跡は、養子の村岡晋《しん》(号は「霧渓《むけい》」。以下、「二代目瑞仙霧渓」)が継いだ。そして、その池田家の痘科(以下、「池田痘科」)が当時、疱瘡という流行病《はやりやまい》の治療において多大な貢献をしていたことまでは判明した。

しかし、問題は京水の身上である。文書を渉猟《しょうりょう》し寺院を訪《おとな》い諸方に問い合わせるうちに、「わたくし」は二種類の記録に行き当たる。京水を初代瑞仙錦橋の子とするものと甥《おい》とするものである。

前者は、京水の墓誌銘である。鷗外自身は直接見ることは叶わなかったが、医史学者・富士川游《ゆう》がかつて手帳に写しとっていた抄記(富士川游『日本医学史』に転載、次段に全文引用)によると、墓誌には、京水は初代瑞仙錦橋の「子」と刻まれていたという。

「池田瑞英、名ハ大淵、字ハ河澄、京水ト号ス、瑞仙ノ子ナリ、性放縦不羈ニシテ人ニ容レラレズ、遂ニ多病ヲ以テ嗣ヲ廃セラル、是ニ於テ諸国ヲ経歴シ、山水ノ間ニ放浪セリ、而カモ痘科ノ一事ニ至リテハ反復丁寧、切磋琢磨ノ功ヲ積ムコト年アリ、遂ニ『痘科挙要』・『痘科会通《ママ》』・『痘科鍵私衡』・『治痘論』等ノ諸書ヲ著ハシ、大ニ其家学ヲ発揮シ治痘ニ精シキヲ以テ名アリ（墓誌）」[12]。

一方、後者の京水を初代瑞仙錦橋の甥とする記録とは、二代目瑞仙霧渓の子・三代目瑞仙直温《ちょくをん》が編纂した『池田氏過去帖《くわこてう》』である[13]。そこにあったのは、初代瑞仙錦橋には「玄俊」という弟があり、その子が京水だという記載である。初代瑞仙錦橋は、甥である京水をいったん養子に迎えておきながら家を継がせず、門人の村岡晉を後継としたというのである。

墓誌銘の記録と『池田氏過去帖』の記載は、とはいえ、矛盾するものではない。初代瑞仙錦橋は京水をいちど養子としたが、放蕩《ほうとう》であったため跡には門人を据えた、と解することもできなくはない。しかし、京水はのちに、町医として下谷徒歩町に門戸を張るほどの腕前を誇った。文筆業においても、『痘科挙要』・『痘科鍵会通』・『痘科鍵私衡』等の著述があり、二代目瑞仙霧渓に比しても遜色《そんしょく》がない。京水がおよそ凡庸《ぼんよう》でなかったことは、推測するに難くないのである。にもかかわらず、かりに養父であったにもせよ、その京水を初代瑞仙錦橋が「尋常蕩子《じんじやうたうし》」のごとく見なし、惜しみなく離縁してしまったのは、「恩少《おんすくな》きに過《す》ぐ」と言わねばならない[14]。また、墓誌銘の体として、故人の「放縦《はうじゆう》」や「廃嗣《はいし》」を記すことも、適切とは思われない。

京水ははたして、初代瑞仙の子か甥か。また、そのような銘文を刻したのは、何者か。だが、「わたくし」は、手にしていたもう一つの資料、二代目瑞仙霧渓の撰になる初代瑞仙錦橋の経歴書『池田《いけだ》氏《し》行状《ぎやうぢやう》』によって、さらなる混迷へと導かれる。その末尾に、初代瑞仙錦橋には「善直《ぜんちょく》」という庶子があったこと、しかし「多病にして業を継ぐ能《あた》はず」、数百人あった弟子のなかから自分が後継者に選ばれたことが記されていたのである[15]。

『池田氏過去帖』にしたがえば、ここでいう庶子「善直」は、京水とは別人でなければならない。しかし、これを目にした当初から、「善直」とは京水で、京水はすなわち初代瑞仙錦橋の子ではないかという疑念が「わたくし」の懐を去らない。『池田氏過去帖』に載る一〇八名の親戚縁者のうち、京水だけが痕跡もとどめず消失していたからである。

ここにおいて、鷗外は疑問を読者へと開く。「わたくしには初代瑞仙獨美《しよだいずゐせんどくび》、二世瑞仙晉《ずゐせんしん》、京水《けいすゐ》の三人《さんにん》の間《あひだ》に或《あ》るドラアムが蔵《ざう》せられているやうに思《おも》はれてならない。わたくしの世《よ》の人《ひと》に教《をしへ》を乞《こ》ひたいと云《い》ふのは是《これ》である」[16]。そして、京水探索譚をいったん閉じるのである。

京水の名がつぎに文字にされるのは、一作おいた次の連載『蘭軒』の「その八十七」である。「わたくし」は『抽齋』擱筆《かくひつ》後に池田宗家の末裔《まつえい》と会見する機会を得、あれほど探しまわった池田家累世の墓が、じつは改葬されて谷中《やなか》墓地に現存していることを知った（ただし、分家をした池田京水一族の墓は、改葬に際し廃されたという）。また、「わたくし」はその末裔から、『池田氏系図《いけだうぢけいづ》』および三代目瑞仙直温撰の『先祖書《せんそがき》』を借り受けることができた。富士川游の抄写した墓誌銘、『池田氏行状』、『池田氏過去帖』につぐ、第四・第五の資料である。

そこで、「わたくし」はまっさきに京水廃嫡の顚末《てんまつ》を探してみたところ、「先祖書」には、「善卿《ぜんけい》〔初代瑞仙錦橋の字〕總領池田瑞英善直」[17]云々とあった。京水は初代瑞仙錦橋の長男であり、病気のため廃嫡されたものの、後年、全快したため分家して医業をおこなったことが、あらためて知られた。とはいえ、そこには他に見るべき新事実はなく、ことの真相は依然としてつかめない。

以来ながく袋小路にあった探索が急展開を見せるのは、新聞紙上で『蘭軒』を読んだ知人が、「わたくし」に一報を寄こして以降である。いわく、品川の町役場の書類に、京水の子「池田全安《ぜんあん》」の名が載るというのである。『蘭軒』「その二百十八」である。「わたくし」はすぐさまその「池田全安」なる人物に連絡をとり相まみえるのだが、はたしてそれは、京水の孫・二代目全安であった。

二代目全安は第六となる資料、京水直筆の巻物『参正池田家譜』を携行していた。「わたくし」はそれを借留し全文を手写するが、その過程で、京水の手になる「戦慄《せんりつ》」すべき書き入れを目にする。京水は、みずから嗣を辞したのではなく、初代瑞仙錦橋の後妻と門人により、廃嫡に追いやられたというのである。(18) この記載により、「わたくし」のかねてからの疑問は、大半が氷解する。鷗外はそのときの心情を「属饜《ぞくえん》」(19)という語で表している。と同時に、度重なる不条理に見舞われた京水の身の上を思い、しばしのあいだ嗟嘆《さたん》した。墓調べからはじまった鷗外の京水探索は、こうして差当《さしあたり》の終尾をむかえたのだった。

「日本種痘の恩人」

しかしながら、鷗外はなぜにかくも、池田京水という、当時すでにまったくの無名となっていた医家に拘泥《こうでい》したのか。京水探索の逸話は、『抽斎』・『蘭軒』という、恬淡《てんたん》な文体のなかにあってひとり浮きたち、そこになにか作者・鷗外に内在する切迫した「動機」が宿っていたかのごとき印象をあたえる。

この点については、すでにいくつかの指摘がある。

その一つ、三枝博音《さいぐさひろと》は一九五二（昭和二七）年、『鷗外全集』に付された月報に「京水を探し求める鷗外」という一文を寄せている。(20) 科学技術史への造詣が深く、医史学者・富士川游に教えをうけたこともある三枝は、京水を追うこの鷗外の探求的な態度を、歴史家の真摯《しんし》さと解した。

「歴史家はものぐさであってはならない。歴史家の有為と史料の有為との競争である。地上から影をひそめてゆく人と物象を追い求め、求め得た人と物の形象を復原するところに感じられる人間の切なさの感性的なもの、それが芸術としての史伝作品のい、の、ち、である」(21)。

周知のとおり、鷗外は晩年、「創作」を相対化するものとしての「歴史」を意識的に書き記そうとした。三枝は鷗外の京水探索を、そうした切なる芸術的実践の一環として理解したのである。

他方、小説家・松本清張は、京水へとむかう鷗外に、より強迫的な情念を読みとった。「鷗外のその執着というか執拗さはモノマニアックにさえみえる。枯淡の境地どころではない」[22]。鷗外にまつわる作品で文壇へとデビューした清張は、遺作となった『二醫官傳』[23]（一九八五年）においても鷗外論を展開し、京水探索の逸話を全面的に取りあげた。そして、その偏執的なまでの情熱が、具体的には、京水の医家としての業績にたいする畏敬《いけい》の念に根ざしていると見た。

「内容的には池田京水捜索の熱情は抽齋と蘭軒以上のものがある。それは日本の種痘の先覚者への畏敬からである。抽齋も蘭軒もその伝がわかっているのに、京水の履歴がわからず、ためにその探求の情熱は何倍にもなっている。しかも、初代瑞仙獨美、二代目瑞仙晉、京水の三者の間に、なんらかのドラマが伏在していると睨んだ鷗外のその眼は「伊沢蘭軒」を書きはじめてからも決してそこから離れなかった。執念深く粘りついていた。果然、『伊沢蘭軒』の『その二百十八』にいたってその有力な手がかりをつかんだのである」[24]。

鷗外は、ただ消えゆくものへの感傷から、あるいは歴史にひそむ「ドラアム」に惹かれて、無名の疱瘡医の事績を追ったのではない。そこには、本来無名となってはならない「日本の種痘の先覚者」を、みずから書き遺すことで表敬しようとする意志がはたらいていた、というのである（そして、清張の読みにしたがえば、そこにはまた、津和野藩医の務めを全うしようとして斃《たお》れた鷗外の祖父・白仙への思いも重ねあわされていたことになる）。

本書は、このとき鷗外を衝《つ》き動かしていた「動機」の内実について、深追いはしない[25]。だが、先人・京水にたいし、鷗外が特段の思い入れを抱いていたとする清張の指摘については、佇考《ちょこう》の余地をみとめる。たしかに、鷗外は京水を、たんに抽齋に関係のある人物としてではなく、謎おおき「日本の種痘の先覚者」池田家の一員として捉えていたふしがあるからである。

たとえば、鷗外は一九一六（大正五）年二月八日、「日本種痘の恩人」と題するつぎのような一文を、「森鷗外」の署名で『大阪朝日新聞』に寄稿している。冒頭の「お墓調べ」の記事が掲載された約一月後のことである。

> 此頃日本《このごろにほん》に於《お》ける疱瘡《はうさう》の沿革《えんかく》に就《つい》て少《すこ》し許《ばか》り調《しら》べて見《み》た所《ところ》、日本《にほん》の医学中痘科《いがくちうとうくわ》に関《くわん》することは、明《みん》の帰化僧戴曼《きくわそうたいまん》公《こう》に負《お》ふ所《ところ》が頗《すこぶ》る多《おほ》く、其門人池田瑞仙及《そのもんじんいけだずゐせんおよ》び其養嗣子《そのやうしし》池田霧渓《いけだむけい》の両人《りやうにん》が之《これ》を継承《けいしよう》して新学《しんがく》の先駆《せんく》となつたのである、が何《いづ》れも其《そ》の事蹟《じせき》が残《のこ》つて居《ゐ》ない事《こと》を発見《はつけん》した〔中略〕、瑞仙《ずゐせん》は文化《ぶんくわ》十三年に八十二歳《さい》で死《し》し、養嗣子《やうしし》池田霧渓《いけだむけい》が後《あと》を継《つ》いで近年《きんねん》まで痘科《とうくわ》には殊《こと》に秀《ひい》でた医師《いし》として門戸《もんこ》を張《は》つて来《き》たのである、併《しか》し其後池田家《そのごいけだけ》は何《ど》うなつたか記録《きろく》にもなく勿論血縁者《もちろんけつえんしや》と云《い》ふやうな者《もの》も見当《みあた》らない〔中略〕、斯《かく》て国家《こくか》に功労《こうらう》のあつた新学《しんがく》の先駆《せんく》を埋葬《まいさう》した処《ところ》は判《わか》らなくなり、石碑《せきひ》や墓標《ぼへう》は何処《どこ》か へ行《い》つて了《しま》つたのである。(26)〔傍線は引用者による強調〕

鷗外は、『抽斎』執筆のために京水を追う過程で、「日本に於ける疱瘡の沿革」に感興をもよおした。そして、調べをつづけるうちに、疱瘡の治療を専門とする痘科の来歴を知るとともに、その先駆者にして「日本種痘の恩人」ともいうべき池田家の事績が、世上から湮滅《いんめつ》していることを発見したのである。

ここで、鷗外が池田家一統を称して、「日本種痘の恩人」と言い「国家に功労のあつた新学の先駆」と言うのは、今日の感覚からすると、いささか仰々しくひびくかもしれない。しかし、池田家が痘科をおこなっていた時代、疱瘡の流行ぶりはじつに凄惨であり、おびただしい数の人間が死地へと追いやられた。地域によっては、あまりの死亡率の高さに、一村がそのまま廃されることすらあった。鷗外もそのことは承知していたのだろう。『抽斎』のなかには、つぎのような一節がある。

種痘《しゆとう》の術《じゆつ》が普及《ふきふ》して以来《いらい》、世《よ》の人《ひと》は疱瘡《はうさう》を恐《おそ》るゝことを忘《わす》れてゐる。しかし昔《むかし》は人《ひと》の此病《このやまひ》を恐《おそ》るゝこと、癆《らう》（肺結核）を恐《おそ》れ、癌《がん》を恐《おそ》れ、癩《らい》を恐《おそ》るゝよりも甚《はなは》だしく、其流行《そのりうかう》の盛《さかん》なるに当《あた》つては、社会《しやくわい》は一種《しゆ》のパニツクに襲《おそ》はれた。池田氏《いけだうぢ》の治法《ちはふ》が徳川政府《とくがはせいふ》からも全国《ぜんこく》の人民《じんみん》からも歓迎《くわんげい》せられたのは当然《たうぜん》の事《こと》である。(27)

幕末に津和野藩の藩医の家に生まれ、自身もまた衛生学徒・軍医として明治・大正の世を生きた鷗外は、疱瘡がかつての「社会」にもたらしていた脅威を理解していた。それだけに、鷗外の目には、「池田氏の治法」すなわち「種痘の術」の効用がいっそう意義深く映った。だが、往時における「国家」や「社会」への貢献に比して、池田痘科にたいする世間の評価は不当に低い。そうした現実への疑念が鷗外をして粘りづよい京水探索へとむかわしめていたとしても、なんら不思議ではない。

ただし、そうなると逆に奇異に感じられるのは、鷗外が池田京水の事績を知るのに、さまでに尋常ならざる熱意を費やさねばならなかったという事実である。その難渋ぶりたるや、当時の新聞記事になるほどであった。鷗外はなぜ、「池田京水」という対象を、たやすく捉えきれなかったのか。

『抽斎』・『蘭軒』が執筆された大正時代初期（二〇世紀初頭）は、池田家一統が活躍した時期（一八世紀末より一九世紀半ばまで）からすると、一世紀以上の時を隔てていた。したがって、この間に刻々と記録が散逸していたということは、十分に考えられうる。

しかしながら、鷗外の探しもとめた「池田京水」という人物は、記録の遺《のこ》りにくい市井の人ではなかった。一時は幕府の医学館痘科教授の後継と目され、のちには疱瘡専門の名医として江戸で名を馳せた人物である。出版の容易ならざる時代にあって、『痘科鍵私衡』六巻という大著や『痘科会通』・『痘科挙要』など、複数の著作も擁していた。(28)

係累・親族ではなくとも、師の事績を顕彰し学統を継ぐ弟子筋はあまた存在したはずである（言うなれば、『抽斎』の中心人物、澁江抽斎もまた、そうした弟子の一人であった）。鷗外の見るごとく、池田家一統が「国家に功労のあつた新学の先駆」であったなら、なおさらである。にもかかわらず、鷗外が探索をはじめたときにはすでに、その事績を知る端緒は、ことごとく「切れて」いた。これはいったい、どういうことだったのか。

第二節 種痘という〈衛生〉

日本の「種痘始祖」は誰か

鷗外は、およそ一世紀前の疱瘡医・池田京水の事績を掘りおこそうとした。しかし、当時の「社会」にたいする貢献に反し、京水は墓石はおろか、出自を解明するための端緒すらのこさず湮滅していた。疱瘡の歴史に深く名を刻んでしかるべき池田痘科も完全に廃れている。『抽斎』・『蘭軒』の鷗外による京水探索譚は、見方を変えれば、「日本に於ける疱瘡の沿革」の記述の難しさを体現していたとも言える。

しかし、「日本に於ける疱瘡の沿革」の困難と言うなら、烏有《うゆう》に帰していたのは、ひとり池田家一統ばかりではなかった。日本における「種痘始祖」もまた、一時、「忘却」の憂き目にあった。種痘は、疱瘡の予防手段として明治初頭より国民に強制され全国的に展開されたが、その当時からすでに、日本列島でいつどのようにはじめられたのか見えなくなっていたのである。

ことが取り沙汰されはじめるのは、一八八二(明治一五)年、当時の代表的な医学雑誌であった『東京医事新誌』[29]誌上である。栃木の医師・高田春耕が、「種痘三祖ノ紀念碑ヲ東京ニ建設センコトヲ議ス」という投書をおこなったことに端を発する[30]。高田は、医家らのあいだで「種痘法ノ三祖」と称されていた、英国の「ヂヨンネル」氏、支那の

「邱熺《こうき》」氏、日本の「桑田立斎《くわたりゆうさい》」氏を顕彰する碑の建設を提案し、賛同者を募った。維新後に政府が種痘を勧奨したことにより、「寒村僻地落ト雖トモ盛ニ行レ、本邦蒼生ノ未タ占有セサル幸福ヲ親受」(31)している現状に感じ、発起したのだった。

ただし、「ヂョンネル」氏・「邱熺」氏はともかく、日本における種痘法の始祖を、江戸で活動した「桑田立斎」氏とするには、異説もあった。そこで、高田は投書の末尾の「附言」で、読者諸氏にたいし、以下のように呼びかけた。

「本邦種痘関係ノ諸書ヲ閲スルニ同時ニ二三ノ首唱者アルカ如ク、唯ニ桑田氏ヲ以テ其首祖ト称スルニ至テハ少シク疑団ナキ能ハス。今マ姑《しばら》ク北城氏ノ説ニ拠テ証左トス。然レトモ向来《きやうらい》不朽ノ一大建碑ヲ計画スルニ至テハ、精細ノ考査ヲ遂ケ妄挙ノ嘲ヲ遺サヽランヲ要ス。願クハ江湖ノ学士賢哲、余ノ志ヲ諒シ、首祖ノ為ニ果シテ桑田氏ニ属スルカ将《は》タ別ニ人アルカヲ報道セラレナハ、感謝豈《あに》啻《ただ》ナランヤ。伏テ乞フ」(32)。

日本の種痘の始祖を「桑田立斎」氏とする説は、おなじ栃木県の医家・北城諒斎の『種痘三祖小伝』(一八七一(明治四)年)でも採用されていた(33)。しかし、諸書をひもとけば、他にも二、三、名前が挙がる。碑を建てるにあたっては、厳密な考証を要するので、べつに適切な人物があれば知らせていただきたいというのである。日本の「種痘始祖」は、書籍のなかでも口碑においても、この時点では霧の中にあった(34)。

高田の投書に応えたのは、和歌山の郭《かく》嘉四郎である。おなじ年、同誌上に「日本種痘家ノ祖トハ誰ソ」という論考を載せた(35)。そして、一八四九(嘉永二)年に長崎に齎《もたら》された牛痘苗を広めたという点で言えば、「桑田立斎」よりも先に活躍した者が何人もあったこと、とりわけ当時の国禁をおして牛痘苗の将来・頒布の道筋をつけ、時日の面でも桑田立斎に先んじて種痘法をおこなった「笠原白翁《はくおう》」の功績は看過できないことを説いた(36)。くわえて、国禁の厳しかった時代に、佐賀藩がオランダ人に牛痘の舶載《はくさい》を依頼したという説の真偽をまずは明らかにすることを提唱した。

そこで高田は、ふたたび同誌に「種痘始祖を長崎県の医士諸君に質《ただ》す」(37)と題した小文を寄せ、情報を募った。牛痘苗が長崎に船載されたのは、はるか古代の話ではなく、わずか三四《ママ》年前の一八四九（嘉永二）年のことである、ならばその顛末を見聞した先輩がまだ長崎にいるにちがいないと、牛痘苗伝来の経緯を教示するよう、頓首九拝、当地在住の医家らに懇願したのである。(38)

だが、長崎の医家からの応答を待たずして、同誌には翌週、北方は松前藩福山生まれの漁民「中川五郎治」を「本邦種痘家ノ嚆矢《こうし》」とする報告が挙がる。(39) 青森在住の著者・菊池武文が、当事者から聞いた話として、ロシアに漂流し同地で種痘術を伝習した「中川五郎治」が帰国の際に痘苗を持ちかえり、長崎に痘苗が渡来する二五年も前の一八二四（文政七）年にはすでに松前を中心に種痘をおこなっていたことを紹介したのだった。

待望の長崎の情報が寄せられるのは、高田の懇請から一月以上が経過してからである。医学生・有田樹林が夏期休暇を利用して、弘化・嘉永年間に長崎で公事に奉じていた者や医師らに聞き取りをおこない、その聴取した情報をまとめて同誌に投稿したのである。そのなかで有田は、一八四八（嘉永元）年にオランダ軍医モンニッキから種痘を伝習したのは「吉雄圭斎」であり、「我国種痘家ノ始祖ト尊称シ其美名ヲ後世ニ伝フヘキ者ハ吉雄圭斎《よしおけいさい》氏其人也」と断じた。(40) また、有田はその翌週にも、「吉雄圭斎」こそが日本種痘家の始祖だと報ずる『西海日報』（一八八二年七月二一日号）の記事を、同誌上に全文転載し、自説を補強したのだった。(41)

この有田の「吉雄圭斎」説は、議論の趨勢《すうせい》に相応の影響をおよぼしたようである。二年後の一八八四（明治一七）年、「吉雄圭斎」は、「種痘ノ術ヲ伝習シ爾来之ヲ四方ニ伝授シ其隆盛ヲ計リ候段奇特ニ付」という事由により、朝廷より木杯一組を賜った。(42) また、前出の郭嘉四郎も、一八八七（明治二〇）年刊行の『皇国医事沿革小史』で、「種痘始祖」を、当初想定していた「笠原白翁」から「吉雄圭斎」へとすげかえている。「嘉永元年（紀元二五〇八年　諸書ニ嘉永二年八月トアルハ誤ナルヨシ）六月和蘭ノ商船長崎ニ来リ蘭医ドクトル、モンニツキ又牛痘ノ痂ト漿トヲ齎《もた》ラス。時ニ長崎ノ人吉雄圭斎モンニツキニ就キ其術ヲ伝ヘンコトヲ乞フ。乃チモンニツキ自ラ手ヲ下シ和蘭訳官加福喜十郎ノ子某ニ殖接シテ之ヲ示ス。圭斎豁然《かつぜん》得ル所アリ。其族内田九一等ニ施シ良験ヲ得タリ（此時モ亦痘漿ハ其効ナクシテ痂苗特《ひと》リ感染シタリト云）。是レ実ニ我邦ニ於テ種痘法伝習ノ嚆矢トス」[43]。

しかしながら、ここにきて、史実の存否から問われていた佐賀藩による種痘の実施にかんし、にわかに情報が挙がってきた。一八八九（明治二二）年、『東京医事新誌』とならび、医師らの意見交換の場であった『中外医事新報』[44]に、以下の小文が掲載されたのである。

「嘉永二〔一八四九〕年七月十三日、蘭医モンニツケ氏牛痘を齎来《せいらい》したる旨、在長崎鍋島の臣楢林宗建より通報し来りしを以て、時の藩主鍋島閑叟公は、直に侍医大石良英に命して之か取調に従事せしむ。大石侍医、命を奉して同年同月十七日佐賀を出発し長崎に至り、町年寄高島作兵衛に談し奉行所に出て御用人小田氏へ願の末、同年同月朔《ママ》日島谷儀兵衛宅に於て春禎助・楢林宗建の小児等を集《ととの》へ之に創《はじ》めて種痘を施したり。之れ本邦種痘の嚆矢とす。〔後略〕」[45]。

佐賀に伝存する資料によると、佐賀藩医「大石良英」が藩主に命ぜられて長崎に調査に出向き、そこで一八四九（嘉永二）年八月におこなった事例こそ、日本における種痘の嚆矢であるという。郭嘉四郎が『皇国医事沿革小史』で、「諸書ニ嘉永二年八月トアルハ誤ナルヨシ」と半ば否定していた説が、ここでふたたび蒸しかえされた格好となる。日本における「種痘始祖」は、いちどは朝廷から御墨付を頂戴する人物が特定されるまでにいたったが、この投書により、またあらたに候補者をくわえることとなったわけである。

一八九四（明治二七）年になると、前節でも名の挙がった医史学者・富士川游が、おなじく『中外医事新報』に「種痘術ノ祖ノ私考」を寄稿し[46]、議論にくわわった。そして、右に引用した小文とほぼ同様の事柄を確認したうえで、「余ハ種痘術ノ本邦ニ伝リテ今日アルニ至レルハ、鍋島侯ト楢林宗建氏ト蘭医モーニツケトノ功績ニ帰スルヘキモノナリト信ゼリ」[47]と所信を表明した。また、「種痘術ノ祖」を語るに際して漏らすべからざる人物として、ロシア経由で牛痘種痘法を伝えた「中川五郎治」、および日本に牛痘苗が船載される以前に独自の工夫をこらして種痘をおこなった「長与俊達」・「小山有造」・「井上宗端」の三名を挙げたのだった。

「桑田立斎」、「笠原白翁」、「中川五郎治」、「吉雄圭斎」、「鍋島侯」・「楢林宗建」・「モーニッケ」、「長与俊達」・「小山有造」・「井上宗端」――。高田の記念碑建立の提案以降、この時点までに輩出された「種痘始祖」は十指にのぼる。だが、日本における「種痘始祖」とは、そもそも何をさすのか、日本で牛痘種痘を最初におこなった者か、それとも牛痘接種の実施にむけ尽力した者か、あるいは第一線で牛痘種痘を実施しその普及に功績のあった者か、その定義がつねに不問に付されていたため、称号の栄誉はながく特定の人物へと下されずにいた。

議論が収束へとむかうのは、一八九六（明治二九）年に、「善那《ジェンナー》氏種痘発明百年紀念会」[48]が企画・開催されて以降である。同年および翌一八九七（明治三〇）年に、この医学界をあげての記念行事の記念文集ならびに報告書が刊行され、種痘の歴史の執筆を富士川游が担当した[49]。そこで富士川は、論拠を重ねて異説を排し、あらためて「楢林宗建翁ヲ以テ種痘術伝来ノ祖トス」[50]と明言した。その後、富士川は、一九〇四（明治三七）年に刊行した自身の研究の集大成『日本医学史』においても、「楢林宗建」を日本の「種痘始祖」とする自説を展開した[51]。以後、この富士川の説は、『日本医学史』が日本の医学史の古典となるにつれ、定説となっていく。

この間、議論の紛糾によって頓挫《とんざ》する格好となったのは、当の「種痘三祖ノ紀念碑」建立計画である。発起人・高田春耕の頓首九拝の懇請むなしく、話は計画段階でながれ、ふたたび医学系学術雑誌のなかで採りあげられることはなかった。ただ、ジェンナーの銅像だけは、一九〇四（明治三七）年、大日本私立衛生会により、「善那氏種痘発明百年紀念会」の開催された上野公園に建立された[52]。現在、東京国立博物館の正門東に建つのが、それである。台座の碑文には、「種痘医祖善那君像」と刻まれている。

本書の目的――「日本に於ける疱瘡の沿革」の記述

大正期の鷗外による「日本種痘の恩人」の探索と、明治中期におこった日本の「種痘始祖」探しの動きは、見方によっては、ともに日本における種痘の実施に功績のあった人物を記述する試みであったといえる。種痘の鴻益《こうえき》たるや、後世においては、非常なるものとみなされた。にもかかわらず、その導入の経緯はどうであったかと問えば、たちまち隘路《あいろ》に行きあたる。鷗外の言う「日本に於ける疱瘡の沿革」は、近世後期の種痘導入前後の段で、後世からの視線を攪乱《かくらん》させるのである。

では、その種痘が日本に導入される近世後期に、いったい何が起こっていたのか。本書がこれから試みるのは、その、後世からの記述が遭遇する特有の難しさの意味合いを解きほぐすことである。具体的には、種痘という技法が日本列島にもたらされる前の近世中期（一八世紀初頭）から、鷗外が『抽斎』・『蘭軒』を執筆・刊行した大正期までの、「日本に於ける疱瘡の沿革」をたどってゆく。鷗外が異様なまでの関心をもって外郭をなぞり、執筆を構想しつつもうち遺った「日本に於ける疱瘡の沿革」を、無謀にも記述しようというのである。

とはいえ、医学史（日本の学問状況に即して言えば「医史学」）のテーマとしての「日本に於ける疱瘡の沿革」であれば、すでに膨大な研究の蓄積がある。前出の郭嘉四郎『皇国医事沿革小史』（一八八七（明治二〇）年）[53]や富士川游『日本医学史』（一九〇四（明治三七）年）をはじめとして、富士川游『日本疾病史』（一九一二（明治四五）年）[54]、大槻如電『新撰洋学年表』（一九二七（昭和二）年）[55]、山崎佐『日本疫史及防疫史』（一九三一（昭和六）年）[56]、古賀十二郎『西洋医術伝来史』（一九四二（昭和一七）年）[57]等の厚い記述は、「史実」をほとんど網羅し、かつて「日本種痘の恩人」や日本の「種痘始祖」を尋ねもとめる議論があったことなど繕いつくしている。

しかも、これら古典の記述にたいしては、いまなお詳細な脚注が付されつづけている[58]。日本の各地で、当地における「種痘始祖」が発掘され、所によっては顕彰のための碑が建てられているのが現状である。

そこへきて、本書がまた「日本に於ける疱瘡の沿革」を記述するのは、さらなる脚注をくわえるためでも、またそれらを総括するためでもない。種痘の導入という歴史的な事件を、同時代の文脈のなかであらたに捉えかえすためである。社会にとって、人体にとって、近世後期の種痘導入という出来事はいかなる意味を帯びていたのか、検証することを目論んでいる。

別言すれば、これは種痘の導入をもって様相を一変させる「日本に於ける疱瘡の沿革」を追尾することで、種痘導入後の世界の特異性を照らしだす試みともいえる。鷗外は『蘭軒』「その二百九十九」において、一八五一（嘉永四）年ごろ、伊澤榛軒《いさわしんけん》が時の老中・阿部正弘に奉じた蘭方排すべしという上書[59]に言及するにあたり、こうことわりをいれている。「漢医方《かんいはう》の廃《すた》れ、洋医方《やういはう》の行《おこな》はるるに至《いた》つたのは、一の文化《ぶんくわ》の争《あらそひ》で、其経過《そのけいくわ》には必《かなら》ずしも一顧《こ》の価《あたひ》がないことはなからう」[60]。その謂いでいけば、本書は「一の文化の争」として、疱瘡に関連する事象の種痘導入前後での変容を追い、種痘導入後の世界が何から切れてしまったのかを検証する迂遠な「一顧」である。

したがって、本書の記述は、種痘の導入を賞揚し、その「功労者」を顕彰する論調には、けっしてならない。日本への導入当時、種痘にたいしては、歓迎し積極的に普及をはかる動きだけでなく、懐疑し忌み嫌い論難する動きや推移を静観する動きなど、多様な反応が見られた。その状況を記述するのが本書の主眼であり、種痘の導入自体への評価は、目的にない。

また本書は、日本における種痘の導入・実施を事例として、何かべつの事象の記述を試みるものでもない。先行する論考のなかには、種痘という西洋の画期的な医療技術の「伝来」が、日本の医家らの組織の再編と医療の近代化とをうながし、それがひいては日本の〈開国〉につながったという壮大な物語も見うけられるが、本書はそれらとも厳しく一線を画する。照準はあくまで、「日本に於ける疱瘡の沿革」の記述にある。

　書き古された対象を、またあらたに記述するには、これまで築かれてきた事象間の連関や事象それ自体のまとまりを、いったん解除しなければならない。そこには必ずや、広大な資料の地平が現れるだろう。記述は当然、難航する。しかし、煩瑣《はんさ》をいとわずそこから始めるのでなければ、おそらく本書の目的は達せられまい。以下では、便宜を期して、資料の配列をいくばくかの調整はするが、可能なかぎり資料固有の乱雑さに添うかたちで記述をすすめることにする。

　ただし、後世の記述者らの視線を攪乱させることが確実に予想される対象に向かうのに、これではあまりに無策である。記述をはかる筆の側の錯綜と、資料側のおびる乱雑さとは、あたうかぎり峻別されねばならない。そこで、次章より本論に入るに先だち、あらかじめ判明している「日本に於ける疱瘡の沿革」を記述する際の難しさについて、整理しておこう。

日本の〈衛生〉の生いたち

　鷗外の京水探索にせよ明治期の「種痘始祖」探しにせよ、それらが迷走した一大要因は、本書の見るところ、記述がなされた時点で種痘がすでに国家の衛生政策の一つとして走っていたことにある。この所見には、二つの含意がある。一つは、「衛生」という国家の機能がそもそも非常に見えにくいあり方をしていること、もう一つは、その「衛生」のなかでもとりわけ人体を直接の作用の場とする種痘は記述者の目に留まりにくいことである。鷗外らは、種痘が日常において制度的におこなわれ、かつそれを是とする時代に生きていた。そうした記述の足場から、種痘導入期の混迷が見通しづらかったのは、ある意味、必然だったと言える。

一つ目の含意、すなわち「衛生」という国家機能の本源的な見えにくさという点から順に考えてみよう。医学史（医史学）や医療社会学に関心のある向きには周知の事柄ながら、「衛生」という政治機能は、近世期の幕府や藩には、まるで備わっていなかった。明治期以降に、欧米を視察した者によって「発見」され、日本へと導入されたものである。そのため、日本には当初、それを名ざす呼称すら存在しなかった。

「衛生」の発見者であり、かつ命名者でもある長与専斎は、[61]回顧録『松香私志』のなかで、当時の様子をこう記している。一八七一（明治四）年より岩倉使節団の一員としてアメリカ・イギリスを視察したのち、一八七三（明治六）年に、ドイツのベルリンを訪れたときの挿話である。

英米視察中、医師制度の調査に際し、「サニタリー」〔sanitary〕云々「ヘルス」〔health〕云々の語は屢《しばしば》耳聞する所にして、別林《べるりん》に来てよりも、「ゲズンドハイツプレーゲ」〔Gesundheitspflege〕等の語は、幾度となく問答の間に現はれたりしが、初の程は只《ただ》字義の儘《まま》に解し去りて深くも心を留めざりしに、漸《やうや》く調査の歩も進むに従ひ、単に健康保護といへる単純なる意味にあらさることに心付き、次第に疑義を加へ漸く穿鑿《せんさく》するに及ひて、此に国民一般の健康保護を担当する特種《ママ》の行政組織あることを発見しぬ。

是れ実に其の本源を医学に資《と》り、理化工学気象統計等の諸科を包容して之を政務的に運用し、人生の危害を除き国家の福祉を完《まつと》うする所以の仕組にして、流行病伝染病の予防は勿論、貧民の救済、土地の清潔、上下水の引用排除、市街家屋の建築方式より薬品染料飲食物の用捨取締に至るまて、凡そ人間生活の利害に繫《かか》れるものは細大となく収拾網羅して一団の行政部をなし、「サニテーツウエーセン」〔Sanitaetswesen〕、「オッフエントリへ、ヒギエーネ」〔Offentliche Hygiene〕など称して国家行政の重要機関となれるものなりき。

さても医学関係の事業にして斯《かか》る大事の目前に横《よこた》はれるをも心付かず、盧山《ろざん》に入りて盧山を見す、英米以来半

年以上夢幻の如く泛遊《はんゆう》し、うかうか看過したる事の今更に悔しくもまた恥かしく、歎息《たんそく》の外《ほか》なかりけり。(62)

長与は視察の間、しばしば「ゲズンドハイツプレーゲ」等の言葉を耳にしていた。だが、あに図らんや、それらが字義どおり単純に「健康保護」と解すべきものでないと気づくには、相当な時日を要した。のちにそれらが「国民一般の健康保護を担当する特種《ママ》の行政組織」をさすことを悟った長与は、以後、この母国はおろか東洋にも存在しない国家の重要機関について、精力的に情報を収集してゆく。そして帰国後、日本にもそれを導入しようとこころみ、名もなきその政治機能に、中国の古典に載る「衛生」という言葉を充てたのだった。

この挿話は、「衛生」という営みが、いかに見えづらいかを雄弁に語っていよう。と同時に、その見えづらさの由来をも明かしている。長与は引用のなかで、「ゲズンドハイツプレーゲ」等の言葉を、当初は「健康保護」程度の「単純なる意味」で理解していたと書き流す。これはつまり、「健康保護」に相当するようなものなら何かしら見当がついていたということであろう。そこに「養生」という言葉こそ用いられないものの、おそらく当初、長与が「ゲズンドハイツプレーゲ」等の言葉から描いたのは、一身の保全をはかるという個人的な「養生」の営みであった。だが、欧米諸国での視察で目にした「健康保護」のありようは、自明のそれとはまるで異なっていた。「健康」とは、個々人のではなく国民全般の健康をさすのであり、その「保護」とは、国家の一つの行政機能だったのである。

さて、ここで字面にのみ着目して言えば、「衛生」という言葉は、明治期にあたらしい意味で賦活される以前にも、日本で用いられていた。たとえば、近世中期の百科事典『和漢三才図会』（一七一三（正徳三）年序）の序文には、著者・寺島良安を、「浪速ノ医士法橋《ほっきょう》寺島良安ハ衛生家ノ者流《しゃりゅう》ナリ」と紹介する用法が見られる。(63)ここで言う「衛生家ノ者流」とは、「生を衛《まも》る道を探求する者」ほどの意味合いであろう。つまり、著者は法橋の位階にある医師ではあるが、広義には「衛生家ノ者流」である（ゆえに、森羅万象を事典に記述することをとおして生を全うさせる途を探った)、というわけである。

また、書籍の題目に「衛生」を冠した例も、いくつか見られた(64)。本書の考察対象とする期間で言えば、近世後期に活躍した医家・本井子承《もといししょう》の『秘伝大人小児衛生論』(一七九四(寛政六)年)も、その一つである(65)。同書は、諸病の原因を「蟲《むし》」と説き、その秘伝の駆逐法を解説する。中世末期に大陸から入ってきた医学が席巻して以降、日本では「毒」の医術が隆盛を見、「蟲」の医術は伝承されなくなったが、同書はあらためて「蟲」を制する秘術を開陳し、世に享《う》けた生を全うすることを説いたのだった。

このほか、おなじ本井子承に、『長命衛生論』(一八一二(文化九)年)という著作もある(66)。こちらは、「蟲」からの生の防衛術を具体的に詳説するのではなく、漢籍から和歌までを広く参照しながら、風寒暑湿に用心し、酒や飲食、色欲をつつしむことの重要性を説いている。同時代の「養生」書とおなじく、日常生活における摂生法を教えさとしている。

こうした明治期以前の「衛生」の用例(67)をみると、いずれもおおまかな前提として、生を天から享けたものと捉える天命観を共有していることがうかがえる。「衛生《えじやう》」といい「養生《やうじやう》」といい「摂生《せつしやう》」といい、それらは、個々人の日常的な実践をとおして、いま在る生を衛《まも》り養い摂《たす》ける営みであった。医術という人為はただ、それぞれの身体にやどる天命を調護する一助でしかなかった。

それにたいして、長与が欧米で目撃したのは、「本源を医学に資り、理化工学気象統計等の諸科を包容して之を政務的に運用し、人生の危害を除き国家の福祉を完うする所以の仕組」であった。そこで個々人の命は、集合的にとらえられ、「健康保護」という操作の対象となっていた。国家は諸科学の知見を援用し、「流行病伝染病の予防は勿論、貧民の救済、土地の清潔、上下水の引用排除、市街家屋の建築方式より薬品染料飲食物の用捨取締に至るまで、凡そ人間生活の利害に繋れるものは細大となく収拾網羅」して、組織的にその命を管理していたのである。

この非常に広範で、しかもそれぞれに日常化した諸事業を、国民の「健康保護」という抽象的な国家の政治機能として把握することは、異邦人にとって（いや、異邦人でなかったにせよ）容易ではなかったろう。知らないものは、見れども見えない。むしろ視察も半ばを過ぎてからであったにせよ、それと心づいたのは、長与の非凡のゆえである。

一八七三（明治六）年の帰国早々、長与は文部省医務局長に任ぜられ、新体制下での医療行政の指針となる「医制」七六条を起草する。そして、日本にも同様の事業を起ちあげようと構想をめぐらせる。ただし、ひとびとに「公衆」の観念がなく、また医師の大半が「漢方」を奉じる世にあって、欧米で視察した「国民健康の保護」などを唐突に持ちだしても、難航することは明らかだった。そこで長与は、制度の最終的な到達点にそれを据え、「医制」においては具体的な案件、すなわち医務吏員の組織や医学教育、医術開業試験、薬物の取締について規定した。

また、その新規の事業をどう称するかだが、直訳した「健康」や「保健」では露骨で面白くない。苦慮した末に、長与は「風《ふ》と『荘子』の「庚桑楚篇《こうそうそ》」に衛生といへる言あるを憶ひつき、本書の意味とは較《やや》異なれとも字面高雅にして呼声もあしからずとて、遂にこれを健康保護の事務に適用」(68)（傍線は引用者による強調）する。「衛生」という言葉は換骨奪胎され、東洋では例をみない国家による国民の「健康保護」という意味をあらたに付与される（本書では以後、この新しい用法の「衛生」を〈衛生〉と表記する）。こうして、文部省医務局（のちに改組により、衛生行政所管当局は「内務省医務局」「内務省第七局」となり、一八七五（明治八）年七月には「内務省衛生局」）を管掌部署とし、「医制」を法制度上の指針として、〈衛生〉は密やかに滑りだしたのである。

不可視の〈衛生〉

ここで、本書の目的に引きつけ押さえておかねばならないのは、その〈衛生〉のなかでも、種痘は、どの事業よりも早く走っていたという事実である。それを証言するのは、ほかならぬ長与専斎である。文部省医務局長に就任以降、約一八年間にわたって衛生行政の管轄部局の長を務めた長与は、回顧録『松香私志』で、〈衛生〉の命名の逸話を紹介した直後に、「牛痘種継所は本局〔内務省衛生局〕創立の初第一着の事業なりき」(69)と振りかえる。内務省衛生局には、創設時から「庶務・製表・売薬・出納」の諸課にならんで「種痘」課が置かれていた。(70)日本の〈衛生〉の黎明《れいめい》期に、種痘は、その趣旨に合致した事業として第一に見いだされ、着手されていたのである。

ではなぜ、さても鳴り物入りだったはずの種痘が、後世から記述しようとすると、その日本列島への導入前後の経緯からして霞んでしまうのか。これは、さきに提示した所見の、二つ目の含意に関連する問題である。確認したとおり、〈衛生〉は元来、ひとびとの日常のなかに拡散する地味で見えにくい営みであるが、種痘の場合、その潜行ぶりは突出していた。

〈衛生〉のなかでも、コレラや癩《らい》、結核のような伝染病への対策については、これまでに相当な厚みの歴史記述がなされている。(71)病いが国家的な問題とされるや、〈衛生〉はひとびとの生活の前に立ち現れ、ときにそれに介入する。そのさまは、まさにそれこそが近代的な〈衛生〉の本態であるかのように映るのだろう。とりわけ列島内で流行しては〈衛生〉制度を鍛え、「衛生の母」とも称されたコレラは、(72)多くの歴史記述を産みだした。

種痘と好対照をなす、このコレラにたいする〈衛生〉は、一八七七（明治一〇）年以降に本格化したとされる。(73)コレラという感染症は、(74)第一に激烈な症状を特徴とする。数日のうちに激しい下痢と嘔吐《おうと》に襲われ、米のとぎ汁様の便を下すようになる。適切な処置を欠けば、患者は脱水状態におちいり、発病からわずか三日で死にいたる。この、幅広い年齢層の人口を一時に襲う感染症には、強権的な〈衛生〉が目に見えるかたちで行使された。地元の担当職員や医師による対応だけでは不十分であることが判明すると、警察組織が動員された。

コレラの流行は、小腸で増殖し排出された菌が経口感染することでおこる。この「不潔」な感染の経路を断つため、

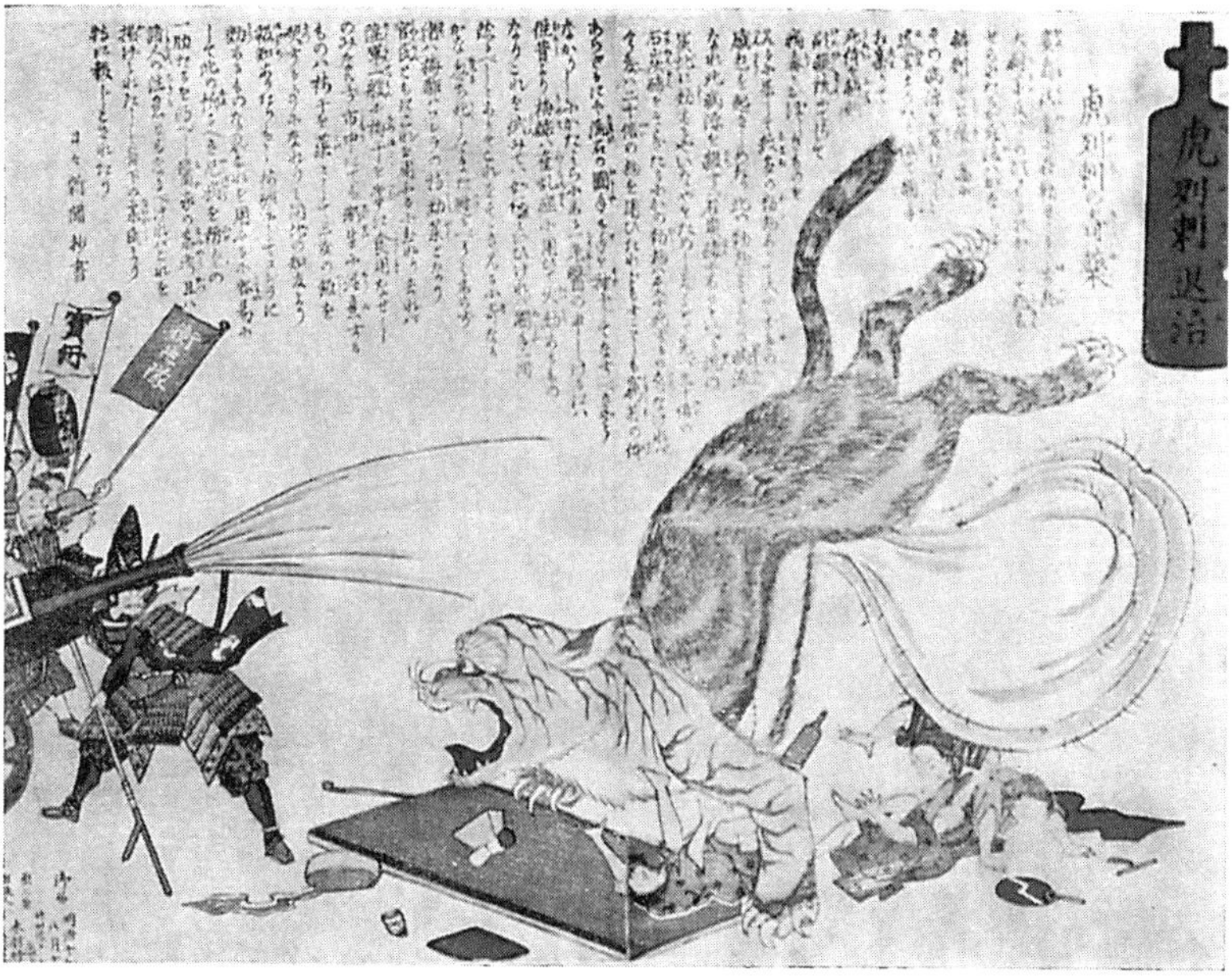

図表2　「虎列刺退治」(75)

患者は「避病院」へと隔離収容され、汚染された可能性のある物品は徹底的に消毒された。患者を出した家には門戸に符牒が付され、患者が死亡した場合、遺体は汚染源とみなされ通常の埋葬法は許可されなかった。あわせて、この「外来病」の再来をふせぐために海港での検疫が徹底され、上下水道の整備がすすめられた。ひとびとに向けては「不潔」を排除する諸実践の啓蒙活動がくりひろげられた。

なお、コレラはその苛烈な病像から「虎列刺」・「虎狼痢」等の字を当てて表記され、虎や狼を掛けあわせた怪獣の姿で図象化された。上に掲げた錦絵（図表2）は、その一例である。「虎《こ》」（頭部および上肢）と「狼《ろ》」（胴部および下肢）と「狸《り》」（睾丸《こうがん》）の合体した猛《たけ》り狂う怪獣を、衛生隊が消毒剤の石炭酸の大砲で迎撃している。ひとたび国民の生命がおびやかされるや、〈衛生〉は諸科学の知見を動員して立ちあがり、その「敵」に向かったのだった。

いっぽう、種痘という〈衛生〉は、つねにきわめて地味であった。症状という点では、天然痘もまた

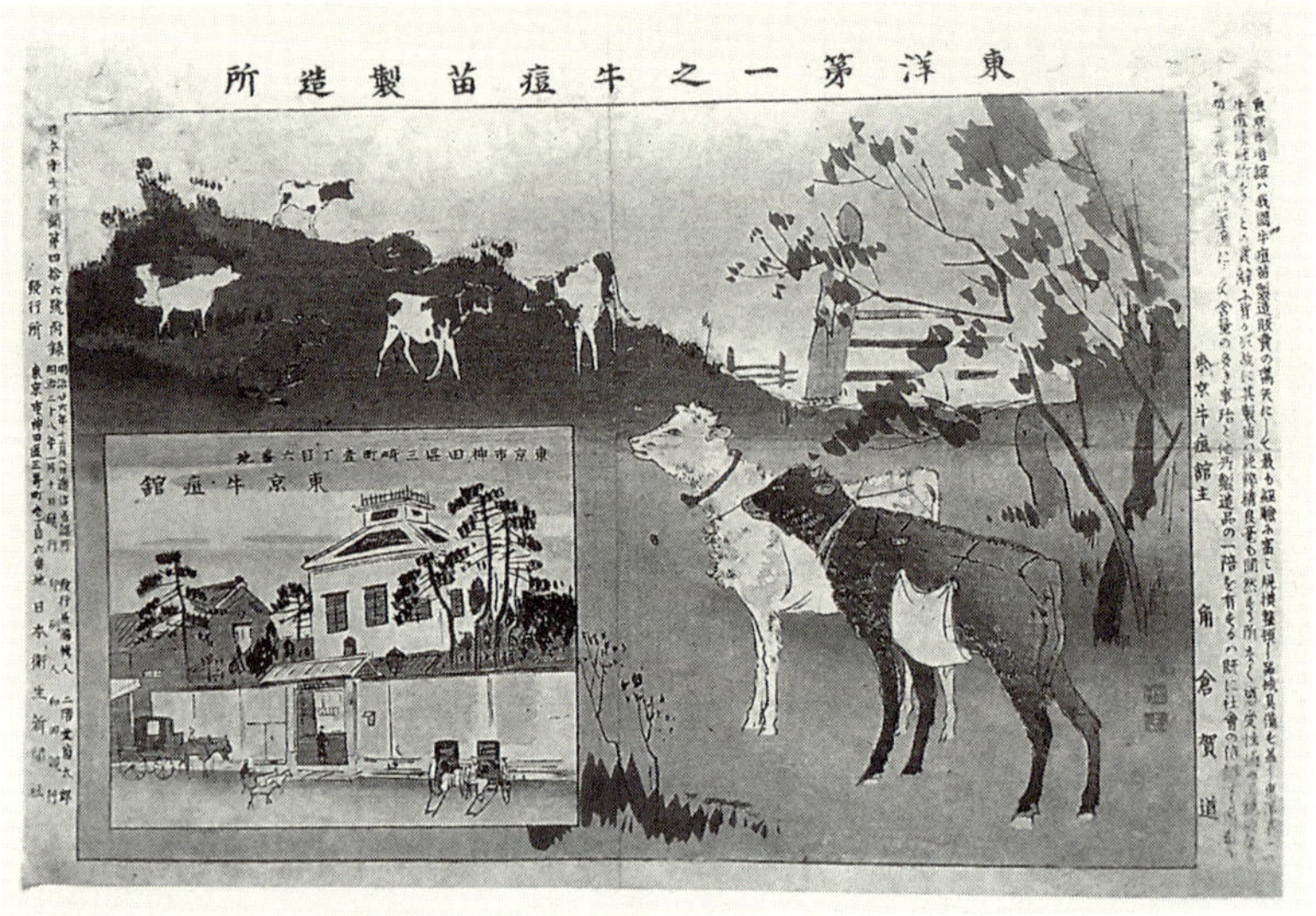

図表3 「牛痘苗製造所の図」(76)

凄烈《せいれつ》だった。詳細は後述（第一章）するが、おもに接触によって感染し、高熱をともなう一〇日前後の潜伏期を過ぎると、小豆大の発疹が内臓と体表とを侵しはじめる。呼吸不全等により死亡するか、それとも痘痕をのこして生存するか、患者の命運は数日のうちに決まった。

ただし、天然痘の場合、明治改元の時点ですでに、有効とされる対策が存在した。それが、種痘である。自然界での流行に曝《さら》される前に痘漿を種《う》え、あらかじめ天然痘への感受性をとりのぞいておくこの技法は、種痘針と痘苗のほか、なんら大がかりな装備を必要としない。淡々とおこなわれつづけるのみである。明治国家は、この種痘が全域的かつ効果的に継続されるよう、一八七四（明治七）年に、痘苗を精製する「牛痘種継所」を開設し、法的根拠として「種痘規則」（文部省布達）を制定する。

種痘という対策が早くより定常的におこなわれた天然痘は、したがって、図像の点においても、コレラとは好対照をなす。上の図（図表3）は、明治期に描かれた、天然痘に関連する数少ない図像のうちの一つである。痘苗の製造は、一八八五（明治一八）年より民間でもおこなわれるようになったが、その一つ、「東京牛痘館」が作成した新聞のチラシである。痘苗の精製に用いられる犢牛《こうし》が草地にたたずむ、文字どおり牧歌的な図柄で、荒れ狂う「敵」の姿はそこにはない。

痘苗を製造・分配し、規則にのっとり施術する。種痘という〈衛生〉が具体的に照準していたのは、病原体そのもの（感染源）でも、病原体が人体へと近接する物理的な過程（感染経路）でもなく、病原体に感染するという人体の性質（感受性）であった。目に見えるかたちで「敵」を封じこめたり攻撃したりするのではなく、個々の人体に異物を種えつけ、感受性を取りさるのである。種痘は日本で、ついぞ「コレラ一揆」(77)のような抵抗に遭わなかったが、それは〈衛生〉としての種痘が、分散された個々の人体を主要な舞台として展開されたからにほかならなかった。

種痘という〈衛生〉の記述

以上の予備的考察から、明治初年より種痘をふくむ〈衛生〉の諸事業が始動していたこと、そのなかでも、種痘という〈衛生〉は人体を舞台として日常的に展開されていたため、同時代を生きる者にとっても目に留まりにくかったことが確認できたろう。種痘は明治初年を境に、その趣旨と実施のされ方とを一変させる。国家による〈衛生〉事業としての種痘は、ひそやかにかつ着実に実行され、天然痘の唯一の対策としての座を築いていったのだった。

この確認作業をとおして、本書が言わんとするのは、明治期に「種痘始祖」を探し大正期に「京水」を捉えようとした者らも、この〈衛生〉がすでに走り出した時代にいたということである。種痘が〈衛生〉事業としておこなわれるなか、いつしか種痘や天然痘をめぐる状況が変わり、それ以前の事象が別様に見えはじめていたことに、これら探索者らがどこまで自覚的であったかは疑問である。探索者らはみな、種痘術が有効で画期的な技法であると認めていた。それゆえ、聞き取りをおこない、文献を渉猟し、議論を重ねて、その功労者をさがしだそうとした。だが、その探索の当初より、探索の足場は、みずからの追う対象から「切れて」いたのである。

ここで、「日本に於ける疱瘡の沿革」を先読みしておくと、国家の〈衛生〉事業として種痘がおこなわれはじめる以前には、疱瘡には多様な処し方があった。疱瘡の罹患者のまわりには、かならずしも医師や為政者の影があったわけではない。疱瘡は各地を経めぐる疫病であり、土地に入りこまぬよう、習俗にしたがって祓《はら》い清められた。疱瘡はまた、幼少期にみなが罹る厄難であり、軽く済むようにと祈り祀《まつ》られた。医師は医師で、さまざまに病因を考案し、おのおのの流儀で薬方や療治をこころみた。

そうしたなかにあって、種痘はたかだか一八世紀後半にあらわれた一技法にすぎず、その効験には甲論乙駁があった。一九世紀半ばに、牛痘苗を取り寄せる動きがおこっても、幕府や各藩のあいだで見解が分かれ、取り寄せ後も「国家」を挙げての疱瘡への対策はとられなかった。種痘は日本列島へ導入された当初から、他の疱瘡への処し方を凌《りょう》駕《が》していたわけではない。明治期に国家の〈衛生〉事業としておこなわれるうちに、天然痘への唯一無二の対処法となっていったのである。

とするならば、「日本に於ける疱瘡の沿革」を記述する際の難しさとは、つまりは、明治初年に〈衛生〉事業として走りはじめる前後で、一度、種痘の意味合いが大きく変わっていたことにあるとみてよかろう。それを境に、種痘に否定的であった医家らの実践はもちろん、疱瘡をとりまいていた諸々の習俗や医説は、開けざる世の愚かなるまいとして一掃されていった。本書もまた、その明治期以降の〈衛生〉の射程のなかで、「日本に於ける疱瘡の沿革」を記述しようとしていることは、以降、つねに自覚しておかねばなるまい。

と同時に、いま一つ自覚が必要なのは、種痘という〈衛生〉が、それ以前の疱瘡への対処法から「切れて」いるにとどまらず、明治初年を機に、それ自体あらたに「始まった」ということである。人為的に種えつけられる異物にたいし、人体がどのように反応するかは、事後的に、かつ統計的にしか把握されえない。種痘という技法が原理的にはらむこの不完全性は、近世期にひとしきり批判にさらされたあと、しかし、ながらく不問に付されてしまう。異物を種えられ攪乱された身体は、以降、偶発的な「気の毒」な事例として、あるいは「異常体質」による特殊な症例として、放置される。それが社会的に認知され問題とされるようになるのは、ようやく一九六〇年代後半からである。

この、明治期にはじまった〈衛生〉事業としての種痘は、かたちを変え今日の予防接種制度として存続している。その点を勘案すれば、「日本に於ける疱瘡の沿革」を追尾し、予防接種にたいする意味合いの転換がいかにして起こったかを見きわめる作業は、学術に課された一箇の社会的要請ともいえる。種痘という〈衛生〉は、いまなお静かに、だが確実にわれわれの身体をとらえているのである。

では、ここでふたたび問うに、社会にとって、人体にとって、近世後期の種痘導入という出来事はいかなる意味を帯びていたか。また、明治期における〈衛生〉としての種痘の始動もふくめ、「日本に於ける疱瘡の沿革」は、現代を生きるわれわれに何を語るのか。次節で本書の構成を確認したあと、資料に添って跡づけてゆこう。

第三節　本書の構成

本書は、本章以降、牛痘種痘が日本列島でおこなわれはじめた一八四九（嘉永二）年を画期として、それ以前（第一章・第二章）と以後（第三章・終章）を記述する四つの章から成る。牛痘苗の取寄せを画期として採用するのは、牛痘種痘が、それ以前におこなわれていた治痘術や人痘種痘とは、治世術との結びつきを異にするという所見からである。

各章の概要をしるせば、まず第一章では、疱瘡が世界および日本列島においてどのように経験され、意味づけられていたかを見渡してみる。疱瘡は、現在でこそ自然界から根絶されたが、かつては世界の各地で猛威を振るっていた。その、世界での経験のされ方を『ケンブリッジ疾病史事典』の「天然痘」の項目から確認したあと（第一節）、そこで記述しのこされた日本列島の疱瘡の様相を史料のなかに拾ってゆく。

日本列島において、疱瘡は奈良時代より流行するようになったと言われる。当初は、身体が集合的に高熱と皮膚の病変とを発する現象としてとらえられ、疫因論が種々に考案された。疱瘡が個々の身体を病ませる一個の独立した疾病として認識されるようになるのは、室町時代から江戸時代にかけてである。このころには、罹患する年齢も低下し、疱瘡を病むことは小児にとって一種の通過儀礼のようになる（第二節）。

ただし、共時的にみれば、近世期の疱瘡の流行形態やそれへの対処の仕方は、「地方」によって大きく異なっていた。本書ではそれを、「都会」型・「辺鄙」型・無痘地型の三つの類型に大別し、多様に病み分けられていた疱瘡の諸相を整理する。傾向としては、人口が集積し疱瘡の流行が頻発する「地方」ほど、疱瘡への罹患は各家の出来事として経験され、家単位で儀礼や看病がおこなわれた。他方、疱瘡があまり流行しない「地方」では、その土地を挙げての特異な習俗が往々にしてみられた（第三節）。

第二章では、疱瘡への罹患が生涯避けられないものとみなされていた近世期に、医家らが疱瘡をどのように記述し、対策を講じていたかを記述する。

近世期の医家らは、将軍家や諸侯の侍医であれ、町医や村医であれ、患家の需要にそって医業を営むのが通例であった。そのため、疱瘡のような罹患後の致死率の高い病や瀕死の患者にたいしては、その「天命」に医師がどこまで関与できるのかが議論となった。一八世紀後半におこった、吉益東洞の『医断』をめぐる論争は、その代表例である（第一節）。

日本列島にはじめて人痘種痘術が紹介されたのは、その『医断』論争の最中である。大陸の医師によって長崎で示説された人痘種痘は、手引書とともに有志のあいだに広まってゆく。琉球王国へも鹿児島から人痘種痘術がつたわり、以後、同国では国家事業として一二年おきに全島を挙げて種痘をおこなうようになる。一八世紀末には、長崎のオランダ商館医との面談や翻訳書をとおして、オランダ式の人痘種痘が日本列島に紹介される（第二節）。

しかしながら、人痘種痘は、各地で細々と継承されはしても、琉球王国やごく一部の藩をのぞき、有用な疱瘡対策として為政者に着目されることはなかった。人痘種痘のもたらす種々の災厄が忌避されたのである。おおかたの医家も、種痘をほどこし事前に身体から疱瘡の毒を抜くことよりも、疱瘡に罹患した患者を療治することのほうに注力した。疱瘡がいかなる機序により発するかという病因論は定説をみず、八丈島に代表される無痘地の存在は、不可思議な現象にとどまりつづけた（第三節）。

一九世紀初頭になると、その無痘地の事例の考究をとおして、疱瘡の流行は有形の毒気の伝染によるという伝染説を唱える医家も現れた。そして、大局的な観点から、疱瘡の流行を食いとめるには、その物理的に伝染する毒の伝播を断つ方法（避痘）こそが、最善の策であると説いた（第四節）。だが、同時代の医術の主流は、依然として、疱瘡罹患後の療治（治痘）を重視するものであった。なかんずく著名であった医流は、一八世紀末に官立の医学館で痘科の教授に就任した池田瑞仙錦橋の一門である。池田家に代々つたわるという秘伝と大陸の痘科書の講究をとおして、「池田痘科」と称すべき学統を形成し、治痘術を究めつづけた。のみならず、種痘や避痘の有用性には懐疑的で、こと種痘にかんしては家学でこれを禁じたのだった（第五節）。

第三章では、治痘が主流であった疱瘡対策の状況下において、牛痘苗の「取寄」が、どのように発案・実行されたかを跡づける。

種痘の手法の一つに牛痘をもちいる方法があることは、オランダ商館の医師や漂流民からの風聞や、舶来の書籍をとおして、一九世紀初頭には日本列島に伝わっていた。また、記録によれば、牛痘苗そのものも何度か日本列島にもたらされ、なかには活着した事例もあった。しかし、牛痘苗を組織的に種え継ぐことは容易ではなく、普及するには至らなかった。状況が変わりはじめるのは、一九世紀半ばである。疱瘡の流行による人的被害が深刻化したのをうけ、医家らのあいだに、種痘（人痘種痘もふくむ）を普及させようとする機運が高まるとともに、為政者に働きかけて牛痘苗を海外から「取寄」せようとする動きがあらわれる。「御用」という論理での牛痘苗の調達および種継ぎである（第一節）。

一八四九（嘉永二）年、佐賀藩により「取寄」せられた牛痘苗が活着し、それを分苗することで牛痘種痘は列島各地にひろまっていく。一部の藩では、父祖伝来の知行や「人別」を維持・回復するため、あるいは、避痘や人痘種痘よりも安価に疱瘡の流行を封じるため、藩政で積極的に牛痘種痘を支援した。しかし、大半の地域では、有志の医家らが牛痘苗の維持・管理を担い種痘事業を運営したため、絶苗することもまま生じた（第二節）。

一九世紀半ばにおける医家らの牛痘種痘にたいする態度はまちまちで、積極的に推進する者もいれば、「医伎」と割りきり容認する者、徹底して反対する者もいた。くだんの池田痘科は、総じて反種痘の立場をとり、二代目瑞仙霧渓や三代目瑞仙直温は、一貫してこれを鋭く批判した。その最大の事由は、たとえ「百分の一」であれ、種痘後に変調をきたし、なかには死亡する者があることであった。医師ならば、いかがわしい手法に頼るより、治痘の術を尽すよう説いたのである（第三節）。

だが、江戸で池田痘科が反種痘を論じたてていたのと同じ時期、蝦夷地では全住民にたいする強制的な「全種痘」が挙行された。公儀が従来、刑罰をのぞいて、ひとびとの身体に直接的に干渉をすることはなかったことを勘案すれば、この幕末蝦夷地の強制的「全種痘」は、一大事件であった。ただし、事件の背景をこまかに整理すると、それが、北辺の脅威にたいし、蝦夷地の領有を確固たるものとするために幕府がとった政策の一環であったことがみえてくる。「全種痘」はあくまで「御用」の論理にそっておこなわれたのであり、「里社」の論理はこのとき、正確に翻訳も理解もされない状態であった（第四節）。

終章では、明治期以降に種痘（牛痘種痘）が法制度によって国民に義務化されたあとの寸景を切りとり、近世期からのわずかのあいだに、種痘をめぐって、国家と医学との関係性が変容したことを確認する。そして、この短期間での変転によって、かつては声高に叫ばれていた種痘の不利益はかすみ、種痘の歴史の語られ方自体も大きく変容したことを見とどけて結ぶ。

以上、本書の記述する「日本に於ける疱瘡の沿革」は、幕末期の牛痘苗の「取寄」前後の事象を焦点とし、種痘の意味あいがいかに変化したかに着目する。この体裁で臨めば、おそらく、牛痘種痘が一般化した時代のさらに後を生きるわれわれでも、牛痘苗「取寄」以前の習俗や医術に、より近接することができるであろう。従来の記述法では目にとめられることのなかった、疱瘡をめぐる習俗と医術との関係性や、医業のありかたと医術との関係性、あるいは、医師の「天命」観や種痘をめぐる「百分の一」の倫理にも、資料から滲《にじ》みでるままに触れることができる。

「日本に於ける疱瘡の沿革」の記述そのものは、本書では完結しない（そもそも疱瘡は明治期以降も日本で流行をくりかえす）。しかし、本書が順に提示する資料には、すくなくとも、疱瘡の沿革に決定的な役割をはたしたとみなされる種痘が、疱瘡の流行形態に関与する以前に、まずは習俗や医術のあり方を劇的に改変してしまう重大な局面が見てとれるのである。

第一章　疱瘡の病像

第一節　疱瘡の歴史的現在

天然痘の特徴

「日本に於ける疱瘡の沿革」を記述するにあたり、一つ確認しておかねばならないことがある。それは、天然痘がすでに、自然界からは根絶されているという事実である[1]。日本と言わず、地球上には現在、天然痘の患者はいない。「日本に於ける疱瘡の沿革」の記述には、一つの明確な「終わり」が用意されている。

　では、日本で歴史的には「疱瘡[2]」と呼ばれ、明治期の医学界あげての「善那《ジェンナー》氏種痘発明百年紀念会」や大正期の鷗外の記述を用意させた病は、現在、どのように一般的に説明されているのであろうか。その一つの型として、さまざまな疾病の歴史を簡潔にまとめた『ケンブリッジ疾病史事典（*The Cambridge Historical Dictionary of Disease*）』の「天然痘（Smallpox）」の項目[3]を参照してみよう。同項目の著者は、A・W・クロスビーである[4]。

　そこに記された現代医学の知見によれば、「天然痘」はウイルスによって引きおこされる感染症である。天然痘ウイルスにはさまざまな株があると想定されるが、重篤な症状を引きおこし致死率[5]の高い（二五―三〇%）「メジャー（variola major）」と、症状も比較的軽く致死率も低い（一%以下）「マイナー（variola minor）」の二種類が知られる。歴史のなかで記述されてきた「天然痘」とは、ほとんどが病像の酷烈な「メジャー[6]」のほうであるという。

この感染症の特徴は、第一に、ヒトからヒトへ感染することである。蚊やネズミなどウイルスを媒介する動物はなく、唾液の飛沫や発疹の内容物への接触によって伝播される。ただし、天然痘ウイルスは低温や乾燥に強いため、たとえば、発疹がかさぶたの状態となっても感染力は保持される。歴史上の事例をみれば、ウイルスの付着した患者の着衣や寝具が感染源となり、洗濯物業者が罹患することもたびたびおこっている。

天然痘の特徴の第二は、「顕性感染」をすることである(7)。ウイルスが体内に侵入した場合、軽重の差はあれ、約一二日間の潜伏期を経て症状はかならず発現する。

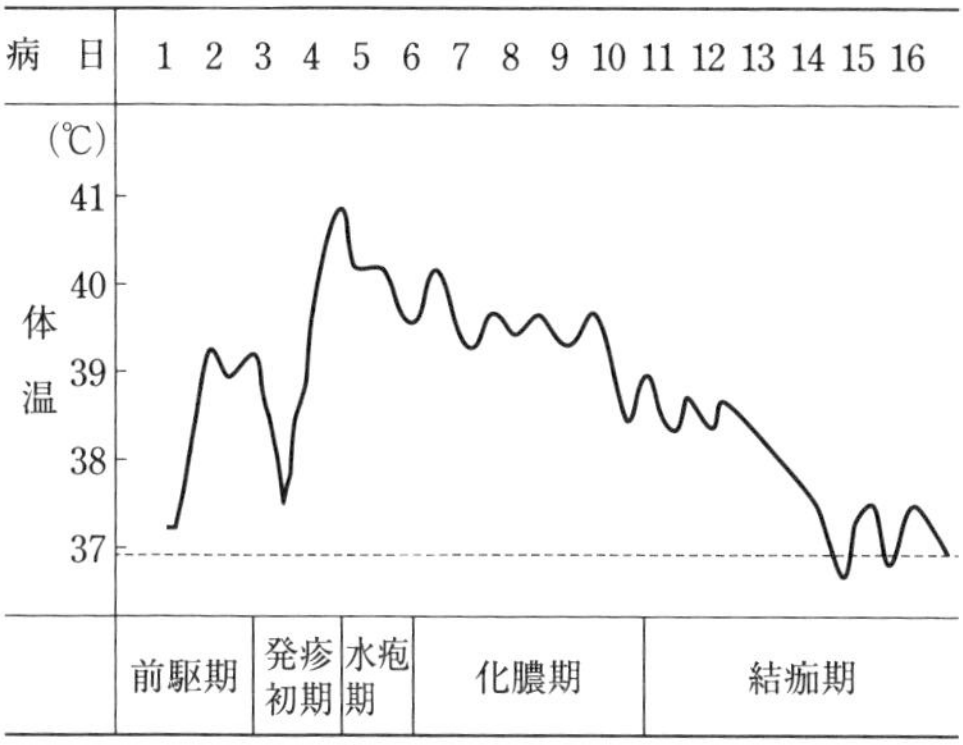

図表4　天然痘の臨床経過(8)

まずは、発熱にともなう諸症状である。突如高熱が出るとともに頭痛や腰痛・筋肉痛がおこる。小児のなかには嘔吐《おうと》や痙攣《けいれん》をする者もいる。最悪の場合、極度の「毒血症（toxemia）」に陥る、あるいは皮膚下や呼吸器系・消化器系の臓器で大量出血がおきることにより、即座に死にいたることもある。

発症二日目から五日目ごろより、おもに身体の末端部（顔面・頭部・四肢）に水疱性の発疹があらわれ、数日のうちにそれが化膿して膿疱となる。患者の生死が分かたれるのは、この間である。余病を併発した場合、患者は死亡する（一六三二・一六三四年に観察された記録によると、当時天然痘に斃《たお》れたアメリカ先住民のうち、ほとんどの者が合併症を発していたという）。しかし、臓器の損傷がすくなく良好な転帰をとった場合、膿疱は発症二週間目ごろには痂皮《かひ》となり、全身の疼痛《とうつう》や灼熱感も和らぐ。そして、発症三週間目あたりから、しだいに激しい痒《かゆ》みをともないつつ痂皮が落ちる、という一定

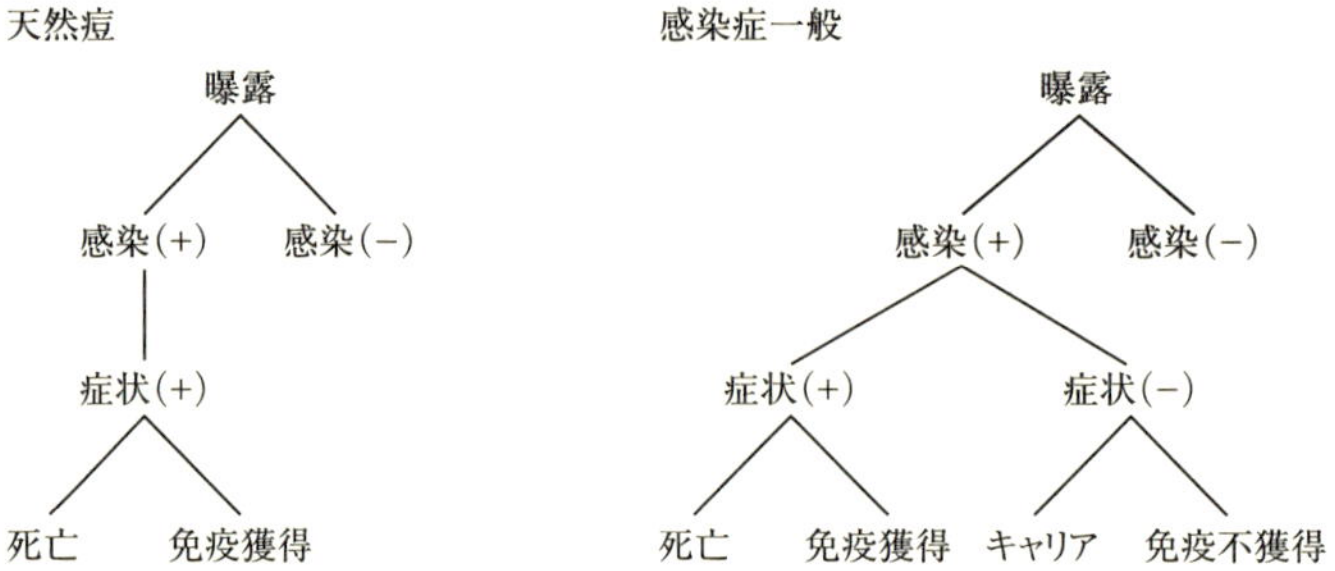

図表5　病原体に曝露した場合の結果[10]

の経過をたどるのである（図表４）。

　天然痘の特徴として、第三に挙げられるのは、一度罹患すると終生つづく免疫が得られることである[9]（図表５）。ただし、天然痘をからくも生き延び、免疫を獲得することができたにしても、失明や男性不妊といった後遺症がのこることもあった。また、発疹により深く真皮まで損なわれた皮膚には、回復後にも無数の痘痕（いわゆる「あばた」）がのこる。これが顔面に散在すると、顔貌は大きく変容する。痘痕により見目《みめ》の麗しさを損なわれた女性の話は、文学作品のなかに溢れかえっている。

　いま一つ、特徴の第四に挙げておくべきは、右記三点の特徴の結果として、天然痘は過去いつの時代にあっても、「流行病」としてしか存在しえなかったということである。ヒト以外に宿主をもたず、かつヒトの体内にも潜在できない天然痘ウイルスは、つねにあたらしい「生態学的地位（ニッチ）」（この場合、同疾病にたいする免疫をもたない人体）を獲得しつづけなければならなかった。そのため、天然痘はある程度人口の集積した地域で流行し、来訪者や乳幼児など、あらたに発生する「感受性」（病原体に感染しうる性質）のある人体を侵していった。人口の集積度が非常に高い場合、天然痘はその地域のどこかでつねに流行している状態となり、「風土病」の様相を呈することとなる。もとは好発年齢のない天然痘も、その場合には、「小児病」として認識され、天然痘に罹患することは、一つの人生儀礼のようになる。

歴史のなかの天然痘

(一) 種痘以前の世界

天然痘のこうした特徴を勘案すれば、人口の希薄であった旧石器時代に天然痘はなく、新石器時代の小規模定住民のあいだで散発的に流行しはじめたものと考えられる。「疫学」[11]の歴史的研究のなかには、紀元前一一五七年に死去したエジプトのファラオ・ラムセス五世のミイラに、顔から肩にかけての瘢痕があることから、天然痘を疑うむきもあるが、確証はない。二世紀および三世紀にローマ帝国を荒廃させた二つの世界的規模の流行病についても、同様である。疾病の歴史的な同定は、おもに症状や流行状態の描写記録の分析を通じておこなうため、相応の不確かさが付随するのはいたしかたない。ただし、四紀前半の中国で南陽からの帰還兵が広めたという「虜瘡」の記録は天然痘をさしているように思われ、七三〇年代の日本の記録は天然痘である可能性が高い。

天然痘の記述だと断言できるのは、九世紀バグダードの内科医アル・ラーズィー（Rhazes）[12]ののこした症例の記載である。そこでは、症状の類似性によりしばしば混同される天然痘と麻疹とが明確に区別されており、天然痘が当時、南西アジア地域において一般的な小児病となっていたことを伝えている。人口密度から推測するに、天然痘は西暦一〇〇〇年を迎える前に、すでに旧世界の文明の地では蔓延していたとみて間違いなく、さらにはサハラ砂漠以南のアフリカ大陸や北ヨーロッパ、インドネシアにまでひろまろうとしていた。

とはいえ、流行の範囲が拡大するにしたがい、天然痘がただちに人類への脅威となったかと言えば、そうではない。中世のヨーロッパにおいては、ペスト（plague）や結核のほうがよほど深刻な疫病であり、天然痘が人口増加の足枷《あしかせ》となったのは、わずかに一六・一七世紀のみである。

むしろ、天然痘が人口への脅威として現れたのは、早くからその流行を経験していたヨーロッパや中国などの人口密集地の、さらに周辺地域であった。たとえば、天然痘は、ロシア人がシベリアに、またオランダ人が南アフリカに侵攻するのに加勢した。いまだ流行をみたことのない土地で猛威をふるい、ひとびとを薙《な》ぎ倒していったのである。

同様の事態は、大西洋を越えた新世界においても起こった。コロンブス以降、つぎつぎと渡来するスペイン人が天然痘をもちこんだ結果、西インド諸島のアラワク族の人口は一〇分の一に減少した。一五一九年にコルテスがメキシコに上陸した際にも、天然痘は、一行の行く先々で流行するのみならず、征服者到来の先触れとして、一行に先んじインカ帝国を襲った。このときの罹患者の致死率は、推定で二五—五〇%程度、つまり同時代のヨーロッパにおける小児の天然痘罹患者の致死率とほぼ同じとされる。これほどの死者をだす未知の病に、原住民は恐慌をきたし打ちひしがれた。それを幸いと、同病に罹《かか》ることのないヨーロッパ人らは、みずからを神に選ばれし民であるかのごとく振る舞ったのだった。

オーストラリア大陸では、一七八九年にシドニー湾で、最初の天然痘の流行が発生した。イングランド移民の入植地域周辺にはじまったこの流行で、近隣に住む原住民のおよそ半数が死亡した。以降、天然痘の流行はさらに内陸部へと広まり、この一撃によってオーストラリア原住民の人口はかつてないほどまでに減少した。

かくて天然痘は、人口密集地の人口が周辺地域へと拡散するのを援護するよう機能した。と同時に、それは反面、周辺地域の民が人口密集地に入りこむのを容赦なく拒みもした。たとえば、中国の清朝では、北京にいる皇帝への謁見の義務を、草原地帯の高官にかぎり、免除しなければならなかった。人口の希薄な地域に住む彼らを、人口密集地の天然痘から護るためである。万里の長城の北側には、万全を期して、天然痘の流行を監視する吏員が配備された。

このように、天然痘が風土病として常在する人口密集地の住人と、その周辺地域の住人とのあいだには、天然痘にたいし、「免疫格差」とも呼べるような歴然とした感受性の差が存在した。大航海時代以降、天然痘の惨禍にみまわれ荒廃するにいたった地域の事例は、無数に報告されている。対して、旧世界の大都市では、天然痘の罹患による死亡は一八世紀までに、死因の一割程度（ヨーロッパ諸国で全死亡例の一〇―一五%、うち八割は小児）にとどまるようになった。天然痘は、人口動態との一つの均衡状態として、小児病という病像を獲得するにいたるのである。

（二）人痘種痘の普及

この天然痘にたいし、人類はまるで無策だったわけではない。隔離・検疫・交通遮断といった事後的かつ物理的な方法にくわえ、「種痘（inoculation）」[13]という、人為的に軽度の感染をおこさせ事前に天然痘への感受性を剝奪する（免疫を獲得させる）方法が、いつのころからか、もちいられるようになった。

種痘は当初、患者の皮膚から膿や痂皮などを採り、それを未罹患者の皮膚下に種えつける「人痘種痘（variolation）」として実用化された。術後の症状は、自然に罹患した場合に比べて軽く、致死率も全施術例の四%未満であったと言われる。通常は、腕や脚に刃物等で浅くつけた傷口から膿をすりこむ方式がとられたが、中国では、乾燥させた痂皮を鼻孔から吹きいれる方式でおこなわれた。

人痘種痘は一八世紀以降、欧米でもしだいにおこなわれるようになったが、その技法ははじめ「外」の世界よりもたらされた。富裕層や上流階級が知る以前から、各地の民間の治療者らに伝承されていたのである。

のちにイギリスで人痘種痘の実施を推進することとなるモンタギュー夫人（Lady Mary Wortley Montagu）も、この天然痘を「接ぐ（ingrafting）」技法を、大使としてトルコに赴任する夫に同行した際にはじめて見聞している（成人後に天然痘をわずらい、美貌はおろか眉毛まで失っていた彼女は、一七一七年にコンスタンチノープルで息子に、イギリス帰国後の一七二一年にはロンドンで娘に人痘種痘をうけさせた）。また、アメリカで人痘種痘の普及に尽力した牧師のコットン・マザー（Cotton Mather）も、家で使う奴隷から一七〇六年ごろ、アフリカでは人痘種痘は天然痘とおなじ程度にありふれたことだと聞いたという。

さて、そのアメリカを例に見ると、人痘種痘が最初に実施されたのは一七二一年、天然痘の流行最中《さなか》のボストンであった。ボストンは当時、人口の規模が小さかったため、定期的に天然痘の流行に苛《さいな》まれていた。奴隷の証言や学術雑誌の掲載報告などから、かねてより人痘種痘の有効性を確信していた前出の牧師コットン・マザーは、このとき、地元の内科医らに人痘種痘をおこなうよう働きかけた。これには終始激しい反対の声があったが、結果的に三〇〇名弱に人痘種痘がなされた。とりわけ協力的であったザブディエル・ボイルストン（Zabdiel Boylston）は、二四四名に人痘を接種した。

流行終息後におこなわれた調査によれば、ボストンの元来の人口一万一〇〇〇名のうち、五九八〇名が自然に罹患し、うち八四四名が死亡した（致死率一四％）。これにたいして、ボイルストンが人痘種痘をほどこした二四四名のうち、死亡した者はわずか六名（致死率二・四％）であった（なお、医学史の観点から言えば、これは、西洋史上初の大規模な臨床実験であり、かつ医療行為の効果を厳密に定量分析した最初の事例でもある）[14]。

とはいえ、人痘種痘はその後もしばらく普及をみなかった。一七二〇年代に、上流階級およびその奉公人らがひととおり接種をしつくすと、人痘種痘はアメリカでふたたび下火となる。イギリス系アメリカ人にとって人痘種痘は、自然に罹患するよりはましな次善策でしかなく、天然痘が流行しないかぎり積極的に接種はしなかった。

状況が変わりはじめるのは、一七五〇年前後である。その要因は、頻発する天然痘の流行にひとびとが恐怖を募らせたことや、このころには人痘種痘の接種料が下がっていたことなど、種々にある。だが、なかでも決定的なのは、人痘種痘の技術面での改良である。アメリカの医師ジェームズ・カークパトリック（James Kirkpatrick）、さらにはイギリスのサットン（Sutton）一族が、従来の切開法よりも安全な接種技法（穿刺《せんし》法）を実用化し、人痘種痘がもとで死亡する者の数は大幅に減少した。また、かつては人痘種痘の施術により逆に天然痘が流行するという事態も散発していたが、天然痘病院が建設され被接種者が一時的に隔離されるようになったことで、その問題も克服された。

こうした改良を経て、人痘種痘はまずはイギリスで高い成果を上げ、一七六〇年代以降、大英帝国およびヨーロッパ各国において一般におこなわれるようになる。フランスのルイ一五世が一七七四年五月に天然痘で死去したことをうけ、翌月にルイ一六世が人痘種痘を受けたことも、普及に拍車をかけた。以来、一八世紀末にかけて、欧米では何千万人ものひとびとが人痘種痘を受けた。これは一八世紀にはじまる人口の爆発的増加の一因ともみなされている。

（三）牛痘種痘の恩恵

しかしながら、人口増加との関連で言うなら、天然痘罹患による死亡者数を減少させるのに人痘種痘以上の貢献をしたのは、明らかに牛痘種痘（vaccination）である。民間に伝承されていたその技法の有効性を科学的に確かめ、論文にして全世界に公開したのは、人痘種痘の施術者にして科学者でもあったイギリスのエドワード・ジェンナー（Edward Jenner）である。(15)

ジェンナーは経験的に、畜牛にできる症状の穏やかな痘（牛痘 cowpox）に感染したことのある者は、その後人痘種痘を施しても何も反応を起こさないことに気がついた。そこで彼は、牛痘由来の物質を幾人かに接種し、後日、彼らに人痘種痘をおこなってみるが、天然痘の症状を呈する者は一人も現れない。この実験の結果を一七九八年、ジェンナーは論文として公刊したのだった。(16)

牛痘種痘の利点は、天然痘への罹患を避けられるのみならず、種痘後に身体に生じる反応が人痘種痘の場合よりもはるかにおだやかなことであった。牛痘種痘はイギリスでいちはやく普及し、ジェンナーの報告からわずか三年後の一八〇一年までに、一〇万人以上が接種した。この間、ジェンナーの論文はドイツ語・フランス語・スペイン語・オランダ語・イタリア語・ラテン語にも翻訳され、牛痘種痘は他国でもさかんにおこなわれるようになる。フランスでは一八〇八―一八一一年の四年間に一七〇万人が、またロシアでは一八〇五―一八一四年の一〇年間に約二〇〇万人が牛痘種痘を受けた。

とはいえ、牛痘種痘の技法が牛痘ワクチンとともに世界各地に広まるにあたっては、課題もあった。牛痘接種後の患者から採取した痂皮を、そのまま、あるいは膿を糸に染みこませて輸送するという方法では、途中でワクチンが活性を失ってしまうのである。長距離を輸送する間、ウイルスの活性を確実に保たせるには、やはり人体を貯蔵容器とするのが最上であった。目的地に到達するまで、免疫のない人体から人体へと、膿を種え継いでゆくのである。

この手法は実際に、スペイン国王の侍医であったフランシスコ・バルミス（Francisco Xavier Balmis）によって採用された。彼は、南北アメリカ大陸のスペイン領からさらにはフィリピン、中国までまわる遠征隊の隊長に任命されると、まずはスペイン本国で貯蔵容器となる幼い少年ら（その多くは孤児であった）[17]を集め、その後は行く先々で人体を調達してワクチンを種え継いだ。一八〇四年から一八〇六年までの約三年にわたる遠征の間に、彼は数千人の人に牛痘種痘を施したと言われる。

こうして、わずか一九世紀の最初の一〇年の間にも、人類は天然痘との闘いに勝利するようになった。牛痘種痘は各地で普及し[18]、失われていたであろう何百万という小児の命を救った。小児らは成長して、ゆくゆくは社会に富をもたらす労働力となり、同時に人口を爆発的に増加させた。イギリスやプロイセン王国など、統制のとれた一部の先進的な社会のなかには、官民あげて天然痘の殲滅《せんめつ》に乗りだし、一九世紀末までに天然痘による死者をほぼゼロにまで抑えこんだところもある[19]。

ただし、それ以外の社会においては、これほど明確な成果があがっていたかどうか、判然としない。地域によっては、一九世紀末頃よりあらたに出現したマイナー株が、致死率の高い従来型のメジャー株に取って代わった結果、天然痘の流行がおきてもさほど死者が出なくなっていた。牛痘種痘の普及が、天然痘罹患による死亡者数の減少にどれほどの影響をおよぼしたか、その純然たる効果を一概に語れないのは、ここにも一因がある。

いずれにせよ、温帯に位置する裕福な社会で、かつ天然痘の制御を政策として強力に推進でき、医療や科学的な教育の水準も高い社会においては、一九五〇年までに、天然痘の流行はほとんど見られなくなった。一方で、その後も天然痘が蔓延しつづけたのは、おもに熱帯地方である。貧困で政府も脆弱《ぜいじやく》な地域が多く、医療や教育の水準も概して高くない。くわえて、暑さのために、ワクチンはすぐに活性を失ってしまう。一九四〇年代にフリーズドライ製法が発明され、一九五〇年代にはワクチンの貯蔵にも応用されるようになったことにより、ワクチンの活性の問題は一応の解決をみた。だが、天然痘の流行状況については、その後も劇的な変化はなかった。

（四）自然界からの天然痘の根絶

地球上から天然痘を根絶しようとする動きが現れたのは、一九六六年の、世界保健機関（ＷＨＯ）の年次総会（世界保健総会 The World Health Assembly）の場である。世界天然痘根絶対策本部が立ちあげられ、アメリカのドナルド・ヘンダーソン（Donald Henderson）が本部長として、天然痘根絶計画の指揮をとることとなった[20]。

根絶計画が持ちあがった当時、天然痘は、北米大陸およびヨーロッパをのぞくすべての大陸で流行をくりかえし、年間に一〇〇〇万人から一五〇〇万人の患者が発生していた。それが、根絶計画の遂行にともない、天然痘の流行は一九七二年までに南米大陸から消え、一九七四年にはわずかインド亜大陸および「アフリカの角」（エチオピア・ソマリア）にのみ残存するまでとなった。それも、一九七五年一〇月にバングラデシュで発生した患者を最後にインド亜大陸では天然痘の流行が終息し、一九七七年一〇月に発生したソマリアの患者でもって、遂に天然痘は自然界から根絶されるにいたった[21]。

ただし、翌一九七八年に、イギリスのバーミンガム大学の微生物学講座研究室に保管されていた天然痘ウイルスが漏洩し、別の研究室で働いていた女性および彼女と接触のあった母親が天然痘に感染するという事故が起きた。女性はその後死亡し、母親の方は助かったのだが、微生物学講座を主宰していた教授は隔離の最中に自殺した。自然状態での罹患ではないにせよ、古来人類を苦しめてきた天然痘に関連する点では、これらが最後の事例と言えるであろう。

一九七九年、二年間の疫学的監視期間を経て、天然痘は公式に根絶を報じられた。そして、翌一九八〇年五月に、第三三回世界保健総会にて「天然痘根絶宣言」が出された。牛痘種痘を発見したジェンナーは、いつの日かそれが人類にとって最も恐ろしい疫病である「天然痘の絶滅（the annihilation of the Small Pox）」につながりうることを予見していた。[22]しかし、二〇世紀半ばに至るまで、それが現実のものとなる可能性は低かった。天然痘の根絶の背景には、牛痘種痘の発見だけでなく、国際的な協力体制のもと根絶計画を地道に遂行したＷＨＯの技官らの尽力があるのである。

なお、余録となるが、ジェンナーの発見以来一世紀以上もの間、誰もが牛痘と信じて接種してきた痘苗のウイルスは、じつは自然界には存在しないウイルスであることが判明する。一九三九年に、牛痘種痘で種え継いできた痘苗ウイルス、牛痘ウイルス、天然痘ウイルスの三者を比較する実験がおこなわれたところ、互いに類縁性はあるが別物であると判定されたのである。

専門家のなかには、ジェンナーの用いた痘苗ウイルスの株は、早い時期に天然痘の弱い株と交雑したものだと説明する者もいる。その説に従えば、歴史的に牛痘種痘と呼ばれてきた技法は、実際には人痘種痘の延長であったこととなる。何十年にもわたって人痘種痘がおこなわれるうちに、弱毒化された天然痘ウイルスの株が誕生し、その一種が「牛痘」として接種されるうちに在来の天然痘ウイルスが駆逐されたというわけである。また、べつの説として、痘苗ウイルスは、家畜がときおり感染していた馬痘（horsepox）の株であった可能性を指摘する専門家もいる。ただし、馬痘は二〇世紀の初頭に消滅しており、この説は検証されないままである。そのほか、痘苗ウイルスは、ポックスウイルス科のさまざまなウイルスが交雑した結果生じたという説もあるが、実証されるにはいたっていない。とはいえ、痘苗ウイルスが何であったにせよ、一つ確実に言えることは、疫病との歴史を語る上で、それが人類にとってもっとも幸運な偶然の産物だったということである。現在のところ、ヒトに感染するウイルスのなかで、根絶されるにいたったのは、唯一天然痘のみである。

疾病史からみる「人体」・「社会」

以上、『ケンブリッジ疾病史事典』の「天然痘」の項を全面的に参照しながら、天然痘という感染症の特徴と歴史が現在、一般的にはどのように説明されているかを確認した。これにより、天然痘が人間集団の規模や成員の移動性に応じて、その相貌《そうぼう》をおおきく変えたことが見てとれたであろう。

感染症に特異な疫学的特性は、「①患者自身（ケース）が感染にたいするリスク要因になりうる」こと、そして「②罹患後に免疫を獲得する」ことと言われる（この点は、感染性でない心筋梗塞のような疾病と対照させれば分かりやすい。自分が心筋梗塞を発症する危険性は、隣人が心筋梗塞であるか否かにまったく影響されない。また、心筋梗塞の発症歴は、発症が二度と起こらないことを保証しもしない）[23]。つまり、感染症は、各個体に生じる「人体」の現象であると同時に、集団（間）のあり方とも相関する、きわめて「社会的」な現象でもある。

天然痘もそうした感染症の例にもれず、人間の活動の陰画として、時代や地域ごとに独自の消長をくりかえした。交易、交戦、布教、巡礼、入植など、ヒトとヒトとの接触に仲立ちされ、数世紀にわたって、徐々に、ときに一気に世界へと広まった。そして、隔離や検疫、種痘などの対策が各地でそれぞれに講じられたため、一九六〇年代に根絶計画という世界規模の対策がうちだされるまでは、その土地特有のパターンで流行したのだった。

ただし、この『ケンブリッジ疾病史事典』にみえる事典的記述は、その簡潔さゆえに、逆に記述されない剰余への関心をいよいよ喚起しもする。

たとえば、そこでは便宜的に、「旧世界」・「新世界」という二分法で歴史が記述されているが、素朴に考えて、「旧世界」のなかでもヨーロッパ以外の地域は天然痘をどのように経験していたかである。そこにはもちろん、「極東」の日本列島も含まれる。七〇年代の著書で、W・マクニールが遺憾としていた研究状況は、さして変わったようにも思われない。[24]

いま一つ、人痘種痘や牛痘種痘が普及する過程には、医学の領域内外で、いかなる議論や運動があったかにも興味が向く。『ケンブリッジ疾病史事典』の「天然痘」の項にかぎらず、疾病の歴史的記述がいつしか医学による疾病制圧史にすり替わることは、ままあることである。天然痘の場合、二〇世紀後半におけるWHOの根絶計画を最大の山場として、天然痘の根絶というジェンナーの「予言」が成就する過程が常套《じょうとう》的に描かれる。[25]

種痘はたしかに、ながらく「科学の麻痺した腕」[26]であった医学に、統計学を引き合わせ、科学的な相貌をあたえるのに絶大な貢献をした。予防医学の先駆ともなり、のちに人体の「免疫」機構が究明される端緒ともなった。単純に、膨大な人的被害を未然に防いだという点一つをとっても、種痘が現代医学の自意識としての医学史の格好の話題となるのは、当然の帰結である。

だが、天然痘の根絶という種痘の勝利の歴史と集約する以前に確認しておきたいのは、天然痘が古来、制圧されるべき対象としてのみあったのではないという点である。天然痘はながきにわたり、忌避され呪詛《じゅそ》され治療されただけでなく、祀《まつ》られ、ときにすすんで広められもしていた。種痘が普及する過程は、そうした豊饒《ほうじょう》な天然痘の流行の仕方（裏を返せば、多様な天然痘の経験のされ方）が変容する過程でもあり、ゆえに数多の議論や運動が巻きおこされたことが推測される。では、それらはいったい、どのようなものであったか。

本書がこれから見る「日本に於ける疱瘡の沿革」は、こうした関心に沿うものであり、その意味では、本節で概観した天然痘の一般的な歴史記述の型からおおきく外れる。その点を予測したうえで、以下、考察をすすめよう。「極東」の日本列島で、天然痘はどのように経験されていたか。そして、あらたに登場した種痘という技法は、そこで多様に展開されていた天然痘の経験に、どう干渉していったのだろうか。

第二節　日本列島における疱瘡像

疱瘡の起源

(一) 史料にみえる「疱瘡」

日本という国は、大小さまざまな島からなっている。島々の編成は時代によって変わった。ときに、その境界が大陸へと張りだしたこともある。しかし、すくなくとも「日本」という文字列が記録にあらわれた当初、日本が四囲を海にかこまれていたことだけは確かである。では、その周囲から隔絶した島々に、はたしていつどのようにして疱瘡は発したか。日本列島における疱瘡の起源は、不明な点が多い。

歴史のなかに記録された疾病のうち、文献的に疱瘡(天然痘)と同定しうるものが現れるのは、ようやく一七世紀になってからである。たしかにそれ以前にも「疱瘡」と名指される疾病は経験され、記録されてはいる。だが、症状や流行形態の記述をみるかぎり、それを疱瘡(天然痘)と断言するのは覚束ない。これは、疾病を記述する技法の問題でもある。近世以前にも国家や医学は、時代ごとの流儀にのっとり、突発する疾病にたいして策を講じ記録をのこした。だが、その記録はいずれも、今日の目から見れば断片的で、疱瘡(天然痘)と類似する疾病(麻疹や水痘など)とを弁別する根拠とはなしえない。

ためしに、古代の日本を知るうえでの根本史料となる六国史《りっこくし》（『日本書紀』をはじめとする六つの正史）をつまぐると、紀元前九三（崇神《すじん》天皇五）年の「疾疫《えやみ》」をはじめとして、「疫」・「痼病」・「疫気」・「疫瘡」・「疹疫」・「癘鬼」・「豌豆瘡」・「裳瘡」・「疫癘」・「疫病」・「鬼神」・「時気」・「沉病」・「灾疫」・「皰瘡」・「癰」・「赤痢」・「咳嗽」・「咳逆病」等、何らかの疾病をさすとおぼしき文字列が数おおく登場する。ただし、いずれの記載も、「国内疫疾多く、民死亡る者有り」・「大倭国疫、医薬を賜ひて之を給せしむ」など、記述がいたって簡略であるため、その病像は伝わらない。

症状が比較的よく書きこまれた例としては、『日本書紀』（七二〇（養老四）年成立）の、蘇我氏と物部氏の崇仏論争のくだりが知られる。欽明《きんめい》天皇の治世（五五二（欽明一三）年）に諸国で「疫気《えやみ》」が流行し、民が夭折する。物部氏はこれを、異国の神を礼拝したことにたいする「国神《くにつかみ》」の罰とみなし、仏像や仏殿を廃棄させた(27)。敏達《びだつ》天皇の御代（五八五（敏達一四）年）に「疫疾《えやみ》」が流行した際にも、仏像・仏殿を焼き払う(28)。しかし、今度はそれでは収まらず、瘡《かさ》を発して「身、焼かれ打たれ摧《くだ》かるるが如にして、啼泣《ていきゅう》しつつ」(29)死ぬ者が国中にあふれた。大連や天皇までもが罹患する。そこで一転、これを仏罰とする蘇我氏の主張が容《い》れられ、仏に疫病平癒を祈願する風がおこったと説かれている。

しかし、この事例にしても、異国との接触を機にひとびとがある疾病に集団的に罹患したこと、その疾病は皮膚に何らかの瘡を生じさせ高熱をともなうものであったこと、罹患者は全身に堪えがたいほどの疼痛をおぼえたこと、その結果若死にする者が多くあったこと、ただしその疾病の蔓延は一時的な現象であったこと等は確認できるものの、それが今日にいう何の疾病であったかは確定できない。あるいは、それがそもそも現代においても知られる疾病であったかすら知りえないのである。

では、症状や流行形態からではなく、疾病の呼称をもとに疱瘡の起源に迫ることは可能かといえば、それもまた方法論的に困難である。

ふたたび正史を繰ってみると、疱瘡の古称とされる「裳瘡《もがさ》」(30)という文字列は、『続日本紀《しょくにほんぎ》』(七九七(延暦一六)年成立)の第一二巻、七三五(天平七)年八月の項に見える。太宰府管内で「疫死」するものが多く現れたため、帝は現地の神祇《じんぎ》に御幣をささげさせ諸国の寺院で金剛般若経を読誦させるとともに、罹患者を賑救《しんきゅう》して薬湯をほどこし、長門以東の国々には都に悪疫が侵入しないよう道饗《みちあえ》の祭祀を営ませたという。その後も、太宰府管内諸国の「百姓」(さまざまな身分の者)がことごとく「疫瘡」で臥せったため、その年の貢調を免除する。(31)しかし、それでも「疫瘡」はやまず、最終的に天皇は、比較的軽度の犯罪をおかした者に大赦をほどこすとともに、困窮者を恤《じゅっ》救《きゅう》することに決する。その項の結びに、夏から冬に至るまで「豌豆瘡《もがさ》［俗に曰ふ裳瘡］」を患い「夭死」する者が多かったと、はじめて「裳瘡」の文字列が登場する。(32)

この末尾の一文を根拠として、後世には、この七三五(天平七)年の「疫瘡」の流行を日本列島における疱瘡の起源とするのが定説となる(『ケンブリッジ疾病史事典』の「天然痘」の項でも、この説が踏襲されていたのは見たとおりである)。ただし、のちに本居宣長も指摘するように、(33)「裳瘡」という文字列が、「豌豆瘡」の注釈として当時通用したのだとすれば、「裳瘡」の最初の流行はこれ以前におこっていなければならない理屈となる。

そこで想起しなければならないのは、六国史が成立の性質上、あらゆる疾病を網羅的に収載しているわけではないという点である。特記すべき対象(歴代天皇の言動や官人の任免・薨卒《こうしゅつ》、天変地異など)を撰定し、種々の文書を編纂してゆく過程で、すでに定例化した事象は記載から漏れることとなる。(34)

たとえば、六国史のなかに「疱瘡」・「裳瘡」の文字は、七三五(天平七)年に次いで、第二に『続日本紀』の七九〇(延暦九)年の項、第三に『日本文徳天皇実録』(八七九(元慶三)年成立)の八五三(仁寿《にんじゅ》三)年の項に現れる。この第三の事例は、結果的に翌八五四(仁寿四)年にかけて大規模に流行することとなり、朝廷は名だたる僧らに三日にわたり大極殿で大般若経を転読させたり、伊勢神宮に遣いを出し「災疫」を除くよう請わせたりするが、初出の八五三（仁寿三）年二月の段階では、「是月、京師《けいし》及畿外多患皰瘡。死者甚衆。天平九年及弘仁五年有此瘡患、今年復不免此疫而已」[35]と記されるにとどまっていた。

ここで着目すべきは二点ある。まずは、文末の「而已《のみ》」である。「この月、都その他の地域でも多くの者が皰瘡を患い、非常に多くの死者が出た。この瘡患は天平九（七三七）年と弘仁五（八一四）年にもあり、今年またこの疫を免れなかったにすぎない」と、「皰瘡」への集団的罹患は稀ではあるが異例ではないよう、即時的には記述していたのである（結果的に流行規模が拡大していなければ、この第三の流行は正史に載らなかった可能性が高い）。

つぎに着目すべきは、引用中に言及のある「弘仁五年」の流行が、当該期間の事象を編纂した正史（『日本後紀』（八四〇（承和七）年成立））には記載されていないことである。[36]八一四（弘仁五）年の「疱瘡」を記録した文書がかつて存在したことは、後述する法令集『類聚《るいじゅう》符宣抄』（保安二（一一二一）年写、七三七（天平九）年から一〇九三（寛治七）年までに出された主要な法令を採録）などからも確認される。だが、その内容は、このときの流行が前例からはずれる事象を生みださなかったためか、正史には収録されなかった。つまり、六国史に記載が無いことは、かならずしも「疱瘡」の流行が無かったことを意味しない、逆に、天平年間の「裳瘡」の流行の記載をもって、そのまま日本列島における疱瘡の起源することはできないのである。

ならば、六国史とはべつの史料、たとえば、医学書の類を参照するとどうか。[37]古代日本の医書としては、さいわい、勅命により安倍真直・出雲広貞らが編纂した最古の和方書『大同類聚方《だいどうるいじゅうほう》』（八〇八（大同三）年成立）が伝わっている。だが、そこには、「もがさ」・「ほうそう」等の名は載らない。[38]発熱からはじまり数日後に赤い瘡を多く発する病（「乃介保呂之也民《のけほろしやみ》」や「宇美豆利久差《うみづりくさ》」）の記述はあるものの、その経過は、少なくとも近世期以降に観察されるものとは異なる。

やや下って平安中期に丹波康頼が撰述した『医心方《いしんほう》』（九八四（永観二）年成立）を見ると、そこには、「裳瘡」の別称とされる「豌豆瘡」の文字列が載る。第一四巻「治卒死并傷寒部」の第五七項「治傷寒豌豆瘡方」である。(39) しかし、同項はおもに、当時最先端の知識として大陸から伝わった医書（『諸病源候論《しょびょうげんこうろん》』・『備急千金要方《びきゅうせんきんようほう》』など）の処方を症状別に編纂したものであり、日本列島における疱瘡に関連する記述としては、末尾に、天平年間の流行の際に諸国に布達された太政官符の要約が付されるのみである。

このように、専門的な医書の類を繰ってみても、疾病の呼称から疱瘡の起源をたどるのは、やはり方法論的に難しい。むろん、今後、日本列島における疱瘡の流行状況の推定に供しうる史料（大陸や朝鮮半島で作成されたものも含む）が、あらたに上がる可能性も零ではない。だが、その場合においても、当時にいう「疱瘡」が、後代の疱瘡とおなじ疾病をさすかどうかという同定問題は、依然のこりつづける。(40)

畢竟《ひっきょう》、列島における疱瘡の起源を文献からあぶりだす途は、放棄するのが賢明であろう。むしろここでは、考察の過程でほのみえてきた「疫」（疾病への同時的集団的な罹患）(41)なる現象が、往時、いかに経験されていたかに目を向けることとしよう。

(二)「疱瘡」の疫因論

前項の冒頭で確認したように、六国史の記載では、時代がくだるにつれて、「裳瘡」・「疱瘡」など疾病の名称が種々に分節されてゆく。だが、そのはじめに記載されたのは「疫」という集団的な現象であり、「民《おほむたから》」の過半を列島から消し去るほどの猛威をふるった。

この古代の「疫」に特徴的な点は、それが身体的な事象である以上に、国の祭祀／政治《まつりごと》にかかわる事象であったことである。「疫」の発生と鎮静化の機序（以下、「疫因論」）は、個々の身体が病み癒える機序（以下、「病因論」）とはべつの次元で記述され対策を講じられている。個々の身体の失調ではなく同時多発的な身体の不調である「疫」は、医薬の対象ではなく、それを引きおこす超越的な存在の意向にそって対処されるべき事態だったのである。

この点は、六国史における「疫」の最初の記載（紀元前九三（崇神《すじん》天皇五）年）[42]からして確認できる。このとき「疾疫」は唐突に発生し、国の半数近くの者が死亡する[43]。ひとびとは流離し、体制に背く者も現れはじめた。「徳《うつくしひ》」による統御の限界をさとった天皇は、これを大物主神《おおものぬしのかみ》の神意とうけとり、その子孫に同神を祭らせる。すると、ようやく疫病は終息し、国のみだれも治まったという。「疫」は、身体の現象というよりも、むしろ神意が人民の集合的な身体に現象したものと解されたのだった。

さきにみた蘇我氏と物部氏の崇仏論争も、「疫疾」発生の背後に神仏の意思が想定され、その読み解き（に仮託した政治論争）がなされた事例として捉えることができる。「疫疾」は、あるときは「国神」の怒りとみなされ、あるときは三宝を軽んじた罪にたいする仏罰と解された。「疫」という不可思議な集団的現象は、身体の次元でその原因を探られるものではなく、それを超越した祭祀／政治の次元の事象だったのである。

おなじことは、「疱瘡」という「疫」についても言える。「裳瘡」・「疱瘡」への人民の集団的な罹患は、まずは祭祀／政治により解決されるべき事象ととらえられた。そこで、神であれ仏であれ、国をみだす疫疾の跋扈《ばっこ》をくいとめ、さらにそれを駆逐する方途が模索され、あわせて天意がうかがわれた。

すでにみた事例でいえば、七三五（天平七）年の「疫気」では、一方で、大宰府管内の神祇に奉幣・祈禱がなされ、長門から都にいたる国々で道饗の祭祀がとりおこなわれた[44]。だが、他方では、全国の諸寺で金剛般若経が誦されている。疫病の発生要因としては天皇の不徳もうたがわれ、「大赦」が実施された。また、八五三（仁寿三）年の事例では、般若経典類の集大成である大般若経六〇〇巻が転読され、その一方で、伊勢神宮へ疫病の鎮静化を請禱《しょうとう》する遣いが出されている。

とはいえ、古代日本における「裳瘡」・「疱瘡」への対処法において、身体の次元が完全に抜け落ちていたかといえばそうではない。史料をつぶさに見れば、個々の身体にたいする配慮は、いくつも見いだせる。文献でたどれる最古の記載例では、六九八（文武天皇二）年春で、越後・近江・紀伊で「疫」がおこるにあたり、朝廷は「医薬」を賜りこれを救っている（以降、「〇〇国疫、医薬を賜（「給」・「遣」とも）ひて、之を療せしむ」という表現は一つの定型となる）。

本書でたびたび参照した七三五（天平七）年の事例でも、国家は罹患者を賑給《しんきゅう》し薬湯をあたえている。そして、二年後の七三七（天平九）年、四月以降に大宰府の管内諸国から「疫瘡」の大流行がはじまり、都で官人があいついで斃れた時には、太政官符を発して罹患者の救護法を周知した(45)（なお、藤原四子が薨去《こうきょ》したのも、このときである。四月一七日に藤原房前《ふささき》が、七月一三日に藤原麻呂が、同月二五日に藤原武智麻呂《むちまろ》が、八月五日に藤原宇合《うまかい》が薨じた(46)）。左に引用するのが、同年六月二六日に、大宰府のある西街道および畿内をのぞく各国の国司宛に発布された、その七条立ての官符である。

合臥疫之日治身及禁食物等事七条

一、凡是疫病名赤斑瘡。初発之時、既似瘧疾。未出前、臥床之苦、或三四日、或五六日。瘡出之間、亦経三四日。支体府蔵、太熱如焼。当是之時、欲飲冷水〔固忌莫飲〕。瘡入欲愈、熱気漸息、痢患更発。早不療治、遂成血痢〔痢発之間、或前或後、無有定時〕。其共発之病、亦有四種。或咳嗽〔志波夫岐〕、或嘔逆〔多麻比〕、或吐血、或鼻血。此等之中、痢是最急。宜知此意能勤療治。

一、以肱巾幷綿、能勒腹腰。必令温和、勿使冷寒。

一、鋪設既薄、無臥地上。唯於床上、敷簀薦得臥息。

一、粥饘幷煎飯粟等汁、温冷任意、可用好之。但莫食鮮魚完及雑生菓菜。又不得飲水喫氷。固可戒慎。其及痢之時、能煮韮葱可多食。若成赤白痢者、糯粉和八九、沸令煎、温飲再三。又糯糒粳糒、以湯饘飡之。若有不止者、用五六度。無有怠緩〔其糒舂碎、勿令全麁〕。

一、凡是病者、定悪飯食。必宜強喫。始従患発、灸火海松幷擣塩屢含口中。若口舌雖爛、可用良之。

一、病愈之後、雖経廿日、不得輒喫鮮魚完生菓菜、幷飲水及洗浴、房室、強行、歩当風雨。若有過犯、霍乱必発、更亦下痢。所謂勢発〔更動之病、名曰労発〕。兪附扁鵲。豈得禁断。廿日已後、若欲喫魚完、先能煎炙、然後可食。余乾鰒堅魚等之類、煎否皆良〔乾脯亦好〕。但鯖及阿遅等魚者、雖有乾腊、慎不可食〔年魚者、煎炙不可喫〕。其蘊蜜幷豉等不在禁例。

一、凡欲治疫病、不可用丸散等薬。若有胸熱者、僅得人参湯。(47)

各条文には、疫病の名称・症状・経過（第一条）、手当の方法（第二・三条）、食物の好禁（第四・五・六条）が詳述されている。

それによれば、このとき国を襲った疫病は「赤斑瘡」(48)で、三日から六日ほど「瘧疾」のように高熱を周期的にくりかえしたのちに瘡を発するという。総身の焼けるような高熱はさらに三・四日間つづき（この間、冷水を飲むことは禁忌とされる）、瘡が癒えるころになってようやく熱気はおさまる。ただし、咳や嘔吐・吐血・鼻血をともなう下痢（重度の場合には血便）がこれにつづき、予断をゆるさない。官符は第一条でまず、疫病がいまだ襲来していない地域でも、同病を容易に特定し対処できるよう、その症状・経過を通告する。

そのうえで官符は、病人は冷やすのではなく、敷物の上に横たわらせ腹・腰に布を巻きつけ温めよ、加熱・調理した粥の類は食してよいが、生鮮食品や水・氷は摂ってはならない、下痢がはじまったら韮《にら》・葱《ねぎ》を煮てたくさん食べさせるとよい、血が混じるほど下痢がひどい場合には、細かく粒をつぶした粥を数度にわたって飲ませよ、米をよく嚙《か》まず食べるのは厳禁である、病みはじめの時期には口内がただれていようと海松や塩を口に含ませよ、病後も二〇日間は生鮮食品や水の摂取、洗浴、性交はひかえ、無理に立ち歩いたり風雨に当たったりしてはならない等、介抱の要点を子細にしるす。

ただし、ここで留意すべきは、かほどに事細かく疫病の症状・経過とその手当のしかたを説く一方で、病因ないしは治療にかんして官符が一切言及しないことである。疫病を名指し、対症療法を示しはするが、病み初《そ》めてから癒えるまでの機序を、身体の次元では語らない。この点を端的にあらわすのは、官符の最後の第七条、この「疫病」を治すには丸散等の薬を用いてはならない、という条文である。

「疫病」が現象する場としての身体は、たしかに国家の大いなる関心事であり、人口が減少し要人があいつぎ死亡するにいたっては、ひとびとにも「医薬」がほどこされた。だが、それは何らかの治療や薬理の大系にのっとった、治すことを前提としたものではなく、当面の症状を緩和するためのものであったと推測される。疫因論それ自体は、身体の次元ではなく、あくまで身体を超越した次元で展開されていたのだった。

さて、「疫」の記録への登場当初より神と仏と天とにまたがり模索された疫因論は、その後、平安時代をとおして特有の深化をみせる。詳細については専論にゆずるが、その一つには、天災や疫病蔓延の背後に非業の死をとげた貴人の怨恨を読みとり、その霊を祀ることで災異を鎮めようとする「御霊《ごりよう》信仰」[49]を挙げられる。平安京の周辺では、九九四（正暦五）年の船岡山《ふなおかやま》[50]を皮切りに、紫野《むらさきの》や花園で随時、「疫神」をまつる「御霊会《ごりようえ》」が催された[51]。疫病の原因を「御霊」なり「疫神」という形象としてとらえ、それを祭祀・饗応することで疫病を鎮めようという論法である。

いま一つ、疫因論として外せないのは、陰陽道の「疫鬼」や「天文《てんもん》」（天災や疫病などの予兆を天体現象や気象現象から読み解く営為）である[52]。とりわけ、前者は、疫病の原因を霊的な存在ではなく、「鬼」という具象にみたてて直接的に追いはらうという論法で、儀式的なふるまいをともなった。中務省《なかつかさ》陰陽《おんよう》寮（天文占や暦・時刻・陰陽道にのっとる卜占《ぼくせん》を掌握する部署）では、平安初期以降、災厄をもたらす「鬼」を放逐する「追儺《ついな》」を、大晦日に恒例行事として執りおこなった。また、機に応じて、平安京の城門や四隅、あるいは京に至る要路で、「疫鬼」の類を追いやる儀式（「鬼気祭」や「四角四堺祭」）も催行した。

ここで興味深いのは、陰陽道において「疱瘡」が、「疫」のなかでも特別な位置づけをなされていたことである。「鬼気祭」は当初、おもに「疱瘡」に際して挙行されたという(53)（平安時代にはすでに、「疱瘡」のみがいちはやく、「疫癘」・「疫疾」との総称を脱し、具体的な病名で名指されるようになっていたというわけである）。

その事由を推すに、「疱瘡」が（じっさい何の病であったかは措き）高熱や疼痛、全身をおおう瘡という特徴的かつ酷烈な症状をともなっていたこと、その結果、当時の人口に壊滅的な被害をあたえたことなど、いくつかを想定できよう。「疱瘡」は集団をおそう災異のなかでも最大級のものであった。だが、のみならず、古代から中世にかけて、「疱瘡」が日本列島で非常に周期的に流行していたことも、それが特別な徴《しるし》とみなされたことと無関係ではあるまい。

往時の日本列島における「疱瘡」の流行間隔をうかがわせる記録が、一つある。『続日本紀』の七九〇（延暦九）年の条（前出）である。七三五（天平七）年に次ぎ、「豌豆瘡」・「裳瘡」の文字列が正史に現れた第二例である本条は、末尾を「是年秋冬、京畿の男女年三十已下の者、悉に豌豆瘡《もがさ》［俗に云ふ裳瘡］を発して疾に伏す者多し。其の甚き者は死す。天下の諸国、往々にして在り(54)」と結ぶ。

この、「豌豆瘡」・「裳瘡」の罹患者が、三〇歳未満の男女だったという記載からは、「豌豆瘡」・「裳瘡」と名指される病が、罹患後に人体に終生免疫をつけさせる病であり、かつ、都周辺ではそれが三〇年程前にも流行していたことが読みとれる(55)（してみれば、この延暦期の流行は、日本列島における第二どころか数次目の「裳瘡」の流行事例ということになる）。「豌豆瘡」・「裳瘡」は、流行の痕跡を、記録にではなく身体に刻印していたのである。

とはいえ、当時の国家はむろん、特定の年齢層に発した「豌豆瘡」・「裳瘡」の不可思議を、記録に留めはしても、それを免疫云々という機序と結びつけはしなかった。かわりに国家がおこなったのは、以後も特有の間隔でもって現れるこの「疫」を、「疱瘡」という名で徴づけ、記録し監視することであった。

その徴づけの様相は、たとえば、一一世紀末から一二世紀初頭にかけ成立した法令集『類聚符宣抄』に痕跡がのこる。同書は、おもに平安時代に発せられた太政官符や宣旨を分類・編集したものであるが、その三巻に「疾疫事」として、七三七（天平九）年から一〇三六（長元九）年までの法令一二条を載せる（さきに参照した七三七（天平九）年の太政官符も、その一条である）。このうち、初めの九条は、「疾疫」・「疫癘」に際して出された命令（寺院での仁王般若経・大般若経の転読など）だが、のこり三条は「皰瘡」・「疱瘡」に関連する。そして、各条目を羅列するにさきだち、同書は、以下のような「皰瘡発年記」という一覧を掲げているのである。

皰瘡事
発年々
天平七（七三五）年〔始発然而甚微也／又云天平九年云々〕
延暦九（七九〇）年〔自天平八年／至此年五三年〕
弘仁五（八一四）年〔自延暦十年／至此年二五年〕(56)
仁寿三（八五三）年〔自弘仁六年／至此年三八年〕
元慶三（八七九）年〔自仁寿四年／至此年二六年〕(57)
延喜十五（九一五）年〔自元慶四年／至此年三六年〕
天暦元（九四七）年〔自延喜十六年／至此年三六《ママ》年〕
天延二（九七四）年〔自天暦二年／至此年二七年〕
正暦四（九九三）年〔自天延三年／至此年十九年〕(58)
寛仁四（一〇二〇）年〔自正暦五年／至此年二八年〕

長元九〔一〇三六〕年〔自寛仁五年／至此年十六年〕(59)

一見してわかるように、これは七三五（天平七）年（あるいは七三七（天平九）年）以降の「疱瘡」の流行を書きだした年表である。ここで瞠目させられるのは、「疱瘡」の流行があった年の記載の後に、「自天平八年／至此年五三年（天平八年より此の年に至るまで五三年）」・「自延暦十年／至此年二五年（延暦一〇年より此の年に至るまで二五年）」云々と、前回の流行からの年数を注釈として数えあげていることである。五三年、二五年、三八年、二六年、三六年、三六年、二七年、一九年、二八年、一六年――。

この「皰瘡発年記」が、「疱瘡」の流行の周期性に何らかの法則を読みとり事前に流行に備える目的で作成されたか、あるいは「疱瘡」の流行間隔が徐々に狭まっていること自体を問題とするのに使われたか、この資料からだけでは何もいえない。だが、すくなくとも、「皰瘡発年記」の記載は、「疱瘡」が平安末期の『類聚符宣抄』編集当時、「御霊」や「疫神」・「疫鬼」などからは独立した、特有の律動をもつ疫病と目され追尾されていたことを証していよう。

さて、古代日本において、超越的な存在や現象にからめて展開された疫因論は、中世（鎌倉・室町時代）より、しだいに身体との連関を強めてゆく。医薬にかんする著述もふえ、身体の呈する症状や疾病の名称も細かに分節されるようになる。運命論的な疫因論に並行して、身体の病としての「疫」が問題とされはじめるのである。しかしながら、「我が国に於ける疱瘡の沿革史」という点から言えば、この時期の「疱瘡」もまだ、のちにいう疱瘡と比定するには傍証を欠く。したがって、中世に成立した文献のなかに「疱瘡」・「裳瘡」という文字列が頻出するのはたしかだが、本書はそれらの考察を割愛する。

つづいて本書が着目するのは、一六世紀末に宣教師らがしるした記録である。海路はるばる数か月、南蛮の地から布教におとずれた宣教師らは、この「極東」の島々にも、母国とおなじ疾病があることを見いだし、記録に書きのこすのである。

近世日本における疱瘡

(一)「おとなごとをする」――『日葡辞書』の記載

日本列島で宣教師により作成された疱瘡の記録の第一は、一五六三(永禄六)年に来日したイエズス会のポルトガル人、ルイス・フロイス(Luis Frois)の手になる。一五八五(天正一三)年、フロイスは加津佐(島原半島南部)にて、来日以来観察した日欧の習慣の差異を小冊子にまとめた[60]。その第一章「男性の風貌と衣服に関すること」に、痘痕ならびに疱瘡にかんする言及がみられる。いわく、「われわれの間では痘痕《あばた》のある男女はめったにない。日本人の間ではそれはきわめて普通のことで、多くのものが痘瘡で失明する」[61]。

フロイスは、この小冊子の原文で、「bixigozas」(痘痕)や「bexiga」(疱瘡)という語彙をもちいている[62]。すなわち、日本人の皮膚にはりついた特徴的な瘢痕は「痘痕」であり、そうした後遺症をのこす疾病は「疱瘡」であると認めている。日本列島においても、ヨーロッパにいう「bexiga」が流行していることを証言しているのである。

もう一例、フロイスが小冊子に記録をつけていたのとほぼ同時期に、おなじく日本で活動するイエズス会士によって編纂された『日葡辞書』(一六〇三年刊)を見てみよう。この日本語辞書は、布教活動の用に益する目的で編まれたことから、方言や卑語なども含む広範囲の語彙が収録され、具体的な用法にまで説明がおよんでいることが特色とされる[63]。じっさい、そこには疾病にかんする語彙や用例も、おおく並ぶ。ポルトガル語で「Bixigas」[64]と訳される日本語も、左のとおり、三語拾われている。

Fōsō. ハウサウ（疱瘡）天然痘.[65]

Mogasa. モガサ（疱瘡）天然痘. Mogasazzura.（疱瘡面）痘痕（あばた）のある顔〔あばた面〕。（〔　〕内、原訳者）[66]

Cuji. クジ（くじ）天然痘. Cujiuo suru.（くじをする）天然痘にかかる. 下（X.）の語. Fōsō（疱瘡）, あるいは, mogasa（もがさ）と言う方がまさる. なお, 上（*Cami*）では, 民衆はまた votona（大人）とも言う.

Votonagotouo suru.（大人事をする）天然痘にかかる.[67]

ここに示された同義関係により、一七世紀初頭に日本でもちいられていた「Fōsō（ほうそう）」・「Mogasa（もがさ）」は、麻疹をはじめとした症状の類似する疾病ではなく、まさに疱瘡であったことが確認されよう。[68] それらは、疱瘡という疾病（による痘痕）を弁別的に指示していた（なお、麻疹は「Faxica（はしか）」という独立した項目として、『日葡辞書』に採録されている）。[69] ヨーロッパにいう「天然痘」は、当時、日本列島にもあったのである。

それにつけても、興味深いのは、三番目に引いた「Cuji（くじ）」という言葉である。語釈に「下（X.）の語」[70]とあることから、長崎周辺の方言であったのだろう。ほかの地方でも同様に、その土地独自の疱瘡の呼び方があったことを思わせる言葉である。[71] その「Cuji（くじ）」の語釈で、なかんずく目を引くのは、後半の補足説明である。「上（Cami）」すなわち上方では、疱瘡を「votona（大人）」と呼び、疱瘡に罹患することを「大人事《おとなごと》をする」と表現するというのである。[72]

「大人」という言葉の第一義は、やはり当時においても、地域の長ないし分別ある成人、であった。[73] では、なぜ疱瘡は「大人」であり、疱瘡への罹患は「大人事」と表現されたか。そこには、およそ三つの含意がくみとれる。

その一は、疱瘡の病像である。「大人」や「大人事をする」という慣用表現が通用していたということは、上方地方では疱瘡が通例、「大人」になる前にかかる疾病、すなわち「小児病」とみなされていた事実を雄弁に語っていよう。裏をかえせば、一七世紀初頭にはすでに、疱瘡は上方で短い間隔で流行をくりかえしていたことになる。疱瘡への罹患は、「大人」になるための一つの人生の節目とされていたのだった。

含意のその二は、疱瘡罹患の一回起性の認識である。疱瘡を患うことが、小児と大人との節目とされえたのは、それが生涯において二度とくりかえされないことが認められていたからに他ならない。皆が小児のうちに一度だけ罹るという経験的事実は、疱瘡への罹患を、「大人」になるための通過儀礼（「大人事」）とするに十分であったろう。

含意のその三は、疱瘡への罹患にたいする諦観である。「大人事」という慣用句には、古代日本の疫因論にみられたような、疫因の排斥へとむかう集団的な畏怖や熱情が、いささかも感得されない。疱瘡をわずらう経験は、おそらく同様に過酷であったろう。だが、それは個々人に避けがたくふりかかる「大人事」として、諦念をもって受け容れられていた。

してみれば、さきに痘痕にふれて「日本人の間ではそれはきわめて普通」と驚いてみせたフロイスの言葉も、じつは上方地方のこうした状況に言及していたのかもしれない。日本において疱瘡は比較的ありふれた病であり、その結果、疱瘡への罹患を甘受する態度がひとびとのあいだに醸成されていた。それは、異郷からの来訪者には、見慣れぬ光景であった。フロイスは、ながく上方に滞在するなかで感じた違和を、なぜと問うことなく小冊子に書きとめたのであろう。

さて、これら宣教師の外の視点からの記述に依拠すると、一六世紀末以降には、後世にいう疱瘡が日本列島で流行していたと判断して大過ないようである。そこで、ふたたび日本で成立した文献に目を転じると、そこで疱瘡はどのような疾病として記述されていたのであろうか。手はじめに、例によって、事典的な記述から参照してみることにしよう。

(二) 人事のなかの疱瘡——『和漢三才図会』の記載

一七世紀初頭から約二世紀半のあいだ、日本は、幕府の置かれた地名をとって、「江戸時代」とよばれる時代をむかえる。教科書的に言えば、幕府と藩からなる封建的な政治体制が敷かれ、のちには「鎖国」とも称されるように、海外への渡航やキリスト教の布教・信仰、他国との通商や外交活動が、厳しく制限された(74)。ただし、あらゆる物事が厳格な統制のもとにあったやにみえる時代にあっても、医療はその埒外《らちがい》にあった。医師の身分からして、方外の徒として士流に列せられず、僧侶や陰陽師にならぶものとされた(75)。正統とされる医学もなく、それゆえ、正統な教育や資格もなかった。

いまみる『和漢三才図会』(一七一二〈正徳二〉年)は、そうした時代に編纂された漢文体の図説百科事典である(76)。浪華《なにわ》の医家・寺島良安が、三〇有余年の歳月をかけて編んだのだった。

巻頭の自叙によれば、良安は劉完素《りゅうかんそ》(中国金代の医家(77))のつぎの言葉に触発され、この類書の編纂事業を思い立ったという。「医を為さんと欲する者は、上は天文を知り、下は地理を知り、中は人事を知り、三の者倶《とも》に明らかにして、然して後、以て人の疾病を語るべし。然らずんば則ち、目無くして夜遊し、足無くして登陟《とうちょく》するがごときなり」(78)。人が森羅万象のうちに在る以上、「天(天文)」・「地(地理)」・「人(人事)」の三者すべての理解なくしては、人の体に生ずる疾病現象も理解できない。同書は、疾病を察しその治法を見きわめることを最終的な目標に掲げ、あたうかぎりすべての事象を収載しようとしたのであった。

さて、その良安編纂の奇書で、疱瘡が言及されるのは、巻一〇「人倫之用」(人間の役割や属性)の「みつちや　痘痕」という項目である。「みつちや　痘痕」というのは、一つの特記すべき身体の属性であったのだろう。後世からみれば奇天烈な「人倫之用」という分類の羅列項目のなかに、「みつちや　痘痕」は、つぎのように配されていた。

「嫁娶《よめいりよめとり》」・「納采《たのみ》」・「媒妁《なかうど・なかたち》」・「倂《かいぞへ》」・「朋友《とも・ともどち》」・「鰥《やむお》・寡《やむめ》・孤《みなしご》・独《ひとりみ》」・「使《つかひ》」・「客《まろうど》・主《あるし》」・「旅人《たびうと》」・「盗人《ぬすひと》」・「囚《めしうと・とらへびと》」・「密人《まおとこ》」・「男色《なんしよく》」・「倚人《かたわもの》」・「異相《いさう》」・「半男女《ふたなり》」・「閹人《あんじん》」・「五不男《ごふなん》」・「五不女《ごふによ》」・「男変女《おんなにへんす》」・「女変男《おとこにへんす》」・「盲人《めくら》」・「眇《すがめ・かんだ》」・「瞽女《ごぜ》」・「瘖唖《おふし》」・「聾《つんぼ》」・「兔唇《いぐち》」・「白子《しろこ》」・「禿《はげ》」・「侏儒《一寸はふし》」・「戚施《せむし》」・「躄《ゐざり・こしぬけ》」・「踦《ちんば》」・「無手人《とくりご》」・「駢拇《むつゆび》」・「黒子《ほくろ》」・「肬《いぼ》」・「瘤《こぶ》」・「飼面《そばかす・かすも》」・「癜風《なまず》」・「疵《あざ》」・「痘痕《みつちや》」・「性《うまれつき》」・「勇士《ゆふし》」・「酒悖《さけのゑひ》」・「寿夭《ながいきわかじに》」・「死《しぬる》」・「殉死《おいばらきる》」・「葬礼《そうれい》」・「弔《とふらふ》」・「累七斎《七日七日のときさい》」・「誄《るい》・謚《おくりな》」・「喪」

「みつちや　痘痕」という項目の記載には、同巻でもっとも多い、およそ三丁分の紙数が充てられている。それをしいて分節すると、疱瘡の名義、日本列島における疱瘡流行の歴史、疫神、疱瘡の病因論、転帰、脈診、方剤の七項となろうか。一八世紀初頭の百科事典に、疱瘡がどのように記述されていたかを瞥見すべく、以下、この分節にそって全文を引用してみよう[79]（図表6）。

まずは、病の名義についてである。

みつちや　痘痕

痘瘡　豆瘡　豌豆瘡　疱瘡　皰瘡　和名裳瘡《モカサ》　芋瘡《イモカサ》訓上略乎《カ》

△按ズルニ、痘痕俗ニ滅茶《ミッチャ》ト称ス。一名徧婆《ヘンハ》〔名義未ダ其拠ヲ知ラズ〕。痘癒テ後、痕微《わづか》ニ窪ムナリ。諸薬以テ其ノ痕ヲ治スルコト能《あた》ハズ。
痘痕ハ往昔《おうせき》之《これ》無ク、故ニ『内経』ニ之ヲ載セズ。後漢ノ張仲景モ亦、之ヲ論ジズ。魏ヨリ以来之有テ、隋ノ巣元方ニ病論有ト雖ドモ薬方無シ。唐〔高宗帝ノ時〕ノ孫真人始テ治方ヲ出ス。

本書でも、これまで文献をつまぐるなかで、「痘瘡」・「豆瘡」・「豌豆瘡」・「疱瘡」・「皰瘡」・「裳瘡」という呼称に遭遇してきたが、『和漢三才図会』はそれらすべてを疱瘡の同義語とし、くわえて「芋瘡」という呼称もあったことを紹介する(81)。項目の見出し語の「みっちゃ」は、痘痕の俗称で、「滅茶」という字も当てられるという(82)。疱瘡は、薬で治せないほどの損傷を皮膚にあたえたのだった。

なお、引用中の『内経』とは、中国の前漢代に編纂された『黄帝内経《こうていだいけい》』（『素問《そもん》』・『霊枢《れいすう》』として伝わる中国最古の医書）をさす。同書のなかに痘痕の記載がなく、また後漢の張 仲景《ちょうちゅうけい》（『傷寒論《しょうかんろん》』・『金匱要略《きんきようりゃく》』を著す）も痘痕を論じていないことから、三国時代以前には中国に疱瘡は存在しなかったのではないかと、編者・良安は推測する。そのうえで、痘痕（つまりは疱瘡の流行）については、隋代の巣元方《そうげんほう》（病因証候をまとめた『諸《しょ》病源候論《びょうげんこうろん》』を著す）がはじめてこれを記述し、唐代にいたって孫真人《そんしんじん》（孫思邈《しばく》。既存の医書を集大成し『備急千金要方《びきゅうせんきんようほう》』を著す）が薬方を確立したと説く。

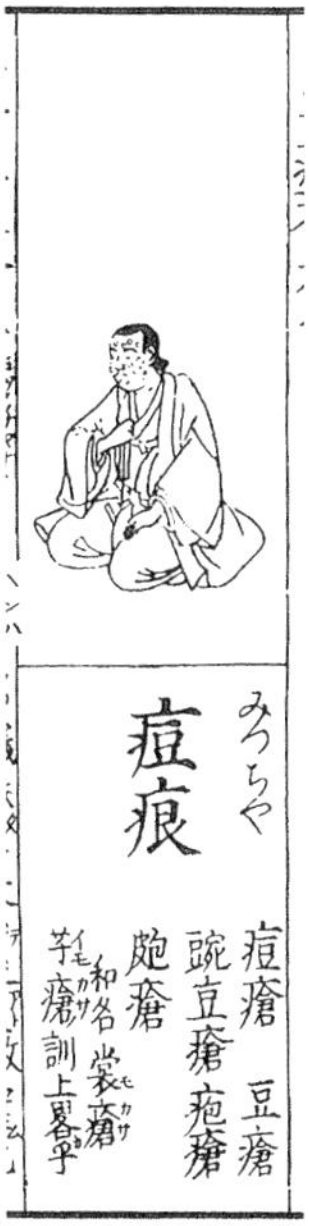

図表6　『和漢三才図会』に載る「痘痕（みつちや）」(80)

つぎに、疱瘡の日本列島における流行の歴史についてである。

本朝聖武天皇［天平七年夏ヨリ冬ニ至ル］、疱瘡始《はじめ》テ流行《ハヤリ》［筑紫ヨリ京師ニ至ル］、夭《ワカシニスル》死者甚ダ多シテ、藤原ノ房《フサ》前《サキ》・同ク麻呂・同ク武智麻呂・同ク宇合《ノキアヒ［ママ］》兄弟、四人痘症ニ係《カカリ》テ薨去シタマフ。惜ムベキノ至ナリ。其ノ後又［桓武帝ノ延暦九年、文徳帝ノ仁寿三年］流行シテ、中古以来ハ人毎《ひとごと》ニ之《これ》ヲ患フ。免ルル者希《まれ》ニシテ而モ再タビ病マザルモ亦一異ナリ。島嶼《とうしょ》・山野、痘ヲ知ラザルノ地亦タ之有リ。若《も》シ人他邦ニ出テ伝染《ウツリ》家ニ帰ル者有レバ、則チ山ヲ隔テ之ヲ棄テ、自ヅカラ癒テ還リ来ルヲ待ツ。蓋《けだ》シ其ノ伝染《ウツルコト》ヲ恐レテナリ。

疱瘡は、日本では聖武天皇の御代、七三五（天平七）年にはじめて流行したと説明する。筑紫から京にまでおよんだ流行の波は、多くの者を黄泉路《よみじ》へと追いやり、惜しむべきことに藤原四子もこのときに薨じた。その後、桓武帝治世下の七九〇（延暦九）年と文徳帝治世下の八五三（仁寿三）年にも流行があったという。

興味深いのは、つづく中古以降、すべての人がこの病を患うようになったという記述である。ことの当否はともかく、近世前期の同事典編纂の時点で、疱瘡はまず免れることのできない病と捉えられていたことが確認される。くわえて、一度疱瘡に罹患した者は生涯ふたたびこれに罹ることがないことも、奇異なる事実として知られていたようである。

とはいえ、島嶼部や山間部では、終生これに罹らずに済むこともあった。そうした地においては、万一、他郷から戻った者が疱瘡をわずらっていた場合、「伝染《ウツルコト》」を恐れて、山向こうに患者を遺棄し、治癒後に帰還するのを待ったという。

なお、この引用をはじめ、近世の文献は、疱瘡への罹患を「伝染」という言葉で記述するが、「伝染」の意味内容が今日とはまるで異なる点には十二分に留意が必要である。つぎの第二章で詳述するように、当時、「伝染」が意味したのは、あくまでも物理的に近接した身体に同様の症状が出現することであり、それら身体のあいだに何らかの物理的な病原体が介在していたという含意は、いっさいそこにない。

第三は、疫神についてである。

初メ発熱《ホトヲル》時、父母或ハ乳母等ノ夢ニ異人ヲ見ルコト有リ。而シテ翁媼ヲ見ルヲ吉ト為シ、壮女ヲ凶ト為シ、僧及士《サフラヒ》ヲ中ト為ス。蓋《けだ》シ此レ疫神ナリ。又病中ニ好ム所ノ飲食・器物ヲ以テ、概《オホムネ》疫神ノ老壮ヲ知ルナリ。浮説ニ似タリト雖ドモ、数《しばしば》之《これ》ヲ試ルニ然ルノミ。

或書ニ曰ク、「推古天皇三十四年、日本国穀実《ミノ》ラズ。故ニ三韓ヨリ米粟百七十艘ヲ調進ス。船浪華《ナニハ》ニ止ル。其ノ船中ニ、三《ミタリ》ノ少年疱瘡ヲ憂ル者有リ。一人ニハ則チ老夫添ヒ、一人ニハ則チ婦女添ヒ、一人ニハ則チ僧添テ居ル。孰人《いづひと》ト云フヲ知ラザルナリ。国ノ民其ノ名ヲ問フ。添ヒ居ル者答テ曰ク、「予等《ワレラ》ハ疫神ノ徒ナリ。疱瘡ト云フ病ヲ司ル。予等モ亦元《モト》ハ此ノ病ニ依テ死ニ、疫神ト成ル。今這《コ》ノ人ニ眷《つき》テ此《ここ》ニ渡ル。傷《イタマシキ》カナ。今ヨリ以後、此ノ国人モ又之ヲ患ン。予等畠芋《サトイモ》ヲ好ム。吾ヲ祀ルニ畠芋ヲ用ヨ」ト。云テ即チ形没ス。此ノ歳国ノ人《タミ》始テ疱瘡ヲ憂フ」。略文。

聖武以前未曾有ノ疾、此乃《すなは》チ後人附会ノ説ナリ。今ノ世、痘ヲ呼ンデ芋ト称シテ、其ノ乾ク者ヲ畠物ト名《なづ》ケ、稍《やや》湿ル者ヲ田物ト名クルコト、皆芋ニ拠テノ謂カ。又秦ニ文字ヲ製スニ、痘ノ字有リ。其ノ瘡豆ニ似レバナリ。秦ノ扁鵲《へんじやく》ガ方《はう》ニ「三豆湯」有テ、曰ク「能《よ》ク天行痘瘡ヲ免ル」ト云時ハ、則チ秦専ラ流行《ハヤル》ニ似タリ。疑ラクハ扁鵲ガ名ヲ借テ後人立ル所ノ方カ。痘ノ字モ又後ノ製ナラン。

疱瘡が発症後にいかなる転帰をとるかは、患者によって百人百様であるが、その偶有的な多様性は、（古代の集団を襲う「疫神」ではなく）個々人に憑依する「疫神」の所業に帰された。患者が発熱する時期に、両親や乳母など身近な者がどのような夢を見るか、また患者が病中にどのような飲食や器物を好むかにより、病を司る「疫神」の属性を占うのである。「疫神」が年老いた爺・婆であれば、病の趨勢は吉、若い女であれば凶、僧侶や侍であれば中庸とされた。編者自身、半信半疑でこの浮説をためしたところ、すべて的中していたという。

『和漢三才図会』はまた、日本列島における疱瘡の起源にも言及するが、そこにも「疫神」が関連付けられる。「或書」（未詳）に載る、朝鮮半島からの伝来説である。聖武帝の在位をさかのぼること約一世紀、推古帝の治世に、穀物が不作であったため、三韓（当時朝鮮半島を分有していた高麗《こま》・百済《くだら》・新羅《しらぎ》の三国）より急遽調達したことがあったのだが、その輸送船に疱瘡を患う少年が三人乗っていた。それぞれには、老夫・婦女・僧のかたちをした疫神が憑いていた。そして、誰何《すいか》されるままに、疫神は、みずからもかつて疱瘡に罹患し死んだこと、以後日本のひとびとも疱瘡を病むようになるであろうこと、疱瘡を司るわれら疫神を祀るには好物の畠芋をもってすべきことを語ったのだった。

ただし、良安は一段下げた注釈において、この朝鮮半島からの伝来説を、後世のこじつけではないかと推察する。[83]というのも、日本における疱瘡の初発の時期が、定説（聖武帝の御代）とおおきく相違することにくわえ、疱瘡の別称「いも（芋）」からの連想とも解釈できるからである。中国における疱瘡の起源についても同様に諸説あり、紀元前三世紀の秦代には、「やまいだれ」に疱瘡の瘡の似る「豆」を合わせた「痘」の字があった、あるいは、扁鵲《へんじゃく》（秦代の伝説上の名医）は「飲めば痘瘡が流行しても罹らない」という「三豆湯」を処方していたなど、すでに秦代に疱瘡の流行があったようにも言われるが、これらも後人による附会ではないかと、あわせて疑義を呈している。

第四は、疱瘡の病因論である。

夫《そ》レ以《オモンミ》ルニ、痘ハ尋常ノ病ニ異ニシテ一生一度ノ厄病ナリ。而シテ軽重ハ乃チ幸不幸ノミ。『原痘論』ニ云、「小児初生ノ時胎血ヲ口ニ含ミタル、咽《ノ》ミ下シ、腎経ニ至テ以テ痘ヲ発スナリ」ト。一ニ曰ク、「男女慾ヲ肆《ホシイママ》ニシテ、其ノ火毒精血ノ間ニ遺《ノコ》リ、歳火ト相感動シテ以テ痘ヲ発スナリ」ト。以上ノ説、皆常理ヲ以テ之ヲ解スノミ。既ニ聖武以前ノ人モ、亦慾火動カズンバアルベカラザルナリ。平戸島・熊野ノ山中ノ児モ、亦胎血含ムコト無ンバアルベカラザルナリ。又老人痘ヲ患フ者有リ、胎血慾火ノ毒、何ゾ晏《オソ》ク発ルヤ。獼猴《びこう》モ亦痘ヲ患フ。其ノ本原、得テ暁《サト》スベカラザルナリ。大概日数定格有ルコト、亦一異ナリ。凡ソ痘出テ終始十二日「軽キ者日数ニ拘ラズ。重キ者亦常数《じやうすう》外ニ出ヅ」」。

疱瘡はほかの病とは異なり、例外なく生涯に一度しか罹患しなかった。ただし、症状の軽重は一律ではなく、良安は不確かさを、「幸不幸」と表現する。

『原痘論』（未詳）など既存の文献では、疱瘡発症の機序を、出生時に飲みくだしてしまった「胎血」が「腎経」（成長や生殖など生命力を統御する経絡）にいたって発病する、あるいは、放逸な肉欲が「火毒」として胎児の「精」や「血」のなかに潜み、年ごとにめぐりくる「歳火」に呼応して疱瘡として発症する、と説明した。だが、医師でもある良安は、それらを「常理」をめぐらした後講釈として排し、そうした説では説明のつかない事象の存在を指摘する。たとえば、聖武帝の御代以前にも、ひとびとは「慾火」に衝き動かされていた（にもかかわらず、疱瘡が無かったのは、なぜか）。世間では、平戸島や熊野の山中の住人は疱瘡に罹らないというが、そこに生まれる子どもがみな「胎血」を飲まないとは考えられない。また、世には老境にいたって疱瘡をわずらう者もあるが、「胎血」や「慾火の毒」が、晩年になり発する場合があるというのはどういうことか。痘は人間のみならず猿もまたわずらうが、これもうまく説明できない。ひとたび疱瘡に罹患すれば終生ふたたび罹ることがなく、発症から治癒までの一二日間、判で押したように日数を限って進行するのも、奇妙である。疱瘡の病因は未だ不明であることを、するどく指摘するのであった。

つづく第五は、疱瘡の発症から治癒までの転帰についてである。

発熱《ホトヲリ》三日　初熱ナリ。大抵傷寒ト相似《あひ》タリ。但傷寒ハ表《へう》ヨリ裏《り》ニ入リ只《ただ》一経ノ形症ヲ見《アラワ》〔ママ〕ス。痘ハ裏ヨリ表ニ出テ、五臓ノ証皆見《アラハ》ル。尻《シリ》冷ヘ耳涼《ヒヤヤカ》ナルハ腎、呵欠《アクビ》シテ煩悶《モダヘ》ルハ肝、乍《たちま》チ涼シク乍《たちま》チ熱シ手足稍《ヤヤ》冷ヘ多睡《ネムル》ハ脾、驚悸《ヲビヘル》ハ心、面躁腮《カハキアキト》赤ク咳嗽嚏噴《ハナヒル》ハ肺、又耳ノ後ヲ観ルニ紅筋赤縷《ベニスヂアカスヂ》有リ、或ハ身熱シ手ノ指皆熱シ惟《タ》ダ中指独リ冷ユ［男ハ左、女ハ右］、乃チ是《これ》痘症ナルコトヲ知ルナリ。

耳後筋文ニテ吉凶ヲ知ル。浅紅色ヲ上ト為ス。深紅ハ宜シク火ヲ退クベシ。紫黒青色ナル者ハ皆治ラズ。疑似ノ時ニ紅《ベニ》ノ紙燭ヲ以テ皮ノ中ヲ照シ見ルニ、其ノ苗鮮明《アザヤカ》ナリ。若《も》シ麻疹《ハシカ》ナレハ則チ皮ノ外ニ浮テ肉ノ内ニハ根無シ。

初熱只一日或ハ二日ニシテ即チ見ヘテ、根窠色白キ者ハ凶、或ハ吐瀉腹痛戦慄《ワナワナ》シ口気臭ク紫点ヲ出ス者ハ皆凶。

出斎《デソロイ》三日　放標ナリ。初メ三日ノ熱蒸　悉《ことごと》ク退テ後ニ、報痘口角顴骨《けんこつ》上ヨリ両《ふた》ツ両ツ三ツ三ツ対ヲ成シテ出テ、胸ノ前背ノ上ニハ皆無ク、但根窠紅潤頂突手ニ碍《サハ》ル者ハ吉。

廻漿《ミツモル》三日　起脹ナリ。出斎《デソロイ》テ以後漸漸《ぜんぜん》ニ起脹ス。先ヅ出ル者ハ先ヅ起リテ、微紅光沢、根窠明潤、面目漸《やうや》ク腫レ、能《よ》ク食シテ雑証無キ者ハ吉。

鼻ニ涕《ハナシル》無ク口ニ涎《ヨダレ》無ク眼ニ涙無キ者大ニ凶ナリ。根窠起ラズ、頭面皮肉紅腫、瓠瓜ノ形ノ如ナル者ハ決シテ死ス。

貫膿《ヤマアゲル》三日　灌膿ナリ。根窠紅潤、膿漿満足黄蠟ノ色ノ如ク、二便常ノ如ク、飲食減ゼザル者ハ吉。皮白クシテ薄ク水ノ泡《アハ》ト相似ル者ハ凶ナリ。抓《か》キ破《やり》テ死ス。又痘中乾枯《カラカラ》トシ全ク活血無ク、或ハ吐利止マズ二便下血スル者治セズ。或ハ二便閉ヂ目閉ヂ声唖《カ》レ腹脹レ肌黒キ者ハ死ス。

収靨《カセル》三日　結痂ナリ。色転《ウタ》タ蒼蠟ノ如ク一二日口唇ノ四辺ヨリ痂《フタ》ヲ結フ。胸腹ヨリ収マリテ両腿《モモ》ニ至リ、然シテ後脚背和ラギ、額ノ上一斉ニ靨ヲ結フ者吉。結痂ノ時発癢《カイガリ》抓破リ膿無ク皮巻キ豆ノ殻《カラ》ノ如ク乾ハク者ハ死ス。偏身臭爛近ヅクベカラズ目中神無キ者ハ死ス。或ハ寒戦《ワナワナフル》ヒ咬牙《ハキリ》シ口ヲ噤《ツマヘ》ル者死ス。痂落テ後瘢痕《アト》雪ノ如ク白ク全ク血色無キ者死ス。

疱瘡は、三日間の発熱期を経て、皮膚に症状が現れてからは、「出斎《デソロイ》（放標）」・「廻漿《ミヅモル》（起脹）」・「貫膿《ヤマアゲル》（灌膿）」・「収靨《カセル》（結痂）」と、三日ごとに次の段階へと進むと、良安は説明する。その各段階における特徴的な症状と吉凶の診断方法は、以下のようである。

まずは、最初の発熱の段階である。このとき疱瘡は「傷寒」（急激に高熱を発する病の総称）とも見紛われるが、五臓に関連した症候が「裏」（体の内奥部）から「表」（体の表面）へと現れ、かつ耳の後ろに血管が見えたり全身は熱気があるも手の中指のみ冷たかったりすれば、それは疱瘡である。疱瘡はまた麻疹にも似るが、紅の紙燭《しそく》で肌を透かしてみたとき、皮膚下まで「苗」様のものが根をおろすのが鮮明に見えれば疱瘡、体表に浮いたようにとどまっているならば麻疹だと判定できる。なお、耳の後ろの血管については、うす紅色をよしとし、深紅でも熱がとれればよし、どす黒い場合は死症という。また、発疹の「根」は一両日中に見えはじめるが、それが白ければ凶症であり、嘔吐・腹痛・震え・口臭があり発疹が紫色の場合も凶症だという。

つぎに放標期である。熱がひいたのち、口角や頬骨のうえに前駆段階の発疹が二つ三つと対になって現れる。このとき、体幹部には発痘せず、発疹が赤く芯があれば、吉という。

つぎの起脹期には、体表に現れた発疹が順に膨らみをもつようになる。発疹が赤く光沢があって、その内部が水気を帯びて澄み、顔がしだいに腫れるもその他の症状はなく食もすすんでいる場合はよいが、逆に水気がなく鼻水もよだれも涙も枯れているような場合は非常に危ないという。また、この起脹期に発疹が隆起せず、顔面から頭部全体がひょうたん型に赤く腫れる者は、かならず死ぬ。

灌膿期になると、発疹の中の液体が膿へと変わる。発疹自体は赤く、中が黄色の膿で満たされ、大小両便も滞りなく、飲食も変わりない状態をよしとする。だが、発疹の皮が水の泡のように白くて薄い者（掻《か》き破ってしまう）、発疹の中に膿や血が見られない者、嘔吐し両便に血が混じる者、あるいは両便がまったく出ず目も開かず声は嗄《か》れ肌がどす黒くなった者は、すべて助からないとされる。

最終段階の結痂期にいたっても、吉凶は分かたれる。赤色だった発疹は、口のまわりからしだいに青黒く痂《か》せはじめる。良好な転帰をとるものは、これが体幹部、太腿、背や脚の背面へとすすみ、額の上がいっせいに痂となる。他方、痒がって発疹を掻きむしるも膿がなく、皮が豆の殻のようにめくれてあがって皮膚が乾く者は、死ぬ。また、全身から近寄りがたいほどの腐臭がただよい目がうつろな場合や、身震いをし口を堅く結んで歯ぎしりをする場合、痂は落ちてもその跡が雪のように白く血色がない場合もまた、死症であるという。

診断をつけるにあたっては、体の部分的な温冷をはじめ、耳の後ろの血管の色、発疹の色・状態、その出現する部位、発疹のなかの液体や膿の色・状態、発疹の結痂までの経過、大小便の通じ具合、飲食の量、鼻水・よだれ・涙などの出具合、全身の硬直具合、臭気、意識の状態など、観察すべき弁別項目は仔細にわたった。そのうち、とくに別項をたてて弁別的に説明されているのが、脈である。

第六は、その疱瘡の罹患時に特徴的な脈について簡潔に記されている。

　痘ノ脉　発熱ヨリ起脹ノ時ニ至ルハ、毒内ヨリ陽ニ出ルノ候ナリ。脉浮大ニシテ数《サク》ナル者宜《よろ》シ。沈細ニシテ遅ハ宜カラズ。

　　収靨ヨリ以後ハ毒外ヨリ陰ヲ解スルノ候ナリ。脉和緩ニ宜シ。洪数ナル者宜カラズ。

最初の発熱・放標・起脹の段階というのは、疱瘡の毒が体内から「陽」（熱し乾燥させる働き）を見せる時期であるから、脈は「浮」（浅い位置で触れる脈）・「大」（広い範囲で触れる脈）・「数」（早く頻回に触れる脈）がよく、逆に「沈」（深い位置まで圧迫して触れる脈）・「細」（狭い範囲で触れる脈）・「遅」（緩慢に触れる脈）はよくない。結痂してからは、疱瘡の毒が体表部から順に「陰」（冷却し潤す働き）をゆるめてゆく時期であるため、脈は「和緩」（緩やかで去就の調和がとれた脈）がよく、「洪」（来る脈が強く広い範囲で触れる脈）・「数」はよくないという。

最後七点目は、疱瘡の患者に投与する方剤についてである。

　楊仁斎カ曰ク「保元湯ハ元気虚弱ノ者ノ立ル所ノ方ナリ。後世痘ヲ治スル者、多ク之ヲ主トシテ元気虚実ノ異ヲ分タズ。概《オホム》ネ血熱毒壅《どくよう》ノ証ニモ用ル。是《これ》実ヲ以テ実ヲ攻ルト為ス。豈《あ》ニ誤マラザランヤ」ト。

　△按ズルニ其ノ症和順ナル者ハ薬ヲ用ズシテ佳シ。痘瘡ノ用薬ノ明弁、『保赤全書』・『保嬰全書』等ニ詳ナリ。

良安はまず、疱瘡の薬方一般にたいする楊仁斎（元代の本草家で『直指方』の著者）の批判を紹介する。すなわち、疱瘡の患者には、元気の虚弱な虚証にたいして処方される「保元湯」が処方されている。しかし、虚証・実証の区別なく、血熱や毒のこもった患者にも「保元湯」を処方するのは、本来ならば放出すべきものを薬湯でさらに補っているのとおなじで、良い効果が得られるはずがない、という見解である。そのうえで、症状の穏やかな患者には、あえて薬をもちいなくてもよいのではないかという私見を述べ、疱瘡の処方薬を解説した『保赤全書』・『保嬰全書』等の文献を案内して結ぶ。

以上、『和漢三才図会』の「みつちや　痘痕」にしるされた内容を、疱瘡の名義、日本列島における疱瘡流行の歴史、疫神、疱瘡の病因論、転帰、脈診、方剤の七項目にそってひろった。森羅万象をうつしとるという初志を反映してか、記述には膨大な傍証が引かれる。なかんずく、編者の寺島良安が医師であっただけに、第五の疱瘡の発症から治癒までの転帰をしるした箇所は、大陸の医書の影響が色濃い。

ただし、ここで特筆すべきは、編者良安がそうした記述を、高名な文献からの引用の貼り合わせによるのではなく、事象一つ一つを自身で慎重に吟味したうえでおこなっている点である。たとえば、日本列島においては中古以来、みなが疱瘡に罹患するとしつつも、疱瘡が流行しない地の存在を並記する。また、疫神の夢占いについても、むげには切りすてず、自身で何度も当否を確かめてすらいる。疱瘡の病因論を紹介するくだりでは、通説にくわえ、その反例を挙げることも怠らない。事象を「常理」に当てはめ解釈するのではなく、もとの胡乱《うろん》なままで配列するのである。

してみれば、『和漢三才図会』の「みつちや　痘痕」の記述は、非常に手際よく近世中期の疱瘡の様相を後世に伝える一方、同時代にはほかにも多様な疱瘡の理解や経験があったことを語っていることとなる。では、いまみた『和漢三才図会』の「みつちや　痘痕」が、大坂という人口密集地の医師によりつづられた疱瘡の理解であり観察であったとすれば、列島各地では、べつにどのような疱瘡の経験があったのであろうか。次節では、近世中期以降に記された記録をもとに、疱瘡の空間的な多様性を走査してみよう。

第三節　疱瘡の「地方」的展開

熊本藩細川侯の侍医・村井琴山《きんざん》は一七八八（天明八）年、疱瘡に関連した書物を一冊まとめる。弟子と交わした一六の問答から成る、『痘瘡問答』である。そのなかで琴山は、日本における疱瘡の流行の周期にかんして、つぎのように言明する。

我邦ニテハ七年一回、此病〔痘瘡をさす〕大ニ流行ス。中華ノ痘書ニ見ヘサル所ナリ。タ、大都会ハ終年処々コレヲ患トイヘトモ、亦七年一回大ニ流行ス。コレ地方ノ異ナル処ナリ。[84]

疱瘡は日本で、通例、七年に一度、大流行する。つまり、日本列島では疱瘡に周期があるというのである。[85]「大都会」では年中どこかで疱瘡が流行しているが、それでも列島あげての流行の際にはそれに同期し、七年に一度、大流行がある。これは、大陸の書物には載らない現象である。

琴山は若かりしころ、数年のあいだ京都に遊学し、吉益東洞《よしますとうどう》に師事した。この叙述はおそらく、そのときの見聞にもとづいてなされたのだろう。「地方」によって疱瘡の流行のしかたが変わることを、琴山は経験的に知っていた。なお、この引用で使われている「地方」という言葉は、けっして「都会」の対義語ではなく（「都会」もまた一つの「地方」である）、人口の集積度や交通網の発達度などの諸条件を集約的にあらわす用語である。本書も以降、この琴山の用語法を踏襲し、「地方」という言葉をもちいていこう。

列島全体と都会とでは、疱瘡は異なる類型で流行する。だが、両者は相互に独立していたのではなく、一方でどこか共鳴していた。たんなる空間的な散らばりのみに還元されないが凝縮されている。

さて、同時代には、列島全体での流行と「都会」での流行という、二つの異なる疱瘡の流行周期があると説く琴山であったが、じつはいま一つ、疱瘡の流行に異色の形態があることを見いだしていた。疱瘡がまったく流行しない土地（以下、「無痘地」）である。『痘瘡問答』の後半で、これに触れていう。

我カ肥天草一郡ノ人ノ如キ、コレ〔痘瘡をさす〕ヲ避クレハ一生コレヲ患ヘス、肥前ノ五嶋《ごとう》・平戸・大村、紀州ノ熊野ノ如キモ亦同シ。(86)

無痘地には、肥後の天草、肥前の五嶋・平戸・大村、紀州の熊野がある。これら「五地」〔引用につづく文ではこう総称する〕には、疱瘡を避ける習俗があるため、住人らは一生疱瘡をわずらわないのだという。総じて琴山は、「大都会」とそのほかの土地と無痘地と、日本列島には「地方」によって三つの疱瘡の流行形態があると捉えていたのだった。

琴山の、こうした疱瘡流行の類型的な見立ては、しかし、特殊なものではなかった。甲斐の医家・橋本伯寿も、一九世紀の初頭に、「今や、其期〔疱瘡の流行間隔〕大率《おほよそ》六七年。大国大都に至ては、連年絶ず、蚕食《さんしよく》して行《めぐ》る」(87)（同書の翻訳〔国字〕本では「今《いま》、辺鄙《へんぴ》は六、七年に一度めぐり来ども、三都〔江戸・大坂・京都〕はつねに絶《たゆ》る事なし」(88)）と断じる一方、列島内には疱瘡のまったく流行しない土地があるとしるす。「大国大都」・「三都」では、蚕が桑の葉を食べるがごとく、連続する疱瘡の小流行がつねにひとびとを襲う(89)。しかし、「都会」から離れた「辺鄙」では、六、七年間

図表7　近世中期以降の日本列島における疱瘡の流行形態の三類型

類型	流行の頻度	疱瘡の好発年齢	疱瘡の病像	おもな現象空間
「都会」型	常在	生後数年	小児のはやり病	京都・大坂・江戸
「辺鄙」型	高	15歳未満	小児病	近郷
無痘地型	低	無	天災	（島嶼部・山間部）

隔で、流行がくりかえす。「地方」ごとに疱瘡の流行形態と病像が異なることは、医家らにより散発的に報告されていたのである。

いま、そうした医家らの観察をもとに、近世中期以降の疱瘡の流行形態を分類すると、図表7のようになる。

近世期の半ば、疱瘡は土地土地でいわば螺鈿《らでん》細工のように相貌を変えた。疱瘡が常在するようになっていた「都会」では、生後数年の乳幼児が流行にあい罹患する。そのため、疱瘡は見慣れた小児のはやり病となった[90]。「辺鄙」の地では、七年前後に一度の高頻度で大流行の波がおとずれ、疱瘡をわずらったことのない者をおそった。一度は流行をやりすごすことができても、二度三度となると難しかったのであろう、「辺鄙」でも疱瘡は一般に小児病ととらえられた。

流行が変則的だったのは、無痘地である。そこでは疱瘡の流行頻度がきわめて低いため、特定の好発年齢はなく、ひとたび疱瘡に侵入されれば老若問わずに薙《な》ぎ倒された。疱瘡は蛇蝎《だかつ》のごとくに忌避され、たまの流行は天災のようにみなされた。『和漢三才図会』では、無痘地は島嶼部や山間部に見られるよう説かれたが、村井琴山の問答録では、土地の地理的条件ではなく、むしろ疱瘡を忌避する習俗の帰趨《きすう》であるよう説明された。だが畢竟、無痘地には不明な点が多く、特定の流行周期が見られないこと以上の共通点は見定められていなかった。

無痘の地がさらに医家らを混乱させたのは、そこにある時期以降、疱瘡の流行が定着する現象がしばしば確認されたことであった（無痘地をめぐる医家らの具体的な議論については、つぎの第二章で考察する）。たとえば、『和漢三才図会』や『痘瘡問答』で、無痘地として言及されていた平戸である。同所では、いつのころよりか、疱瘡が流行するようになる。平戸藩主松浦静山《まつらせいざん》の随筆『甲子夜話《かっしやわ》』

巻一三（一八二二（文政五）年）第一五条は、儒学者・林述斎《はやしじゆつさい》（林家《りんけ》の第八代）のつぎのような証言を載せる。

林氏曰。「人事の世に従て変ずるは勿論なり。疾病も其時世によること其一なり。〔中略〕疱瘡なども以前は流行の時は押《おし》なめて受《うく》れども、常は絶て無《なき》ことなりしが、近世は流行もはげしからず、又年々ちらほらと絶《たへ》ずあることになりたり。〔後略〕」(91)。

かつて平戸では、疱瘡が流行すると、老若男女がおしなべて罹患し、流行が去ると一人の患者もでなかった。それが、近年では疱瘡の病像が変化し、小規模な流行が毎年くりかえされるようになったというのである(92)。無痘の地の不可思議さは、ひろく関心をあつめ、近世の種々の文献に記録された。

では、以上のように、近世期の列島での疱瘡の流行形態を「都会」型・「辺鄙」型・無痘地型に類型化した場合、疱瘡の経験はそれぞれ、どのように記述され伝承されていたか。厳密には、考察にさきだち、列島各地の人口の規模や密度、地理的環境、自然条件、交通網（陸路・海路）、物流網、主要産業、生活様式・習俗といった諸条件を検討し、類型化の基準を明確にする手続きが必要であろう。しかし、本節の当面の目的は、牛痘種痘普及以前の列島各地での疱瘡の経験の概要を把握することである。そこで、次善の策として、同時代の観察者らの分類を借り、「都会」型には三都（江戸・大坂・京都）の、「辺鄙」型としては「都会」と無痘地とをのぞく列島各地の、そして無痘地型としてはそれと名指される土地の記録を、順にみてゆくこととしよう。

「都会」における疱瘡

(一) はやり病の光景

まずは、「都会」型の疱瘡である。

「都会」という語には、ひどく現代的な語感があるが、六国史にも用例のある言葉である。みたごとく、近世期の医家らもこの語をつかって、ある特徴的な土地柄をあらわしていた。「都会」とは、「都」と「会」から成る熟語である。その特徴もやはり、人口の集積度が高い都市であること、そしてそこで集うひとびとが交流しつつ流動することであった。

推定では、列島内の全人口が約三〇〇〇万人を前後するなか、一八世紀初頭より江戸には約一〇〇万人、大坂には約四〇万人、京都には約三七万人が暮らしていたとされる。(93) 人口密度も高く、ひとびとは棟を連ねて生活をした。巨大な人口を支えるため、たえず陸路・海路を介して多くの食糧や生活物資が運び込まれた。また、活発な商業活動によって創出される雇用をあてこみ、周辺地域からたえず人口が流入した。漂泊民も流れ込み、飢饉の際には、一時的に退避するひとびとの受け皿ともなった。

こうした条件が重なり、「都会」で疱瘡は小児のはやり病となった。「広い事　疱瘡神が　不断居る（櫻木子楽）(94)」という川柳もあるが、疱瘡をはやらせる疱瘡神が居座っているかのごとく、疱瘡の流行は「都会」のここかしこに見られた。「都会」にて生誕した者は、多くが幼少のうちに罹患した。反面、疱瘡にかかったことのないまま「都会」に来た者は、その瞬間から疱瘡罹患の脅威にさらされた。

さて、いま当時の川柳を一つ引くのは、じつは、資料の制約からくる必然の帰結でもある。疱瘡の常在する「都会」では、疱瘡は「はやり病」としてひとびとの日常に溶けこみ、すでに近世中期には、とりたてて記録されることもなくなっていた。江戸で生起した事象を広範にしたためた『武江年表』も、不詳の疫病によって一九万人が死亡した一七七三（安永二）年の事案は書きとめるものの、疱瘡に関連する記事は、三世紀弱にわたる厚い記録のなかに一度も上《のぼ》せない。(95) 近世期の「都会」における疱瘡の経験は、医家らによる著述をのぞけば、文芸作品や私的な日記類よりうかがうほかないのである。

たとえば、式亭三馬の滑稽本『浮世風呂』（一八〇九―一八一三（文化六―一〇）年刊）である。風呂屋の客の会話をとおして江戸町民の日常を活写する同書には、老女が孫の疱瘡について長台詞をいう場面がある。興味深いのは、その台詞のなかに登場する「痘瘡」に「おやく」と仮名がふられていることである。(96) これは上方の「大人事」にも通じる語感であったろうか。疱瘡が、「都会」を生きぬくうえでの「お役／お厄」、すなわち通過儀礼であり疫学的な関門となっていたことを端的にしめしている。

疱瘡が万人のかいくぐるべき「お役／お厄」となっていた以上、ひとびとの関心の的は、疱瘡に罹らないことではなく、おなじ罹るにしても軽く済ませることだった。この女中湯でかわされた会話でも、疱瘡の軽かったことが何より喜ばれた。

「ホンニお孫《まご》さまが痘瘡《おやく》を遊《あす》ばしたそうでございますネ。夫《それ》でも至極《しごく》お軽《かる》い御様子《ごやうす》で別《べつ》してお愛《おめで》たう」

「ハイサ、おまへさんネ。暮《くれ》におしつめて人手《ひとで》はございませずネ。大きに苦労致《くらういたし》ましたが、仕合《しやはせ》と軽《かる》うございまして、ホンニホンニ御方便《ごほうべん》な物《もの》でございます。母親《ははおや》がおまへ御ぞんじの通《とほ》りネ。疱瘡《ほうさう》が重《おも》うございましたから、どうかと存《ぞんじ》ましたが、案《あん》じるより産《うむ》が易《やす》いで顔《かほ》にはわざつと五粒《いつつぶ》ばかり。手足《てあし》に漸々《やうやう》算《かぞへ》るばかりでございました。あれを思ひますりやア神仏《かみほとけ》のお力《ちから》もございますのさ。馬橋《まばせ》の万満寺《まんまんじ》の仁王《にわう》さまのお草鞋《わらぢ》をお借《か》り申て、丁《てう》ど三年になりましたが其御利生《そのごりしやう》でございますのさ」
「それはホンニありがたい事でございますね。〔後略〕」(97)

疱瘡が軽く済んだことを、老女は「神仏のお力」だと語る。孫がゆくゆく疱瘡に罹患することを見越して、老女は三年も前から「馬橋《まばせ》の万満寺《まんまんじ》の仁王《にわう》さまのお草鞋《わらぢ》」を借りていた。江戸にはこのように、疱瘡に御利益《りやく》のあることで有名な神社・仏閣が多くあった。(98) ひとびとは平素より、身内の小児の疱瘡がせめて軽症におわるよう祈願していたのだった。

このほか、疱瘡にかんする記載がある日記類としては、『馬琴日記』が挙げられる。(99) その一八三一（天保二）年の条に、馬琴と同居する長男・宗伯の子「太郎」と「お次《つぎ》」が、それぞれ三歳と一歳で疱瘡に罹患したことが載る。(100) 一家が神田明神下の同朋町《どうぼうちょう》に居を構えていたときのことである。

まず発症したのは、お次である。二月六日より熱気があり、夜中にさしこみやひきつけをおこすようになる。医師である宗伯が療治にあたり、蒼竜丸・奇応丸・熊胆《ゆうたん》や煎じ薬をのませて様子をみていたところ、二日後の二月八日に顔や頭部に発疹があらわれ、疱瘡への罹患が確定する。一家は同日のうちに、疱瘡の守り札や茜《あかね》木綿の病衣を入手すべく手配をする。そして、翌九日には、張子だるまや病衣、源為朝《ためとも》の紅絵を調達し、「痘神棚」をもうけて、そこに白山権現からいただいた疱瘡の守り札や供物、旧来所持していた二幅の「八丈島為朝神影」などをしつらえている（図表8）。

お次が臥している間、親戚・縁者が手に手に、赤飯や煉羊羹《ねりようかん》、赤落雁、手遊び、だるま・馬、かるやき等の縁起物を持ちきたる。さいわい、お次の病状は重篤ではなく、発症から一〇日後の二月一八日の条には、「追々ニ痂作り、順快」(102) とある。

ところが同日、今度は兄の太郎が熱気づく。疱瘡をうたがっていたところ、はたして二月二〇日より発疹がみられ、疱瘡との診断がつく。そこで、お次の疱瘡のときとおなじく、すぐさま茜木綿の病衣が手配され、白山権現の守り札や幣、為朝神像二幅などを飾った疱瘡棚がととのえられた。『馬琴日記』には、以降、太郎の症状の経過や食事・睡眠・服薬の様子が細かに記録されるとともに、疱瘡見舞の客に、大だるまや車付鯛、手遊び物、落雁などを贈られたことが記されている。

結局のところ、太郎も予後が良好で、三月二日に結痂しおえ、三月四日には「ささ湯」（疱瘡の厄落としとして米のとぎ汁に酒等をくわえた湯をかける）[103]の儀式をむかえる。疱瘡棚は撤収され、白山権現の守り札・幣やだるまなど供物一式は神主方へ返納された。三月一一日には、二人の小児が無事、疱瘡を乗りきったことを祝い、疱瘡酒湯祝儀として赤飯が方々に配られている。また、二人の疱瘡願賽《がんさい》（お礼参り）として、その後、沢蔵主《たくぞうす》稲荷に二度、太郎を参詣させている。

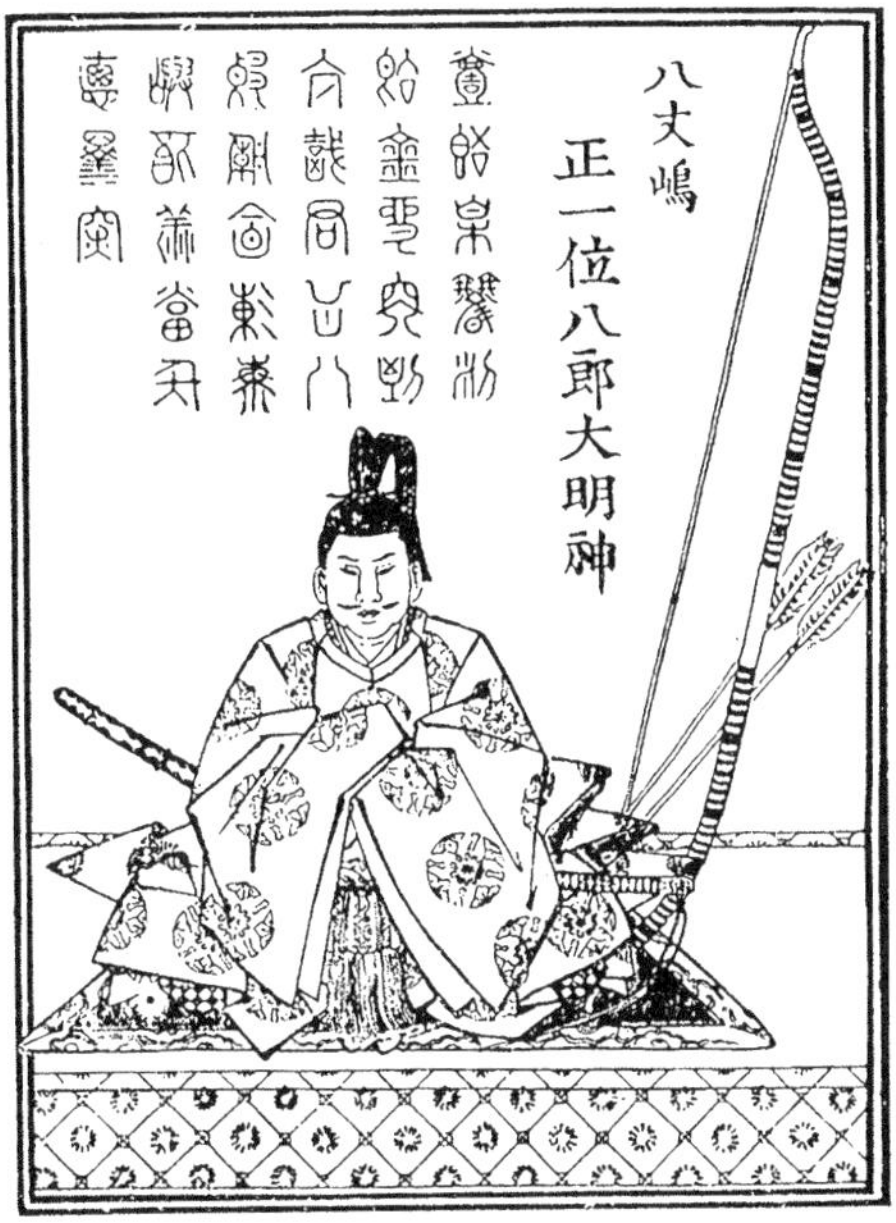

図表8　『椿説弓張月』に挿入された「為朝神影」[101]

この『馬琴日記』の記載を見るにつけても、小児の疱瘡罹患については当時、医薬とはべつの儀礼的な諸手続きがすでに定式化されていたことがうかがえる。効験あらたかな白山権現の守り札や、疱瘡調伏《ちょうぶく》で名を馳せていた八丈島は源為朝のご神影、疱瘡の神（疱瘡神・痘神）を祀る神棚、疱瘡に縁起が良いとされた「赤」や「軽《かる》」にちなむ品々（茜木綿の病衣、だるま・赤馬・車付鯛などの玩具、赤飯、煉羊羹、赤落雁、かるやき等）、痂が落ちるころに平癒を祝しておこなわれる酒湯の儀式、見舞客にたいする返礼や神仏へのお礼参りが、それゆえ注釈なく、さらりと書きつらねられている。(104)

そのうえで注目すべきは、それらの儀礼的手続きがすべて、患者を避けることなく、むしろ患者の周囲でとりおこなわれていたことである。罹患した熱病が疱瘡だと判明するや、時来たれりとばかりに、家人は着々と看病にとりかかる。馬琴一家の場合、医師は身近なところにいたが、家の内奥にいる患者を見舞いに、親戚・縁者が訪れる。患者のまわりで、家人や見舞客が行きかい、見舞いや快気祝いの品々が流れ、神仏の呪符が交わされる。疱瘡は、避けられる病でも、避けるべき病でもなかったのである。

もう一例、みてみよう。『馬琴日記』にしるされていたのは疱瘡から平復した事例であったが、日記類のなかにはもちろん、罹患後に死亡した事例が載るものもある。たとえば、平田篤胤《あつたね》の養子・銕胤《かねたね》の筆になる『気吹舎日記《いぶきのやにっき》』である。そこには、一八二九（文政一二）年、篤胤の孫「おふき」が疱瘡をわずらってから夭折するまでの過程が、刻々としるされている。(105)

湯島天神男坂下の篤胤の私塾・気吹舎で、三歳のおふきが疱瘡を発症したのは、一月六日である。(106)同日、懇意の医師・小杉玄適が呼ばれ、治療にあたっている。三日後の一月九日には、「疸瘡に手練」(107)という触れこみで、佐々木文仲(108)という医師がべつに迎えられる。一月一三日には小杉・佐々木の両医師が療治におとずれ、翌一月一四日には佐々木文仲のみが寄っている。

一月一六日、気吹舎では昼頃に酒湯の式をおこない、疱瘡神を筋違《すじかい》まで送り遣る。この日は、平野春策という医師が、おふきの調薬をとどけに立ち寄っている。発症一一日目で「疸瘡の難日」にあたるため、篤胤はまんじりともせず一晩中ふきの看病をする。しかし、夜中におふきの容体は悪化し、譫妄《せんもう》状態に陥る。「こはきもの来た、又きた、アチいけ[109]」と、しきりに手で追いやるしぐさをする孫娘の枕元に、篤胤は、まがものを祓う鏡や懐剣を据えてやっている。

一月一七日、おふきの病状はさらに悪化する。手足は冷え、脈も絶え絶えとなったため、緊急で参附湯《さんぶとう》や十全大補湯・甘桔《かんきつ》湯を服用させる。篤胤は、いまはなきものと悲嘆にくれ、書斎に引きこもってしまう。中へは誰も入れず、断食精進して、神々にふきの回復を祈りつづける。この日より遠方の平野春策にかわって、池田瑞長[110]という医師に療治が託される。おふきの容体は夕方になっても相変わらずだったが、薬や重湯はよくとった。しかし明け方、息づかいが荒くなり、にわかに峠をむかえる。

そして、発症より一三日目の一月一八日、降りはじめた雪のなか、おふきは息をひきとったのだった。「ふき様体《(やうたい)》明かたに同し。昼過（池田）随英《ママ》来る。病気弥《いよいよ》重《(かさな)》り、差込《(さしこみ)》の気味にて、灸治を初《(はじ)》む、附子《(ぶし)》剤の薬〔気付薬《きつけ》〕を服しむ、雪ふり出つ。平野（春策）氏入来。八ツ半（午後三時）頃ふき身まかりぬ。平野氏帰らる。雪いよいよ降る。夜に入（池田）瑞長来。夜葬具調へる。いつれも枕辺に通夜す。明方雪止む[111]」。葬儀は、翌一九日にとりおこなわれた。

気吹舎では、おふきにやや遅れて、起居をともにする門人の五歳の息子も疱瘡を発し、同月二七日に死去する。そのため、おふきの弟・延太郎も疱瘡に罹患することを懸念されたとおぼしく、『気吹舎日記』には、翌二月二日の項に、「延太郎（延胤）まじなひのささ湯、赤のめしたく[112]」とある。疱瘡除のまじないとして、疱瘡からの平癒を祝う酒湯が模擬的にいとなまれ、赤飯が炊かれたのである。

疱瘡の流行にみまわれると、おなじ居にすまう幼児は、往々にして一時に疱瘡を発症した。そして、名打《なうて》の医師らをいくらつけようとも（おふきの場合、小杉玄適・佐々木文仲・平野春策・池田瑞長・池田瑞英の都合五名が療治にあたった）、その生死は見定めがたかった。気吹舎のように、数日のうちに何度も葬儀をあげねばならない事例も、ままあったろう。それは、たとえ疱瘡が「都会」では見なれた「はやり病」だったにせよ、一家にとっては耐えがたい出来事だった。

してみれば、医薬にたよる一方で、酒湯の儀式をおこない（ふきの弟・延太郎の場合、酒湯は疱瘡罹患前に呪術的にとりおこなわれた）、筋むこうへ疱瘡神を祀り捨てるという象徴的な祓いの所作がくりだされたのは、治癒をねがう一心からであった。「都会」において、疱瘡は避けられぬ病とされていた。だが、かといって無策でむかえられたのではない。軽くすみやかに、そしてなにより家の子を損なわずに遣りすごせるよう、医薬や祈禱・呪術が駆使されていたのだった。

（二）飼いならされた病――ヒト・モノの流れをとおして

それにつけても、「都会」ではなぜ、疱瘡が常時流行していたのだろうか。いまここで、このような問いを発するのは、そこにみられる流動性に光をあてるためである。

「都会」にはたしかに、高度に人口が集積していた。だが、のちに挙げる反例にみられるように、それだけでは疱瘡の流行は連鎖しない。さきの日記類の記述から推察されるように、患者という流行の目のまわりでは、さまざまな事物が動いていた。流行という熟語は「ながれ・めぐる」という字から成るが、疱瘡の流行現象のうらではまた、ヒトやモノが並行して流れていたのである。

まずは、ヒトである。ひとたび疱瘡の患者が発生すると、医師はもとより、親戚・縁者らが入れかわり立ちかわり患家に集まった。甲斐の医師・橋本伯寿は、その著『国字断毒論附録』（一八一八（文化一五）年刊）で、ひとびとが患家を訪れるそうした習俗に、にがにがしく言及する。(113)

それによると、甲斐の場合、疱瘡六日目の夜より、患家では「痘神《ほうそうがみ》」を祀る名目で、親族・縁者をはじめ夥《おびただ》しい人を家に招きいれ饗応した。家によっては僧や神主、修験者らも請《しょう》じいれたようである。「痘神」の神棚をしつらえて赤白の紙で飾りたて、見舞客の持ち寄る錦絵・干菓子・餅・酒・絹布・衣類などを病床のまわりに並べて、その多さを「面目《めんもく》」と競った。疱瘡一二日目にも同様にひとびとを招いてもてなし、さらに家々に強飯《こわめし》をくばってまわるという盛大さであった。

橋本伯寿は、疱瘡が有形の毒気への曝露によって発することを唱えた、当時としては例外的な医師であったが、その伯寿の目には、この「痘神」を祀る俗習こそ、疱瘡蔓延の一大要因と映った。疱瘡の患者がいる家と頻繁に行き来すると、小児も自然と患家に出入りするようになり、疱瘡の毒気に香《か》触《ぶ》れてしまう。ゆえに、一時にみなが疱瘡を発症し、たちまちに流行が起きると説いたのだった。

ここで留意すべきは、伯寿の医説から垣間見える、ひとびとの疱瘡患者に接近することにたいする無警戒ぶりである。疱瘡の見舞いには、未罹患の小児を連れだって訪れることもあったのだろう。橋本伯寿は、おなじ著書のなかで、世間の第一の心得違いとして、「軽《かる》き痘瘡《とうさう》は軽《かる》くうつるとおもふゆへに軽《かる》き痘瘡《とうさう》に狎近《なれちか》づく」ことを挙げている(114)。

患家においても、疱瘡は特段に警戒されることはなかった。疱瘡神を祭るといっては人を呼び、峠を越えれば快気祝いを配ってまわる。家内の未罹患児にたいし、何か配慮がなされた様子もない。症状が軽い場合には、子どもを外で遊ばせたり稽古事や風呂屋に行かせたりしている。

この疱瘡への無防備さは、「都会」のなかでのヒトの行き来を妨げなかったばかりか、他方で、ヒトを「都会」へと流れこませた。橋本伯寿は『翻訳断毒論』(一八一一(文化八)年刊)のなかで、ひとびとの同情を当てこみ「都会」へと出る乞食が、あらたな疱瘡流行の火種となっていた可能性を指摘する。「痘瘡児《とうさうご》を懐《いだき》し乞食《こつじき》をは、別《わけ》て人《ひと》もあはれみあれば、痘瘡《とうさう》を病初《やみはじめ》るやいなや都《みやこ》に出《いづ》る乞食《こつじき》おほしと聞《きく》。辺鄙《へんひ》にても痘瘡《とうさう》を遠方《ゑんはう》へ伝《つたへ》あるくものは乞食《こつじき》の痘瘡《とうさう》児《こ》なり」(115)。

疱瘡を「お役／お厄」とみる「都会」の通念は、疱瘡があるいは避けられる病かもしれないという発想を根底から摘みとり、容易に未罹患者を疱瘡に曝した。のみならず、疱瘡を病む他者への惻隠《そくいん》の情までも醸成し[116]、疱瘡病みの子をもつ乞食を各地から引きよせた。「都会」で流動し「都会」に流入するヒトの動きにより、「都会」で疱瘡は流行しつづける。無防備なヒトの流動は、モノの流通とも連動しながら、結果的に疱瘡を、万人が小児のうちに罹る「お役／お厄」としていたのである。

つぎは、そのモノの流通である。疱瘡の患者のまわりでは、すでにみたとおり、モノがあふれ動いていた。患者の大半が小児であったことから、菓子類や玩具、錦絵が、その代表であった。赤飯や煉羊羹、赤落雁、かるやき、だるま、赤馬、車付鯛など、験をかつぎ、疱瘡を身体から引きだす色とされた赤色の物や、疱瘡が軽く済むことをねがって「軽」・「早く起きる」を連想させる品々が見舞に贈られた[117]。菓子袋には、おなじく縁起のよい図柄が赤一色で摺《す》られた[118]。

このほか、『馬琴日記』や『翻訳断毒論』でも言及されていたように、錦絵や紅刷りの一枚絵が、患家であがなわれたり見舞品として贈られたりした。図柄には、源為朝や鍾馗《しょうき》、金太郎など、武威によって疱瘡を撃退するもののほか、春駒や羽子板など正月の祝祭的世界を表現したもの、ほがらかに遊ぶ小児の姿を描き健康を予祝したものなどがあった[119]。

こうしたモノが、いつのころから疱瘡患者のまわりで流通しはじめたかは不明である。だが、それらが見舞品の定番となる経緯には、達磨やみみずく、猩々《しょうじょう》[120]、起き上がり小法師などが疱瘡棚の調度の定番となった経緯と同様、どこか商業的な仕掛けが見てとれる[121]。疱瘡を「お役／お厄」とみる「都会」では、疱瘡除けの縁起ものには莫大な需要が見込めた。モノはそこで、需要と同時に生産され、宣伝され、流通し消費された。

疱瘡見舞の品々は、後代になるにつれ、たんに「赤」く「軽」く「早」いことを超えた、物語性[122]や装飾性を帯びていった。前出の橋本伯寿『国字断毒論附録』には、甲斐の事例ではあるが、疱瘡見舞とその返礼の多寡にその家の

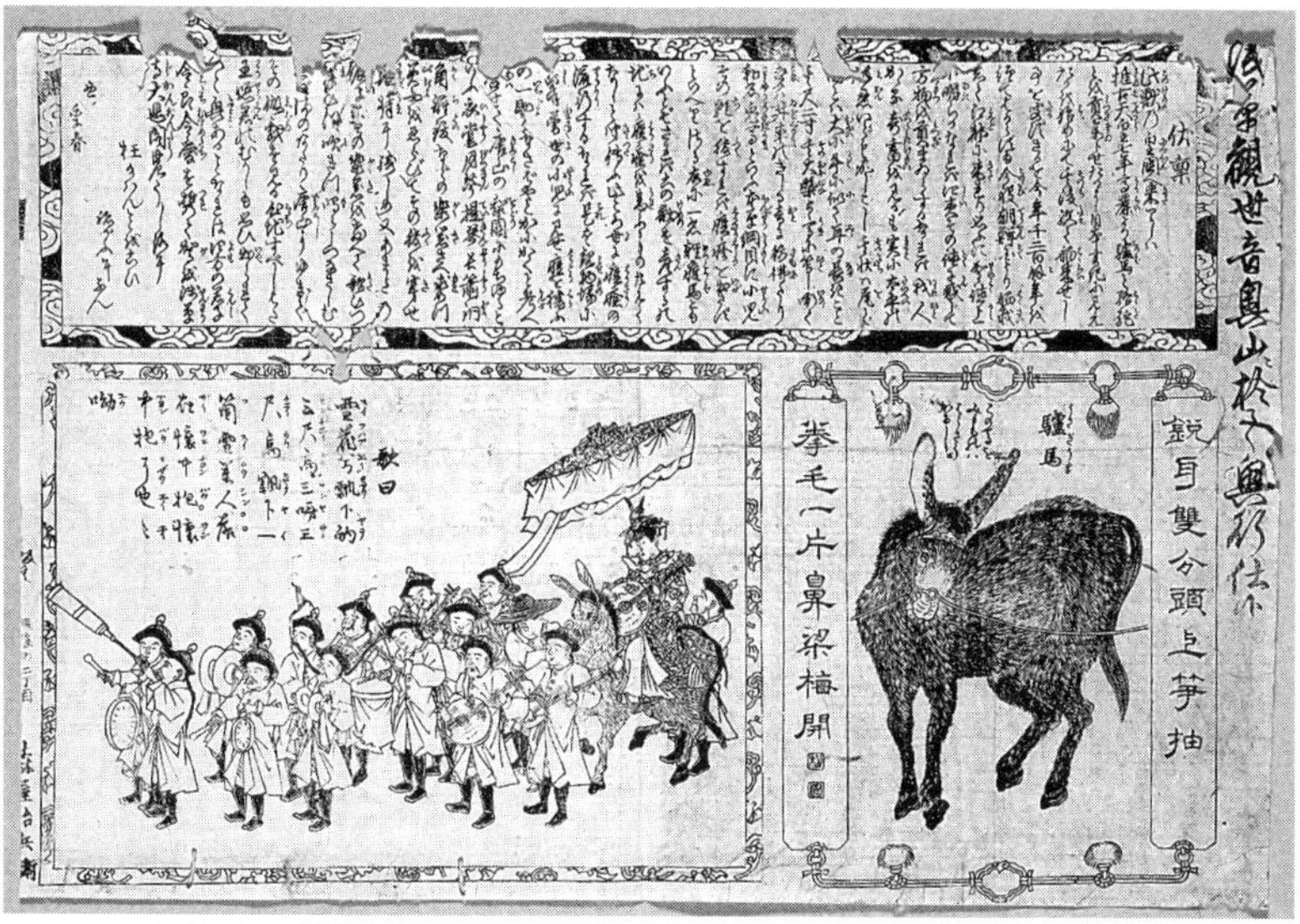

図表9　「軽痘馬《けいとうば》」(驢馬《うさぎうま》)の見世物の引札(125)

「面目《めんもく》」がかかっており、患者がでるたびに蕩尽《とうじん》的な散財がくりかえされたことがしるされている。天保年間に大坂で、高額な疱瘡見舞品の売買を規制する達しがだされた背景にも、渡世人の焚きつけることばをむしろ享受し、過剰に見舞いあうひとびとの姿が透けてみえる(123)。

こうした疱瘡をめぐる「都会」的なことばとモノの関係性は、ときに見世物の興行にまで膨張し、舶来の珍獣をより珍奇なものとすることもあった。長崎にもたらされた「駝鳥(ヒクイドリ)」(124)や「驢馬(ウサギウマ)」、「虎(ヒョウ)」、「駱駝《らくだ》」は、それ自体が日本列島で珍しくはあったが、見れば疱瘡など病に御利益があるという触れこみがそこに張りつき、見世物は各地で好評を博す(図表9)。とりわけ江戸での興行は一日に数千人を動員するほどで、莫大な利益をたたきだしたのだった(126)。

興行とともに摺られた引札や錦絵には、「疱瘡麻疹疫疹のまじなひ」(駝鳥)、「是《これ》を観物《みせもの》場に置て普《あまねく》世《よ》の小児《しように》に見せ疱瘡《ほうそう》を禳《はらう》ふの一助となさばや」・「この馬をみるものははうさうかるし」(驢馬)、「小児《しように》は疱瘡疹《ほうそうはしか》を軽《かろ》くし五疳《ごかん》を押へ驚風《きようふう》を鎮むといへり」(虎)、「小児《こども》、此図を粘《はり》おきて

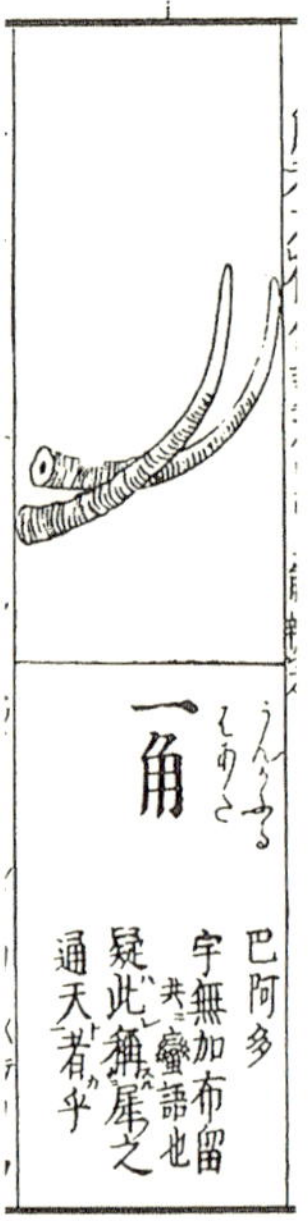

図表 10　『和漢三才図会』に載る「一角（うんかふる）」[135]

常に見る時は、疱瘡麻疹《ほうそうはしか》をかろくし悪魔をさるの妙あり」（駱駝）といった口上がならんだ。[127]「毛はほうそうのまじなひとなり、并に魔除となる」[128]（駱駝）と報じるかわら版もあった。珍獣に疱瘡除《よ》けの現世利益《げんぜりやく》を張りつける興行が嵩《こう》じて、逆に御利益の謳い文句が「珍獣」を生みだすこともあった。[129] 疱瘡を生涯に一度わずらうことを当然視する態度は、「都会」を一方で、疱瘡のまじないごとに煽られる巨大な市場にしたのだった。

こうした疱瘡をめぐって生じた極端なモノの動きに言及するにあたり、いま一つ触れておくべき事例は、舶来の毒消しの流通である。疱瘡に罹患する前に、あらかじめ毒を身体から解《げ》しておく方法は、近世中期には多種多様に流布していた。たとえば、生けどりした雄鼠（大きすぎず中くらいのもの）の手足の肉を煮たり焼いたりして食べる、あるいは、「兎血丸《とけつがん》」（一二月八日午の刻に兎からとった血をそば粉と雄黄《ゆうおう》とでまぜてつくる丸薬）を歳の数だけ飲むなどである。[130] だが、わけても評判で非常に高値で取引きされたのは、「異国産」の薬であった。なかでも「一角」は、正体は不明ながらもその薬効の評判から、疱瘡の妙薬としてながく珍重された。

「一角」が日本の本草書に登場したのは、京の薬種商・遠藤元理《げんり》の『本草弁疑』（一六八一（天和元）年刊）が初出とされる。[131] 同書は「一角《ウンカウル》」を、サイが数千年を経て変身する一角獣だと説明し、その角には「犀角《さいかく》」とおなじく、解毒作用があると紹介する。[132] 本草家・人見必大《ひとみひつだい》『本朝食鑑《しょくかん》』（一六九七（元禄一〇）年刊）にも、「宇爾加宇留《ウニカウル》」は、「鰹」の肉の毒を解すものの一つとして名が挙がっている。[133]

前出の『和漢三才図会』（一七一二（正徳二）年）も、巻三八「獣類」の分類項目の一つに「一角（うんかふる・はあた）」を採録し、それがいわゆる「犀の通天」（通天犀《つうてんさい》。サイの一種）かと推察している。「一角」は、オランダの交易船が不定期にもたらすため、民間の者には得がたく、「価、最貴し」と同書は説明する(134)（図表10）。

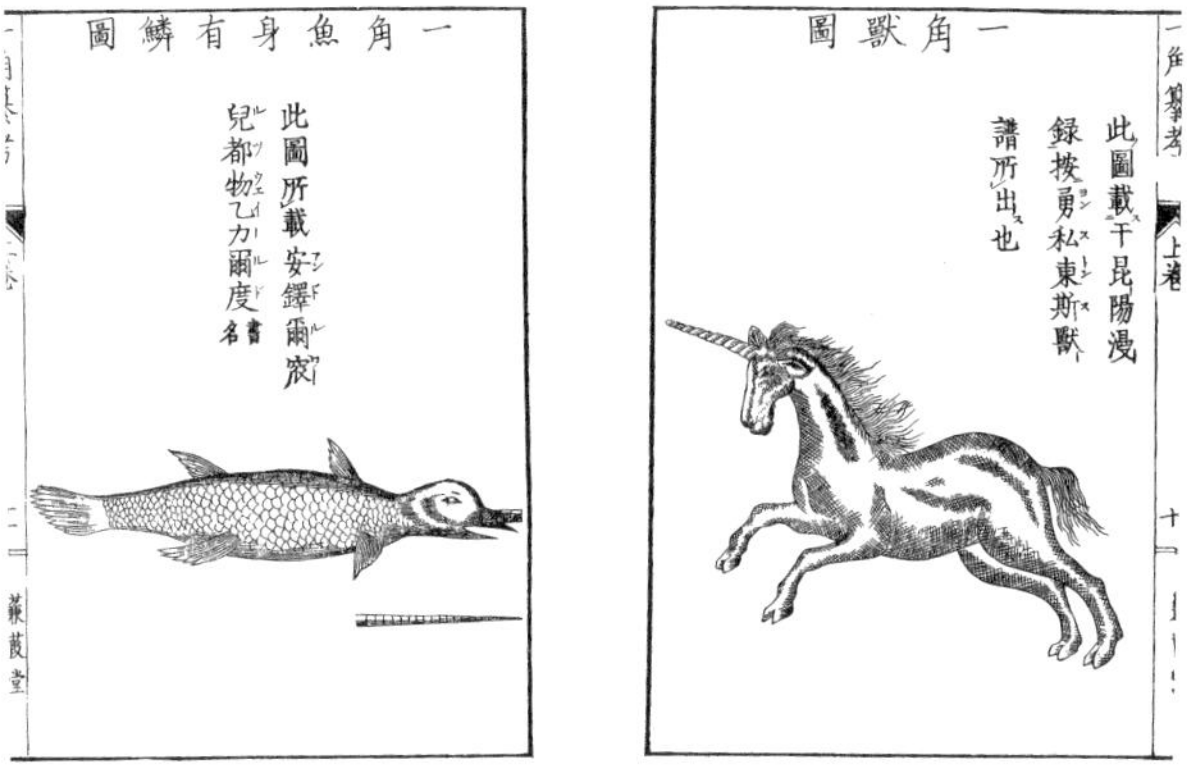

図表11　「一角魚」と「一角獣」(140)

じっさい、「一角」はオランダ人らにとって魅力的な商材だったようで、一七七四（安永三）年に出島に赴任し自身も「一角」を取引したことのあるオランダ商館付の医師は、それが「実に頻繁に密輸され、そして売られ、信じられないほどの利益をあげた」(136)と回顧する。というのも、「日本人はその医学的効能・効果を、寿命を延ばし、精力をつけ、記憶を増進し、どんな愁訴にも効くと誇大に考えている」(137)からであった。オランダ人は日本人の蒙昧に乗じて、あらんかぎりの「一角」をヨーロッパから取りよせては売りさばいた(138)。

その後、江戸と大坂の蘭学者らにより、「一角」の正体がじつは陸上に棲む一角獣の角ではなく、水中に棲息する一角魚（イッカク科の哺乳類）であることが明らかにされても(139)（図表11）、その評判はまるでおとろえなかった。江戸で流布したことばを約二〇年にわたって記録した津村淙庵『譚《たん》海《かい》』（一七九五（寛政七）年成立）も、「疱瘡には一角を粉にして、時々さゆにて用べし、極上の治法也。六ケ敷《むつかしく》手を引たるほうそうによし」(141)と書きつける。江戸の医師が疱瘡患者の介抱のしかたを仮名書きで説いた『疱瘡心得草』（一七九八（寛政一〇）年刊）も、「一角」を疱瘡の妙薬として、柳の

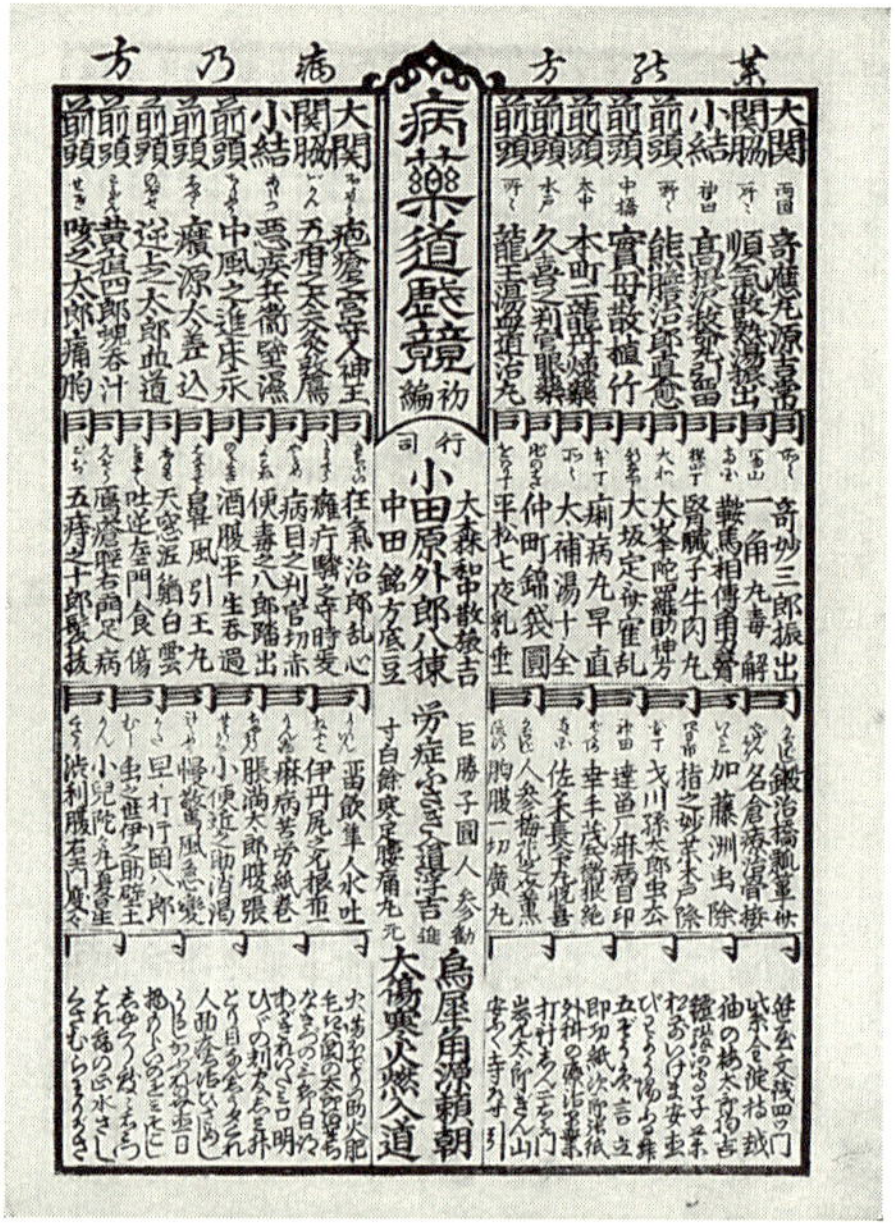

図表12　疱瘡と一角
——江戸後期の『病薬道戯競』より[145]

虫・テリアカ[142]とともに紹介している。[143] オランダ渡りの蚕薬は、その神秘性と稀少性を語ることばとともに、流通し消費されたのだった[144]（図表12）。

しかしながら、こうして疱瘡患者のまわりで膨れあがっていたモノの流れが興味深いのは、他方でそれが、モノをふたたび「都会」でめぐらせる回路をもっていた点である。橋本伯寿『国字断毒論附録』は、「痘瘡流行《とうさうりうかう》すれば小児多《せうにおほ》く死《し》するゆへに故衣舗《ふるぎや》に痘瘡児《とうさうご》の故衣《ふるぎ》おほし」[146]という観察をのこしている（伝染論者の伯寿は、つづけて、こうした古着を着用すれば、痘瘡に「香触《かぶ》る」ことがあると指摘する。そして、それでも古着を活用せざるをえない「貧家」には、せめて一夜それを水にひたし洗濯してから着用するよう忠言する）。[147] 患者のもっとも身近にあった玩具や衣類は、一部、再利用された[148]。かくて疱瘡は、ヒトやモノとともに、「都会」の地を還流しつづけたのである。

さて、「都会」の疱瘡は、近世中期には「連年絶ず、蚕食《さんしょく》して行《めぐ》」り、ひとびとはそれを「お役／お厄」と甘受した。医薬や祈禱・呪術などを駆使し、祓いやる儀礼的な所作を高度に編みだしはしたものの、疱瘡を避けるべき病とはみなさなかった。疱瘡になずみ、行き来し、見舞品を贈りあった。そうすることによって、結果的に、疱瘡を比較的死亡率の低い小児のはやり病に押しとどめ、飼いならしていたのだった。

（三）政治体制の疫学的機能

とはいえ、疱瘡の常在するその「都会」にあって、なおも容易に疱瘡の流行がおよばぬ圏域が存在したことは、特筆に値しよう。しかも、それは「都会」の中心にあった。貴人の周辺である。貴賤を問わずわずらうといわれた疱瘡も、じつは一様に発症するわけではなかった。たとえば、近世期の歴代天皇の疱瘡罹患率は五割以下、しかも罹患時の年齢は高く、平均で二四・一歳（最年少で一五歳、最年長で三六歳）だった(149)。

この、疱瘡罹患率の低さおよび罹患時年齢平均の高さが示唆するのは、貴人のまわりに張りめぐらされた不可視の防御壁の存在である。当時、人の交流する様式や圏域は、「身分」によって厳格に仕分けられていた。したがって、貴人と庶民の生活圏のあいだには、おのずと何段にもわたる物理的・疫学的な隔たりがあった。そして、この「身分」差によって生じる隔たりこそが、副次的に貴人に疱瘡がおよぶ機会を遠ざけて、疱瘡への罹患を遅延させていたのである。

徳川幕府の将軍にかんしても、事情は変わらない。歴代一五名のうち、疱瘡への罹患をまぬがれたのは、八歳で夭折した七代家継のみであったが、罹患時の満年齢は、平均して一四・〇歳（最年少で四歳、最年長で二六歳）と総じて高い(150)。

ただし、徳川将軍のこの疱瘡発症年齢の高さは、たんなる「身分」制の帰結ではなく、御触によって意図的に、ヒトやモノの江戸城内外での流通が遮断されていたこととも関連している。疱瘡をわずらった当人ないしその看病人や担当医師は、疱瘡罹患前の若君様や次期将軍に贈答品を献上したり御前に出仕したりするのを「遠慮」(151)するよう命じられていたのである（図表13）。

御触書にあらわれる疱瘡関連の「遠慮」事項を整理してみると、もっとも早い時期の規定は、一六四五（正保二）年四月、三代将軍家光のときに出されている。疱瘡罹患前の竹千代君（三歳、のちの四代将軍家綱）の大納言への叙任

字は将軍職就任の代数をあらわす）

遠慮すべき行為		
病人	看病人	医師
疱瘡差合75日以内の出仕・御祝儀献上	疱瘡差合75日以内の出仕	
	子・兄弟・親類が疱瘡をわずらった者による御祝儀献上	
見点より35日以内の御目通	三番湯以前の御目通（病人が死亡した場合，御目通は忌明後）	
	御祝儀献上	
大奥への75日以内の出仕	三番湯以前の出仕（病人と起居を別にする場合，出仕を控える必要なし）	若君様を診察する者による疱瘡患者療治
三番湯以前の出仕・御目見・進物献上		
一番湯より75日以内の出仕・御目通 三番湯以前の進物献上	三番湯以前の出仕・御目通（御目通のない者は，出仕を控える必要なし）（病人と起居を別にする場合，出仕・御目通を控える必要なし）	
	病人が死亡して20日以内の御目通（忌掛の場合，忌明次第出仕のみ可能）	
見点より35日以内の出仕	三番湯以前の出仕（病人とは別の棟に起居する場合，出仕を控える必要なし）	疱瘡患者を療治した当日の御目見
	御祝儀献上	
見点より35日以内の出仕	三番湯以前の出仕（病人とは別の棟に起居する場合，出仕を控える必要なし）	疱瘡患者を療治した当日の御目見
障のある者による御祝儀献上	障のある者による御祝儀献上	
障のある者による御祝儀献上	障のある者による御祝儀献上	
障のある者による御祝儀献上	障のある者による御祝儀献上	
見点より35日以内の出仕	三番湯以前の出仕（病人とは別の棟に起居する場合，出仕を控える必要なし）	
障のある者による御祝儀献上	障のある者による御祝儀献上	
障のある者による御祝儀献上	障のある者による御祝儀献上	
見点より35日以内の出仕 ※向後は，進物献上可	※向後は，三番湯以前でも出仕可	疱瘡患者を療治した当日の御目見
見点より35日以内の出仕	三番湯以前の出仕（病人とは別の棟に起居する場合，出仕を控える必要なし）	疱瘡患者を療治した当日の御目見
見点より35日以内の出仕 ※向後は，進物献上可	※向後は，三番湯以前でも出仕可	疱瘡患者を療治した当日の御目見
見点より35日以内の出仕	三番湯以前の出仕（病人とは別の棟に起居する場合，出仕を控える必要なし）	疱瘡患者を療治した当日の御目見
障のある者による御祝儀献上	障のある者による御祝儀献上	
見点より35日以内の出仕 ※向後は，進物献上可	※向後は，三番湯以前でも出仕可	
見点より35日以内の出仕 ※進物献上は可	※御目通可	※御目通可
見点より35日以内の出仕 ※進物献上は可	※御目通可	※御目通可
見点より35日以内の出仕 ※進物献上は可	※御目通可	※御目通可

図表 13　将軍家の御触書にあらわれる疱瘡関連の「遠慮」事項(152)　(表中の丸数

通番	年月	将軍	時機	遠慮の対象（いずれも疱瘡罹患前）
1	1645（正保 2）年 4 月	③家光	大納言叙任	大納言（のちの④家綱）
2	1648（慶安元）年正月	③家光	御七夜御祝儀	鶴松君（のちに夭折）
3	1680（延宝 8）年 11 月	⑤綱吉		
4	1707（宝永 4）年 7 月	⑤綱吉	御七夜御祝儀	若君様（家千代・のちに夭折）
5	1710（宝永 7）年正月	⑥家宣		
6	1711（宝永 8）年正月	⑥家宣		
7	1713（正徳 3）正月	⑦家継		
8	1714（正徳 4）年 11 月	⑦家継		
9	1716（享保元）年 8 月	⑧吉宗	⑧吉宗、将軍就任	長福様（のちの⑨家重）
10	1737（元文 2）年 2 月	⑧吉宗	御七夜御祝儀	若君様（のちの⑩家治）
11	1737（元文 2）年 5 月	⑧吉宗	若君様生誕	若君様（のちの⑩家治）
12	1737（元文 2）年 6 月	⑧吉宗	御色直し御祝儀	竹千代様（のちの⑩家治）
13	1737（元文 2）年 9 月	⑧吉宗	御宮参御祝儀	竹千代様（のちの⑩家治）
14	1739（元文 4）年 10 月	⑧吉宗	御髪置御祝儀	竹千代様（のちの⑩家治）
15	1739（元文 4）年 12 月	⑧吉宗		竹千代様（のちの⑩家治）
16	1741（元文 6）年正月	⑧吉宗	御袴着御祝儀	竹千代様（のちの⑩家治）
17	1741（寛保元）年 8 月	⑧吉宗	御元服御祝儀	竹千代様（のちの⑩家治）
18	1750（寛延 3）年正月	⑨家重		大納言様（のちの⑩家治）
19	1762（宝暦 12）年 10 月	⑩家治	若君様生誕	若君様（のちの家基）
20	1778（安永 7）年正月	⑩家治		大納言様（家基・のちに夭折）
21	1792（寛政 4）年 7 月	⑪家斉	若君様生誕	若君様（竹千代・のちに夭折）
22	1793（寛政 5）年 9 月	⑪家斉	若君様御祝	若君様（のちの⑫家慶）
23	1801（享和元）年 4 月	⑪家斉		大納言様（のちの⑫家慶）
24	1813（文化 10）年 11 月	⑪家斉	若君様生誕	若君様（竹千代・のちに夭折）
25	1819（文政 2）年 10 月	⑪家斉	若君様生誕	嘉千代様（⑫家慶の子・のちに夭折）
26	1825（文政 8）年 2 月	⑪家斉	若君様生誕	若君様（のちの⑬家定）

に際し、疱瘡罹患より七五日が経過していない患者や看病人は、御祝儀の献上や出仕を禁じられた（図表13中の通番一の事案。以下、本文で言及する事案の通番は、同図表の通番に一致[153]）。

以降、御七夜御祝儀や御色直し御祝儀、御宮参御祝儀、御髪置御祝儀、御袴着御祝儀、御元服祝儀など、疱瘡をいまだ患っていない世継ぎ候補者の慶事があると、その都度、疱瘡の「障《さわり》」のある者にたいして、御祝儀の献上を控えるよう御触が出されている。若君の御座所への出仕および御目通についても、当初は一定の制限があった。一六八〇（延宝八）年一一月にだされた御触（通番三）は、疱瘡の患者本人には「見点《けんてん》」（発熱につづく疱瘡の初期の段階で、赤い発疹があらわれる。本書七二頁の『和漢三才図会』の記述を参照）から三五日目まで、看病人には「三番湯」（見点より通例一八日目におこなう三度目の酒湯で、病み明けを意味する）まで、御目通を「遠慮」するよう定めている[154]。こうした御祝儀の献上や出仕・御目通の制限は、時代によって、厳しさや規定の範囲を異にし、一〇代将軍家治のころより徐々に緩和されている。

ここで留意すべきは、将軍家でこうした疱瘡にかんする「遠慮」事項が定められていた事由が、何らかの物理的な病原体の伝播を警戒してではなかったということである（疱瘡への罹患を物理的な病原体の移動から説明する医説が受けいれられはじめるのは、幕末期以降である）。病のなかでも、疱瘡・麻疹・水痘にかぎって、御祝儀の献上や出仕・御目通の「遠慮」が要請されたのは、それらが他の身体に「障《さわ》」るからであった。

この点は、患者と濃厚に接触する医師が、疱瘡患者を診察した当日のみ御目見を「遠慮」するよう定められていたことからも了解されよう（その規定も、のちには解除されている）。象徴的な「障」は、医師にはさほど強くおよばぬようみなされた。他方、慶事に際しての御祝儀献上が、当初は子兄弟・親類の範囲[155]（通番二）で、そしてゆくゆくは端的に「障」のある範囲[156]（通番一二以下）で規制されたのは、御祝儀の物理的な汚染が忌まれたのではなく、御祝儀を献上する人物（疱瘡患者ないしはその近親者）の「障」が問題とされていたからにほかならない。

疱瘡にかんする「遠慮」の規定が警戒していたのは、つまりは、物理的な存在に媒介されて江戸城内に疱瘡が蔓延することではなく、疱瘡罹患前の若君に忌まわしき疱瘡の穢《けが》れがおよぶこと、そして若君が罹患し将軍の世継ぎが絶えることであった[157]。御触がそれぞれ、永続的な公法としてでなく、若君が生誕したり成育の節目にさしかかったりするたびに出されていたのも、なかば将軍家の私的な後継者問題だったためであろう（八代将軍吉宗が紀州藩から迎えられて以降、より細かに御触が出されている）（図表14）。

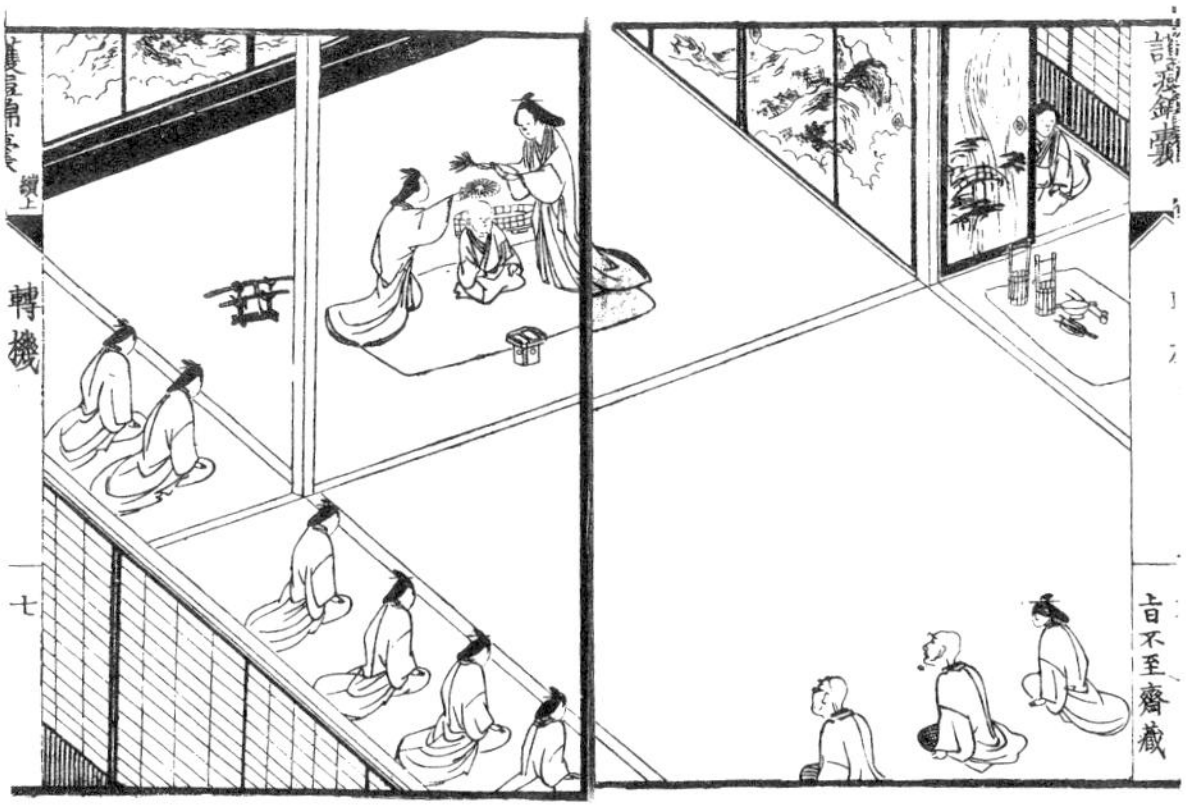

図表14　若君の酒湯[158]

徳川将軍一五名のうち、終局的には、夭折した七代将軍家継をのぞく一四名が、人生のいずれかの時点で疱瘡をわずらった[159]。しかし、疱瘡がつねにどこかで流行する「都会」において、歴代将軍の疱瘡罹患年齢が有意に高かった事由は、一つに、この疱瘡にかんする「遠慮」規定の効果を想定せねば解し難い。疱瘡の「障」を人為的に断ち切られた特殊な身体は、つまりは、当時の政治体制の映し鏡として、「都会」の中心に出現していたのである。

「辺鄙」における疱瘡

(一) 飛騨宮村の事例

ではつぎに、「辺鄙」においては、疱瘡がどのように経験されていたかをみてみよう。

とはいえ、いま「辺鄙」と概括する、「都会」でもなく無疱地でもない地域は、一つの全体像でもって捉えることができない。「地方」によって、地勢も生業も異なり、それゆえ交通網の発達状況や人口の集積度も一様ではなかった。江戸中期の医家らが、七年に一度と記述していた疱瘡の流行も、じっさいにはまちまちであった。そこで本書は、「辺鄙」型の疱瘡なるものの抽出は断念し、かわりに各地の事例をいくつか書き連ねて、「都会」型と無疱地型のあいだにひろがる疱瘡像の多様性を確認することとする。

事例の第一として、まずは、飛騨宮村（現・岐阜県高山市一之宮町）を取りあげよう。ここは、近世期の疱瘡の流行実態を、実数でもって把握できる希有な地域である。領内にある往還寺《おうげん》には、一五二八（享禄元）年以降の物故者を記録した過去帳（以下、『飛騨O寺院過去帳』）がのこり、そのうち一七七一（明和八）年から一八五二（嘉永五）年までの記録には、死亡年月日・居住部落・享年（数え歳）・性別にくわえて、死因も記載されているのである。[160] 死因のなかには、むろん「疱瘡」もふくまれる。したがって、過去帳記載の「疱瘡」による死亡者数を年ごとに集計すれば、逆に当地における約八〇年間の疱瘡の流行形態をあぶりだせることになる。

往還寺の檀家の大半があった飛騨宮村は、飛騨山脈の南西に位置し、古川国府盆地・高山盆地の南方に連なる小盆地にある。農業（稲作）と林業をおもな生業とし、高山へと抜ける道が主要な交通路であった[161]（図表15）。推定人口は一七七一（明和八）年時で約二六八〇名、以後、多少の増減はあるものの、一八五二（嘉永五）年まで、二八〇〇名前後で推移していたとみられる[163]。

『飛騨O寺院過去帳』は、この山あいに拓けた小盆地の疱瘡について、じつに多くを語る。

その第一は、当該期間中（一七七一（明和八）年から一八五二（嘉永五）年までの約八〇年間）、疱瘡の流行は飛騨宮村に常在しなかったということである。これは、「都会」の疱瘡と大きく異なる点である。過去帳記載の「死因」を走査すると、ひとびとは、「疱瘡」のほかにも、「癩病」・「ヤケド」・「中風」・「狂癇」・「病死」・「虫」・「傷寒」・「餓死」・

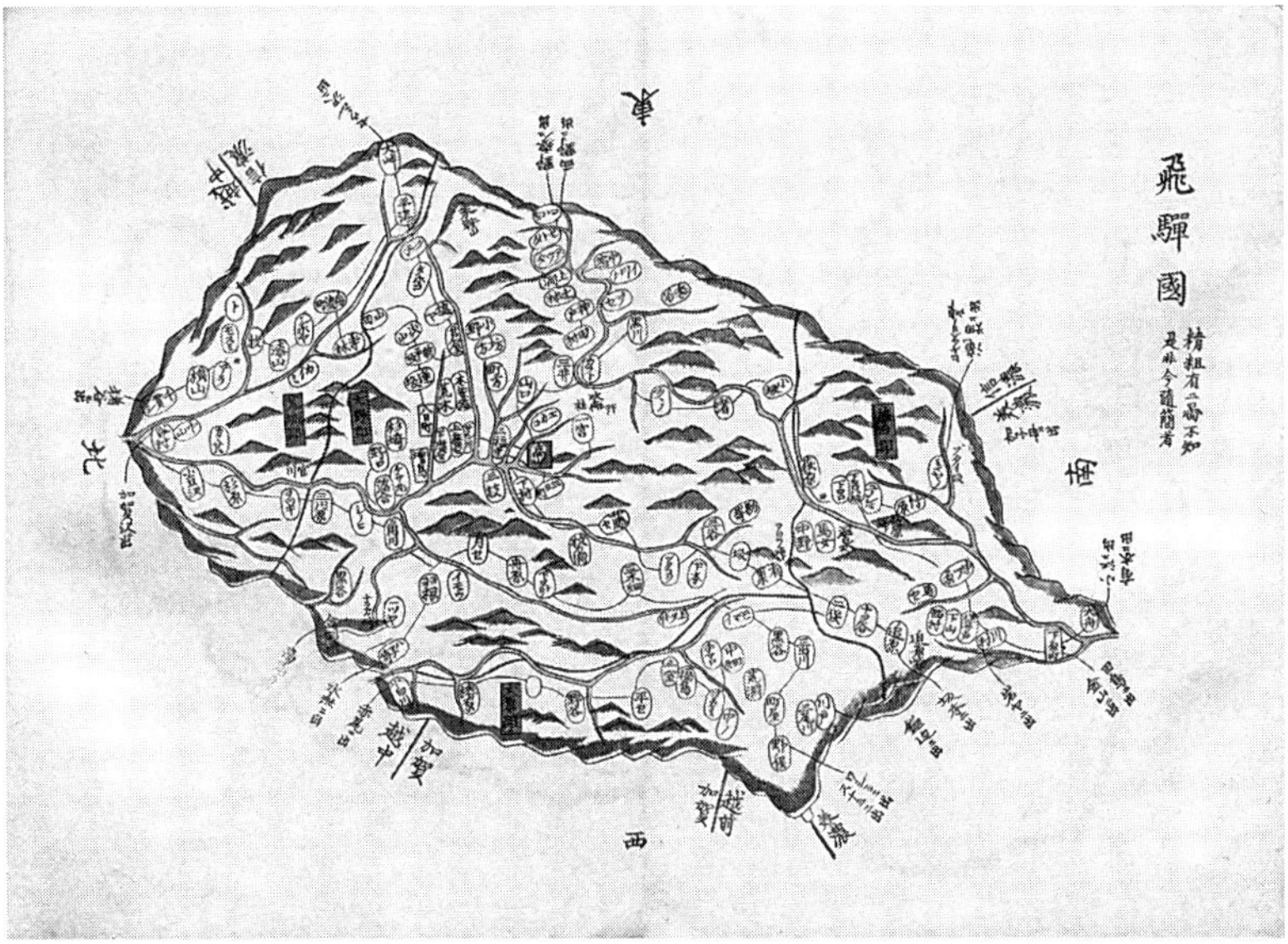

図表 15　飛驒宮村（ククノ）の地理的位相図[162]

「頓死」・「脹満」・「風病」・「疳虫」・「時疫」・「痢病」など、多様な亡くなり方をしている。だが、そのうち恒常的にみられるのは、唯一「病死」のみである。「疱瘡」は飛驒宮村で例年流行していたわけではなく、むしろ年間を通じて死者数零《ゼロ》というのが常態であった（図表16）。

第二に、『飛驒〇寺院過去帳』が語るのは、当地での「疱瘡」の伝播形態である。流行（死者の集団的な発生）をそれぞれ時系列で分節すると、おなじ一つの流行であっても、一年目よりも二年目が、さらに二年目よりも三年目のほうが、死者の年齢層が高くなっている[164]（図表16）。また、流行が全年齢におよばず、一歳・二歳（数え年）の乳児を中心に単年で発生している例も見られる（たとえば、一七七六（安永五）年時、一八二七（文政一〇）年時、一八三九（天保一〇）年時）。してみれば、飛驒宮村での「疱瘡」は、乳児がつねに流行の発端となっており、より高い年齢層へとひろまる前に流行が消失する場合もあったことが読みとれる。

第三に、『飛驒〇寺院過去帳』がしめすのは、当地における「疱瘡」の流行周期である。当該期間中の「疱

図表16　往還寺檀家の「疱瘡」による死亡者数と年齢分布　（表中の数値は人数をあらわす）

	1歳	2歳	3歳	4歳	5歳	6歳	7歳	8歳	9歳	10歳	11～20歳	21～30歳	31～40歳	41～50歳	51～60歳	61～70歳	71～80歳	81～90歳	不明	計
1771（明和8）	1	9	1		1	1		1											6	20
1772（安永元）		10	11	4	4	5	1	1	1	1	4								9	51
1773（安永2）					1															1
1774（安永3）																				0
1775（安永4）																				0
1776（安永5）	1	2			1															4
1777（安永6）												1								1
1778（安永7）	1	6	3	5	1	6	1	1				1							6	31
1779（安永8）		2			1		1	1			1									6
1780（安永9）																				0
1781（天明元）																				0
1782（天明2）																				0
1783（天明3）		3	1		1	1	3				1									10
1784（天明4）		5	1	3		2	1	1			2									15
1785（天明5）			1	1			1													3
1786（天明6）																				0
1787（天明7）																				0
1788（天明8）																				0
1789（寛政元）	1	1	1		1						1	1								6
1790（寛政2）	2	18	10	5	6	7	3	1	1	2	3								1	59
1791（寛政3）					2															2
1792（寛政4）																				0
1793（寛政5）																				0
1794（寛政6）																				0
1795（寛政7）																				0
1796（寛政8）	1	6	3	4	3	1	2	2			1	2							1	26
1797（寛政9）	2	14	20	7	6	8	5	3	1		3	1							1	71
1798（寛政10）																				0
1799（寛政11）																				0
1800（寛政12）																				0
1801（享和元）																				0
1802（享和2）																				0
1803（享和3）																				0
1804（文化元）	10	23	16	15	4	7	6	11	1											93
1805（文化2）		2	4	1		2			1											10
1806（文化3）																				0
1807（文化4）																				0
1808（文化5）																				0
1809（文化6）																				0
1810（文化7）	1		3																1	5
1811（文化8）	4	10	8	5	8	8	4									1			1	49

1812（文化9）		2	2	2	2	1		1												10
1813（文化10）																				0
1814（文化11）																				0
1815（文化12）																			1	1
1816（文化13）																				0
1817（文化14）		4	4	2	1	1	3			1	5									21
1818（文政元）																				0
1819（文政2）																				0
1820（文政3）																				0
1821（文政4）																				0
1822（文政5）																				0
1823（文政6）	14	20	8	9	6	4	4	2	2	4	5	1							1	80
1824（文政7）		2								1	2									5
1825（文政8）																				0
1826（文政9）																				0
1827（文政10）		1			1															2
1828（文政11）																				0
1829（文政12）		6	2	1	3	2	1		1											16
1830（天保元）																				0
1831（天保2）	1	2		1	1	1														6
1832（天保3）		1	1	3	1	1		1			1									9
1833（天保4）																				0
1834（天保5）																				0
1835（天保6）						1														1
1836（天保7）	2	4	2	1	1	5	3	1			1		1							21
1837（天保8）	3	5	5	2	1	6	2	1			1									26
1838（天保9）																				0
1839（天保10）	1										1									2
1840（天保11）																				0
1841（天保12）		1									1									2
1842（天保13）		3	4	3			2		1		2									15
1843（天保14）		1	1					1				2								5
1844（弘化元）																				0
1845（弘化2）																				0
1846（弘化3）	1	21	15	6	5	7	4	2	2		3	1						1		68
1847（弘化4）		2	1																	3
1848（嘉永元）																				0
1849（嘉永2）																				0
1850（嘉永3）																				0
1851（嘉永4）	3	2	1	5	5			1												17
1852（嘉永5）	2	3	7	3	1	10	1	1			1		1							30
計	51	191	136	88	68	87	48	33	11	9	39	10	2	0	0	1	0	1	28	803

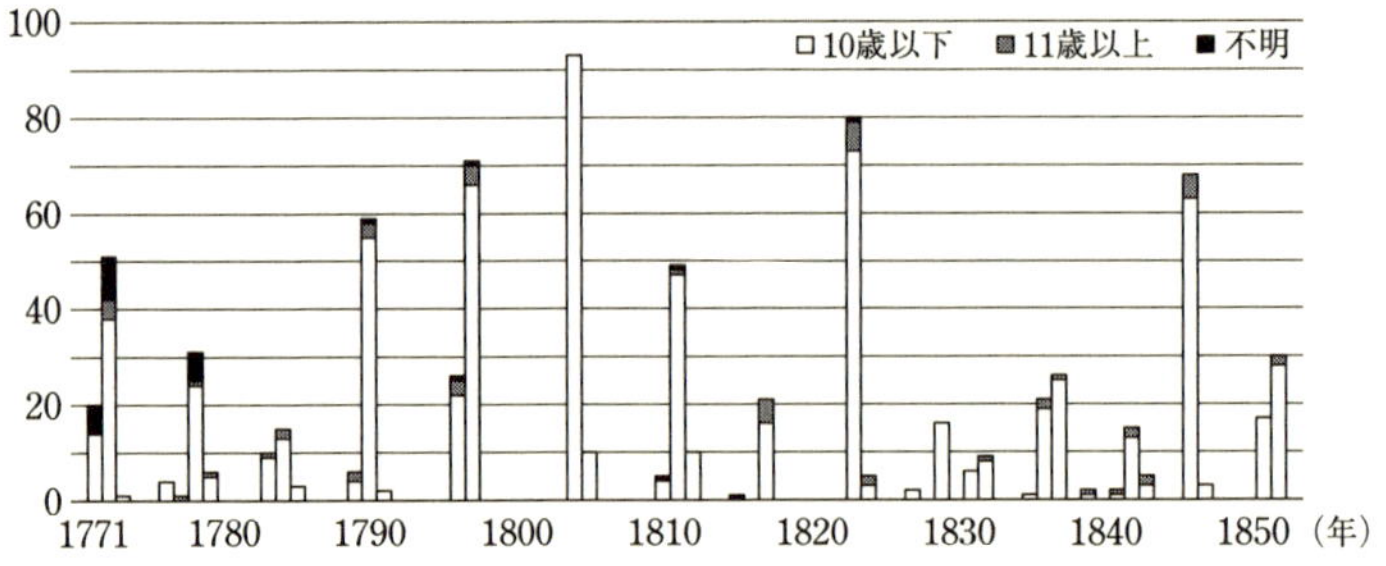

図表17　往還寺檀家の「疱瘡」による死亡者の年齢分布

瘡」による死亡者数を年齢別に通算してみると、二歳（数え年、以下同様）を頂点に、一歳から八歳までに分布が偏っていることが了解できる（図表17、年齢不詳例は考察からのぞく）。一〇歳以下の死者が総数七二二名（「疱瘡」による死者の九三・二％）であるのにたいし、一〇歳代の死者は総数三九名（同五・〇％）、二〇歳代は総数一〇名（同一・三％）、三〇歳代は総数二名（〇・三％）と漸減し、それ以上の年代では、一八一一（文化七）年の六一歳女性と一八四六（弘化三）年の八二歳女性の、計二名のみである。飛騨宮村で「疱瘡」は、奇しくも医家らの観察どおり、七年周期で小児らを襲っていたのである。

第四に、『飛騨O寺院過去帳』が伝えるのは、「疱瘡」が飛騨宮村では当該期間中、一〇歳以下の小児の死因の第一位であったことである（図表18）。一〇歳以下の「疱瘡」による死亡者数七二二名は、死亡者総数三六六五名の一九・七％を占める。小児の死亡者総数のうち、死因が「不明」な事案（総数一〇三二名、死亡者総数の二八・一％）や死因の特定されない「病死」の事案（総数七一三名、死亡者総数の一九・五％）が約半数にものぼるなか、数年に一度流行するだけで幾十もの小児の命を奪う「疱瘡」は、さぞ特異な病とみなされていたことであろう。

さて以上、飛騨宮村にのこる過去帳から、同地の疱瘡流行の様相を四点にわたり確認した。数年おきに小盆地のなかを経めぐり、小児らを襲う「疱瘡」は、子をもつ親にとって、もっとも恐るべき病であったと推察される。ただし、その「疱瘡」を、飛騨宮村のひとびとがどのように捉えて生きていたかは、資料から直接読みだしえない。そこでつぎには、各地で書きのこされた記録や外部の人間がしるした日記類をたよりに、「辺鄙」における疱瘡の経験を習俗の面から点描しよう。

（二）境界をしきりなおせ

左に引くのは、上総《かずさ》国は久留里《くるり》藩（現・千葉県君津市久留里）の城下で育った、ある武家の回顧譚である。一六六三（寛文三）年、七歳の元旦に疱瘡をわずらい、ひどく重篤な状態に陥ったのだった。

七歳と申す正月元旦より、疱瘡《はうさう》を煩《わづら》ひ出して、以《もつて》の外《ほか》の難儀《なんぎ》に及《およ》びしかば、戸部の母公《ははぎみ》〔養母〕よりは、人ばし〔幾人もの使者〕をかけて、有験《うげん》の僧など屈請《くつしやう》し給ひ、我枕上《わがまくらがみ》にて祈禱《きたう》の事ども行はる。父〔実父〕にておはせし人は、かかる事はし給はぬ人なりけれど、主《しゆう》の母公《ははぎみ》の仰《おほせ》なりしかば、とどめらるべきにもあらず。戸部〔養父〕は近くめしつかはれしもの二人〔割注略〕つけられて、医術すでにつきぬと聞《きき》給ひ、「もしもやたすかる事もあるべきや」と仰下されて、種々の番薬《バンヤク》どもをあたへ給ひしほどに、「ウンカフルをあたへられしに及びて、毒気《どくき》忽《たちまち》に散じて赤色を発《はつ》しければ、それよりこそ、此世の人ともなり給ひたるなれ、医の功《こう》を奏《そう》せし事にはあらざりし」と、我《わが》二十余歳の時に、その時に薬あたへし順庵《じゆんあん》の玄朔《げんさく》といひし医師の語りたりき。(165)

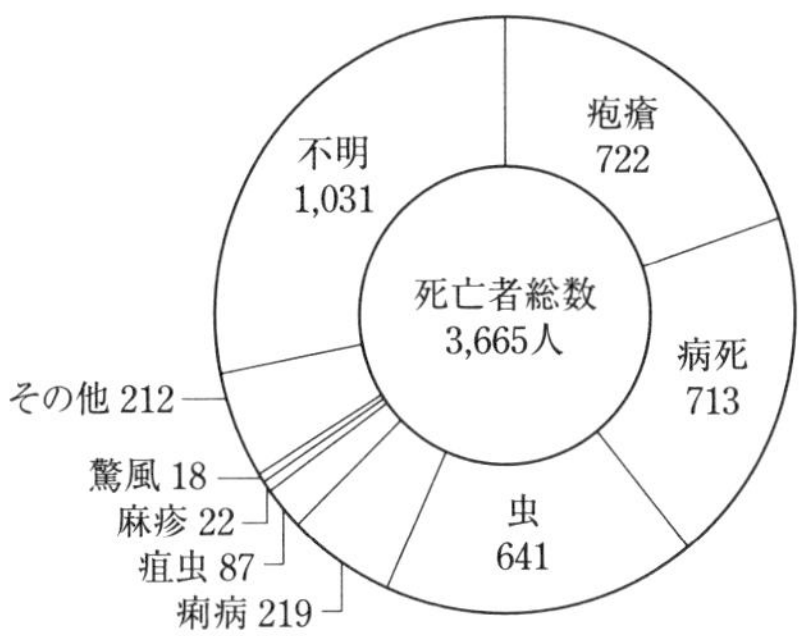

図表18　往還寺檀家の10歳以下の小児の死因

症状の重篤なのを見て、高名な僧や祈禱師が急使により何度となく呼ばれ、枕もとで祈禱があげられる。だが、その効験は、いっこうに顕れない。すでに医術の施しようがなく、万に一つを願って、オランダ渡りの薬までもが与えられるにいたる。そのうちの「ウンカフル」という妙薬を服用したところ、あにはからんや、たちまち毒気が散じて血の気がもどり、一命をとりとめたのだという。新井白石の自叙伝『折たく柴の記』（一七一六〔享保元〕年成立）の一節である。

「ウンカフル」とは、前項でみた「一角」のことである。「一角」の日本の本草書への初出が一六八一（天和元）年であったことを考えると、白石はかなり早い段階で、この「番薬《ママ》」を服していたことになる。だが、それ以上に興味深いのは、疱瘡を病んでいる場に、僧や祈禱師が登場することである。「都会」においても、疱瘡に特化した御利益を謳う寺社があり、守り札や種々の呪物を頒布してはいた。しかし、患者の枕元に祈禱師らが呼ばれたという記述は、まず見当たらない。

とはいえ、白石の疱瘡罹患時の事例は、出回りはじめの「ウンカフル」を入手できていたという点からして、特殊であったことは疑いない。そこで、べつの記録をさぐると、時代はおおきく下るが、おなじ上総国の北端に位置する八木村の疱瘡の光景が、ある日記に書きとめられているのが見つかる。記載したのは、日向の修験者・野田泉光院である(166)。托鉢をしながら諸国の名山社寺を巡拝していた泉光院は、日記の一八一六（文化一三）年一一月二七日の条に、常陸国にぬける途中で立ち寄ったこの村での出来事を、こう書きつけている。

此村〔八木村〕折節疱瘡流行して甚だ賑々《にぎにぎ》し、屋敷の廻りに赤紙の幣注連を曳き廻し、三味太鼓にて踊れり。吾々共へ疱瘡安全とて賽銭多く上げられたり。又一軒は疱瘡にて死したりとてなげく家あり、回向頼むとて呼び入れ、種々振舞ひ布施等出されたり(167)。

八木村では、このときまさに疱瘡が流行していた。家々には、赤い御幣をはさんだ注連縄《しめなわ》が張りめぐらされ、ひとびとは三味線や太鼓にあわせて踊っていた。そして、泉光院ら修験者を見ると、無事、疱瘡が収まるようにと賽銭をはずむ。この記載から推するに、上総国八木村においても、疱瘡の流行時に祈禱をするのは、けっして例外的な訝しい対処法ではなかった。むしろ、注連縄をはる習俗と親和的な、疱瘡を祓いのける一つの方策だったようである。

いま一例、一八二六（文政九）年に肥前の大村で、江戸参府途上のオランダ商館付の医師・ジーボルトが見聞し日記にしるした話を引いてみよう。上総国からはおおきく隔たるが、その日記の記載のなかにも修験者による祈禱と注連縄とが登場する。

ある村落の前にたくさんの藁縄が張ってあった。人々が私に語ったところによると、山岳を巡礼する山伏が伝染病の予防のためにしたのだそうで、厄除けの注連《しめ》（Jakujoke-no-sime）という。こういう守りの綱を張る宗教上の風習は珍しいことではない。この注連縄は近所に流行している天然痘を防ぐためにここに張られていたのである。大村藩ではこの病気の伝染に対処して非常にきびしい処置がとられていて、そのおかげでこの地方はときには一〇年間にわたってこの病気におかされずに済んでいるのである。〔中略〕いま町や村では一般に竹箒を戸口に掲げて、天然痘患者が家にいることを知らせるという予防策がとられている。[168]

大村では、家ごとにではなく村落の入口に、注連縄が張られていた。そして、それを張ったのは、ほかならぬ修験者だったという。「厄除けの注連（Jakujoke-no-sime）」という村人が使ったであろう語彙は、それが疱瘡という「厄」を取り祓う名目で張られていたことを示唆する。[169] 僧や修験者らによる祈禱や注連縄は、肥前大村でも、医薬にまさるともおとらない、疱瘡を除くための具体的な「予防」策でもあり療治でもあったのである。

なお、この引用で含蓄するところ大なのは、末尾の一文である。町や村の家々には、「天然痘患者が家にいることを知らせるという予防策」として、戸口に「竹箒」が掲げられていたという。ジーボルトは、それ以上の詳細を説明せず、「竹箒」がいったい誰にむかって患者の存在を告げる「予防策」であったかを明記しない。それゆえ、なまじ近代日本の公衆衛生史を知る者には、この「竹箒」が、伝染病患者の存在を標識・公示する近代の黄色い旗と重なって見えるかもしれない。しかし、それは患者の存在を為政者や近隣の住民に伝え、伝染病の蔓延を予防するために掲げられていたのでは、けっしてなかった。

この言葉足らずな一文がつたえるのは、大村において当時、家々や村落を渡りあるく疱瘡神の存在が信憑されていたという事実である。『甲子夜話《かっしやわ》』続編巻八〇「寛政紀行」には、おなじく九州は佐賀の村々で、家の戸口に、小さな足半《あしなか》草履を先にかぶせた竹杖が立てかけられていたことがしるされている[170]。著者が不審に思い理由をたずねたところ、返ってきたのは、疱瘡が近くで流行しているからというものだった。さらに問うと、疱瘡には「少童《わかしご》」・「好《を》女《な》」・「老嫗《うば》」など数種の神があり、「少童」・「好女」が来れば症状は穏やかだが、「老嫗」が来れば重篤になる[171]。そのため、戸口の杖を見て「老嫗」が、すでにべつの疱瘡神（「爺夫《じいどの》」）がその家にいなさると勘違いし入ってこないようにしているということだった。大村の「竹箒」も、けだし、この杖とおなじ類のものだったろう。それは患者の存在を、放浪する疱瘡神に知らせ、当家に疱瘡の厄が及ばないようにするための方策だったのである。

「都会」でも「辺鄙」でも、疱瘡への罹患は、すなわち疱瘡神の来訪として可視化された[172]。しかしながら、おなじ疱瘡神であっても、「都会」と「辺鄙」とでは、その形象はずいぶん異なる。「辺鄙」においては、何年かおきに繰りかえす疱瘡の流行形態に応じて、各地を転々と流れあるく疱瘡神という形象がつくりだされた。それは、「都会」で見られたように、やすやすと疱瘡棚に迎え入れられ饗応されたりはしない。幅広い年齢の小児を襲う疎ましい存在と

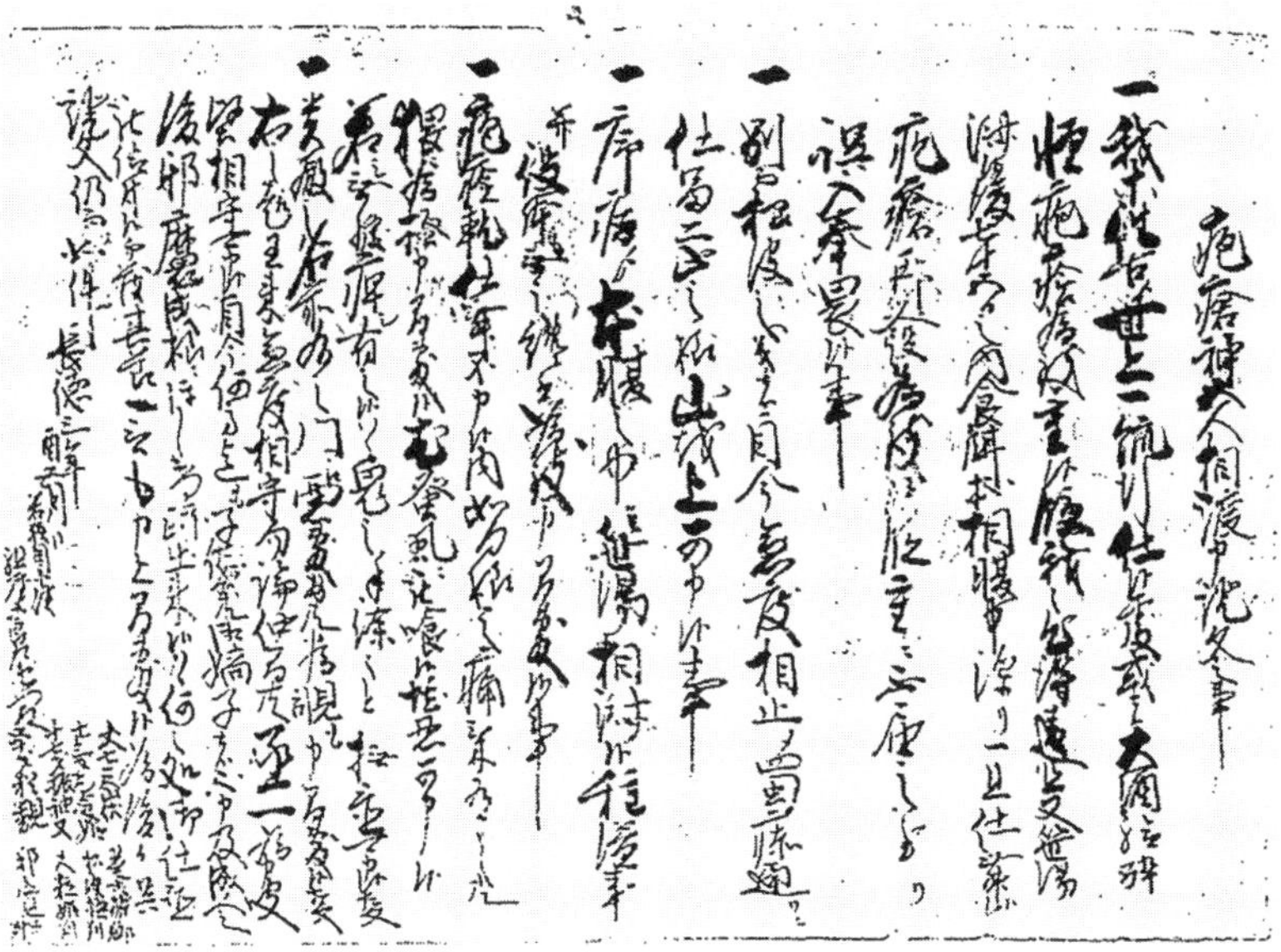

図表19　疱瘡神の詫び証文[173]

して、家や村への侵入をはばまれた。

関東一円に伝わる、いわゆる「疱瘡神の詫び証文」も、漂泊する疱瘡神を家や村に入れないために考案された一つの方策として見ることができる（図表19）。「疱瘡神の詫び証文」には、大別して、長徳三（九九七）年五月に五人の疱瘡神による連名で若狭国小浜《おばま》の組屋六郎左衛門に差しだされたものと、文政三（一八二〇）年九月に疫病神により仁賀保《にかほ》金七郎に出されたものの、二つの類型があるとされる[174]。いずれも、疱瘡神・疫病神が、世間に疱瘡をはやらせていることを詫び、仲間の疱瘡神にも周知して証文に名の記された家には入らないことを誓う形式をとる。これを所持することで、方々をさすらう疱瘡神を門前払いしようとしたのである。

疱瘡が済んだあとの疱瘡神の神棚の処分法も、「辺鄙」と「都会」とでは様相を異にした。『気吹舎日記』では、疱瘡神が筋向こうへと送られるのを見たが、「辺鄙」においては、村落のはずれに祀り棄てられたり川・海に流されたりした[175]。つまり、疱瘡の流行が頻発する「都会」では、家屋敷の外に出されるにとどまった疱瘡神も、「辺鄙」においては、二度と舞い戻ることのないよう村落の境界のはてに追いやられたのである。[176]

さて、いま「辺鄙」での疱瘡の経験をしるした資料をいくつか当たったが、それだけでも、「都会」と「辺鄙」とでは疱瘡への処し方がおおきく異なることが了解されたろう。周期的に流行する疫病の化身にたいしても、「都会」では饗応してなだめる方策がとられたが、「辺鄙」では、大音声《だいおんじょう》や香気、文字の力で対抗し放逐する方策がとられていた（種子島では鉄砲が撃ち放たれたという）[177]。「辺鄙」の疱瘡の記録のなかに、医薬よりも、祈禱や鉦・太鼓などの楽器、呪術的な注連縄や幣・証文といった道具立てが目立つのも、おそらく偶然ではあるまい。ひとびとはそれらを駆使して、疱瘡の厄を祓い（疱瘡神を追い払い）、攪乱された家や村落の境界をしきりなおしていたのである。

（三）　露の世の悲哀

ところで、次章で詳述するように、修験者らの祈禱にたいしては、それをたんに「地方」の習俗としてではなく、廃絶すべき悪弊と見る向きもあった。主唱者は、医薬にあずかる医家らである。

たとえば、館山藩稲葉侯の侍医をつとめた山下玄門は、『痘疹一家言』（一八四六（弘化三）年刊）のなかで、「験者《げんざ》の我慢（高慢）にて、薬用を断し加持すれは全快疑ひなしと強盛《がうじやう》に説《とき》なせるには間《まま》窮することあり。いかなる祖師の教示にや、龔雲林《きやううんりん》もこまりしと見えて、六不治《ろくふち》の古言を称したり」[178]とこぼす。修験者らが、医薬を否定し加持祈禱を推奨してまわるさまを、「六不治」（古代中国の伝説的な名医・扁鵲《へんじやく》の言とされる。六つの不治の状態で、その一つに、巫者を信じて医者を信じないことが挙げられる）の蒙昧《もうまい》と難じるのである。

ただし、修験者の祈禱には手厳しい玄門も、「痘鬼《ハウサウカミ》」を祀り酒湯をおこなう俗習については詰《なじ》りもせず、疱瘡神の存在を否定もしなかった。というのは、医家らにしても、疱瘡がいかなる機序で流行するのか理解できなかったからである。ある農民の話を譬《たと》えに、玄門はいう。

一農家に二人の愛子あり。常に痘神を信し、神酒香茶の奠《てん》を怠らす。一時流行にふれて、其嫡《ちやく》〔長男〕疱瘡なりしか、難治にして死したり。其父大に怒り、「此奴《コヤツ》疱瘡神、常々信し頼にしに、我愛子を取殺せしは不埒《ふらち》至極也」とて、草刈鎌《クサカリカマ》を以て彼神棚《タナ》を切落し、幣束《ヘイソク》・注連《シメ》等を切破り、川へ流し捨たりしに、日あらすして、二男痘疫にかかりしに、今度は神棚も祭らさりしか、軽痘にて薬用もなく快復せり。是を以て考れは、祭るも益なきに似たりといへとも、鬼神の心は知へからす。(179)

その農民には息子が二人あり、平素より丁重に疱瘡神を祀っていた。にもかかわらず、当地に疱瘡が流行するや、嫡男が罹患して亡くなったため、怒った農民は疱瘡神を川へと捨て去ってしまう。ところが、ほどなく疱瘡にかかった二男のほうは症状が軽く、薬にたよるまでもなく回復する。「鬼神《きしん》」(180)の心は測りがたいものだと、玄門はこの話を結ぶ。医家らは、疱瘡神に言及しはするものの、その存在を完全に否定するのは少数派で、多くは玄門とおなじく、ただ不可思議なることとして判断を留保したのだった。

それにつけても、やるかたなきは、疱瘡の急襲により愛児を失った親の悲哀である。この無名の農民も、「此奴《コヤツ》疱瘡神、常々信し頼にしに、我愛子を取殺せしは不埒至極」と、草刈鎌で神棚や神具を切り裂き、川にぶちまけている。幼子を看取らねばならない肉親の万斛《ばんこく》の涙は、いずこも変わりなかった。しかし、流行が常在しない「地方」での疱瘡の経験は、疱瘡が「お役／お厄」であった「都会」での経験とは、多分に異なっていた。

一八一九（文政二）年六月、信州柏原（現・長野県信濃町。北国街道の宿場町の一つ）でも、二歳の赤子が疱瘡をわずらい夭折した。五四歳のとき長子を一月で亡くしていた父・小林一茶《いっさ》は、五六歳で授かったこの女児を、「さと」と名づけて溺愛した。同年の正月も、「目出度《めでた》さも　ちう位也　おらが春」と迎え、娘にも一人前の雑煮膳を据えて、「這《は》

へ笑へ　二つになるぞ　けさからは」と祝った。(181) ようやく「てうち《チヨチ》、てうち《チヨチ》、あはは《アワワ》、天窓《おつむ》てんてん」を覚え、「わんわんはどこに」・「かあかあは」と問えば犬や烏を指す、愛嬌こぼれる歳のころだった。(182)

その愛娘が疱瘡に逝《い》ったさまを、一茶は、「楽しみ極りて愁ひ起こるは、うき世のならひなれど」と未練をにじませつつ、こうつづる。

> いまだたのしびも半ばならざる千代の小松の二葉ばかりの笑ひ盛りなる縁《ママ(みど)》り子を、寝耳に水のおし来るごとき、あらあらしき痘の神に見込れつつ、今水　濃《ママ(うみ)》のさなかなれば、やをら咲ける初花《はつはな》の泥雨にしほれたるに等しく、側《はた》に見る目さへくるしげにぞありける。是も二三日経たれば、痘はかせくちにて、雪解の峡土のほろほろ落るやうに、瘡蓋といふもの取《とる》れば、祝ひはやして、さん俵法師といふを作りて、笹湯〔酒湯におなじ〕浴せる真似かたして、神は送り出したれど、益々よはりて、きのふよりけふは頼みすくなく、終に六月二一日の　蕣《あさがほ》の花と共に、此世をしぼみぬ。(183)

ここ信州柏原に、疱瘡は突如あらわれた。「寝耳に水」で疱瘡神に見込まれた「さと」は、しかし、からくも灌膿《みずうみ》の時期をもちこたえる。結痂期にさしかかるのを見て、親らは祝いはやし、疱瘡神を送りだした。だが、「さと」はそのまま衰弱して死線をさまよい、世にあること一年と二か月で、その短い生を閉じる。(184) 一茶の妻「菊」は娘の死に顔にすがりつき、「よよ、よよ」と泣く。一茶もまた、断ち切りがたい恩愛のきずなを、「露の世は　露の世ながらさりながら」と句にしたためたのだった。(185)

「辺鄙」において疱瘡は、「都会」よりも流行の頻度が低かっただけに、いっそう劇的に立ちまわった。日常のなかに唐突に出現しては、あらあらしく幼児らを損傷し強奪する。本項の冒頭にみた飛驒宮村の事例でも、おそらく状況はおなじであったろう。数字に変換された一つ一つの死の背後には、患者の病状に一喜一憂し、ひたすらに本復を願う親兄弟の姿があった。

近世期の日本列島において、そうした悲愴な経験をまぬがれえた（あるいは遷延させえた）のは、ごくわずかな「地方」のみであった。疱瘡が流行しないといわれた無痘地である。

無痘地における疱瘡

（一）無痘の地の報告

では最後に、無痘地において、疱瘡がどのように経験されていたかをみてみよう。

世上に疱瘡の流行しない「地方」があるということは、古来、大陸はもとより、日本列島においても指摘されていた。とりわけ、疱瘡の発症や流行の機序を考究する医家らは、この奇妙な現象をいぶかしみ著述に取りあげた（図表20）。無痘地の顔ぶれは、著作物の成立時期により、若干の異同がある。たとえば、さきに触れた平戸（島）は、一八世紀末以降に疱瘡が入りこみ周期的に流行するようになったからか、無当地の陣容から外されている。

無痘地をもっとも網羅的に挙げる橋本伯寿の『断毒論』（一八一一（文化八）年）は、「本邦、豆の八丈島、信の御嶽・秋山、飛の白河、北越の妻有《つまり》、紀の熊野、防の岩国、予の露峯、土の別枝、肥の大村・天草・五島、奥の蝦夷、古より今に至るまで、皆能《よ》く痘の伝染を避く」という(186)（ただし、おなじ著者による『翻訳断毒論』（一八一一（文化八）年）では、「信濃《しなの》の国《くに》木曽《きそ》の御嶽《おんたけ》、同国《どうこく》の秋山郷《あきやまがう》、飛驒《ひだ》の白川郷《しらかわかう》、美濃《みの》の岩村領《いわむらりやう》、伊豆《いづ》の八丈島《はちぢやうじま》、越後《ゑちご》の妻有《つまり》の庄《しやう》、紀伊《きい》の熊野《くまの》、周防《すはう》の岩国《いわくに》、伊予《いよ》の露《つゆ》の峯《みね》、土佐《とさ》の別枝《べつゑ》、肥前《ひぜん》の大村《おほむら》、同国《どうこく》の五島《ごとう》、肥後《ひご》の天草島《あまくさじま》は、いにしへより今《いま》に至《いたる》まで痘瘡《とうさう》を病事《やむこと》なし。(187)」と、「蝦夷」への言及が落ちている）。次章でみるように、無痘地は医家らにとって、疱瘡の病因論を攪乱させる元凶であるとともに、その解明のための重要な鍵でもあった。

しかしながら、医家らはいかにして、無痘地の存在を知りえたのか。医家のなかには、肥後から京都に遊学した村井琴山（図表20中の『痘瘡問答』の著者）や、甲斐から長崎に西遊した橋本伯寿（おなじく『断毒論』・『翻訳断毒論』の著者）のように、みずから各地の現況を実見した者もあったろう。だが、その場合でも、羅列されたすべての「地方」を踏査したとは考えがたい。おそらくは、近世期に出まわっていた旅行者・修験者・地理学者らの著述を、直接的にも間接的にも参照していたと推測される。

そうした著述の例としては、たとえば、絵師の司馬江漢《こうかん》の日記が挙げられる。江漢は西洋絵画や蘭学を学ぶため、一七八八（天明八）年に江戸から長崎まで旅をした。そして、その旅程で、はからずも無痘地の実態をかいまみ、日記に記録した。九月二二日の岩国滞在時の条には、雑談中に聞いた旅館の主人のつぎの言葉を拾っている。

「此国至て疱瘡をきろふ。私家内に疱瘡人ありし時、爰《ここ》に居る事ならず。故に小津村と云処へ引越し、比《ころ》は三月也。〔下略〕」(188)。

岩国では疱瘡を非常に嫌うため、主人は家人に疱瘡人が出た際に、べつの村に退去したのだという。

一〇月九日の条にはまた、肥前大村で交わした土地の者とのやりとりを、こう書き留めている。

城下家ゴトにしめを張り、入口に香をたきあるを見て、甚だ怪《あやし》み問屋場にて之を聞くに、「此地、疱瘡をきろふ。此節長崎辺流行す。夫故《かのゆへ》にかくの如し」と云ふ。夫故か夫人甚《かの》だよし。(189)

図表 20　近世の著作物にみえる無痘地への言及例

	平戸島	五島	大村	天草	岩国	露峯	別枝	熊野	御嶽	秋山郷	白川郷	岩村	妻有	八丈島	蝦夷
『塩尻』巻 38 1710（宝永 7）年								○						○	
『和漢三才図会』 1712（正徳 2）年	○							○							
『汪氏痘疹大成集覧』 1771（明和 8）年														○	
『痘瘡問答』 1788（天明 8）年	○	○	○	○				○							
『叢桂偶記』 1800（寛政 12）年		○												○	
『断毒論』 1811（文化 8）年		○	○	○	○	○	○	○	○	○	○		○	○	○
『翻訳断毒論』 1811（文化 8）年		○	○	○	○	○	○	○	○	○	○	○	○	○	

家々が注連縄を張り、戸口で香をたく光景は、のちにジーボルトが目にしたのと同様のものであろう。長崎で疱瘡が流行しているとの風聞に接すると、隣接する大村ではかくのごとき対応がとられた。ただし、ここで興味深いのは、江漢がこの大村の異風を、たんに興がるのではなく、「夫故か夫人甚だよし」と、女性の見目のよさに関連づけて得心している点である。疱瘡を長年避けつづけていたため、大村にはあばた面の者がいなかったのである。

「あばたもえくぼ」の俚諺《りげん》を引くまでもなく、あばた面は往時、醜悪な見た目の代名詞であった。『和漢三才図会』（一七一二〔正徳二〕年刊）のなかで、「みつちや　痘痕」がいかなる言葉の配列のなかにあったかを想起してもよいかもしれない。近世の醜女《しこめ》として言《こと》古《ふる》される「お岩」も、鶴屋南北の歌舞伎「東海道四谷怪談」（一八二五〔文政八〕年、江戸中村座で初演）[190]で、毒薬により顔貌が歪んだよう脚色される以前の怪談では、成人してからの重い疱瘡がもとで醜婦になったとされている[191]。たとえば、巷説の一つ、『四谷雑談』という実録では、「お岩」は二一歳で疱瘡をわずらい、「面体渋紙《めんていしぶかみ》の如《ごと》く引張《ひつは》り、髪《かみ》は年《とし》にも似《に》ず白髪《しらが》交《まじ》りに縮《ちぢ》み上《あが》りて枯野《かれの》の薄《すすき》の如《ごと》く、声《こゑ》なまり響《ひび》きて狼《おほかみ》の友呼《ともよ》ぶ声《こゑ》に等《ひと》し、腰《こし》は曲《いが》み歪《ひず》みて、松《まつ》の枯木《かれき》の如《ごと》くに成《な》り、剰《あまつ》さへ目《め》つぶれて絶《た》えず泪《なみだ》を流《なが》し、其見苦《そのみぐる》しき事譬《ことたと》ふるに物《もの》なく、女《をんな》の数《かず》に入《い》り難《がた》き風情《ふぜい》」になったと説かれる。[192] あばたは、醜女・醜男《ぶおとこ》の標《しるし》とされたのであった。[193] そして、「お岩」の例にみるまでもなく、醜悪な顔貌は、縁談にも大きく差し支えた。

してみれば、司馬江漢が大村の女性らの見目のよさをみとめたのは、絵師としての観察眼のゆえばかりではあるまい。「都会」にせよ「辺鄙」にせよ、当時の日本列島に疱瘡を病まぬ地はなく、したがって、程度の差こそあれ、ひとびとは身体のどこかに疱瘡の爪痕をのこしていた。ところが、無痘地では、みなが痘痕のない滑らかな肌をしている。それは外来者の目に、さぞかし新鮮に映ったことだろう。

讃岐高松藩の儒官・菊池武矩《たけのり》が、一七九三（寛政五）年に祖谷《いや》渓（現在の徳島県西部に位置する山間の地で、日本三大秘境の一つ）を訪れた際に目を引かれたのも、土地の者の顔に痘痕がないことであった。その著『祖谷紀行』（成立年不詳）にいう。

痘面のもの少し。其故をとへは、（祖谷）痘瘡行る事まれなり。たまたま病ものあれは、別にかり屋をしつらひ、すてに疱瘡したるものをして介抱せしめ、父母兄弟といへとも行通ふなし、ゆへに疱瘡を病もの大方は死すとなり。[194]

祖谷では、疱瘡の罹患者がでると、本宅とは別に小屋をかけ、そこに患者を収容したという。身の回りの世話は、すでに疱瘡を病んだことのある者にまかせ、親族は介抱にたずさわらなかった。

なお、この習俗はその後も変わらず生きていたようで、一八二五（文政八）年に祖谷を遊覧した阿波藩板野勝浦の郡代・太田信圭も、極端なまでに疱瘡を恐れるそのさまを、こう記録している。

この猿飼名《さるかひみよう》よりおく山は、いも〔疱瘡〕をいみきらふこと、ことはり〔理〕にすぎたり。ほとおるはじめより、別に屋をつくりて、うつしをきて、さしいるものなくて、ものいみにこもれるにひとしく侍りぬ。おふかたはけをされて、ものぐるほしく、ろなう〔論無く〕しぬめり。あひみればあやかりなん事を、おぢおそるる事かぎりなし。国府にいもはやるのときは、おほやけ事にも山人はめさず侍り。(195)

祖谷では、発熱《ほとおり》の時期から、別にしつらえた小屋に患者をうつし、物忌みのごとく忌み避ける。そして、ろくに介抱をしないため、親身に世話をすれば助かったかもしれない患者までが死んでいった。そうした条理で解しかねる習俗も、当地の為政者は了承していたとみえ、城下に疱瘡の流行があるときは、祖谷の山びとを徭役《ようえき》に駆りださなかった。つるりと滑らかな祖谷の住民の肌は、「ことはりにすぎた」同地の習俗により形づくられていたのである。

さて、祖谷がさきの無痘地の一覧（本書一一五頁掲出の図表20）に載らないことから推すと、日本列島には他にも、世に知られざる無痘地が存在していたようである。たとえば、おなじく日本三大秘境の一つ、肥後国八代郡の五ケ《ごかの》荘《しよう》（五家荘）にも、厳しく疱瘡を避ける習俗があった。この深山険岨《けんそ》の幽谷に、一八三六（天保七）年、踏絵の実施におもむいた役人・村次常真は、「五ケ荘の人は皰瘡をおそるる事甚し。いかんとなれば、我子たりとも疱瘡を煩ふときは家に不置、山に仮小屋を作りて入れ置、喰物をはこびやしなふのみなれば、十人にして九人は死する故也(196)」と、その習俗を書きのこす。

祖谷にせよ五ケ荘にせよ、屏風を引きまわしたような山々の合間にあり、「平家の落人」伝説もうまれるような僻地であった。海洋や山脈など、自然の障壁によって隔離された地に住むことは、疱瘡への罹患を免れるうえで、圧倒的に有利であったろう。しかしながら、そこで疱瘡の流行がごく稀であったのは、たんに他の地域から地理的に隔絶していたからだけではなく（むろん「平家の落人」の遺伝的資質からでもなく）、罹患の連鎖を断つ習俗が存在していたからであろう。

ただ地理的な条件によって疱瘡が流行せず、万一の場合の対処法をもたなかった無痘地は、それゆえ、ひとたび疱瘡が侵入すると、文字通り壊滅的な被害をうけた。たとえば、無痘地一覧にも載らない長崎の小さな島[197]の事例がそれである。もはやいつ起きたとも判らぬ疱瘡の流行を、ジーボルトは日記で、こう回想している（本書一〇七頁の引用の〔中略〕部分である）。

離島、とくに九州の西南にある五島列島は、長い間この流行病からまぬかれていた。しかし一度この病気が侵入すると、その惨状はさらに驚くばかりである。長崎湾の入口にあり、漁民たちが住んでいた高島（Takasima）という小さい島では、数人の老人以外はすっかり死に絶えてしまったことがあったのを、私は思いだす[198]。

長崎湾にうかぶ高島では、一度の疱瘡の流行により、数人の老人をのぞく全島民が疱瘡に斃れたという。老人らは幼少のみぎり、疱瘡をわずらったことがあったのかもしれない。以来、何十年かぶりに島を襲った疱瘡は、人口もろとも、島の生業や組織を破壊しつくしたのである。

疱瘡の流行が常在しない土地では、侵入されなかった期間が長ければ長いほど、つぎなる流行によって損壊される人口が増大する。そうした事態に陥るのを回避するために、僻地もまた、ただ僻地であることに甘んじず、疱瘡の侵入にたいして何らかの対策を講じなければならなかった。顔貌の麗しさとともに外部の者の目をひいた、祖谷や五ケ荘の尋常ならざる習俗も、おそらくはその一方策として経験的に案出されていたのだった。

(二) 無痘地の習俗の三類型

以上、旅行者や修験者ら外部の者の証言からすれば、無痘地の無痘地たる所以は、地理的要件のみならず習俗にもあったと推測される。そこでいま、前掲の無痘地の一覧（本書一一五頁掲出の図表20）に挙がる土地の疱瘡にまつわる習俗を記録のなかから洗いだすと、大別して三つに分類することができる。「遠慮」・「送棄《おくりす》て」・「逃散《ちょうさん》」である。

第一の「遠慮」は、いまだ疱瘡を済ませていない土地の領主やその後継者に、疱瘡の罹患者およびその親族が近接するのを禁止・制限する習俗である。無痘地の一覧（図表20）のなかでは、岩国でこれがみられる。藩主一家の安泰を主眼とした「遠慮」の制は、徳川将軍家の居城においても敷かれていたが、岩国領では、それが領内全域の規模で展開され、疱瘡の罹患者は藩主の居住地から遠方に退去させられた。そして、退去や罹患者の介抱にかかる費用は、藩によりまかなわれた。

第二の「送棄て」は、祖谷や五ケ荘のように、疱瘡患者を遠隔地の仮小屋に収容する習俗である。無痘地にはこの類型の習俗をもつ「地方」がもっとも多く、無痘地の一覧（図表20）のなかでは、五島・大村・天草・熊野・御嶽・秋山郷の習俗がここに分類される。土地によっては介抱人がつけられ、食糧の差し入れがおこなわれもしたが、患者は通例、親族に棄てられるように仮小屋に送られた。

第三の「逃散」は、「送棄て」とは逆に、未罹患者のほうが患者の発生した場所から逃げる習俗で、無痘地一覧（図表20）でいえば、大村や天草、蝦夷で観察された。天草では、患者を仮小屋に「送棄て」て、のこりの親族らはべつの土地へと逃げたり、あるいは、親族が患者を連れてべつの土地に居を移したりした。蝦夷地においては、患者はそのまま居住地にのこされ、未罹患者が山に逃竄《とうざん》した。

無痘地の訪問者は、こうした「都会」や「辺鄙」には見られない習俗を、もの珍しげに記録した（とはいえ、無痘地での疱瘡の流行に行き合わせることは非常にまれだったため、著述の大半は、伝聞としてしるされている）。以下では、その見聞録を、「遠慮」・「送棄て」・「逃散」の順に拾い、無痘地における疱瘡の経験のさまをうかがってみよう。

㈠「遠慮」

まずは、岩国の「遠慮」である。絵師の司馬江漢が一七八八（天明八）年、長崎への遊覧の際に岩国に立ち寄り、旅館の主人から当地の疱瘡にかんする定めを聞いたことは、さきに触れた。この「遠慮」の制は、岩国の土地ぶりをうまく説明するよう捉えられたとみえ、江漢はべつの著書でも、「此国総《スベ》て疱瘡《ホウソウ》を嫌《キラフ》。稀《マレ》に疱瘡を煩《ワツラフ》者をは市中に居《ヲル》事ならす。私《ワタクシ》家内小津村といふ所に引越《ヒキコシ》たるに〔後略〕」(199)と、おなじ宿の主人の言葉を引く。岩国では「国」（藩）が、疱瘡をひどく嫌っており、患者は藩の定めにより「市中」に居ることが許されなかったというのである。

岩国の市中は、無痘地一覧に載るほかの無痘地とは異なり、元来が疱瘡の流行が起こりにくい僻地というわけではなかった。江漢はその外容を、「此国、山中にして海は三里を隔《ヘダ》つ。北の方は石見の国なり。岩国城下、錦川流《ニシキカワナカレ》て橋五つを懸《カケ》たり。惣《（すべて）》長さ百二十間《ケン》有、錦帯橋《キンタイキヤウ》と名《ナヅク》。人家《ジンカ》、橋より西南にあり。皆瓦屋にして、富商者町二十余町にして、二万余家あり」(200)と描写する。山がちで海に臨んだ、この六万石の小藩は、山陽道沿いに位置していた。藩主の館から川を隔てた対岸に城下町が形成され、数万の人口を擁していた。

そうした「地方」でありながら、岩国に疱瘡の恒常的な流行がみられなかったのは、やはり厳格な「遠慮」の制が敷かれていたからのようである。岩国の「遠慮」の制は、一六四八（正保五）年に、武家にたいする個別の指図としてはじまった(201)。当初は、疱瘡に罹患した武家に、「居《い》がかり」（出仕をせず自宅療養）や「取退《とりの》け」（定められた「疱瘡村」への退去）を命じ、一定の期間、登城や外出行動を「遠慮」させるものであった。それがのちに、城下町および近隣の住民すべてに範囲を拡大して適用され、一七三二（享保一七）年ごろ、「疱瘡遠慮定」として一応の完成をみたのだった。岩国領の「疱瘡遠慮定」は、以降、三度の改定をへて幕末までつづく（図表21）。一七三二（享保一七）年に策定さ

図表 21　岩国領「疱瘡遠慮定」の変遷　（表中の数値は日数をあらわす）

	「遠慮」すべき者	病人			看病人・疱瘡医			同居人		疱瘡村住人	
		Ⅰ	Ⅱ	Ⅲ	Ⅰ	Ⅱ	Ⅲ	Ⅰ	戸外	Ⅰ	Ⅱ・Ⅲ
1648（正保 5）	病人・看病人	100	—	—	50	—	—	—	—	—	—
1717（享保 2）	病人・看病人・病家の隣家	—	100	50	50	30	20	—	—	—	—
1732（享保 17）	病人・看病人・疱瘡医・病家への訪問者・同居人・召使・病家の隣家・病家の隣家への訪問者・疱瘡村住人・疱瘡村への訪問者・疱瘡村の通過者・旅先での病人・旅先での病人への接見者・旅先での病人への訪問者，ほか	150	121	100	100	96	75	75	50	100	75
1747（延亨 4）	病人・看病人・疱瘡医・病家への訪問者・同居人・召使・疱瘡村住人・疱瘡村への訪問者・疱瘡村の通過者・旅先での病人・旅先での病人への接見者・旅先での病人への訪問者，ほか	100	85	75	50	40	30	30	15	21	10
1758（宝暦 8）	病人・看病人・疱瘡医・病家への訪問者・同居人・召使・疱瘡村住人・疱瘡村への訪問者・疱瘡村の通過者・旅先での病人・旅先での病人への接見者・旅先での病人への訪問者，ほか	100	85 *	75	50	40 *	30	30	15	21	10
1849（嘉永 2）	被種痘人・付添人・種痘医・被種痘人への接見者	65	18	18	21	8	8	—	—	—	—
1850（嘉永 3）1 月	被種痘人・付添人・種痘医・被種痘人への接見者	35 *	8	8	13	4	4	—	—	—	—
1850（嘉永 3）2 月	被種痘人・付添人・種痘医・被種痘人への接見者	10 *	5	5	3	—	—	—	—	—	—
1852（嘉永 5）	病人・看病人・疱瘡医・病家への訪問者・同居人・召使・疱瘡村住人・疱瘡村への訪問者・疱瘡村の通過者・旅先での病人・旅先での病人への接触者・旅先での病人への訪問者，ほか	30	25	15	13	10	10	3	—	3	—

・「遠慮」の対象領域　Ⅰ：御館　Ⅱ：城下（横山）　Ⅲ：城下外にある自宅
・網かけされた規定：記録文書の標題に「疱瘡遠慮定」と明記された規定

れた第一版が疱瘡の罹患者当人や関係者にもっとも厳しく、一七四七（延享四）年策定の第二版、一七五八（宝暦八）年策定の第三版になるにつれて、例外規定も設けられ、規定もしだいに緩和された（第四版については、牛痘種痘伝来後の一八四九（嘉永二）年の策定となるため、第三章にて触れる）。

「疱瘡遠慮定」の主眼は、疱瘡の「穢《けがれ》」を藩主の身体から遠ざけることにあった（この点は、「取退け」という用語法や「穢れ村」・「退村」という疱瘡村の別称にも端的に示されている）。藩主の起居する御館《おたて》（岩国城）や城下の横山に「穢」が及ばぬよう、たとえば「御館え百日、横山五十日」など、「遠慮」すべき対象と「遠慮」が明けるまでの日数がこまかく規定された。規定の対象には、疱瘡の罹患者本人のみならず、その介抱をした者や近隣の居住者、異郷から戻る際にやむをえず退村を通過した者らも含まれた。

市中には、藩に任命された「序病医」が配され、発熱段階の患者を診察してそれが疱瘡への罹患によるものかどうかを判断した。疱瘡と診断された患者は、ただちに疱瘡村へと取退けられる規定であった。疱瘡の罹患者を退去させる疱瘡村は、はじめ流行のたびごとに選定されていたが、しだいに御館から遠く、かつ街道筋から外れた村（たとえば、二鹿《ふたしか》・和木《わき》・平田・海土路《うどろ》・藤生《ふじゅう》など）が決まって選ばれるようになった。疱瘡村には、藩より任命された「疱瘡医師」が常駐し、処置にあたった。

こうした藩をあげての疱瘡対策がとられた背景には、家督を継ぐ者を途絶えさせられないという当時の武家の事情があったとみられる（実際に世継ぎが疱瘡に罹患して死亡したため断絶となった家筋もいくつかあった）[202]。岩国領の場合、領主・吉川家の四代・五代・六代目には男兄弟がなく、当主を疱瘡から守ることは吉川家存続の絶対的な要請であった。罹患者の運搬・介抱・治療など、疱瘡村で発生する諸費用は、したがって、藩がすべて負担した。そうした藩主の身体を保全する対策が効を奏してか、岩国領領主は、歴代だれひとりとして疱瘡にかかっていない。

この岩国領の「遠慮定」は、後世の目からすると、病者を排除し為政者の管理下で監視する「隔離」の規定であるよう映るかもしれない。しかしながら、制度の趣旨をくめば、隔離の対象は病者ではなくむしろ領主であった。領主の身体に疱瘡の「穢」が近接せぬよう、罹患者らに領主への接近を「遠慮」させたのである(203)。

「遠慮定」の条々を読み解くかぎり、疱瘡への罹患は、何らかの物理的存在の伝播によるのではなく、罹患者の「穢」に染まることに起因するとみなされていた(204)。そのため、疱瘡の「穢」が周囲におよばぬよう、患者のでた家やその近辺に縄が張られることがあった。また、病人との対面的な交流の有無にかかわらず、病家の近隣の住人や旅先で罹患者を目にした者などまで、「遠慮」の規定の対象とされたのも、疱瘡の「穢」に伝染しているよう解されたためであった。

(二)「送棄て」

つぎに、「送棄《おくりす》て」の習俗についてである。この、疱瘡を病んだ者を山向こうに棄てる僻地の習俗は、先にふれた大村や祖谷・五ケ荘のほか、無痘地一覧（本書一一五頁掲出の図表20）でいえば五島・天草・熊野・御嶽・秋山郷においても観察された。

たとえば、五島の事例は、古くは一五六五（永禄八）年にルイス・フロイスが『日本史』のなかで、つぎのように記述している。

日本で天然痘はごく一般にひろまっているが、我ら（ヨーロッパの諸国）においてペストが忌み嫌われるのと同じように、五島の住民はひどくこの病気を嫌って、もしも息子か娘か妻か夫か、それともその他家族の一員が天然痘にかかると、ただちにその人を隔離させずにはおかない。そして人々との交渉を断ち、森の中に藁葺小屋を建て、そこで病人たちの世話をし、彼らが健康になるか、それとも死ぬまでそこへ食事を運んで行く。（（　）内、

原訳者(205)

熊野の事例についても、一七七三（安永二）年に、西国巡礼をしていた江州日野の辻武左衛門が、三栖《みす》（現在の和歌山県田辺市三栖地区）よりさきの中辺路《なかへち》街道（熊野本宮大社に詣でる街道の一）の習俗について、日記にこうしるす。

此所〔三栖〕より本宮迄の村里にては、疱瘡致候者有之《これあり》候えば、山に小家作り、人をつけ外へ出し申候由、尤《もっとも》身上よろしき人の子供抔《など》は、其家にて家内の者共外え出し、かん病致候由、尤御公儀様より外へ出し申候事不致《いたさず》候様に、折々御申渡し有之《これある》由に御座候、扨々《さてさて》疱瘡人の至極難儀成《なる》所にて、おもき疱瘡は大方死可申《まうすべき》由、所の風儀とてせひ〔是非〕もなき事也。(206)

武左衛門の聞いたところでは、熊野のこの一帯では、疱瘡を病む者を山に小屋をつくって出す習俗があるという（裕福な家では、逆に家の者を外に出し、病人はそのまま家で看病する）。この習俗はしばしば、公儀によって禁じられた。にもかかわらず、依然としてつづけられたのは、この土地では疱瘡の症状が重篤で、ほとんどの場合、罹患者は死亡するからであった。武左衛門は末尾に、当地で「送棄て」の習俗がのこりつづけるのは土地柄でありやむを得ないと、一定の理解をしめしている。

信州の御嶽の「送棄て」もまた、外部の者に記録された。一七八三（天明三）年ごろ、御嶽付近を遊覧していた旅行家・菅江真澄は、当地で伝え聞いた話を、手控えにこう書きつけている（図表22）。

信濃の国の山奥、御嶽のほとりにては、もがさ〔疱瘡〕病むこと稀なり。たまたま病みたる児《ちご》あれば、気近《けちか》き山に持出て棄ておく。かかるを、かたゐ〔乞食〕らなど集まりて養ひて、もがさ癒へたる日、その家《や》に送り返しぬ。
そのときかへりみに、かたゐに物など取らせけるとか。[208]

御嶽あたりでは、まれに疱瘡を病む者があると、山に連れだし棄ててしまう。それを、「かたゐ」〔乞食〕らが介抱し、全快すると、またもとの家に送り届けにくる。家では「かたゐ」らに返礼の品物を与えるそうだ、という。無痘地の御嶽にも、山に疱瘡の患者を送り棄てる習俗が見られたが、病人の世話をしたのが、親族や疱瘡に既往歴がある者でなく「かたゐ」であった点は、類例をみない。[209]

御嶽の「送棄て」はまた、信濃南部の高遠《たかとお》藩の儒者・中邨元恒《なかむらもとつね》が語った当地の奇談のなかにも採録された。以下は、『信濃奇談』〔一八二九（文政一二）年成立〕の一節である。

御嶽の里は、福島宿〔中山道の宿駅の一つ、現在の長野県木曽郡木曽町福島〕の西にあたり、山深き所なり。むかしよりその里の人、疱瘡をやます。たまたま壱人弐人病む者あれは、これを飛疱瘡と名付て遠き所に出しをき、疱瘡を病し人をつけ介抱させ、日を経て後に家に帰しぬ。かくすれは、その処に伝染するといふ事なしとそ。[210]

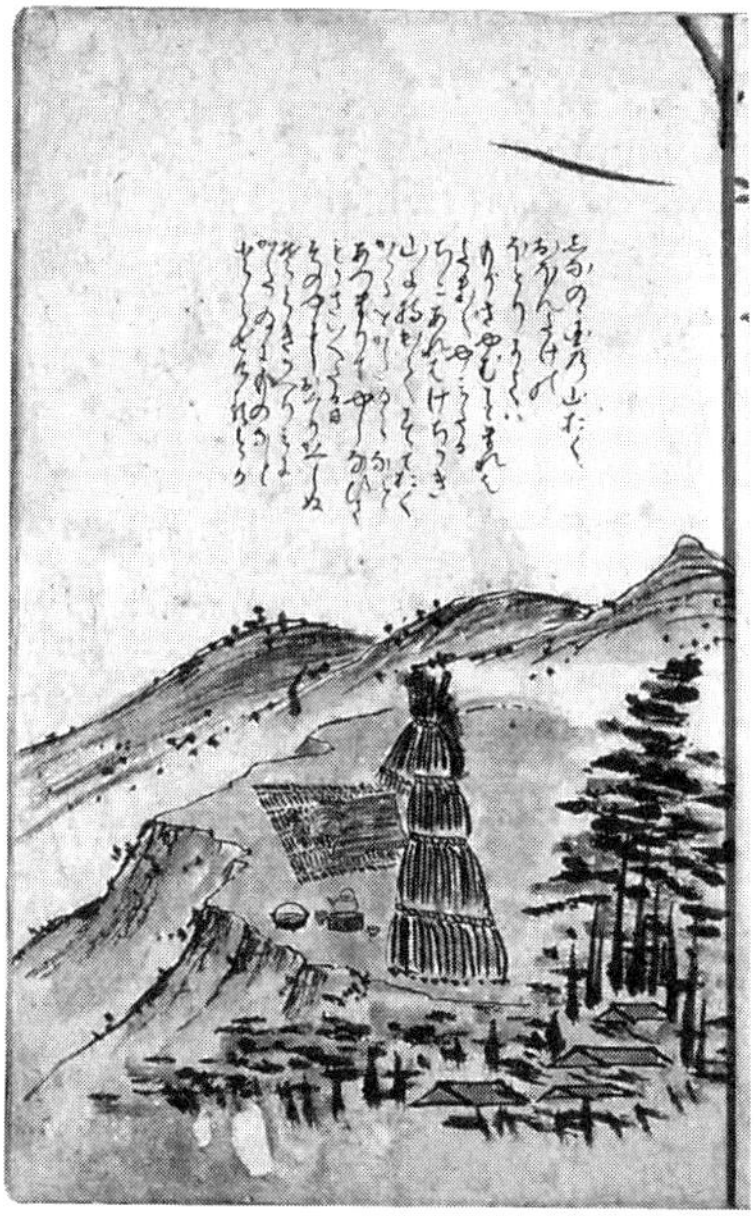

図表22　御嶽の「送棄て」[207]
——菅江真澄『粉本稿』より

日ごろ疱瘡が流行しない御嶽にも、突発的に疱瘡の患者が現れることがあり、それは「飛疱瘡」と呼ばれた。しかし、土地の習俗により患者は遠方へと送り遣られ、御嶽の地自体は疱瘡に染まることはなかったという。

このほか、「送棄て」の習俗は、平家の落人伝説ものこる秘境・秋山郷でも観察された。一八二八（文政一一）年、秋山郷をおとずれた文筆家・鈴木牧之《ぼくし》は、『秋山記行』（一八二八（文政一一）年成立）に、その詳細を記載する。

秋山郷に足を踏み入れてまもなく、鈴木牧之は、そこがひどく疱瘡を嫌っていることを知ったようである。『秋山記行』は巻頭ちかくに、秋山郷の入り口の野土《のじ》村（現在の新潟県中魚沼郡津南町《つなんまち》秋成太田新田《しんでん》）で詠んだ和歌を掲げる。「きらはるる　ほうそう神も　嫌ふらん　粟稗がちに　たべるのじ村」。家々の門には注連縄が張られていた。ただし、そうして嫌われる疱瘡神も、また同様に、粟や稗を食らう寒村を嫌っていたとみえ、野土村に疱瘡の流行は見られなかった。

さらに奥に分けいった見玉《みだま》では、老人からつぎのような話を聞いた。「我々壮年の此迄悉《ことごとく》疱瘡を嫌ふ事は秋山と同じけれども、近頃は偶《たまたま》いたすもの稀にありても、是を禁事《きんずること》甚し。隣村のじ村にて此秋は疱瘡するものあり。必《かならず》村法にて山へ小屋掛して病人を出し。是則《すなわち》秋山の趣なり。其看病人には、遠近の村里より毎々疱瘡いたせしもの頼んで、食事・煎薬抔を取曖《あつか》ふ」[211]。秋山には、疱瘡の病人を山の小屋に送る「村法」があるのだという。食事や服薬の世話は、疱瘡にかかったことのある村外の者に委ねる。話を聞きながら、著者は、さもありなんと、五、六〇年の昔に思いをめぐらせたのだった。

その後、清水川原《しみずがわら》という村の入り口では、注連縄の張られた高札を目にする。子どもの書いたようなその字は、「ほうそうあるむらかたのもの、これよりうちい《ママ》かならずいるべからず」[212]と読める。疱瘡の流行する村から来た者が、それ以上村内に入りこまないよう、警告しているのである。その風を興がり、七言絶句と挿絵を『秋山記行』に挟んでいる（図表23）。

秋山口張七五三（秋山の口に七五三《しめなわ》を張）
岸如屏風中津南（岸は屏風のごとく中津の南）
此処仮字読高札（此処仮字《かなの》高札読《よま》ば）
疱瘡村総忌女男（疱瘡の村は総《すべて》女男忌む(214)）

秋山郷の奇習は、よほど関心を引いたものとみえ、鈴木牧之は清水川原の村に入るとすぐ、村の者に疱瘡のことを尋ねている。村人からの返答は、「去春以来、上田も、取わけ鹽澤《しおさわ》にはない」、「拙《うら》は今《こ》としは井戸蛙《げいる》のやうに里へは一度も出なんだ(215)」というものだった。秋山郷の住人にとって、「里」とは、疱瘡の蔓延する地であり、不必要に赴く場所ではなかった。

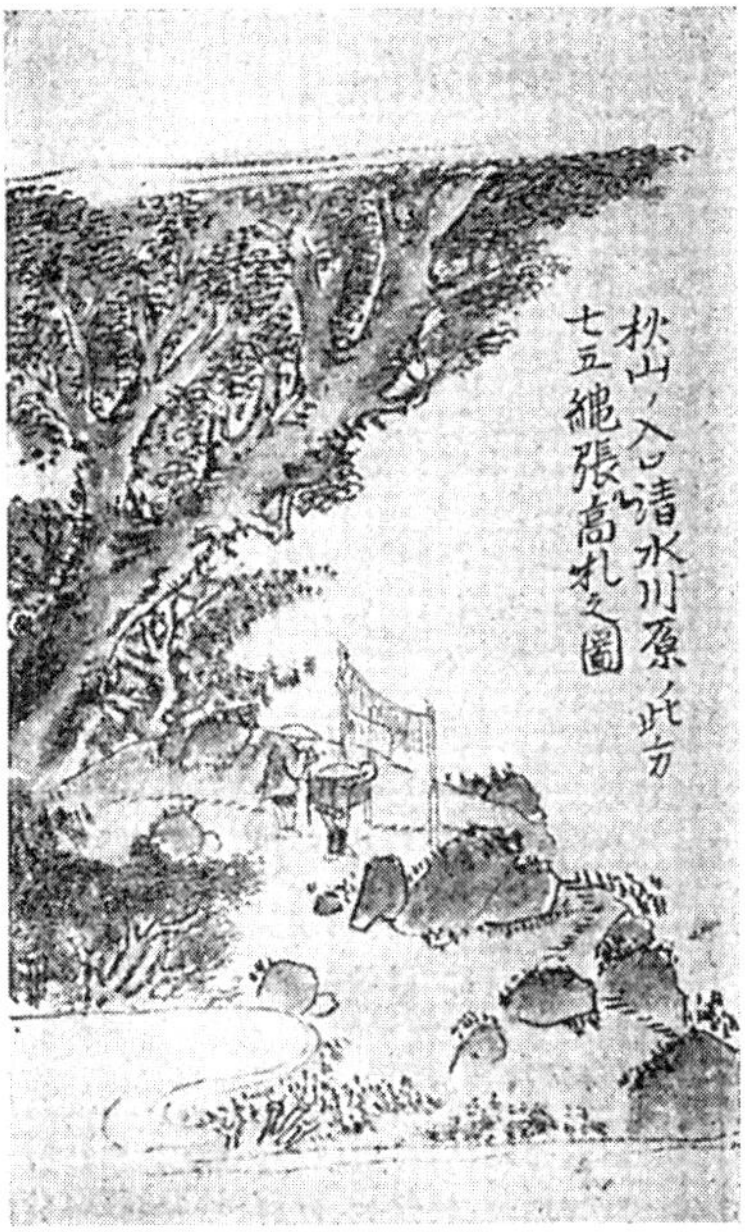

図表23　秋山郷入口，注連縄を張った高札(213)

鈴木牧之はまた、のちにおとずれた小赤澤《こあかざわ》でも、疱瘡の話題に接する。村人いわく、同村では、「里」から来る商人に粟や稗、椎茸、木製品などを売り、また逆に「里」に行商へ出て生計をたてるが、「疱瘡ある村や市町へは恐《おつかなく》れて売に行ず、其余の村々へは、何ケ《か》売にも往(216)」という。粟や稗を食う物資の乏しさにまず目のゆく秋山郷だが、村人にとってはそれ以上に、疱瘡に罹患しないことが重要であった。疱瘡を村に入りこませないだけでなく、みずからも徹底して疱瘡に近づかない。まれに疱瘡にかかる者があれば、山にかけた小屋に「送棄て」たのだった。

㈢「逃散」

最後に、「逃散《ちょうさん》」の習俗をみてみよう。これは、未罹患者のほうが患者の発生した場所から逃げる習俗と、ひとまずまとめられよう。ただし、その場所の何が忌避されたかという観点をいれれば、さらに二つに分類できる。一つは、疱瘡の罹患者を仮小屋に収容する公儀の制度から患者ともども逃げ去る場合、いま一つは、疱瘡患者そのものから逃竄する場合とである。

このうち前者については、肥前大村の事例がこれに該当する。無痘地の例にもれず、大村にはあばたの者がおらず、外来の者の目をひいた。尾張の商人・菱屋平七は、一八〇二（享和二）年、長崎に向かう途次で通過した大村城下の様子を、「すべて此殿〔大村信濃守〕の御領分には、疱瘡《ほうそう》を嫌《きら》ひ避《さけ》て煩《わづら》はず。されば人の面《おもて》に麻子《いも》なくうつくし。別《わけ》て城下の内の婦人《ふじん》色白く、肌理細《きめこまか》微にして、何れも麗人《れいじん》の風あり」(217)と、日記で絶賛している。

大村藩の「御領分」には疱瘡を嫌い、「厄除けの注連《しめ》」や家の戸口に竹箒を掲げる習俗があったことは、すでに見たとおりである。長崎のオランダ商館付きの医師・ジーボルトは、一八二六（文政九）年、そうした異風をことさらに日記に書きのこしたのだった（本書一〇七頁）。だが、ジーボルトが日記に記したのは、習俗だけではなかった。大村藩では、疱瘡の罹患者を「隔離」する政策がおこなわれていたというのである。以下の記述は、さきにジーボルトの日記を引用した際に「〔中略〕」としていた部分である。

この伝染病が周辺の地域に蔓延すると、ここ〔大村〕では厳しい隔離が実施され、天然痘が或る部落に発生すると、病気にかかっているものはみんな遠い山岳地帯に連れていかれ、完全に治癒するまで看護をうける。こういう追放を免れようとして、ときには家族全部が病人を連れて隣接の土地に移ってゆくのは、そこに避難所を求め、もっと良い看護を受けるためなのである。長崎付近を散策したおりに、私は一度こういう回復期の病人が再び故郷に帰ってゆく行列に出会った。この人たちの中にはこれまでにこの病気にかかった数人の年寄りがいた。彼らはみんな病気で憂いに沈んでいる様子だったし、家族の大部分の者をなくしていた。[218]

ここでいう「隔離」とは、疱瘡の患者を遠方の山中に揚げ、そこで介抱させる藩の制度をさす（ジーボルトはまた、それを「追放」とも呼んでいる）。大村藩の藩政日記『九葉実録』を繰ると、たしかに大村では元禄年間（一六八八―一七〇四年）以前より、そうした制が敷かれていたようである。[219] 疱瘡の罹患者を自宅で看病することを禁じ、違反した場合には投獄されることもあった。[220] その厳しい藩の「隔離」や「追放」（『九葉実録』では「山揚《やまあげ》」[221]）を逃れ、よりよい看護を受けるために、ひとびとは隣接する土地へと移っていったと、ジーボルトは言う。

なお、この引用中に「隔離」と訳されている語の原語（ドイツ語）は「Quarantäne」[222]、また「追放」は「Verbannung」[223]である。このうち、前者の「Quarantäne」（英語の「quarantine」）はイタリア語の「quarantina（四〇日間）」に由来する語で、ヨーロッパでは歴史ある言葉である。その起源は一四世紀後半の、アドリア海沿岸の都市国家・ドゥブロヴニク（Dubrovnik、イタリア語では「ラグーサ（Ragusa）」）にまで遡るとされる。[224]

ジーボルトが大村藩の「山揚」の制を「隔離 Quarantäne」と表現したのは、それが実質的には、城下での疱瘡の蔓延をふせぐために為政者に強制された「送棄て」であり、病者の介抱は二の次とされていたことによるかもしれない。ただし、大村藩の「山揚」の制が「隔離 Quarantäne」となお一線画すのは、それが疑い例にたいする「予防」としてではなく、すでに疱瘡を発症した者にたいして適用されたこと、そして、病人の「山揚」にかかる費用が、藩ではなく病家の負担だったことである。大村では「疱瘡百貫」とも言われ、疱瘡の病人が出ると、一家にのしかかる経済的な負担は甚大だったという(225)。旅人の目を悦ばせた婦人らの麗容の背景には、憂いに沈むあまたの家族の姿があったのである。

さて一方、疱瘡をわずらった者から逃げる後者の事例については、天草での目撃譚や伝聞がいくつかのこっている。たとえば、一八一二（文化九）年に海内の霊山・社寺を巡る修行に出た修験者・野田泉光院は、生国の日向を発ち、ひとまず九州を廻国していた翌一八一三（文化一〇）年四月二日、長崎の樺島《かばしま》（西彼杵《にしそのぎ》半島の南沖に位置する島で、行者《ぎょうじゃ》山《さん》がある）で、疱瘡から逃げてきたという天草のひとびとに遭遇している。その日記にいう。

予が〔樺島に〕滞島の時分、男女多く入込み、明屋《あきや》は勿論人家にも多く入り居たり、何国の者ぞと尋ぬるに皆々天草の者共也、当時天草へ疱瘡渡り六七十歳以下千五六百人計《ばか》り死せり、因て皆々逃げ来れりと云ふ、彼の島は疱瘡の入る事を禁して隣国に疱瘡流行すれば疫神払の如く弓・鉄砲にて追出すこと也、因て島へ疱瘡渡れば皆々死するとの事也。右に付稀れに痘瘡を病み付く者あれば、一人子《ひとりご》にても他人を頼み山中三四里奥に連れ行き捨て者にする也、又其家は居宅を捨置き他国へ逃行く也、一人子死すとも見捨てと云ふ者也(226)。

樺島では、空き家も人家も、人であふれかえっていた。聞けば、みな天草の者であるという。天草では、疱瘡を病む者があれば、たとえ一人子であっても山奥に棄て、のこりの者は家を捨てて他国へと逃げ去る習俗があった。そのため、普段は疱瘡の流行をみなかった。しかし、ひとたび疱瘡が天草に渡れば、みなが死ぬほどの大惨事となる。この度も、天草に疱瘡が入りこんだ結果、六、七〇歳以下の者が千五、六〇〇人も亡くなった(227)（例によって、天草の当該地域には、疱瘡が六、七〇年間、流行していなかったことが推察されよう(228)）。ひとびとはその難をさけ、家屋敷も病に伏せる家族も捨てて、樺島に漕ぎつけていたのだった。

疱瘡の流行に見舞われると家財も病人もなげうち他所へと逃竄するという天草の習俗は、この節の冒頭でみた熊本藩細川侯の侍医・村井琴山の『痘瘡問答』（一七八八（天明八）年）のなかでも言及されていた。逃げるも留まるも惨烈な天草の疱瘡の情景を、琴山は門人から聞いた話として細かに採録する。

話の中心人物は、天草は牛深《うしぶか》村の医家「岩嵜《いわさき》某」である。遡《さかのぼ》ること三〇年前、疱瘡が天草に侵入したとき、この「岩嵜某」は家人を連れて船で島原へと逃げた。しかし、まさにそのとき島原でも痘瘡が大流行していた。そこで、某は小島の津へと逃れるのだが、小島でもまた疱瘡が流行しはじめる。つぎに某は川尻《かわしり》の津へと渡るが、川尻でも流行が起こる。そこでもどって天草の佐伊津《さいつ》へとむかうのだが、このときすでに下僕が疱瘡の毒に染まっていた。某はすぐさま、発症した下僕を海のなかへと投げ棄てる。琴山の聞き書きは、こうつづく。

> 生〔門下生、「岩嵜某」をさす〕、乃コレ〔下僕〕ヲ海中ニ棄ツ。僕波浪ヲシノイテ已ニ船ニ近ツキ、救ヒ助ケンコトヲ請フ。生乃チ刀ヲ以テ僕カ臂ヲ断ツ。僕乃没死ス。生遂ニ佐市〔佐伊津〕ニ至リ、コレ〔疱瘡〕ヲ避ク。船中ノ人、老少一時ニソノ毒ニ染ム。同門ノ遠山某ナルモノニ頼ツテソノ治ヲ乞ヘシ。船中ノ人及生、其毒熾盛ニシテ悉ク死ス。(229)

下僕は泳いで船にすがりつき、助けを乞うた。しかし、某はその腕を刀で切断しさり、佐伊津まで逃げのびる。だが、それも束の間、船に乗っていた者らは後日、みながいっせいに疱瘡を発し、現地の某の同門に治療をうけるも死に果てたのだという。

琴山はこの挿話を、疱瘡の「毒」がいかに執拗で強力であるかを物語る事例として総括する。しかし、それを一八世紀半ばにじっさいに天草で経験された疱瘡の光景として見ると、数十年に一度、流行するかどうかという地における疱瘡の熾烈さがまざまざと迫りこよう。疱瘡を見ると、病を知る医家ですら、眷属《けんぞく》をも切り棄て、島から島へと船で逃げ惑ったのだった。

（三）土地の習俗か「不仁」な所業か

以上、無痘地といわれた土地の疱瘡の記録を個別に精査し、「遠慮」・「送棄て」・「逃散」という三つの習俗の類型に整理してみた。その際、あらためて確認されたのは、いわゆる無痘地が、そのじつ何度も流行を経験しており、結果的にその土地特有の対処法を編みだしていたということである。外部からおとずれた旅行者や修験者らは、その一端を、土地ぶりとして面白がり、伝え聞くままに記録にのこしたのだった。

だが、そうして書き散らされた種々の文書のなかには、ときおり、たんなる感興の域を脱した記述も混じっていた。頑愚な行動様式にたいする嘲笑や、「送棄て」の習俗にたいする非難などである。とりわけ、親族をも棄てて顧みない「送棄て」については、「不仁」だとなじる言葉がおおく浴びせられた。

その例をいくつか羅列すると、まずは、いまみた村井琴山の『痘瘡問答』（一七八八（天明八）年）である。大村・天草の「送棄て」の習俗にたいし、琴山は山野に棄てられる者の苦痛を推しはかって、このようにいう。

大村及天草郡ノ如キ、コレ（疱瘡）ヲ懼ル、ノ甚シキ、若《も》シ痘疫内地ニ入レハ、父母兄弟妻子ノ差別ナク、ミナコレヲ山野ニ棄テ、コレヲ顧ミス、惟《ただ》ソノ死生ノマ、ニシテ、治療ヲ加フルコトナシ。縦令《たとひ》平癒スルモノアリトイヱトモ、百日ヲ過キ一時ヲ踰《こえ》サレバ、ソノ家ニ帰ルコトナシ。嗚呼《ああ》、其父母妻子、山野ニ暴露シ苦楚《くそ》ノ至リニ堪ヘス。ソレ仁人《じんじん》君子、目ヲ挙テコレヲ見ルニ忍ンヤ。雖然《しかりといへども》ソノ土地ノ習俗、ソレコレヲ如何トモスルコトナキノミ。唯一人二人ノ看病ノ者アツテ、多銭ヲ貪リ多クノ病人ヲ看護ストイヘトモ、豈《あに》ソノ人事《じんじ》ヲ尽スノ手段アランヤ。誠ニ悲嘆ノ至リ、コレニ過ルナシ。(230)〔傍線は引用者による強調〕

大村や天草では、父母兄弟妻子であっても疱瘡を病めば山野に棄て、その痛苦を顧みない。仁人・君子ならば、このような光景は見るに堪えないであろうと、琴山はその「不仁」な所業を論難する。くわえてここで聞き分けねばならないのは、医師としての琴山の声である。大村や天草では、多額の対価を払って世話人に患者の「看護」をさせてはいるが、その人数や技量は十分とは言えず、とうてい「人事を尽す」という域には至っていないという。つまり、係累にたいして十分な治療をおこなわず、「死生」のままにしていることも、同時に責めているのである（琴山はこの引用につづけて、疱瘡の病人でも適切な処置を施せば全快することを説く）。

この当時、病いや身体をめぐる「地方」ごとのならわしは、為政者による禁制がどこか及びきらない領域であった。熊野の「送棄て」の習俗が公儀によりたびたび禁じられても存続し、それを聞きおよんだ西国巡礼者が、「所の風儀とてせひもなき事也」と感慨をもらしていたのは、さきにみたとおりである（本書一二四頁）。琴山にしても、「土地の習俗」が公儀ですら如何ともしがたいことは承知していた。しかし、それでもなお、「送棄て」という所業は人道や医道に照らして看過できないと、筆にのぼせたのだった。

つぎに取りあげるのは、備中岡田藩の地理学者・古河古松軒《こしょうけん》の『西遊雑記』（一七八三（天明三）年成立）である。琴山が大村・天草の習俗に眉をひそめていたのとほぼ同じころ、古河古松軒は単身郷里を発し、薩摩まで九州一円を旅してまわった。その途上で、大村の「送棄て」の習俗を聞き知り、古松軒は同書にそれを書き留めるが、そこでも「送棄て」は「不仁」であると非難の目をむけられている。

大村領には痘瘡せざる所数ケ村有りと云。不審の事に思ひて委《くは》しく尋聞しに相違もなき事なり。若《も》し一人にて痘瘡をやめば介抱人を添へて二三里の外なる山に送る事なり。無難に痘そふ治すれば我家にかへり、死すれば其山へ葬り捨る村法と云。大村などにて痘瘡人あれば、介抱人は諫早より一日何ほどという日雇取りにて来る事なり。右の通の不仁の仕かた故に、疱瘡せる者治療の薬を服せざる故に十人が七八人は死せる事なり。近き年宝子の町痘瘡流行し数人死亡す。寒気の節山中に送り捨て、薬もふくせずして食事もままならず、介抱といふもただ番人のやふにつき添ふばかりの事《こと》故《ゆへ》に、治すべき痘瘡も治せずして死る事なり。所のならひとはいひながらも至て不仁のしかた、父子兄弟の道も失せしことなり。領主に道を知る役人あらば山へ送る事禁じ度《たき》事なり。国々に痘瘡をせざる所なきにあらず、風土に寄る事にや解しがたし。医家に論有るべし。[231]

大村の「送棄て」は「所のならひ」ではあるが、「父子兄弟の道」に反している。道理をわきまえた為政者には、この習俗を禁じてもらいたいものだと、古松軒もまたその「不仁」を難じたのだった（古松軒はおそらく、大村が藩をあげて「山揚」の制をおこなっているとは聞かなかったのだろう。為政者の政策に、解決をもとめている）。

このほか、「送棄て」の習俗は、尾張の国学者・天野信景《さだかげ》の随筆『塩尻』（巻三八・一七一〇（宝永七）年ごろ）[232]においても「不仁」とされている。「紀州熊野の辺某の里とかやの俗も、韃人（韃靼《だったん》の生まれの人）のごとく山中に於て時に飲食を送るもひそかに持せ、樹枝なんどに懸置て走帰るといへり。最も不仁のことなりける」[233]。「送棄て」という習俗は、その土地のならいとして存続し、紀行文や随筆の語種《かたりぐさ》となっていた。だが一方、それはいま引いた数例にみたとおり、同時代の書き手の価値観に抵触する「不仁」な行為でもあったのである。

それにつけても判然としないのは、「送棄て」という習俗にたいする公儀の姿勢である。大村では藩政として「山揚」の制がもうけられ、「送棄て」の習俗は（他所の者からは「不仁」となじられながらも）存続した。他方、紀州の熊野では、疱瘡患者を家の外に送り棄てぬよう、何度も禁制がもうけられたといわれる。「送棄て」の習俗は、ところによって、公儀に保護されたり規制されたりしているのである。のみならず、この習俗は、おなじ藩庁によっても時代により、規制されたり容認されたりした。

ここであらためて、熊野の事例を見てみよう。紀州藩では、たとえば一六六五（寛文五）年という比較的早い時期に、熊野（牟婁《むろ》郡を二分し、藩庁に近いほうを「口熊野」、遠いほうを「奥熊野」といった）の習俗にたいし、つぎのような触れを出していた。

熊野奥〔奥熊野〕・口〔口熊野〕、山中・浦方共に深山幽谷の地にて、風土他所と変《かはり》たる故か、疱瘡元来稀也、然《しかる》に依て疱瘡の病者たまたま有之《これある》時は、類に伝る所を忌避、病人を家に不置《おかず》、其間扶持方を添て山野に捨送る由、監病《ママ》不好《このまぬ》故、人命を損すること多かるへし、古来在来の先例と云なから、甚以不道の至也、向後《きやうご》世上他所の如く病人を家に置、能《よく》監病仕候様にと有之度《これありたき》儀なりといへとも、在来古来の先例俄《にはか》に難改《あらためがたき》上は、自今以《いまより》来在々所々に家を作り、疱瘡養生の所として、病人有之時は、眷属中として監病の人を擇傭《えらびやとひ》、其間の扶持を遣し、能々《よくよく》監病可仕《つかまつるべき》者也。(234)

病人を山野に送り棄て、ろくに看病もしないのは、「古来在来の先例」とはいえ「甚以不道の至」である。したがって、特別な疱瘡養生所を家の外に設けるかたちでも構わないので、今後はほかの土地と同様に、親族間で病人を十分に看病せよ、と命じている。

しかしながら、その紀州藩が幕命をうけ、一八三九（天保一〇）年、一三年の歳月をかけ編纂させた地誌『紀伊続風土記』には、熊野の「送棄て」は、他所の道理にもとる習俗として隠されることなく、牟婁《むろ》郡の風儀として堂々と記載される。紀州藩では、つまり、どの集落において「送棄て」がおこなわれているかを詳細に把握したうえで、それを容認していたかっこうとなる。以下がその、『紀伊続風土記』「牟婁郡」の一節である。

土地一方に僻在して通都大邑に遠さかれる故を以て、郡中の諸村の中に人民疱瘡をせさるを常とする所、総《すべ》て二〇荘に及へり［栗栖川《くるすかは》・安宅・城川《じやうがは》・市鹿野《いちがの》・四番・周参見《すさみ》・潮埼《しほざき》・三前・七川谷・小川谷・佐本・太田・色川・小口《をぐち》川《がわ》・浅里《あさり》・四村《よむら》等諸荘、皆疱瘡をせす。三村《みつのむら》・花井《けゐ》・三里《みさと》・入鹿《いるか》・北山・三木・赤羽《あかば》等の荘の内にもせさる所あり］。偶《たまたま》他より伝染する者あれは、これを外に移して村中に居らしめす［山中に常に小屋を置き、疱瘡人あれは其小屋に移し、他村の常に疱瘡する処より人を雇ひて介抱をなさしむ。貧しきものといへとも皆然り。其費《つひえ》夥《おびただ》しき故、一人疱瘡する者あれは、其家生産の太《ママ》半を失ふ。村医元より疱瘡の治療に習はす。因りて疱瘡を病むもの半は死に至る。ここを以て村民益《ますます》疱瘡を恐る］。疱瘡ある村より来るものは、村中に入る事を許さす。別に道を開きて往来を為しむ。(235)

ここで整理すると、紀州藩では近世前期より、古来つづく「送棄て」の風俗を「甚以不道の至」と禁じていたが、近世後期にはそれを土地の風儀と容認するにいたったこととなる。「不仁」・「不道」なる習俗にたいして、ところや時代により、公儀の姿勢が一貫しないのは、それぞれの事例でどのような要件が絡んでいるからか。

その点を考えるうえで非常に興味深いのは、医家で旅行家の橘南谿《なんけい》の『西遊記』（一七九五（寛政七）年刊）が記述した薩摩は大隅《おおすみ》の事例である。南谿は、諸国の異病奇疾・奇方妙薬を見聞し医事の修行とするため、一七八二（天明二）年秋より一年間、京を発して九州を一巡した。その際、疱瘡にかんして、小琉球の徳之島（南西諸島の奄美群島の属）あたりに流行のみられない土地があることを耳にする。南谿はそれを『西遊記』で、こう紹介する。

薩摩大隅の辺鄙《へんぴ》にも、近き世まではなかりしかど、他所へ出るもの年老《おひ》て後も疱瘡する事ありて、老後疱瘡すれば殊に重《おも》く、多くは死《し》す。是全《まつた》く疱瘡無き憂《うれい》なりとて、他方より疱瘡人を多く取よせ、疱瘡はやらし候事あり。其始《（はじめ）》ての時は大流行《はやり》にて、老若皆一同に疱瘡して死するものおびただしかりしが、其後は世間並《せけんなみ》に疱瘡行《おこな》はれて、今にては陸《くが》つづきの所には疱瘡なき所もなしとなり。前は疱瘡の人たまたまあれば殊の外に忌嫌《いみきら》ひ、父子夫《ふしふう》婦《ふ》の間にても是を病時は必ず遠き野山に小屋をかけ、飲食を添《そへ》て、其所に送《おく》り捨《すて》て、全快《ぜんくわい》してみづから帰り来るまではおとづれもせずして置たりしを、近き世にいたりて、国の守より咎《とがめ》させ給ひ、世間並の介抱《かいほう》する事となりたりとかや。(236)

薩摩の大隅半島にも、かつては疱瘡の流行がみられない土地があり、「送棄て」の習俗がおこなわれていた。ただし、そうした土地で生育すると、何歳になっても他郷におもむいた先で疱瘡に罹患しかねず、かつ年長《た》けてからの罹患では重症化して多くが死に至る。それは、疱瘡がない無痘地ならではの「憂」だった。そこであるとき、他所から疱瘡の患者を大量に連れきたり、人為的に疱瘡を流行らせたことがあった。すると、そのときばかりは老いも若きも一度に疱瘡に罹患し、おびただしい死者がでたが、その後は「世間並」に流行が起きるようになり、人的な被害も落ち着いたというのである。「送棄て」の習俗も、近く藩の禁ずるところとなり、疱瘡の病人は「世間並」に介抱されるようになったようだと、南谿はつづる。

　引用の記述は、主語の省略が多く、だれが無痘地の現状を「憂」い、だれが人為的に疱瘡を流行させたのか、定かではない。しかしながら、山小屋に患者を送り棄てるという方策にて、ながく疱瘡の流行をやりすごしてきた住人らが、みずからすすんで協議し同地に疱瘡を流行させたとは考えがたい。とするならば、無痘地の民が生涯疱瘡の影におびえつづけることを憂慮し、他所から疱瘡患者を取り寄せたのは、最終的に「送棄て」を咎め改めさせた「国の守」（藩主）であったとみるのが、きわめて妥当であろう。そのはからいにより、大隈では「世間並」に疱瘡が流行し、病者は「世間並」にあつかわれるようになったのだった。

この大隅の事例は、さきの、「送棄て」の習俗にたいして公儀がどのような要件を考慮し処遇を決めていたかという問題に、一つの示唆をあたえる。大隅で「送棄て」の習俗が禁じられたのは、たんにそれが「不仁」だという事由からではなかった。「送棄て」をつづけることからくる「憂」、すなわち、その土地の住民がいつ疱瘡を病むともわからないという不確定さを厭うてのことだった。「送棄て」の習俗が存続するかぎり、その地のひとびとを他所へと駆りだすこともできず（祖谷ではじっさいに、徭役が免除されていた）、また当地で不時に疱瘡が流行すると、民の大半が病み斃れて統治がみだされることになる。それよりも、平生から「世間並」に疱瘡を流行させ被害を想定内にとどめておくほうが得策であると、あるとき為政者は決定したのだった。

とするならば、逆に熊野などで「送棄て」の習俗がのこりつづけたのは、無痘地であることからくる「憂」が、そこではさほど深刻ではなかったためと推測できる。熊野や秋山郷では、外部と交渉せずとも生計をたてられ、じっさいに周囲で疱瘡が流行しているときには、外部との交通を遮断することもあった。「送棄て」は、「世間並」（すなわち、本書でいう「都会」や「辺鄙」の地）からすれば奇異で、「不仁」な風習であったかもしれない。しかし、為政者からすれば、大量の死者がでるのを承知でわざわざ禁止するほどの悪習ではなかったのだろう（その点、大村藩の「山揚」の制は特殊な事例であった。藩は「送棄て」を法制化し徹底することで、無痘地に付随する種々の「憂」を排除していたのである）。

してみれば、「都会」や「辺鄙」で、「世間並」に疱瘡が流行していたのは、いつかの時点で疱瘡の流行を受けいれた結果ともいえる。本章でみたとおり、日本列島ではいつからか疱瘡が流行するようになり、近世期には無痘地は稀となった。「都会」ではつねにどこかに罹患者がいる状態となり、「辺鄙」では数年に一度、流行に見舞われた。「都会」でも「辺鄙」でも疱瘡は生涯に一度の厄となり、それぞれに疱瘡の流行形態に沿った疱瘡神の形象が生みだされた。しかし、そうした類型がすがたをあらわす過程には、無痘地の事例に残像をみたように、各地で疱瘡への対処法をめぐる政治的な判断があったことが予想されるのである。

では、そうしたさまざまな疱瘡の経験が混在する近世の日本列島において、疱瘡をまぢかにみた医家らは、どのように「地方」の習俗にかかわり、疱瘡の医説をくみたてていったか。次章では、牛痘種痘の導入以前に、医家らが日本列島の疱瘡の流行にどう対峙《たいじ》していたかを考察することにする。

第二章　疱瘡の医説

第一節　医と「天命」

近世中期の医学・医術と医業

日本列島において疱瘡は、近世期にはいるころには各地で流行をくりかえし、「地方」ごとの病像をむすぶようになっていた。ひとびとは、生を享けた地のならわしにしたがってそれを病み、あるいは生きのび、あるいは死んでいった。

前章で概観した近世後期までの「日本に於ける疱瘡の沿革」は、観る者に、底知れぬ無力感ともどかしさとを抱かせる。流行が稀な土地では、一度の流行でおびただしい死者がでる。恐怖に逃げまどっても、疱瘡はいつともなくしのび寄る。「都会」や「辺鄙」においても、疱瘡は容赦ない。高価な舶来の薬も疱瘡神も、効果のほどは知れない。呪物も祈りも甲斐なく、非情にも掌中の玉をおそう。

だが、そうした記録を前に去来する隔靴搔痒《かっかそうよう》の感は、おそらく、医者は、医学は、そのとき何をしていたのかと訝《いぶか》る後世特有の感覚に来《きた》している。

近世期以前の病や身体にかんする事象を観るとき、前提として認識しておかねばならないのは、病や身体と医学との関係性が、近世期とそれ以降とではきわめて異質だということである。近世期の病や身体は、そもそも今日のように医学に一義的に定義される対象ではなかった。身体や病は、生活のなかに、つまりは習俗や信仰とともにあった。医学はけっして、身体や病を特権的にあつかい語りうる専門的な領域ではなかったのである。(1)

　これは、医業が近世期以前は公的な資格を必要とする職業ではなかったこととも関連していよう。医業が公的な資格なしにおこなわれていたとは、以下、いくつかの含意がある。

　第一は、身体や病にかんする知や技能が標準化されていなかったということである。近世期においては、医師を名乗るに必要とされ知や技能は、個々の学統によって継承されていた。そのため、医師になることをこころざす者は通例、各学統に個別に教えを乞い、場合によっては、いくつかの門をわたりあるいた。当然、医説や療治の当否をめぐっては、学統のあいだで議論があった。しかし、その当否や優劣を判定するような公的な機関や同業者組織は存在しなかった。

　第二は、医師がそれぞれにおこなう医業にたいして、公儀は介入する手段をもたなかったということである。(2) 医家のなかには、たとえば、腑分《ふわけ》のような特殊な方法論によって学理を究めたり、ほかの学統では敬遠される峻剤《しゅんざい》（体への侵襲度が高い処方）を治療にもちいたりする者もあった。だが、「正統」な医学なり治療法なりが定められていたわけではなかったため、医説や療治の内容を事由に咎《とが》められることはなく、医業の継続を妨げられることもなかった。

　第三は、医師の診察や処方にたいする報酬についても、特段の取決めはなく、患家次第であったということである。身体の不調を解消する選択肢が、医療以外にも多く存在した当時、医業は非常に不安定な経済的基盤のうえで営まれていたのである。患者が一定数以上つかなければ、医業は生業として成り立たなかった。ただし、逆に富裕な患者を多く抱えこめれば、医師は利潤も追求できた。そこで医師のなかには、より安定して医業をいとなめるよう、療治の要諦を秘し、職階を世襲とする者もあった。

　かくて、近世期の医家は、制約なく医学・医療を追究できるかわりに、独占的に身体や病をあつかえるという御墨《おすみ》付《つ》きをもたなかった。つまり、医家らは当時、身体や病にかんする知や技能を独自に攻究できた一方、ほかの業種の者らとわたりあい、医業が存立するよう立ちまわらねばならなかったのである。近世後期までの「日本に於ける疱瘡の沿革」において、医師や医学が不甲斐なく映ってしまう一端は、間違いなく、こうした当時の医家らの置かれていた状況にあった。

じっさい、近世中期の儒家のなかには、医家らの渡世のあり方が、医学・医療の停滞につながっているとの見方をする者もいた。八代将軍・徳川吉宗に政策提言『政談』（一七二七（享保一二）年ごろ成立）を献上した儒学者・荻生徂徠《おぎゅうそらい》である。徂徠の父は荻生方庵といい、五代将軍・徳川綱吉の侍医を務めた。徂徠自身は医を業とはしなかったが、医学の古典には精通していた。[3]『政談』には、その徂徠の医学・医業の改良案が、左のごとく開陳されていた。

> 医者も田舎住居宜《よろし》きこと也。江戸にて療治を仕習ては上手に成べき様なし。子細は第一渡世に物入所にて、渡世に逐《おは》るる故、療治をむさと沢山に仕て念を不入《いれず》。貴門・権門に出入し、衣服を飾り、諸事に虚偽多し。医者多き所なれば、薬少し中《あた》れば驚て早医者を更《かふ》るに由て、更《かへ》られまじきとして薬を中らぬ様に合する故、骨を折る療治を仕覚へず。唯能《よき》時分に断《ことはり》を言、請取渡《うけとりわたし》を上手にして、評判を請《うく》る様にと心掛る故、病人の始終を見届ることなし。依之《これにより》江戸に名医の出ることは決して有間敷《あるまじき》也。諸芸皆如此《かくのごとし》。就中武士と言者は元来土の上の業をする者故、田舎の住居に非れば武道廃《すた》ること也。[4]

ここで徂徠は、武士土着論（武士は「田舎」に住み、その土地と人情とに通じているのが本来の姿だという議論）を展開するなか、医者もまた「田舎」に住むべきだと主張する。その論拠の第一は、江戸では何かと物入りで生活費がかさむことである。医者はその分、受けもちの患者を増やし一人一人の療治をおろそかにする。また、裕福な家や権力者の家にとりいり、虚飾にはしりがちになる。論拠の第二は、江戸にはすでに医者が多くいるため、患者がすぐに医者を変更できることである。出した薬により患者の体調がすこしでも悪くなると、患家は驚いて医者を替えるため、医者はそうならないよう無難な処方ばかりする。そして、患者の病状が手に負えなくなると、自分の評判に傷がつかぬよう、頃合いをみてべつの医者に申し送り、一人の患者の病の趨勢を終始見届けることもしない。かくて、医者がまるで技量をみがかない以上、どだい江戸にて名医が現れるはずがないと、徂徠は指摘したのである。

徂徠はまた、『政談』の末尾にもあらためて項目を立て、「御医者」（公儀に仕官する医者）の世襲制の弊を説いた。二代目以降は、無学で御用に堪えないので、かかえ損だというのである。

> 御医者の子供　夥《おびただし》く有て、二代目よりは大形《おほかた》御用に立ず、費《つひえ》なる者也。親々は療治に隙《いとま》なければ、子供を可教立《おしへたつべき》様なし。小身なれば、学問に往《ゆか》するには供人の入《いり》に困り、彼是《かれこれ》として無学になる。人頼まねば療治を仕習ふべき様なし。偶《たまたま》療治を能《よく》する人も、無学なる故、肝心の時は仕損《しそんず》る物也。総じて人の性質、学問は能《よ》けれども、療治の不得手なるもあり。左様の人を師範に被仰付《おほせつけられ》、学寮を立て、何れも子供を遣して学文《ママ》させ、大体事をも覚へたる時、田舎へ遣はして療治を仕習はする様にあらば、何れも大抵御用に立程にはなるべき也。是等も上の御世話なくては、自ら御用に立ぬもの多かるべき事也。[5]

ここでも論は、医者の養成の問題にむかう。御医者は、療治で多忙なうえに禄高も少ないため、子供に十分な学問を身につけさせることができない。結果、子供は学問もできず療治にも熟達しない。なかには療治に才能を発揮する者もいるが、結局は学問ができていないため、肝心のところで失敗してしまう。したがって、公儀は御医者の養成を主導し、学寮を設立して、療治が苦手でも学問に秀でた者を子弟教育に従事させるとよい。そして、学寮である程度学問を修めた者を「田舎」に派遣し、療治を学ばせるようにするのである。さもなければ、とうてい御医者としての御用はつとまるまい、と具申したのである。

これをみて、当代一流の学者が将軍に献上した意見書であっても、医学や医業にかんしては、学問の修養や「田舎」での訓練を推奨する程度にとどまっていたことに、意外な思いがするかもしれない。だが、近世期において、医学は病や身体を有効かつ優位に語りうる知とされてはおらず、ゆえに公儀も医学や医業への規制をほとんどおこなわなかった。くりかえすに、医学と身体や病との関係性は、近代以降のそれとはまるでべつのものだったのである。

その点を踏まえたうえで着目すべきは、医者のおこなう療治が、同時代の者の目からしても、十全とはされていなかったことである。徂徠はその元凶を、医者が、身体や病という本来向きあうべき対象から離れてしまったことにあると見た。江戸のような物入りな土地では、渡世として医業を成り立たせる必要上、医者は身体や病ではなく患者からの「評判」のほうに向いて療治をおこなう。そして、いったん獲得した「評判」や職階を世襲にして、保身をはかる。だが、そうしたふるまいは、一身の医業の存続を可能にしこそすれ、他方で、学問と療治という、医者が身体や病に対峙するための根本的な二本柱を引き倒す。その現況を打開するには、医者をふたたび身体や病に向かわせること、すなわち、渡世にかまけず学問と療治とに専心できる条件に身を置かせること（具体的には、「田舎」に住まわせること）が必要だ、と提案したのだった(6)。

さて、徂徠の『政談』は、成立から一世紀以上を経た一八五九（安政六）年に板行されるものの、同時代においては秘書とされていた。では、そこで展開されていた医学や医業にかんする議論が近世中期において特殊なものであったかといえば、そうではない。『政談』の成立に前後して刊行された、べつの高名な儒家の書物でも、当時の医業は批判的に記述されている。医者の療治のあり方は、やはり同時代の目線から見て、問題があったようである。

その書物というのは、貝原益軒『養生訓』（一七一二（正徳二）年刊）である。益軒は、『大和本草』（一七〇九（宝永六）年刊）の編纂で名高い本草家でもある。『養生訓』は、その益軒が最晩年の八三歳のとき、飲食をはじめ生活上の心構えを仮名書きでしるし、板行したものだった。同書は、「総論」（巻一・二）にはじまり、「飲食」（巻三・四）、「五官」・「二便」・「洗浴」（巻五）、「慎病」・「擇医《たくい》」（巻六）、「用薬」（巻七）、「養老」・「鍼」（巻八）の、全八巻から成る。そのうち、いま着目するのは、巻六の「擇医（医を擇《えら》ぶ）」である。

養生の方法を種々に説く書物のなかに、「擇医」という項目が並ぶことは、またぞろ後世の目には奇異に映るだろう。しかし、身体や病にかんする知や技能が標準化されていない世界にあっては、医者えらびは命沙汰でもあった。当時は、「擇医」に特化した手引書も刊行されていたほどである[7]。『養生訓』の「擇医」の章も、天下にもかえがたき父母の身やわが身を庸医《ようい》（治療のへたな藪医者）の手にゆだねるのは、はなはだ危険で、かつ不孝ですらあると説く。医術の大意を知り、医師の良拙をみきわめることもまた、養生の一つなのであった。

その流れで登場するのが、同時代の医師評である。益軒は世の医者を、こう切り捨てる。

> 俗医、利口にして、医学と療治とは別の事にて学問は病を治するに用なしと云て、わが無学をかざり人情になれ世事に熟し、権貴《けんき》の家にへつらひちかづき虚名を得て、幸《さいはひ》にして世に用ひらるる者多し。是を名づけて福医と云、又時医と云。是《これ》医道にはうとけれど時の幸ありて、禄位ある人を一両人療して、偶中すれば其故に名を得て世に用らるる事あり。才徳なき人の、時にあひ富貴になるに同じ[8]。

当世の医者には、学問をおろそかにして貴門・権門に媚びへつらい、成功している者が多いとの指摘である。益軒はそれを、「福医」と呼び「時医」と呼ぶ。『政談』で描かれていた医師像にも通ずるが、そうした医者は、おのれの無学を誤魔化し、「虚名」を得て、「評判」ばかりを気にして療治をおこなう。とはいえ、そうした医者がはびこる要因を、徂徠は江戸という医者の渡世の場に還元したのにたいし、益軒は医者自身の研鑽の姿勢に帰した。

益軒にとって、医師となる本来の道筋とは、まずは学問を修め、その後に療治を追究することであった（医師が学問と療治の両方に精通していることへの要請は、『政談』にも見えたが、公的な規定がない時代にあって、それは必須の条件とされていたのだろう）。具体的には、儒書を読み学問の基礎を確立したところで医学の師につき、一〇年間は『黄帝内経《こうていだいけい》』・『神農本草経《しんのうほんぞうきょう》』をはじめ、歴代の名医の書を読みながら医学を習う(9)。そして、さらに一〇年間、今度は病人に向きあって療治をおこないつつ、近世日本の先輩名医の治療法を学び、日本の風土に適した臨機応変の処置を習得するという筋書きである(10)。

にもかかわらず、益軒の見るところ、当時の医師を名のる者は、みなが実際にそうした修練を積んでいたわけではなかった。医学修養の労を厭い、手っ取り早く国字の医書に載る薬方を五〇ほど覚えて医業をおこなう者もいたのである。「俗医は医学をきらひてせず。近代名医の作れる和字《かな》の医書を見て、薬方を四五十つかひ覚ゆれば、医道をばしらざれども、病人に馴て尋常《よのつね》の病を治する事、医書をよんで病になれざる者にまされり。たとへば稊稗《ていはい》（ヒエ）の熟したるは、五穀の熟せざるにまされるが如し。されど、医道なき草医は、ややもすれば虚実・寒熱を取ちかへ、実々虚々のあやまり、目に見えぬわざはひ多し」(11)。無学でも小器用に療治をこなす「草医」は、しかし、目に見えるかたちでなくとも、多くの過ちを犯しているという。

益軒は同章のべつの箇所でもまた、古典から医学を学ばず、仮名書きの処方集を読んで事足れりとする当代の風潮を指摘し、日本の医学が中華に劣る事由の一つにそれを数えている。「日本の医の中華に及ばざるは、まづ学問のつとめ、中華の人に及ばざれば也。ことに近世は国字《かな》の方書多く世に刊行《かんこう》せり。古学を好まさる医生は、からの書はむづかしければ、きらひてよまず。かな書《がき》の書をよんで、医の道是《これ》にて事足《た》りぬと思ひ、古《いにしへ》の道をまなばず。是《これ》日本の医の医道にくらくして、つたなきゆへなり。むかし伊路波《いろは》の国字《かな》いできて、世俗すべて文盲《もんまう》になれるが如し」(12)。

益軒は、医道の習得の要諦を、大陸で成立した医学の古典を原文で読むことに置いていたのだった。

益軒が国字でではなく漢文のまま古典を読解することを重視したのは、一つには、当時、にわか仕込みの無学な「草医」の出現をゆるす条件が、目に見えて整ってきていたことによる。「擇医」の手引書が刊行され、『養生訓』でも紙数を割いて「擇医」が論じられた時代というのはまた、仮名書きの医書があまた公刊された時代でもあった。

国字の医書それ自体は、近世期にはいる以前より存在していた。たとえば、医家らによる初学者むけの講義が、「口解《くげ》」「口授《くじゅ》」というかたちで、そのまま和文で伝えられることがあった。(13) また、重要な古典が当代一級の医家により和語で開板される例もあった。(14) 一般にむけた国字の啓蒙書類も、いくつか刊行されはじめていた。(15) しかし、高度に専門的な内容については、他の学問とおなじく医学においても、漢文でしるされるのが通例であった。

だが、一七世紀末から一八世紀初頭（元禄年間から享保年間）にかけて、数十年間のうちに出版業が営利事業として軌道にのりはじめると、上方《かみがた》にあった出版の中心は江戸へと移り、本屋の数も急増する。(16) その際、仮名書きの医学書は、有望な開拓領域として見いだされ、数多くの「重宝記《ちょうほうき》」（日用に役立つ事柄をまとめた書物）の出版が企画された。(17) なかでも本郷正豊『医道日用重宝記』（一六九二（元禄五）年刊）(18) は、初版以降、近世期だけでも十数回版を重ねた。日本の高名な医家らの医案（療治の手順をしるした手控え）を採録した下津春抱『本邦名医類案』（一七〇九（宝永六）年刊）も、板行はこの時期である。

だが、一七世紀後半以降の国字の医書で特筆すべきは、岡本一抱《いっぽう》が編んだ一連の諺解《げんかい》（和語の注釈書）である。岡本一抱は、近松門左衛門の実弟としても知られるが、のちに法橋にも叙せられた医家であった。一抱は、大陸のめぼしい医学書をあいついで和解《わげ》するとともに、(19) 医学の専門的な内容を国字でつづって板行した。(20) その種類の桁外れの多さと重版のされ方からすると、少なからぬ医生ならびに読者諸子が、一抱の著述をとおして、原典を読むことなしに医学・医療の秘奥に接したものと推測される。

じじつ、一抱にやや後れて出た望月三英《もちづきさんえい》（幕府の奥医師・法眼）は、日本の医流を振りかえる随筆のなかで、一抱の著述の普及に触れ、それが医道の停滞の契機になったと痛切に批判している。「其〔饗庭東庵《あえばとうあん》〕以後の者は著述有《ある》程の力はなきなり。京都にても、其後は岡本為竹一抱子、『十四経難経』其外《ほか》色々の医書和解をして出せり。以《もつて》の外《ほか》、時花《じくわ》たるなり。此時より医学とんと捨り切たるなり。大きなる道の害なり。嘆はしき事なり」(21)。貝原益軒もまた、一抱の名前こそ挙げないものの、「ことに近世は国字《かな》の方書多く世に刊行《かんこう》せり」（本書一四八頁）と言うとき念頭にあったのは、「草医」の速成を可能にした同時代の医書の出版状況であったろう。

しかしながら、益軒が大陸の医学の古典を原文で読むことを推奨した事由には、いま一つ、古典のなかには医学・医術のみならず、医道の根本的な原理がしるされているという理解があったものと思われる(22)。当時の、公儀が医学・医術や医業に介入しない状況において、医業をいとなむ者の間にありえた共通の（そしておそらくは唯一の）学問的・道義的な基盤は、古典であった。医学・医術を追究する姿勢や方向性は、学統により千態万状であったが、ひととおりの古典の素養を身につけることは、後年にオランダ渡りの医学・医術が隆盛をみたときですら、医師に必須のものとされた。古典は、医学・医術に創意工夫をこらすための基盤であると同時に、医道の本源的なあり方をしめす心得の書でもあったのである(23)。

その古典を原典で考究せず、小手先の医術を安直にも仮名書きの医学書から学ぶのでは、医道に通じることは難しい。「擇医」の要点をのべるにあたり、益軒の弁は、医師が奉ずべき信条にまでおよぶ。そして、医業の特質を、「天」にからめてこう断ずる。

医は仁術なり。仁愛の心を本《もと》とし、人を救ふを以《もつて》志とすべし。わが身の利養を専に志すべからず。天地のうみそだて給へる人をすくいたすけ、万民の生死をつかさとる術なれば、医を民の司命と云、きはめて大事の職分なり。他術はつたなしといへども、人の生命には害なし。医術の良拙は人の命の生死にかかれり。人を助くる術を以《もつて》人をそこなふべからず。学問にさとき才性ある人をゑらんで医とすべし。医を学ぶ者、もし生まれ付鈍《どん》にして其才なくんば、みづからしりて早くやめて、医となるべからず。不才なれば、医道に通ぜずして、天のあはれみ給ふ人をおほくあやまりそこなふ事、つみふかし。天道おそるべし。他の生業多ければ、何ぞ得手なるわさ〔業〕あるべし。それをつとめならふべし。(24)

医業は、病める人を救おうという「仁」の心にもとづきおこなわれるものである。医業はまた「民の司命」とも言うが、ほかの職業とは違って、「天」のはぐくむ人の生命をあつかい生死にも関与する。したがって、学問や療治の才能がない者がこれをおこない、人に危難をおよぼすのは、「天道」に背く罪深い行為である、というのである（以下、この流れで、医業の世襲も非難される）。

近世中期の医家らは、医学と医術をおのおので習得し、かつ医業が成り立つよう立ちまわらねばならなかった。そのため、学問的な追究や患者ひとりひとりへの療治は、おうおうにして粗略にうちやられた。そうした状況を見て、益軒は「擇医」を論じる章においても、たんに自衛手段としての医者選びを説くにとどまらず、医生の医学修養の姿勢を問題とし、医道再興の途をしめしたのだった。

さて、いま、荻生徂徠や貝原益軒の目に映じた医師像から、近世中期の医業の様態をうかがってみた。そのかぎりでも、当時の医療は、同時代の儒学者から見ると、はなはだ改善点の多いものだった。そもそも、医師が医学や医術を習得する方法からして問題があり、その杜撰さは、儒学者らにも医道のあり方への疑問を募らせるほどだったのである。医師とは何者か、医道とは本来どうあるべきかが、医療の外から問われたかっこうとなった。

だが、当時の医師や医道のあり方に疑義を呈したのは、なにも儒学者ばかりではなかった。みずから医師を任ずる者らもまた、この近世中期に、医師の職務や医道の要諦をめぐって一大論争をくりひろげた。出版業の隆盛にともない、半可通な医師の叢生《そうせい》がすすむなか、あらためて医師の資質と医道の本義を問う声が、当の医師からも挙がったのである。

『医断』をめぐる論争

その、近世で最大と目される論争の発端は、一冊の医書の刊行にある。吉益東洞《よしますとうどう》の医説を弟子らがまとめた『医《い》断《だん》』（一七五九（宝暦九）年刊）である。東洞は『医断』刊行以前より京都で医業をいとなみ、梅毒や「労瘵《ろうさい》」・「膈《かく》噎《いつ》」・「喘噎《ぜんいつ》」など、当時、不治の病とされていた難病・痼疾《こしつ》でも辞さずに治療にあたった[25]。その過程で、療治にかんする独自の医説（たとえば、医道のあり方にたいする理念や、あらゆる病は一つの毒に起因するという「万病一毒」説、薬の処方は身体にあらわれでる証候とおのずから対応するという「方証相対」の所見など）をかたちづくった。『医断』の公刊は、そうした東洞の医説をひろく世に知らしめることとなった。だが、それは他方で、のちに半世紀以上もつづく論争の引き金となる。

とはいえ、いま、その論争をふりかえるにも、『医断』のいかなる点が、賛否わかれる医家らの反応を惹き起こしたかは、当時の医療の動向を把握していなければ了解しがたかろう。そこで、手短かに医学史の通説を確認しておくと[26]、東洞が医師としてでたのは、一八世紀半ば、当時医学の中心地であった京都に医学のあたらしい潮流が興った時期であった。

日本の医業は古代より、宮中の医師や僧医が大陸の医学を摂取し、それを天皇・貴族や武家など限られた者にほどこすかたちで営まれていた。『大同類聚方』や『医心方』・『頓医抄』・『万安方』など、大部の医書も編まれたが、そのほとんどは特定の家筋に秘蔵され流布することはなかった。

状況が変わりはじめるのは一六世紀後半、曲直瀬道三《まなせどうさん》が京都で、田代三喜《たしろさんき》に学んだ医学を門下に教授しはじめた頃からである。田代三喜は一四八七（長享元）年より一二年間、明に留学し、金・元時代におこった李朱《りしゅ》医学（李東垣《りとうえん》・朱丹渓《しゅたんけい》が唱道した医流で、『黄帝内経』・『難経』等にみえる陰陽五行、五運六気、臓腑経絡の諸説を発展させた難解な理論を擁す）(27)を日本に伝えた。曲直瀬道三は、それを継承しつつ改変をくわえ一家をなした。以降、日本では近世初期・前期を通じて、李朱医学およびその流れをくむ明代の医学がひろくおこなわれる。

しかし、一七世紀にはいると、李朱医学の思弁的な傾向にたいして、懐疑の目をむける医家が現れる。京都の名古屋玄医がその筆頭で、真偽を確かめようのない理論やその注釈に傾注する医学に代わり、『傷寒論』に体現された、病や身体に対峙した医学の復権を唱えたのだった。この医方復古を掲げる経験主義的な医流は「古方《こほう》派」と呼ばれ、ひるがえって、金元代の医学を奉ずる医流は「後世《ごせい》派」と称された（やや後れて、特定の古典を信奉するのではなく、あらゆる医書の記述内容を同等に考量し、医書ごとの本義を明らかにすることを目指す「考証学派」や、オランダ渡りの医学を考究する「蘭方」も興った）。

古方派の医家には、後藤艮山《ごんざん》・香川修庵・松原一閑斎らがおり、おのおの療治の経験に根差した理論を立てた。一七五四（宝暦四）年に京都で官許を得た初の観臓をおこなった山脇東洋も、この派に属す。いま話題とする『医断』の撰述者・吉益東洞もまた、この派にくくられるのが一般的である。一八世紀半ばの宝暦年間を画期として、大陸の医学の焼き直しではない、眼前の病や身体の観察や療治にもとづくことばが、しだいに世に発せられはじめたのである(28)。

ただし、やや先行する時期に伊藤仁斎や荻生徂徠の復古的な省察が儒家らのあいだで物議を醸したのとおなじく、古方派の実践をともなった問題提起は、医家らに種々の反応をひきおこさせた。なかんずく『医断』は、古方派のな

図表 24　『医断』およびそれに触発された論考群

	『医断』派	『斥医断』派
1759（宝暦 9）年	鶴田元逸（吉益東洞）『医断』	
1762（宝暦 12）年		畑黄山『斥医断』
1766（明和 3）年		堀江道元『弁医断』
1769（明和 6）年	吉益東洞『医事或問』	
1783（天明 3）年	田中栄信『弁斥医断』	
1812（文化 9）年	村井琴山『医道二千年眼目編』	

かにも賛否両論を生むほどの問題の書となった。その事由の一つは、まちがいなく、同書の説く吉益東洞のことばが、特異な療治法を提唱していたことにある。だが、のちの論争の射程から先取りして考えるに、それ以上に脈所となったのは、同書が一種独特な医師像や医道の本義をうちだしたことである。それは逆に、当時の医療の停滞ぶりを鋭く衝くこととなった。

では、あらためてその『医断』に端を発する近世中期の論争（以下、『医断』論争）をふりかえってみよう。『医断』に反駁の第一声をあげたのは、宮中の医官であった法眼の畑《はた》黄山《こうざん》である。『医断』の刊行から三年後の一七六二（宝暦一二）年、その名も『斥医断』と題する書を開板したのだった。これには、小児科医でおなじく法眼の武川幸順《たけかわこうじゅん》が(29)跋文《ばつぶん》を寄せている。宮廷から称号を授かる黄山らが、吉益東洞という市井の医家のことばに反論しないではいられなかったところにも、『医断』の論争的な性格がうかがえよう。

畑黄山は『傷寒論』・『金匱要略』の処方を考究し、それゆえ、医学史においては古方派とみなされる医家である。しかし、おなじ古方派にくくられる東洞の『医断』の所説には一切賛同せず、全面的に批評をくわえたのだった。『医断』に触発された論考は、その後、『医断』派と『斥医断』派それぞれの立場から陸続と上梓される(30)（図表24）。

『医断』は前述のとおり、吉益東洞の筆ではなく、一七四七（延享四）年に門人・鶴田元逸が師の医説をまとめ、さらに同門の中西深斎が「攻補」・「虚実」の二章をくわえて一七五九（宝暦九）年に板行した書である。構成は、以下、全三七章より成る。

「司命」・「死生」・「元気」・「脈候」・「腹候」・「臓腑」・「経絡」・「引経報使」・「鍼灸」・「栄衛」・「陰陽」・「五行」・

「運気」・「理」・「医意」・「痼疾」・「素難」・「本草」・「修治」・「相畏相反」・「毒草」・「薬能」・「薬産」・「人蔘」・「古方」・「名方」・「仲景書」・「傷寒六経」・「病因」・「治法」・「禁宜」・「量数」・「産蓐」・「初誕」・「痘疹」・「攻補」・「虚実」。

『医断』論争では、これら各章の内容がそれぞれに焦点となった。だが、反論の書を一番に板行した畑黄山がとりわけ「問題」としたのは、第一章「司命」、第二章「死生」、そして第三五章「痘疹」であった。畑黄山は『斥医断』の巻頭で、『医断』の「大息」すべき点を三点、「流涕《りゅうてい》」すべき点を二点、掲げる。(31)

まず、その嘆かわしい三点とは、すなわち、古来の医書や医説を排し医道を歪めている点、『傷寒論』に依拠すると称しつつ恣意的に処方を取捨したり妄説をくわえたりしている点、論が粗略なうえに「証」（症候群から導かれる疾病の本態）の見立ても杜撰で、「標本」（現れでた症状とその根本となる体内の原因）や病因を考慮することなく侵襲的な処方ばかりする点、である。吉益東洞は、それこそ書籍を読んで独学で医学を修めた新出の医師で、当時からその古典の素養には疑問の声が挙がっていた。従来の正統的な道筋で医学を習得した黄山からすれば、東洞の粗雑な議論は、とうてい看過できない無学な暴論と映ったのである。

いっぽう、より深刻で心痛に堪えないとされた二点とは、すなわち、「死生は医の与《あずか》らざる所なり」とうそぶき、医師のあいだに人の死を軽く視る風潮を生じさせかねない点、そして何より、嬰児にたいしても生まれつきの性質を弁別せず一律に侵襲的な処方をほどこし、ことに「痘疹」に残酷きわまりない治療をする点、であった。東洞の所説が、既存の医学や医術を刷新するのではなく退廃的な方向へと組み換え、さらにその追随者がいっそう弊害をひろげることを懸念したのである。

では、これら五つの論点のうち、「流涕」すべきとされた後二点、すなわち「司命」・「死生」と「痘疹」について、いますこし踏みこんで見てみよう。

まずは前者の、「司命」・「死生」である。[32] これら『医断』の冒頭を飾る論点は、二つの章にまたがり展開されるが、ともに医業の定義に関連している。『医断』はのっけから、当時の医師らにひろく共有されていた「医業＝司命」説を否定してかかる。

曰く、古人は扁鵲《へんじゃく》（中国古代の伝説的な名医、名は「越人」）の言葉に依拠して、医業を「司命」の官と称したが、それは誤りである。扁鵲は「疾、骨髄に在り、司命と雖も之を奈何すること無し」（病は骨髄に在るので、「司命」であっても手のほどこしようがない）と言ったのであり、医業を「司命」（命を司る者）と断定したわけではない、と。[33] そして、医業をきびしく「司命」から別《わか》ち、こう唱道する。

夫《それ》、死生、命《めい》有るなり。命は天の令なり。孔子の罕《まれ》に言う所、諸子の得て聞かざる所なり。医其《そ》れ夫《そ》の命を如何せん。蓋《けだし》、医は疾病を掌《つかさどる》者なり。之を掌疾の職と謂は、則ち可なり。司命の官と謂ときは、則ち扁鵲を誣《し》ひ来学を惑はす所以の者、斯《これ》より甚と為るは莫《な》し。学者諸《これ》を思へ。

人の「死生」（生き死に）には「命」（さだめ）があり、その「命」をさだめるのは「天」である（この言は『論語』にも見えるが、[34] かたがたが聞き漏らしているのだ）。「天」のさだめる「命」を、医者がどうすることができようか。むろん、疾病ならば医者でも扱えるので、医業を「掌疾の職」ということはできるかもしれない。しかし、それを扁鵲《へんじゃく》にこじつけて「司命の官」などと言おうものなら、勘違いしたまま医者になるものが現れ、その弊害は計りしれない。古典を引いて、うかつなことを言ってはならない、というのである。

この、医業は「司命の官」ではないという言明は、つまりは、医業の限界を宣言するものであった。東洞の弁は第一に、「天命」という、人の業では介入できない領域の存在を認めるところからはじまる。それは同時に、医業を

「掌疾の職」と位置づけ、医業の対象が「死生」ではなく「疾病」であることを明確にうち出す立場表明の言辞でもあった。

そのうえで、『医断』の論は、第二章の「死生」へとつづく。

死生は命なり。天より之を作《な》す。其れ唯だ、天より之を作すのみ、医焉《いづくん》ぞ能《よ》く之を死生せん。〔中略〕唯だ疾病に因て死を致すは命にあらざるなり。毒薬の能く治する所のみ。蓋《けだし》、死生は医の与《あづ》からざる所なり。疾病は医の当《まさ》に治すべき所なり。故に先生〔東洞をさす〕曰、「人事を尽して天命を待つ」と。苟《いやしく》も人事を之《これ》尽さずして、豈《あ》に命に委することを得んや。是《この》故に、術の明ならず方《はう》の中《あた》らずして死を致す者は命にあらず。古《いにしへ》の方を執て今の病に体し、能《よ》く仲景〔『傷寒論』の著者・張仲景〕の規矩に合《あはせ》て死するは命なり。諸《これ》を鬼神《きしん》に質《ただ》して、吾愧《は》ずること無きのみ[35]。

第二章では冒頭でふたたび、「死生」が「天」の「命」である以上、人の業たる医術でもってその「命」の内実は判断できないことを念押しする。医術は「死生」になど関与できないとの見解である。ただし、疾病で死ぬのは「天」のさだめる「命」ではないため、「毒薬」[36]をもちいて療治できる可能性があるという。「死生」という「天命」に属する領分と、疾病という「人事」のおよびうる領分とは、截然《せつぜん》と分かたれるのである。

とはいえ、「天命」の領分と「人事」の領分のあいだにある区分は、人知でもって測りえない。したがって、『医断』は、「天命」を云々することなく、ただ人のできること、すなわち眼前の疾病の療治に専念するよう説く。「人事を尽して天命を待つ」というわけである。拙劣な医術や処方によって患者が死ぬのは、「天命」とは言えない。疾病の状態をみすえつつ『傷寒論』にのっとった処方をし、それでもなお患者が死ぬなら、それは「天命」と言える。最終的に、あらゆる方策を尽したという確信の当否は、「鬼神《きしん》」（人知を超えた霊的な存在）の判定にゆだねるしかないが、それほどまでに疾病にむきあってはじめて「天命」は語ることができるというのである。

ひるがえって、「死生」の章の後半では、世間一般の医者が疾病という医者の唯一あつかいうる対象に対峙せず、はじめから患者の「死生」を語る風潮に、批判の矛先を向ける。

世医動《ややも》すれば輒《すなは》ち其死生を預定す。彼其意に謂《いへ》らく、吾手に斃《たふる》ときは、則ち名に害ありと。間《まま》一二中《あた》る者有り、益々其臆の爽《たが》はざるを信す。夫《それ》、声・気・色を察し、其の死生を眂《み》るは、『周官』〔古代中国の礼書『周礼《しゅらい》』の元題〕の命する所なり。豈《あに》不可ならんや。然りと雖も、之を察するに臆を以てし、之を眂《み》るに臆を以てす。其生者をして輒ち之を鬼籍に編せしむ。翹乎《けいこ》として手を束《つか》ね、以て其斃を待つ。是《これ》豈仁人の用心ならんや。故に既に其死を眂《み》るも、猶且《なほかつ》吾術を尽して、以て其或は生んことを望む、古の道なり。然して生きざれば、然る後に命と謂べきのみ。唯だ其名を重んず、故に唯だ其死を眂《み》、死生を刀圭《たうけい》〔薬匙《やくさじ》〕を執る間に忘るること能はず。以て惑ふ所以なり。唯だ其仁を重んず、故に唯其生を眂《み》。世医死すと謂ふ所の者、間《まま》起くる者有る所以なり。故に曰、「死生は、医の与からざる所なり」と。[37]

世の医者は、受けもちの患者が死ぬと自分の名に傷がつくと思いなし、早々に「死生」の見切りをつける（しかも、その臆断がときおり的中するので、本人らは自分の診断が正しかったと思いこむ）。たしかに、声・気・色（病人の様子）を診察することで「死生」を見きわめることは、できなくもない。しかし、そもそもの診察や診断を、「死生」の予断をもっておこなうのでは、生きられる者も死んでしまう。これは、「仁」の心をもつ人のすることではない、と手厳しい。

代わって『医断』がよしとするのは、万が一にも生きのびることを願い、死期のせまった病人にも、なお医術をほどこすことであった。わが名を重んじ患者の死期ばかりを気にかけていては、療治に迷いが生じる。そうではなく、「仁」を重んじ患者を生かすことに専心すれば、世の医者が見捨てた病人でも生きかえることがある、という。「死生は医の与からざる所なり」という主張は、他方で、同時代の医者への鋭い評言でもあったのである。(38)

それを聞くにつけ、想い起こされるのは、正徳・享保期に荻生徂徠や貝原益軒が呈していた医者評である。両者の評語には、おのおの表現の違いはあれ、「評判」や「虚名」ばかりに執着し医道の研鑽をおろそかにする当時の医者のすがたが描かれていた。とりわけ徂徠の『政談』は、病人の予後をはやばやと合点し、死を看取ることなく受けもちを辞する医者の態度を糾弾していた。死を察知するや病人を見捨てる態度が、儒学者・徂徠には医道の荒廃と映じたのである。

正徳・享保期の医学の主流は、むろん後世派であった。後世派は、前述のごとく、理論に淫《いん》する傾向があり、療治に際しては当たり障りのない処方をした。刻々と変わりつづける症状（証）を、それ自体療治すべき対象としてではなく、病因を語る徴候として診た。徴候はすぐさま理論に照らしあわされ、予後が見立てられた。儒学者らの見解とはべつに、『医断』はその後世派の、実証されない理論（「臆」）でもって「死生」を語る態度を批判した。そして、「死生」を不可知とする立場を明確にし、ひたすら疾病にむきあうことを提唱したのだった。(39)

これにたいして、畑黄山は『斥医断』で、医業は「死生」に深く関与するものだと、真っ向から論陣を張った。刑罰にたずさわる者と医者とは、へたをすれば無辜《むこ》の民を殺《あや》めてしまう可能性がある。そのため、『医断』のように軽々しく「天命」を口にしてはならない。また、「死生」は「天命」によるなどという理屈が通るようになれば、庸医凡工らがおのれの力量不足を棚に上げ、「病は取り除いたので、患者が死んだのは天命のせいだ」とうそぶくようになる。医者は虚心に、治る、治らないを判断すればよいのであって、「天命」を語る必要などまったくないと、五丁（一〇頁）にわたって自論を展開する。

そのうえで、古来の医道を定義し、それを「人の死生を知り、嫌疑を決し、治すべきを定む」(40)ことだと明言する。難しい症例であっても、病人の「死生」を見極め、治癒可能な場合にのみ療治をほどこす。その判断の際にこそ、医者の技量の巧拙が問われるのだという。そうした黄山の立場からすれば、『医断』の弄する「天命」論は、仕損じたときに医者が持ちだす「口実」としか映らない。

嗚呼《ああ》、治すべからざるを視て之を治さんと欲すは、愚なり。古人之《これ》を為さず。名に害あるが為にあらず、之を治すに益無ければなり。是《これ》扁鵲の桓公《かんこう》の薬《いやす》べからざるを視て逃走する所以《ゆゑん》なり。其の死生を執刀圭《たうけいをとる》の間に忘ると言ふは、諸《これ》を舟を操る者、覆没を檝棹《しよくとう》の間に忘ると言ふに辟《たと》ふ、豈《あ》に可ならんや(41)。

治らないものをそれと認めて治さないのは、わが名に傷がつくからではなく、無益で愚かなことだからだという。そして、『医断』が言及した扁鵲の逸話に触れ、扁鵲が斉の桓公の御前を無言で辞したのも、公の病がもはや手の施しようがない状態だと悟ったためだったではないかと切りかえす。「死生」を意識することなく療治をおこなうのは、転覆や沈没の恐れを顧みず船を操縦するようなもので、危険きわまりないと、畑黄山は、「死生」を予見することこそを医道の根底に据えたのだった。

かくて、『医断』論争は、一つに、医業における「死生」や「天命」の捉え方を争点としてくりひろげられた。「死生」を「天」の領分に属する事項として医業から切り離し、疾病の療治に注力するのをよしとするか、あるいは、「死生」の見極めこそを医者の本分とみなし、死すべき病者に無用な苦痛をあたえないのをよしとするかの対立である。病人の「死」ではなく「生」を眡《み》よという『医断』の提議は、医業という人為を審査する制度がない時代状況のもと、古典の解釈や「天（命）」の再審議へともつれこんだ。医者とは何をする者か、医道とはいかにあるべきかが、ここであらためて問われることとなったのである。

『医断』論争と疱瘡

（一）『医断』論争のなかの疱瘡

いま一つ、『医断』をめぐる論争の争点となった（畑黄山を「流涕」させた）のは、『医断』に説かれる身体に侵襲的な方剤である。わけても、『斥医断』が問題ありとしたのは、「痘疹」（本来は痘瘡と麻疹を総称する医学用語だが、ほとんどの場合、疱瘡をさす）にたいする処方である。東洞一門は、痘疹の毒を身体から排出すべく、巴豆《はず》・甘遂《かんすい》・大戟《たいげき》・芫《げん》花《か》といった峻剤（毒性が高い分、身体に強い作用をおよぼす薬剤）を好んでもちいた。これは、人参・黄耆《おうぎ》・甘草など「上品《じょうほん》」（無毒な養命薬）を多用し、脾胃の気の補益を重視した当時の一般的な処方からは大きく外れていた。

『医断』第三五章の「痘疹」を、つぎに引こう。

痘疹の証、古籍概《おほむね》見ず。東漢の初、始て之有り。本邦は則ち　聖武帝の時と云ふ。蓋《けだ》し天地人物、古今無く一なり。豈《あ》に古《いにしへ》之《これ》有る者、今に無く、今之有る者、古に無らんや。意《おも》ふに、古より之有ん。其名を伝へざるのみ。其の病たるや、始より癰瘍《ようよう》と異なること無し。治法も亦毒を除き膿を排するを以て主と為す。補瀉二法の如きは、則ち知らざる者の立る所のみ。蓋し毒酷ふして死する者を見るや、未だ毒尽て斃《たふ》るる者を見ざるなり。其斃るる者は、是《これ》酷毒壅塞《ようさい》の致す所なり。医其《そ》れ諸《これ》を詳にせよ。(42)

まずは前半で、古典籍のなかに痘疹の証が載らない事由を考察し、疾病自体は存在したが、それを名指す名称が今につたわっていないのだろうと推測する。そして、後半で、痘疹の本質を「癰瘍」(悪性のできもの)とさだめ、毒を除いて膿を出すことが主たる療法となることを説く。痘疹の療治には、一般に、「補法」(気や血の「虚」を補充する処方)と「瀉法」(気や血の「実」を削ぎ落とす処方)とがもちいられるが、これは療治の要諦を弁えない者が打ちたてた方法である。酷い症状で亡くなった者をみれば、それらがすべて、毒が尽きたためではなく、毒が体内に塞がったために死んだことは明らかであると、峻下《しゅんげ》剤をもちいての毒の排出を提唱する。

疾病がいかなる機序により生じたか(病因)、また、身体が目下「虚」・「実」どのような状態にあるか(証)は、ここではいっさい考察されない。したがって、「癰瘍」も「痘疹」も区別はされず、「万病一毒」とばかりに、ただ毒の所在を見さだめ、それを除くことを第一の治療方針とする。こうした東洞の療治の指針は、人知のおよばぬ領域を論じず、症状として現れた疾病のみに専心すべしという、「司命」や「死生」の章での主張にも通底する。疾病の発生機序やその種類の推察にかかずらうのでなく、疾病の本質たる毒を、ともかくも体外に追いやることを主張したのだった。

これにたいして、畑黄山の『斥医断』は、「除毒」一点張りの『医断』の粗雑な治療法を非難し、先人らの議論に慎重に耳を傾けるようにと詰め寄った。左が、その該当部分である。

痘疹の治法、大要癰疽《ようそ》と異なること無しと云うは、薛立斎《せつりつさい》の言なり。又曰く、宜《よろし》く表裏虚実寒熱を弁すべし。蓋《けだ》し表虚にして発表の剤を用ゐ、軽きときは則ち班爛《はんらん》す。重きときは起発する能《あた》はずして死す。裏実にして托裏の剤を用ゐ、軽きときは則ち痘毒を患ひ、重きときは則ち喘息・腹脹して死す。裏虚にして疎導の剤を用ゐ、軽きときは則ち以て貫膿・結痂し難く、重きときは則ち結靨・落靨する能はずして死す。治法豈《あ》に慎まざるべからんや。若《も》し果して除毒一法、能《よ》く痘を治すと為せば、亦易易《いい》たるかな。古今、小方脉〔小児科〕、牛刀をもって鶏を割き、長殳《ちゃうしゅ》をもって菁《せい》を刈ると謂ふべし。豈に其れ然んや。況《いはん》や起発、灌膿、結痂、三の者皆脾胃の栄養に頼る。妄《みだ》りに尅代《こくだい》の除毒を投じ、以て夭枉《ようわう》〔早世〕を招くべけんや。夫《そ》れ痘疹は嬰孩保生第一関隘と為すなり。術豈に斯《かく》の若《ごと》く粗なるべけんや。魏桂岩、順逆険の三法、及び銭仲陽、陳文中の論、各得失有りと雖も、亦後昆《こうこん》〔後世〕の則り取る所、其它《ほか》博く問審に尋て、敢て恣にすべからず。是古は医学の以て科を分け業を習ひ、精専を尊ふ所なり。[43]

『斥医断』の反論は、『医断』の「痘疹」の章の、もっぱら後半部分にむけられる。いわく、痘疹の治療法が「癰疽」に対するのとほぼ同じだと説くのは、なにも東洞の独創ではなく、すでに薛立斎《せつりっさい》[44]が言った事柄である。ただし、薛立斎は同時に、痘疹の療治には「表／裏」・「虚／実」・「寒／熱」という証の弁別が重要だということもあわせて説いている（さもなければ処方を誤り、悪くすると患者を死なせてしまう）。それからすると、どの小児も一律に除毒するという『医断』の治療法は、牛刀割鶏で安直に過ぎる。ましてや、痘疹が治癒するまでの、皮膚に発し膿をもち痂となる三つの過程が、脾と胃の生みだす栄養に依拠することを勘案すると、侵襲的な除毒剤の投与によりその栄養を下すのは、小児を殺すにひとしい。痘疹は、嬰児が遭遇する生存のための第一関門であり、そうした粗漏は許されないと、容赦ない。

　そのうえで『斥医断』は、痘疹の療治に参照すべき論考として、魏桂岩《ぎけいがん》[45]の、証を「順」・「逆」・「険」に弁別して各々に処方を講ずる説のほか、銭仲陽《せんちゅうよう》[46]や陳文中《ちんぶんちゅう》[47]など小児専門の医家らの議論を挙げる。そして、医家それぞれの所説には得失があるけれども、古来、医学が専門を細分化し、各専科のなかで諸説を考量し議論を深めてきたことを顧みれば、無下に先人の見解を廃するのは誤りである、と糾弾する。痘疹の療治には小児の生死がかかっていることから、考察に慎重を期したのだった。

（二）痘瘡科の来歴

畑黄山も指摘するとおり、同時代の大陸では、はるかに医学の専門分化がすすんでいた。元代には医学の一三科の専門分野が公的にさだめられ、以降も踏襲された。[49]それが、明代末に一一科に整理・統合されるにあたり、痘瘡を専門的に考究する「痘瘡科」があらたに立てられることとなる。[50]痘瘡にかんする記述の蓄積が、おそらくこのときまでに十分にすすんでいたためであろう。

ここで、大陸の医書のなかにあらわれる痘瘡の記述を遡ると、まず古典籍には、痘瘡と推定される疾病の記載は見られない。それが、ただ名称が伝わらなかっただけで疾病は存在したか（『医断』はこの立場をとる）、あるいは、疾病自体が存在しなかったか（『医断』論争において、堀江道元『弁医断』はこの立場をとる）、いずれを意味するかは見解の分かれるところである。痘瘡が往時、傷寒の症状の一つとして捉えられていた可能性もある（『備急千金要方』（六五〇年ごろ成立）には、「傷寒豌豆瘡」という症状の記載がある）。

痘瘡が一個の独立した疾病として、詳細に経過を記述されるようになるのは、宋代以降である。痘瘡独自の発症機序が病因論として語られ、治法が探られる。畑黄山が名を挙げていた、銭仲陽や陳文中の著作が刊行されたのも、この時期である。

たとえば、銭仲陽は、「痘瘡」を胎内で口にする「五臓血穢《けつえ》」の毒に起因するとみて、出生時にその毒を排出するよう説いた。小児が生前、胎内で食した「五臓血穢」が「命門」（生命・生殖に関連する腎、とくに右腎）に伏しかくれ、それが生後、「天行時熱」（年によって巡りくる熱邪）がもとで起こる食傷や驚恐に誘発され、痘瘡として発症するという説である。[51]

また、陳文中も、おなじく痘疹を、胎内でうけた毒の発したものと捉えたが、その毒の発生要因は母親の不摂生に帰した。というのも、小児の身体は胎内で母体の五臓の液により形づくられると考えられたことによる。母親が禁忌をわきまえず、味の濃いもの、辛いもの、酸いものや毒物を恣《ほしいまま》に食すると、その気は胎内につたわり、小児は毒（「三穢の液毒」、すなわち「五臓六腑穢液の毒」・「皮膜筋肉穢液の毒」・「気血骨髄穢液の毒」）に中《あた》ることとなる。「疹痘瘡」は、これら三種の毒すべてが生後に瘡として発する過程と解されたのだった（五臓六腑穢液の毒は水泡瘡として、皮膜筋肉穢液の毒は膿水泡瘡として、気血骨髄穢液の毒は膿血水泡瘡として発症するものとされた(52)）。

こうした、痘疹が胎児のときに宿された毒に起因するという医説があらわれたのは、疱瘡が中国各地で周期的に流行するようになったことと表裏をなす現象であろう。みながみな、幼少期に一度、おなじ病に罹患する。それを見た医家らは、先天的に胚胎される毒の存在を想定したものとみえる。痘疹科の専門書は以降も陸続と刊行されるが、この銭仲陽や陳文中の「胎毒」説は、諸家の講ずる医説の基盤となった。清代には乾隆帝の勅で医学全書『医宗金鑑《いそうきんかん》』（一七四二（清・乾隆七＝寛保二）年刊）全九〇巻が編纂され、痘疹科に五巻分の紙数が割かれたが、そこにも「痘」が「胎毒」に因ることが定説として明記された。

では、ひるがえって日本の状況をみるに、『医断』論争のおこったこの時点で、痘科を専門と名乗る医家は存在しなかった。日本において大陸の痘疹科の専門書が研究されはじめるのは一五世紀末、明に留学した田代三喜が李朱医学を日本に導入し、あわせて痘疹科の医説を紹介して以降である(53)。

田代三喜の門人・曲直瀬道三は、主著『啓迪集《けいてき》』（一五七四（天正二）年自序）において、「小児門」の一編としてではあるが、李朱医学の立場から諸書(54)の綱要を精選し、痘疹の病因や証の弁別方法、治療法を取りまとめた(55)。また、晩年に著した、日本で第一例となる小児科の専門書『遐齢《かれい》小児方』（一六三〇（寛永七）年刊(56)）でも、五〇項目の一つに痘疹をとりあげ、その解説にもっとも紙数を割いた。

いまここで、李朱医学導入期の痘疹の釈義がいかなるものであったかを、この『遐齢《かれい》小児方』よりうかがうと、たとえば、痘疹の発症機序は、こう説明されている。「瘡胎毒《かさたいどく》ニ因《よつ》テ命門《めいもん》ニカクレ、歳火《さいくわ》太《はなはた》過《すぎ》熱毒《ねつどく》流行《りうかう》ノ年《とし》ニアフニヨツテ、痘毒《づどく》コレニシタガツテ、発出《はつしゆつ》ス。軽重大略《けうぢうたいりやく》ハ心肝脾肺《しんかんひはい》ノ四蔵《ざう》ニ出《いつ》ル時《とき》ハ、治《ぢ》シヤスシ。シカレバ、腎《じん》ニ留《るう》邪《じや》ナクシテ、カルキナリ。若《(もし)》初《はしめ》発《はつする》ニ即《すなはち》腰《こし》イタミ、点《てん》ヲアラハス所《ところ》、紫黒《しこく》ナル者《もの》ハ、多《おほ》クハ死《し》ス。コレハ毒気《どくき》腎間《じんのあひだ》ニトトマツテ、発越《はつえつ》セザル故《ゆへ》ノミ」(57)。大陸の痘疹科の成果を、諸説とりまぜ、身体に先天的に宿る「胎毒」という着想や、「胎毒」と気候との関係性、さらには「胎毒」と五臓や諸証との関係性を自家薬籠中の物としている。

また、痘疹の診断法や治法についても、大陸の痘疹科の諸説が援用される。病みはじめの時期については、「傷寒」との違いを「傷寒《しやうかん》ハ表《ひよう》ヨリ裏《り》ニ入《い》ル。外感《げかん》ナレハナリ。瘡疹《さうしん》ハ裏《り》ヨリ表《ひよう》ニ入《い》ル。内傷《ないしやう》ナレハナリ」(58)と説き分け、この時期の多端な証のなかでも、「其耳《そのみみ》ノ後《しりへ》ニ紅《くれなひ》脉赤縷《すぢあかすぢ》アルヲモツテ、真《しん》トスルナリ」(59)と、痘疹を確定的に診断する方法を紹介する。治法としては、「首尾倶《しゆびとも》ニ、ミタリニクタスヘカラズ」と、無闇に下剤をもちいることを禁じ、「但《ただ》、温涼《うんれう》ノ薬《くすり》兼《かね》テ、コレヲスクヘ」と、適宜、温薬（黄耆《おうぎ》・陳皮《ちんぴ》・当帰《とうき》・紅花《こうか》）ならびに涼薬（前胡《ぜんこ》・葛根《かつこん》・升麻《しようま》・芍薬《しやく》）を使い分けることを説いた(60)。「医《い》、まさに色《いろ》を察《さつ》し、証《しよう》をつまひらかにして、表裏虚実《ひようりきよじつ》をわきまへ、薬《くすり》を用《もちゆ》へし」(61)というのである。

かくて、道三は大陸の痘疹科の成果を採りいれ、痘疹を一個の、小児に好発し特有の転帰をたどる疾病として切り出した。そして、痘疹をより精確に療治するためには、専門書の検討を通して、医者の前にあらわれでた症状（色）から身体に何がおこっているか（証）を弁別する診察眼を養うこと、ならびに、疾病の位相や状態の別に適切な処方をほどこすこと（すなわち「察証弁治」）が重要であると訴えたのだった。

はたして、道三の学統では、その学是が受け継がれ、痘疹の察証弁治を説く医書の考証がすすめられた。一七一六（正徳六）年には、三代目曲直瀬道三（玄鑑《げんかん》・亀渓老人）の原著になる、日本で最初の痘科の専門書『痘疹医統《とうしんいとう》』五巻が刊行される（同書は元来、学統内に伝わったが、仮名書き医学書の出版の波に乗り板行されたのだった）[62]。初代道三の『啓迪集』の引用書目が五種だったのにたいし、同書のそれは四八種をかぞえた[63]。証の弁別と方剤にかんする考証は、いよいよ精緻となっている。

いま、その一端をうかがうと、疱瘡の第一段階「起脹」の記述は、つぎのようであった。

夫《（それ）》放標《はうへう》ノ後、漸々ニ起脹ヲナス［起脹《きちやう》、一ハ起泛《きはん》ト云。痘ノ出テソロフテ大ツブニナルコトナリ。コレ点スデニ定テ毒気尽《（ことごと）》ク出ルトキヲ云ナリ］。痘瘡肥胖《ひはん》（ふっくりとなり）、一分ハコレ胎毒発出シ、一分ハ胖尽ク、則チ毒出テ尽《つくる》ナリ。不起《をこらさる》者アリ。或ハ元気本ト弱《（も）》ニ因テ、毒ヲ送《をくる》コトアタハズ。或ハ雑《ざう》（まじる）証阻滞《しようそたい》（ふさがりとどこり）スルコト有テ、升発スルコトヲ不得《（えざる）》ナリ。コレ発熱放標《はうへう》ノ時、調摂《てうせつ》ヲ失故ヘナリ。

（魏氏）保元湯

険《けん》症ノモノハ、将《まさに》長ゼントシテ光沢頂《くはうたくちやう》（いたたき）陥《かん》（くぼみ）不起《をこらざる》ナリ。出テ起《おこる》ト雖《いへとも》惨色（いたむいろ）不明《あきらかならざる》ナリ。漿行色灰栄《たんえい》セザルナリ。漿定光《くはう》（ひかり）潤《じゆん》消セサルナリ。漿《しよう》老テ湿潤《しつじゆん》不斂《おさまらざる》ナリ。結《けつ》（むすぶ）痂《か》（ふた）シテ胃弱内虚ナリ。痂落《ふたおち》テ口渇シ不食ナリ。痂《ふた》ノ後、癰腫《ようしゆ》ヲ生ズナリ。癰腫潰《ついへ》テ斂《おさまる》コト遅《おそき》ナリ。並《ならび》ニ此ノ方ニ宜シ。或ハ川芎《（せんきゆう）》ヲ加ヘ、或ハ桂《（けい）》ヲ加ヘ、糯米《べい》（もちこめ）ヲ加ヘテ以テコレヲ助《たすく》。

人参二銭　黄氏三銭　甘草一銭　生姜　水煎服ス[64]。

ここで詳細についての検討は割愛するも、一見して知れるのは、記述が『啓迪集』や『遐齢小児方』さらに微に入《い》っていることである。冒頭で「起張」時に特徴的な症状と毒の様態とが説明されたあと、「保元湯」以下、「補中益気湯」・「内托散」・「八物湯」・「拓裏散」などの処方が紹介される。そして、それぞれの処方にはさらに、「済世全書ニ云」・「方考ニ云」と諸書の考証がつく。これが「起張」につづき、以下各項目において延々とつづくのである。道三流の医学において、療治の適確さは、浩瀚な医書の考証と察証弁治の考量の延長線上に追究されたのだった[65]。

他方、田代三喜・曲直瀬道三以降の日本における痘疹の研究は、専門書として結実するのみならず[66]、より広範な書物の疱瘡の記述にも影響をあたえた。たとえば、さきに全面的に引用した百科事典『和漢三才図会』（一七一二（正徳二）年刊）の「みつちや　痘痕」の記述が、その一例である（本書六六―七七頁）。とりわけ、疱瘡の発症から治癒までの転帰がしるされた段は、まさしくこの時代の産物である。疱瘡が胎毒によるという説には疑問がさしはさまれるものの、種々の証の見立てや予後の吉凶については、大陸の痘疹科の成果がなぞられている。

また、後世派の代表的な医家・香月牛山《かづきぎゅうざん》の小児科書『小児必用養育草《しょうにひつようそだてぐさ》』六巻（一七一四（正徳四）年刊）でも、疱瘡について説く巻四・五では、大陸の痘疹科の医説が多く開陳された[67]。同書は、ひとびとの日用に供するという目的から国字でものされ、疱瘡神祭祀や酒湯の儀礼など、列島各地の習俗からもひろく題材が採られた。しかし、こと「痘瘡《いも》」の医学的な説明にかんしては、もっぱら大陸の医書に典拠がとられ、胎毒と時行（ある時点でめぐりきたることをさす専門用語）の熱邪による病とされた。そして、「発熱」・「放標」（見点）・「起脹」・「灌膿」の各時期における証と方剤とが細かに説かれたのだった。

かくて、『医断』論争のおこった近世中期というのは、日本の医家のあいだに、金元代以降の大陸の医学が浸透していた時期であった。種々の理論が日本に紹介され、医家らは実直にその消化につとめた。痘科についても、それを専門として標榜する医家こそなかったものの、大陸で刊行される専門書は、逐次考量に付された。

諸症状をもとに、疾病の本態としての証を推論するという李朱医学の方法論は、中世までの日本の医療からみれば、きわめて体系的であった。それはまた、治法とも一体で、証の見立てさえ定まればおのずと療治の方針がかたまるという実用性も有していた。厳格な証の診断と治法の選定は、患者の生を慎重に保全するための必要な手続きであった。

ただし、その方法論は、のちに古方派という反省的な潮流を生みだしたように、患者や疾病を診ることから離れ、理論に淫するきらいがあった（元禄年間以降、仮名書きの医書が多く出版されるようになった事由には、書籍商側の事情や医生の側からの需要とはべつに、そもそも李朱医学には知識偏重の性向があったことを指摘できるかもしれない）。患者と医家とのあいだは、療治の経験ではなく、膨大な医書群により取りもたれていた。荻生徂徠や貝原益軒が目撃した、患者や疾病から乖離した医療のあり方は、李朱医学を奉ずる当時の医療の趨勢により来されていたのである。

してみれば、『医断』論争において、「司命」・「死生」や「痘疹」の方剤が争点に浮上したのは、いちど浸透をみた李朱医学が、しかし、思想と実践の両面において、そのままでは立ち行かなくなっていた証左としてみることができよう。近世中期の日本では、古典籍に載らない疾病の出現が問題となり（疱瘡と梅毒は、その代表であった[68]）、あらたな治療法がもとめられていた。

後世派（黄山の処方は古方であったが、『医断』論争での立ち位置はこちらに近い）の治療指針にしたがえば、証の診断がつかないうちは、医者は療治をおこないえない。また、かりに悪証の診断となった場合には、「死生」を悟って療治を中止することとなる（「評判」や「虚名」ばかりを気にする医者像が生まれたのは、この後世派の治療指針に一端がある）。たいして、『医断』は、根拠の不明な理論や「死生」の予断にとらわれず、疾病にむきあいつづけることを説いた。それは旧来の医学からすれば、非常に粗雑で残酷に映ったかもしれない。だが、吉益東洞の一門にとっては、理論を偏重した医療を、患者や疾病のほうに引きもどす荒療治だったのである[69]。

（三）療治を尽して死を起こす——吉益東洞『痘瘡新論』

では、東洞およびその一門は、後世派の治療指針を否定するかわりに、どのような療治をおこなっていたのか。『医断』論争で問題となった疱瘡の方剤につき、あらためて確認しておく必要があろう。ただし、『医断』の「痘疹」

の章の記述は、簡略にすぎる。そこで、つぎには吉益東洞が疱瘡の治療指針を一書にまとめた『痘瘡新論』（成立年不詳）を概観してみよう。

『痘瘡新論』は、痘疹の発症から治癒までを、「第一」から「第五」まで五段階に分け、各段階での留意点と症状別の処方とを書きつける。以下、順に追うと、「第一」は、初日・二日目・三日目の「序熱（ほとぼり）」の段階である。その一節を見るだけでも、先に引用した三代目曲直瀬道三（玄鑑《げんかん》）の『痘疹医統』と、あきらかに療治法の書きぶりが異なることが分かるだろう。

サテ序熱ノ時、痘ト知ラハ先ヅ紫圓《しえん》ヲ以テ急ニ是ヲ下スヘシ。怪利三四行シテ後、葛根湯或桂枝湯ヲ以テ是ヲ発越スベシ。或桂枝加大黄湯用ルコトモ有トモ、大黄力緩ク、紫圓ノ手早ニハ劣リ、其上、大黄ハ味苦ク小児ニ多ハ用ヒ難シ。殊ニ痘瘡五六日目ヨリ以上ハ甚下スヲ忌モノナレハ、序熱ノ間、或ハ四五日目児点《ママ》カカリタル時、急ニ下剤ヲ用テ手早ク下シテ、手早ク下剤ヲ止ヘシ。此掛引《かけひき》、能《よくよく》心得ベシ。序熱ニハ下剤ヲ少モ恐ルヘカラス。紫圓ニテ急ニ下シテ急ニ薬ヲ止トキハ、少モ内攻ノ患ナシ。至テ軽キ症ハ下スニモ及バズト云ヘトモ、痘三四分以上ハ必ズ紫圓ヲ用ヘシ。三四分以上ノ痘、序熱ノ時ニ下サザレハ、痘毒服裏ニ欝結《うつけつ》シテ、十二三日目必ズ悪症出ルコトナリ。痘重キモノ、十二三日シテ悪症出タラハ、縦《たと》ヒ扁鵲・華陀ト雖モ、如何トモスベカラス。序熱ノ時ニ毒ヲ減シ置トキハ、起脹・灌膿トモニ甚快ク、結痂モ亦早シ。下スコトハ、譬《たとへ》ハ水入ノ器ニ穴二ツアケタルカ如シ。発越格別ニ快シ。〔中略〕医タルモノ、此処ヲ能々勘弁シテ其機ヲ誤ラス療治セハ、産ト痘トハ程ノ知レタルモノナレハ、メツタニ死ニ至ルコトハ有マシ。余ツラツラ見ルニ、世間ノ痘ハ療治ノ仕誤リニテ非命ニ死スルモノ数ヲ知ラス。随分心ヲ尽スヘキコトナリ。(70)

熱の正体が痘瘡だと判明し次第、まずは「紫圓《しえん》」でもって速やかに下すよう、東洞はいう。紫圓というのは、巴《は》豆《ず》・代赭石《たいしゃせき》・赤石脂《しゃくせきし》・杏仁《きょうにん》の四味からなる方剤で、峻烈な瀉下薬である。この段階で十分に下しておかなければ、「痘毒」が身中に鬱結して、一二、三日目に必ず悪症が出るという。みだりに下してはならないと、周到に考証をかさねる後世派とは、真逆をいく。

手早く下し、手早く止める、この「掛引《かけひき》」こそが療治の勘所であり、逆にそこさえ誤らなければ、患者が死ぬことはまずないと、同書は断定的に論じる。東洞にとって、患者の「非命」の死とは、医者の療治の拙さがまねく結果にほかならなかった。

つづく「第二」段階は、四日目・五日目の「見点（ものばな見ゆる）」と、五日目・六日目の「出斉（出そろい）」の、二つからなっていた。「見点」は、その色が桃の花のように光沢があり高く盛りあがっているのが吉であるが、さもなければ、毒が身中深く固まっているため、毒を排出する薬や無毒化して体表に導きだす薬をもちいるようにと、東洞はここでも毒を攻めることを説く。そして、世間の医者が「虚寒の症」と称して温補《おんぽ》の薬をもちいる白い「見点」についても、「是、毒内ニ結テ表発ノ気少故ナリ」と、その治法の誤りを指弾する[71]。早い段階から身体に「虚寒」をみてそれらを補おうとするのではなく、体力のあるうちは積極的に毒を減らし、のちのち難症に陥ることを防ぐのをよしとしたのである。

しかしながら、「見点」の頃になると、名医には患者の「死生」を分かつ悪症が見えはじめる。悪症がかならずしも死につながるわけではなく、力を尽くし、心を尽くして療治すれば、いかほどにも「活路」[72]はある。ただし、悪症を悟ったときには、その旨を病家に伝え、今後も医者の指示にしたがうか否かを確認しておくようにと、東洞はいう。というのも、「見点」の段階では、悪痘であることが素人目には分からないため、病家はにわかに医者を信じず、後日一二、三日目になって様態が急変するのを見て驚き騒ぐからである。したがって、この時点で医者の説明を受けいれないようなら、患者を療治してはならないと、さしもの東洞も突き放している。

「第三」の段階は、七日目・八日目の「起脹（山あけ）」と八日目・九日目の「行漿（水もり）」である。このとき痘は、通例、豌豆のように大きくなる。それが起こらないのは、「毒気」が身中に鬱結している証拠であるため、一角や熊膽《ゆうたん》など、毒を排出する薬をもちいるよう東洞は説く。

また、起脹以降、患者は大事な局面にさしかかるとして、痘が「内攻」せず「発達」する（体表にあらわれる）よう、微に入り細を穿って忠言をあたえる。とりわけ強調されるのは、寒暖の変化を病人に悟らせないようにすることである。寒気の時節であれば、床を家屋の奥深くに設け、戸や障子は閉めきり、昼夜をとおして火鉢の火を絶やさぬよう厳命する。痘は身体の内から外へと「発達」するものであるが、「風寒」が障れば、「発達」をうながす気が萎えてしまい、つぎの「灌膿」の局面で、痘が「内攻」に転じるからであった。

さて、その「灌膿」であるが、これは「第四」段階（一〇日目・一一日目の「灌膿（膿もり）」ならびに一一日目・一二日目の「収靨・結痂（かせる）」）に振りあてられる。このとき、経過が順調であれば、痘の中の漿液はしだいに膿に変わり、便秘になる。膿は体内の毒が外に出たことの、また、便秘は痘を外へ押しやる気が泄《も》れていないことの、表徴なのであった。そのため、膿がかからず経過が悪い場合には、毒の「内攻」を疑い、腹の状態をよく診るよう東洞は言う。

この難局においては、死の診断がちらつくこともある。だが、東洞はなおも「死ヲ起ス秘術」を語る。たとえば、「湯浴ノ法」がそれである。

若《も》シ癢《かゆ》ミ甚《はなはだしく》シテ忍ヒ難ク、大ニ悶乱シテ段々ニ面ノ張引ハ、死ヌルコト近キニ在リ。此時ニ至テハ湯浴ノ法、行フヘシ。熟睡ノ後、忽《たちま》チ更ニ起脹シ、絶食ノ者モ極テ一碗斗《ばか》リハ食シ、癢ミモトント止ムナリ。アトヲ随分、内ヨリ張リ、再ヒ引入ラサルヤウニスヘシ。変　再《ふたたび》起ラハ、又活《いく》ルノ路無シ。此法至テノ妙法、死ヲ起ス秘術ナリ(73)。

『痘瘡新論』の巻末に「痘瘡主剤」としてまとめられた方剤録によると、「湯浴ノ法」の具体的な手順は、つぎのようであった。「密室ノ内ニテ風寒ヲ遠サケ、大ナルタライニ熱湯ヲ取リ、米ノ糠ヲ袋ニ入テ絞リ出シ白水ト成シ、忍テ手　漫《ママ(ひた)》ス位ニアツクシテ、病人ヲ浴セシム。手拭ニテ惣身入、湯ヲカケ　癢《かゆ》キ所、随分ニ漫《ママ》スヘシ。甚快キナリ。暫《しばらく》　シテ湯ヨル《ママ》上ケ、急ニ和ラカナル手拭ニテ水気ヲ拭イ去リ、手早ク包ムヘシ。夜着・蒲団ヨリハ三倍ハカリキセテ、息ノ出ルヤウニシテ、面頭モ厚ク覆イ置ヘシ。癢ミ　忽《たちま》チヤミ、煩乱静リ、熟睡スルコト二時ハカリ或ハ半日ニシテ、初メテ覚メテ、何《いか》ヤウニ絶食ノ者ニテモ一碗ヲ進ムヘシ。快ク食スルニ、痘再ヒ起リ、色ウルワシク、死中生ヲ得ヘシ(74)」。病人を熱湯に入浴させて、起脹（すなわち毒の「発達」）をうながし、死中の生を期するわけである(75)。

「灌膿」はまさしく療治の正念場であり、秘術が繰りだされる苦境なのであった。医者は患者の「死生」に関わらずという立場を標榜する東洞も、このときばかりは、医者の判断次第で患者の命運は左右されると、投薬ひとさじにも注意をおこたらぬよう釘をさす。「灌膿ノ時、毒気ノ有無ヲヨクヨク心ヲ付テ見ルヘシ。病人ノ性命、医者ノ方寸《はうすん》〔むねの内〕ニカカル大功ナルコト、云ヘカラス。毒気内ニ実シ、熱内ニ蒸セル時ハ、表ニ達スルノ暇《いとま》無ク、先《まづ》内ヲ傷《やぶ》ル。外モ亦、従テ焦枯スルナリ。終ノ死症ハ此時ニ判ル。必ズ薬ヲ誤ルヘカラス(76)」。そして、以下に解毒薬を列挙する。

「灌膿」につぎ、東洞が「死生ノ関、危キノ至(77)」と位置づけて、いよいよ療治の限界を語るのは、「収靨」の局面である。わけても、身体の内から外へと張りだす元気が尽き、「外剝」という症状に陥ると、死は朝夕に避けられないという。「毒気」によって痒みが増した痘を、病人が看病人の制止も聞かず、枕や布団に摺りつける。すると、頰や額の痘が破れて赤剝けとなり、血が滴り出はじめる。それを機に、「痘毒」はみな「内攻」に転じ、寒戦（身震い）・交牙（歯ぎしり）・絶食・大渇・下痢・声嗄れなどの悪症が、種々競うように生じる。そして、最後には、急に目を見開き、煩躁悶乱して死に至るのだという。

「此ニ至ハ活術窮ル。如何トモシ難シ」(78)。あらゆる症状にたいして「活路」を探り、「死ヲ起ス秘術」を説く東洞も、「外剝」にたいしては療治の法を挙げない。ただし、この「収靨」の時期に、世間の医者が人参を多くもちいているのは誤りだと難をつける。痘は毒気・熱毒の烈しい疾病であるので、附子や人参など、体を温める薬剤をみだりに入れてはならないという。かわりに、東洞がここでも徹底して説くのは、毒の排斥である。「兎角、内ニ積蓄タル毒、ノコリナク攻取ハ、発スヘキモノハ自ラ発ス、収ヘキハ自収ル。自然ノ道理ナリ」(79)と、「第四」の記述を結ぶ。

最後の「第五」段階は、一三日目・一四日目の「落痂（ふた作る）」である。痘の皮は赤黒い痂となって落ちはじめ、大小の二便も通常にもどる。この段階に至ると、死亡する者はほとんどない。しかし、痘がじくじくと潰れたままで熱があり、寒戦・交牙・大渇・絶食・下痢・嘔吐等の症状が現れる場合は、死症という。ただし、その場合でも、ひるまず下せと東洞は叱咤する。

三黄湯〔「変に応ずる主剤」の一つ〕、或ハ腸胃承気〔同〕・大承気〔同〕・赤小豆湯・紫圓ノ類ニテ、急ニ下スヘシ。毒気下リ尽テ、命保ル者ハ死中ニ生ヲ得。亦妙法ナリ。然レトモ、〔一三日目〕以前ハ此法行ヒ難シ。如何トナレハ、表ニ未タ毒化セス充満シテ有レハ、下剤ヲ行フニ付テ、表ノ毒漸々《ぜんぜん》ニ内ニ入リ元気極テ続キ難キナリ。十三日以後ハ、外面潰爛シテアリト雖トモ、日数立タル故、追々内へ引入ル毒気少キナリ。故ニ幸ニ内ノ毒気ヲ下シ尽セハ、万死ノ中ニ一生ヲ得ナリ。是《これ》必死ノ症、又他術無ト思ハハ、断然トシテ此法ヲ行フヘシ。恐レテ疑擬スヘカラス(80)。

一三日目までは、膿や痂になりきらない毒が体内に充満しているため、下剤では排出しきれない。しかし、一三日目以降であれば、毒は多少体表に発しているため、うまくすれば体内の毒を下しきれるかもしれないと東洞はいう。成功の見込みは限りなく低いが、それでも敢然と、万に一つの生の可能性を探るよう割り口説くのである。

以上、『痘瘡新論』を一覧するかぎり、東洞は『医断』でしめした治療方針を、疱瘡の療治においても貫いていたようである。病人の症状は、刻一刻と変化する。それを、すべて毒の様態によるものと一元的に捉え、その排出に注力する。先だつ理論に照らして診断や患者の「死生」を語るのではなく、患者の命数が尽きるまで一途に疾病にむかうことを、東洞はよしとしたのであった。

じっさい、東洞は疱瘡の療治にあっては、徹底して毒を攻めたようである。門人の巌渓嵩台《いわたにしゅうだい》が編集した東洞の治験録集『建殊録《けんしゅろく》』（一七六三〔宝暦一三〕年刊）には、全五四編の治験録が収録され、そのうち三編が「痘」をわずらった事例であるが、そのすべてで紫圓（『痘瘡新論』でも推奨されていた峻下剤）が処方されている。一例目の、京都のある家の下女が発症した例（第四四編）、および二例目の、京都の儒家の子息が三歳で発症した例（第四五編）では、紫圓の投与後に、激しい下痢症状がひきおこされたものの、諸症状は引いたという(81)。

しかしながら、『建殊録』の大尾に置かれた三例目では、紫圓の服薬後、患者は死亡する（第五四編）。東洞の四歳になる息子「千之助」である。「先生令子千之助、四歳にして痘を患ふ。証候、甚だ急なり。紫圓を為し、之を飲ましむ。頗る其効奏すと雖も、病勢転迫、卒《つひ》に救ふべからざるに至る」(82)。紫圓はいっとき功を奏すが、その後、病状が一変し、「千之助」は事切れたのだった。とはいえ、治験録によれば、東洞は自身の息子を失ってもなお、治療方針や処方を変えなかったという。治験録第五四編の記載は、さらにこうつづく。

後数年、其妹四歳、亦痘を患ふ。瘡窠《そうか》概密、色亦紫黒、呀咬喘鳴、悶苦に勝《た》へず。先生亦紫圓を為し、之を飲ましむ。是に於て、族人某者諭して曰、「嚮《さき》者に或ひと先生を訾《そし》りて曰、『東洞の方を処《さだ》むるや、内外を論じず、諸疾必ず之を下す。是《ここ》を以て竟《つひ》に其子を殺す』と。而して今亦之を下す。如《も》し不諱《ふき》有らば、則ち不慈の譏《そしり》無きことを得んや」と。先生曰、「方証相対、其毒盛にして死ぬは、是《これ》其命なり。豈《あ》に毀誉に拘て吾操を変えんや」と。益々之を飲ましめて休《や》めず。諸証皆退きて、全愈す。(83)

「千之助」の死から数年後、今度はその妹が痘を病んだが、東洞はまたしても紫圓を処方する。一門の者がそれを諌めて、「東洞は療治において病因（内因・外因）を勘案せず、ただ下すことしかしない。それで、わが子までも殺してしまった」という者がいます、ふたたび下剤を処方し、取り返しのつかないことにでもなれば、情け知らずと罵られることは必定です、と訴えた。しかし、東洞は、方証相対、毒が盛んで紫圓でもっても下せず死ぬのであれば、それはその者の命運である。人の評価を気にかけ、治療方針をかえることなど、ありえない、と言い放ち、紫圓を飲ませつづける。結果、諸証はすべて退き、娘は全快したのだという。

引用中の「方証相対」とは、「万病一毒」とならぶ、東洞の医説の根幹となる所見である。さまざまな症状から病因や発症の機序を診察して証を推定し、その証に合う処方を演繹的に導きだす（李朱医学や道三流のいう「弁証論治」・「察証弁治」）のではなく、療治の対象として症状それ自体に照準し投薬をおこなう。症状を、証を構成する徴候の一つとして理論体系に照らして解釈するのではなく、そのまま疾病の本態とみなすのである。それゆえ、病因は考察せず、万病一毒、いずれの疾病もただ毒に因るという。

じっさいに、『建殊録』の「痘」の治験録にも、虚実や表裏という文言は、一文字もあらわれない。かわりに、肌に紫黒い痘が稠密にあらわれ、歯ぎしりをして、ぜいぜいと甚だ息苦しそうにしているという症状がそのまま、紫圓の適応に結びつけられている。処方は、症状により直示されているのである。推論のまぎれこむ余地をそぎ落とし、病変に応じて機を逃さず療治をほどこす。東洞の疾病への張りつき方は、徹底している。万一、病人が亡くなることがあっても、それは天命であり、医者の療治とはなんら関らぬことなのであった[84]。

かくのごとく、『医断』で表明された「死生」や医業にかんする見解は、じっさいの疾病の治療においても実践されていたことがみてとれる。東洞は、(『建殊録』の記述に乗ずれば)わが子の生命やみずからの評判など意にもかけず、独自の療治の指針を打ちだし貫いた。

『医断』論争が、一過性の思想上の衝突におわらず、数十年間もつづいたのは、してみれば、それが論者それぞれの実践にねざした治療指針の対立としてあったからといえる。田代三喜・曲直瀬道三以降におこった後世派は、大陸の医書の考証をとおして、日本の医療に理論的な体系と豊富な方剤の選択肢を導入した。その細心の診察と処方は、「天命」にたいする医業の領分をみずから規定することにもつながり、医家らは療治の可能な対象と不可能な対象とを峻別した。たいして、東洞の一門は、後世派が療治の対象から放擲《ほうてき》した諸疾や、梅毒や「膈噎《かくいつ》」などの難治証にも、果敢に挑んだ。眼前にあったのは、理論体系越しの、証としての疾病ではなく、ただ療治すべき諸症状としての疾病である。あたうかぎりの療治を尽くして、患者の生き死には「天命」に委ねたのだった。

この、相容れない見解の対立は、「考証学派」や「蘭方」など諸々の医流の興隆をうながしつつ、近世期末まで、その後もつづいてゆく。

第二節　人痘種痘の実践

崎陽での人痘種痘法の伝授

（一）堀江道元『弁医断』より

近世中期に、『医断』（一七五九（宝暦九）年刊）に触発されておこった論争は、それ自体、当時の医療の様態を集約しており、奥行きが深い。「日本に於ける疱瘡の沿革」という観点に絞ってみても、『医断』論争には、疱瘡という疾病をめぐり、このとき医家らがどうむきあい療治していたかが約言されていた。排毒の一手を主張する『医断』にたいし、第一の反駁の書である『斥医断』は、生きるべき者を生かすよう、ひろく諸書にあたって慎重な投薬をするよう説いたのだった。

だが、いま一つ、『医断』論争が「日本に於ける疱瘡の沿革」からみて看過できないのは、そこに日本列島における「種痘」の最初の実施例が刻まれることである。久留米藩藩医・堀江道元が江戸で刊行した第二の反駁の書『弁医断』（一七六六（明和三）年成立）である。

堀江道元は、さきに板行されていた畑黄山『斥医断』（一七六二（宝暦一二）年刊）を知らずに同書を著したため[85]、全体としてみれば、『弁医断』の論点は『斥医断』のそれと一部重複する。しかし、『医断』の「痘疹」の章にたいしては、『弁医断』は『斥医断』とまるで異なる切りこみ方をする。

まずは前半で、『医断』の呈する第一の主張、すなわち、痘疹は上古より存在したという説を再考に付す。

痘疹の一証、上古は無き所なり。若《も》し或いは此有らば、古人豈《あ》に置きて論ぜざらんや。何を以て之を言はんや。蓋《けだ》し、我が九国辺邑に大村・五島なる者有り。其の俗 古《いにしへ》より、痘疹を悪《にく》むこと蛇蝎の若《ごと》し。然る故に、近邑に在て或いは是《こ》の証有らば、其の行旅を禁じ入境を得さしめず。已《や》むを獲《え》ざれば、必ず祓禳《ふつじやう》して入るを許す。故に其の両邑、今に迄《いた》ると雖も、多くは痘を患はず。是《これ》に由て之を観れば、外に是の気有れば、則ち内毒乃ち相感じて出、如《も》し是の気無くんば、毒亦た由りて外に発すること末《なき》なるかな。但し、嘗て其の流行せざる時、間《まま》一二之《これ》を患ふ者有り。則ち是れ亦た偶《たまたま》感ずる所有りて或いは然るのみ。然れば斯《かく》の若《ごと》き者は毒多し。重重ならねば、則ち大行の気に感ずるにあらず。必ず宣発より易《やす》からず。彼〔東洞をさす〕今是の証有るを以て、遂《つひ》に必ず古に無くんばあるべからずと謂ふは、蓋し僻論《へきろん》なり。何となれば則ち、彼《か》の大村・五島、蕞爾《さいじ》の一両邑にあらずや。猶ほ且つ是の気無くんば、則ち亦た是の証を患はず。而《しか》るを況《いは》んや天下の大に於いてをや。又た況はんや古今の遼邈《れうばく》に於いてをや。然らば則ち其の説の通じざるなり。従て知るべし。

『医断』の所見にたいし、『弁医断』はのっけから、痘疹はかつて存在しなかったと断言する。論拠とするのは、九州の大村と五島にみられる、習俗と痘疹の流行との関連性である。九州の大村・五島では昔から痘疹を非常に嫌い、近隣で流行があれば、外部の者の入境を禁じ、やむなくば御祓《おはらい》をうけさせる措置をとる。そのため、大村・五島では今にいたるまで、多くの者が生涯痘疹をわずらうことがない。

そこで『弁医断』は、その事由を推測し、痘疹の発症を誘発する気の存在に言及する。すなわち、外に痘疹を誘いだす気があれば、体内の毒はそれに応じて発出し、逆にその気が無ければ、毒は契機を逸したまま外に顕れでることはないというのである（大村や五島で痘疹の流行がみられないのは、そこに大地を経めぐる「大行の気」がおよばないからなのであった）。痘疹が流行していないときでも、一人二人、罹患することもあったが、それもまた、体内に毒を多く蔵する者がたまたま例外的にその気に感じた事例と解された。

かくして、『弁医断』は『医断』の見解を僻論として斥ける。五島・大村のような小村ですら、誘発する気が無ければ、ひとは痘疹を発症しない。ましてや、天下は広大で、また往古は今に隔たること果てしない。にもかかわらず、現在ひろく存在するからといって、痘疹が過去にも存在していたと結論づけるのは料簡違いであると、否定するのである。

ここで留意すべきは、本書の第一章でもみた無痘地の事例が、医説の正当を論証する過程で引きあいに出されていることである。『医断』論争がおこる一八世紀半ばは、大陸由来の痘疹にかんする医説をひととおり摂取する段階から、それらを批判的に検討し日本列島の事例と擦りあわせてゆく段階への移行期でもあった。その際、吉益東洞のように大陸の医説にかわる一家言をたてる者もあれば、堀江道元のように大陸の医説を身近な事例に援用してゆく者もあった。その詳細については、次節以降において検討しよう。

ではひきつづき、『弁医断』の「痘疹」の章の記述を追うと、さきの引用の直後に、その内容は一変する。突如として「種痘」が話題に上るのである。

先に是れ一種痘科李仁山《りじんざん》なる者、唐より有りて崎〔長崎〕に来たる。鎮台我が二三生に命じて其の種法を受けしむ。是に於て、始めて未だ出でざる前に予め軽重を看、已に出づる後に其の吉凶・虚実等を弁ずる法を聞く。形に色に脉に音に、備はらざる所靡《な》し。乃ち吾が従前に痘を視るの殆んど孟浪《まうらう》なるを悟るなり。余因りて鎮台《ちんだい》〔当地の奉行所〕に請ひ、今其れ殆んど二十人に試種す。出痘の後験《ため》すに、其の軽重・多寡、悉《ことごと》く李氏の予め言ふ所の者のごとし。誠に亦た奇なるかな。且つ其の種法、水苗有り、旱苗有り。種後必ず七八日の間を待てば、乃ち発熱有り。発熱して見点し、見点して起脹す。一《いつ》にして時痘にしかざる莫《な》し。是《これ》に由りて之を言へば、其の挑毒の気、先《ま》づ外に感じて後、毒其の内に従ひて出づるにあらずや。又た其の毒の六経を循行するや、乃ち熱病伝遍の勢のごとくにして、然る後、其の外に発出するにあらずや。嗚呼《ああ》、造化黙運の機、豈《あ》に啓者の能《よ》く測窺する所に款《とどま》らんや。

彼〔東洞をさす〕の「痘に補法無し」と謂ふの非たるは、則ち前の諸弁を観て推すべし。故に復《ま》た贅をなさず。(86)

引用にいうに、先般、大陸の清朝から、種痘科を専門とする「李仁山《りじんざん》」（「りにんさん」とも）という者が長崎に来航した際、長崎奉行所が著者・堀江道元ら数名に命じ、李仁山について種痘法を習得させたのだという。李仁山より、痘の形や色、病人の脈や様子をもとにして、発痘前に症状の軽重を知る方法や、発痘後の経過や病状を見きわめる方法を聞くにつけ、道元は、自分のそれまでの診察がいかに粗漏であったかを悟る。そこで、鎮台に許可を得て、みずからもおよそ二〇名の者に種痘をほどこし経過を観察したところ、症状の軽重や痘の多寡は、李仁山の説明に違うところがない。道元はそれをみて、「誠に亦た奇なるかな」と、種痘法を絶賛したのだった。

李仁山の伝えた種法には「水苗」法と「旱苗」法があったが、いずれにせよ、種えてのち七、八日で発熱し、つづいて見点、起脹と、「時痘」（自然界で流行する痘瘡。痘瘡は、天行の「時気」に胎毒が誘発されて発症するという病因論にもとづく呼称）と変わらぬ経過をたどった。ついては、道元はその機序について思案をめぐらし、こう推論する。体内の毒は、種痘法によって外から注入された「挑毒の気」に触発され、体表へと発するのではないか。その機序は、熱病が発するのとおなじく、「六経《りっけい》」（人体に張りめぐらされ臓腑をつなぐとされた六つの経脈）に沿って順に毒が体内をめぐり、最終的に皮膚に顕れるのであろうか。もっとも、こうした推論も、あらためて思い知る自然の摂理の妙を前に、ただただ提示されて終わる。「造化黙運の機」の、なんと奥深いことよと、道元は感嘆の辞で「痘疹」の章を結ぶ（『医断』の主張が当たらないことは、すでに論証済みであるとして、贅言《ぜいげん》を弄しない）。

道元の記録した、この長崎での種痘法の実施は、記録上、日本列島で初めての事例である。(87) 道元はよほど、その医術に驚嘆したものとみえ、『弁医断』の擱筆後、生国・対馬の儒官をたよって朝鮮（李朝）の医家らに同地での種痘の実施状況を問い合わせている（『弁医断』の序文の執筆を依頼するのにあわせて、朝鮮の医療や疾病の治法を六点にわたり質問するなか、五点目に種痘にかんする質問項目を入れたのだった）。『弁医断』の「附録」には、その際の問答が採録されている。

鄙問《ひもん》

唐山近来種痘法有り、盛んに行はる。御製『医宗金鑑』等の書、亦た詳しく其の法を載す。称して謂はく、「去逆為順・化険為平の良法なり」と。先に是れ唐医種痘科・李仁山なる者、商船に就きて崎に来る有り。鎮台僕等二三生に命じて其の種法を受けしむ。僕概《おほむ》ね之を得、乃ち其の法を彼の地で童輩者幾二十人に試む。其の形の強弱、毒の浅深に因りて、軽重・稀稠、則ち有り。未だ其れ一《いつ》にして誤り或《あ》る者を見ず。是に於て、始めて其の法の妙たるを信ず。貴邦、亦た此の法を伝ふや。抑《そもそも》已に伝へて盛んに行はるや。(88)

答

種痘法、則ち吾が邦の医、間《まま》之を行ふ者有り。而して之を伝ふる者多からず。余亦た其の法を粗見するも、未だ曽て歴試せず[89]。

おそらく李仁山から聞いたのだろう、道元はまず、このころ中国で盛んに種痘法がおこなわれ、御纂《ぎょさん》の『医宗金鑑』などにも、その手法が掲載されていることを確認する。そのうえで、本編とおなじく自らの経験をしるし、朝鮮にもすでにこの法がつたわり、中国同様に隆盛をみているかを問うたのだった。たいして、李思泉（瑞龍）という医家がこれに回答し、朝鮮にも種痘法をおこなう医者はいるが、多くはないと答えている。

ここで若干の補足をするに、『弁医断』にいう「種痘（法）」とは、むろん、病人の痘の漿液や膿・痂をもちいる人痘種痘のことである。この医術は、大陸では明代におこなわれはじめたとみられている[90]。日本列島にも、李仁山が手技を伝える以前より、書籍をつうじて知識だけはもたらされていた（張璐『張氏医通』（一六九五（清・康熙三四＝元禄八）年刊）や、乾隆帝勅撰の医学全書『医宗金鑑』九〇巻（一七四二（清・乾隆七＝寛保二）年刊）の巻六〇『編輯《へんしゅう》幼科種痘心法要旨』など[91]）。

たとえば、堀江道元の質問状でも言及される『医宗金鑑』は、巻六〇をすべて種痘法の記述に当て、その由来から解毒の機序、具体的な手法、留意点まで、在来の医説を整理していた[92]。当時痘疹科を風靡《ふうび》していた医説を反映して、「夫れ、痘は胎毒なり」と冒頭を書きおこし、つづけて曰く、胎毒は時気や風寒・飲食・驚恐など多端な契機により発するため、いかな良医であっても万全を期することはできない。そこへくると、種痘法は、状態のよいときを選んでおこなえるため、きわめて安全である。種痘の気が鼻から五臓をつたって骨髄に到達する（五臓伝送）と、そこに潜む痘毒を引きだし、それが今度は逆順に五臓それぞれの毒を消してゆくのだ、と。

そのうえで、『医宗金鑑』は、種痘法には四つの種法がつたわるとしるす。「水苗《すいびょう》種法」・「旱苗《かんびょう》種法」・「痘衣《とうい》種法」・「痘漿《とうしょう》種法」である。第一の水苗種法とは、痘痂の粉末を浄水で湿らせて丸め綿につつんだものを、男児ならば左、女児ならば右の鼻孔内にさし入れ、半日ほどして取りだす種法である。また、第二の旱苗種法とは、痘痂を非常に細かく挽き、銀管でもって男児ならば左の、女児ならば右の鼻孔に吹きいれる種法、第三の痘衣種法とは、病人が来ていた衣を昼夜とおして二三日間着させる種法、第四の痘漿種法とは、順調な経過をたどる病人の痘漿を綿でぬぐい、鼻孔に詰める種法である。

このうち、第三の痘衣種法は反応が見られないことが多く、また第四の痘漿種法は、はなはだ「残忍」で「不仁」（病人の痘漿は、本人に気づかれないように痘を潰して採取するが、それでは解毒に必要な気が漏れてしまい、病人の予後によくない）であるため、推奨されていない。(93) かわりに、古来の上法とされたのは、第一の水苗種法、ついで第二の旱苗種法であった。

『弁医断』によれば、堀江道元が李仁山より伝授されたのは、このうち上法とされる水苗種法および旱苗種法だったようである。はたして示説の経過は上々で、道元はその日本でおこなわれざる医術に感服した。そして、日本だけがひとり時流に後れているのか、朝鮮ではどうか、朝鮮の医家に種痘の実施状況を問い合わせたのだった。

（二）最初の一吹――一七四五（延享二）年、長崎

では、実質的に日本列島において初めてであったろう李仁山の種痘は、いかなる経緯でおこなわれたのか。さいわい、李仁山自身や種痘を伝授された医者らの筆になる書付や医案が、冊子にされて三点、後世に伝わっている(94)（以下、これを総称して『李仁山種痘書』）。その記すところを総合すれば、時の長崎奉行・松波備前守正房が、一七四五（延享二）年一二月、町年寄・福田六左衛門をとおして四名の医者（堀江道元・柳隆元・真野駿庵・楢林《ならばやし》栄庵）に種痘法の伝習を命じたのだという。(95) 杭州の種痘科の医師・李仁山が、商船に乗って長崎に来たのは、同年閏一二月であったことを勘案すれば、種痘伝習の命は李仁山の長崎到来よりも前に出されていたことになる。

ここで、日本列島で最初におこなわれた種痘およびその伝習が、公儀の指示になるものであったことには、留意が必要である。関係する医師や唐通事らによる記録以外に、参照できる文書がないため、長崎奉行が当時、いかにして医師らも知るところの少なかった種痘法に着目し、どのような折衝を李仁山と重ね種痘法伝授の約言を取りつけたかは、測りがたい。しかし、『弁医断』の記述をみても、日本の医者らが種痘法を学んだのは、公儀の側からの要請だったことは確かである。

はたして、一七四五（延享二）年閏一二月二日、四人の医者は、立山役所で血判を押したうえで唐館（唐人屋敷）に向かい、通事を介して李仁山から種痘の説明をうけた。その内容については、[96]『弁医断』に記載された以上の記録はのこらない。ただし、『李仁山種痘書』の冒頭には、李仁山みずからによる書付が綴じこまれ、前置きとして中国における痘瘡の歴史が概説されたあと、一二か条にわたって、種痘の要点が書き連ねられている。堀江道元らが実地でうけた説明も、おそらくこれと大同小異であったろう。以下が、その全文である。

痘疹一症、古《いにしへ》に此の病無し。故に『霊』・『素』・『難経』諸書、皆論治無し。相伝ふるに東漢の時、馬伏波《ふくは》将軍、南に交趾を征《う》ち、兵を壺頭に屯すより、軍士疫を被り、毒癘伝染す。中国に流入し、始て此の患有り。当時の諸名医、亦た未だ言ふに及ばざれば、則ち彼の時の病を痘と知る者、尚少なし。晋代に至り、葛洪《かっこう》『肘後方《ちゅうごほう》』の中に、始て「豌豆瘡」の名を載す。其の形の相似たるを以て之を名づくるなり。此れ痘症の方書に現るの始なり。此より後、間《まま》此の症有り。

宗元の時に至り、則ち天下に伝遍す。其の出す者、皆嬰孩に係り、大人の若《ごと》きは痘を出す者、甚だ少し。後代の諸名医、皆痘疹は先天胎毒に稟《う》くと謂ふ。銭仲陽・朱丹渓諸君、治法を皆清火・解毒を以て主と為す所以なり。明季に至り、痘患酷烈、尤《もっと》も甚しく、時気の不和に遇ふ毎《ごと》に、十中常に七八を死《しな》す。明の太祖、医道十三科を分ち、而して痘症自ら一科を為さしむ所以は、蓋《けだ》し之を重んずればなり。

種痘の法に至りては、神授より出づ。前明に徽商施姓なる者有り。泛海《はんかい》〔漂流〕して一山に至る。天后の顕霊に遇ひ、以て此の法を授かる。帰りて此を試みるに、十にして八九は全し。誠に造化手に在りて、巧みに天工を奪ふと謂ふべし。蓋し、天心仁愛して此の下民を愍み、特《こと》に救援を施し以て普く群生を済《すく》ふのみ。然るに従来、種痘の者、皆看視を諳《さと》らず、治痘の者、皆布痘を習はず。惟だ仁〔李仁山〕、父師の秘授を得、復《ま》た古を考へ今を証し、痘症一科に頗る詳尽たるのみ。今将《まさ》に大略を後に開列せんとす。

一　種痘は、必ず痘靨《とうえふ》〔痘痂〕を用ひ苗と為す。然らば其の力半月遇はず、久ければ則ち気尽く。用ふること無かれ。始て種うる時は、天行出痘の時に、其の最好の状元痘と名づくる者を検《あらた》め、靨を収めて種ゑ起こす。以後即ち種痘の靨を取り苗と為す。

一　日本と唐山と、海洋間を隔て、地土同じからず。必ず本地に苗を取らば、則ち気脉に異無し。斯《か》く為さば尽《ことごと》く善なり。

一　既に種うるの後、其の調護・禁忌、皆時痘に同じ。

一　医治薬餌、悉《ことごと》く時痘に同じ。故に必ず調治に宜を得れば妙と為る。

一　種痘は時痘より穏やかなり。然るに天地の生物、豈《あ》に能《よ》く万全ならん。之《これ》来歴経験を考ふるに、大約《おほよそ》十中必ず八九は愈ゆ。若《も》し看治精詳にして薬餌法の如く調護宜を得れば、万全を保つべし。

一　大寒・大暑の時は、種ゑず。

一　凡そ有病の児と、神気薄弱にして以て胎毒深重に及ぶ者とは、皆種ゑず。

一　週歳以内の児、気脉未だ足らず。種ゑず。

一　一二歳以外の児、情欲将に動かんとす。亦た種ゑず。

一　下苗の後、七日を以て期と為す。速からば五日、遅からば九日、必ず発熱す。二三日以後見点し、順症の痘と相同じ。尚ほ九日を過ぐれども熱せずんば、必ず再び下苗す。三四次に至りて、始て出づる者有り。

一　種痘は、必ず先《ま》ず看痘を学ぶ。蓋し、能く看痘すれば、方《まさ》に能く胎毒の浅深、気稟の厚薄を知る。然る後、以て下苗布種し、幷に薬餌調治の法を用ふべし。

一　仁、唐山に在りて痘科業とすること数十年。凡そ富貴貧賤の家、随時種痘調治し、幸いに差誤あること無し。故に敢て自ら呈す。

杭州府種痘科李仁山具(97)

『李仁山種痘書』は稀覯《きこう》の文書のため、ここでやや詳細に訳解しておくと、このようになる。

すなわち、痘瘡は古き世には無かったため、『霊枢』・『素問』・『難経』など古典籍に治法が載らない。つたわるところによれば、後漢のとき、伏波《ふくは》将軍こと馬援《ばえん》が交趾《こうち》郡（現在のベトナム北部のトンキン・ハノイ地方）に進軍(98)し、壺頭の地に駐屯した際、兵士らが疫病にかかった。それが復員とともに流入したのが、中国における痘瘡の起源といわれる。当時は医学も未熟で、それが痘瘡だとわかる者はいなかった。しかし、晋代に葛洪が、形状からそれを「豌豆瘡」と名づけ『肘後備急方』に記載して以来、しだいに医書に記述されるようになった。

宋・元代に、痘瘡は中国全土で流行するようになったが、患者はほぼすべて生後まもない小児であった。このころの名医はこぞって、痘瘡は生来そなわる胎毒に起因するという説を唱えた。銭仲陽や朱丹渓らが、主として火熱をしずめ毒を消しさる処方をしたのは、この説に依拠してのことだった。明代に入ると、痘瘡の流行はいっそう苛烈になり、時気が不和になるたびに、一〇人の患者のうち七、八人までが死ぬような状況となった。初代皇帝の洪武帝は、痘瘡科を医道一三科の一として独立させたが、それは事態を重くみたためであった。

さて、種痘の法は、もと神霊より授かったのが起源である。明代に徽州府の商人の施氏が漂流し、流れついた山で媽祖《まそ》天后にこの法を伝授された。施氏は帰郷ののち、この法を試してみたが、一〇人に八、九人は軽い痘を出すので済んだ。それは、自然の営為がありありと再現され、まるでわが掌中にあるようであった。種痘法は思うに、仁愛にみちた天が民草《たみくさ》を憐み、痘疹の難から救うために下されたものであろう。にもかかわらず、由来、種痘を生業とする種師《うえし》は痘疹の診断術をまるで理解せずただ手技のみをおこない、逆に痘疹科の医者はこの有用な種痘法を習い覚えようとはしなかった。だが、わたくし李仁山は父や師匠から秘伝を授かり、また自身でも種々医説を考究し、痘疹科に精通するにいたった。そこで今ここに、種痘法の大略を書き出してみることとする。

その一、種痘には必ず、膿が痂になる前の「痘醫《とうよう》」を苗として用いる。採取から半月以上経った「痘醫」は、気が漏れつくしているため、もちいてはならない。初めて種痘をおこなうには、まず痘疹が自然に流行しているときに、もっとも性質の良い痘（これを「状元痘」と呼ぶ）を選び、その「痘醫」を保存しておく。そして、それを苗として種痘をし、以後は順次、種痘後にできる「痘醫」を苗としていくのである。

その二、日本と唐山とは、間に海洋を隔てており、その風土は同じではない。痘苗は必ず種痘をおこなう地で調達するようにすれば、痘苗と種えられる者との気脈の違いがなくなり、すべて良い経過をたどる。

その三、種痘をおこなった後の療養の方法や禁忌は、みな「時痘」（自然の流行により罹患した痘疹）のときと同じである。

その四、療治法や処方・食餌も、すべて時痘のときと同じである。それゆえ、療治や看護を十分におこなうことが重要である。

その五、種痘は時痘とくらべて、経過が穏和である。しかしながら、天地の生物の常で、種痘においても万全を期すことはできない。ただし、これまでの経験から言えば、およそ一〇人のうち八、九人までが、何事もなく種痘を終えている。看護や療治をつくし、定められたとおりの処方や食事をほどこし、十分に療養させれば、何も問題は起こるまい。

その六、大寒・大暑の節に、痘を種えてはならない。

その七、ほかに病のある小児や、神気が薄弱なため胎毒が体に深く沈潜する小児に、痘を種えてはならない。

その八、生後一年に満たない小児は、気脈がまだ十分ではないため、痘を種えてはならない。

その九、一二歳以上の小児も、そろそろ情欲の動く年ごろであるため、痘を種えてはならない。

その一〇、苗を下してから七日を目安とし、反応が速ければ五日、遅ければ九日で必ず発熱がみられる。その二、三日後に、順症の痘疹とおなじく見点する。なお、九日を過ぎても発熱しないようなら、再度、種痘をする。三、四回種痘して、はじめて反応がみられる者もいる。

その一一、種痘をおこなう者は、まず痘疹の状態を正しく診断する方法を学ぶ必要がある。痘疹の状態を診て、胎毒の浅深や生来の気の厚薄がわかるようになってから、種痘をほどこし、あわせて処方・食餌・療養・治療の法を尽くすようにしなければならない。

その一二、わたくし李仁山は中国で数十年間、痘疹科を専門として医業を営んできた。その間、貴賤を問わず多くの者に、時宜をみて種痘し、看護や療治をおこなってきたが、幸いにも一例も過ちはおこらなかった。そこで、このような書付をしたためたわけである、以上。

この書付から第一に読み取れるのは、種痘がはじめに技法ありきだったことである。種痘は、けっして痘疹科の理論的な追究のすえに編みだされたのではなく、いつのころよりか民間におこなわれていた技法であった。種痘法の起源が神授とされていることは、その意味で、非常に象徴的である（李仁山は明代に商人が異郷で媽祖天后に伝授されたとの説をとるが、『医宗金鑑』では、宋の第三代皇帝・真宗の時代に峨眉山の神人が丞相《じょうしょう》・王旦の子に施術したのを嚆矢とする説がとられていた[99]。神仙の逸話が多々存在したこともまた、種痘の理論的説明が後づけであることを物語っている）。

この点は、李仁山の知るかぎり、種痘を業とする種師と痘疹科の医師とは没交流であったという記述からもうかがえよう。両者は、生業として異なる成り立ちをしていた。つまり、種痘法は元来、痘疹科の医説の外からもたらされたのである。堀江道元は眼前に「造化黙運の機」をくりひろげる種痘法に息をのみ、李仁山も書付で「誠に造化手に在りて、巧みに天工を奪ふと謂ふべし」と感嘆の辞をもらしていたが、医家らは種痘法に、何か「天」のみぞ知る現象を見たのだった。

いま一つ、書付から読みとれるのは、医家らがしかし、その不可思議な現象を、すぐさま同時代の標準的な医説に付会したということである。痘疹は胎毒・時気によって発するという「銭仲陽」以来の説が、種痘の機序の説明にも敷衍された。一二か条の種痘の「大略」に要約されるように、種痘に適した風土や気候も、種痘後の身体の反応、禁忌、療治・看護の方法も、みな「時痘」の経験をもとに構築された医説に回収された。

さらに一点、読みとれるのは、李仁山にとっても、種痘は完全に安全な技法ではなかったということである。万全を期すには、日時を選び、痘苗に「状元痘」をもちい、禁忌を守り、十分に療養させるなど、満たすべき条件が多々あった。書付には「大約十中必ず八九は愈ゆ」との文言もみえる。一の過誤もなかったという李仁山の経験はともかく、種痘をうけた小児の一〇のうち一、二は、医者の手をわずらわせた、あるいは悪くして死亡していたことが、言外ににおわされているのである。

さて、おそらくはこの書付のような説明を李仁山からうけた医家らは、李仁山の医術をよりおおく学びとることを欲したのだろう。後日、日付は不明ながら、李仁山を疱瘡の患者の診察にあたらせたいと公儀に願い出ている[100]。当時、長崎では疱瘡が流行していた。この願い出は、二つの条件、すなわち、患者の家で接待を受けない、また患者の年齢・容態・治療法など委細をしるした医案を作成し、その和解とともに後日提出するという条件のもとに、許可された。

『李仁山種痘書』には、一七四六（延享三）年正月二〇日から二月二一日までの医案が、計八編収載されている。(101) このうち、正月二三日の医案には、李仁山が診察のなかで「状元痘」を見つけたことがしるされている。それによれば、患者は五歳の男児で、診察時には見点から六日目であった。見れば、生まれつき体質が実《じつ》していたようで胎毒が軽く、時気も軽く受けているだけである。李仁山はこれぞ種痘の苗に最適だとして、後日、その落痂が厚紙に包まれ役所に送られるよう手配をしている。医案にはほかに、痘苗にかんする記載がないことからすれば、このときの痂が以後、長崎での最初の種痘にもちいられた可能性が高い。

その後、李仁山が手ずから種痘をおこなったという記録は、冊子の中にはみあたらない。かわりに、おそらく堀江道元らがおこなった種痘の記録かと思われる、「種痘経験之覚」なる文書がのこっている。(102) 日付は載らず、種痘をうけた都合二六名につき、在所と性別・年齢、種痘後の経過が、順に書き連ねられる。すべてが近在の村（過半は伊良《いら》林《ばやし》村）の子供であり、(103) 数名ずつ五回にわたって施術されている。小児らがいかなる経緯で種痘の対象となったかは、そこには載らない。

同文書に最初に記載されるのは、伊良林村の長兵衛の娘九歳と、同村の八平治の息《むすこ》八歳である。(104) 種痘の技法についての記載はないが、おそらく李仁山の伝えた旱苗種法がもちいられたのだろう。(105) 胎毒が至極軽かった長兵衛の娘は、痘苗が鼻孔に吹き入れられて七日目に発熱し、その三日後に見点する。顔と手足に数十顆《か》の痘ができたが、経過は順調で、理論どおりに本復している。一方、胎毒のやや重かった八平治の倅《せがれ》は、一度の種痘では痘を発せず、九日目にふたたび痘痂が吹きつけられている。今度は、三日後に発熱し、さらに三日後には全身に三〇顆ほど見点して、経過もよく本復する。「種痘経験之覚」に載る二六例は、この調子で、ことごとく無事に終わっている。

かくて、堀江道元が種痘法を、『弁医断』において絶賛したのは、みたとおりである。ただし、種痘がその後、日本列島においてどのように実践されたかは、不明な点が多い。なにより、李仁山その人からして、のちにいかなる行跡をたどったかは杳《よう》として知れない[106]。

堀江道元についても、その後の活動は茫洋としている。堀江道元が、『弁医断』刊行から二年後の一七六八（明和五）年に、江戸詰めの中津藩医師・山辺篤雅[107]に種痘法を伝えていたことは、記録からたどることができる。山辺はその際、道元の手許にあった李仁山の書付を写しとっている[108]。とはいえ、山辺がその後、伝授された種痘をおこなったかどうかは、これまた不詳である（山辺篤雅には、産科の著述が数点あり、痘疹科にかんしても『痘疹要訣』全三巻（成立年不詳）があるが、同書に種痘の記載は無い[109]）。山辺篤雅の編んだ冊子は、一八一三（文化一〇）年に、小児科を専門とする江戸城西丸の奥医師・岡了允《りょういん》の手に渡るが[110]、岡にもまた、種痘をおこなったという記録は伝わらない。

堀江道元とともに李仁山から種痘法を伝授された真野駿庵も、李仁山の書付や医案などを綴じた冊子[111]をのこすが、その後の活動については不明である（写本にはもう一種、一八〇九（文化六）年に「芸亭主人」の作成したものが確認されるが[112]、その成立経緯は詳らかでない）。

とはいえ、日本列島の種痘にかんしては一七四六（延享三）年以降、特筆すべき事柄がいくつかあった。一つは、さきに触れた『医宗金鑑』（一七四二（清・乾隆七＝寛保二）年刊）の巻六〇『編輯幼科種痘心法要旨』が、一七六七（明和四）年と一七七八（安永七）年の二度にわたり、単行本として切りだして刊行されたことである（『幼科種痘心法』および『御纂医宗金鑑編輯幼科種痘心法要旨』）。この和刻事業は、それぞれ別に企画された。

前者の『幼科種痘心法』（一七六七（明和四）年刊）は、邶徽君猷《はいびくんゆう》（桃塢《とうう》）により、京都で板行された。李仁山来日の二二年後、『医断』刊行の八年後のことである。同書の「序」には、「惟だ命は天に在るのみと曰ふ」当時の疱瘡の治法にたいするもどかしさとともに、口授しかないため種痘法が世に広くおこなわれない現状とがしるされている[113]。当時、大陸の『張氏医通』等の書籍やオランダ人からの伝聞により、種痘法の有効性は伝わっていたが[114]、情報が断片的であったため、『医宗金鑑』巻六〇の刊行を企図するに至ったのだという。

後者の『御纂医宗金鑑編輯幼科種痘心法要旨』（一七七八（安永七）年刊）は、江戸で岸本惟孝（蘭谿）により刊行された[115]。遡ること四年の一七七四（安永三）年に、杉田玄白らの『解体新書』を出版した版元からである[116]。「序」によると、同書は、『医宗金鑑』が世に出まわっていないことを憂えた版元から再々要請があって出版されたのだという。編者・岸本惟孝の何人たるかは未詳だが、痘瘡の流行にたいして決定的な医術がなく、種痘法の存在は知られていてもその詳細がつたわらない状況を遺憾に思っていたところに、同書を和刻する企画が持ちこまれた。そこで、世にひろがる種痘への不信感をぬぐいさり、種える者の無知が招く死亡例が減るよう、企画に乗ったのだという[117]。

これら和刻本の序文からは、一八世紀後半にも一部の医者は、種痘法に関心を寄せつづけており、かつ、ほそぼそとではあるが実施もしていたことがうかがえる。曲直瀬道三以来およそ二世紀にわたり、京都を中心に、大陸の医書を精力的に読みこなし、得られた知見をもとに療治の方針をたてる医療が営まれてきた。しかし、一八世紀半ば（宝暦年間頃）を境に、そうした医療のあり方に疑問を投げかける動きが顕著となる。京都での『医断』の刊行も、その一つの現れと言える。ただし、吉益東洞が、疾病そのものにむきあい、独自の診察法や処方を打ちたてることで医療の刷新をはかったのにたいし、一部の医者らは、大陸やオランダからもたらされる新来の知識や技法に目をつけ、そこに突破口を見た。種痘法もまた、そうした新しい技法の一つとして（奇しくも『医断』論争のなかに）登場した。そして、以降も有名無名の医者により、継続して定着がはかられたのだった。

いま一つ特記すべきは、江戸で堀江道元が『弁医断』を刊行したのとおなじ年に、琉球王国でいちはやく王国の企図による種痘がおこなわれたことである。琉球王国は、一六〇九（万暦三七＝慶長一四）年の琉球侵攻（己酉《きゆう》の乱）以降、奄美地域を薩摩藩の直轄地とされ、その他の地域も幕府や薩摩藩により一定の政治的な介入をうけていた。そうしたなか、薩摩で医学を学んでいた琉球王国派遣の医者が、琉球王府の要請にしたがって種痘術を習得し、一七六六（尚《しょう》穆《ぼく》王一五＝明和三）年の帰国後にそれをおこなったのである。琉球王国では以後、種痘は国家事業として全島をあげて定期的におこなわれるようになる。

では、その球陽における種痘とは、どのようなものだったか。崎陽の種痘についで、みてみよう。

球陽の清瘡《ちゆらがさ》

琉球の「疱瘡歌」をあつめた一九世紀初頭の写本が一冊、現存する。『疱瘡歌集』と題される小冊子である。収載された歌の多くは琉歌（八・八・八・六の「三十字詩」）で、かつては特有の節回しで唄われたのであろう。字面を追うに、「きよら瘡」・「清瘡」やその神格を言祝《ことほ》ぐ内容となっている。疱瘡の神を、にぎやかな音楽や花の香で迎え、疱瘡が「かるく」・「やすやすと」出るのを「嬉しや」と歓ぶのである。

「きよら瘡」・「清瘡」は疱瘡を指し、当地の民俗学者によれば、「チュラガサ」と発音されていたようである(118)。また、国語学者が指摘するに、「きよら」という語は、「古くも今も「美しい」という美観のすべてを包む語で、チュラサン以外に美しいということを表現する言葉が沖縄にはない(119)」という。してみれば、この『疱瘡歌集』でくりかえされる「清瘡《ちゆらがさ》」という言葉にも、たんなる疱瘡の美称という以上の、多元的な意味合いが包含されていた可能性がある。

一　大庫理《うふぐーい》の簾い巻上りは童　きよら瘡の御神いまんしやうきやさ
一　円覚寺ここう蔵きよら瘡の御神に　親の願のこと三つたほうり
一　緞子金襴のへり取ひの筵る　敷は居らめしやり御疱瘡御神
一　歌や三味線に躍り羽しきようて　きよら瘡の御伽遊ふ嬉しや

一　世々のよよととめ大和《やまと》からこまに・かるく清瘡のはやる嬉しや
一　今度清瘡のかん軽さあすや　めこみある御代のしろしさらめ
一　四方の民迄も今度清瘡や　かるくやすやすと出る嬉しや
一　今度清瘡や上下も軽さ　いつむこのことに三粒たほうり
一　願たことかなて今度清瘡や　上下ん軽く出る嬉しや
一　めこみ有る御代に時行《はや》る清瘡や　御万人も軽く出る嬉しや
一　蘭の匂ひ立て御座にきやらたけは　誇て清瘡の神やいまいさ
一　聞《きけ》は聞《きく》ことに誰か宿む軽さ　誠清瘡や今度さらめ(120)

琉球王国の正史(121)『球陽』は、沖縄本島でのはじめて疱瘡の流行を、一七一五（尚敬《しょうけい》王三＝正徳五）年のこととしるす。「那覇始て痘を出し、人多く死す。是に由て、首里の各邑、諸僧をして経を念じ法を談じ昼夜祓攘《ふつじやう》せしむ」(122)。港町・那覇は、王国の交易と外交の窓口であった。そこに突如あらわれた疱瘡は、島内をどこまでひろがったか、多くのひとびとを死にいたらしめた。王都・首里では、はじめて直面する事態に仏法でもって向かい、災厄を祓おうとしたのだという。以降、いま引いた『疱瘡歌集』が編まれるまでの間、琉球王国は何度か疱瘡の流行を経験する(123)。

この「疱瘡歌」（とりわけ、何度もくりかえされる「清瘡《ちゆらがさ》」という呼称）からは、疱瘡にたいする琉球のひとびとの処世術が読みとれなくもない。島には、「海の彼岸から来るものは、病ひと謂へども、――病気としての偉力あるだけに――一往は讃《ほ》め迎へ、快く送り出す習し」(124)があったとする解釈である。外からふりかかる災厄を、たんに神格化して阿《おもね》るのでなく、ひとまず丁重に迎えいれ、それが大禍なく退散するよう祈るという両義的な態度である。

しかしながら、そうした文化論好みの解釈も、「清瘡」がじつは自然に流行したのではなく、人為的に招来されていたとなれば、話が変わってこよう。琉球において疱瘡は、「公事持《こうじもち》」[125]（国を挙げておこなう事業）として国外から痘痂を取り寄せ、定期的に流行させられていた。その周期は「一三年廻《まわる》」[126]（一三年目にまわりくる）と言われた。琉球の疱瘡の流行は、つまりは一二年に一度、外来の災厄としてではなく、予定された内発的な災厄として経験されていたのである。

そこであらためて『疱瘡歌集』に載る歌をながめかえすと、選ばれた表現の一々が、うってかわった比重をもって迫りこよう。歌中で、疱瘡（の神）が迎えいれられるのは、王府の象徴的な建物（大庫理《うふぐーい》（首里城正殿二階の祭祀をおこなう広間））や「円覚寺《えんかくじ》」（当時の王統・第二尚《しょう》氏の菩提寺）である。流行は「大和」からつながり、貴賤を問わず「上下」・「万人」を一度に病ませる。「今度」の流行は「三粒」で済むほど軽いと反復される主題は、それゆえ、「今度」の流行こそは軽くあれという祈念のかたちと見るべきだろう。「清瘡」とは、無数の死が凝縮された、自傷的な祈りの言葉だったのである。

そして、その「清瘡」を毎度流行させる発端となったのが、ほかならぬ種痘であった。琉球王国で種痘が最初に施行されたのは、一七六六（尚穆《しょうぼく》王一五＝明和三）年である。医道の修業のため薩摩藩にいた琉球の医師・上江洲倫完《うえずりんかん》が、種痘の方法を学んで帰国し、わが子にほどこしたのだった。痘痂を数次にわたって種え継ぐと、みなにまで種痘することなく、疱瘡はおのずと流行した。倫完は家譜《かふ》（士族の家系と履歴を記録した公文書）に、みずからの事績をこう記している。

乾隆三十一（一七六六＝尚穆王一五＝明和三）年丙戌正月九日、医道を学ぶ為に、憲令を呈請して薩州に抵《いた》り、野呂元亀に従ひ精《くは》しく外科・内科を伝受す。厥《そ》の時、本国（琉球）疱瘡をして流行せしめんと欲す。故に長崎医士に従ひ、将《まさ》に移痘併びに療治及び悪瘡を見、且つ瘡痂を以て種痘を調ふ等の法、細かに之を伝受せんとす。

今痘をして流行せしむに因り、年頭仲田親方業《すで》に各役と会議し、我をして日用米蔬を賜給して痘瘡を移さしむ。我善痘を択び之を田里に移し之を宰領と為す。但し海路遥遠にして帰国の遅れんことを恐る。故に求めて善痘の瘡痂を得、預め先に準備す。果して帰国遅れ、田里の瘡痂皆是《これ》落下す。因りて思惟するに風気流行の遅緩を以てし、遂に種痘の法を用ふ。我家男女七人、始めて染まり痘を成す。但し軽くして全く痊《い》ゆ。茲《ここ》より世上、火速に時行す。(127)

倫完は当時、王国から派遣され、薩摩藩で野呂元亀という医家から外科・内科を学んでいたという。その際に、琉球王国が国内で疱瘡を流行させようとしているという報に接する。そこで倫完は「長崎医士」に付き、「移痘」や療治の方法、悪痘の鑑別方法、具体的に痘痂を種える手法など、委細を伝習する。一七六六（尚穆王一五＝明和三）年になると、いよいよ流行を起こさせることが決せられた。年頭に仲田「親方《うえーかた》」（士族の最上位の称号）は合議のうえで、倫完に米や野菜を手当に支給し「移痘」を命じる。

倫完は（薩摩では当時、疱瘡が流行していたのだろう）善痘を選び、同行の田里なる者に種えて種元とした。ただし、琉球までの海路は遠いため、帰国が遅れた場合の用心として、べつに善痘の痂も用意して臨んだ。はたして、航程は遅れ、その間に田里の痂はすべて剝がれ落ちてしまう。だが、倫完は帰国後、用意していた痂をもちい、琉球の穏やかな気候を勘案して、適切にわが子七人に種痘をおこなった。すると、みなが軽い疱瘡を発して癒えた。それ以降、国中で見る間に疱瘡が流行したのだという。

この琉球での記録上第一例となる種痘には、いくつか着目すべき点がある。

まずは、上江洲倫完が「長崎医士」から種痘を伝習したという点である。家譜には、倫完が外科・内科を学んだ師の姓名がしるされる一方、この種痘術を伝授した医者の名は載らない。そのため、この人士が、約二〇年前に長崎で種痘術をおこなった李仁山らと、いかなる関係にあったかは不明である。ただし、倫完に伝授した内容からすれば、その人物は種痘術に精通している。記録は未詳ながら、九州の南端部ではこうした医者の活動の場があったようである(128)。

第二は、疱瘡の流行を自然状態にゆだねるのではなく、種痘をおこない人為的に流行させるほうがよいとする判断が、為政者によりなされた点である（原文では「本国欲使疱瘡流行」・「今因使痘流行」と表現される）。琉球の種痘は、医者により自発的に学びつたえられたのではなく、王国の意向によって導入されたのだった。それが、はたして流行によって生じる人的被害を最小限にとどめるというものだったか、無軌道な疱瘡の流行を統御するものだったかは、この一例からだけでは読みとれない(129)。だが、いずれにせよ、為政者が種痘を起爆剤として領内に疱瘡をはやらせた事例は、同時代の日本列島はおろか世界においても類例がない。

第三は、琉球王府が、そうして疱瘡を人為的に流行させる一方、その趨勢を把握し統御し終息させる術を、いっさい持ちあわせなかった点である。上江洲倫完の家譜が語るとおり、種痘がおこなわれるまでは、たしかに周到に手続きが踏まれた。しかし、いったん流行がおきた後は、国家は無策だった(130)。住人らは、その人為的に惹き起こされた災厄を、自力で乗り越えねばならなかった。

琉球王国はこれ以降、定期的に、種痘を火種として国内で疱瘡を流行させるようになる。琉球で第二回となる国家規模の種痘は、初回から一二年後の、一七七八（尚穆王二七＝安永七）年に挙行された。今回の実施でも、王府はまた疱瘡を流行させる時機を見計らっていたようである(131)。だが、計画の段階で、時ならずも、べつの島から沖縄本島に疱瘡の流行が飛び火した(132)。ふたたび種痘の任にあたった上江洲倫完は、家譜にこう書きつけている。

乾隆四十三〔一七七八＝尚穆王二七＝安永七〕年戊戌三月、与論島の人、痘瘡を起発し本国〔琉球〕に来到す。本国

> 未だ痘をして流行せしむるを欲さず。故に染痘の人をして奥山（奥武山）に遷居せしむ。無奈《いくばくもなく》、渡地村《わたんぢ》中村渠《なかんだかり》の女子、発熱して病重く、我に療治を請ふ。我往きて之を視るに此れ痘瘡なり。即ち親見世に稟報し、中村渠の家人をして奥山に遷居せしむ。然るに処処時行するに因《よ》りて、遂に御医者皆な来《きた》る。率《おほむ》ね我に同じく、之を視て果して痘瘡と為す。上司之をして流行せしむ。我昼夜怠らず遍処を巡行して軽染の瘡痂を取り、法に随ひて種痘を調へ、以て御医者に呈送す。遂に御双紙庫理亀川、御医者及び我を伝呼し問ひて曰く、「野人、夏に至り甚だ労苦致し、且つ将《まさ》に仕上世《しのぼせ》有らんとす。妨ぐる所無きか。種痘の法を施用せば、則ち速やかに停止するか」と。我答へて曰く、「種痘の法を施用せば、火速に停止して仕上世を妨げず」と。蒙（謙称、倫完をさす）に随ひ種痘の法を施用し、医生川上・中村渠をして其の法を伝授せしむ。川上・中村渠、国頭・島尻を巡行し、我は中頭を巡行して、種痘の法を施用す。亀川に稟明し、転じて以て王に奏す。此より速やかに行ひ速やかに止みて、仕上世を妨げず。想ふに必ず種痘の験《げん》ならん。[133]

これによれば、一七七八（尚穆王二七＝安永七）年の三月、薩摩藩の直轄下にあった与論島の住人が、疱瘡を発した状態で沖縄本島に来航したのだという。このとき、琉球王国は、疱瘡が国内で流行しないよう、病人を那覇近隣の奥《おう》武山《のやま》へと移す。しかし、ほどなくして那覇南東部の小島でも病を発する者がでる。療治の要請をうけ、倫完が診察したところ、それは疱瘡であった。すぐさま「親見世《おやみせ》」（交易を管轄する役所）に報告し、病家の者を奥武山へと移させたが、方々でも発症者があらわれはじめ、「御医者」（首里城の御典医）らの駆けつける事態となる。御医者らもやはりこれは疱瘡だろうと見立てるにいたるや、「上司」（上御座《ういぬうざ》の摂政・三司官と下御座《しちゃぬうざ》からなる、行政の最高機関「評定《ひょうじょう》所《しょ》」をさすか）は方針を転換し、これを流行させることにした。

倫完は昼夜兼行で軽症の患者から痂を集めてまわり、種痘にむけ下処理をほどこしたうえで、御医者らに届けた。

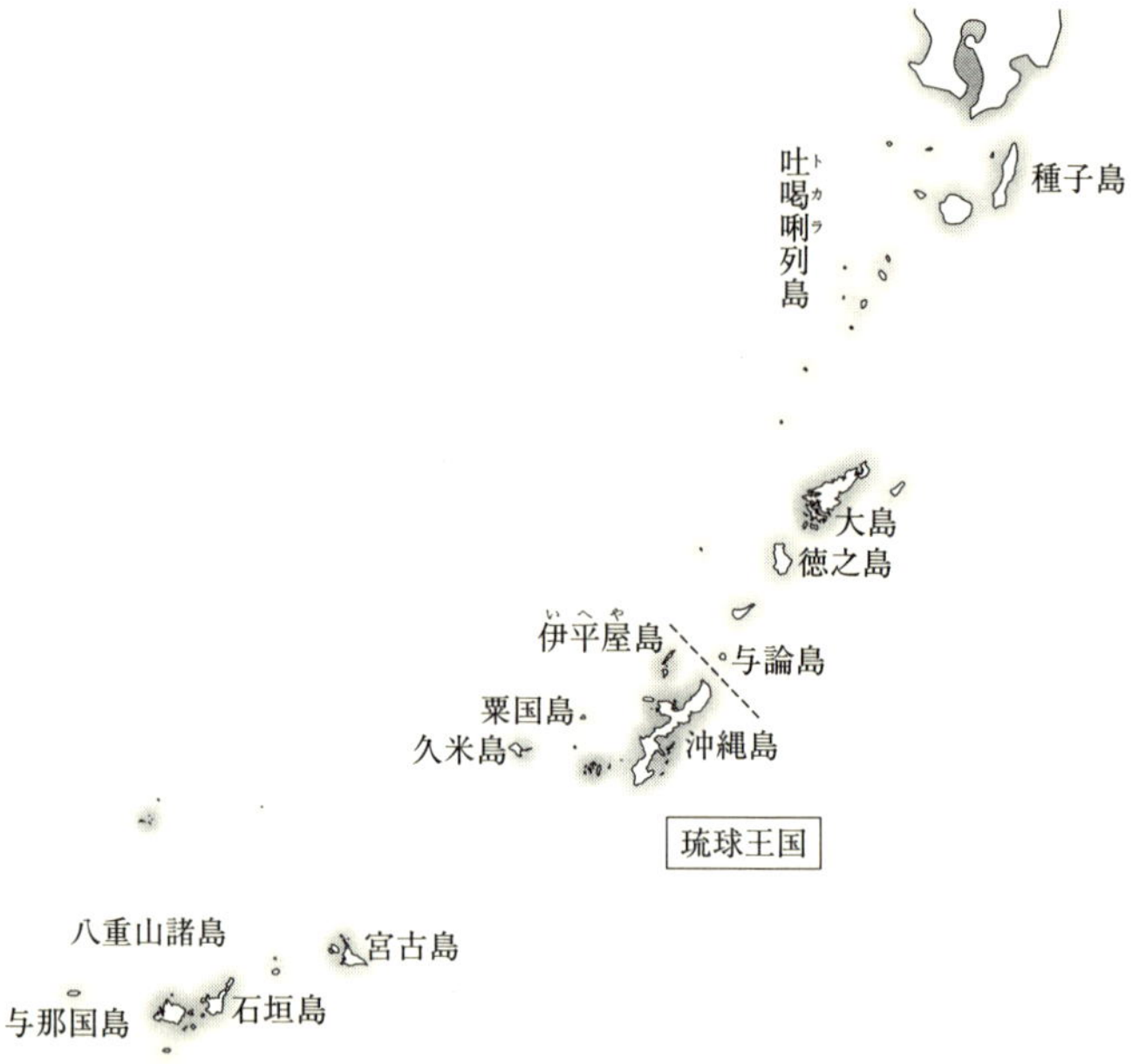

図表 25　南西諸島の位置図

しかし、この段階になって「御双紙庫理《うそうしぐーい》」（下御座の「表《おもて》十五人」の一人で、知行や褒賞を取り仕切る役職）の亀川が、御医者や倫完を呼びだし、「いま民衆は夏で疲弊しているうえに、「仕上世《しのぼせ》」（薩摩藩への金品の上納）の時期も近い。種痘をおこなっても、それに支障はでないか。また、種痘をおこなえば、すぐに流行は止まるか。」と尋ねた。そこで倫完が、種痘をおこなえば流行はただちに止まり、仕上世にも支障がない旨を答申したところ、種痘は実施されることとなった。

倫完は、川上および中村渠《なかんだかり》という医生に種痘を伝授した。そして、川上・中村渠の両名は「国頭《くにがみ》」（沖縄本島を三分した際の北東部）と「島尻《しまじり》」（おなじく南西部）を、倫完は「中頭《なかがみ》」（おなじく中央部）を種痘してまわった。種痘の実施を亀川に報告すると、亀川はさらにそれを国王に上奏した。このときより、種痘を速やかにおこない、流行を速やかに終わらせるようになったため、仕上世にも支障はきたされていない。これは必ずや種痘の効験だろう、というのである。

この家譜の記載からは、この第二回種痘が、王府の意向により実施されたということが、いっそう明確に読みとれる。王府は当初、一七七八（尚穆王二七＝安永七）年三月の時点で国内に疱瘡が流行することを喜ばなかった。そのため、親見世は患者らを港のはずれにある島に「遷居」させた(134)。しかし、流行が拡大しはじめると、計画を変更し、疱瘡をはやらせる方向へと舵をきる(135)。御双紙庫理が一時、懸念を表明するが、ついには全島で種痘がおこなわれ、流行が加速されたのである。

だが、くわえて見とどけるべきは、その王府の意図が、つつがなく王国の通常事業を遂行することにあったことである。疱瘡の流行に際し、王府が関心を寄せたのは、第一に仕上世に支障がきたされないかということであった。王府は、疱瘡流行の時機を選べるという種痘の利点を活用し、結果、仕上世を乗りきったのだった(136)。

さて、つづく第三回の国家的な種痘は、一七九一（尚穆王四〇＝寛政三）年におこなわれている。前回の種痘から一三年後のことである。ふたたび上江洲倫完の家譜をみると、短くこうある。「本（乾隆五六＝一七九一）年本（一二）月、疱瘡始て行《めぐ》る。上司、我をして瘡痂を選取して施種痘の法を施さしむ。我、種痘の法を調へ、以て上司に呈送す。既にして其の法を世上に用ふ。昼夜心を尽し、能《よ》く之を療治す(137)」。記載の簡潔さから、第三回の種痘は前二回を踏襲しておこなわれたのだろう。

種痘により人間《じんかん》に放たれた疱瘡は、流行を収束させる有効な手段もないまま、療治にあたる物資にも乏しいひとびとにも等しくひろまった(138)。王府は、自然に疱瘡が流行した場合とおなじく、各地に医者を派遣したり、救助米や銭を供出したりして、恤救《じゅつきゅう》にあたったようである。「評定所」で決済された実務的な文書からは、王府がその対応に苦慮していたことがうかがわれる。住民のなかには、日用品類を配給し近隣の病家を賑救《しんきゅう》する者もあった。『球陽』には、王府がそうした者らを、疱瘡の流行後に褒賞したという記事がいくつも載る(139)。

なお、褒賞に関連していえば、第一回から種痘実施の任を負ってきた上江洲倫完は、第三回の種痘の二年後にあたる一七九三（尚穆王四二＝寛政五）年五月、その功績を認められて新家譜（陳姓）を賜っている。褒賞の事由の筆頭には、「右は若年より医道に志し、御国元（薩摩）にて外科・本道を再伝致す。其の節、御当地（琉球）、疱瘡御申請之有り候に付、右（倫完）療治幷に吹薬仕様等委《くはし》く伝受し、疱瘡移人え相付け差下され、疱痂も持下り、吹薬相用ひ候に付、世上早々相《あひ》時行し、其の後疱瘡の節及び両度御用の瘡痂取調べ差上げ、世上も段々詮立す（後略）」[140]としるされる。倫完の伝えおこなった旱苗種法は、その手順から当時「吹薬《ふきぐすり》」と呼ばれていたものとみえる。また、「両度御用の瘡痂」という文言からは、初回はともかく、第二回・第三回の種痘が王府の主導によりおこなわれていたことが、あらためて確認される。

その後、定期的な全島種痘は、王府の事業として定着したようである。上江洲倫完をはじめとする家譜資料[141]には、以後ながらく「吹薬」にかんする記事は載らない。そこで、かわって『球陽』の記事を繰ると、そこには一七九一（尚穆王四〇＝寛政三）年の第三回種痘以降におこった疱瘡の流行が、都合五回記載される。一八〇四（尚灝《しょうこう》王元＝文化元）年、一八一五（尚灝王一二＝文化一二）年、一八二七（尚灝王二四＝文政一〇）年、一八三九（尚育王五＝天保一〇）年、一八五一（尚泰王四＝嘉永四）年と、見事にほぼ一二年おきである。これらが「吹薬」に起因する流行であったことを指示する資料は、断片的にしか見当たらない。しかしながら、これら『球陽』に記載された疱瘡の流行が、偶然にもすべて定期的に、自然に生じたとみるのは、逆に不自然であろう。

以下、簡潔に各流行をみると、まず一八〇四（尚灝《しょうこう》王元＝文化元）年の流行は、褒賞記事で間接的に言及されている。[142]このとき種痘がおこなわれていたとすれば、第四回に当たる。

ついで一八一五（尚灝王一二＝文化一二）年の亥歳の流行もまた、褒賞記事のなかにあらわれる。鳥島（久米島の北方沖に位置する島）の「与人《ゆんちゅ》」（島役人）国吉が、「本国痘瘡流行」の報に接するも、年貢の硫黄を沖縄本島に納めに来たことが賞賛されている。(143) 国吉は案のごとく疱瘡に染まり、生死の淵をさまようが、十死一生に及んで「黄冠」（中級士族の「親雲上《ぺーちん》」に相当）を賜ったようである。これが種痘に起因していれば、第五回の種痘となる。

つづく一八二七（尚灝王二四＝文政一〇）年の亥歳の流行は、粟国島での事例で、おなじく褒賞記事のなかに確認される。(144) 流行が沖縄本島から飛び火した結果だとすれば、第六回の種痘に当たる。

つぎの一八三九（尚育王五＝天保一〇）年の亥歳の流行は、『球陽』の褒賞記事にもしるされるが、(145) それが種痘によるものだったことは、上江洲家の家譜からもうかがえる。上江洲倫完の曽孫にあたる新嘉喜《あらがき》倫孝の項に、こうある。

「本（道光一九＝一八三九）年二月、医道を学ぶ為に、憲令を事奉して薩州に抵《いた》り、山路玄良に従ひ精しく外科・内科を伝受す。厥《そ》の時、本国疱瘡をして流行せしめんと欲す。故に薩州出水《いずみ》府の内、高尾野《たかおの》村にて疱瘡の痂を求め、其の宰領と為り、同年九月十八日帰国す」(146)。倫孝が薩摩に官費留学していた最中に、琉球王府が疱瘡の流行を企図し、倫孝に痘痂の持ち帰りを命じたというのである。その後、琉球王国では、例によって全島で種痘がおこなわれたと推測される。第七回の種痘である。

その一二年後の一八五一（尚泰王四＝嘉永四）年の流行にかんしては、『球陽』のほかにも、種痘が実施されたことを明記する文書がおおくのこっている。このとき、種痘の手技が、従来の鼻に痘痂の粉末を吹きつける旱苗種法から腕の皮膚を浅く切開して痘漿を塗りつける腕種法へと切り換えられたことによる。宇久《うく》紀仁（のちに「仲地《なかち》」紀仁）が一部の地域でおこなっていた種法が、有用性を認められ、正式に採用されたのだった。(147) もちいられた痘苗は、旧来どおり、患者から採取した痘漿であったが、症状は旱苗種法にくらべて軽くてすんだ。(148) 第八回となる種痘である。

さて、以上、一七六六（尚穆《しょうぼく》王一五＝明和三）年より琉球王国でくりかえされた国家事業としての種痘を、足早に追った。その記録は、回が重ねられるにつれ、のこらなくなる。だが、初期の種痘時にものされた記録をみるかぎり、種痘は王国の事業を滞りなくおこなうための手段として、王府により採用されていたのだった。

とはいえ、ここで気にかかるのは、その王府の意向になる種痘を、ひとびとがどのように経験していたかである。これまでおもに、王府の作成した記録を参照したためか、認められるのは、疱瘡の流行に疲弊し王府に「恤救」されるすがたや、王府の「恤救」を補い褒賞される篤志家のすがたばかりであった。為政者による種痘の強行にひとびとが抵抗していたことをしめす文書は、一つも上がらない（これは、後段でみる日本列島の北端の事例とは対照的である）。いまに届くのは、「清瘡」を迎え言祝ぐ歌の残響ばかりである。

そこで、あたうかぎり、参照する資料の範囲をひろげると、一つ興味深い資料に行きあたる。第八回の種痘が実施された当時、布教のために琉球王国に滞在していた英国の宣教師ベッテルハイムの日記である。[149] 一八五一（尚泰王四＝嘉永四）年一〇月二四日、ベッテルハイムは下僕から聞いた話として、種痘が貧民には法的に義務づけられていたこと、ただしその大半はそれを甘受していた（「greater part also are willing to submit to inoculation」）ことを書きのこしている。[150] このとき、八回目の種痘に端を発する疱瘡の流行は、王国全土で二月《ふたつき》ほどつづいていた。ひとびとはそれを、満足な医療も食糧もないまま、自力で乗りきるしかなかった。墓地にはつぎつぎと、子どもらの墓が建った。[151] にもかかわらず、王府の政策に楯突く者は、誰もいなかったというのである。

それればかりか、ベッテルハイムの日記は、琉球のひとびとが旧来の種痘に、習俗の水準のみならず、身体の水準でもなずんでいたことを伝える。一八五一（尚泰王四＝嘉永四）年一一月一五日の条によれば、第八回の種痘では、種法が変更されたためか、全身に症状がでることはなく、痘漿を塗りつけた腕の周囲にのみ反応が見られたという。それは本来、「軽く」・「やすやすと」疱瘡を済ませるという、ひとびとの悲願が叶った瞬間のはずであった。だが、その疱瘡らしからぬ症状を前に、ひとびとは逆に、体内の毒が発しきれていないのではないかと不安を募らせ、何度も種痘をくりかえしたというのである。[152]

近世の琉球は、医学の体系だった知識や技術を、大陸や薩摩藩から摂取していた。種痘にかんしても、すでに見たとおり、一七六六（尚穆王一五＝明和三）年に薩摩藩から琉球にもたらされていた。その際おそらく、種痘は胎毒を体表に引きだす技法だという当時としては標準的な説明も、あわせて伝わったのだろう。痒みや膿瘍、発疹は、胎毒が体から出つくし、以後二度と疱瘡にかからないことを証する重要な症候なのであった（ベッテルハイムからすれば「無知で野蛮（ignorant & rude）」な思考であったろうが）。それゆえ、ひとびとは毒が十分に解されたという確証を得るため、種痘をくりかえしたのだった。

琉球における疱瘡や種痘の歴史には、いまだ解明すべき点が多い[153]。ただし、当面のところ、琉球王国は、日本列島のなかで、領内あげての定期的な種痘を恒常化させた唯一の「地方」であったことは確かである。球陽の「清瘡」は、およそ一世紀にわたって周期的に流行させられ、いつしかそういうものとして、ひとびとのあいだにも定着した。干支がまわるたびに、それは海の彼方から招来された。そして、見る間に子どもらを薙ぎ倒しては、去っていったのである。

では、ひるがえって、日本列島のその他の「地方」で一八世紀後半以降、種痘はどれほどおこなわれたのか。李仁山に種痘法を伝授された者らの足跡は、みたとおり、すでに断たれた。しかし、いくつかの記録によれば、薩摩で上江洲倫完に種痘術をさずけた「長崎医士」のような人物が、各地で種痘をおこなっていたようである。そこで、まずは、種痘を推奨する書籍を列島ではじめて編纂し、各地の藩主から藩医への種痘法の伝授を請われた、緒方春朔《おがたしゅんさく》の事績からみてみることにしよう。

筑前秋月藩医・緒方春朔の種痘

(一)『種痘必順弁』の刊行

筑前秋月藩の侍医・緒方春朔《おがたしゅんさく》は、一七九五（寛政七）年、『種痘必順弁』(154)という著書を刊行した。その眼目は、題目のとおり、種痘は必ず順証（痘科の三つ見立て「順」・「険」・「逆」の一つで、良性）となることを説き、種痘の普及をはかることにあった。

同書が刊行されたときには、すでに日本に張璐《ちょうろ》の医学全書『張氏医通』（一六九五（清・康熙三四＝元禄八）年刊）や乾隆帝勅撰の『医宗金鑑』九〇巻（一七四二（清・乾隆七＝寛保二）年刊）がもたらされ、『医宗金鑑』巻六〇「編輯幼科種痘心法要旨」については、和刻もされていた。『幼科種痘心法』（一七六七（明和四）年刊）および『御纂医宗金鑑編輯幼科種痘心法要旨』（一七七八（安永七）年刊）がそれである（本書一九二―一九三頁参照）。種痘は医家らに、一定の有用性を見込まれていたのだった。

にもかかわらず、種痘はその後も、列島内で隆盛をみるにはいたらない(155)。『種痘必順弁』は、その要因を、種える側ではなく、種えられる側の種痘にたいする懐疑心にあるとみた。著者・緒方春朔が数百名の小児に種痘をほどこし、死者はもちろん痘痕をのこす者すら一人も出さなかったが、それを見ても、ひとびとは種痘を忌避し誹謗したという。そのため、同書は、「此篇《ヘン》必シモ医家ノ為《タメ》ニスルニ非ス。但《タダ》、世人ノ疑《ウタカイ》ヲ啓《ヒラカ》ンコトヲ主トス」（凡例）と、世俗のひとびとに、種痘が虚誕の説ではないことが説くために書かれたのだった(156)。僻土の地にある者でも意味を解しやすいようにと、序文と跋文以外は、すべて国字で著されている。

同書は、以下、全一七の章の構成をとる。「痘原ノ弁」・「自痘ト種痘トノ損益ノ弁」・「金鑑四苗ノ弁」・「苗気五臓伝送シテ痘ヲ出ノ弁」・「種痘苗ヲ下スヨリ発熱ニ至ル間《アイタ》一七日定期ノ弁」・「種痘質《シツ》ニヨツテ発スルノ遅（ヲソシ）疾（ハヤシ）異同ノ弁」・「種痘禁忌ヲ厳ニスルノ弁」・「種痘流行ノ時ニ非《アラザ》レトモ痘ヲ為《ナス》ノ弁」・「種痘少長ヲ論ジズ稀順《キシユン》ヲ得《ウ》ルノ弁」・「清人（トウジン）崎陽ニシテ始テ痘《トウ》ヲ種《ウエル》説《セツ》」・「紅毛医（オランダイ）種痘ノ論」・「一タビ種痘シテ応ジザレバ再《フタタビ》種《ウユ》ベキ事」・「種痘ノ治ノ事」・「種痘天行ノ痘有ル時作《ナス》ベカラザル事」・「筑前残嶋《ノコノシマ》並唐泊《カラトマリ》浦ノ商船漂流シテ南《ナン》京ニ至リ種痘ノ説ヲ聞ク事」・「始テ種痘ヲ試ル事」・「追加一条」である。巻末には、「種痘医列名」と、緒方春朔が種痘を伝授した医師の名が列挙される。

同書が巻頭よりくりかえすのは、種痘という技法自体には、なんら問題がないということであった。何百例と自身で種痘をおこなっても、重篤な経過をたどった例はない。「奇ナルカナ、妙ナルカナ。嗚呼、造化ノ機、掌握中ニ有ルヤ。経〔『黄帝内経』〕ニ曰、「聖医治未病〔聖医は未病を治す〕」、適《た》ダ此ヲ謂フヤ。」（自序一オ・ウ）と、万物創造の摂理がわが手のうちに展開されるさまに驚嘆している。そして、第二章「自痘ト種痘トノ損益ノ弁」では、「自《はやりの》痘《ほうそう》」（「天行《はやり》の痘」とも）との比較から、種痘の利点を四点かかげる。

一点目は、小児が無病平和の時を撰んでおこなえることである。病のあるとき、さらに天行の痘に襲われるのは危険である。その点、種痘は、小児の体質（生来の強弱や気血の虚弱）や状態（風・寒・暑・湿・燥・火といった外的な刺激に冒されておらず、体内も飲食による障りがなく、体にできもの・はれものもなく、乳離れや疳癖《かんぺき》などでむずかっていないのが良い）を見極めたうえでおこなうので、はるかに身を保ちやすい。

二点目は、「天の時」にかなった時期を撰べることである。そもそも痘は、陰陽でいえば、内より外に達する陽の毒である。そこで種痘は、一陽の生じる万物発生の根源たる冬至から、小寒・大寒・立春・雨水・啓蟄・春分・清明にかけてのおよそ一〇〇日間におこなう（穀雨以降の純陽の節気になると、陽の痘毒が皮膚に発達する力が弱まってしまう）。雨湿炎熱ないし零落殺伐の候を避けることができ、陰陽消長の理もかなっているというわけである。

三点目は、ごく初期の段階から病を療治できることである。天行の痘の場合、発熱してそれと気づいたときには、すでに沐浴したり頭髪を剃ったり誤った飲食をしたりと、痘瘡の禁忌を侵しているのみならず、ほかの病も併発して療治が難しくなっていることがある。だが、種痘の場合、下苗後から外邪・穢気《えき》を避けて小児を密室に起臥させ、摂生・禁忌を厳守させながら看護するため、いわば「未病を治す」ことができる。

四点目は、種痘は身中に蓄積された毒もあわせて処理するので、痘の症状が軽くなることである。天行の痘で重症に陥る者のなかには、父母より梅毒を受け継いでいる者がまま見られる。だが、種痘をすると、痘苗の気はまずそうした蓄毒を身中から体表へと駆逐し、五臓をめぐり終えた七日後に別途痘毒を引きだす。そのため、痘毒は他の毒が混ざることなく、順症の痘になるという。

『種痘必順弁』は以下、この、きわめて有益な技法への理解をうながし、それが世俗に受けいれられるよう、三つの方向から、種痘が必順で有益であることを説く。第一は『医宗金鑑』という権威ある書物からの引用、第二は自身がてがけた数百におよぶ成功例の報告、第三は諸外国での実施状況の紹介である。

まず第一の『医宗金鑑』からの引用は、たとえば第三章や第四章でなされる。中国の皇帝の勅纂になる医学書に採録されている以上、種痘は、済生の術として有益でないわけがない、という論法である(157)。第三章「金鑑四苗ノ弁」では、『医宗金鑑』に載る四種の種法、すなわち衣苗種法・漿苗種法・水苗種法・旱苗種法が概説される。そして、第四章「苗気五臓伝送シテ痘ヲ出ノ弁」では、痘苗が身中にはいると五臓に伝送され、最終的には腎にいたって、骨髄に潜伏している痘毒を誘いだすという機序が説かれる。種痘は「奇事」ではなく、医説にも合致する合理的な医術であると主張するのである。

曰く、鼻は外の気を身中に導く肺の竅《あな》であるので、痘苗を鼻に投入すれば、その気はまず皮毛をつかさどる肺に伝わる。それが順に、血脈をつかさどる心、肌肉をつかさどる脾、筋をつかさどる肝、骨をつかさどる腎へと伝送される。痘毒は生来骨髄に潜伏しているが、腎まで達した痘苗の気は、その痘毒を同気相感ずる原理で誘いだす。そして今度は、痘毒を引きつれて伝送の経路を逆順にたどり、筋に達し（このとき腎の毒は解す）、肌肉に達し（肝の毒は解す）、血脈に達し（脾の毒は解す）、皮毛に達し（心の毒は解す）、顆粒となってあらわれる（肺の毒は解す）。これが見点であり、その後、痘毒は化膿し収靨・結痂するという経過をたどる。この機序を明察すれば、種痘を怪しみ疑うことにはならないだろう、と。

かくて、『種痘必順弁』は第一に、『医宗金鑑』の記述に依拠しつつ、種痘が痘毒を身体から駆逐する合理的な技法であること、そしてその種法も相当程度洗練されていることを説く。

第二に、同書が論拠としてもちだすのは、著者の種痘の経験である。自序および第一六章「始テ種痘ヲ試ル事」によれば、春朔がはじめて種痘をおこなったのは、一七八九（寛政元）年のことであったという。『種痘必順弁』刊行から遡ること六年である。『医宗金鑑』は一七五二（宝暦二）年に日本列島にもたらされていたが、種痘を業としておこなう者はまだなかった。そこで、春朔は長崎にて種痘の原理を考究し、じっさいに種痘をおこなう機会を待ったのだという。

春朔がいかなる経緯から、長崎で種痘の研究をおこなったのかは不明である。一七六六（尚穆《しょうぼく》王一五＝明和三）年に琉球王国から派遣された医師が、薩摩で「長崎医士」から種痘を伝授された例があることを勘案すれば、当地に種痘術を伝える医家がいた可能性はおおいにある。だが、春朔が寓したときにはすでに、長崎において李仁山の事績は埋もれ、むしろ種痘術や李仁山にたいする悪評がたっていたようである。[158]

『種痘必順弁』第一〇章「清人（トウジン）崎陽ニシテ始テ痘《トウ》ヲ種《ウエル》説《セツ》」には、長崎での李仁山の種痘の顚末がしるされているが、[159] 李仁山はそこに、たまたま種痘術をよくした「商客」として登場する。そして、柳隆元・堀江道元が種痘をおこなった地は肥前大村の大浦に、また、その種痘の対象は「妓女ノ徒二十人」にすり替わって伝えられる。

だが、なにより、堀江道元らが後日長崎でおこなった種痘は、不首尾に終わったとされ、痘苗に最適な「状元痘」の鑑別法まで詳細に伝えたはずの李仁山も、「清人、法ヲ吝《ヲシ》ンテ詳ニ伝ヘズ（出し惜しんで種痘法を詳らかに伝授しなかった）」と伝承されたのだった。

同章はさらに、堀江道元らが大村で種痘した者らは、後日、みな疱瘡に罹患したため、事前に種痘をしたところで天行の疱瘡を免れることはできないという世評がたったことを伝える。そして、その原因を、当時は『医宗金鑑』刊行から間がなく種痘術の詳細が知られていなかったこと、ましてやそれを伝えた李仁山が「医ヲ業トスル者」ではなかったことに帰し、種痘そのものへの疑義を晴らそうとしている。ともかくも、春朔が遊学におもむいたときには、長崎では数十年前の事績が塗りかえられるほどに、種痘はいっこうに普及していなかったのだった。

長崎への遊学をおえた一七八九（寛政元）年の冬、秋月藩では疱瘡が流行し、春朔は種痘をおこなう機会をえる。種痘用の落痂は、市中の順症の患者から貰いうけた。しかし、未完成の技法なので、まずは身内で試そうにも、適当な小児がいない[160]。結局は、春朔の種痘の説を聞きつけ訪ねてきた天野某氏により、不首尾におわっても害はなく、首尾よくいけば後世に多大なる裨益をもたらすと説得され、その二人の子に種痘をほどこすこととなった。

一七九〇（寛政二）年二月一四日、望聞問切の診察ののち苗を下し、待つこと数日、二児はともに稀疎平順の痘を発して収靨した。天野某氏は、宴をもうけて歓んだ。しかし、この時点ではまだ、二児の発痘が、種痘によるものだったか、それとも流行中の痘疫から痘気がつたわったのか、判別できない。そこへ、天野某氏とおなじ村の本田某氏が、四名の子に種痘をほどこしてくれるよう志願してきたので応じたところ、おなじく稀順（良性）の痘を発した。そのときにいたって、ようやく春朔は種痘に応験があることを確信したのだという。その後、同年中に医家はもとより、官家・商家・農家の子ら二〇〇名以上に種痘をするも、一児として顔面に瘢痕をのこす者は現れなかったという[161]。『種痘必順弁』は、後日譚として、種痘をほどこした小児の数が、一七九三（寛政五）年の時点で四〇〇に達し、一七九四（寛政六）年には七〇〇余[162]に、一七九五（寛政七）年には千[163]におよんだが、身体が損なわれたことは一例もなかったと報告する（春朔は、『医宗金鑑』にいう旱苗種法を独自に改良して、おこなったものとみえる[164]）。手続きさえ遵守すれば、種痘はかならずや順証に終わることを、具体的な数でもってたたみかけるのである。

のみならず、『種痘必順弁』は、世俗でささやかれていた「雑説」にも、実例をもって反駁した。たとえば、種痘は「正痘ニアラズ[165]」という俗説である。種痘は人為的に痘を種えつけるものであり、自然に流行する「正痘」とは別種のものだとする批判にたいし、種痘には特別な「薬品」でなく人身に生ずる痘痂をもちいるのだから、他の病が引きだされるはずがないと応じる（第六章）。くわえて、種痘と天行の疱瘡がともに、途中で馬を治療する際にでる臭気にあたると発症しなかったという実例を挙げ、両者はやはりおなじ疾病であると断じた（第七章）。

また、同書は「種痘ト雖、流行ノ節ニ非ンバ痘ヲ出ス可ラス[166]」という俗説にたいしても、第八章全体を割いて抗弁した。それによると、ある者が、疱瘡が発症するのはそれが流行している時機だけであり、種痘のように人為に発症させることはできないと言って聞かなかった。そこで、春朔は一七九三（寛政五）年、豊前小倉府で疱瘡が流行した際に痂を取り寄せて当地の少女に種痘し、種痘を契機としても発痘することをしめしたのだという。だが、つぎには、この児の痘気が他の子らにつたわり、この地で流行が起こるのではないかと懸念する者があらわれた。春朔はこれにも、疱瘡を発症したのは種痘をほどこした当該女児のみで、当地での流行はおこらなかったことを確認し、他の地で採取した痘痂には、流行をひきおこす気がふくまれないことを説いたのだった。

ただし、『種痘必順弁』は、すべての「雑説」に実例でもって反駁しえたわけではない。たとえば、種痘をしていても疱瘡が流行すれば「再出ス[167]」るのではないかという疑念は、書中で晴らされない（種痘をおこなった千名以上の小児がその後、疱瘡に罹患したかどうかを追跡していなかったことによる）。『種痘必順弁』は、理詰めで、痘気の五臓伝送の原理をくりかえしたが、種痘が真に体内の痘毒を引きだし尽くすかは不明なままであった。

それもあってか、第三に、同書はオランダおよび中国における種痘の実施実績を援用する。第一一章「紅毛医種痘ノ論」および第一五章「筑前残嶋《ノコノシマ》並唐泊《カラトマリ》浦ノ商船漂流シテ南《ナン》京ニ至リ種痘ノ説ヲ聞ク事」である。

まず第一一章では、一七九三（寛政五）年春三月、崎陽の「西洋館《ヲランダヤシキ》」（オランダ商館）で蘭客より聞いた話がしるされる。[168] それによると、春朔は官許を得て、一日《いちじつ》、オランダ人らと瘍科ならびに天儀地理を論じる機会にめぐまれる。その場には、「加比旦《カピタン》」（オランダ商館長）の「ケイスヘルトペンミイ」をはじめ、「ヘトル」（蔵荷役）の「サミユルへル・ナルト」、「筆者」（書記）の「ヤンハヒツトテ・リカールト」、「蘭医《ヲランダイシヤ》」の「ペルンハルト・ケルレル」[169]等がいた。二名の通辞を介して話すうちに、話題は天文地理や内外の治療から、体内の諸液の変異が諸症の原因となるという西洋の体液学説へとおよび、種痘の話となる。

春朔が、「紅毛ニ此術（種痘）、有リヤ否ヤ」と問うと、蘭医ケルレルは、「インゲンチンゲハンキンドルホツケン」と答えた。通辞によれば、「インケンチンゲハン《ママ》」は接木《つぎき》を指し、「キントルホツケン《ママ》」は疱瘡の蘭名である、つまりこれを和語に訳すと「接木疱瘡」になるという。そこで、苗を下す方法を尋ねたところ、ケルレルは「ランセツタ」（先端のとがった両刃の外科用器具。ランセット）を持ちだし、その手技を示説しはじめる。なんでも、ヨーロッパ諸国では通例、その鉄鍼《てつばり》で灌膿期の痘を破って膿水を採り、小児の「尺沢」（腕の内側にある経穴）の「アデル（青筋）」（静脈）に刺して種えるという。種痘をした箇所には、「搏綿《まきもめん》」（包帯）を巻いておく。すると、痘気は血脈をつたって深く入りこみ、一〇日余りで痘が発するという。

春朔はつづけて、その腕に種えつける種法をもちいると、全例で反応が見られるかを問う。しかし、返ってきた答えは「然ラズ」であった。反応があるのは、一〇に一、二という程度だという。ただし、反応が見られた場合は、かならず順痘となる。そのため、ヨーロッパでは、みながこぞって種痘をうけるというのだった。ほかにも春朔は、疱瘡が流行していないときに種痘をする方法を尋ねたようである。これにたいしてケルレルは、綿糸を二、三本とおした鍼で灌膿期の痘を貫き、糸に膿漿を染みこませて貯蔵する方法を紹介した。種痘するときには、その鍼を小児の尺沢にある青筋に貫きとおし、通常の種痘とおなじく搏綿で巻くのだという。とはいえ、貯蔵した痘苗では、そこに含まれる気が薄いため、種痘は不首尾におわることが多かったようである。

他方、第一五章で紹介されるのは、大陸の事例である。(170)『種痘必順弁』の刊行された一八世紀末には、一七六四（明和元）年に奥州沖で遭難した筑前唐泊《からどまり》の伊勢丸と同　残島《のこ(り)のしま》の村丸の漂流譚が人口に膾炙《かいしゃ》していた。(171)同書はこのうち、後者の村丸の乗組員らが、漂着先の呂宋《ルソン》国「宿霧」（フィリピンのセブ島）から厦門《アモイ》・福州府（南京）経由で送還されるまでのあいだに経験した出来事を取りあげ、「支那」ではひとびとがみな、当然のごとくに種痘していることを紹介する。

それによれば、漂流民は、漂着地から南京に到着したとき、現地のひとに笑われたのだという。なぜ自分たちが笑われるのか分からない和人らは、日本語を解する「大七官」なる者に訳を尋ねた。すると返ってきたのは、「汝等《ナンチラ》満面（カヲヂウ）痘痕アリ。唐山ノ人、汝《ナンチ》ノコトク瘢痕アルモノ無シ。故ニ之《コレ》ヲ笑ナリ」という答えであった。現地の者らは、漂流民の顔が痘痕だらけであることを、嘲笑していたのである。

そこで、漂流民の一人「総十良《そうじゅうろう》」が、今度は「唐山ノ人、痘セザルヤ」と問うと、七官は、「何《ナン》ソ痘セザルモノ有ンヤ。痘スト雖、皆種痘ヲ作《ナ》ス。故ニ汝ノ《ナンチノママ》如ク面上疵《キス》ヅクモノ無シ」と答える。中国では種痘をするので、顔に痘痕はできないというのである。「種痘ヲ作《ナ》ス」という言葉の意味が解せない総十良が、かさねて説明をもとめると、七官は疱瘡には種痘をするのが一番で、万全を期すことができることを説いた。総十良がさらにその方法を問いただすと、七官は、痘痂を粉末にして白湯で呑みくだすと、一四、五日中にかならず痘を発し、しかも絶対に難治の逆証に陥ることはない、と教えたのだという。

『種痘必順弁』は、この逸話の末尾に、「之《コレ》ニ由《ヨツ》テ此《コレ》ヲ観《ミ》ルニ、支那ノ人専ラ種痘ヲ作ス《ナスママ》コト明《アキラ》ケシ。此漂民《ヒヨウミン》ノ説《セツ》、此書ニアツカルノ儀ニ非《アラザ》レトモ、我　邦種痘ノ旨《ムネ》ヲ知ラズ、タダ怪《アヤシ》ミ疑《ウタガ》フノミニシテ異説区々《イセツマチマチ》ニシテ信用スルモノ少シ。故ニ是ヲ録《ロク》シテ尚衆《ナヲシウ》人（ミナヒト）ノ疑ヲ破《ヤフラ》ント欲《ホッ》ス」と、異国の事例を紹介する意図を明言する。また、あわせて、長崎の「支那館（清遠閣）」で華客ら（「費晴湖」・「王開泰」・「揚逸雲」・「劉雲台」・「陳桂泉」の五名の名が挙がる）から、唐山では疱瘡対策として種痘をおこなうと聞いたことも、付記する。かくて、大陸でもすでに種痘が普及しており、あばた面のままで種痘をいぶかるのは、冷笑さるべきことを説いたのだった。

（二）種痘法公開の損益

さて、『種痘必順弁』は以上のように、種痘への疑念を払拭することを第一の目的として刊行された。清朝皇帝勅撰の医学全書や自身の経験、さらには諸外国での実施状況を引きあいにだして、もっぱら世俗の疑心を啓くことに紙面を割いた。しかしながら、その一方で、この書がある種の二律背反の状態に陥っていたことは、叙述の端々から明白に読み取れる。種痘法の公開によって生じる弊害をいかにその効用と均衡させるかである。

公開の効用とは、いわずもがな、種痘の有用性がひとびとに理解され、結果的に種痘がひろくおこなわれる端緒となることである。種痘が普及すれば、自然に流行する疱瘡により損傷される身体は減る。種痘の効験を理解した医者からは、すでに術の伝授を請う声が多くあった[172]。また、種痘のもたらす効果を見抜いた為政者からも、自国の医師に種痘を伝習させてくれるよう要望があった[173]。種痘術がひろまれば、それだけ多くの者が危痘を免れられると推測された。

だが、種痘法の公開は他方で、危うさもともなっていた。種痘の効験を売り物にする「狡児《ワルガシコキ》ノ徒」[174]が現れ、種痘の普及や存続が阻まれてしまう危険性である。種痘術とは、鼻孔に痘痂を種えつけるという手技のみをさすのではなく、良好な痘苗を準備し、適切な時機（「天ノ時」）を選んで、小児の身体の状況を正確に観察しながら種え、結痂までを見守る手順のすべてをさす。小児の質の厚薄も気血の怯弱《きょうじゃく》もわきまえず、ただ手技の手軽さから種痘をおこなえば、禍がおこる。

種痘法自体は理にかなったものであり、その効験は世に知らしめたいが、みだりにおこなわれることは避けなければならない。『種痘必順弁』は、この二律背反を超克すべく、まずは種痘を注意深くおこなうよう、くりかえし読者の注意を喚起する。たとえば、第三章で、『医宗金鑑』に載る種痘の四つの手技を紹介した直後に、こう説いた。

　蓋《ケタシ》種痘ハ手ヅカラ設《モフケ》テ之《コレ》ヲ作《ナ》シ、矧《イワンヤ》旬日《じゅんじつ》〔一〇日間〕ナラズシテ直《タダチ》ニ善悪ヲ報ズルノ術。若《も》シアヤマツテ険・逆ノ痘ヲ発シ人ヲ害《ソコナ》フガコトキハ、則《すなはち》刀ヲ以テ人ヲ刺《サス》ニ異《コトナ》ルコトナシ。種痘医ノ罪、逃《ノカ》ル《ママ》処無シ。必モ妄意《ハウイ》（ミタリ）ニ為《ナス》ヘカラズ。可種・不可種トノ質ヲ審明ニ診察、一モ心ニ疑フ処無フシテ、而後《しかるのちに》之《コレ》ヲ作《ナ》スベキコト肝要ナリ。望聞問切〔四種の診察方法〕ノ候ハ下篇〔後篇『種痘証治録』（未刊）をさすか〕ニ述ブ。夫《それ》、書ハ意ヲ尽スコト能《あた》ハズ。四方ノ国手、種痘ヲ作《ナサ》ント欲《ホッ》セバ思ヲ爰《ここ》ニ尽サンコトヲ希《コイネカ》フノミ。[175]

種痘の原理は、「造化ノ機」を掌中に再現するような、天の理に沿ったものである。ゆえに、もし種痘後に険証（痘科の三つ見立て「順」・「険」・「逆」の一つで、難治性）や逆証（おなじく、悪性）の痘が引きだされることがあれば、それは種痘という技法にではなく、種痘をおこなった人間の側に問題があったということになる。種痘は、刀で人を刺すことにも比しうる「手ヅカラ設テ」なす行為である[176]。それゆえ、種えてよいかどうかの事前の診察を徹底し、百全万全を確信できてはじめて針をくだすほどに、慎重にも慎重を期すよう説いたのだった。

種痘をみだりにおこなうべからずという戒めは、このほか、「天命」の観点からも説かれた。第六章である。千例以上種痘を実施して一の誤りもなかったという春朔だが、じつは一例、種痘をほどこし危篤に陥らせたことがあった。

生まれつき虚弱で顔も青白く喜色のない、禁忌とされる体質の小児に、種痘をおこなったのである。当該の小児は親戚でもあり、また、自然流行の疱瘡で重症になる可能性をのこしておくよりは、「必順」の種痘によって流行のない時期に種痘をするほうが得策だと判断してのことであった。みずからのこの失態に言及したあと、春朔は種痘をおこなう者にむけ、こう忠告する。

天行ノ痘ニ命ヲ損ス者ハ、天命ノ然ラシムル所ナリト果《ハタ》シテ人ヲ咎《トガメ》ズ。若《も》シ種痘ニ命ヲ損者アラバ、人必《かならず》罪ヲ種痘ニ帰《キ》セン。此《かく》ノゴトクナラバ、生霊《セイレイ》ニ益《エキ》アル術トイヘトモ、人捨《ステ》テ用ルコト無ンバ永ク済世ノ術ト成ルベカラズ。深ク此理ヲ弁察シテ妄《みだ》リニ作《ナス》ベカラズ。一人ノ過《アヤマチ》、万人ノ益《エキ》ヲ防《フセ》グ。種痘ヲ作《ナサ》ン者、深《フカ》ク之《コレ》思へ。[177]

疱瘡の自然の流行で亡くなった場合、ひとはそれを「天命」と受けとめ、天行痘を責めたてたりはしない。しかしながら、もし種痘をおこなった後に小児が亡くなった場合、非難の矛先は種痘へとむかう。天行痘がはやりもしないなか、わざわざ種痘をしたため小児が夭折したことは、一目瞭然だからである。種痘は、人為的に体内の毒を引きだす技法であるため、失敗は絶対に許されない。一例でも失敗すれば、万人のためになる技法が廃れてしまうと、種痘をなす者にたいし、あらためて手続きを遵守することの重大さを説きふくめたのであった。

他方、『種痘必順弁』は、種痘をおこなう者にむけ訓戒をほどこすのみならず、種痘をうける者にむけて、春朔の方法を継承する者の姓名をしめし、「此数名ノ作《ナ》ス処ニ非《アラズ》シテ、他ニ求ルノ種痘ニ若《モ》シ険悪ノ症有リトモ、吾党《ワガトウ》ノ与《アツカ》ル所ニ非ス」[178]と断った。巻末に掲出の「種痘医列名」である。この「種痘医列名」の一覧に載らない者から種痘をうけ、険証や悪証の痘を発することがあっても、それは「吾党」(のおこなう種痘)とは無関係であると、切り離したのである。

これは、一門のおこなう種痘の効験を衒《てら》うためではなく、種痘術が濫用されるのを防ぐ目的からであった。春朔は、種痘術を伝授するにあたり、万事手順をおろそかにしないことを誓約させていた[179]。つまり、「種痘医列名」に名が載る者とは、種痘術に巧みであるだけでなく、診断の段階で戦々兢々と千慮万計をつくし、絶対に順証となる確信がなければ種痘をおこなわないことを天地神明に誓った者だったわけである。当該の小児が種痘に耐えない（『種痘必順弁』の用語法では「不可種」）と見抜けず、誰にでも安易に種痘をほどこす者の手にかかると、人命が損なわれかねない。春朔は、「吾党」の種痘が「贋術（ニセジュツ）」とは一線を画することを宣言し、みだりに種痘術がおこなわれるのを避けようとしたのだった。

してみれば、『種痘必順弁』が、種痘の詳細な手続きにかんする記述を、すべて後篇の『種痘証治録』へとまわし、種痘そのものの効験を説くことに徹したのもまた、軽浅の輩の出現を見越してのことだったかもしれない。『種痘証治録』は、『種痘必順弁』の奥書で「近刻」と打たれつつも、ついに板行されることはなかった。だが、春朔の嫡孫・緒方文友が蔵して伝えた草稿を見るに、同書は、『種痘必順弁』が国字で平易に記されていたのにたいして、全編が漢文で書かれ、内容も高度に専門的であった[180]。種痘の具体的な要領は、宣誓をした者のみに秘し、種痘術への信頼が醸成されるよう期したのであろう。

それにつけて想い遣られるのは、当時、種痘をなさんとする医師の置かれていた状況の「特異性」である。本章の冒頭でも確認したように、近世期の医業は公的な資格なしにおこなわれていた。患家のつくかぎり、医師らは各々の流儀で医術を繰りだすことができた。そのため、種痘をおこなうにあたっても、同業者や公儀から規制をうけることはなかった。むしろ、為政者のなかには、疱瘡からおおくの人命を救いうる技法を、すすんで自国の医員に伝習させる者もあった（一八世紀末の『種痘必順弁』刊行当時、日本列島では琉球王国ですでに種痘が定期的に施行されていた。また、緒方春朔も、複数の藩侯から種痘伝授の要請をうけていた[181]。しかしながら、医業に公的な資格がないことは、つまりは、「贋術」が駆逐されないことでもあった。とりわけ江戸のような「大都会」では、「狡児ノ徒」が出現すると予想された。

そうした状況下で、春朔がとった方策、すなわち、種痘術の伝授を誓約者のみに制限し、「吾党」のほどこす種痘はせめて大事ないと請けあうことは、たしかに患家から信頼を得るための一つの方途であったろう。ただし、それは同時に、「吾党」以外の手になる種痘は険悪の症に陥る可能性があると証言しているにも等しかった。種痘はかならずしもみな上首尾におわるわけではなく、刀とおなじで、使い方を誤ると人命を損ねてしまう。『種痘必順弁』の刊行意図とはうらはらに、種痘そのものへの懐疑心は、春朔の方策では、おそらくぬぐいきれなかった。

そして、それ以上に方法論的な隘路《あいろ》となったのは、春朔ら「吾党」による弁では、みずからの種痘術を「贋術」と差異化することができなかったことである。いくら千もの実績があるという主張をくりひろげようとも、それで「吾党」のおこなう種痘のみが、今後も万全だと証明されたことにはならない。世俗からすれば、種痘であるという一点で、春朔の伝授する種痘術も「贋術」も同類にうつったろう。そもそも、いずれかかるか、うまくすれば逃れられる疱瘡に、身体を傷つけてまですすんでかかるのは、藪蛇であり、習俗の慣性に反した。

にもかかわらず、春朔が『種痘必順弁』を板行し種痘の普及をはかったのは、種痘こそが「慈幼第一ノ要法」[182]だと確信していたこと以上に、その伝授を請う声が数多くあったことによる[183]。種痘は、疱瘡に実地にむきあう医師のみならず、為政者のあいだでも需要があったことが、『種痘必順弁』からはうかがえるのである。

とはいえ、このとき疱瘡の流行は、日本列島のほとんどの地域で、自然のなすがままにまかされていた。医師の業務も、疱瘡罹患後の治療（治痘）が主であり、あらかじめ罹患を防ぐ方途が模索されることは稀であった。では、その大勢に抗し、種痘術の伝授から半世紀ののちに、『種痘必順弁』を板行させるにいたった種痘への需要とは、いかなるものだったか。いましばらく追ってみよう。

人痘種痘の展開

(一) 緒方春朔一統のその後

『種痘必順弁』の行間に垣間見える種痘への需要を跡づけるにあたり、注視しなければならないのは、為政者らが種痘にたいして有していた関心の内実である。近世期において、医業と治世術とは、直接的な関わりをもたなかった。だが、日本列島で最初の種痘が長崎でおこなわれたときから、種痘のまわりには為政者の影があった。種痘術が、医師のみならず為政者の関心をひく対象でもあったことは、たしかなようである。

ただし、ここであらためて留意すべきは、種痘がこのとき、けっして確立された医術として信憑されていなかったことである。種痘は近代以降、国民の生命や身体、ひいては人口を保全する〈衛生〉の手法としてもちいられた（序章を参照）。それを知る目からすれば、一八世紀の為政者の種痘術への近接も、また同様の関心にもとづくものと映るかもしれない。だが、当時の種痘術は、治世の便法とするには技術的に不確かすぎた。

球陽の事例でいえば、種痘は領内の小児の出痘を同期させることはできたが、その身体を保全する目的では用に耐えなかった。一斉種痘の余波に苦しむ身体は、王国の恤救《じゅっきゅう》の対象となった。種痘はむしろ、王国の事業に活用できる身体を準備するためではなく、王国の事業を身体がさまたげないよう、実施されていたのだった。

この点に留意したうえで、『種痘必順弁』の板行の背景にあった種痘への需要、とりわけ為政者による需要がどのような性格であったかを拾ってみよう。

まずは『種痘必順弁』をみるに、最終章「追加一条」には、「臼杵《ウスキ》・相良《サガラ》・山内・津和野等ノ諸侯[184]」から侍医に種痘を伝習させたい旨の要望があったことがしるされていた。そこで、巻末の「種痘医列名」を、「贋術」をおこなわない春朔の種痘術の正統な継承者の一覧としてではなく、どのような者が種痘術を請うていたかという観点から眺めかえすと、じっさいにそれら諸侯の侍医が春朔から種痘を伝授されていたことがわかる。

以下が、その「種痘医列名」の内訳である（「侍医」とあるものに傍線を付した）。二八名の姓名と在所・身分が載るなか、一三名はいずこかの領主の侍医であった。

土州侍医　刈谷道悦、同所侍医　寺田宗仙、豊後臼杵侍医　北野梅庵、石州津和野侍医　松尾栄庵、肥前唐津侍医　米津玄丈、五島侍医　西川玄仙、江戸西窪住　藤崎宗本、土州侍医　堀場令仙、備中成葉侍医　渡邊養順、同所侍医　笹川周策、肥後人吉侍医　髙松耕節、勢州水口侍医　飯塚玄岱、五島侍医江戸住　大賀宗哲、同藩侍医　大賀宗倫、江戸芝住　服部玄通、服部玄順、江戸西窪住　村井東養、江戸芝住　中山三達、肥前今町　平川玄龍、肥前養父郡　田城春水、肥前養父郡飯田　高尾東陽、肥前長崎島原町　髙木某、江戸　小川祐軒、播州神道郡　後藤壽軒、肥前瓜生野駅　原泰民、筑前二日市　村山養性、江戸赤坂　生々堂、肥前長崎　西原道寧[185]

ここには、「土州」（土佐藩）・「豊後臼杵」・「石州津和野」・「肥前唐津」・「五島」（福江藩）・「備中成葉《なりわ》」・「肥後人吉」・「勢州水口《みなくち》」の、八藩の名が見える。これら諸藩の為政者がどのような経緯から種痘術に着眼したかは、むろん、この一覧からだけでは読みとれない（日本列島西部の比較的石高のひくい藩の名が連なることから、第一章でみた疱瘡の流行形態や藩の規模が、関連している可能性はある）。

そこで、つぎに、春朔の学統にのこる『緒方家門人帳』をみると、『種痘必順弁』の刊行された一七九五（寛政七）年から一八五七（安政四）年までの約半世紀のあいだに入門した、計一〇一名の名が載る（『種痘必順弁』「種痘医列名」

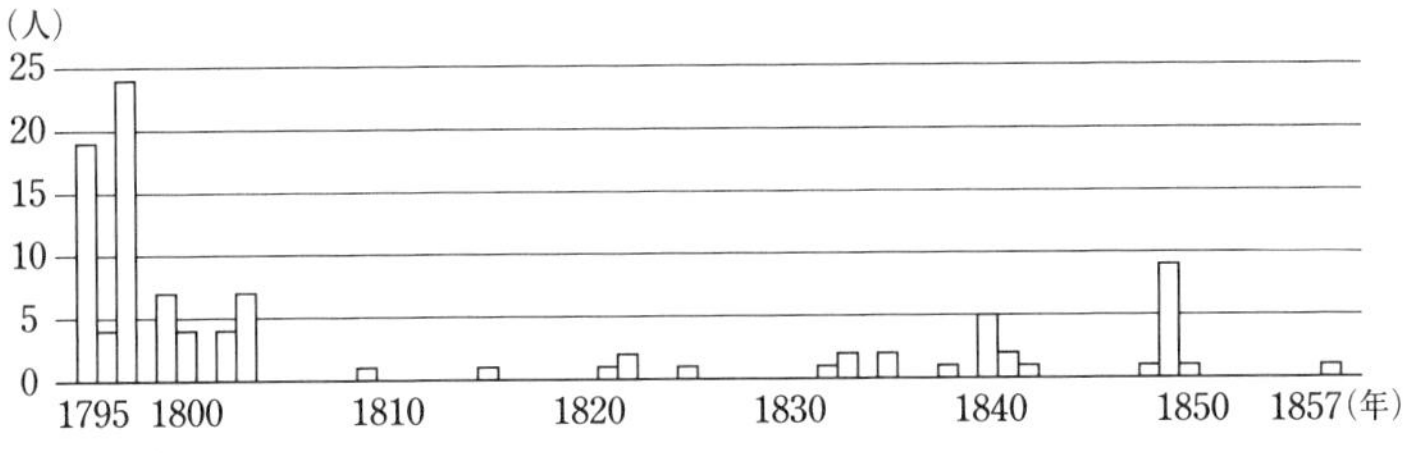

図表 26　『緒方家門人帳』に載る入門者数の推移

に挙がる名も、大半が重複して載る[186]。このうち、「侍医」と明記された者は、一七九五（寛政七）年以前で一一名ある。これを見ても、『種痘必順弁』の刊行当時には、たしかに一部の諸侯のあいだに種痘への需要が存在したことが認められる。

だが、さきどりして言えば、一八世紀末にとらえられたこの需要も、数年のうちに捕捉不能になる。「侍医」と記載される者は、その後『緒方家門人帳』に、一七九六（寛政八）年に三名、一七九七（寛政九）年に八名計上されるが、これ以降皆無となる[187]。緒方春朔の門人から、為政者らが種痘にたいして有していた関心の内実を追う途は、突如断たれる。それにとどまらず、緒方家に入門する者自体が、『種痘必順弁』刊行後一〇年も経ないうちに、激減するのである[188]（図表26）。

むろん、『緒方家門人帳』は、あくまで緒方春朔一門に直接、種痘術を伝授された者を載せるにすぎない。したがって、門人らがおのおの、在所で種痘術を伝えたため、本家の緒方家に入門する者が減少したとも考えられる。しかし、種痘そのものにたいする世上の需要が継続していれば、緒方家に入門する者が短期間でここまで減少することはなかったろう。

可能性としてはほかに、緒方家の側が何らかの事情により、伝習を控えていたと考えられなくもない。だが、『緒方家門人帳』が春朔の後継者らにより、ほそぼそとでも加筆されつづけたことを勘案すると、その可能性も高くはない。

いま一つ検証すべきは、緒方一門以外にも、独自に種痘術をおこない、伝えひろめる者が各地であらわれたという事態である[189]。緒方家への需要をうばうほどの種痘家があらわれ、そちらへ為政者や入門を請う者が流れた可能性は、零ではない。ただし、これにかんしては、種痘を伝授・実施した者の手控えもふくめ、検証に供しうる資料が、ほとんど伝存しない。かりに、そうした種痘家が出ていたにもせよ、記録が散逸しているのである。これは、歴史記述の問題でもある。

序章でも確認したとおり、種痘が近代以降、公衆衛生の手法として確立されるにつれ、牛痘種痘の「伝来」と蘭学の隆盛とを見せ場とする歴史記述が、医学・医療の歴史研究のなかで一般化した。その帰結として、大正期にはすでに、近世期の「地方」ごとにおける疱瘡への対処法や疱瘡をめぐる多様な医説群、とりわけ種痘に異を唱える議論は、まるで顧みられなくなった。鷗外の筆がさまよったのも、まさにそうした歴史記述の空白であった。

その同じ事態の別の局面として、いま追う種痘（人痘種痘）も、一九世紀半ばの牛痘種痘術「伝来」に霞み、その前史という位置づけしかなされなくなった。明治初年を境に、人痘種痘の実践は歴史記述上、牛痘種痘術が興隆するまでの前座となった[190]。人痘種痘に関連する記録は、その流れのなかで湮滅し、鷗外が遭遇したのとはべつの空白を、ここに呈しているのかもしれない。

しかしながら、本書のみるところ、『種痘必順弁』刊行前後に緒方家のまわりにほのみえた種痘への需要の高まりは、一過性のものだったようである。歴史記述の問題とは無関係に、種痘（人痘種痘）は、牛痘苗「伝来」以前から下火になっていた。種痘の巧者とよばれる者は何名かいたが、種痘自体は、疱瘡への一般的な対処法とはなりえなかった。その事由を伝存する傍証から推察するに、人痘をもちいる種痘術には、御託ほどの効験がないばかりか、むしろ欠陥があったようである。

傍証とする第一の資料は、同時代の医師がのこした種痘にかんする記述である。そこには、じじつ、種痘をほどこした小児が死亡した、あるいは種痘の効験は限定的であるという記述がみられる。

たとえば、池田瑞仙は、『痘疹戒草』（一七九三〈寛政五〉年自序、一八〇六〈文化三〉年刊）の一節を「種痘の説」に割き、みずからの経験にもとづいて、種痘の非をつぎのように説く。

李仁山《りにんさん》・張路玉《てうろぎよく》、痘を植《うゑ》うつす事《こと》をいひ置《おき》ぬ。余《われ》四五児《じ》に験《こころ》み見るに、其稀少《そのてものすくな》にして自癒《おのつからいゆ》るものは様痘《いようとう》に類《るい》して後再度《のちふたたび》痘を発《はつ》するあり。又甚《またはなは》た稠密《てものおほく》に発《はつ》し至《いたし》て漸治療《ようようりやうぢ》を尽《つく》して癒《なほり》たるもあり。又大逆《たいぎやく》にして六日に至《いた》り黄泉《こうせん》に陥《おちい》るもの一人《ひとり》ありしより、禁《きん》して種痘《うゑほうさう》の法《ほう》を用《もち》ひず。李仁山《りにんさん》か説《せつ》には、日《ひ》をえらひ種痘《しゆたう》する時《とき》は十の中八九は順《じゆん》なりといへども、植《うゑ》すして自然《しせん》と患《わつら》ふものも十の中八九は治療病《りやうぢやま》ひにあたれは全快《せんくわひ》するものなり。さればあながち種痘して病《やまひ》を招《まね》くも益《えき》あるまし。まして痘の順逆《よしあし》、瘡《でもの》の稀密《おふきすくなき》は胎毒《たいどく》のみの為《なす》ところにもあらす。時気《じき》によりて変《かは》りぬ病《やまひ》も出来《いてく》るものなれは、種痘して稠密凶逆症《てものおほくあしきしやう》をなさはあしかるへし。忌慎《いみつつし》みてする事《こと》なかれ。(191)

冒頭に李仁山や『張氏医通』の著者への言及があるが、池田瑞仙がどのような種法で種痘をおこなったかは明らかでない。だが、ともかくも、種痘を四、五名の小児にほどこしたところ、通常の疱瘡に似た痘をすこしばかり発して癒える者がいるなか、後日また疱瘡に罹患してしまう者がいたという。また、稠密に痘が発して、療治の結果ようやく助かった者もいた。一名は重症に陥り、六日目に死亡した。この経験から、瑞仙は以降、二度と種痘術をおこなわなくなったと、種痘術のもたらす不利益を指摘する。

のみならず、瑞仙は後半で、種痘と自然に流行する疱瘡とが症状の軽い順証となる蓋然性を比べ、種痘をおこなおうがおこなうまいが十中八九と変わらないならば、わざわざ種痘をすることの利点はないと断言する。そのうえで、さらに疱瘡の病因論をたたみかけ、胎毒ばかりを重視し時気を顧慮しない種痘の医説を非難している。池田家一統の医説については、のちに触れるが、『痘疹戒草』で瑞仙は、種痘が従来の罹患後に治療するという方策に比較して、なんら優位になく、むしろおこなうべからざる方術であることを、世俗にむけて宣言したのだった。

このほか、種痘術については、甲斐の医師・橋本伯寿が『翻訳断毒論』（一八一一（文化八）年刊）の「痘瘡《とうさう》（はうさう）を避《さけ》る弁《べん》」で、以下のように、無用論を説いている。

唐山《もろこし》はたへて此病《このやまひ》を避《さけ》て免《まぬか》るをしらざるにや、『張氏医通《ちやうしいつう》』・『医宗金鑑《いそうきんかん》』等《とう》の書《しよ》に、種痘《しゆとう》（うゑはうさう）の術《じゆつ》を載《のす》。其術《そのじゆつ》は、痘瘡《とうさう》の痂《かさぶた》をとりて、無病《むびやう》の児《こ》の鼻《はな》の中《なか》に入《いる》れば、十日《とほか》をすこさず、痘瘡《とうそう》を病《やむ》なり（其注種々あれども此に略す）。此術《このじゆつ》、原《もと》は西洋《せいやう》の戎《えびす》より唐山《もろこし》に伝《つたは》りて、今《いま》は　本邦《ほんぼう》にも間此術《ままこのじゆつ》を行《おこなふ》ものあり。予《よ》も西《さい》国《こく》に在《あり》し比《ころ》、是《これ》を試《こころみ》しに、おのれと病《やむ》にかはる事《こと》なし。よしや無病《むびやう》の時《とき》を見《み》て病《やま》しむるゆゑに其害少《そのがいすくな》しといふとも、種痘《しゆとう》の医者《いしや》ごとに名医《めいい》にもあらず。昼《ひる》は死《しぬ》る病《やまひ》の起《おこる》を朝《あさ》はしらざるもののおほき世《よ》の中《なか》なれば、病《やまひ》あると病《やまひ》なきとを見《み》わくるもかたき事なり。殊《こと》に平生《へいせい》多病《たびやう》にて浮雲《あぶなく》見《み》ゆる児《こ》も、痘瘡《とうさう》を軽《かるく》するものあれば、必病《かならずやまひ》ある故《ゆゑ》におもくするともさだめがたし。〔中略〕かかるわづらはしき業《わざ》をせんより、一向《いつかう》に此病《このやまひ》を病《やむ》ことなくは、いかばかりめでたからん。[192]

引用中に、「西国」で種痘術を試みたことがしるされるが、これは伯寿が、長崎の和蘭通辞・吉雄耕牛に学んでいたときのことであろう。吉雄耕牛の没年が一八〇〇（寛政一二）年であることから推測すれば、一八世紀末の、『種痘必順弁』刊行前後の時期である（相互に交流があったかは不明ながら、橋本伯寿は緒方春朔とほぼ同時期に吉雄耕牛に師事していたことになる。なお、耕牛が種痘術を評価していたかは未詳であるが、寛政年間に春朔が種痘法を長崎で実施したところ、おおくの医師が種痘を信用しないなか、耕牛は「和邦済生ノ一具ヲ得タリ」[193]とこれに深く称嘆したという）。伯寿はこの遊学時に、耕牛より種痘術が「西洋残忍の手より昉《はじ》まる」[194]ことを聞いた。そして、実地に試したところ、自然に流行する疱瘡に罹患するのと、特段変わるところはみられなかったという。

伯寿はつづけて、種痘にはさして利点がないばかりか、下手な医者にかかると死亡する場合さえあることを示唆する（漢文で書いた本編『断毒論』では、より明快に「本邦、近世種痘を唱ふる者有り、或は其の術を善くするも、医必ずしも上工ならず、恐らくは驥尾《きび》に付くの徒、彼の人の子を害す。(195)」と、危惧を表明する）。伯寿の持論からすれば、種痘術は害こそあれ利のすくない「わづらはしき業」でしかなかったのである。(196)

このように、同時代の医家の目線から見れば、種痘はあえておこなうに値しない方術とみなされていたようである。ただし、これら二者は、後段で詳述するように、疱瘡の対策について一家言ある医家であり、ゆえに種痘術を評価するにあたっても懐疑が先走っていた可能性がある（橋本伯寿は、種痘の方法論的な欠陥とはべつに、その発祥が「西洋残忍の手」・「西洋の戎」にあることを言挙げしてもいる）。施術にあたり参照したのも、李仁山の伝聞や、わずか一丁足らずの『張氏医通』の記述、あるいは概論的な『医宗金鑑』のみである。この二者の術前の配慮や手技が、例外的に拙かったとも考えられる。

だが、種痘後に小児が死亡する例がままあったことは、はからずも、緒方春朔から種痘術を伝習された者がのこした記録のなかにも現れる。いま第二の傍証として挙げるのは、大村侯の侍医「長与俊民」の子孫、長与専斎が作成した『旧大村藩種痘之話』である。(197)長与俊民は、『種痘必順弁』刊行から二年後の一七九七（寛政九）年に、緒方春朔に入門している（『緒方家門人帳』には、同年の条に、三名の大村藩の医官とともにその名をしるされる）。(198)その長与俊民ののこした大村藩の種痘にかんする記録や口伝は、明治期まで長与家に伝えられた。そのなかでも、種痘の実施後に死亡する者がやはり一定程度いたとされているのである。

肥前大村藩といえば、近世期、対外的には無痘地として知られた「地方」である。第一章で概観したように、ここには疱瘡の罹患者を「山揚《やまあげ》」し、完治した者以外は下ろさない制度があった。大村藩の藩政日記『九葉実録』を繰ると、この「山揚」の制は、一七世紀後半にはあったことが確認される。当初は発症後五〇日間山小屋に留め置かれ、それが明けても、なお七日間は山伏に祓い清められるまで中小屋に滞留させられた。一七九四（寛政六）年には、滞留期間が短縮され、山小屋には酒湯から二〇日経過するまで、祓い清めの中小屋には七日間とされるも、「山揚」の制そのものは以降も存続した(199)。

長与俊民ら藩医の侍医が、いかなる事由から種痘を伝習したかは、『九葉実録』にも直接的には記載されない。だが、同書に断片的にあらわれる記事からみても、大村藩ではその後、種痘が上下を問わず実施されたようである。たとえば、一八〇六（文化三）年三月の条には、「十八日　公妹昵子、痘ヲ中尾館ニ種ユ」と載る（同二二日、酒湯式(200)）。また、一八一八（文政元）年四月の条には、武家にたいして、嫡子および二男以下でも勤めのある者が「望疱瘡《のぞみぼうそう》」（種痘）をする場合には届け出るよう達しが出されたことが載る(201)。

一八一九（文政二）年には、種痘が、旧来の「山揚」の制に並行し、藩選定の「疱瘡場所」で大々的におこなわれるようになる。これは、長与俊民のもとで種痘術の研鑽を積んだ息子の俊達による上申をうけてのことであった(202)。このとき、疱瘡場所が鈴田山から古田へと移転されるのを機に、古田にあらたに種痘用の木屋をかけてもらえるならば、一人あたり銀八〇匁《もんめ》（金約一両に相当）で、種痘にかかる業務全般を請け負いたい旨を申し出たのである(203)。

詳細にみると、俊達はこの上申書で、この案が万人に益があることを訴えた。まず医家にとっては、疱瘡場所は格好の「習練」の場となる。疱瘡は罹患をまぬがれがたい病でありながら、治療や診察が格段に難しく、その当否が寸刻で生死を分ける。種痘をつうじて、つね日ごろ疱瘡に接していれば、治法もおおいに拓けるだろうというわけである。領民にとっても、見放されがちな重症患者が十分治療されることとなり、また、「山揚」にかかる莫大な出費を抑制することができる。さらに、公儀にしても、疱瘡の流行に遭い多くの犠牲者をだすのを回避できる。見積もりでは、当時藩内で疱瘡を済ませた者は、「什の三」(十)にも及ばなかった（「山揚」の制の成果とすれば皮肉なことながら、いったん大村で自然の流行がおこれば、領民の大半が疱瘡を病みかねない状態であった)。種痘をおこない疱瘡に罹患済みの者の比率を事前に上げておけば、藩政への支障も軽減されようという論法である[204]。

かくて、長与俊達の上申は允可《いんか》され、同年内には「古田痘瘡場所」にて疱瘡患者の治療のかたわら、種痘がおこなわれるようになる[205](疱瘡場所で種痘をうけた者は、疱瘡の罹患者とおなじく、修験僧から七日間の祓い清めをうけて「山下り」した)。そして、翌一八二〇(文政三)年には、おなじく俊達の具申により、一律に定められていた「山揚」の滞留期間が、医師の裁量にゆだねられることとなった(症状が軽い者は、酒湯後すぐさま中小屋(「別木屋」・「清木屋」とも。ここで山伏により祓い清められた)に移された[206]。古田の疱瘡場所ではじめられた集団的な種痘は、数年のうちに、べつの疱瘡場所でもおこなわれるようになる[207](図表27)。長与俊達は一八三〇(天保元)年、正式に藩の「痘家」として、種痘の任に当たるよう命じられる[209]。

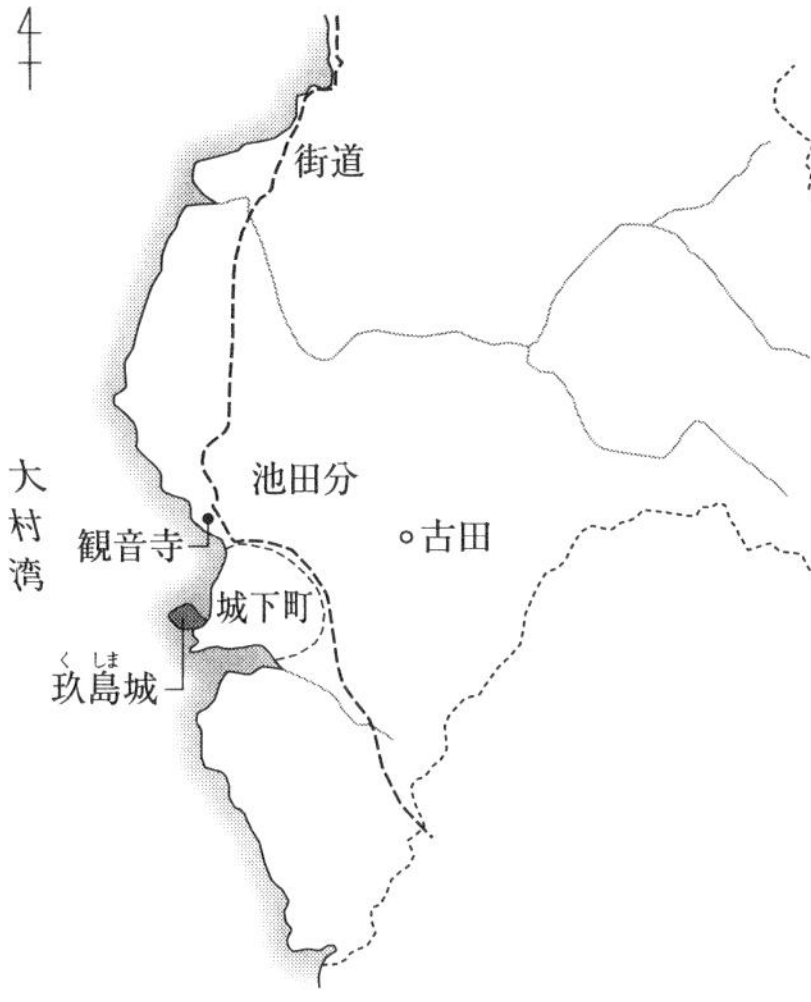

図表27　大村藩領の地図[208]

こうしてみれば、種痘という新来の技法は、大村藩では首尾よく習俗や治世術と摺りあわされていったように映る。一八一九(文政二)年にはじめられて以降、疱瘡場所における集団的な種痘は、疱瘡罹患者の「山揚」の制と並行し、徐々に規模を拡大しておこなわれた。その間、種痘料は引き上げられたが、一八四〇(天保一一)年より、種痘料「銭八貫文」(金二両に相当)は、修験僧の祓除費用とあわせて、全額藩の負担となる[210]。

しかしながら、ここで傍証の口伝『旧大村藩種痘之話』から確認すべきは、大村藩においても、当初は種痘後に死亡する者がままあったということである。大村藩で種痘は、一八一九（文政二）年以降に大々的におこなわれるようになった。それは、長与俊達が、父らが緒方春朔から伝授された「鼻種」法を廃し、「腕種」法（「痘痂の粉末を水にて溶き鈹針《らんせつと》にて上膊に植る」[211]手法）を実用化したことによる。種痘の手法が切り替えられ、種痘後の死亡率が低下したのである。

その間の様子を、長与家につたわる口伝は、「従来鼻種の時は、毎春百人に付二人若《もし》くは三人位の死亡ありしが、腕種と改まりてより後は、一人も怪我なくして済み、三年に一人の死亡ありたる位の事にて一体に病症も軽安」[212]であったと伝える。つまり、長与俊民らが緒方春朔から伝習した「鼻種」法では、誓約を遵守し万全を期していても、百分の二、三は死亡していたのである（なお、口伝にしたがえば、その後、疱瘡場所でおこなわれた「腕種」法でも、百分のいくばくかは、疱瘡ならぬ種痘によって夭折していたことになる）。

疱瘡にかかれば、おおくの場合、身体や生命が損なわれた近世期にあって、この百分のなにがしかをどう評価するかは、見解の分かれるところだった。結果のみに着目すれば、領民の「什の三」しか疱瘡の既往歴のない無痘地・大村では、種痘は、高額な種痘料にもかかわらず、ひとびとに受け容れられた。一八四〇（天保一一）年からは、藩政の事業となる（日本列島で一地域《くに》を挙げて種痘がおこなわれたのは、琉球王国につぎ二例目である）。しかし、そのとき種痘術が、あるいは疱瘡を生き抜いたかもしれない命をも奪っていたことは、見逃されてはならない。

最後に、傍証の第三として、長与俊民とはべつにもう一例、緒方春朔の流れをくむ医師の、種痘の実践にかんする記録をみてみよう。三河の山間部に位置する中設楽《なかしたら》村の医師・菅沼昌平がものした家伝『坂柿一統記』[213]である。ここにも、やはり種痘後に死亡した事例がしるされる。だが、くわえて着目すべきは、死者のでる可能性がある種痘術をどのように医術として正当化できるかと苦悩する、一医師の思索の過程が、そこに書きつけられていることである。

記録をのこした菅沼昌平は、一八一六（文化一三）年五月に、遠江は浜名郡の医師「阿部玄岺《げんれい》」から種痘術を学んだという。「阿部玄寧」の名は、前掲の『緒方家門人帳』には載らない。しかし、知人に種痘の効験について尋ねられた際に、昌平が『種痘必順弁』を読むよう勧めていることから推すと、師も孫弟子か曽孫弟子かだったか、緒方流の種痘を知る者だったと考えられる。術の伝授をうけた昌平は、二年後の一八一八（文化一五）年二月に、自身の子「美津」と「仁輔」に種痘をおこなっている。このときには、さいわい両人とも、「面部手足ニ五、七十粒ヲ発」のみで順快したようである。

この『坂柿一統記』のなかで、いま傍証として言及しているのは、一八三八（天保九）年八月の条である。そこには、知人の「原田助弥」なる者とのあいだで交わされた医学談義が書きとめられている。助弥に問われるまま、当時、日本列島で医学の二大潮流となっていた「古方」派と「後世」派とでは、いずれが是であるか、種痘術には効験があるか、あるとすればどのような原理によるのかと、問答を重ねるうちに、話は種痘後に小児が死亡した事例におよんだ。それを昌平が説く箇所から、以下に引用する。

「（前略）吾師、浜名阿部玄寧、種痘ヲ施スコト□六百児、内三人死ス。ソノ死スルモノ、多病ニ断ルトイヘドモ、其親強、若死共、不昵ト。故施而拗命ト。是種痘、業ニアラス。自ラ死ニ至ラシム。則天命也」。其時助弥ナル者暫思案、「而天命ノ有無、何ヲ以テ知ルヤ。」予、答ル。「言ハ無ク、只必順フ。理ヲ以テスルハ、天命ノ存ル者。種痘ヲ受ルヤ自然ノ者、亦天命存スルモノモアリ。其論ニ至テハ予カ力ニ不及、向天問フヘシ。」ト笑テ別ル。

後、之ヲ考ルニ、種痘全シトイエトモ、天命ハ聖ナラスンハ、不計。不計ハ、術ヲ失ハン。唯、必順ノ理ヲ以テ助ケスンハアルヘカラス。道心ヲ以セハ、助ケアラス。至以テ弁ヲ果サス。君子ノ明ヲ待ノミ。

「師の、浜名の在の阿部玄岺は、これまで多くの小児に種痘をほどこし、三名の死亡例をみたが、それらはみな、多病で種痘の適応ではないにもかかわらず、親が死んでも構わぬからと押し切ったものだった。したがって、その死は種痘のせいではなく、みずから招いたものであり、いわば天命なのだ」と、昌平は助弥に言った。しかし、それを聞いた助弥はしばし考えこみ、「では、それが天命かどうかはどうやって判断するのか」と切り返す。昌平はその場では、「ともかくそうなのだから、天に聞いてくれ」と茶化して別れるが、助弥の問いは後々まで重くのしかかった。

種痘術は万全だという触れこみだが、その結果がどうなるか（「天命」）は、それこそ聖なる者（すなわち「天」）でなければ分かるはずがない。だが、術後の結果は分からないとなれば、種痘術そのものが成立しなくなる。ならば、疱瘡で失われる命がある以上、手をこまねいて観ているのではなく、種痘は必順だという御託を呑んで助けるしかない。種痘術に斃れる小児を哀れに思って道心をおこせば、その他の助かるかもしれない小児を助けることはできない。この問題は、自分で考え切るには荷が勝る。だれか明快な回答をくれる君子はいないものか——。

昌平の肉声ともいえるこの思案のことばには、当時、種痘をおこなっていた者の苦悩がにじんでいる。種痘術はたしかに、効験があるようであった。だが他方で、種痘ののち夭死する者がいるのも、またたしかであった。『医宗金鑑』の翻刻類や『種痘必順弁』が印行され、日本列島で種痘が実施されはじめたのは、いみじくも『医断』論争の熾烈な一八世紀後半から一九世紀にかけてであった。疱瘡の疫因を解釈し、寿域にのぼせる策を講じる諸実践がくりひろげられるなか、種痘という方策の前にも、医師の領分と「天命」とをどう考えるかという問題が立ちはだかっていたのである。

以上、いくつかの傍証からすれば、一八世紀末から一九世紀にかけてみられた種痘法の普及にむけた機運が、のちに霧消したのは、中国由来の種痘術が触れこみほどには完全ではなく、経験的に察知されるほどの死者をだしていたことが関連していたといえる。ひとの手を介して痘を引きだささずとも、当時の日本列島では、疱瘡は自然に流行した。

あえて種痘をおこなうのは、「わづらはしき業」であり、ときに医師の領分を超越した「天命」にも抵触する行いだったのである。

(二) オランダ式の人痘種痘

かくて、一八世紀後半に一部の医師らの関心を惹き、いくたびか普及のこころみられた種痘も、一九世紀初頭から半ばにかけては、一部の巧者により実践される例外的な医術となる。医療における疱瘡対策は、疱瘡への罹患後に治療にあたる方策（治痘）が、依然、主流であった。

だが、そうした流れのなかで、一つ取りあげておかねばならないのは、一八世紀末よりオランダ経由で、あらたな種痘の手法（以下、「オランダ式」）が日本列島に紹介されていたことである。一八一九（文政二）年に、長与俊達が大村で集団的な種痘をおこなうにあたり採用したのも、この「オランダ式」であった。大陸流の「鼻種」法にかえて、術後の死亡率の低い「オランダ式」の「腕種」法をおこなったのだった。

この「オランダ式」の種法は、医史学の分野では通例、「トルコ式」と称される。これは、第一章第一節でみたように、その手法の発祥の地が、トルコとされていることにちなむ。だが、近世の日本で成立した文献をみるかぎり、同様の種法は、伝播の窓口となった国の名を冠して「蘭式」と呼ばれている。緒方春朔も『種痘必順弁』（一七九五（寛政七）年刊）の第一一章「紅毛医（オランダイ）種痘ノ論」で、蘭医「ペルンハルト・ケルレル」から欧羅巴の諸国の種痘の実施状況を聞き、この手法を和蘭（および欧羅巴）の術式として記述していたのは、見たとおりである。江戸城西丸の侍医で小児科の医師であった小川汶庵《ぶんあん》の弟子、石塚汶上《ぶんじょう》も、『護痘《はうさう》錦囊《まもりぶくろ》須知《こころへ》（ごとうきんなうすうち）・種痘管窺』（一八三四（天保五）年刊）で、「漢法」と対比させつつ「蘭法」の種痘法を紹介している[214]（図表28）。そこで、本書も当時の用語法を汲み、大陸から日本列島につたわった種法（『医宗金鑑』に載る四種の種法）を「中国式」、オランダ経由でつたわった種法を「オランダ式」と呼び分けることとする。

さて、そのオランダ式の種法が着目され、実践されはじめたのは、中国式の術式への懐疑からであった。オランダ式の種法は、二つの経路をとって日本列島に紹介された。一つは、オランダ商館つきの医師との対談、いま一つは、西洋の医学書の翻訳である。

まず、前者の経路の早い時期での記録としては、さきに触れた緒方春朔の『種痘必順弁』（一七九五（寛政七）年刊）第一一章がある。一七九三（寛政五）年三月、長崎の「西洋館《ヲランダヤシキ》」で終日、オランダ商館長らと歓談した際、春朔は蘭医「ペルンハルト・ケルレル」から、欧羅巴の「インゲンチンゲハンキンドルホツケン（接木《つぎき》疱瘡）」のことを聞いたのだった。ただし、春朔がその後も、オランダ式の種法ではなく中国式の種法をおこなったことからすれば、春朔はオランダ式の術式に、中国式にまさる利点を見いだせなかったのかもしれない。

しかし、この談話がもたれた翌年、江戸詰めの仙台藩医・大槻玄沢（磐水《ばんすい》と号す）は、おなじ蘭医ケルレルと江戸で対談をし、オランダ式の種法が中国式にまさることを聞いている。このときの対談の内容を記録した『西賓対《せいひんたい》晤《ご》』(216)によると、玄沢は一七九四（寛政六）年五月五日、オランダ商館長に随行して江戸に滞在していた「アムブロシウス・ロッテウェイキ・ベルンハルド・ケルレル」（Ambrosius Ludwig Bernhard Keller）と、以下のような問答を交わ

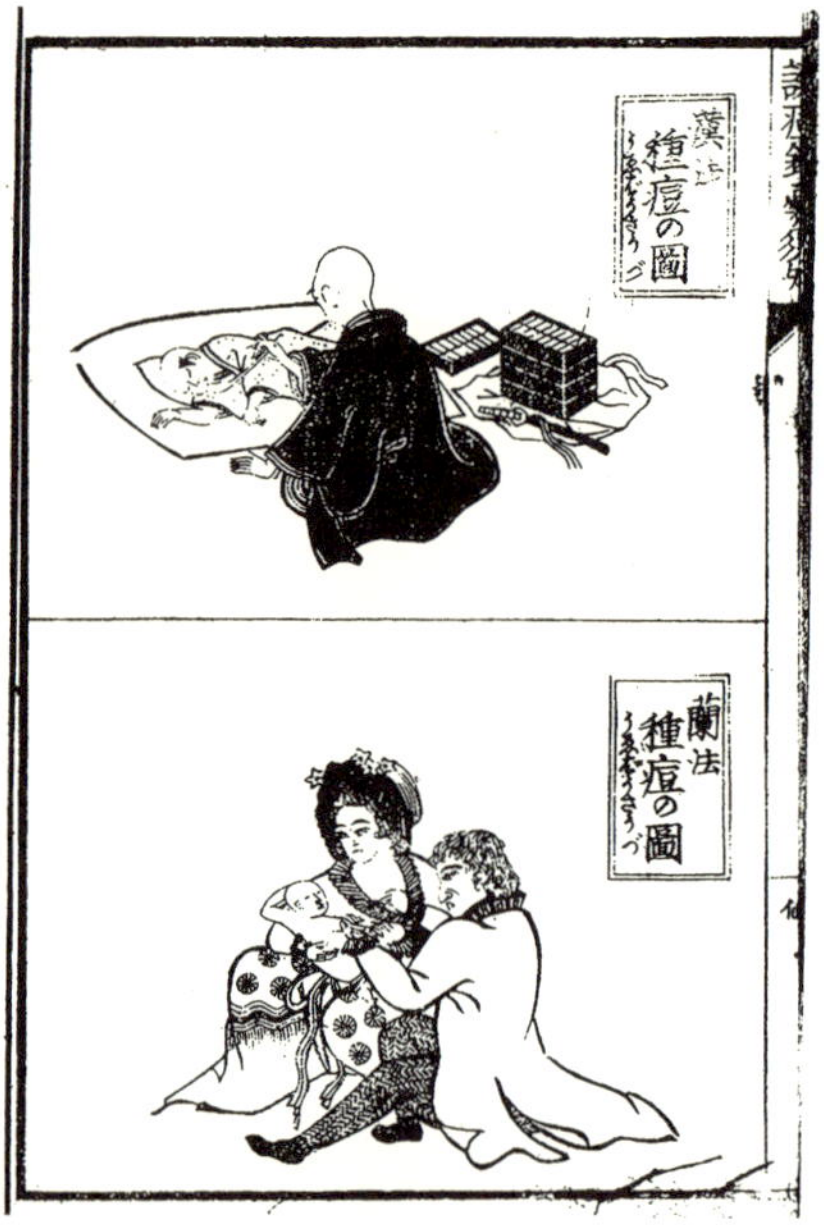

図表28　漢法・蘭法種痘の図(215)

したという。

翅尓列爾《ケルレル》、余ニ問フ。「貴邦、種痘ノ法アリヤ」。余、『医宗金鑑』ノ載スル所ノ法ニ従テ、我方施シ用ルコトノ大略ヲ告ク。翅尓列爾曰、「此レ支那所用ノ法ニシテ、余曽《かつ》テ聞ケリ。其法施シテ功ナシ。此ニ一良法アリ。小児ノ左右ノ内、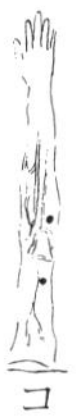コノ仮点ノ所一ヶ所「ランセト」ニテ小痏《こきず》ヲ作リ、其内ニ極テ軽キ順痘ノ膿水ヲ一点トリテサシ入レオクヘシ。二三日ヨリ五六日マテノ間ニ満身必見点シ、其症甚タ軽易ナリ」トイフ。余曰、「此法已ニ『ヘイステル外科書』手術部第十五篇ニ出セルノ法ト似タリ」トイヘハ、「其法ト甚相同フシテ、且簡便ナリ」トイフ。

退テ按《あんずる》ニ、『ヘイステル』五百十七号載ス所詳ニシテ且尽セリ。訳文別ニアリ。和蘭ニテハ、「インエンテンデルキンデルポツケン」ト云フ。「インエンテン」ハ、接クコトナリ。「キンデルポツケン」ハ、痘瘡ナリ。唐山ニテ種痘トイイ、西洋ニテハ接痘トイフ。ドクトル桂公ニ痘瘡書一冊ヲ贈ル。他日会読セントス。[217]

これをみるに、種痘については最初、ケルレルのほうから話題が振られたようである。それに応えて玄沢が『医宗金鑑』に載る種法が日本にあることを説明すると、ケルレルは、（春朔との会談をさしてか）それについてはかつて聞いたが、その中国式の種法では効果がでないと言う。そして、肘の内側に一点、ランセットで傷をつけ、症状の軽い小児の痘から採った膿汁を塗りこむというオランダ式の種法「インエンテンデルキンデルポツケン」を、良法として勧めたのだった。

後述するように、玄沢はこのとき、ハイステル[218]の『外科学（*Chirurgie*）』（一七三一年原書刊）の翻訳（一七五五年刊行のオランダ語版からの重訳）を進めていた。そこで、その『ヘイステル外科書』に同様の手技が載ることを、対話でケルレルに伝えると、ケルレルからは、おそらくそれがいま話した簡便な種法だとの返答があった。記録の末尾には、同席していた「ドクトル桂公」（幕府の奥医師・桂川甫周《ほしゅう》（国瑞《くにあきら》））に、ケルレルが痘瘡書（不詳）を贈呈したとしるされている。推するに、おそらくそこにもオランダ式の種痘術がしるされていたのだろう。

ここで見逃せないのは、玄沢が対談のあとで、ケルレルのつかった「インエンテンデルキンデルポツケン」という言葉の字義を確認し、オランダ式の種法を中国式のそれと峻別している点である。「インエンテンデルキンデルポツケン」は、「接ぐ」を意味する動詞「インエンテン」と、「痘瘡」を意味する名詞「キンデルポツケン」に分解できる。つまり、中国式が「種痘」といい、痘を「種《う》える」のにたいし、オランダ式は「接痘」、すなわち痘を「接ぐ」のである。この両者の種法の違いは、玄沢にとっては、決定的であった。ケルレルは、中国式の種法を「功ナシ」と退けたが、その違いを玄沢は、「種える」と「接ぐ」の手技の差異にあるとみたのだった。

なお、大槻玄沢にはその後、種痘をおこなった形跡がないが、その子・磐渓《ばんけい》は、子女に種痘をうけさせたようである。[219] 磐渓の孫・大槻茂雄は、一家の私乗をつづった『磐渓先生事略』（一九〇八（明治四一）年）で、磐渓は、長男「順之助」を生後九月で疱瘡により失ったことで、「痘毒の真に恐るべきを実験して、御父様（大槻玄沢）の遺志を継ぎ世に益しようと思召し」挙に臨んだと、ことの経緯を説明している。[220] 最初に接種されたのは五歳の長女「お春」であった。長男「順之助」の主治医だった伊東玄朴《げんぼく》と協議し、「女の児だから、試験に人痘を種ゑて其効の有無をためして見よう」と、最良の人痘をもとめ、一八四一（天保一二）年に種痘をほどこしたという。これが奏功したことから、大槻家では、つづいて次女・次男・三男に種痘がおこなわれた。

いっぽう、医師のなかには、西洋の医学書という第二の経路をとおしてオランダ式の種法を知り、それが中国式にまさるとみとめるにいたった者も何名かあった。一人は、さきにみた大槻玄沢である。玄沢は、師の杉田玄白の業を継ぎ、ハイステルの『外科学』（一七三一年原書刊）を『瘍医新書』（一八二五（文政八）年）として訳出する過程で、オランダ式の種法を知った。そして、それが体内の伏毒を体表に引導する原理の点においても、手技の簡便さの点においても、中国式よりもすぐれることを説いたのだった。

大槻玄沢の還暦を記念して、『瘍医新書』の種痘に関連する部分（巻之三二の「椄花痘篇」第一五）を抜き刷りにし、関係者に配布された『椄豆』（一八一六（文化一三）年）には、両者の違いが以下のようにしるされる。

『医宗金鑑』中、「幼科種痘心法要旨」の編有り。此《これ》〔中国式をさす〕原《も》と峨眉山の神人に出づと云ふ。本法〔オランダ式をさす〕と小く同ふして大に異なり。彼れ〔中国式〕は則ち鼻孔に挿入するの法にして、之が名を命ずるに種植の義を以てす。此れ〔オランダ式〕は則ち血絡に点入し、名《なづ》くるに椄法の意を以てす。且、近く諸《こ》れを脳髄神液の中に種ると、遠く諸れを経絡血液の中に椄すると、霄壌《しょうじょう》啻《ただ》ならず。彼れ〔中国式〕は則ち捷径《しょうけい》に似て甚た険危なり。此れ〔オランダ式〕は則ち迂闊に似て翻て便要なり。迴《は》るかに趣向する所を異にす。其安危の係るところ、軽きに非す。髄や、血や、種や、接や、固《も》とより其法と名則とを同じくせざるときは、取て以て訳名に当つべからず。人宜《よろし》く種痘を以て焉《これ》〔オランダ式〕を視ること莫《なか》るへし。[221]

曰く、『医宗金鑑』に載る中国式の種法は、峨眉山《がびさん》の神人に授けられたという出所の怪しい方法であり、オランダ式とは似て非なるものである。中国式は、鼻孔から直接「脳髄神液」に深く人痘を種える方法で、手っ取り早いようでありながら非常に危険な手法である。一方、オランダ式は、末端の体表にちかい「経絡血液」に人痘を接ぐ方法であり、迂遠なように見えて結果的には簡易で効験がある。両者には雲泥の差があるので、混同してはならない、というのである。

『椄豆』（すなわち『瘍医新書』巻三二「椄花痘篇」第一五）は、冒頭でこのオランダ式の種法を、「凡そ小児、未だ痘せざるの先きに、鈹針《ランセト》を取て、其手足中の一処を点破し小孔を作し、或は「打膿法」（本書第一九篇）を施し膿泡を発せしめ、他児の順吉痘粒の漿を取り、而して其孔の中に挿《さ》し入るるの一法なり」[222]と説明する。従来の、体内に痘毒を種えこむ中国式の「種痘」とは異なり、体表に痘毒を引導するという点を強調するため、手技の特徴を採って、「椄《つぎ》花痘《もがさ》」と名づけたのだった。

『椄豆』が、あえて「接（花）痘」という新語を造ってまで、中国式とオランダ式の種法を峻別しようとしたのは、「種痘」がしばしば小児を危篤の症に陥らせていたためであった。西洋でも、かつては中国式の鼻孔挿入型に相当する手法があったが、それでは痘毒がただちに「脳神経」に達するうえ「肺臓」にも吸入されてしまう。そのため、自然流行の「正痘」と変わらぬ険証を呈するので、廃れてしまったのだと背景を説明する。[223]そして、当代にあっても世俗が「椄法」を危懼《きく》するのは、鼻孔より種痘された者がつねに「不幸」に罹るゆえだと断言する。[224]玄沢にしてみれば、あたらしい訳語をもちいることで、旧来の「種痘」についてまわる悪評を拭いさる必要があったのだった。

このほか、大槻玄沢とほぼ同時期に、江戸で桑田玄真が、おなじハイステルの『外科学』の種痘に関連する箇所を『種痘新編』（一八一四（文化一一）年刊）として翻訳・出版し、オランダ式の種法を推挙している。玄真は同書で、中国式の「種痘」とオランダ式の「椄（花）痘」という弁別的な語法を採用せず、ともに「種痘」という語で表している。しかし、両者が手技の面でも効験の面でも、明らかに異なることは認めていた。『種痘新編』の序にいう。

> 『医宗金鑑』、種痘の法を載す。術、奇ならざるに非ず。然ども、其論未だ必ずしも精確を為さず。吾邦則ち千古以来、是術を行ふ者、未だ之れ有らず。余、穀里《こくり》先生〔オランダ通辞の馬場佐十郎〕に従ひて西洋医書を読み、偶《たまた》ま弊斯突《ヘイストル》児種痘の法を獲る。其説確実的切にして、其術周悉《しゅうしつ》懇到《こんとう》なり。之を家児に試むるに、大に奇験有り。美を尽し善を尽すと謂ふべし。[225]

『外科学』に説明の載るオランダ式の種法は、中国式のそれに比して、はるかに精緻であった。また、じっさいに我が子で試してみても効果が確認された。そこで桑田玄真は、大槻玄沢の『椄豆』のような抄訳でなく、『外科学』の種痘編を完訳して一書にし世に紹介したのだった。

桑田玄真『種痘新編』（一八一四（文化一一）年刊）や大槻玄沢の『椄豆』（一八一六（文化一三）年刊）が、直接どのような実践につながっていったかは、検証する資料を欠く。しかし、やや後れて一八一九（文政二）年に、長与俊達がオランダ式の「腕種」法を実用化し、大陸流の「鼻種」法にかえて大村でおこなうようになったのは、時期的にみて、けっして偶然ではないだろう。

オランダ式の種法がすぐれているという信憑は、その後、「蘭学」の勃興とともに強まっていった。一八二六（文政九）年に、オランダ商館医・ジーボルトが、商館長らとともに江戸に参府したおりには、幕府の医師らが定宿に詰めかけ、疱瘡と種痘について質している。その具体的な問答の記録はのこらないが、医師らはこのときすでに、牛痘種痘が世界的に広まっていることを情報として知っており、それを教示するようもとめた[226]（大槻玄沢の孫らに人痘種痘をほどこした伊東玄朴も、ジーボルトの弟子であり、当初、人痘種痘ではなく牛痘種痘をおこなう機会をうかがっていたところに、大槻家から申し出があったのだという[227]）。結局、このときはオランダ式の腕に痘漿を接ぐ手技の示説だけとなったが、中国式の種痘に懐疑的だった医師は、こうした直接的な対談や西洋医書の翻訳書をとおして、オランダ式の種法に近接していたのだった。

（三）一九世紀半ばにおける人痘種痘

一八世紀後半より、中国式・オランダ式それぞれにこころみられた種痘は、以後ひろく普及することはないまでも、一九世紀半ばまで有志の医師により縷々継続されたようである。館山藩侯の江戸詰めの侍医・山下玄門（宥範）は、一八四六（弘化三）年、後進にむけた痘科書のなかで、つぎのような一家言をのこしている。

種痘《ウエハウサウ》ノ事ハ、漢蘭《カンラン》トモニ其方アリテ少シノ異同ハアレトモ、其実ハ新痘ノ痂査尤《もつとも》臭気有モノヲトリ熱湯ニヒタシ、鼻中ニ吹入或ハ尺沢《しゃくたく》ヲ刺《ハリサシ》テ其針痕《キス》ニスリ込ナトシテ、其気ニ感触《カンゾク》セシムル迄ナリ。十ニ八九ハ伝触スルコトナレトモ、其軽重ハ計リカタク、尤軽感《ケイカン》ノモノハ再患スルモ有テ、其事実ヲ自得セサレハ、我門ニ行ハサル所ナリ。病ヲ招クノ好事ナランカ。(228)

山下玄門は、みずから好んで病を招くようなものだと、一門で種痘をおこなわなかった。種痘後に八割九割に反応がみられても、軽証となるか険証となるかは予測しがたく、また軽証だった場合、のちに疱瘡に罹患する事例もみられるからという。しかし、門下でおこなう治痘術とは相容れないものも、オランダ式や中国式の種痘が、げんに同時代におこなわれていたことは認めている。

また、自身で種痘を実践していた水戸侯の侍医・本間玄調も、おなじ一八四六（弘化三）年に、著書『種痘活人十全弁』のなかで、当時の種痘術の実施状況をこう概観している。

其術は鼻《はな》に種《うゆ》ると臑《うで》に種るの二法あり。鼻に種るは唐山《から》に始り、臑に種るは阿蘭陀《おらんだ》に始りて行《おこなは》るること已に久し。他方へも其法を伝へて、今は諸国一般《いつはん》に行はれり。我邦へも唐山《から》より李仁山《りじんざん》と云者来りて鼻に種るの法を伝へ、阿蘭陀《おらんだ》より悉以勃児都《しいほると》と云者来て臑に種るの術を教《をし》へたり。故に我邦にては二法並《ならび》行る。初《はじめ》九州より起り中国に及び、今は関東迄も行るる様になれり。種痘家も多く起りたれとも、就中《なかんづく》高名なるは、肥前大村《ひぜんおほむら》の吉岡英伯《よしおかえいはく》、長余春達《ながよしゅんたつ》、筑前秋月《ちくぜんあきづき》の緒方春朔《をかたしんさく》、武州忍《ぶしうをし》の河津隆碩《かはづりうせき》、江戸近村木下川《きねかわ》の庄屋《せうや》・治郎兵衛《ぢろうひやうゑ》なり。
各《おのおの》毎年種痘する事五六百人に至《いた》ると云ふ。(229)

玄調によれば、種痘術は九州からしだいに東漸し、一九世紀半ばには、関東でもおこなわれるようになっていたという。(230)中国式とオランダ式の種法が並んでおこなわれ、高名な「種痘家」には、本書でも触れた大村藩医の芳岡栄伯・長与俊達や秋月藩医の緒方春朔のほか、忍藩医の河津隆碩(231)や江戸在の庄屋らがいた。みながみな後世まで名をのこすことはなかったが、同時代にはたしかに名うての種師として知られていたようである。

玄調が種痘術をまなんだのも、常陸《ひたち》の地まで「九州の地方に種痘の術あり」との風聞がとどき、長崎遊学するに際し、父・研堂に種痘術を習得してくるよう命じられたのが契機だったという。玄調は、長崎滞留時にジーボルトに、(232)またべつに「本邦名流の種痘家」(233)にも就いて種痘術を研究し、帰郷後、これをおこなった。結果、玄調は、「自家の児女、及び親族朋友の小児に施し、敷《しい》て遠近《えんきん》に及び、是迄に種痘する事六百人に至れとも、死せし者は勿論、痘痕《あばた》の附《つき》たるものは一人もなし。実に活人十全の良法なり」(234)との思いを強くする。そして、中国式・オランダ式によらず、「未病《みびやう》の小児に施して、流行の痘瘡を免《まぬ》かれしむる事、百発百中にして、一も失策《まちがい》なし」(235)という種痘術を世にひろめるべく、『種痘活人十全弁』を上梓したのだった。

とはいえ、「百発百中」の効験があり、日本列島でもひろまりつつあっても、種痘術にたいしてはなお根づよい偏見があったという。玄調は、さきの引用につづけて言う。

然れとも囂々《けうけう》（うるさし）として誹謗《ひはう》（そしる）する者の多きは、人情世態《にんじやうせいたい》（よのありさま）の常にして怪《あやし》むに足らず。本邦《わがくに》には限らず阿蘭陀《おらんだ》及び唐山《から》にても、種痘を唱《とな》へ始《はじ》めたる頃は、誹謗《ひはう》する者多く、種痘にて死せし者、此《ここ》も彼《かしこ》にもありと云ひ、或は後に再感して死せりと云ひ、根もなき事を流言せり。然れとも邪は正《せい》にかたずして、種痘盛《さかん》に行れ、流言は自然に止みたると阿蘭陀の書並に唐山《から》の書に見へたり。
余、天保十三（一八四二）年　壬《みづのと〔ママ〕》寅《とら》の冬、江戸より我常陸に帰り種痘するに、亦誹謗《ひはう》（そしり）排斥《はいせき》（しりぞける）者多くして、再感する者ありと云ひ、亦死せしものありと云流《ふらす》ども、細《こまか》に捜索《ぎんみ》するに、再感せしものは一人もなし。再感のなき事は、五百年来昔賢先哲《せきけんせんてつ》の歴験《れきけん》して決定《けつじやう》したる事にて、今弁《べん》するに及はぬことなれとも、今一言にて其疑《うたがい》を解《と》くへき事あり。試《こころみ》に自然痘《はやりはうそう》を患《うれ》ひたる人へ種痘するに、決《けつ》して伝染《でんせん》せず。又種痘のすみたる人へ再び種痘するに、決して伝染せず。此一事にて再感のなき理《(り)》を知るに足れり。此迄種痘したる六百人は姑《しばら》く置《おき》て、余か第五男初生の時、種痘を施し、今年七歳になり、其間に痘瘡四度《よたび》行はれたれとも再感せず。若《(も)》し一人も再感したる者あらば、立《たちどころ》に後悔して罪を謝すべし。[236]

種痘にたいする「誹謗」には、種痘後に死亡したと糾弾するものと、種痘をおこなったにもかかわらず自然流行の疱瘡に罹患（引用中では「再感」）した、すなわち種痘には効験がないと糾弾するものとがあったようである。このうち、前者の種痘後の死亡については、玄調は追跡調査をおこなっていない。だが、後者の種痘後の再感については、追跡調査および実験とをもとに、その事実を否定する。自然流行の疱瘡にかかった者や種痘済の者に種痘をほどこしても、なんの反応も見られないことをしめしたのである。

そのうえで、玄調は、無防備に自然流行の疱瘡に罹患するのが非であることを、種痘の「百発百中」に対照して、論じたてる。

余、愚慮《ぐりよ》するに、流行痘《はやりはうそう》は百人の者なれは、其中三十人は逆痘にて必す死し、三十人は険痘にて死を免るるも、婚姻《ゑんぐみ》に障《さわ》るほどの麻面《あばた》になり、或は盲《めしい》となり或は聾《つんぼ》となり、或は筋《すぢ》を縮《つめ》て不自由になり、加之《しかのみ》ならず痘前痘中の心配、死亡の歎《なげ》き、医薬《やく》祈禱《きとう》及ひ葬送等の費《(つひえ)》あり。三十人は順痘なれとも、医師を招き祈禱を行ひ一《(ひ)》と躁《(さは)》ぎせざれはならず。実の軽痘は僅に十人のみ。自然痘を種痘に比すれば其優劣《ゆうれつ》同日の論にあらず。今十全良法の種痘を用ひずして、険《けん》・逆《きやく》の流行痘を待つは、夷《たいらか》なるを見ながら険《さかしき》を履《ふ》み、易《やすき》を知れども危《あやふき》に就《つく》なり。人の父母たる者、此理《り》を知らざれば生育《せいいく》の恩《おん》を闕《かく》に似《に》たり。徒《いたづら》に私意を放《ほしいまま》にし是非を察せず、妄《みだり》に誹謗《ひほう》する者は強《しい》て咎《とが》むべからず。聡明《そうめい》の君子、熟慮《じゆくりよ》して、余か言《こと》の誣《しい》ざることを知り、力《ちから》を戮《あは》せて此術を広《ひろ》めたらんには、天下万民の大幸とも云べきか。[237]

自然に流行する疱瘡に罹患した場合、一〇〇名のうち三〇名は死亡、三〇名は身体になんらかの傷害をうける。のこりの快癒する者にしても、三〇名は療治やら祈禱やらと一騒動で、実質的に軽く済む者は一〇人にすぎない。疱瘡を済ませるまで始終気をもみ、療治や祈禱（悪くすれば葬送）に金子《きんす》をはたくよりも、あらかじめ種痘をしておくほうが、はるかに理にかなっているというのである。

しかしながら、この引用から聞きわけるべきは、それまでの種痘書にはなかった、訴えの口吻《こうふん》の切実さである。

種痘術を、造化の機にのっとった、天下万民に有益な医術であると推す論調は、『医宗金鑑』やその翻訳書類はじめ、諸書のなかに通底していた。治痘や祈禱が、疱瘡への一般的な対処法だった一八世紀後半に、種痘は、既存の対処法に取って代わるべきあらたな医術として紹介された。一八世紀末に成った緒方春朔の『種痘必順弁』も、世俗にむけて、風評を一つ一つ論破し、種痘術の有益なることを説いた。

だが、この『種痘活人十全弁』は、おなじく世間の「誹謗」に言及したあと、それらを論駁するやに見えて、畢竟、それを放置する。諄々《じゆんじゆん》と道理にくらい者らを咎め、人の父母たる者がそなえるべき「生育の恩」を言いふくめるのではなく、訴えの方向を為政者にむけ、協同して種痘術を世に普及させることを呼びかけるのである。この筆致にやどる切迫感が、奈辺《なへん》より来《きた》されていたかは、しかと見きわめねばなるまい。そこには、かならずや医業と治世術とがむすびつく契機がしめされているはずである。

とはいえ、論をいそぐまえに、いまいちど確認しておかねばならないのは、中国式であれオランダ式であれ、種痘術が一九世紀半ばにあっても、あくまで疱瘡への対処法の一つにすぎなかったことである。第一章でみた疱瘡にまつわる習俗という点からいえば、種痘はおろか、治痘や祈禱ですら、患家に一時的にこころみられる手続きでしかなかった。列島内でくりかえされる流行にたいし、医学は、何がおこっているのか、また何をすべきなのかを、説得的に患家に説明できなかった。この疫因論や病因論の紛糾をまえに、患者の「天命」をどうみるかが大きな論争となっていたことは、見たとおりである。

ただし、疱瘡の疫因論や病因論がいっこうに定説を見なかったのは、けっして当時の医学が「稚拙」であったからではない。本書の見るところ、事態はむしろ逆で、それは医家らが療治の場で目にする症例に誠実であろうとした結果であった。医家らは疱瘡の流行に行きあたるたびに、手持ちの療治をくりだし経験をかさねた。だが、その経験から包括的な疱瘡の医説を構築しようとこころみるにつけ、それをくつがえすような症例に遭遇したのである。

そこで、次節からは、一八世紀後半の『医断』論争を見たあともっぱら種痘へと流れていた話題を、疱瘡をめぐる医学・医術へともどし、一八世紀後半から一九世紀半ばまでの間、医家らがどのような疱瘡の疫因論・病因論や対処法を構想していたかを追ってみよう。当時の医家らは、その間、大陸（や一部はオランダ）から舶載された医学書の理論にそぐわない疱瘡の流行事例をしばしば目撃した。だが、なかでも、もっとも医家らの思考を攪乱させたのは、無痘地の事例、なかんずく伊豆七島の最南端の八丈島の事例であった。

第三節　命題「八丈島無痘説」

外れ値としての八丈島

近世の八丈島[238]と言えば、第一に、鳥も通わぬ流刑の地として想起される。たしかに、江戸から海上はるか七五里（約三〇〇キロメートル）に位置し、黒潮のうねりが航路を轟々《ごうごう》とぶった切る島の地理は、罪人を流すには恰好の条件をそなえていた（図表29）。

とはいえ、八丈島は古くから流刑地として活用されていたわけではない。最初の流人として、関ヶ原の戦で西軍の主力として戦った備前・備中・美作の藩主、宇喜多《うきた》秀家とその従者らが送られたのは、一六〇六（慶長一一）年である。以来、近世の幕藩体制は、その絶海の孤島に、創成期の敗軍の一党を子々孫々まで、流人として生かしつづけたのだった（「浮田」[239]氏に恩赦の令がくだるのは、体制瓦解後の一八六九（明治二）年のことである）。

宇喜多秀家の配流以降も、八丈島にはときおり罪人がながされた。だが、島に流人が定期的に送りこまれるようになるのは、一七世紀末ごろからである。島には当時、三六〇〇人ほどの人口があり、五つの村——低地部の坂下二村（三根《みつね》村・大賀郷《おおがごう》）、および南東の山野部の坂上三村（末吉《すえよし》村・中之郷《なかのごう》・樫立《かしだて》村）——に分かれて暮らしていた。そこに毎年一〇人前後、「死刑」（「磔《はりつけ》」・「獄門」・「死罪」・「下手人《げしにん》」の総称）についで重い「流刑」（「遠島」とも）の罪人が送ら

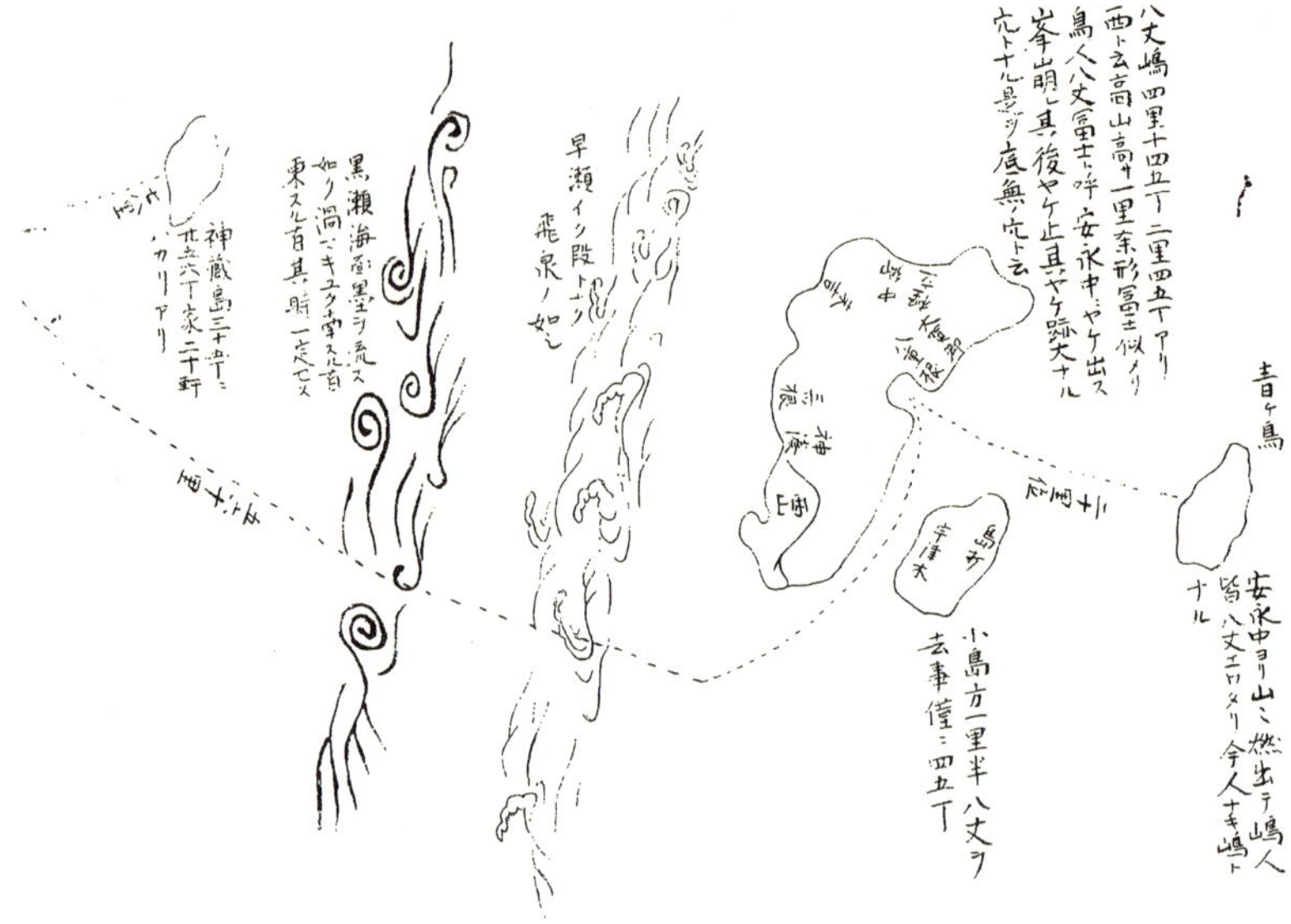

れることとなったのである。

島の支配むきのことは、当初、伊豆より代官やその手代が渡島して取りしきった。しかし、その方式は一七二三（享保八）年に廃止され、以降は、島民が就く「地役人」のほか、各村の「名主」や島の諸役が島内の規律の維持にあたった。天明年間（一七八一―一七八八年）には、地役人の発議により、「五人組」の制も敷かれた。これにかんして八丈島に特徴的なのは、それぞれの組に流人が一人ずつ組みこまれたことだろう。この五人組をとおして、山野の開墾や貢納品（島特産の紬の織物「黄八丈」など）の滞りない生産、そしてなにより流人の監視がおこなわれた。流人らは、島では渡世勝手《とせいかって》（各自で生業をもち自活する）とされていた。しかし、そもそも土壌が耕作にむかず紬《つむぎ》でもって貢租をおこなっていた島のこと、食糧事情は概して厳しかったようである。

さて、この八丈島が近世期、「国地《くにち》」（当時、伊豆諸島に関連する文書につかわれた用語で、おもに本州をさす）においても、疱瘡を経験したことのない島と信じられていたことは、すでに触れたとおりである（以下、「八丈島無疱

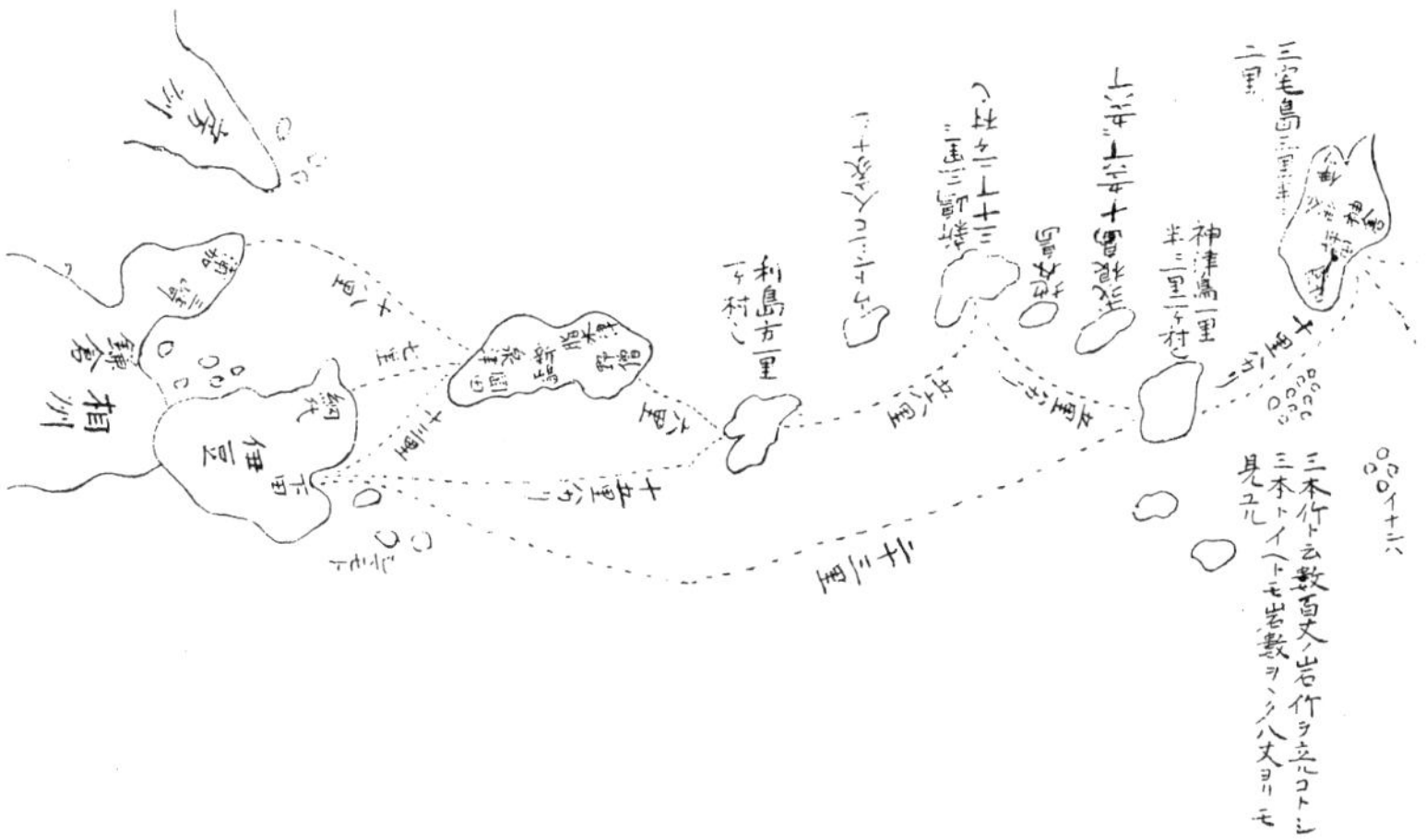

図表 29　国地と八丈島のへだたり[240]

説」)。管見のかぎり、そのもっとも早い記録は、尾張藩士・天野信景《さだかげ》の随筆『塩尻』巻一一(一七〇五(宝永二)年ごろ成立)にあらわれる。天野信景は同書に、「あきた《マ》は草《マ》　八丈島に此草あり。此島伊豆国より百里ほど未申《ひつじさる》の方、熊野よりは南也。昔疱瘡疫神此島にわたりて、あきた《マ》は草《マ》を見て恐れて逃去る。故に此島に疱瘡なし。」という俚諺《りげん》を拾う[241]。また、『塩尻』は巻三八(一七一〇(宝永七)年)にも、伝聞として八丈島無痘説を録す。「我が国八丈島疱瘡を病る者なしといふ。紀州熊野の辺某の里とかやの俗も、韃人(韃靼《だったん》の人)のごとく山中に於て、時に飲食を送るもひそかに持せ、樹枝なんどに懸置て走帰るといへり。最も不仁の事なりける」[242]。八丈島に、熊野のような「不仁」な送棄ての習俗があったかまでは言及されないが、すくなくとも八丈島無痘説は、一八世紀初頭には巷に流布していたとみえる。

八丈島に疱瘡がないのは、一説に、島民が島に生える「あした草」(「朝葉《あしたば》」・「鹹草《かんぞう》」とも)を食すためと言われた。『塩尻』巻一一にみられた見解である。『塩尻』とほぼおなじ一八世紀初頭に成った、寺島良安の『和漢三才図

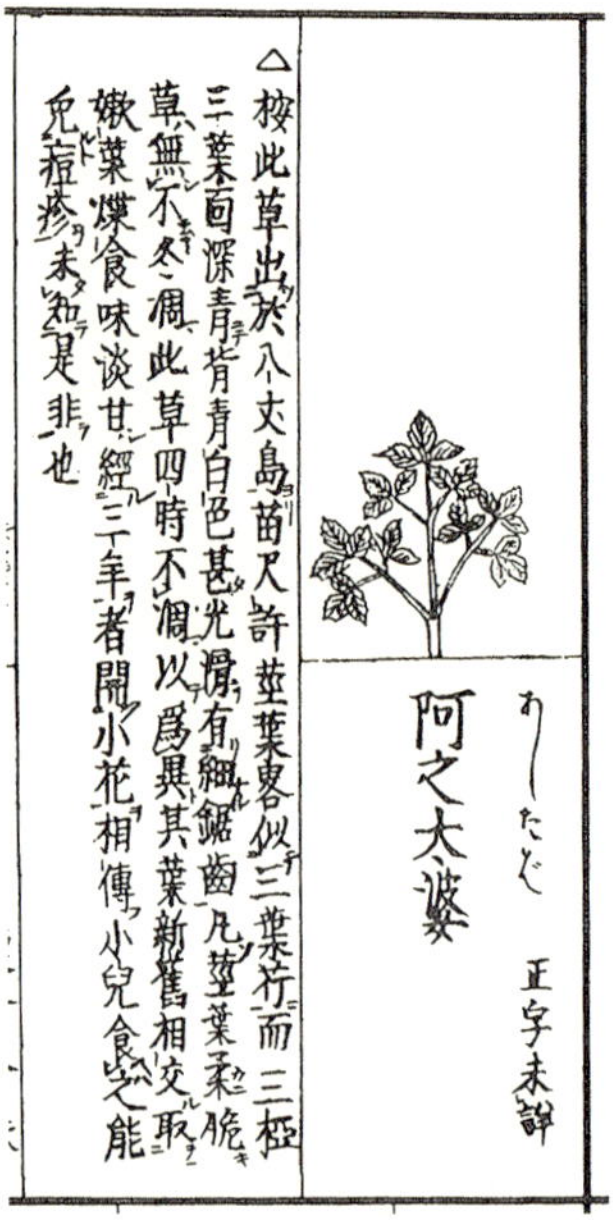

図表30　『和漢三才図会』に載る「阿之太婆（あしたば）」(244)

会』（一七一二（正徳二）年）も、巻九九「葷草《くんそう》類」に「阿之太婆《あしたば》」を収載し、産地、外観や生態の特徴ならびに味を説明した末尾に、「相伝ふ、小児之を食へは能《よく》痘疹を免ると。未た是非を知らず」と書き添える(243)（図表30）。八丈島に特異にみられる植生と疱瘡の流行類型は、国地の口碑のなかで、ゆるやかに因果としてつながっていたのだった。

いま一つ、八丈島に疱瘡がない事由としては、源為朝《ためとも》の武威が語られた。保元の乱に敗れ伊豆大島に流された為朝が、のちにひそかに「小島《こじま》」（八丈島の属島の一。以下、「八丈小島」）にわたり、そこで疱瘡神を撃退したためという説である。これにちなみ、一七一一（正徳元）年には八丈小島にある為朝神社の神像が、将軍家の命によって江戸で開帳されたこともあった(245)（二年後の一七一三（正徳三）年に、神像が八丈島に戻される際には、為朝神社に銀が下賜された(246)）。

さきの『塩尻』も、巻六一（一七一六（享保元）年ごろ成立）に、こう書きとめている。

八丈島（豆州に属す）、むかし源為朝此島にわたり異類を退治し、我形をとどめ永く島の鎮とせんとて、楠を以て自等身の像を彫刻し残せし。是を此島の守護神とし祠を立て祀りを奉す。凡そ事を祈るに其応むなしからず、故に近島よりも亦是を崇敬し侍る事五百余年とかや。さればいつの時よりか、将軍家毎歳五月彼像に銕《くろがね》の鎧を授けましまする事恒例となれり。其古き鎧は神主より島のものどもに配分して、鍬《くは》・鎌なんどに作らしめ農をたすく。此島むかしより痘疹の疾ひある事なし。故に其織出す処の布帛を以て小児の守りとし、あるひは八丈草とて異草を伝へて家々に植侍る。(247)

これによれば、八丈島には源為朝を、異類を退治した守護神として祀る祠があり、いつのころからか、将軍家でも毎年五月に鉄製の鎧を奉納しているという。また、国地では、無痘地・八丈島にあやかって、八丈島産の織物を小児に着させたり、「八丈草」（あした草のことか）を家に植えたりする風習がおこなわれてもいたようである。

この為朝の武威が八丈島に疱瘡を寄せつけなかったとする説は、のちに、曲亭馬琴の『椿説弓張月《ちんせつゆみはりづき》』（一八〇七―一八一一（文化四―八）年刊）の筋立てにも、たくみに採りいれられた(248)（図表31）。後篇の第一九回において、八丈小島から伊豆大島へと戻ろうとする主人公・源為朝は、身の丈四、五寸の翁が、赤い幣《ぬさ》をたてた桟俵《さんだわら》に乗り波間をただようのを見つける。誰何《すいか》すると、それは「痘鬼《もがさのかみ》」だと名のる。近ごろ上方で疱瘡を流行させたが、浪速の浦に送り遣られ、大洋を漂流するついでに八丈島に立ち寄ろうとしていたのだった。そこで、為朝は、今後いっさい八丈島に近づかぬよう痘鬼に厳命し、伊豆の代官所へと引ったてる。いまでも八丈島に疱瘡が無いのは、そのためであると、同書は、八丈島無痘説の起源を語る。読本《よみほん》の作者としての馬琴の名を高からしめた『椿説弓張月』は、同時に八丈島無痘説をひろく読者のあいだに知らしめたのだった。

八丈島は、国地のはるか南にうかぶ孤島だった。それゆえ、死刑に準ずる流刑の地とされ、罪人の回漕や貢納のほかは、往来がきびしく制限されていた。その隔たりのはてしなさは、八丈島をめぐる種々の伝説や風聞を国地でうみだし増幅させた。疱瘡の病因をめぐる医説もまた、そうしたことばと無関係ではありえなかった。八丈島無痘説が人口に膾炙《かいしや》した結果、医家もこれに遭遇し、いっそう疱瘡の病因論に悩みあぐねることとなったのである。

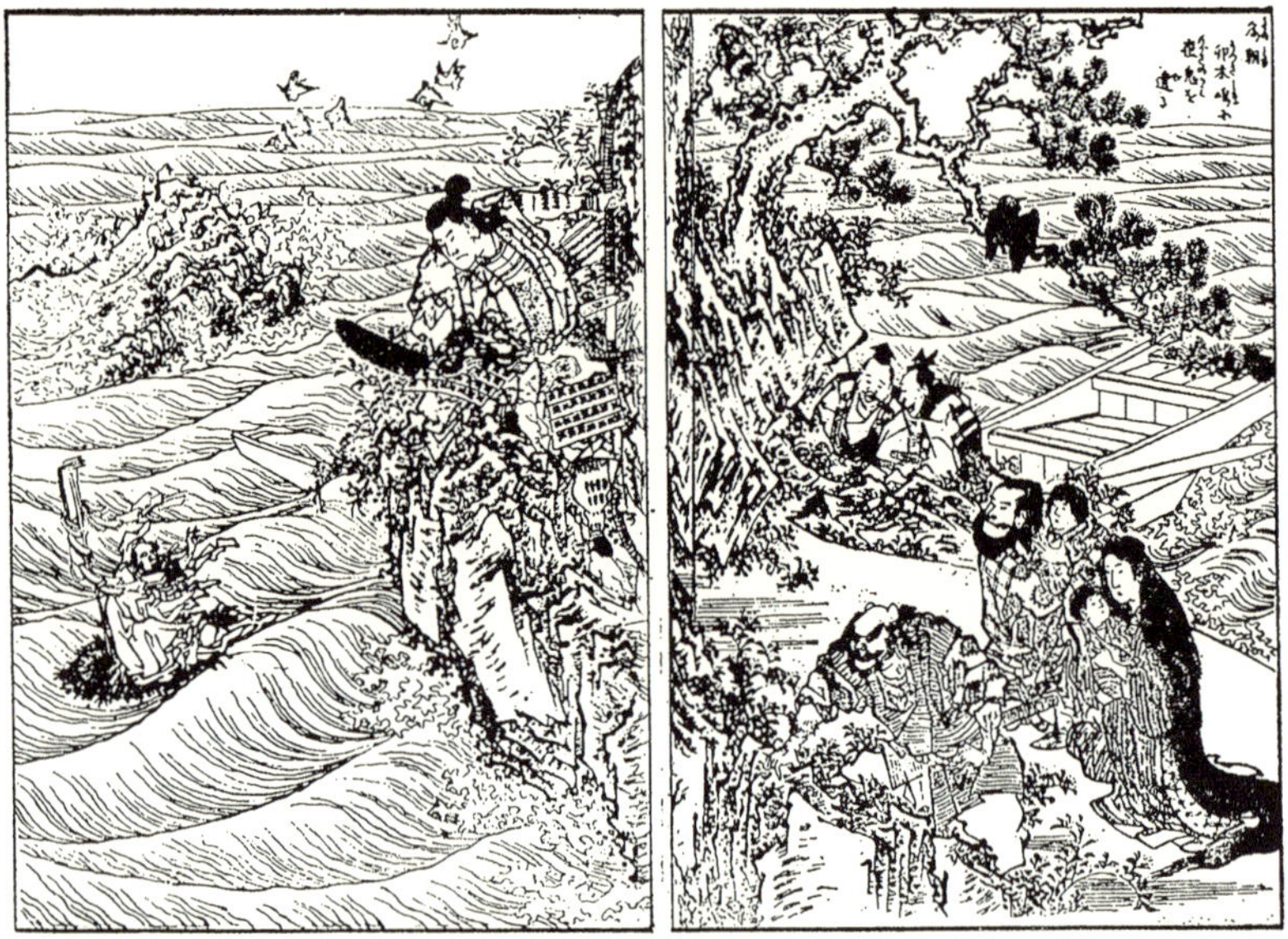

図表31　葛飾北斎画「為朝《ためとも》の武威《ぶい》、痘 鬼《もがさのかみ》を退《しりぞ》く」(249)

孤島／外れ値の解釈学

本章の第一節にみたとおり、一六世紀後半に日本列島に紹介された李朱医学は、病の状態の分析と分類を重視し、それまでの秘術的な療治を理論立ったものにした。日本でのちに「後世派」とよばれる流儀である。天・人・地をつらぬく包括的な原理を構想し、そこから翻って、人身に現象する病を内外に存在する諸要因の関係性の変調から説いたのであった。

その後一七世紀に、理論に淫するきらいのあった「後世派」にたいし、実践的な療治を追究する「古方派」が興り、大陸由来の病因論を無益な営みとして排する風潮が一部に生じた。吉益東洞はその筆頭で、『医断』（一七五九（宝暦九）年）では、病因の究明よりも眼前の病の排撃に努めるべしという論説を展開した。東洞にあっては、療治にどう役立つか疑わしい議論を重ねるよりも、実際の排毒に最適な方剤をさぐるほうが、はるかに重要なのであった。象徴的なのは、『医断』第三五章の「痘疹」

である。その冒頭で東洞は、疱瘡が古い医書には記載されないのは、たんに名称が伝わらないだけだ（疱瘡という証自体は存在した）と切りすてた(250)。病の存否やその意味の考察に、一顧の価値もみとめなかったのである。

だが一方、大陸から持ちこされた病因論を真摯に引きうけ、諸書の比較考量により、証への理解を深めようとした医家らも、厳として存在した。後世に「考証学派」と称される医家らである。疱瘡にかんして言えば、たとえば、江戸の医家・小幡玄二がそれで、『医断』とほぼ同時期に『痘疹大成集覧』（一七七一（明和八）年）を著した。既存の疱瘡関係の医書を集成した汪若源の『痘疹大成』（一五七七（明・万暦五＝天正五）年）にたいし、四七種の書籍を参照しながら注釈・評言をくわえたのである。

ここでいまいちど、大陸での疱瘡の医説をふりかえっておくと、疱瘡が一つの独立した病として記載されたのは、宋代以降であった。傷寒などの類似した病とは異なる、疱瘡独自の発症機序が構想され、それに符合する療治や方剤が考案されたのだった。

鼻祖とされるのは、銭仲陽『小児直訣』（一一一九（宣和元＝元永二）年）である。同書は疱瘡の発症する機序を、命門に伏する「毒」の顕在化と捉えた。母の胎内にあるとき、小児は五臓の血穢を口にする。それが生後、命門に伏在し、天行時熱の乱れをうけて小児が乳食の調子をくずしたり驚恐したりした隙に、瘡疹となってあらわれるという説である。

この、疱瘡の本質を小児に先天的に宿る「毒」（のちに言う「胎毒」）とみる考え方は、その後ながく、医家らのあいだで継承される。推するに、宋代以降、みなが小児のうちに、かつ集団的に疱瘡に罹患するような状況になっていたのであろう。陳文中『陳氏小児痘疹方論』（一二五四（宝祐二＝建長六）年）は、懐妊中に母が禁忌とされる物を食べた結果、小児に「三穢の液毒」が宿され、ゆくゆく瘡疹となって現れるとする説を唱えた。以降、小児科書では、銭仲陽の説にしたがい、出生時に嬰児の口のなかの血穢を拭いさること（撮口《さつこう》）が推奨され、また陳文中の指摘にならい、母の遵守《じゅんしゅ》すべき食物の禁忌が説かれた。

明代にいたると、疱瘡の「毒」にかんする新説として、魏桂巌『博愛心鑑』（一五二五〈嘉靖四＝大永五〉年）が、その由来を男女の交合とする説を提唱した[251]。胎児の体は、男女の身中の欲と火が、女の陰血と男の陽精とを鎔合《ようごう》することによってつくられるが、その交合のとき、病の元となる火の毒が胎児の体全体にいきわたる。その毒が、のちに機をみて発すると痘の証となるという説である。ただし、この説は、同時代の医説の例にもれず、陰陽や五行、さらには気血の関連性などを織りまぜた、難解な説であった。そのため、やや時代のくだった管橓『保赤全書』（一五八五〈万暦一三＝天正一三〉年）等では、簡略化され、男女交媾《こうごう》に由来する「火毒」が「歳火」（天をめぐる火の気）に感応すると、痘として発するものとして引き継がれたのだった[252]。

こうした新説が明代に登場したのは、おそらく世上で変わらず疱瘡が流行しつづけたことによるのだろう。銭仲陽・陳文中の医説では、おなじ流行においても、小児によって、痘の稀稠や転機の吉凶・生死に差異が生じる事由が説明できなかった。魏桂巌以来の新説は、万人が疱瘡に罹患する現象を、体内に遍在する先天的な「毒」の概念で、また罹患者が集団的に一時に発生する現象を「歳火」の概念で、そして患者のあいだに個体差がみられることを「毒」の浅深という概念で説き明かそうとしたのである[253]。

しかしながら、新説によっても依然、説明しきれない現象が医家らの前にあった。古代には疱瘡という病そのものがなかったこと、そして今なお同時代においても無痘地があるということである（大陸では「韃靼《だったん》」〈元朝の滅亡後に北西にのがれた蒙古民族およびその居留地〉が代表的な無痘地として議論された）。疱瘡の無い時代や土地があるということは、それまでに営々と築かれてきた胎毒説を根底から否定する。医説の考証をこころみる医家らは、否応なくこの問題とむきあうこととなった。

たとえば、明代末の久吾聶『痘疹活幼心法』（一六一六〈万暦四四＝元和二〉年）は、巻頭の「論受病之源」の章で、当時あらたに出た痘瘡の病因論を採りあげ、「奇論」として論難した。その新説というのは、無痘地の問題を、胎毒の有無ではなく、胡地《こち》の地理的な位相から説くものであった。すなわち、諸病はみな心火に属すが、中国は胡地にたいして東南すなわち火の方にあるため心火がさかんで、胡地は西北すなわち水の方にあるため心火がさかんではない、という議論である。胡人が中国にいたれば疱瘡にかかり、逆に中国の人が胡地にゆけば発症しない現象を、その「奇論」は身体のおかれた空間に五行論を援用して説明したのである。

これにたいして『痘疹活幼心法』は、火がさかんな土地かどうかが痘の有無の原因ならば、火のさかんな土地では同じ人が何度も疱瘡に罹患してもおかしくないはずだと難じ、胡地が無痘である真因を、土地の気候と胡人の皮膚の厚さにもとめた。すなわち、胡人は極寒のなか家屋も無く煮炊きもままならないまま風霜氷雪に侵されるため、皮膚が禽獣《きんじゆう》のごとく凝集して硬直しており、それゆえ胎毒は痘として発しない（痘とは別の症状を呈す）というのである。同書は、銭仲陽・陳文中の説を明験ありと支持し、胡地における疱瘡の不在を、胡人における胎毒の不在でなく不顕として説いたのだった。

さて、こうした大陸の議論は、医書とともに日本にももたらされ、無痘という現象が提起する問題の解釈へと、医家らを引きこんでいった(254)。大陸の医学は、病が在るとはいかなる事態かを説明する理論のみが日本に紹介されたのではなく、病が無いとはいかなる事態かを問う議論までも、日本に移入されていたのである。

その早い例としては、さきに痘疹にかんする考証学的な業績として触れた小幡玄二『痘疹大成集覧』が、汪若源『痘疹大成』に評釈をくわえるにあたり、病因論の段でこの無痘地の問題に言及している。いまみる八丈島の事例が引きあいに出されるのも、ここである。同書はまず、無痘地の存在を、人の身体に属する事柄（人事）ではなく、自然の運行に属する事柄（天事）と位置づけた。そして、天地の間には下方に「風」・「寒」が、上方に「燥」・「熱」が、その中間に「湿」気があり、その三層の間を「火」が遊行しているという『黄帝内経』由来の運気論にもとづき、疱瘡の原由を、「歳気の毒」（その年の「火」の動きから生じる変異）と断じた。
八丈島は、その議論のなかで、このように言及された。

伊豆州の東南、海中に一島有り。八丈と名づく。上古以来、未だ嘗て痘症を患はず。意者《をもふ》に、湿火遊行の変異無きなり。其の人、胎毒無きに非ず。故に、東都痘疾流行の時、其人来らば則ち必ず痘を患ふ。見るべし、其人、本《も》と隠毒有て、未だ地湿の遊火に感触するを見ざるなり。聞くに元文《げんぶん》の中、此島始《はじめ》て痘瘡流行有り。豈《あ》に海中一扁上、地気の変、其異なること、此に効《なら》はんや。[255]

つまり、八丈島の島民にもみな胎毒はあるが、これまでは歳火の影響が島の地湿におよばなかった。そのため、疱瘡が誘発されることがなかったという。疱瘡の原由を先天的な「毒」とする胎毒説は維持しつつも、無痘の原因として歳火の不在を指摘するのである。著者はその証左として、江戸で疱瘡が流行しているときに来あわせれば、八丈島の人も必ず罹患するという現象、ならびに、元文年間（一七三六—一七四一年）に八丈島でも疱瘡が流行したとする伝聞を提示する。おなじ海の島であっても、八丈島の疱瘡の流行だけが特殊な事由は、一つに、こう説きほどかれたのだった。

無痘地という現象が存在する理由は、このほか、「人気《じんき》」の集積という観点からも解釈をこころみられた。大槻玄沢の『痘説』（一七八九（寛政元）年）がそれである。[256] 前哲らは疱瘡の発症機序について「淫火」・「胎毒」・「瘟疫」を論じてきたが、古になかった病が現代にあり、遠島にない病が人や物の輻輳《ふくそう》する都会にあるのは、万物の発する気（この場合、人の発する「人気」）の有無が決定的な要因だと説く。ある土地に人民が蕃茂《ばんも》し、人気がこもって鬱蒸《うつじょう》したところへ、天行の不正の気がめぐりくると、両者があいまって人の皮膚を侵すという説である。八丈島の名こそ挙がらないものの、都会から隔絶した島の事例は、「僻遠島嶼の地、今世に至るまで、痘瘡の疾無し。則ち以て証とすべし」と、この「人気」説の論拠とされたのだった。

一八世紀にはいると、ひとびとの摂取する食物に着目して、無痘という現象を解釈する説（以下、食餌説）もあらわれた。これは、江戸の本草家・医家の鈴木良知が、著書『医海蠡測《いかいれいそく》』（一八三四（天保五）年）の第五五章「夷人不出痘」で提唱した説である。

食餌と疱瘡とを関連づける着想は、たとえば、明代の随筆『五雑組《ござつそ》』（一六一九（万暦四七＝元和五）年）にも、以下のような記述で見られた。「韃靼《だつたん》の種類、生まれて痘疹無し。塩・醋〔酢〕を食はざるを以ての故なり。近く聞く、其の中国と市を互ひにし、間《ま》ま亦た中国の飲食を学ぶ。遂に時に一たび之れ有り。彼の人即ち舁《かつ》ぎて深谷中に置き、其の生死に任せ、跡を絶て敢て省視せず。一に云ふ、猪肉を食わざる故に爾《しか》りと」[257]。韃靼の人は、塩・酢あるいは猪の肉を食べないため疱瘡をわずらうこともなかったが、ひとたび中国と交易し同じものを食べるようになると罹患しはじめたという事例である（なお、韃靼では、患者は深い谷へと運びこまれ、死ぬに任されていたという）。また、明代の地誌『夷俗記』・『湧幢《ゆうとう》小品』にも、食餌が無痘に影響している可能性を示唆する記述があった。

こうした大陸の書の記述を端緒として、『医海蠡測』は、八丈島を事例に無痘の解釈へとすすむ。すなわち、著者・鈴木良知が、一七九一（寛政三）年に八丈島をおとずれてみると、島の者の顔はみな「光滑」で、あばたのある者は一〇〇人に一人、二人である。見ると、土地の者はみな「朝草」を常食している。そこで、鈴木良知は、こう思案する。

土人、葉を取り細かく切り、麦と雑ぜ煮て食ふ。且つ言ふ、病後尤《もっと》も之が根宜《よろ》し、亦た蒸して食はば味はひ甘くして微《かすかに》苦く、香気有り、亦た佳品なりと。但し食後小《すこ》しく発熱す、則ち痘毒を解すは或は虚しからず。

然らば則ち韃靼の夷俗、塩・醋醬猪を食はずして痘を出さず、亦た何の疑ひやあらん。(258)

自身も「朝草」を食べてみると、食後、身中が熱するようである。かりにそれが、疱瘡の原因となる毒が解されるときの症状だとすれば、韃靼の人がその食餌のゆえに疱瘡にかからないということも了解できる、というのである。『医海蠡測』の提示した食餌説は、解釈の基盤をあくまで「毒」の医説においていた。その意味では、小幡玄二の「歳火」説とおなじである。万人が身中に有しうる「痘毒」はいかなる要因によって誘発されたり抑制されたりするかという観点からの考察であった。鈴木良知は、「毒」の医説に、みずから体験した八丈島のひとびとの生活実態を加味し、疱瘡の発症機序にたいする食餌の影響を説いたのだった。

そうしたなか、胎毒という概念を一切もちいず、無痘地という現象にせまる論考が、一九世紀初頭、水戸侯の侍医・原南陽によって提示された。『叢桂偶記』（一八〇〇（寛政一二）年）の巻二第三一章「痘瘡」である。そこで著者・原南陽は、大陸および日本列島で案出されてきた解釈にひとことも言及することなく、無痘地の事例の考察にはいる（これは南陽が、古方派の山脇東洋の子・山脇東門に医業をまなんだことにも関連しよう）。過去には疱瘡という病が存在しなかったこと、そして『五雑組』や『西域聞見録』に、夷人は疱瘡に罹らないか罹っても軽いとする記載があることを前置きしたのち、自身の見解をこう切りだすのである。

克〔原南陽の名〕按ずるに、其の症〔疱瘡をさす〕の発する、食餌に在らず。五島・八丈島亦た此の病無し。蓋し其の風土然りと為す。西肥此の患鮮《すくな》し。人士未だ染まぬ者、遠く其の地を離て使命を四方に含み、或は江戸に役すること能はず。足を境内に裏《をさめ》、彼の禁錮を与ふ。一般、故に長崎及び諸方痘瘡流行と聞けは、則ち或は其の地に往て其伝染を祈る。或は種痘法を行《おこなひ》て帰る。翁加里亜国《おんかりあ》〔ハンガリー〕、亦た痘無し。行商異域を済《わた》る者、

先《ま》づ種痘法を行ひ、而る後海に航《わた》る。明和年間、八丈の民を下野《しもつけ》芳賀《はが》郡に遷し、居ること頃《しば》らく之ありて老壮痘を患ふ。(259)

ここで原南陽は、疱瘡の発症に影響するのは、「食餌」のような限定的な要因ではなく、ひろく、その土地の気候から地勢や生態系、土地ごとの習俗までをもふくむ、「風土」のような包括的な要因だと説く。そして、五島・八丈島が無痘であることに触れたのち、「西肥」(九州の北西部。肥前大村をさすか)と「翁加里亜《おんかりあ》国」の習俗に言及する。つまり、疱瘡の流行がすくない西肥では、武士は疱瘡を済ませた者でなければ他郷での業務に従事できず、また一般のひとびとは疱瘡の流行地にわざわざおもむき、発症するのを待つか種痘術をうける。また、「翁加里亜国」でも、異域で行商する者は、航海にさきだち種痘をおこなう。こうした習俗もおりまぜた土地ぶりとしての「風土」が、無痘という現象を生じさせているのではないかというわけである。そうした包括的な「風土」という観点をいれれば、たしかに、八丈島の島民が、島をはなれたところ疱瘡に罹患したという現象にも説明がつく。

しかしながら、『叢桂偶記』は一転、この引用の直後に前置きなく、話題を無痘地の解釈から八丈島での疱瘡の流行へと切り替える。一七九六(寛政八)年、流刑者を八丈島まで送りとどけた帰途に漂流し、同年五月に常陸那珂湊《なかみなと》に漂着した三宅島の船の乗員からの聞きとり記事である。乗員のうち三名は、八丈島の島民であった。おそらくはその者らが国地でおこなったのであろう八丈島の疱瘡の大流行の報告を、『叢桂偶記』はそのまま書きとめる。

それによると、一七九五(寛政七)年九月、伊豆より八丈島に帰帆する船に乗っていた三根《みつね》村の者が、船中で発病したのが発端という(図表32)。船中に医術に心得のある者がおり、全身の赤い発疹を見て言うには、疱瘡だという。そこで八丈島に帰着後に、村外れに小屋を建て患者を遷すが、本人は亡くなり、家人や隣人も疱瘡を発する。八丈島では、天明年間(一七八一―一七八八年)に樫立《かしだて》村で疱瘡が流行し、おびただしい数の者が亡くなっていたため、島民

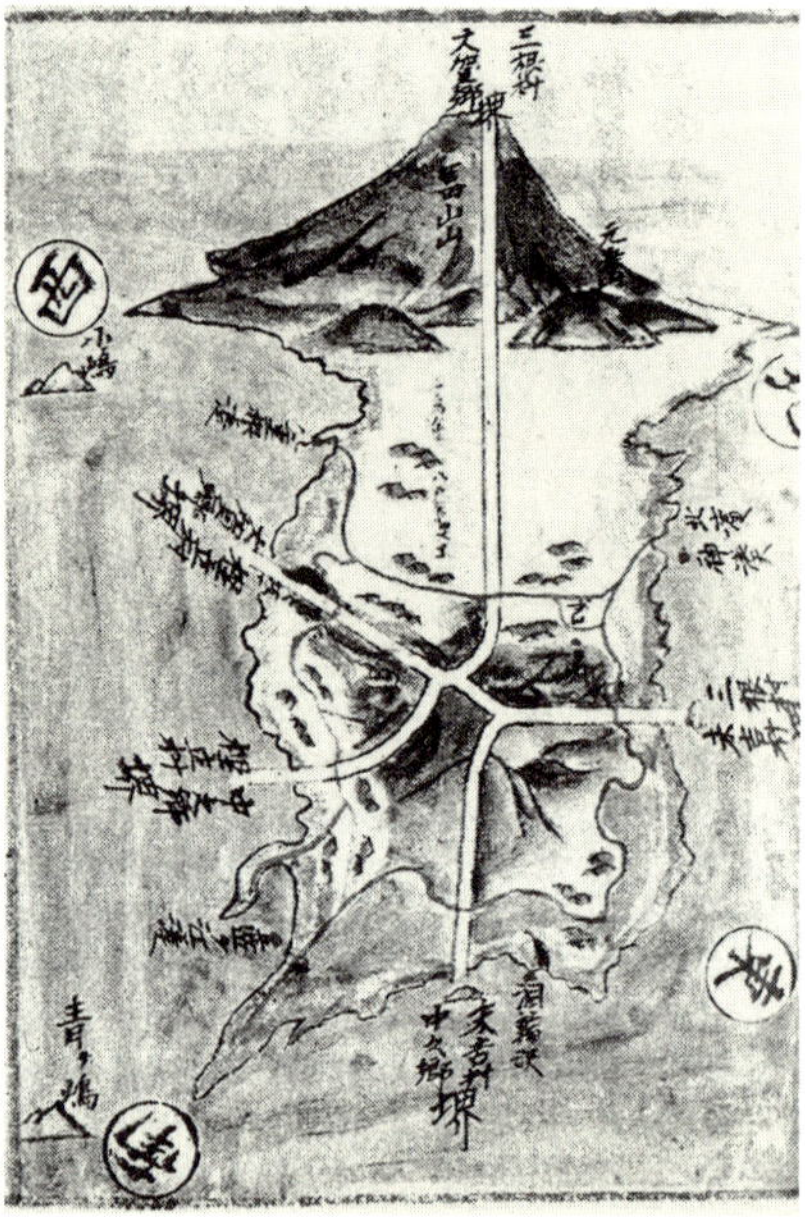

図表 32　八丈島の五村(260)

は動揺した。ほかの四村はすぐさま三根村との交通を遮断し、所用がある場合には、すでに疱瘡を済ませた者をつかうようにした。

三根村では、その後も死者がふえつづけ、村民は家を捨てて山中に遁《のが》れた。地役人らは、病人とみればただちに小屋へと収容して看病したが、追いつかない。最終的に、三根村の人口一四〇〇余人のうち、うまく山に竄《かく》れた者は二〇〇余人で、のこりの一二〇〇人が疱瘡に罹患し、うち四六〇人が死亡した。死者の大半は老年・壮年の者で、幼少者は病んでも軽症だった。

他方、三根村との往来を絶った四村も、ほどなく疱瘡の流行に見舞われた。坂上の樫立村では、晩冬に患者があらわれた。村の外れにすみやかに遷したものの疱瘡は蔓延した。ただし、この村では、さきの天明年間の流行のさいに三〇〇余人の死者をだしていたため、このとき罹患したのは幼童ばかりで、それゆえ死者も少なかった。人口九〇〇余人のうち、罹患者一〇三人、死者二九人だった。

おなじく坂上の末吉村では、一二月に患者があがった。本人および患家をおとずれた者をみな村の外れに遷し、のこりの者は、名主の説諭にしたがい、従来どおりの生活をしていたが、年明けに家々で患者がではじめると、八〇〇余人の村民すべてが山中に逃れ去った。結果的に、村内で五五人が罹患し、うち一五人が死亡した。

坂下の大賀郷では、冬になって一人が疱瘡を発した。患者はすぐさま三根村へと遷されたが、これには村中が驚怖し山に逃げこんだ。名主らは、村民が餓死するのをおそれ職に戻るよう説得したが、村民は動かない。そうこうしているうちに、山に逃げた者のなかにも患者がではじめ、山でも疱瘡がひろがってしまう。一八〇〇余人の人口のうち、一二六人が罹患し、うち四七人が死亡した。

三根村からもっともはなれた坂上の中之郷でも、早春に患者があらわれた。村ではひとまず外れに小屋をかけ患者を遷したが、また一人患者がでるにおよんでは騒然となり、村民は山中へと遁れこんだ。名主が諭しても、疱瘡で死ぬより餓えて死んだほうがましだと応じない。村民がようやく家に戻りはじめたのは、数日後に山でもまた疱瘡が流行るようになってからだった。人口一〇〇〇余人のうち、最終的には四〇人が罹患し、死者は一三人だった。

属島の八丈小島では、八丈島からの渡航が禁じられたため、流行はおこらなかった（ただし、一時的に三根村に住んでいた八丈小島の島民が二人、罹患し死亡した）。おなじく属島の青ヶ島からは、このとき一五〇余人が島の火山活動から避難して八丈島に移り住んでいたが、うち一九人が疱瘡を発症し、一三人が死亡した。

以上、この報告を末尾にしるし、『叢桂偶記』は巻二第三一章「痘瘡」の記述を唐突に終えている。

八丈島の当時の人口約六〇〇〇人のうち、この一度の流行で疱瘡に罹患した者は約一五〇〇人（約二五％）、うち死者六〇〇人弱（一〇％弱）である。この記事からは、疱瘡を経験したことのない土地で流行がおこると、いかにそれが猖獗《しょうけつ》をきわめ、かつ集団内の秩序を破綻させてしまうかが、如実に読みとれよう（流人を監視するための五人組の制も、このときばかりは崩壊していたであろう）。

著者・原南陽が、この記事を、いかなる意図でもって、無疱地を「風土」という観点から考察した直後に配し、かつ考察をいっさい加えないまま放置したかは、測りがたい。ただし、一つ考えられるのは、南陽が無疱地という現象の解釈に挑むうちに、無疱地とかたく信じていた八丈島の壮絶な疱瘡の流行を、はからずも垣間見てしまったという可能性である。その圧倒的な光景をまえに、解釈のことばは完全に停止してしまった。南陽は「風土」説をそれ以上展開できず、さりとて聞き知った衝撃的な事例を無かったことにもできず、ただ考察の末尾に書きとめたのだった。

島おそう疱瘡

事例と解釈とは、おうおうにして相互に依存し創造しあう。解釈にのらない出来事は、事例として見えてこない。逆に、事例の集積とそれとの邂逅《かいこう》なしに、解釈がうちたてられ更新されることも難しい。してみれば、一部の医家らが、無痘という現象を解釈するのに八丈島の事例をまず挙げたのは、どこかで八丈島の疱瘡にかんする情報に接し、解釈を触発されていたからであろう。

医家らが八丈島の疱瘡流行の事例と遭遇していた痕跡は、論証のなかの、たとえば、「東都痘疾流行の時、其人来らば則ち必ず痘を患ふ」（『痘疹大成集覧』）や、「明和年間、八丈の民を下野芳賀郡に遷し、居ること頃らく之ありて老壮痘を患ふ」（『叢桂偶記』）という記載としてのこる。また、『医海蠡測』の著者・鈴木良知は、一七九六（寛政八）年に実際に渡海し、八丈島の疱瘡を見聞していた。『叢桂偶記』の著者・原南陽は、一七九六（寛政八）年に八丈島民から聞きとった調書を目にする機会を得ていた。医家らはどこかの時点で具体的に事例に出遭っていたのである[261]。

このうち、『医海蠡測』と『叢桂偶記』の著者が遭遇したのは、一七九五（寛政七）年に八丈島ではじまった疱瘡流行の事例であった。国地では八丈島無痘説が信憑されるなか、著者らは、その反例を細部まで知らされることとなった。数ある医家らのなかで、八丈島の（島民の）疱瘡について見知った者が、無痘地という現象の解釈問題へとむかうこととなったのは、ある意味、必然であったかもしれない。

なお、『医海蠡測』の著者・鈴木良知が、一七九六（寛政八）年に八丈島にわたったのは、島の植生を調査するためであった。伊豆諸島の代官・三河口太忠が幕命をうけて伊豆諸島を巡見した際、幕府の医官で本草学者でもあった田村玄長に随行した[262]。そして、島に到着するや、疱瘡におそわれ山へと逃げこんだひとびとの姿を目のあたりにしたのである。

そのときの模様は、同行の御小人目付・太田助彦の手記『廻島雑話』（一七九六（寛政八）年成立）にも、こう書きつけられている。

此島には疱瘡稀にして、自然、病《やめ》る人あれは、壱人にても拾人にても、山林に送り、その家の人々は当分近隣の交りを絶ち、村々は境々へ縄を張、又おもひおもひに迯《にげ》去て、その病を除んとす。此情、親子・兄弟といへとも差別なし。既に去年〔一七九五（寛政七）年〕十一月より三ツ根村の船頭一人、其病にこちられて帰島せしか、夫《それ》より島中流行し、民恐れて四方の山林に小家を造りて、家財を捨、迯去る事、恰《あたか》も闘戦に乱るか如し。平生麁食《そしよく》し、殊に薬品乏敷《ともしき》たに、いかかはせんとおもふなる土地柄に、況《いはんや》山林に棄て介抱せす。何そ死を免れんや。三ツ根にては、去年より当四月比《ころ》までに五百余人死亡し、島中にては、六百余人死すと。我等渡海の砌《みぎり》までは、迯去しもの、いまた帰らす。追々鎮れりといへとも、樫立村と三ツ根村に残りたる病人ありしか、百《もも》某、医学ありて早速に薬をあたへ、又白米を与へけるに、早に平癒し、誠に米薬の験《しる》し神の如し[263]。

代官をはじめ鈴木良知ら一行が渡海したとき、八丈島は、まさに疱瘡の流行の渦中にあった。原南陽も漂流者からの調書にもとづきしるしていたように、三根村の船員の発症からはじまった流行は、しだいに島全体へと広がった。恐怖にかられた島民らは、さながら戦乱に巻きこまれたかのごとく、家財道具の一切をすてて山へと逃げこんだ[264]。鈴木良知は、八丈島の島民が疱瘡に罹患しうる（すなわち、島民も「痘毒」に侵されうる）という現実に触れ、では逆にいかなる要因が、疱瘡の頻繁な流行を抑えているのかと、解釈の目を島の特異な植生（「食餌」）にむけたのだった。

さて、ここで、八丈島における疱瘡の流行に話がおよんだ機会に、島側にのこる記録をつまぐると、そこには案に相違して、島で何度も疱瘡が流行していたことが記載されている。しかも、流行による死者の数が半端ではない。八丈島およびその属島でおきた出来事を編年体でつづった『八丈島小島青ヶ島年代記』[265]（以下、『年代記』）によれば、人口が一万人に満たない島で[266]、数十から数百名規模で死者のでる流行が、すくなくとも八回おきている[267]。原南陽が漂流民から聞き、鈴木良知ら伊豆諸島巡見使が目のあたりにした流行は、その六回目にあたる。

『年代記』の関連する条目を抜きだすと、以下のとおりである（記述の便宜をはかり、それぞれ行頭に【流行一】から【流行八】まで通し番号を付す）（図表33、34）。

【流行一】
寛正四未〔一四六三〕年正月より、八丈島・小島共に疱瘡初て流入し六百人余死す[268]。

【流行二】
同〔寛永〕十八〔一六四一〕年、小島に疱瘡流行す。人五拾三人死去致す。八丈島は無難なり[269]。

【流行三】
同〔一七一一〔正徳元〕年〕十一月、大阪《ママ》伝法船、三根村へ漂着の処、其乗組の内、疱瘡煩ふ者之有り。夫《それ》より三根村中へ流行し、無残所《のこるところなく》煩。凡二百八拾五人死す。翌辰年六月、右疱瘡大賀郷へ弘り、岡里の内にて凡二百八拾三人死す。大里原・大里の境、真間川地蔵の前にて立切、其上大里原の内より三百人余は、坂上三ヶ村〔末吉村・中之郷・樫立村〕へ逃去り、翌々巳〔一七一三〔正徳三〕〕年三月流行鎮り、追々帰郷致す。末吉村へは翌辰〔一七一二〔正徳二〕〕年疱瘡流行し、人多く病死いたす[270]。

【流行四】

図表 33　『八丈島小島青ヶ島年代記』に記載された疱瘡の流行[276]

通し番号	年代	流行場所	死者数	最初の発症者
【流行一】	1463（寛正 4）年	八丈島・小島	600 人余	不明
【流行二】	1641（寛永 18）年	小島	53 人	不明
【流行三】	1711（正徳元）年 1712（正徳 2）年	八丈島（三根村） 八丈島（大賀郷） 八丈島（末吉村）	285 人 283 人 多く	漂着船の水主
【流行四】	1734（享保 19）年	八丈島（中之郷・樫立村）	不明	不明
【流行五】	1787（天明 7）年	八丈島（樫立村） 八丈島（中之郷）	300 人余 17-18 人	不明（風斗）
【流行六】	1795（寛政 7）年	八丈島（三根村） 八丈島（大賀郷）	500 人程 40-50 人	国地を往還した島民
【流行七】	1820（文政 3）年	八丈島（大賀郷）	100 人余	漂着船の水主
【流行八】	1833（天保 4）年	八丈島（大賀郷）	20 人余	国地を往還した島民

同〔享保〕十九寅〔一七三四〕年八丈島の内、中之郷・樫立村に疱瘡流行し、其上不作に付島中困窮に。[271]

【流行五】

同〔天明〕七未〔一七八七〕年正月、樫立村百姓幸助と云者風斗《ふと》疱瘡相煩ひ、村中へ弘り流行す。同四月に至り、中之郷へ類病出来候処、早速樫立村へ相頼除候に付、拾七八人切りにて其後は煩ひ鎮り、右病症樫立村にて三百人余死す。中之郷にても拾七八人死す。且大賀郷にては大坂堀切を立切、中之郷にては村境堀にて立切、其外抜道等迄致吟味立切らせ、尤公私の用向は日限を定め申合置、文書を以弁用す。其外寺方・医師は、願に付疱瘡いたし候もの為、附添用事度々通行致させ候。[272]

【流行六】

同〔寛政七（一七九五）〕年、三根村百姓九五郎出国致し、高橋長左衛門船にて同年九月帰島の処、疱瘡相煩ひ来り、夫より流行致し、翌辰〔一七九六（寛政八）〕年春迄村々にて相煩ひ、三根村にて凡五百人程死す。大賀郷にて四五拾人死す。外《ほか》村々は遠山へ逃遁《のが》れ、とびとびに相煩ひ多分相遁《のが》れ死去のもの少々。[273]

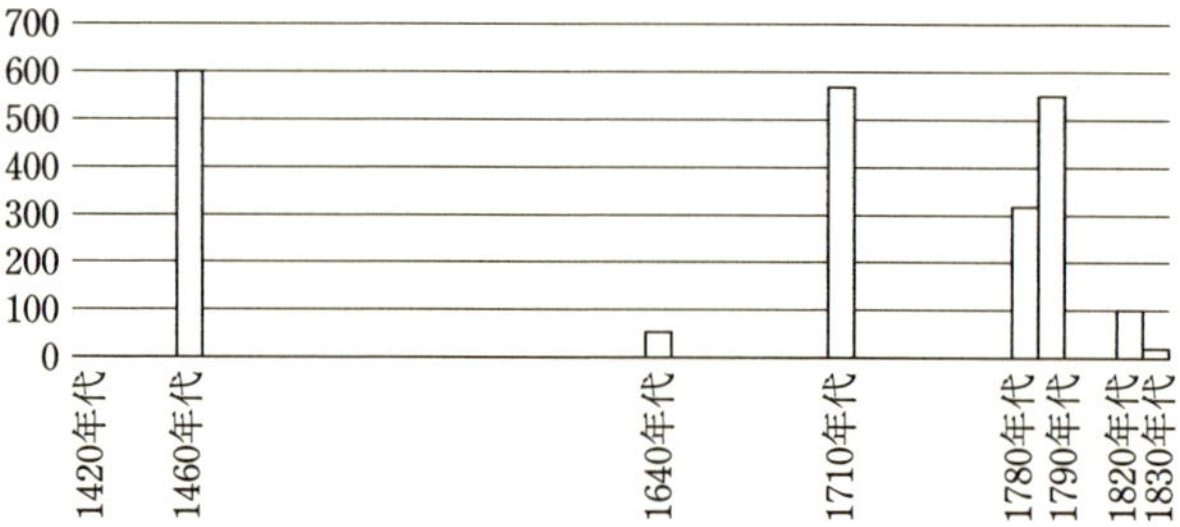

図表34　八丈島・小島の疱瘡流行による死者数

【流行七】

文政三午《ママ》〔一八二〇〕年、奥州仙台古着船大賀郷八重根へ漂着。然る処、右船の内、疱瘡相煩候もの之有り。夫より大賀郷村中へ流行し、百姓残らず山逃いたし、男女百人余死す。村々別条無く、夏中に相成り疱瘡相納る。[274]

【流行八】

同〔天保〕四〔一八三三〕年、元組頭嘉兵衛出島。同年十月帰島の処、疱瘡相煩来り、右に付嘉兵衛取除き間《まま》地蔵尊の少し馬路方にて垣に詰切、百姓残らず山逃いたし、用心厳敷《きびしく》致候に付、多分流行不致《いたさず》、翌〔一八三四（天保五）〕年春相鎮。外村々別条無く、大賀郷にて男女二拾人余も疱瘡にて相果て候。[275]

これを一覧するに、絶海の孤島も、疱瘡の流行とけっして無縁ではなかったことがうかがえる。最初の発症者が誰であったか、すべての記事に記載されているわけではないことからすれば、突発的な疱瘡の流行は、島民にとってはまさに青天の霹靂《へきれき》だったのであろう。流行がおもに、港のある低地部の坂下二村（三根村・大賀郷）でおこっていること、また、漂着船の水主《かこ》（【流行三】・【流行七】）や国地を往還した島民（【流行六】・【流行八】）の発症をもって勃発していたことから、あるいは疱瘡は島外からもたらされるとみなされていたかもしれない。

その点、興味深いのは、【流行五】である。この流行は、坂下二村からひろまったのではなく、南西の山野部の村（樫立村・中之郷）で突如おこっている。『年代記』は

図表35　『八丈島小島青ヶ島年代記』に記載された疱瘡の流行への対処法

【流行三】	「立切」，未罹患の村民は山野部の他村へ「逃去」
【流行五】	流行の鎮静化した村へ患者を「除」，「立切」
【流行六】	未罹患の村民は遠方の山に「逃遁」
【流行七】	未罹患の村民は「山逃」
【流行八】	患者を「取除」のうえ垣にて「詰切」，未罹患の村民は「山逃」

それを、樫立村の百姓「幸助」が「風斗《ふと》」疱瘡をわずらったとしるす。八丈島の外部とは接点のない場所で、一人の百姓が唐突に発症する。それはまさに、「ふと」としか言いあらわせない事態であったろう。不意におそいくる疱瘡の流行にたいし、島では、疱瘡の流行地との往来を遮断するとともに、患者を別がけの小屋に取りのけた。のみならず、未罹患者らは、（原南陽の聞いたところによれば）島の支配向きの意向も容れず、山へと逃げこんだのであった（図表35）。

錯綜する物語

かほどに凄絶な記録を前にして、本書がまず検証しなければならないのは、こうした八丈島の疱瘡流行の実情が、なぜ国地に伝わらなかったかという問題である。島と国地のあいだは、たしかに、物理的に隔絶していた。だが、八丈島と国地とは、年に二度、春と秋に、八丈紬等を貢納する船が往来した。ときには流刑人を載せた船や、伊豆諸島を巡見する代官の船も往来した。にもかかわらず、国地では八丈島無疱説がひろく流布し、源為朝の図像は疱瘡調伏の呪物として人気を博していた。それはいかなる事由からだったか。

ここで着目したいのは、八丈島の疱瘡にかんする資料をつきあわせるなかでしばしば目につく、記述のひずみである。その最たる例は、一六四一（寛永一八）年の【流行二】をめぐる記述である。これについては、『年代記』は簡略にしか、ことの次第を伝えない。そこで、べつの記録にあたってみると、八丈小島にある為朝神社の縁起の末尾に、つぎのようにあるのが見いだせる（疱瘡が流行したとする時期が、『年代記』とは若干ずれているが、八丈小島という流行地域および死亡した島民の数が一致することから、同一の流行を記述したものとみて間違いなかろう）。

寛永九〔一六三二年〕春三月、海上に樽のごとき物漂白して八丈島に流よる。島人等是を争ひ取て披《ひら》き見るに、幣帛及ひ器物あり。集る所の人各《おのおの》分散して家に取入る。其翌日より疱瘡を患ふる人凡五十余人、村俗大に忌《いみ》恐れて病人を小石根か浦と云所に移し、当社の神木を振て病患減除の精誠《せいせい》を徴《あか》しけれは、日あらすして悉《ことごとく》平癒し、是より以来八丈島に疱瘡を患事なし、誠に当社の感応にあらすや。〔下略〕

于時正徳元卯〔一七一一〕年十月

豆州八丈島為朝明神之神主虎之助子　菊池杢允《もくいん》藤原専武《もろたけ》　敬誌(277)

この為朝神社の縁起によれば、流行の発端は、八丈島に流れ着いた樽様の物であった。当時の八丈島の定法では、漂着船の積み荷はその二〇分の一が、また漂着物はそのすべてが、島の取り分とされていた。それゆえ、島民らは、奪うようにして中にはいっていた幣や器物を各自もちかえった。すると、翌日より、五〇余名が疱瘡に患いついたのだという。ただし、その書きぶりが『年代記』の記述とくいちがうのは、疱瘡の流行の帰趨《きすう》である。さきにみたとおり、『年代記』では、この流行で五三名が死亡したこととなっていた。しかし、為朝神社の縁起では、数日のうちに皆がみな平癒したことになっている。疱瘡の蔓延をみて恐れをなした島民が、為朝明神の神木で患者らに祈禱をほどこした結果であった。

むろん、この縁起が為朝神社の神主の筆になることを勘案すれば、その主眼が、寛永期の疱瘡流行を精確に書きとめることより、社のあらたかな霊験を説くことにあったとしても、不思議はない。だが、問題は、それが誰にむけての脚色であったかである。その際、一先に排除されるは、島民である。いくら縁起で為朝神社の神威をしめしたところで、寛永期の疱瘡流行の顚末は、ほかならぬ地元島民らがいちばんよく知っていたはずだからである。

そう考えたとき、重要な意味をもってくるのが、この縁起がしるされた「正徳元卯年十月」という時期である。「正徳元年」といえば、既述のごとく、江戸ではじめて為朝神社の神像の御開帳がおこなわれた年でもある。「正徳元年」という年号に着目し、ふたたび『年代記』をくると、このような記載がみつかる。

一、正徳元卯〔一七一一〕年九月、御雇新島船にて、若君様御用御召地羽二重弐拾反、黄染に御誂《あつらえ》仰せ付られ、同年十月御染出来。右御雇ひ船に積入出島。同年十月、又候《またぞろ》御船の便りに、羽二重弐拾反黄染御誂仰せ付らる。

一、同年御雇新島船着。公命に依り小島宇津木村為朝明神御神体、江府へ供す。宮守菊池虎之助差添出島す。但、同年十月三日八丈島出帆の処、此船房州新湊へ流着に付、同所より陸地を江府へ御通行。尤《もっとも》江府にをいて御開帳仰せ付られ候由。

一、同年右御雇船にて、八丈島より藎《かりやす》、アシタ草御用の由被仰付《おほせつけられ》、依て早速積出す。(278)

これを見るに、為朝神社の縁起がしるされたちょうどその時期に、将軍家の御用により、おおくの物品が八丈島から国地にとどけられていたことがわかる。「若君様」のお召しになる黄八丈二〇反、さらに追加で二〇反、為朝明神の御神体、かりやす（黄八丈の染料）、あした草である。

ただし、この記載だけでは要を得ないため、いま一つ、島で作成された「疱瘡記事」という記録を参照すると、こうある。「此時〔正徳年間〕関東に於て五人の若君御他界につき、鍋松君様疱瘡の御薬として八丈嶋の水並に鹹草御用につき差出す」(279)。この「鍋松君様」とは、六代将軍・家宣の嫡男で、当時二歳であった。兄弟があいついで死亡し、鍋松君もまた疱瘡をわずらったため、薬として八丈島の水とあした草が供出されたのだという(280)。してみると、為朝神社の縁起のなかに寛永期の疱瘡流行の挿話が盛りこまれたのは、あきらかに島民にむけてのことではなかった。ことばにひずみを生じさせてまで、疱瘡を平癒させる神威を必要としていたのは、幕藩体制の中心にあった身体、つまりは「征夷大将軍」の身体であった。将軍や世継のまわりには、もちろん何人もの奥医師がいた。しかし、その療治の効果は確実ではない。そこで、八丈島無痘説をかたちづくる為朝神の霊験がかりだされたのである。

このとき生じたことばのひずみは、しかし、為朝神社の縁起にとどまらず、為朝神にまつわる事象全般の記述にもおよんだ。たとえば、為朝神社の御神体をもって出府した神主「菊池虎之助」の死因である。「疱瘡記事」には、物品類の供出の後日譚として、神主・菊池虎之助が御神体を江戸へはこび和歌を一首献上したところ、若君の疱瘡はたちどころに癒え、為朝明神には神格としては最高位の「正一位」がさずけられたこと、また神職の菊池氏は「壱岐守」に任ぜられたこと等がつづられ、江戸滞在中に死去した神主についてはただ、「不幸にして相果候《あひはて》」と記載されるのみである。

だが、同時代に国地で書かれた随筆『塩尻』では、神主は疱瘡により死亡したものとされている。同書は巻六一（一七一六〔享保元〕年ごろ成立）で、正徳年間の為朝神社の御神体が江戸に持ちわたられた前後の経緯を、こうつづる。

今茲《こんじ》［正徳二〔一七一二年〕壬辰］の仲夏、鋏鎧の御沙汰ありしを、島民聞あやまりて神像を東都へ持参れとの仰せありといひふれ、彼《かの》神主父子及び島民七十余人、像を奉じて武城に至りし、有司《いうし》にかくと啓せし。やがて御聴に達しけるに、仰をあやまり承はり、希有の事仕り候とて御心よからざりし。されども遠境の愚民はるばる持来るものなれば、先《まづ》上覧有べきとて、彼像を営中《えいちゆう》に入られし。八尺にあまれる古像面相甚だすさまじく、人々面もあはせがたく身の毛いよだち、皆恐怖せざるはなかりし。いかなる思しめしやありけん、此像をとどめさせましまして、吹上の御苑にあらたに祠を作り安置ましましける、扨《さて》神主並に島の者どもには、禄たまはりて返させ給ひけるに、船中にて神主父子俄《にはか》に熱気甚しく、頓《くるしみ》て疱瘡発していまだ島にも着せずして死せり。残る七十余民も亦同じ病ひにかかりながら島に帰りしが、幾程なくしてことごとく死亡す。夫《それ》より島の内比屋《ひおく》煩ひ出、旬を越ざるに凡四百余人同じもがさにて失せぬ。残りし所民数千人次第に煩なやみて、大方死せざるはなかりし程に、男女煩へるものをかかへて他島にのがれ行ほどにこそあれ、八丈一島すでに人なき島とならんとするに、しきりに注進し侍るに、大樹《たいじゅ》〔将軍〕かくれさせ給ふと東よりいひ送り侍る、実に一奇事といふべし。(281)

為朝神社には、従来、毎年五月に将軍家より銕《くろがね》の鎧が奉納されていた。このときも、その沙汰があったのを、神主はじめ島民らは聞きちがえて、為朝の神像を江戸に持参してしまった。そこで将軍家では、吹上《ふきあげ》の庭園内に祠をつくって御神体を安置し、神主らには禄をとらせて島へと返したが、神主親子は帰帆の船上で疱瘡を発して亡くなったというのである（これにひきつづき、八丈島では疱瘡の流行が勃発し、壊滅的な状況におちいったため、何度も江戸に注進の使いをたてたというが、「大樹」（六代将軍・家宣）が身まかった時機と重なっており、すぐさま救護策が講じられたかは不明である）。

寛永年間の疱瘡流行の帰結や正徳年間の神主の死因をめぐる、こうした記述間の齟齬《そご》をみるに、近世期に八丈島無痘説を醸成していたのは、国地のことばかりでなく、八丈島の側のことばもそれに加担していた。正徳年間の疱瘡の流行（【流行三】）の場合、為朝明神の神威をたもつためには、神主は絶対に疱瘡で死んだことになってはならなかった。それゆえ、八丈島でも神主の死因は伏せられ、たんに為朝神社の御神体が不在の隙をついて疱瘡が侵入したように語られた。(282)『年代記』によれば、為朝明神の江戸での御開帳は、その後も一七八四（天明四）年にもおこなわれている。(283)

さて、国地の医家らが、こうした言葉のなかで疱瘡の医説をくみたてていたことには、十二分に留意する必要がある。八丈島に不時におそいくる疱瘡の流行は、そのつど、多くの罹患者と死者をだし、集団の秩序を瓦解させた。恐れをなした島民らはすべてを擲《なげう》ち、最終的に山へと逃げこんだ。だが、そうした事態は国地にとどく以前に無かったことにされたか、国地に達したとたん八丈島無痘説（に親和的な習俗）によってかき消されていたのである。

容赦ない島の実情を知りえた一部の医家らも、八丈島の事例をもてあました。ふたたび、八丈島の事例から無痘という現象の解釈へと挑んだ鈴木良知と原南陽の議論をおっておこう。

まず、鈴木良知は『医海蠡測』で、「夷人不出痘」の章を以下のようにしめくくった。疱瘡の発症に「食餌」の影響をみた著者ではあったが、「夷人」もあるいは「食餌」とは無関係に疱瘡を発することがあるのかもしれないと、八丈島の疱瘡流行の事例にもとづき留保をつけたのである。

但し、『夷俗記』の言ふ所に拠れば、則ち夷人も亦た痘を出す者有り。我が八丈島の樫立村、十年前（一七八七（天明七）年）痘瘡大に行《はや》る。其の始、海に泛《うかび》て来る物有り。之を視るに桶なり。注連《しめ》の中、紅紙を以て之を作る。即ち痘神を祭るの具なり。其の人恐懼し之を海へ投げて帰る。而して其の人是より痘を患ひ、合村に延及す。則ち『夷俗記』の言ふ所、信にして徴《しるし》有り。且、八丈島、伊豆東南の大海中に在り、其地極熱にして瘡瘍を生じ易し。則ち『活幼心法』の謂ふ所の、「胡地極寒なれば、即ち胎毒有れども当《まさ》に別症を為すべし」は、未だ定論たらず。余意《おもふ》に、此《かく》の如き、其れ夷人痘を出さざる事と合う有りや否やを知らざるなり。(284)

夷人であっても疱瘡を発症する事例は、『夷俗記』にも記載されていたのであろう。日本でも、無痘地とされる八丈島で疱瘡が流行したと、天明年間の流行（【流行五】）を挙げつつ『夷俗記』の指摘に賛同する。その流行のはじめには、「海に泛《うかび》て来る物」があった（著者は、それを祀り棄てられた疱瘡神の祭具と言い換えるが、島民がそれと了解していたかは不明である。同様の漂着物が発端となり【流行二】が発生したことが、為朝神社の縁起や口碑により伝承されていた可能性はある）。拾いあげた島民は恐懼《きょうく》し、それを海へと捨てたが、疱瘡の流行は村々へとひろまった。こう八丈島の疱瘡の流行を確認しながら、著者の筆は完全に、夷人も疱瘡を病むという『夷俗記』の指摘へとなびく。

だが、なぜ八丈島の島民も疱瘡を発するかはわからない。大海にうかぶ極熱の島であるため、さまざまな皮膚病が生じやすいことはたしかである。しかし、そうなると、『活幼心法』の説明、すなわち無痘地を極寒の地とのみ想定し、土地の寒冷な気候が住人の皮膚の肌理を凝縮させるため胎毒が体表にあらわれず別の症状となるだけだとする説が、疑わしくなってくる。畢竟、鈴木良知は「食餌」の影響という解釈をつらぬくことなく、解釈を保留したのだった。

つぎに、原南陽である。『叢桂偶記』で八丈島の事例の解釈を停止した南陽は、その三年後に刊行した『叢桂亭医事小言』（一八〇三（享和三）年刊）の「痘瘡」の章で、ふたたびこの問題にいどむ。前置きとして、当時高名であった、幕府の奥医師で鍼科の石坂宗哲[285]や医学館の痘科教授・池田瑞仙のとなえる胎毒説にふれ、「頗《すこぶ》る面白」き説だと受けたあと、こう考察に転じる。

予も初は傷寒に混して只《ただ》の瘡と看なしたらん、既に孫真人は痘瘡を「傷寒部」中に説たるにても考へみるへしと思ひたりしか、『偶記』に書し通、八丈嶋は古《いにしへ》より痘瘡なし。又、五嶋にも無と聞たるか、近来八丈嶋には痘瘡流行せるを以みれは、上古の無き病にて猶《なほ》八丈嶋の如《ごとく》に何方《いづかた》よりか伝たること稽《かんが》みるへし。八丈嶋へ痘瘡の流行せし事は詳に『偶記』に出せり。五嶋には未だ行れざるや、聞ことなけれとも、終《つひ》には八丈の如ならん。痘は其の因、理を以て究かたし。人智の及ばざる所なり。[286]

胎毒説をとなえる医家らは、太古にも疱瘡はあったはずだと主張しており、自分も当初は、症状の似た「傷寒」にともなうただの瘡と混同されていたのではないかと考えた（じじつ、唐代の名医・孫思邈《そんしばく》は、「痘瘡」を著書『備急千金要方』のなかで「傷寒部」に分類して記述している）。しかし、前著『叢桂偶記』にもしるしたように、八丈島には古来、本当に疱瘡が無い（べつの病の症状と混同されているわけではない）と、南陽の筆は、一度は八丈島という反例をだして胎毒説に留保をつける。

だが、考察をつづけるうちに、八丈島でも近年疱瘡が流行しはじめた例を勘案すれば、いまのところ疱瘡が無いという「五嶋」（五島）でも、今後流行がおこるかもしれない。八丈島の事例のように、上古には無かった病がそこへどこから伝わったかを吟味しなければならない。とはいえ、疱瘡の発症の原因は、理でもって究明しがたく、人智のおよばない事象なのであると、解釈をそもそも放棄する方向へとむかう。

南陽はその後もしばらく、無痘地という現象について考察を書きつぐが、その筆はますます迷走する。

> 父母の欲火にもせよ胎毒にもせよ、生涯一度にて寿《よはひ》百歳を済《わたる》とも再ひせさるは、旧根の論にて鮮《げ》せたるに似たれとも、彼八丈島・五嶋の人は、旧根のままにて成長するや。明和年間、八丈の民を野州（下野国）芳賀郡へ遷されたるもの、老少一時に痘を患たるを以《もつて》見れは、土地の気に依《よる》なるや。内毒歳運によりて発動とは見ゆれとも、大に行れ少く行れ、方隅《はうぐう》によりて行れざる場所もあり、又四隣閭郷《こうがう》一般に行れて兄弟数人枕を双《ならぶ》るに一児痘を免るものあり。是は終身患ざるかとすれは、年を経て終《つひ》に免《まぬかれ》ず、又偶《たま》には終身痘を患ざるもの知友にも有。ますます其奇異なること、人智を以て識《しる》べからざるなり。夫によりて痘神の説興りてけるやらん。[287]

父母の「欲火」によるか「胎毒」によるかはともかく、疱瘡にひとたび罹患すると、その後一〇〇歳まで生きても、ふたたびこれにかからないことからすれば、石坂宗哲のいう「旧根の論」（草木が種をやぶって新根を出すように、ひとは疱瘡・麻疹を経ることで父母由来の精＝旧根を脱するとする説）が、妥当なようである。しかし、そうなると今度は、八丈島や五島の島民が、旧根のまま成長していることになってしまう。このほか、八丈島から国地へと移住させられた者が、年齢にかかわらず一挙に疱瘡を発した事例からすると、疱瘡の発症は「土地の気」が要因であるのかもしれない。また、体内の毒が「歳運」（その歳ごとの運気）に応じて誘いだされたようにも見えるが、おなじ年であっても土地ごとに流行の様相は異なり、流行の激しい土地もあれば、ほとんどあるいはまったく流行しない土地もある。極端な場合、その土地一帯に流行し兄弟もあまねく発症するなか、枕をならべて寝ていてさえ疱瘡をまぬがれる小児もいる。そして、その者がそれで一生患わないのかと思えば、数年後に発症しもするし、まれに自分の知友のように、本当に生涯わずらわずに過ごす者もいる。疱瘡は、理詰めで考えれば考えるほど「奇異」であり、人智でもって捉えることはできない、それゆえ疱瘡を疱瘡神の所業とみなす考え方が生まれたのかもしれない――。南陽は、無痘の現象の考察をこうしめくくり、つぎには「痘神」の考察へと移るのだった。

大洋にうかぶ孤島の疱瘡流行の情報は、断片的に国地へと到達し、それを聞き知った医家らを、無痘地という現象の解釈へと向かわせることとなった。とりわけ、八丈島の疱瘡流行の実情を実地に見聞した鈴木良知や、島民からの聞き取りを詳細に知りえた原南陽は、遭遇した事例のもつ意味合いを真摯に掘りさげていった。しかしながら、理でもって解釈しようとするたびに、それは反例に行きあたった。鈴木良知は最終的には解釈を保留し、原南陽は疱瘡の「奇異」のうちに、「人智」の限界と疱瘡神の幻影をみた。無痘地・八丈島における疱瘡の流行という現象を、近世期に理でもって解釈しきったのは、つぎにみる無官の甲斐の医家・橋本伯寿のみであった。

第四節　断毒の目論見

有形伝染説と八丈島

一八一一（文化八）年、甲斐の医家・橋本伯寿《はくじゅ》は、(288)『断毒論』三巻を刊行した。前編二巻（内題『断毒論』巻上・下）は医家らにむけて専門的な内容を漢文で説き、後編一巻（内題『翻訳断毒論』）は世俗にむけて、前編二巻の要点を国字でまとめたものである。この書は、かつて大陸にも日本列島にも存在しなかった「有形伝染《ゆうぎょう》」という概念をうちたて、疱瘡・麻疹・黴瘡《ばいそう》・疥瘡《かいそう》の四病の発症にかんして、あらたな病因論を提示した。従来、物理的に患者に近接すると、なぜか同じ症状がその身体に「うつりつたわる」とされた現象を、伯寿は「有形の毒気」の物理的な移動として説明したのである（以下、「有形伝染説」）。

わけても『断毒論』は、四病のうちでも疱瘡に紙数の大半をさき、既存の医説の非をただすとともに、非命になくなる者を根絶する方策を具体的にしめした。そのうち、八丈島の疱瘡流行の事例に言及するのは、『翻訳断毒論』の第一〇章「痘瘡を避る弁」である。伯寿はまず、一七八七（天明七）年の流行の事例（【流行五】）を採りあげ、疱瘡の有形の毒気が、いかに遠方まで伝播するかを説きあかす。なお、この流行は前節でみたとおり、『年代記』には樫立村の百姓・幸助が「風斗」わずらったように記載され、『医海蠡測』では解釈を保留されていたものである。『翻訳断毒論』はそれを、つぎのように記述する。

此病《このやまひ》の毒気《どくき》の物《もの》に附《つき》て遠方《ゑんはう》へも伝染《でんせん》するは最《もつとも》おそるべきものにて、天明七未《てんめいしちひつじ》〔一七八七〕年《どし》の正月《しやうぐわつ》、八丈島《はちぢやうじま》樫立村《かしだてむら》の百姓《ひやくしやう》幸助《かうすけ》といふ者《もの》、海辺《かいへん》に出《いで》て遊居《あそびい》たりしに、枕箱《まくらはこ》やうの物《もの》、浪《なみ》に漂《ただよひ》しを拾《ひろひ》あげてひらき見《み》れば、錦絵《にしきゑ》・土人形《つちにんぎやう》などありしゆゑ、大《おほき》に悦持《よろこびもち》かへりて其子供《そのこども》の玩物《もてあそび》に遣《つかは》しけるに、忽《たちまち》痘瘡《とうさう》を病《やみ》はじめて家内《かない》不残伝染《のこらずでんせん》し、村中一統《むらちういつとう》に病《やみ》て死《しす》るものもおほく、又中之郷《またなかのがう》といふ処《ところ》にも蔓延《はびこり》しゆゑに、中之郷《なかのかう》の病人《びやうにん》をば早速《さつそく》樫立村《かしだてむら》へ除《のけ》し故《ゆゑ》に、中之郷《なかのがう》は纔十七人《わづかしうしちにん》にて其毒気《そのどくき》断《たえ》たり。其枕箱《そのまくらばこ》やうの物《もの》は、かならず国方《くにかた》の痘瘡《とうさう》やみの玩物《もてあそび》なるゆゑに、かかる殃《わざはひ》を引出《ひきいだ》したりとて、其後《そののち》は右《みぎ》やうの漂流《ひやうりう》もの有《あり》ても、いひ伝《つたへ》て拾《ひろひ》とらずといへり。(289)

『年代記』ではただ恐懼の対象として録され、『医海蠡測』では機序不明とされた疱瘡の蔓延は、『翻訳断毒論』では、毒の物理的な拡散として説明される。ここで「有形伝染」という概念が記述に非常に効いていることは、一読してあきらかだろう。幸助という百姓が、海辺で漂流物を拾ったところ、樫立村・中之郷の二村に疱瘡がひろまった。それは国方の疱瘡の毒気が漂流物に付着して伝染したことによるもので、発症者を遠ざけることにより新規に患者があらわれなくなったのも、毒気の伝播を物理的に遮断した（伯寿の用語法でいえば「断毒」）ためであると、伯寿はいう。

つづいて伯寿は、為朝神社の神主も死亡した一七一一（正徳元）年の流行（【流行三】）の事例や、『叢桂偶記』では考察の末尾に放置された一七九五（寛政七）年の流行（【流行六】）の事例をもまた、有形伝染説の文脈にたくみに据えなおす。これらの場合、疱瘡の毒気をはるか八丈島まで伝えたのは、漂着船の乗員とみなされた。

又正徳元卯《またしやうとくぐわんう》〔一七一一〕年《どし》、寛政七卯《くわんせいしちう》〔一七九五〕年《どし》、三ツ根村《みつねむら》・大賀郷《おほがかう》両村《りやうむら》に痘瘡流行《とうさうりうかう》せしも、漂着《ひやうちやく》の船《ふね》に痘瘡病《とうそうやみ》ありて其《それ》より蔓延《はびこり》しといへり。かく遠方《ゑんはう》へも伝《つたへ》やすき毒気《どくき》なれば、まして近《ちかき》あたりへ痘瘡病《とうさうやみ》の物《もの》は遣《つかはす》まじき事《こと》にて、人《ひと》も是《これ》を受《うけ》て悦《よろこぶ》べき事《こと》にあらず。[290]

こうして有形伝染説は、形ある毒気の物理的な伝染という解釈を適用することで、おなじ事例を整合的に記述した。そして、患家が食物や玩具を人に贈り、人もまたそれを悦ぶという国地の習俗を非難したのであった。

それにつけても興味深いのは、ひとり橋本伯寿のみが、同時代の医家らの論説から抜けて、この「有形の毒気」という概念を手にした事由である（後世の医史学者も、「コレヲ従前諸家ノ所説ニヒスレバ、卓越セルモノナリト云ハザルベカラズ」[291]と、称賛をおしまない）。伯寿自身、既存の医説を逐一論破していくなかで、「銭・陳二氏の謬説《（びゆうせつ）》、先入心主と為り、以て耳目を蔽塞《（へいそく）》す」[292]と、銭仲陽・陳文中の二氏の「謬説」（すなわち胎毒説）が、後世の医説を誤った方向へと導いたことを指摘する。しかし、ならばなぜ、伯寿はその「銭・陳二氏の謬説」に引きずられることなく、事例を別様に記述できたのであろうか。

『断毒論』の刊行から七年後にだされた『国字断毒論附録』（一八一八〈文化一五〉年刊）によると、それは無痘地との邂逅にあるという。かくいう伯寿も当初は、八丈島無痘説や「銭・陳二氏の謬説」が「先入心主」となり、事例に耳目を閉ざしていた。だが、長崎遊学時に大村・天草をおとずれ、無痘地の実情を目のあたりにするにおよび、従来の医説に疑問をもつようになったという。事例を見知った者をその解釈へといざなってきた無痘地という現象は、若き日の伯寿をもまた、その解釈の問題へと引きこんでいたのである。その間の経緯を、伯寿はこうふりかえる。

予《よ》、幼少《ゑうせう》なりし頃《ころ》、人《ひと》の話説《はなし》を聞《きく》に、八丈島《はちじやうしま》はすべて痘瘡《とうさう》を病者《やむもの》なし。是《これ》は鎮西八郎為朝《ちんぜいはちらうためとも》の勇猛《ゆうもう》なる神霊《しんれい》あるによつてなりと、此話説《このはなし》を聞《きく》ごとに唯為朝《ただためとも》の勇猛《ゆうもう》に痘瘡《とうさう》までも恐慄《おぢおののく》かとおもひ居《ゐ》たり。其後《そののち》、紀州《きしう》の熊野《くまの》・信州《しんしう》の御嶽《おんたけ》なども病者《やむもの》なき話説《はなし》を聞《きく》といへども、是《これ》も亦《また》いづれ希有《けう》なる神霊《しんれい》の所為《しよい》か、別《べつ》に病《やま》ざる因縁《いんえん》もあるやと聞《きき》すてて過《すぎ》しに、天明《てんめい》のはじめ長崎《ながさき》に遊歴《いうれき》して吉雄氏《よしをうぢ》の門《もん》に在《あつ》て阿蘭《をらん》の外科《ぐわいくわ》を学《まなび》し頃《ころ》、師《し》にかはりて儘大村《ままおほむら》・天草《あまくさ》にいたり見《みる》に、此地《このち》も古《いにしへ》より痘瘡《とうさう》を病《やむ》ものなし。其病《そのやま》ざるは前編《ぜんへん》〔『国字断毒論』〕の「発端《はつたん》」に誌《しるす》ごとく、香触《かぶれ》ざるやうに忌嫌《いみきらふ》のみにて薬《くすり》を用《もとゆ》るにもあらず。神《かみ》の守護《しゆご》にもあらざるなり。又《また》、其後見聞《そののちけんもん》する所《ところ》の痘瘡《とうさう》を避《さく》る土地《とち》も亦数多《またあまた》なり。其避《そのさけ》やうも皆《みな》、大村《おほむら》・天草《あまくさ》に異《こと》なる事《こと》なし。此《ここ》において按《あん》ずるに、古今《ここん》の痘書《とうしよ》にいふ所《ところ》の痘瘡《とうさう》は天行疫癘《てんかうゑきれい》にて胎毒《たいどく》を発《はつ》するといふ説《せつ》に従《したがふ》ときは、他《ほか》の疫癘《ゑきれい》は大村《おほむら》・天草等《あまくさとう》にも流行《りうかう》して、痘瘡《とうさう》の疫癘《ゑきれい》のみ大村《おほむら》・天草《あまくさ》に流行《りうかう》せざるも疑《うたがは》し。又《また》、大村《おほむら》・天草《あまくさ》の人《ひと》には胎毒《たいどく》なしといふに当《あた》れり。此疑《このうたがい》おこつてより古今《ここん》の医書《いしよ》を渉猟《せうれふ》する事三十年《ことさんじふねん》、遂《つひ》に痘瘡《とうさう》・麻疹《ましん》・黴瘡《ばいさう》・疥瘡《かいさう》の四病《しびやう》は、陰陽沴乱《いんやうてんらん》の悪毒《あくどく》ある方土《はうど》の異気《いき》にして、外国《ぐわいこく》より伝来《つたへきたり》し病《やまひ》なるゆへに、避《さけ》て病《やま》ざる理《り》を発明《はつめい》し、始《はじめ》て此書《このしよ》〔『断毒論』〕を著《あらは》し、痘瘡《とうさう》・麻疹《ましん》にて世上《せじやう》の人《ひと》の非命《ひめい》に死《し》する殃《わざはひ》なからん事《こと》を希《こひねがふ》なり。[293]

伯寿がかりに、長崎への遊学時に無痘地の大村や天草に足を踏みいれることがなかったならば、既存の医説にたいし、あらためて疑義をいだくことはなかったかもしれない。幼少時より聞きなじんだ、八丈島に疱瘡の流行がないことを源為朝の武威から説くことばが、厚く無痘地という現象をとり巻き、あらたな解釈を封じこめる可能性は十分にあった。じっさい、伯寿は往時、熊野や御嶽の事例を耳にしても、八丈島と同様に、医学的な説明とはべつの「神霊」なり「因縁」なりが存在するものと聞き捨てていたという。だが、大村や天草において事例と遭遇したことが、伯寿をして「神の守護」という先入観を放棄させ、その後三〇年にもおよぶ医書の考究とあらたな解釈の樹立へとむかわせたのだった。

してみれば、有形伝染説という独自の病因論が日本で案出されたのは、第一章でみたような日本列島の多様な疱瘡の流行形態、なかんずく各地に散らばる無痘地の存在に負うところが大きかろう。無痘地という現象の問題は、そもそも大陸からもちこされた。韃靼の地の疱瘡をめぐる解釈が、それである。しかし、大陸では、ほかに無痘地の事例が身近になく、議論がすすまなかった（大陸は広大すぎ、絶海の孤島は少なすぎた）。その点、日本列島には、医説の検証に供しうる事例がいくつも存在した。無痘地の解釈問題が、大陸ではなく日本列島で新展開をみせたのは、おそらく医家と無痘地との距離が近かったことも無関係ではあるまい。

橋本伯寿『断毒論』の事件性

さて、無痘地の事例が散在する日本列島において、じっさいにそれに遭遇した日本の医家らが、通例、どのように反応したかは見たとおりである。村井琴山や古河古松軒は、見聞した大村や天草の事例にたいし、土地をあげての「送棄て」がどう無痘と関係するかと学問的に問うことなく、「不仁」であると道徳的に非難した（第一章第三節第三項を参照）。一方、原南陽や鈴木良知らは、八丈島の事例の解釈に挑み、手持ちの考察材料から果敢に仮説を構築した。最終的に、疱瘡が流行するとはいかなる事態かを普遍的に説明しきることはなかったが、仮説の検証可能性を後世にしめしたのだった。

それらに比すれば、橋本伯寿が無痘地の事例にみせた反応は、一種独特であった。思索の過程をいっさい文字にせず、病因論と対処法とを考えきったあとで、一挙に『断毒論』三巻として公刊したのである。疱瘡が流行しないとはいかなる事態かという問いから入り、逆に疱瘡が流行するとはいかなる事態かを解きあかした。くわえて、同書では疱瘡を流行させない（個々の身体の水準で言えば、疱瘡に罹患しない）ための方策をも具体的に論証した。伯寿の『断毒

図表36　『断毒論』三巻と『国字断毒論』二巻の関係性

※〈　〉内は内題

表記／刊年	漢文	漢文	国字	国字
1811（文化8）年	『断毒論』天 〈『断毒論』巻上〉 1810（文化7）年序、一編 1811（文化8）年序、二編	『断毒論』地 〈『断毒論』巻下〉	『翻訳断毒論』人 〈『翻訳断毒論』〉	
1818（文化15）年			『国字断毒論』乾 〈『国字断毒論』〉 1817（文化14）年序 1818（文化15）年序	『国字断毒論』坤 〈『国字断毒論附録』〉 1811（文化8）年跋

論』刊行は、胎毒説とその変奏を奏ずる当時の医家らにとって、ある意味、「事件」であった（じっさい『断毒論』の「奇抜」さは、後述するとおり、事件をひきおこす）。

では、その『断毒論』で、橋本伯寿は何をどのように論じたか、ここに確認しておこう。

なお、『断毒論』は当初、漢文表記の前編二巻およびその梗概を国字でしるした後編二巻という、全四巻での刊行が予定されていたようである。[294] しかし、一八一一（文化八）年には、事情により最終巻である後編の巻二が刊行されず、七年後の一八一八（文化一五）年に、あらためて後編二巻が『国字断毒論』乾《けん》・坤《こん》（内題はそれぞれ『国字断毒論』『国字断毒論附録』）として独立して世にだされた（すなわち、一八一一（文化八）年刊行の『断毒論』人巻＝『翻訳断毒論』と一八一八（文化一五）年刊行の『国字断毒論』乾巻＝『国字断毒論』は、凡例をのぞき、本文は同一の板木（版木）をもちいた同一のテキストである（図表36）。こうした紛然たる出版事情からくる混乱をさけるため、本書では、以下、『断毒論』をすべて内題（『断毒論』巻上・下、『翻訳断毒論』、『国字断毒論附録』の四種）でもってさししめすこととする。

まずは、内外の医家にむけて漢文で執筆された『断毒論』巻上・下である。[295]『断毒論』巻上は、五章からなり、第一章「総論」以下、「痘源」・「麻源」・「癥源」・「疥源」と、疱瘡・麻疹・黴瘡・疥瘡の有形伝染する四病についてそれぞれ一章を割き、その濫觴《らんしよう》を説く。つづく『断毒論』巻下は、「方土異気」・「形質」・「或難」・「内外」・「天稟毒気」・「有毒無毒」・「毒気和不和」・「定分」・「一生一患」・「諸家病源」・「痘麻無臓腑之別」・「痘麻鬧気運」・「伝染非常」・「同気感応」・「予防」・「方証」・「避痘」・「避麻」の一八章にわたって、古今の医説の誤謬を正し、有形伝染する毒気への接触を回避する罹患予防の方法を最終的に提示する。

この『断毒論』巻上・下で、伯寿は医説の中核をなす有形の毒気への伝染という概念をくりかえしうちだし、断毒の有効性を力説するが、そこで瞠目《どうもく》させられるのは、事象を細大漏らさずその論証にくみこんでゆく巧妙さである。たとえば、『断毒論』巻上で、四病の来歴を順に確認するにしても、類書のようにただ大陸や日本列島における流行の記録を諸書から抜粋しておわるのではなく、その記載内容に分析をくわえ、四病の伝染病としての性格をあぶりだしてゆく。

痘瘡にかんして言えば、伯寿はまず、大陸でその症状を記載した書物が、『肘後《ちゆうご》備急方』（四世紀初頭）・『諸病源候論』（六一〇年頃）・『外台秘要方』（七五二年頃）と、まばらであり、かつそれらが症状を「大人病門中」に記載していることに着目する。そして、その事態を、考証学的にたんに書き連ねるのではなく、分析を一歩すすめて、当時の痘瘡の流行間隔を指示するものと読みかえる（流行が稀であったため、発症年齢が高かったというわけである）。

また、日本列島における古代の疱瘡流行の記録についても、たんに記載内容を羅列するのではなく、記録のあらわれる間隔をはかってゆく。そして、最初の「聖武帝天平七年」、その二九年後の「淡路廃帝（淳仁天皇）天平宝字七年」、さらにその二八年後の「桓武帝延暦九年」と拾いあげ、延暦年間以降、国の大事として国史に記録されなくなることをもって、痘瘡が郡国に流れ村落につたわったと推定する。流行が記録にのこらないことを、病の消失ではなく、流行の遍在化と解するのである(296)(第二章「痘源」)。

麻疹についても同様に、歴史的な流行の記録から、流行の間隔とその流行地の分布を抽出し、麻疹の流行が数十年間隔でかならず西から東へと起こっていることを突きとめる。そして、痘瘡と麻疹の流行形態を比較し、列島各地で不定期に流行し一定の死者をだしつづける疱瘡と、列島を西から東へと駆けぬけるように流行し大量の死者を出す麻疹との差異を、毒気の伝播のしかたの違いと解読する。痘瘡の毒が後代になるにつれて国内をめぐるようになったのにたいし、麻疹の毒は国をまたいで万国を巡行するため、ひとたび日本列島に流行の波が到達すれば、そのつど国家の大事となるほどの流行をひきおこしたと推測するのである。病にはそれぞれ独自の様式で伝播する毒気が存在し、かつそれらが遡れば日本列島の外からもたらされていたということを、歴史的な事象の記述から読みだしたのだった(第三章「麻源」)。

かくて『断毒論』巻上は、有形伝染する四病の濫觴《らんしょう》を、歴史的に確認すると同時に、疫学的にも説きあかした。記録のなかにあらわれる流行の間隔や分布、患者像の変容を追い、それらが畢竟、有形の毒気の伝播によりひきおこされた現象であることを論証したのである。戦時には疱瘡の罹患年齢が上昇し、平時にはそれが下がるという不可思議な事象も、有形伝染する毒気にさらされる機会がどれほどあったかという観点に変換されて理解された(297)。毒気は、それに物理的に接すればつたわり、接しなければつたわらない。『断毒論』の観点からすれば、痘瘡や麻疹の流行は、天の与《あずか》る現象ではなく、人の巻きおこす現象なのであった。

ついで『断毒論』巻下では、巻上をうけ、先人の説く医説の理非が一つ一つ正された。

まず巻頭の第六章「方土異気」で、伯寿は、病を生じさせる毒気が土から生じ、人身を侵しながら万国を伝流することを説く。そして、上古に痘瘡がなかった要因をひとびとの「淳樸」さによるものとする『医宗金鑑』の通説を、当たらないとして斥ける。往古においても、堯や舜の徳が必要とされていたように、往時においてもひとは「情慾」

と無縁でなかったという理屈である。また、胡人は極寒の地に住むため皮下組織が凝集して痘瘡を発しないと説く『活幼心法』の説にたいしても、胡人も中国におもむけば痘瘡に罹患する、くわえて言うなら、毒気が人身へと侵入するのは皮膚からではなく口・鼻からである（種痘術において鼻孔から種える種法のほうが衣苗種法よりも効験があるのが証拠である）と、反駁する。痘瘡に罹患する原理はきわめて単純で、「近ければ則ち染み、避くれば則ち免る」[298]にすぎないと、伯寿は断じたのだった。

つづく第七章「形質」から第一三章「定分」までの章では、身体をおそう有形の毒気と身中に生来もちあわせている毒気との反応の仕方により、病の症状が変わるということが解説される。第六章では、土地によって気が異なり病も異なるという論点が出されたが、第七章「形質」では、その論点がさらに展開され、万病それぞれに特有の「形質」は、気のなかに蔵されていることが論じられる。万病の区別はすでに気のなかに存在し、人身がその気に感じて病を発症するにあたり、病固有の「形質」が具体的に顕れるというのである。たとえば、傷寒と中風は、症状が類似しているが、それぞれべつの「形質」の病である。また、痘瘡も、種痘術をおこなうにあたり、痘痂を鼻孔に挿しいれれば、痘毒が経絡を経めぐるあいだに風邪に似た症状を呈しもするが、最終的には一定の日数を経て痘をあらわす。かくのごとく、一つの病には、それに対応する特異な気があり、そこには一つの「形質」が宿るとみたのだった（第八章「或難」）。

なお、ここで、人身が気に感じて病を発するとは、身体の内外の邪毒がたがいに感応する現象を言ったようである（第九章「内外」）。身体には、外の気に感応する気が生まれながらに内在する。これは、外界の音や臭いを知覚するのとおなじ機序であると、伯寿はいう。もし外の毒気に応じる毒気が身中になければ、「天稟《てんぴん》無律」（音痴）の人が後天的には治らないように、生涯、その病にかかることはない。ひとによって、ある病を病んだり病まなかったりという差異が生じるのは、このように「天稟毒気」の有無によって説明された（第一〇章「天稟毒気」）。そして、病の軽重・多少がそれぞれに異なる現象も、この「天稟毒気」の厚薄・多少の差異に帰されたのだった（第一一章「有毒無毒」）。

さて、外界には万病をひきおこす毒気が病の数だけ存在し、身中にも病に感応する毒気がその数だけ存在するが、同様に、身中にはそれら毒気と争う「正気《せいき》」が備わっていると、伯寿はいう。そして、身中の毒気と正気は、病ごとに異なる緩急でもって、和・不和の決着をみる（第一三章「定分」）。病によって、症状があらわれるまでの時間が異なるのも、そのためであるという。伯寿によれば、毒気と正気が、とりわけ激烈に闘うのが、痘瘡なのであった。『断毒論』巻下が描写する、その闘争の光景を、引いてみよう。

> 痘のごときは最も正気と逆争す。故に其の気に感ずるに当たりて、毒の発顕、旬日《じゅんじつ》〔一〇日間〕の外に出でず。其の起脹の時に及び、若《も》し豪も裏に陥れば、則ち下利河堤の潰《つぶ》るるがごとく、利止まず則ち斃《たふ》る。故を以て権《かりそめ》に渋薬を与え、下利休み正気持たば、則ち毒気復た経路に帰し、骨節に湊《あつ》まり、潰膿を流注し、痘漿に万倍す。然らざれば則ち上に胸膈を攻め、喘満息迫、或は失明、或は牙疳、変証概挙すべからざるなり。是れ其の毒気、斯須《ししゅ》正気と和融して、身中に在る能はず、外に非ざれば則ち内に、必ず発洩して息《ながら》へ、其《それ》正気と相逆す、猶ほ水火の相敵し、火勝れば則ち水涸れ、水勝れば則ち火滅すがごときなり。[299]

いわく、外界の痘瘡の毒気に感じると、身中の毒気は一〇日もしないうちに正気に駆逐されて、起脹という症状で体表に顕れる。もし正気が応戦できず、毒気がわずかにでも体の内奥にまではいりこめば、患者は堰《せき》を切ったような下痢をして死亡する。しかし、下痢止めをもちいて正気がもちなおせば、毒気は経路に押しこめられて骨節にあつまって抜け、痘漿は膿へと変わる。正気をうちまかした毒気が下ではなく上を攻めた場合は、胸部をおかして喘息や息切れを起こさせたり、失明や牙疳《げかん》（「はくさ」とも。歯茎の腫れやただれ）などの諸症状をひきおこしたりする。『断毒論』のみるところ、痘瘡の毒気と正気とは、水火のごとく相容れないため、両者の勝敗により、患者の転帰は迅速かつ明確に決せられるのであった（第一二章「毒気和不和」）。

以上のような所説に到達した伯寿からすれば、先人らの医説は「誤謬」に満ち満ちていた。第一四章「一生一患」からは、「銭・陳二氏の謬説」につらなる医説が、いっそう辛辣に槍玉にあげられてゆく。

東晋より隋・唐に至るまで、未だ痘麻の病源を審《つまび》らかにせず。宋に及び銭・陳二氏更に之を繆《あやま》つ。其紛結益《ますます》甚だしく、其の後医流、数十百家、或は旧説に遵《したが》ひ、或は臆説を縦《ほしいまま》にし、曰く胎毒、曰く天行疫癘、曰く慾火、曰く淫火、曰く食毒、曰く穢血、曰く三穢液毒、曰く情慾痘を作《な》す、曰く淫溢勝復、曰く痘胎毒麻風邪、論弁紛紛、帰一の説無く、人をして其適従する所を知らざらしむ。(300)

こう口火が切られたあと、最初に論破されるのは、ほかならぬ銭仲陽・陳文中の二氏である。前者の、小児が胎内で食した五臓の血穢が命門に伏し、生後に発するという説にたいしては、そもそも胎児が子宮内で何かを食すことはないと否定する。胎児に口はそなわるが、その体は飲食ではなく臍帯《さいたい》をとおって腹まで直接はこばれる母の気血によって育まれるためである。また、血穢がなぜほかならぬ命門に伏在するのかと、論拠の不備を指摘する。いっぽう後者の、痘疹として発する「三穢液毒」の説（五臓六腑穢液の毒が水泡瘡となり、皮膜筋肉穢液の毒が膿水泡瘡となり、気血骨髄穢液の毒が膿血水泡瘡となるという説）には、気血の運行が骨髄のみならず五臓六腑・皮膜・筋肉・肌膚毛爪まで、全身にかかわるという点を挙げて、無稽な立論と斥ける。

また、李朱医学の旗手、李東垣による医説（胎内で口にした悪血が、産声をあげた際に呑み下されて命門の一隅に隠れ伏し、脾・胃が内傷した機をみて発するとする説[301]にたいしても、「嚢児《フクロコ》」の事例を挙げて反論する。「嚢児」とは、卵生のように胎膜を被ったまま生まれてくる嬰児をさす。膜を被っているため、悪血を口にふくむことはできず、李東垣の説にしたがうなら痘瘡や麻疹をわずらわないはずだが、伯寿は「嚢児」が痘瘡・麻疹に罹患するのを見たというのである。

一九世紀初頭に日本の痘科の医家らが高く評価していた『痘科鍵《けん》』についても、容赦ない。同書が痘瘡を「聖瘡」と称するのを一笑に付したあと、特定の年の父母の交合に根ざす「淫溢《いんいつ》勝復の気」が特定の年におこる「淫溢勝復の気」と感応しあって毒を発するとするその所説に、経論への牽強付会だと異議をとなえる。すなわち、この説が正しければ、同い年の小児のみがわずらうべきだが、実際には年齢もまちまちに多くの小児が発症しているではないかと、矛盾を突くのである。

また、明代の大家・張介賓《ちょうかいひん》の[302]「痘麻は同じ胎毒なり。麻は痘の末病なり」という説にも、異をはさみ、痘瘡と麻疹は独自の定分をもつ独立した病であることを主張した。その際、伯寿が論拠として挙げたのは、痘瘡と麻疹のどちらかをわずらっている最中に、偶然もう一方にも罹患する「夾麻痘」の症例である。ひとにより、痘瘡の症状が重くでたり、麻疹の症状が重くでたりすることはあっても、両者が混じることはない。それを見れば、一方が他方に属するとみなすのは誤りであるというわけである。

このほか、伯寿は孫朋来[303]や王肯道《おうこうどう》（『幼科証治準縄』[304]）の議論を追い、執拗なまでに病因にかんする医家らの「謬見」をあげつらう。というのも、伯寿にしてみれば、病因（『断毒論』では「病源」）こそは、その後の対策を確定するのに揺るがせにはできない要諦であるためである。「若し其の源を明かさずば、則ち立論定方、亦た惟だ鑿空《（くうをうがつ）》のみ」[305]。「司命」の重責をになう医師は、妄言を弄してはならない。銭仲陽・陳文中の二氏以来、医家らが胎毒説を奉じ、痘瘡や麻疹を一生一患の避けられぬ病であるかのごとくみなす風潮に、伯寿は真っ向から異議を申し立てたのである（第一五章「諸家病源」）。

その後、『断毒論』巻下は、第一六章「痘麻無臓腑之別」から第一九章「同気感応」にかけて、自説を補足したあと、第二〇章より疱瘡への対策へと話題を転ずる。では、伯寿は最終的に、疱瘡の流行にたいしてどのような対策を提唱したか。ありうる方策としては、「予防」、「証」に応じた投薬、種痘、「避痘」の四つが検証に供された。

順にみるに、第一の「予防」とは、痘瘡や麻疹に罹患する前に薬剤を服用し、あらかじめその毒を解す方法である。当時の痘瘡や麻疹にかんする医書は、療治の方法をしるすにさきだち、かならずと言っていいほど、「五瘟丹《ごおんたん》」・「三《さん》豆湯《ずとう》」・「代天宣化丸」・「消瘟丹」等の解毒薬の効能を解説していた。そうした「予防」にたいし、伯寿は「久しきかな、医流の詐偽を説くや」と、その欺瞞《ぎまん》を両断に付す。『黄帝内経』（『素問』）には、たしかに、「上工治未病《みびやうをちす》」（名医は病まざる前に治す）という格言が載るが、医家らはその意を誤って理解している。症状の不明なうちから薬を喫するのは、衣を重ねて冬を待ち、飽食して飢えに備えるのとおなじくらい意味がないと、まずは切りすてるのである（第二〇章「予防」）。

第二に検討されたのは、「証」（症状の総体）に応じて「方」（薬剤の配当）をおこなう方法である。大陸由来の医学では、「方証」、すなわち「方」と「証」の対応関係こそは、医師の留意すべきもっとも重要な事項とされていた。だが、伯寿は、銭仲陽が痘瘡・麻疹の病因を誤って措定し、それらの薬方に「升麻葛根湯」を配して以降、安易に「升麻葛根湯」が処方されていると糾弾する。「方」と「証」とが嚙みあっていないのである。伯寿がくりかえすに、痘瘡は有形の毒気と正気が身中でくりひろげる、ある種の「戦争」である。したがって、方剤は、毒気を討伐し正気を助けるものでなくてはならず、「司命」を任ずる医師の力量は、その「方」と「証」とを一致させることにこそかかっている。「証」との対応関係を考えず、とりあえず升麻葛根湯を投薬したところで、白湯を呑むよりはまし程度としか言いようがないと、手厳しい。

とはいえ、痘瘡や麻疹の投薬において「方証」が嚙みあわないのは、伯寿の目からしても、医家らばかりが責められることではなかった。伯寿自身もかつて、「発陳湯」という薬方を考案し、「方証相対」と自任していたが、毒気の酷烈な患者には効果がなかった。自身の非難する医家らの所業と五十歩百歩であるが、さほどに投薬により痘瘡への投薬は容易ではなかったのである（第二章「方証」）。

ならば、第三の種痘はどうか。伯寿はこれを、古来、無辜《むこ》の民を非命のうちに殺《あや》めてきた痘瘡・麻疹を討伐する試みとして、一定の評価をあたえる。そして、種痘術は『医宗金鑑』にも載り、その編纂を命じた乾隆帝の民に父母たるの心深さには、おおいに感じ入ると述懐する。しかしながら、種痘には、受ける者を選ぶという難点がある。たしかに、『医宗金鑑』は、施術可能な証を一七挙げるのにたいし、施術不可能な証も二四列挙する。これでは、とうてい「普救の方」とは言えない。また、日本で近年、種痘をおこなう者らを見ると、みながみな手練《てだ》れというわけでもない。わざわざ穢気悪毒の物を鼻孔に入れて親炙《しんしゃ》させるなど、非命のきわみであり、聖人の教えに背くと、これまた否定するのである。

そのうえで、最後に最善の方策として推奨されたのは、第四の「避痘」であった。有形の毒気が物理的につたわりくる経路を断つのである。「徳〔橋本伯寿の名〕熟《つらつら》之を思ふに、此の毒を断ちて、後世無疆《むきょう》の生民をして悉《ことごと》く寿域に登さしむにしかざるなり。而して之を断つや、難しからず。切に之を避くるのみ。一郡一心にして之を避くれば、則ち一郡疾《や》まず。一国一心にして之を避くれば、則ち一国疾まず。倘《もし》之を大《ひろ》め海内《かいだい》に及ぼせば、則ち万世痘の非命に死する者莫《な》からん」[306]。痘瘡・麻疹の毒から未来永劫、すべての生民をもれなく救う最良の方法は、ただ一心にその毒を避けることだと、伯寿は断言する。

その論拠となるのは、件《くだん》の無痘地の存在であった。「本邦、豆の八丈島、信の御嶽・秋山、飛の白河、北越の妻有、紀の熊野、防の岩国、予の露峯、土の別枝、肥の大村・天草・五島、奥の蝦夷、古より今に至るまで、皆な能く痘の伝染を避く」[307]。無痘地では、毒気を帯びた者を土地に入れないだけでなく、毒気に感じた者は山野に居を移させる、他郷で流行に遭えばすみやかに遁れ去る、患家から出るものは衣食器財にいたるまで毒気を伝輸するとみて避けるなど、徹底的して毒気を忌避する。極めつきは信州の御嶽の事例で、中山道《なかせんどう》の伝郵に属す同地では、痘毒が流行しているとき、金を払ってでも傭役《ようえき》の代役をさがし、やむをえない場合は網を被って用務に服する（俗諺《ぞくげん》に、網目は風を遮るといわれていた）。見る者はそのさまを笑うが、それは逆で、悪毒の病に狎《な》れちかづいて非命に死する者らのほうが愚かなのだと、伯寿はいう。

そして、最終的に、伯寿はこう提唱する。「一郡一島、能《よ》く其の心を一にし、戦兢《せんきよう》天下周流の毒を避け、以て其性命を保つは、特《ただ》其性命を保つのみならず、今に至るまで避痘の鑑《かがみ》なり。若《もし》此の鑑無くんば、則ち万世天行気運の妄説に眩惑《げんわく》され、之《これ》人生に必患の疾に処して、孰《たれ》か痘に死するの非命を暁《さと》らん。冀《こひねがは》くは海内《かいだい》能く之を避けよ。則ち生民の幸焉《これ》より大なるは莫《な》し」[308]。一郡よりはじめて、日本列島の隅々まで、戦戦兢兢、避痘に徹するのが性命を保つ最善の方策だというのである。

あわせて、伯寿は無痘地が「避痘の鑑」であることを宣言する。伯寿にとって無痘地は、二つの意味で、見るべき「鑑」であった。一つは、断固として避痘を実践し悪毒をその土地に常在させていない、世俗の模範としての「鑑」であり、いま一つは、痘瘡がけっして生涯に一度罹患せねばならない病ではないことを証する、医学の通説への反例としての「鑑」である。じっさい、伯寿は無痘地の事例に遭遇することで、痘瘡への罹患を不可避のものとする「妄説」から距離をとり、有形伝染説を構想するにいたった。痘瘡の流行しない無痘地の存在は、ひるがえって、痘瘡とは何か、また、同様の症状がほぼ同時に複数の身体に顕れるとはいかなる事態かを考えさせる一大契機となったのだった（第二二章「避痘」）。

「俗習」との対峙――『翻訳断毒論』・『国字断毒論附録』の刊行

では、内外の医家らに向け漢文で書かれていた『断毒論』巻上・下（前編）にたいし、同時に刊行された『翻訳断毒論』および後年に追加された『国字断毒論附録』は、どのような内容を有していたか。

まず、『翻訳断毒論』は、全一一章からなり、「発端《ほつたん》」・「痘瘡《とうさう》（はうさう）の濫觴《らんしやう》（はじまり）」・「痲疹《ましん》（はしか）の濫《らん》觴《しやう》（はじまり）」・「癥瘡《ばいさう》の濫觴《らんしやう》（はじまり）」・「疥瘡《かいさう》（ひぜんかさ）の濫觴《らんしやう》（はじまり）」・「方土《はうど》（ところによつて）の異気《いき》（きをことにす）」・「天稟《てんりん》（てんよりうくる）の毒気《どくき》」・「一生一患《いつしやういつくわん》（いつしやうにひとたびやむ）の弁《べん》（わけ）」・「万病万《まんびやうまん》毒《どく》の弁《べん》（わけ）」・「痘瘡《とうさう》（はうさう）を避《さけ》る弁《べん》」・「痲疹《ましん》（はしか）を避《さけ》る弁《べん》」と、『断毒論』巻上・下の梗概を平易に説いた。

ただし、『翻訳断毒論』は、たんに前編（『断毒論』巻上・下）を万人に読みやすく国字にした書というわけではなかった。主旨としては、おなじく、疱瘡への対策は避痘が最善であることを説いたが、その説き方が、両者で異なっていた。

その相違点を三点挙げると、第一は、無痘地の事例の扱い方である。『断毒論』では、日本列島各地の無痘地を「避痘の鑑」として引いたが、『翻訳断毒論』では、痘瘡が「方外《はうぐわい》異域《いいき》（ゑびす）」より興った病であることの論拠として言及している。また、『断毒論』では挙げていた「奥の蝦夷」を、『翻訳断毒論』では、無痘地の羅列から落としている（これは、伯寿のいう「日本」のなかに「蝦夷」がふくまれていなかったためか）。『翻訳断毒論』で無痘地は、このように登場する。

先痘瘡《まづとうさう》の気運時候《きうんじこう》にて病《やむ》やまひにあらず。元来《くわんらい》　日本《につほん》の土地《とち》の気《き》にて起病《おこるやまひ》にもあらざる証拠《しようこ》は、信濃《しなの》の国木曽《くにきそ》の御嶽《おんたけ》、同国《どうこく》の秋山郷《あきやまがう》、飛騨《ひだ》の白川郷《しらかわがう》、美濃《みの》の岩村領《いわむらりやう》、伊豆《いづ》の八丈島《はちじやうじま》、越後《ゑちご》の妻有《つまり》の庄《しやう》、紀伊《きい》の熊野《くまの》、周防《すはう》の岩国《いわくに》、伊予《いよ》の露《つゐ》の峯《みね》、土佐《とさ》の別枝《べつゑ》、肥前《ひぜん》の大村《おほむら》、同国《どうこく》の五島《ごとう》、肥後《ひご》の天草島《あまくさじま》は、いにしへより今《いま》に至《いたる》まで痘瘡《とうそう》を病事《やむこと》なし。是全神仏《これまつたくかみほとけ》の加護《かご》にもあらず、薬《くすり》を用《もちゆ》るにもあらず、唯痘瘡《ただとうさう》を病《やむ》ものを其土地《そのとち》へいれず、痘瘡《とうさう》のある所《ところ》へは通行《つうかう》せざる故《ゆゑ》なり。(309)

とはいえ、『翻訳断毒論』が、前編（『断毒論』巻上・下）と同様、無痘地の事例を自説の論証の要としていたことには変わりない。巻頭の第一章「発端」に、知りえたかぎりの無痘地の事例を挙げ、疱瘡が「ゑびす」の地より伝わりくること、したがって疱瘡は生涯にかならずわずらう病ではないこと、そして無痘地に疱瘡が流行しないのは神仏の加護や療治によるものではなく徹底した避痘の結果であることなど、『断毒論』全体の要点を体現させたのだった。

相違点の第二は、言及する事例の選択である。これは対象とする読者の違いからくるのだろうが、『翻訳断毒論』は、前編（『断毒論』巻上・下）よりも卑近な事例を多く拾う。たとえば、第二章「痘瘡《とうさう》（はうさう）の濫觴《らんしやう》（はじまり）」では、「今《いま》、辺鄙《へんひ》は六七年《ろくしちねん》に一度《いちど》めぐり来《きたれ》ども、三都《さんと》はつねに絶《たゆ》る事《こと》なし。是《これ》も都《みやこ》と辺鄙《へんひ》と気候《きこう》の違《ちがふ》て流行《りうかう》の別《べつ》なるにはあらず。三都《さんと》は人も数多《あまた》なれば、病《やみ》めぐるうちに又産《またうまる》るものもおほく、病《やま》ざるものもおほきゆゑ、常《つね》にたえざるなり」(310)と、疱瘡の流行する周期を有形毒気の周遊に関連づけて説明するだけでなく、それを都鄙《とひ》の人口の集積度や出産の頻度の違いから具体的に注解する。このほか、乞食が各地に疱瘡を伝えあるくことや、(311)高貴な身分の者のほうが世俗よりも罹患年齢が高いこと、(312)「盲人」の大半が痘瘡罹患の後遺症によることなど、(313)日本列島において身近に見聞される事例を多々、論証のなかにくみこんでいる。

相違点の第三は、批判の対象である。『翻訳断毒論』も前編（『断毒論』巻上・下）も、避痘というあらたな試みを世俗に推奨すべく書かれていたため、総じて、疱瘡への現行の対策には否定的である。ただし、『断毒論』巻上・下が、大陸の医家らの「謬説」を理論的にただすところから避痘を説きおこしていたのにたいし、『翻訳断毒論』は、医家らの所説にくわえて、医業のあり方や世俗一般の習俗にも非難の矛先をむけた。たとえば、世間一般の医家らにたいしては、こう言いなじる。

不学文盲《ふがくもんまう》の艸医《やぶい》は、痘瘡《とうさう》の毒気《どくき》をいかなるものとも弁《わきまへ》ず、はづか一巻《いちくわん》二巻《にくわん》の医書《いしよ》を持《もち》、指《ゆび》を折首《をりくび》をのばして流行《りうかう》のおそきを待《まち》わび、已《すで》に此病《このやまひ》ちかづき、瀰蔓《はびこれ》ば時《とき》を得《え》たりといさみ悦《よろこび》、おのれが利欲《りよく》を先《さき》にして、人《ひと》の非命《ひめい》に死《しぬ》るを露《つゆ》ばかりも悲《かなし》まず、天命《てんめい》なり世並《よなみ》なりと事《こと》もなげにいひののしり、此悪疾《このあくしつ》を糊口《くちすぎ》の幸《さいはひ》とするは、憎《にくむ》べき事《こと》ならずや。唐山《もろこし》の医流《いりう》も、此病《このやまい》の陰陽沴乱《いんようてんらん》の毒気《どくき》を異国《いこく》より伝来《つたへき》て人間《にんげん》に絶《たえ》ざるをしらず、胎毒《たいどく》の偽《ぎ》説《せつ》（いつはり）を千古不易《せんこふえき》と心得《こころえ》て、東晋《とうしん》のいにしへより今《いま》にいたる千四百七十余年《よねん》の間《あひだ》、其年《そのとし》気運《きうん》の時疫《じえき》にて人《ひと》の一生《いつしやう》に一度《いちど》かならずまぬかれがたき病《やまひ》なりと数多《あまた》の医書《いしよ》にしるせしは、何事《なにごと》ぞや。笑《わらふ》べきの甚《はなはだ》しきなり。(314)

ここで伯寿は、やみくもに医業をおこなって疱瘡の流行を糊口のたねとし、患者の死を「天命」や「世並」という言葉で片づける医師の所業を痛烈に批判するとともに、胎毒説を信奉する医家らの愚昧を笑いとばしている。伯寿の有形伝染説と胎毒説とは、並びたたない医説であったため、一方の正しさを説くには必然的にもう一方を完全に否定する必要があった。また、医業を「司命」とみなす伯寿にとっては、無学のまま医業をなし、おのれの失態を「天命」として弥縫《びはう》する藪医者を、看過することはできなかったのである。

なお、伯寿は、具体的な名前こそ挙げないが、一八世紀後半に隆興した吉益東洞一統の医説と医業には、きわめて批判的であった（この引用中であげつらわれた、「天命」を口にする不学文盲の艸医も、推するに遠回しに東洞をさしている）。伯寿は、『翻訳断毒論』第九章「万病万毒《まんびやうまんどく》の弁《べん》（わけ）」で、『断毒論』巻下の第七章「形質」の議論を平たく説きほぐし、末尾をつぎのような文言で結ぶ。

近比《ちかごろ》、一派《いつは》の医流《いりう》謾《みだり》に万病一毒《まんびやういちどく》の説《せつ》をなして多《おほく》の人《ひと》をまよはせり。是元来陰陽造化《これもとよりいんやうざうくわ》の明理《めいり》を暁《さと》らざるゆゑに、病《やまい》はいかなるものといふ事もしらず、ただ暴戻不仁《ばうれいふじん》の心《こころ》より出《いで》たる僻説《ひがこと》にして大《おほい》に医道《いどう》に害《かい》ありて、亦大《またおほい》に人《じん》命《めい》に害《がい》あり。万病《まんびやう》を一毒《いちどく》なりといふは、冶工《やこう》（かぢ）が金《きん》・銀《ぎん》・銅《どう》・銕《てつ》・錫《すず》・鉛《なまり》を分別《ふんべつ》なく一つのかねなりといふが如《ごと》く、必《かならず》鍛煉《たんれん》の功《こう》はなしがたし。苟《かりそめ》にも医《い》は司命《しめい》の業《げふ》なれば、かかる誣言《そらごと》に欺《あざむ》かれて万病《まんびやう》を一毒《いちどく》と心《こころ》得《え》、みだりに薬《くすり》を用《もち》ひて人命《じんめい》を害《そこな》ふ事《こと》なかれ。(315)

本章第一節でみたとおり、「万病一毒」説は、毒の弁別に腐心し療治を二の次とする医学の潮流にたいして、吉益東洞が提唱した医説であり標語であった。東洞にしてみれば、重要なのは、毒の正体ではなく、何であれその病毒を患者の身体から排出することだったのである。しかし、毒気にはそれぞれ独自の病の「形質」が宿るという考え（いわば「万病万毒」説）を擁する伯寿にしてみれば、それは「僻説」にしか映らない。かわりに、伯寿は、疱瘡を発症させる毒気を避けさえすれば、疱瘡には罹患しないことを説いたのだった。

『翻訳断毒論』はこのように、一つには、世俗の医師の所業を非難したが、また他方で、世におこなわれる疱瘡の「俗習《ならはせ》」をも、疱瘡の流行をうながすものとして糾弾した。世間では、疱瘡に罹患すれば一生に一度の厄がはらわれると悦びねがう風潮があり、神棚を飾り、たがいに食物や玩具を贈りあう。しかし、そのふるまいこそが有形毒気を拡散させている、というのである（本節の冒頭にみた、天明年間の八丈島での疱瘡の流行（【流行五】）が事例として引かれるのも、この文脈である)。そして、往古は無痘地であっても、避痘を怠ったがために、疱瘡の流行をみるようになった事例として、越後の「魚沼《うヲぬま》郡《ごほり》妻在《つまり》の庄《しやう》」を挙げるのだった。

さて、以上、三巻同時に刊行された『断毒論』であったが、『翻訳断毒論』と前編(『断毒論』巻上・下)とでは、対象とされる読者も、避痘の重要性の説き方も異なっていた。『翻訳断毒論』は、ひとびとの身近なところに事例をとり、理屈だった事項は極力はぶいて、「俗習」を改めなければならないことを教えさとしたのだった。この、『翻訳断毒論』が有していた実践的な性質は、後年に『国字断毒論』として再刻されるにあたり、より強められる。付録(『国字断毒論附録』)が付され、『断毒論』三巻には未収載の内容が書きくわえられたのである。

そこでつぎに、『国字断毒論附録』の内容をみると、同書では、避痘が疱瘡への最善の対策であることは前提であり、その主眼はむしろ、世俗にむけて具体的な避痘の方法を提示することにおかれた。「痘神《はうさうがみ》の弁《べん》」・「痘瘡《とうさう》穢気《ゑき》不《ふ》浄《じやう》を好《このむ》弁《べん》」・「貴人《きにん》痘瘡《とうさう》・麻疹《ましん》を避《さけ》やすき弁《べん》」・「痘瘡御方《とうさうふせぎかた》」の四つの章をとおして、前著『断毒論』三巻には載らない議論が展開される。

各章を順に概観すると、第一章「痘神《はうさうがみ》の弁《べん》」では、疱瘡神を祀るという習俗を取りあげ、それが無益どころか有害であることを指摘する。伯寿の住む甲斐でも、年々盛大に儀礼がおこなわれていたが(本書八八頁参照)、著者のみるところ、疱瘡神の祭祀がさかんになればなるほど、疱瘡の流行も勢いづき死者も増えていた[316]。疱瘡神を祀る習俗がにぎわい、小児の行き来する機会が増えれば増えるほど、毒気が身近に漂い、疱瘡がますます流行することとなる。しかも、流行がさかんになるにつれ毒気は高ぶり、重篤な症例が多発しはじめる。日本列島で刊行された同時代の疱瘡関連の医書が、疱瘡神にたいして中立的な記述をのこすなか、『国字断毒論附録』は唯一、疱瘡神の祭祀の意義を否定したのだった。

同章で伯寿は、理屈の面からも、疱瘡神という形象が欺瞞《ぎまん》であることをたたみかける。そもそも、疱瘡神は、「痘《とう》瘡《さう》を病《やま》する神《かみ》」であるのか、「痘瘡《とうさう》の病人《びやうにん》を守護《しゆご》する神《かみ》」なのかからして、曖昧であった。かりに、疱瘡神が「痘瘡を病する神」であった場合、それは悪鬼邪神であるので、疫癘の流行時のごとく、鉦や太鼓をうちならし、お祓いや誦経をして追いはらわねばならない。また、疱瘡神が「痘瘡の病人を守護する神」であった場合でも、かずある病のなかで、疱瘡の神のみ仰々しく祭りさざめかねばならぬ道理はない。疱瘡神がかくも不合理なのは、畢竟、それが「俗情《ぞくじやう》」からでた「俗習《ぞくしふ》」であるからにほかならない、と伯寿は断言する。そして、その「俗情」は、疱瘡は「穢《けがれ》不《ふ》浄《じやう》」を嫌うとひとびとが誤って理解していることに由来するという。

そこで、第二章「痘瘡《とうさう》穢気《ゑき》不浄《ふじやう》を好弁《このむべん》」で解説されるのが、疱瘡と穢気不浄との関係性である。疱瘡の患者が穢気不浄の臭気にふれると、たちまち痒みを発して悪症に陥ることは、衆人の知るところである。しかし、それは不浄を嫌う疱瘡神が祟りをなしているわけではない。痘瘡はむしろ、穢気不浄を非常に好むため、「同気感応」（『断毒論』巻下の第一九章）の原理によって、磁石が鉄と引きあうようにその穢気不浄が身中に引きこまれ、さまざまな悪症を発するのであると、世俗の心得違いを正す。

伯寿の所説にしたがえば、「人《ひと》の身中《しんちう》は病《やまひ》の戦場《せんじやう》」[317]であった（『断毒論』巻下の第一二章「毒気和不和」）。伯寿は『国字断毒論附録』でも、病が正気と毒気の戦いであることを確認し、痘瘡の場合、正気が敗ければ初熱のあいだに患者は死亡し、正気が勝利すれば毒気は駆逐されて膿となり痂となることを説いた。ただし、正気と毒気の戦いの最中に、身体が穢気不浄におそわれれば、戦況は一変する。それゆえ、穢気不浄は忌むべきであり、万一、その悪臭が病人の口鼻に入ったときには、馨香《せいこう》を焚《た》いて嗅がせたり香気ある薬品を処方せねばならないのだった。

つづく第三章「貴人痘瘡《きにんとうさう》・麻疹《ましん》を避《さけ》やすき弁《べん》」では、本来ならば、避痘を実践しやすいはずの貴人が、にもかかわらず疱瘡を病む事由が考察される。伯寿がみるに、それは、「異国《いこく》の毒気《どくき》伝染《でんせん》の痘瘡《とうさう》を天行時気《てんかうじき》の疫癘《ゑきれい》と同《おなじ》やうに説《とき》なしたる医書《いしよ》の誤《あやまり》」より「俗習」がうまれ、その「俗習」に貴人も牽《ひ》かれるためであった。つまり、貴人が痘瘡に罹患するのは、そもそも痘瘡が避けられる病であることを知らないか、避痘を怠ったか、下々の者のごとくみずから好んで軽い痘瘡に近づいたかの、三つのうちのいずれかなのであった。

世継が疱瘡に罹患し、万一、亡くなるようなことがあれば、御家の断絶につながる（じっさい、甲斐の武田家や会津の蒲生家は、痘瘡により血脈が絶えたと伯寿はいう）。住居もせまく乳母や侍女の介抱もない賤《いや》しき者らですら、疱瘡の患家との往来や贈答を禁じれば、けっして疱瘡に罹ることはない。ましてや、貴人はつねに藩邸のなかで生長し、乳母や侍女以外の者とまじわることがないため、この伝染病を避けることはできるはずだと、貴人にむけて説きふくめるのだった。

たいして、最終章の第四章「痘瘡御方《とうさうふせぎかた》」では、世俗一般にむけて、疱瘡への罹患をふせぐための具体策を提示する。無痘の地の事例を手がかりに有形伝染説を着想するにいたった伯寿は（幼少時に聞いた八丈島無痘説により、自身もまた、当初は神霊の効験をうたがわなかったという例の挿話は、この章の冒頭に置かれている）、まず、日本が避痘を実践するには好条件にあることを指摘する。すなわち、日本列島が島であるうえに、外国との通船を厳重に取り締まっているため、いちど痘毒の根絶してしまえば、万世この悪疾にわずらわされる憂いはない、万一、痘瘡患者の乗る外国船が漂着することがあったとしても、避痘をすれば一村一浦で封じこめられるというわけである。

つづいて伯寿は、自身がじっさいに避痘をおこない、効果があったことを報告する。それによると、前著（『断毒論』三巻）の擱筆後、伯寿が現状のままでは避痘は空論でしかないと思いつめていたところへ、一八一一（文化八）年、疱瘡が国中に流行したのだという。伯寿の住む村でも、千余軒ある家々に毒気がしだいに蔓延し、日増しに死者が出はじめる。そこで伯寿は、自身の六歳になる男児と四歳の女児に避痘をこころみ、毒気にあたらぬようさせたところ、伯寿が日々おなじ家屋内や患家で患者に接していたにもかかわらず、二人とも罹患することはなかった。また、伯寿の所説に賛同し避痘をおこなった一〇戸でも、一六名の小児がみな疱瘡の罹患をまぬがれたというのである[318]。

それをうけて、伯寿は一五条にわたる「痘瘡御方の心得」を末尾に掲げ、『国字断毒論附録』を結ぶ。その要点を列挙すると、以下のとおりである。

その一、痘瘡の毒気の伝染には、三つの契機がある。患者に近づいて毒気に香触れる場合、患者の病床のまわりにあった玩具に手を触れる場合、患家で調理した食べ物を口に入れた場合である。三番目の契機は、食物を煮炊きするときの熱気が痘瘡の熱気と同気相合し、食物が冷めてからもそこに痘毒がこもるためと推測される。

その二、避痘をおこなうにあたって、もっとも重要な心構えは、生涯に一度は疱瘡を病むものだという考えを棄て去ることである。歳たけて罹患すると重症に陥りやすいうえ、おなじ死ぬにしても小児のうちのほうが悲しみもすくないなどと思うのは、類なき無慈悲なことである。都鄙ともに三、四か月もすれば近隣の流行はおさまるので、その都度、避痘をくりかえしさえすれば、齢を保つことができるはずである。

その三、痘瘡流行の風説があれば、家内の者に、痘瘡は香触れてのみ病む病であるため、ほかの病よりも逃れやすいことを懇《ねんご》ろに教えなければならない。三歳以上の言葉がわかる小児には、「痘瘡《とうさう》は恐《おそろし》き病《やまひ》にて、近《ちか》よれば香触《かぶれ》て死《しに》もし、痘顔《もがほ》にもなり、盲人《めくら》にもなり、廃人《かたは》にもなる」[319]と、毎日幾度も言い聞かせ、疱瘡を恐れ近づかないようにするとよい。

その四、避痘に際しては、あらかじめ親類・縁者らすべてにその旨を話しておき、祝いの品や食物を贈ってこないよう断っておかねばならない（もし贈ってこられたら、すぐさまそれを水に流すべし）。逆に、自分の家に患者がでた場合にも、贈りものはしない。

その五、軽い痘瘡は軽くうつると思いこみ、軽い痘瘡に狎《な》れちかづくのは誤りである。疱瘡神には重く病ませる神と軽く病ませる神とがあると信じて、症状の軽い患者の家に子どもを連れていき、患者を撫でさせる愚か者もいるが、それは火に近づくのよりも危ない行為である。

その六、旅先で疱瘡の流行に遭った場合、患者のいる旅籠《はたご》に止宿してはならない。また、昼飯はかならず持参するようにし、みだりに買い食いしてはならない。疱瘡は伝染してひろまる病のため、流行が数十里にわたることはなく、せいぜい一日二日で通過できるので、むしろ家にいるときよりも防ぎやすい。

その七、出先で疱瘡患者に遭遇したときには、痘毒の穢気・熱気が身中に入りこまないよう、鼻の穴を水や唾で濡らすようにする。患者を見ただけでは、香触れる心配はない。

その八、疱瘡が流行しているあいだは、飴菓子の類を買い食いしないよう、子どもに厳しく禁じなければならない。懇望されても、そこには痘毒が含まれていることを、いかにも怖しく教えさとすべし。

その九、疱瘡が流行しているあいだは、祭祀《まつり》・劇場《しばい》・観場《けんぶつ》など、ひとの多く集まる場所は避け、痘毒に香触れないようにする。

その一〇、疱瘡が流行すると、たくさんの小児が死ぬため、故衣舗《ふるぎや》には患者の着用していた古着が多く出回るようになるが、それを着ると疱瘡に香触れることがある。貧家にして、やむなく古着を買わざるをえない場合には、一晩水に浸して洗濯するとよい。

その一一、痘瘡の痂が落ちて一度湯に入ると、ほかの者に伝染しなくなる。ただし、病中の来ていた衣類は、洗濯しなければそれから香触れることもある。

その一二、疱瘡が流行しているあいだは、習書《てならい》・読書《ものよみ》等の稽古事に通うのは控えたほうがよい。もしそこで疱瘡患者と居合わせると、香触れてしまうことがある。

その一三、痘瘡の流行がさかんになると、混堂《ふろや》には痂のある者も多く入るようになるので、入ってはならない。田舎ならば、水風呂をつかうとよい。

その一四、主に仕える者は、まず主人の意向をうかがったうえで、避痘するかしないかを決めたほうがよい。主のためには身命をも投げうつべき従者が、主の意に反してわが命を惜しむのは、道理から外れる。

その一五、すでに避痘をおこなっている土地では、疱瘡の患者がでると、人里はなれたところに小屋を造って雑具を調え、そこへ患者をうつしている。介抱は痘瘡を病んだことのある者を雇って任せ、患者は痂が落ち一度湯に入ってから家に帰る。患者が小屋で使用した雑具は、そのままに捨ておき乞食にやるか、小屋ごと燃やしてしまうところもある。傍《はた》から聞けば、非情にも患者を捨て殺しているかのように思うかもしれないが、介抱は適切におこなわれる。わざと疱瘡に狎れちかづき、多くの者を殺してしまう方策よりは、はるかに人情にかなっている。避痘にそなえて、出生時より毎日一銭ずつ積み立てる土地もあるが、これまた、疱瘡祝いに費やすよりも、はるかに優れた金銭の使い方である――。以上である。

一八世紀後半から一九世紀初頭を生きた橋本伯寿は、当初は神威に覆われた八丈島無痘説になずみ、疱瘡という病の不可思議を問おうとすらしなかった。しかし、あらためて大村・平戸の事例に行きあたり、以来三〇余年間、疱瘡が流行しないとはいかなる事態かを考究しつづける。諸書に載る流行の場所と頻度を解析し、習俗と疱瘡の流行との関係性を考察し、臨床の経験から先行する医書が「謬説」であることを突きとめる。その結果、『断毒論』三巻（一八一一（文化八）年刊）で一挙に解き明かされた、疱瘡の病因論と対処法は、しかしながら、同時代においてはあまりに「異端」であった。医家らは、突如刊行されたこの奇書を、評価しあぐねた。

「非常の言」の帰結――『断毒論』板木押収事件

橋本伯寿の『断毒論』が極端な「異端」であることは、一八一一（文化八）年の刊行以前から、すでに明白であった。その証左は、ほかならぬ『断毒論』に寄せられた序文である。三編寄せられた序文のうち、二編までが、この書がとうてい医家はおろか世俗にも容れられがたいことを予測している。序文が慣例的に、著述の趣旨やその刊行意義を説くものであったことを勘案すれば、これはきわめて異例の事態であったと言わねばならない。

まずは、幕府の奥医師で鍼灸医の石坂宗哲[320]による第一の序である。これは、石坂宗哲が「甲府医学所[321]」の顧問として甲斐に赴任していたときからの縁で寄稿された。その両者の近しい関係を背景に、同序のなかには、こう直言するくだりがある。「前脩《ぜんしう》に卓異すれども、鑿鑿《さくさく》徴《しるし》有り。只だ非常の言、常を貪する者の肯《がへん》ぜざるを恐る。況《ここ》に復た千余載の旧習を蠲《はら》ひて、伯寿の新説を信ず、是最も難と為す[322]」。伯寿の所説は既存の議論とかけはなれてはいるが、正確で説得力もある。ただし、その「非常の言」が、千年以上にもわたる旧習に慣れきっている者らに聞きいれられるのは難しかろうというのである。石坂宗哲は、伯寿の才とその著書の刊行意義を認め、後年、『国字断毒論』（一八一八（文化一五）年刊）にも序文をしたためるが、当初から伯寿の新説が、その「卓異」さゆえに世に認められがたいことを予見していたのだった。

ついで、儒学者・山本北山（信有）による第二の序も、伯寿の新説にたいし、石坂宗哲と同様の見解をしめしていた。文中に、伯寿の所説を要約する過程で、「皆古人未発の説にして、大に人の耳目を驚かす。故に妬謗疑毀《とぼうぎき》する者、これ無きことを得ず[323]」という評言をさしはさむのである。伯寿の新説は、驚きをもってむかえられたあと、種々論難されることは間違いあるまいという。『断毒論』は、成立した時点から、さまでに当時流布していた医説とは異質だったのである。

とはいえ、『断毒論』が旧来の医説や習俗に向こうを張る議論であったことは、ほかならぬ著者自身がもっともよく弁《わきま》えていたようである。『断毒論』では、「凡例」に一条、「一　書中、多く古人の説を斥く。是事理至極より出て已むを得ざるなり。然して其の取るべきは之を取る。読む者、其《それ》之を思へ[324]」という断り書きがはいる。本文では古人の医説をおおく否定するが、それは事理を究めた結果であることを理解せよというのである。

『翻訳断毒論』の「凡例」においても、冒頭の一条は、「前編《ぜんへん》〔『断毒論』巻上・下〕に説《とく》ところはすべて古今《ここん》の医書《いしよ》に説《とく》ところと大《おほい》に異《こと》なり、先有形伝染《まづゆうきやうでんせん》（かたちあるうつりやまひ）の四病《しびやう》より、天地陰陽《てんちいんやう》の中《うち》に万病《まんびやう》の起由来《おこるゆらひ》、人《ひと》の身中《しんちう》に毒気有無《どくきあるなき》の本源《ほんげん》、病《やまひ》の緩急軽重《くわんきふけいちやう》並《ならび》に伝染《でんせん》の因縁《いんゑん》、痘瘡《とうそう》・麻疹《ましん》の一生《いつしやう》に一度病《いちどやむ》の定理《ていり》（さたまるり）、此病《このやまひ》にて古今《ここん》無量《むりやう》の人《ひと》の死《しぬ》るは皆非命《みなひめい》にて決《けつ》して定業《でうごふ》にあらざる理《り》を説《とき》あかして、世《よ》の人々《ひとびと》の天年《てんねん》を保《たもた》ん事《こと》をこひねがふなり」というものであった。『断毒論』は、ほかの医書とは異なる説明をするが、それもこれも、ひとびとが天寿をまっとうすることを願うゆえであると、あらかじめ刊行の意図を弁明していたのだった。

はたして、『断毒論』は刊行二年後の一八一三（文化一〇）年、ある「事件」(325)に見舞われる。その板木が、江戸「医学館」の痘科教授・池田瑞仙の門人により、差し押さえられてしまったのである。「版権」という制度のない当時、板木が押収されるということは、すなわち書籍を刊行し専売する権限そのものが取りあげられることに等しかった。板木を差し押さえたとされる池田瑞仙の門人は、名を、池田瑞英といった(326)。この「事件」の概要は、橋本伯寿が甲府勤番役所に提出した訴状からうかがい知ることができる。目にする機会のすくない文書のため、以下に、その全文を翻刻する。

乍恐以書付奉願上候

　中村八太夫御代官所

　　甲府八代郡

　　　市川大門町

　　　　医師　善也

奉願上候趣意は、江戸表御医師池田瑞仙様門人池田瑞瑛〔ママ〕殿、去ル五月十六日以書状被申聞候は、明後十八日於甲

府竹内英仙様御屋敷、面談被致度由、申来候処、其節私義病気に付、以名代如何之義ニ候哉御尋申上候処、英仙様被仰候ハヽ、先達而私著述仕候医書『断毒論』之義ニ付、討論被成度由ニ御座候。然処私病中ニて御答難相成候ニ付、快気仕候迄御延引被下度申上候処、御聞済無之、依之英仙様以思召被仰聞候は、右『断毒論』板木此方え差出置候ハヽ、瑞英殿相宥可為致帰府趣ニ付、病中之義故、右御取計に従ひ、英仙様へ板木差上置申候。然ル所、此節全快仕候間、罷出候。右ハ私著述之義に候得は、御尋有之方えハ取々申述度奉存候。併全く討論相好候義には無御座候得共、右之仕合ニ付、不得止事御訴訟奉申上候。乍恐於甲府医学所面談仕候様、被仰付被下置度奉願上候。

一　池田瑞瑛《ママ》殿義、是迄面談仕候仁に茂無御座候得は、江戸表池田瑞仙様御指図を以被成御差越候義に相違無御座候哉。乍恐此段御掛合御糺被成下置度、是亦奉願上候。右願之通御聞済被成下置候ハヽ、難有仕合奉存候。以上。

酉　六月　　八代郡市川大門村

医師　善也[327]

これによると、伯寿は一八一三（文化一〇）年五月一六日、池田瑞英より、明後日の一八日に、甲府勤番医学所の教授・竹内英仙の屋敷で「面談」したいという旨の書状を受けとった。しかし、伯寿はそのとき、病気であった。そのため、代理の者をたててもよいかをうかがったところ、竹内英仙から、先方は『断毒論』の著者本人との「討論」を望んでいるとの回答があった。そこで、本復するまで面談を延期してもらえるようにも申し入れたが、認められず、かわりに竹内英仙からは、『断毒論』の板木をさし出せば自分が池田瑞英を宥《なだ》めて江戸にお帰りいただくとの提案があった。そのため、病身の伯寿はこれに従い、『断毒論』の板木をさし出した。だが、快気後にも板木はもどらず、面談も沙汰止みのままである。ことここにいたって、伯寿は役所へと事態を届けでて、甲府医学所にて面談をおこなうよう先方に申しわたしてくれるよう告訴したのだった。

なお、伯寿は訴状の付けたりで、自分は池田瑞英とは面識がないので、この度の面談の申し入れには、かならずや江戸の池田瑞仙の「御指図」があったに相違なく、その点もあわせて先方に確認してもらえるよう嘆願している。

この訴状をうけて、その後、関係者のあいだでどのような折衝がもたれたかは不明である。とはいえ、こうした「事件」がおこったこと自体がすでに、橋本伯寿と池田痘科とのあいだに軋轢《あつれき》があったことを示していよう。両者に面識がなかったことを考えあわせれば、その争点は、純粋に『断毒論』の内容であったと思われる。伯寿は『断毒論』で、池田痘科を直接名指しして批判することはなかった[328]。しかし、胎毒説を徹底して否定したうえ、池田痘科が至当の書として掲げていた朱巽『痘科鍵』の記載内容を、あしざまに論評した[329]。池田瑞英は、おそらくそれらの点にかんして、著者当人と討論することを望んだものと推測される。

結局のところ、討論はともかく、板木は著者のもとに戻されたようである。すでにみたとおり、この「事件」の一八一八(文化一五)年に、橋本伯寿は『国字断毒論』(本文は『翻訳断毒論』とおなじ)および『国字断毒論附録』を板行している。ただし、板木押収という「事件」の前後で、一点、『翻訳断毒論』には変更がくわえられた。巻頭の「凡例」である(図表37)。

本文が版心題までまったく同一であるにもかかわらず、『翻訳断毒論』は、『国字断毒論』として再板されるにあたり、「凡例」をわざわざ新しいものへと差し替えられた。ここには、やはり多少なりとも、池田痘科による板木押収という「事件」の影響を考えねばなるまい。

たとえば、『国字断毒論』の「凡例」第二条をみれば、そこには『翻訳断毒論』の「凡例」には見られなかった、「誇言不遜」への弁明の言がさしはさまれている。「一〔前略〕元来《くわんらい》此《この》悪毒《あくどく》の為《ため》に古今後来《ここんこうらい》無量《むりやう》の人《ひと》の非命《ひめい》に死《し》する

図表 37　『翻訳断毒論』と『国字断毒論』の凡例の異同

『翻訳断毒論』凡例（凡例一オ――一ウ）	『国字断毒論』凡例（凡例一オ――一ウ）
一　前編《ぜんへん》に説《とく》ところはすべて古今《ここん》の医書《いしよ》に説《とく》ところと大《おほい》に異《こと》なり、先有形伝染《まづゆうきやうでんせん》（かたちあるうつりやまひ）の四病《しびやう》より、天地陰陽《てんちいんやう》の中《うち》に万病《まんびやう》の起《おこる》由来《ゆらひ》、人《ひと》の身中《しんちう》に毒気有無《どくきあるなき》の本源《はんげん》、病《やまひ》の緩急軽重《くわんきふけいちやう》並《ならび》に伝染《でんせん》の因縁《いんゑん》、痘《とう》瘡《そう》・麻疹《ましん》の一生《いつしやう》に一度病《いちどやむ》の定理《ていり》（さたまるり）、此病《このやまひ》にて古今無量《ここんむりやう》の人《ひと》の死《しぬ》るは皆非命《みなひめい》にて決《けつ》して定業《でうごふ》にあらざる理《り》を説《とき》あかして、世《よ》の人々《ひとびと》の天年《てんねん》を保《たもた》ん事《こと》をこひねがふなり。	一　先《さき》に断毒論《だんどくろん》を著《あらは》し、痘瘡《とうさう》（はうさう）・麻疹《ましん》（はしか）をやまざる為方《しかた》をくはしく説《とき》明《あかす》といへども、漢文《かんぶん》なれば人《ひと》ごとには読《よみ》やすからず。痘瘡《とうさう》・麻疹《ましん》は人間生界《にんげんしやうがい》の大厄《たいやく》なれば、おしなべて人《ひと》の知《しり》たまはんがために、国《か》字《な》にて本書漢文《ほんしよかんぶん》のあらましをしるし、世《よ》に公《おほやけ》にせん事《こと》を欲《はつ》す。
一　痘瘡《とうそう》（はうさう）・麻疹《ましん》（はしか）は人《ひと》の必患《かならずうれふ》る病《やまひ》にて人《ひと》ことの命《いのち》にかかる大事《だいじ》なれば、世《よ》の人々《ひとびと》すべて此書《このしよ》の意《ゐ》を知《しり》たまはんがために国字《かな》にて前編《ぜんへん》のあらましをしるすなり。	一　此書《このしよ》に説如《とくごと》く、痘瘡《とうさう》・麻疹《ましん》は時候《じこう》の流行《りうかう》病《びやう》にあらず。黴瘡《かさ》・疥瘡《ひぜん》に等《ひとし》き伝染病《でんせんびやう》なる理《り》を世《せ》上一統《いつとう》に弁知《わきまへしり》て忌嫌《いみきらふ》ときは、忽毒《たちまちどく》気伝染《きでんせん》の根《ね》を断《たつ》て、世《せ》上に痘瘡《とうさう》・麻疹《ましん》の大厄《たいやく》はあるべからず。是予《これよ》が此書《このしよ》を『断毒論《だんどくろん》』と号《なつけ》し本意《はんい》なり。元来此悪毒《くわんらいこのあくどく》の為《ため》に古今後来《ここんこうらい》無量《むりやう》の人《ひと》の非命《ひめい》に死《し》するを歎《なげく》より憤発《ふんはつ》して筆《ふで》を下《くだ》せばおのづから誇言不遜《くわげんふそん》も多《おほ》かるべし。読人其罪《よむひとそのつみ》を恕《ゆる》して後来無量《こうらいむりやう》の人《ひと》を救一大仁《すくふいちだいじん》術《じゆつ》に同志《どうし》あらん事《こと》を希《こひねがふ》のみ。
一　前編《ぜんへん》に説《とく》ところの医論《いろん》はここに略《りやく》すといへども、天地陰陽《てんちいんやう》の生《しやう》ずる万物《ばんもつ》と万病《まんびやう》と同《どう》一《いつ》の定理《ていり》にして、古今医家《ここんいか》の説《とき》およばさざる所《ところ》を明《あきらか》にす。然《しか》れども、古《いにしへ》なき説《せつ》を今《いま》あらたに説《とく》にはあらず。元《もと》より医聖《いせい》の本旨《ほんし》なれども古《いにしへ》の医書《いしよ》は亡《ほろび》て全《まつたく》伝《つたは》らざる故《ゆへ》に後世其本《こうせいそのほん》旨《し》を失《うしな》へるなり。かくいへばとて古今《ここん》の医書《いしよ》は用《よう》なきものとするにはあらず。何《いつれ》の医書《いしよ》も其代々時々《そのよよときどき》にもちゐて験《しるし》ある薬方《やくはう》を書集《かきあつめ》しものなれば何《いつれ》の書《しよ》も捨《すつ》べきにあらず。医者《いしや》たるものは医書《いしよ》に広渉《ひろくわたり》て其是非《そのぜひ》を弁知《べんち》するこそ肝要《かんやう》なれ。別《わけ》て痘瘡《とうさう》（はうさう）・麻疹《ましん》（はしか）・黴瘡《ばいさう》（かさ）・疥瘡《かいさう》（ひぜん）の類《るい》は、古《いにしへ》なき病《やまひ》なれば、その病源《びやうげん》を明《あきらか》にせし医書《いしよ》絶《たえ》てなし。此書《このしよ》は伝染毒気《でんせんどくき》の病《やまひ》のみならず、万病《まんびやう》の本源《ほんげん》を説明《ときあか》して人《ひと》の非命《ひめい》を救《すくは》ん事《こと》を専《もつはら》とす。此故《このゆへ》に薬方《やくはう》は誌《しる》さず。薬方《やくはう》は予《よ》が著述《ちよじゆつ》の『省方類鑑《せいはうるいかん》』にくはしく載《のす》。	一　此書《このしよ》に説《とく》ところは古今医書《ここんいしよ》並《ならび》に世人《せじん》のこころえと大《おほい》に異《こと》なり、第一《だいいち》に痘瘡《とうさう》・麻疹《ましん》の伝染病《でんせんびやう》なる証拠《しやうこ》を引《ひい》て、古来天行時疫《こらいてんかうじゑき》にて胎毒《たいどく》を発《はつ》すといふ医書《いしよ》の偽説《ぎせつ》を破《やぶる》、第二《だいに》は人《じん》身天稟《しんてんりん》の毒気万種《どくきばんしゆ》なるに因《より》て万病《まんびやう》を患《うれふ》る源《みなもと》を明《あか》す、第三《だいさん》は正気《せいき》と毒気《とくき》の和不和《くわふくわ》を説《とひ》て万《まん》病《びやう》一生《いつしやう》一度《いちど》の理《り》を諭《さとす》。是皆天然《これみなてんねん》の定理其他《ていりそのた》医書病源《いしよびやうげん》の誤《あやまり》又は人《ひと》のいまだ疾《やまひ》とならざる先《さき》に万病《まんびやう》の形《かたち》を眼《め》に見《み》ざる気中《きちう》に区別《くべつ》する類《たぐひ》、すべて医論微妙《いろんみめう》の説《せつ》は本書漢文《ほんしよかんぶん》の中《うち》に論《ろん》じて此《ここ》に略《りやく》す。読人説《よむひとせつ》の殊《こと》なるを疑《うたがひ》異端《いたん》の看《かん》を為《なす》ことなかれ。

を歎《なげく》より憤発《ふんはつ》して筆《ふで》を下《くだ》せばおのづから誇言《くわげん》不遜《ふそん》も多《おほ》かるべし。読人其罪《よむひとそのつみ》を恕《ゆる》して後来《こうらい》無量《むりやう》の人《ひと》を救《すくふ》一大仁術《いちだいじんじゆつ》に同《どう》志《し》あらん事《こと》を希《こひねがふ》のみ」(330)。本書の刊行の目的が、あくまで「非命」に死ぬ者らを救うという一点にあることを強調し、言葉が過ぎた場合には寛恕するよう読者に訴えかけるのである。

おなじく、『国字断毒論』の「凡例」の末尾も、読者への嘆願でむすばれている。「一　此書《このしよ》に説《とく》ところは古今医書《ここんいしよ》並《ならび》に世人《せじん》のこころえと大《おほい》に異《こと》なり、〔中略〕読人説《よむひとせつ》の殊《こと》なるを疑《うたがひ》異端《いたん》の看《かん》を為《なす》ことなかれ」(331)。橋本伯寿の『断毒論』は、有形伝染説を全面に展開する、当時においては「異端」の書であった。その自覚は、著者自身にもあった。だが伯寿は、それでもなお、「司命」を業とする者の務めとして、医理を正し、避痘を普及させようとしたのだった(332)。

では、この『断毒論』は、ほかの医家らにどのように読まれたか。刊行後すぐさま池田痘科からの反応があったことを勘案すれば、『断毒論』は、ただ甲斐の一医家が私見を披歴した書というにはとどまらなかったであろう。序文には、著名な医家や儒家らが筆を執っていた。医家らにとっては、看過すべからざる書であったと推測される。だが、じつのところ、そのけっして少なくはなかったであろう読者に比し、同書に賛否いずれなりとも反応する医家は、ほとんどいなかった。

希少な例外としては、信濃の儒者・中邨元恒《なかむらもとつね》が、講義録『信濃奇談』（一八二九（文政一二）年序）巻下の、「疱瘡」と題された章で、伯寿の所論につぎのような評をあたえている。本書の第一章第三節で、無痘地・御嶽の「送棄て」にかんする記録の一例として引いた同書の記述（本書一二五頁）の続きである。

甲斐国に橋本宗《ママ》寿といへる医士あり。其説にいふ。いつれの所にても御嶽のことくにせば、疱瘡の種は尽ぬへし。此病中華にては晋〔東晋〕建武《けんぶ》中、本邦にては聖武帝の時よりはしまりぬ。その以前の人はやますして済ぬ。天行疫気にもあらす、又胎毒の内より発する病にもあらず、人より人に伝染する病なれば避て免べきものなりとて、

『断毒論』三巻作りて出しぬ。御嶽の里はかりにもあらす。信州にても秋山の里、また飛騨の白川、美濃の苗木、伊豆の八丈島、越後の妻有、紀伊の熊野、周防の岩国、伊予の露峯、土佐の別枝、肥前の大村ならひに五嶋、肥後の天草等にても、疱瘡はやますとなん。韃靼の疱瘡をやまさることは『五雑俎』にもいへり。さらは橋本氏の説にしたかはんには、その種の尽ましきにもあらず。されと止むへからさるの勢あり。
橋本氏その一つを知りてその二をしらず。天地の間、正邪のならひ行はるる事、疱瘡のみにあらす。異端の道を害する、周に楊《よう》・墨《ぼく》〔楊朱と墨子〕あり、漢に老〔老子〕あり、南北朝の間に仏あり。其世の賢人孟子をはしめ、つとめてこれを防きしか、その時にはやまさりし。今、本邦にては楊墨と老とは絶てなし。ひとり仏の盛んなる事、前代に越たり。これもと耶蘇宗を禁ぜんとて邪を仮て邪を防ぎ、盗を仮て盗を防き給ひし一時の権略に出たれとも、永き国家の政典とはなれり。今、聖賢の人、上にも在してふかく是を憂へ歎かせ給へとも、又時勢にて除き得へからす。疱瘡の毒の国に充たる、また仏の国にあるかことし。今人の力もて、いかてかは断するへきや。橋本氏の志、また愍《あはれ》むべし。〔中略〕かかる無用のもの世にありて人々その害を免れさるに、今は人の役目と心得て其病の遅きを憂ふはいかにそや。仏の国政にあつかりて、なくてすまさる物とおもへるにおなじ。うたてし。橋本氏の憂《うれひ》もまた宜《むべ》なる哉《かな》。(333)

中邨元恒は、ここで、理としては伯寿の医説が正しいことを認めている。疱瘡の種は、たしかに避痘を徹底すれば尽きるかもしれないという。しかしながら、習俗のありさまを見れば、避痘という方策が実施可能とは思われないと、その後を引きとる。世の中には、理屈では無用ないしは有害とわかっていても、断ちようがないものがある。たとえば、耶蘇教を制する方便で取り立てられた仏道は、いつしか国家の運営に不可欠なものとなり幅をきかせている。疱瘡への罹患もまた同様に、いまや「人の役目」のようにみなされ、むしろ罹らないことを心配されるようなありさまである。橋本氏の所論と義憤とは至極もっともなことではあるが、残念ながら、避痘を習俗として定着させることは難しかろうと結論づけるのである。

もう一例、『断毒論』への反響としては、江戸の医家・平野重誠の著『病家須知《びょうかすち》』八巻（一八三二（天保三）年―一八三四（天保五）年）を挙げることができる。同書は、国字で世俗にむけ、あらゆる病は避けようと思えば避けられることを諭すとともに、病者にたいする適切な処置のしかたを教えた。そのなかで平野重誠は、橋本伯寿や『断毒論』の名前こそ出さないものの、痘瘡・麻疹・肥前・癩疾が「一種《シユ》の伝化《ウツル》べき病毒《ドク》」[334]によることを説いた。わけても疱瘡にかんしては、巻三の「痘瘡《ハウサウ》のこころえをとく」という章で一節を割き、それが「避《サケ》ば免《ノガル》べき病」であることを説きあかしている。

今の世にいたりては、其《ソノ》一生《シヤウ》に必《カナラズ》一患《ヒトタビヤム》べき病とのみおもひて、伝染《ウツルトコロ》の毒《ドク》なることを解《サトラ》ず、其児《ソノコ》の此患《コノヤマヒ》に罹《カカル》を賀《イハフ》こと世間の通弊《ナラハシ》となりたるは、止《ヤム》ことを得《エ》ざるに出《イデ》たりといへども、それまた惨怛《カナシキ》ことならずや。如此《カクノゴトク》天下一同必患《カナラズヤム》べき病ながらも、辺鄙《ヘンピ》には五、七年、或《アルヒ》は十余《ヨ》年を経《ヘ》て流行《リウカウ》する地境《トコロ》あり。江戸には歳々絶《トシトシタエ》ざるがごとくなれども、近《チカク》は高位《カウイ》・貴族《キニン》のたびたびの流行《リウカウ》に免《ノガレ》て、或《アルヒ》は年長《トシタクル》までも病《ヤマ》ざるものあるを見れば、これ全《マツタク》気運《ジコウ》にもよらず、胎毒《タイドク》にもあらず、断然《カナラズ》一種《シユ》の毒気《ドクキ》にして、伝《ウツレ》ば患《ヤミ》、染《ウツラ》ざれば病ざるの道理《ダウリ》、また明白《メイハク》ならずや。すでに八丈嶋《ジマ》・五嶋《トウ》などには、近来《チカゴロ》までの疱瘡《ハウサウ》を患《ヤム》ことなかりしは、夫人《ヒトビト》の知ところなり。[335]

この解説が、『断毒論』を下敷きとしていることは、一読して明らかであろう。疱瘡の発症が、一般に信じられているような胎毒や時気ではなく、毒気の伝染によるものであることを、『断毒論』とおなじ論法で説き明かしている。だが、平野重誠もまた、橋本伯寿の所論を、理屈としては正しいが現実的ではないとみなしていた。右の引用は、つぎのようにつづく。「かかれば、避《サケ》ば免《ノガル》べき病なれども、其事《ソノコト》今に至《イタ》りては実《マコト》に為得《ナシエ》がたし」(336)。疱瘡はたしかに伝染する病であり、理論的には避けられるはずだが、習俗の現状を見れば、やはり避痘は難しかろうという。かわりに『病家須知』が詳説したのは、疱瘡を病んでしまったときの介抱の方法であった。

　さて、一九世紀初頭に、橋本伯寿が『断毒論』で展開した議論は、後世の医史学者を雀躍《じゃくやく》させるほどの「卓越」性をそなえていた。伯寿は、無痘地という病の不在の意味を考えぬくことにより、逆に病が在るとはいかなる事態かという洞察を得た。その、有形の毒気の伝染という病因論・疫因論は、たしかに前古未曽有の「異端」の説ではあったが、理屈において同時代の医家らをまるで説き伏せられないわけではなかった。

　ただし、『断毒論』が刊行された当時、疱瘡のまわりには、疱瘡への罹患を人生儀礼として甘受し、疱瘡神を祀って患家と往来しつづける俗習が厚く張りめぐらされていた。伯寿は、ひとり医家らの旧説ばかりでなく、この俗習にも挑まねばならなかった。医術と治世術が連関しない当時にあって、習俗に改変をくわえる試みは、一医師の器量を凌駕する。畢竟、伯寿の『断毒論』は、ごく限られた者らに理解され、一部では実践されたが、それ以上に踏襲されることはなかった。一九世紀初頭においても、疱瘡への医学的な対策の主流は、やはり種痘でも避痘でもなく、次節にみる治痘であった。

第五節　治痘の究竟《くきよう》

治痘術のその後

(一) 池田痘科の来歴

大陸で明代末に新設された「痘疹科」が、約一世紀をおいて、日本で創設されたのは、一七九七(寛政九)年である。この年、池田瑞仙(「錦橋」と号す)が江戸に招かれ、幕府の医学館(もとは多紀氏の私塾「躋寿館《せいじゆかん》」(337))で、一七九一(寛政三)年、六代目・元悳《げんとく》のとき官立とされた)で、痘科の講書にあたることとなった。秋月藩の緒方春朔が『種痘必順弁』(一七九五(寛政七)年刊)を上梓したのと、ほぼ同時期の出来事である。

池田瑞仙は、岩国領に出自をもつが、吉川侯の侍医を務めたことは父祖の代よりなく、いわゆるたたきあげの医師であった(図表38)。瑞仙が生前に語った池田痘科ならびに自身の来歴(339)によると、池田家の治痘術は、曽祖父・嵩山《すうざん》(池田正直)が、明から来日した黄檗《おうばく》宗の僧・戴曼公《たいまんこう》(独立性易《どくりゆうしようえき》・一五九六—一六七一年)から授かった秘訣と医書に由来するという。医を業としていた嵩山は、戴曼公が岩国に三年間滞在していたあいだに、知遇を得て治痘の奇術を伝授され、それを筆録して子孫に伝えた。

嵩山より数えて五世に当たる瑞仙は、痘疹の一科を専門とすることに決し、戴曼公の秘術と家蔵の医書とをもとに治痘術を研鑽したのだという。疱瘡の流行があると聞けば、行って療治にあたる。一七六二（宝暦一二）年には周防を離れて安芸の厳島《いつくしま》に至り、滞在すること一〇余年、その後一七七七（安永六）年には浪華へ、一七九二（寛政四）年には京師へと居を移す。そして、この京都滞留時の一七九七《ママ》（寛政九《ママ》）年に治痘術を買われて東都より声がかかり、一七九八《ママ》（寛政一〇《ママ》）年に医学館に迎えられた、というのが瑞仙の弁である。(340)

とはいえ、池田瑞仙が医学館の痘疹科教授に就任するに至る経緯については、不明な点が多い。医学館の督事・多紀元悳（奥医師、「永寿院」と号す）が、一七九七（寛政九）年の正月、江戸にのぼった池田瑞仙と面談したのち、若年寄・堀田正敦《まさあつ》に提出した文書がのこっているので参照すると、瑞仙を招聘《しょうへい》した元悳自身、その治術については詳しくなかったようである。上申書にいう。

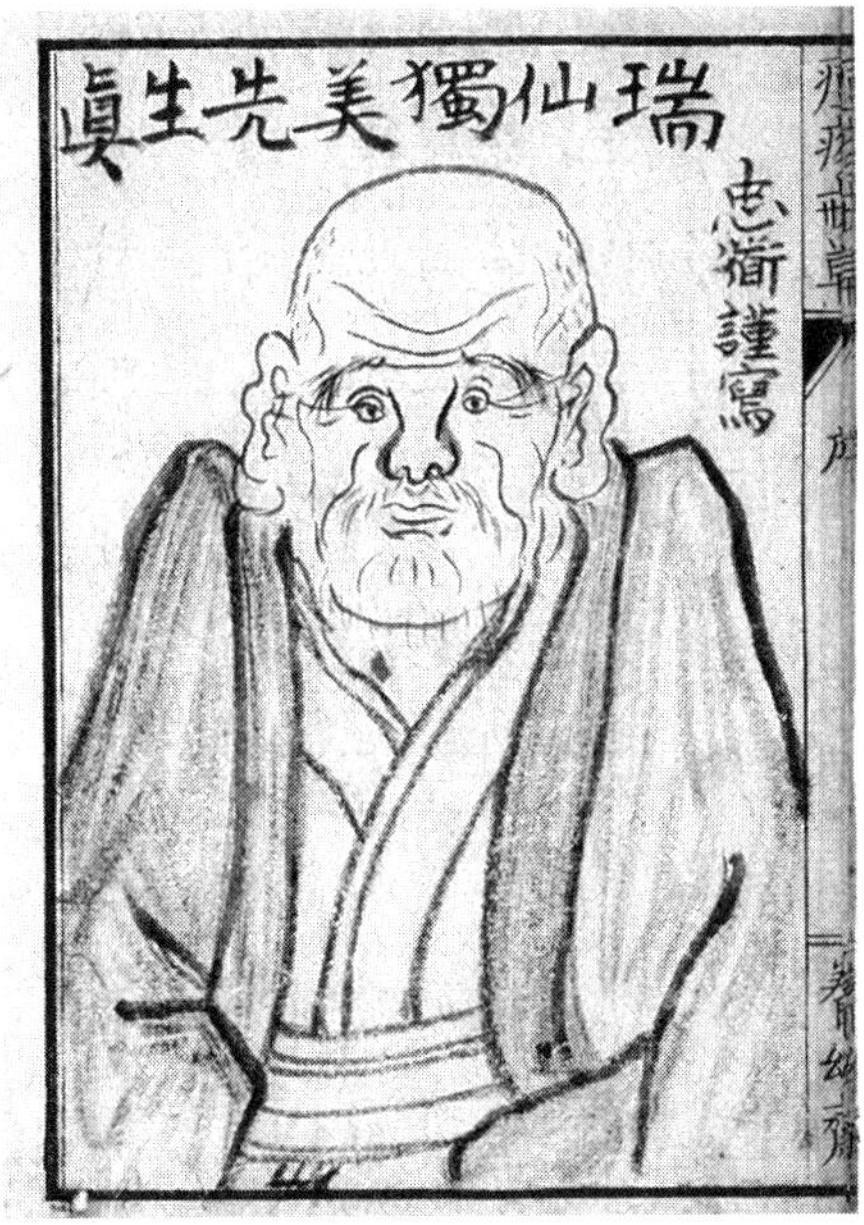

図表38　初代瑞仙錦橋の図(338)

京都医師　池田瑞仙
右瑞仙儀、昨十六日於医学館対談仕承り糺候処、大人科にも小児科にも無御座候。唐人戴曼公伝来痘瘡科にて候。是は則独立禅師と申候唐僧に御座候。右流儀は一家の学にて、大抵は口授口伝のみに御座候。乍去痘瘡の書処《ママ》候処は取長捨短申候。依之痘瘡家の書物弐拾四五家の書物中より撰取候間、一家立候流儀にては御座候。尤其内にて論は『痘科鍵』ケ重取、法は『活幼心法』を重に取申候事の由、申聞候。右の趣にて

『痘科鍵』を講書に為仕候哉、又は会読に為仕候哉に奉存候。会読の方、却て可然奉存候。尤猶又追々可申上、先此段御届申上候。以上。

正月十七日　多紀永寿院(341)

この上申書で多紀元悳は、池田瑞仙の医流を、大人科でも小児科でもなく、大陸の戴曼公という者が伝えた「痘瘡科」であると報告する。口授としてつたわる戴曼公の教えをもとに、二四、五家の痘家の知見から優れたものを採ってこれに加え、一家をなしたようだとその素性を締めくくる。そして、痘科の書のなかでも、理論は『痘科鍵』に、治法は『活幼心法』におおきく依拠していることから、医学館への招聘にあたっては、『痘科鍵』の講義ないしは輪読を任せる方向で検討する旨をしるしている。

書中でも言及された戴曼公については数種の伝記があるが(342)、諸説を総合すれば、一六五三（承応二）年に、明朝から清朝への移行を厭うて長崎に渡った杭州のもと官吏で、書道や医学に長けた人物だったという。翌一六五四（承応三）年に長崎に来日した隠元禅師に入信して黄檗《おうばく》派の僧となり、「独立《どくりゅう》」と名乗った。詩文家、能書家として名高かったが、療治の腕を買われ、一六六四（寛文四）年以降、四度にわたって岩国領の吉川侯に招聘されてもいる(343)。ただし、この戴曼公が岩国滞在時に、池田瑞仙の曽祖父・池田嵩山に痘科の秘術と医書を授けたという記録は、池田氏側にしかのこらない。岩国領の藩政資料によれば、たしかに、戴曼公は吉川広嘉の代に、都合四回、岩国を訪れているが、その期間は一六六四（寛文四）年に四か月間、一六六五（寛文五）年に五か月間、一六六七（寛文七）年に四か月間、一六六八（寛文八）年に三か月間と、いずれも短く断続的である。しかも、岩国滞在中は、おもに広嘉公およびその父・広正公の療治をして過ごしており、合間に侍医の佐伯玄東に医術を伝えはしたが、それも独健という通訳を介してのことであった。その間、池田瑞仙の祖先は、吉川侯の侍医ではなく(344)、『御家中系図』によれば「足《あし》軽《がる》」の身分であった[345]。両者に接点があり、なおかつ日本語の不自由な戴曼公が池田嵩山に痘科の秘術を伝授する十分な機会があったかは、おおいに疑わしい。

また、近世期の学者の伝記集『先哲叢談続編』巻一（天保年間編）の「戴曼公」の章にも、たしかに戴曼公自身は医術をよくし、「最も痘科に長すと云」われていたことがしるされる。しかし、そこに「池田嵩山」という弟子への言及はなく、かわりに、目下、江戸に戴曼公の治術を伝授されたと騙《かた》る者があることが、こう注記されている。「或は云、近時都下に曼公の方書を伝へ其説を祖述する者有り。独り痘科を以て一家と為す。今未だ其伝来する所の者を詳らかにせず。曼公に附託し粉飾して人を欺く。世皆其籠絡《ろうらく》を受く。知らず、高玄岱《こうげんたい》、親しく業を曼公に受け遺事を修録するに、遂に一言も此《これ》に及ばず。甚だ疑ふべし」[346]。同書の編まれていた天保年間（一八三〇―一八四四年）ごろに、江戸で戴曼公由来の痘科を掲げていた一家といえば、池田家一統のほかにない。独立禅師の高弟・高玄岱《こうげんたい》（深見《ふかみ》玄岱とも）ですら伝授されなかった秘伝が、じつは岩国領の足軽の分家筋につたわっていたというのは、いかにも、胡乱《うろん》である。

だが、ともかくも、素性は不詳ながら治痘術には長ける「池田瑞仙」という人物を、幕府は医学館の教諭に登用することに決したようである。翌二月九日には、堀田正敦より多紀元悳に、江戸逗留中の手当として五人扶持と年に金二五両を池田瑞仙に支給する旨の書付がわたる[347]。そして、さらに一月後の三月五日には、正式に、瑞仙を二〇〇石の寄合医師（奥医師の職階の一で、必要に応じて御用を仰せつけられ登城した）として抱えることが通達される[348]。

ときは折しも、堀田正敦の発案になる『寛政重修《ちょうしゅう》諸家譜』が編纂されている最中であった。この、御目見以上の幕臣の一七九八（寛政一〇）年までの事跡を、各家の提出した資料をもとに編纂した家譜集成には、当然、「池田瑞仙」の系譜も収載されることとなった。瑞仙は岩国領での出自を伏せ、寄合医師として相応の系譜を用意したのであろう[349]。「池田」氏は、『寛政重修諸家譜』一四八七巻に、つぎのごとく、見事、藤原氏支流と位置づけられている。

池田

家伝に、先祖清和源氏たりといへども、外家の号を冒して生田を称し、藤原氏となり、のち池田にあらたむといふ。

善卿《よしさと》　瑞仙

寛政九年三月五日善卿痘を療する事を熟するにより、めされて寄合医に列し、米二百俵をたまふ。（時に六十三歳）二十三日はじめて将軍家に拝謁し、十年二月六日奥詰となる。これよりさき『痘疹戒草』・『痘科弁要』等の書を著す。妻は佐井氏の女。

善直《よしなを》　祐二　杏春　母は某氏

女子

女子

家紋　折蝶　丸に鳩酸草《かたばみ》(350)

これをみるかぎり、瑞仙は一七九七（寛政九）年三月五日に寄合医師となったのち、翌一七九八（寛政一〇）年二月六日には奥詰医師（奥医師の職階の一）に上《のぼ》せられたようである。各地を転々としていた疱瘡療治の巧手は、六三歳にして幕府の寄合医師へと転身をとげ、以降、一八一六（文化一三）年に八一歳で没するまで、将軍家をふくむ権門の疱瘡罹患者を療治する任にあたったのだった。

さて、池田瑞仙の医学館教授ならびに奥医師への登用は、それが医学館や幕府のさだめる手続きにのっとったものであったにせよ、特殊な事例であったことはたしかである。還暦を超えた京都の町医が突如江戸に招かれ、数か月のうちに奥医師へと取りたてられたのである。これは、寛政期の文教政策により、多紀家主宰の私塾が官立とされた流れの一環として見ることもできなくはない。大陸の医学一三科にならうには、医学館にも痘科が設置されなければならなかった。だが、奇妙なのは、試問にあたった多紀元悳が、いまだその技量も人物も把握していない時点で、瑞仙の起用がすでに既定路線となっていた点である。系図の「粉飾」がおこなわれてまで、瑞仙の任用が急がれた事由は、何だったのか。

ここで、瑞仙自身の弁や医学館や幕府の資料のほかに目を転じると、岩国領の「江戸御留守居」（江戸屋敷留守居役の長官）から本国の職役に出された封書に、興味深い記述が見いだせる。一七九七（寛政九）年三月二六日、すなわち瑞仙が将軍家に拝謁した三日後にしたためられたその封書には、瑞仙が寄合医師に登用されるにいたる経緯が、つづられているのである。

池田瑞仙事、此度新規二百俵被下、御寄合医師被仰付候付、為御届参上之趣ハ表状ニ申上候。右は上々様方御疱瘡いまた不被為済《すみなされず》、去冬以来疱瘡頻《しきり》ニ流行之折柄、瑞仙儀疱瘡方至て切者《きれもの》之段相聞候付、旧臘《きゅうらう》〔昨年の一二月〕御当地被召出、彼《かの》者〔瑞仙をさす〕手並《てなみ》之程御試之上被召抱候。御内慮之由相聞、当然は飯料《はんれう》・小遣等被下、馬喰町《ばくらうちやう》ニ居住仕候。其後御老中方始、諸侯方其外追々疱瘡致療治候様ニ相聞候処、切駆《きつかけ》も有之《これあり》たるや、去五日御寄合医師被仰付候。旧臘出府之砌《みぎり》、猶其後も私小屋えも罷越相対彼是《かれこれ》咄《はなし》承候処、医学館ニて講釈之儀被仰付候得共、疱瘡方之儀は是迄門弟迚《とて》も堅《かたく》誓約之上ならては手広ニ伝授不仕、先《まづ》ハ一家法之事故、講釈仕候儀は断申上候、尤《もつとも》御医師方之面々と彼是咄仕見候処、疱瘡方之儀は余り御切者之御方ハ無之《これなき》由、申し分ニ御座候。瑞仙儀、御在所民家出之者ニ御座候処、扨々《さてさて》大立身仕合《しあはせ》之儀共御座候。此段左様被聞召候様奉存候。
以上。

三月二十六日　山田源五兵衛[351]

この岩国江戸屋敷の山田源五兵衛の報告によると、池田瑞仙が江戸に召された背景には、当地での疱瘡の流行が絡んでいたという。一七九六（寛政八）年の冬より、江戸では疱瘡が頻繁に流行しはじめたが、将軍家や諸侯（の子女）には疱瘡を済ませていない者がいた。そこで、疱瘡の療治に長けているとの風聞をもとに、同年一二月、瑞仙が江戸に召喚され、技量を考査されたのちに幕府に召し抱えられた。そして、当座は飯料・小遣の手当を受けとりつつ、老中らをはじめとした諸侯の疱瘡の療治に当たっていたが、何らかの機縁により、翌一七九七（寛政九）年に幕府の寄合医師に任用されたというのである。

瑞仙は江戸に出府して以降、数次にわたって山田源五兵衛宅に立ち寄り雑談をしていたようで、封書にはその際の瑞仙の弁として、医学館で治痘術を講釈するよう申し渡されたが一家に伝わる秘法を安易に伝授はできないと断ったこと、また、こと疱瘡にかぎっては、自分を試問した医師らもあまり精通していなかったとこぼしていたことが拾われている。だが、いずれにせよ、元来「民家出」の身分であった者が、幕府の奥医師に任ぜられ医学館で講書を任せられるとは、異例の「大立身」だったのであろう。山田源五兵衛は、郷里の者のこの江戸での大躍進を、ことさら報告すべきこととみて筆を執ったのだった。

とはいえ、いま、この封書の内容から着目すべきは、池田瑞仙という町医の一代立身物語の背景に、疱瘡に罹患した体制の要人（の子女）を治癒させなければならないという同時代の要請があったことである。疱瘡の治法にかんしては、本章の第一節でも概観したとおり、日本でも小児科の一領域として相応に考究されていた。患者の痂をもちいておこなう種痘術も、このときにはすでに紹介されていた。だが、そうした小児科医の一医業としての疱瘡療治や新来の種痘術は、為政者ないしその子女の命運を託すに十分とはみなされていなかったのであろう。

してみれば、一七九七（寛政九）年の池田痘科の誕生は、瑞仙個人による「籠絡」の結果としてよりも、高度な専門性をそなえた痘科医を体制側が希求した結果としてみるのが妥当なようである。慢性的に疱瘡が流行する江戸で、要人がいまだ疱瘡に罹患していない状態というのは、一身の危難のみならず、家筋や体制の危機をも意味した。家筋の存続の危機に際しては、将軍家ですら、八丈島から水や染料・あした草を取り寄せていた時代である。池田瑞仙もまた、系図の弥縫《びほう》がいくばくかは必要であれ、治痘の「切者《きれもの》」という他に代えがたい信憑によって、登用の「仕合《しあはせ》」に浴したのであった。

(二) 池田痘科、家学の形成

かくて、「池田痘科」と本書が総称する疱瘡治療の流派は、おそらく一代にして興った。それは、種痘でも避痘でもなく、治痘にこそ活路を見いだす同時代の体制の慣性ゆえであった。だが、そうであったにせよ、「池田痘科」はなぜ、鳴物入《なりものいり》した瑞仙ののちも、ほかの医家に取って代わられることなく医学館の教授を歴代務め、半世紀以上にもわたって隆昌《りゅうしょう》をみることができたのか。

本書のみるところ、それには三点の事由がある。第一は、初代の池田瑞仙が専門を痘科にしぼり治痘に研鑽を積んでいたこと、第二は、その初代瑞仙錦橋が根幹を形成した家学を忠実に継承する後継者が育ったこと、第三は、「池田痘科」が大陸由来の痘科の最新の議論をたくみに家学のなかに取りいれていたことである。以下、これら諸点について、順にみていこう。

第一に、初代池田瑞仙の痘科における事績である。本人の申告にもとづき編纂された『寛政重修諸家譜』の記載（本書三〇九頁）によると、初代の池田瑞仙（「池田瑞仙」は襲名されるため、以下、「初代瑞仙錦橋」）は、一七九七（寛政九）年に幕府の医官となった時点で、すでに『痘疹戒草《とうしんいましめぐさ》』・『痘科弁要』等の書を成していたという。『痘疹戒草』

とは、世俗向けに看護の要諦を国字でつづった三巻の書である。[352] 自序は一七九三（寛政五）年だが、「男　智　瑞貞」の校正および「門人　胤　文仲」[353] の参較を経て、一八〇六（文化三）年に刊行されている。また、『痘科弁要』とは、初代瑞仙錦橋の長年にわたる痘科の研究成果と経験とを漢文で編んだ書で、「男　瑞亮」の参較・「男　瑞英」の校訂ならびに門人ら数十人の校正を経て、一八一一（文化八）年に『新刊痘科弁要』一〇巻と題し上梓されている。

　このほか、門人の弁に信をおくなら、初代瑞仙錦橋は京師に滞留していた時期より、家塾で明代の痘科医・朱巽の『痘科鍵』を講じ、そのかたわら『痘科鍵』の文章を改定した『痘科鍵刪正《さんせい》』を編纂してもいたという。[354] また、先祖が戴曼公より伝授されたという触れこみで、痘瘡の診察の奥義を録した秘書『舌鑑』をはじめ、さまざまな口訣《くけつ》を門人らに伝えている。初代瑞仙錦橋は、すくなくとも諸侯からの要望に応じて治痘術をほどこし、かつ自著を起草し医生に講書できるほどには痘科の考究実績を積んでいたものとみえる。

　第二に、初代瑞仙錦橋の後を襲い、実質的に「池田痘科」の体系を確立した後継者らの貢献である。初代瑞仙錦橋は、みずからの業を継ぎ、著作物を校訂する継嗣や門人らを入念に択《えら》んでいたようである。

　後世に森鷗外が明らかにしたごとく、初代瑞仙錦橋は嫡出子にはめぐまれなかった。そこで、弟・玄俊の子を養子に迎え、幕府の医官に着任した際には、これを嗣子として届け出ている。『寛政重修諸家譜』に載る「善直《よしなを》　祐二杏春　母は某氏」（本書三一〇頁）、すなわち、のちの京水である。しかし、後年、初代錦橋瑞仙は、諸事情によりこの「善直」を廃嫡し、一八一六（文化一三）年に没するまでに、三名の養子をとったり除いたりしたようである。[355]

　そのうちの一人は、さきに挙げた初代瑞仙錦橋の最初の刊行物『痘疹戒草』（一八〇六（文化三）年刊）の校正者「男　智　瑞貞」である。「瑞貞」は、京の古方派の大家・山脇東洋の孫「玄智」であったとされる。しかしながら、『痘疹戒草』刊行からわずか五年後に世に出された『新刊痘科弁要』（一八一一（文化八）年刊）の板行協力者欄に「瑞貞」の名はなく、代わりに参較者には「男　瑞亮」、校訂者には「男　瑞英」（「瑞英」は京水の通称）の名が載る。推するに、

「瑞英」・「瑞貞」・「瑞亮」は、養子となった後もつぎつぎに嗣を追われたようである。最終的に、池田瑞仙の養子となり家禄や戴曼公の秘書類を継いだのは、五〇〇余名のなかからえらばれた門人・村岡晋であった(356)。

とはいえ、「瑞英」こと池田京水は、辞嗣《じし》ののちも痘科の医師として活動をつづけ、初代瑞仙錦橋の最初の著作物『痘疹戒草』には、「男　奫」（「奫《いん》」は京水の名）の署名で跋文を寄稿している(357)。池田瑞仙の治痘術を、一代限りで終わらせず、「池田痘科」という学問的にも組織的にも体系だったものにした立役者の一人は、まちがいなく池田京水であった。

なお、将軍家の奥医師で医学館の教授でもあった吉田長禎は、池田京水の後年の著『痘科鍵会通』（一八二四（文政七）年刊）に寄せた序文を、こう切りだしている。「友人池田瑞英〔京水〕は、錦橋先生の嗣なり。少《わか》くして能《よ》く痘書を読み、起坐誦読、人皆之を奇とす。然るに性放縦不羈にして、人に容れられず、遂に多病を以て嗣を廃せらる。是に於て瑞英、諸国を経歴し、山水の間に放浪せり。然りと雖も痘の一事に於て、反復丁寧、切磋琢磨の功を積むこと年有り。其の死生の期を言ふや、一髪も謬語或《あ》る無し。壮歳に及ぶ比《ころ》、旧痾漸《やうや》く愈《い》ゆ。先生〔初代瑞仙錦橋をさす〕深く其の術の精妙なるを愛し、以て大いに嗣を廃したるを悔ゆ」(358)。初代瑞仙錦橋は、のちに京水の才を認め、廃嫡したことをおおいに悔いたという。

当の京水もまた、終生、みずからを初代瑞仙錦橋の「男」と任じ、そう称しもした(359)。ときには、戴曼公から秘伝を授かった池田嵩山正直を起点に「三世」を名乗った初代瑞仙錦橋にならい、みずからを「四世」と名乗ることもあった。舌診の奥義をしるした『秘伝痘科唇舌前伝』四巻（一八三四（天保五）年成立）や『秘伝痘科唇舌後伝』四巻（一八三四（天保五）年成立）、『秘伝痘科唇舌奥伝』四巻（成立年不詳）の著作では、すべて「四世痘科　池田奫河澄」・「四世痘科　酔聖池田奫可澄」・「四世痘科　酔醒池田奫可澄」と、著者名に「四世痘科」を冠している(360)。平田銕胤《かねたね》の『気吹舎日記』《いぶきのや》の記載からも断片的にうかがえるように(361)、京水は「分家」ながらも、初代瑞仙錦橋の事績を名実ともに継いでいたと見える。

そして、いま一人、京水とともに「池田痘科」の体系化に尽力し、初代瑞仙錦橋と京水の亡きあとも治痘の重要性を説きつづけたのが、最終的に師家を継いだ二代目瑞仙霧渓こと村岡晉である。その主著『治痘論』（一八四三（天保一四）年刊）の序文によると、初代瑞仙錦橋が門弟の村岡晉を後嗣に据えたのは、その淳樸《じゅんぼく》さと治術の巧みさのゆえであった。[362] 初代瑞仙錦橋は、治痘術一つでもって自身を奥医師に抜擢した公儀に恩義を感じ、医官の子弟を養子にせよという周囲の勧めをすべて斥け、堅実にわが術を継ぐ門人に、秘書もろとも家禄を譲りわたしたのだった。

二代目瑞仙霧渓は、その後、自分を過分に取りたててくれた師家や幕府の恩に報いるべく、痘書の考究に没頭する。[363] のみならず、多病により嗣を辞し居のさだまらなかった京水のため、一八〇七（文化四）年には、公儀に京水の回復届を提出し、京水が池田宗家とはべつに痘科を営めるよう途をつけた。[364] 京水は、この「友于《ゆうう》」の取り計らいを「大幸」とし、以後も懇意に二世瑞仙霧渓と交わったようである。京水の著作には、二世瑞仙霧渓を「義弟晉」[365]と称する箇所も見うけられる。

この京水・霧渓という二人の後継者により、初代瑞仙錦橋の事績ならびに「池田痘科」の体系は、後世になり姿を現したのである。それは具体的には、初代瑞仙錦橋の三篇の著作『痘疹戒草』・『痘科弁要』・『痘科鍵刪正《さんせい》』の刊行と展開、ならびに秘書・秘伝類の継承という、四つの事業のかたちをとっていた。

略述すると、まずは、『痘疹戒草』三巻（一八〇六（文化三）年刊）を端緒とする、世俗の患家にむけた手引書類の刊行である。疱瘡の患者を介抱する者らがそもそも粗忽《そこつ》であっては、爾後いかに医師が治術をつくそうとも、患者の起死回生はのぞめない。そこで、初代瑞仙錦橋は、「世俗痘家《せぞくとうか》看病《かんびやう》の便《たよ》り」となるよう、『痘疹戒草』を「媼嫫《うばかか》の読《よみ》易《やす》からん事《こと》を欲《はつ》し」国字で説いて刊行していた。[366] 後継者らもまたこれにならい、二代目瑞仙霧渓は、看病の心得や食物禁忌などを国字で平易に説いた『痘瘡養生訣』一巻（一八二五（文政八）年刊）[367]を板行した。また、京水は、初代瑞仙錦橋の『痘疹戒草』の内容を整序・要約し、弟子の澁江抽斎に国字で筆記させた。一八三一（天保二）年刊行の、『護痘要法』[368]がそれである。

つぎに、初代瑞仙錦橋が独自に診断術や処方をまとめた『痘科弁要』の刊行と校訂である。この『痘科弁要』の初稿本は、もと池田家に蔵されていた。しかし、一八一一（文化八）年に門人らが、校訂が不十分なまま、『新刊痘科弁要』一〇巻として刊行してしまう。[369]それを、当時、辞嗣ののち池田家を離れていた京水が重校し、読者に誤解をあたえかねない箇所を修正して、一八二一（文政四）年に、同書の『重校痘科弁要』一〇巻を刊行した。[370]いっぽう、二代目瑞仙霧渓は、『痘科弁要』の発展的継承を目指し、六〇種の痘科書の内容を比較考量して、その考証の成果を『続痘科弁要』四巻（一八二七（文政一〇）年）として書き下ろしている。

三番目の事業である朱巽『痘科鍵』の講究は、おもに晩年の京水により牽引された。初代瑞仙錦橋は江戸にのぼる以前より、数ある痘科書のなかでも『痘科鍵』を重視し、これを門弟らに講釈した。江戸の医学所にも、同書の釈義でもって教諭に任ぜられたほどであった。京水はその学問的な好尚を継ぎ、『痘科鍵』を読みこんで、『痘科鍵会通』一巻（一八二四（文政七）年刊）、『痘科挙要』一巻（一八二五（文政八）年刊）、『痘科鍵私衡』六巻（一八三〇（文政一三）年刊）、『翁朱分解』一巻（成立年不詳[371]）と、成果をまとめていった。

たいして、二代目瑞仙霧渓は、埋もれていた初代瑞仙錦橋の遺著『痘科鍵刪正』（成立年不詳）を世に出した。『痘科鍵』二巻には、つとに幕府の医官・武田叔安が校訂し出版した和刻本（一七三〇（享保一五）年刊[372]）があり、初代瑞仙錦橋もこれを門人への講義にもちいていた。しかし、そこには意味のとおらない箇所が随所にあったため、初代瑞仙錦橋は、同書の字句の誤謬や文章の重複などを正し、『痘科鍵刪正』の草稿を編んだ。[373]そして、校正のうえ上梓するよう高弟・佐井大瑞（通称「聞庵」[374]）に託したのだが、大瑞もまた多病により、初代瑞仙錦橋の遺命をはたせなかった。その業を、二代目瑞仙霧渓が継ぎ、一八三〇（文政一三）年に『痘科鍵刪正補注』一巻を板行したのだった。

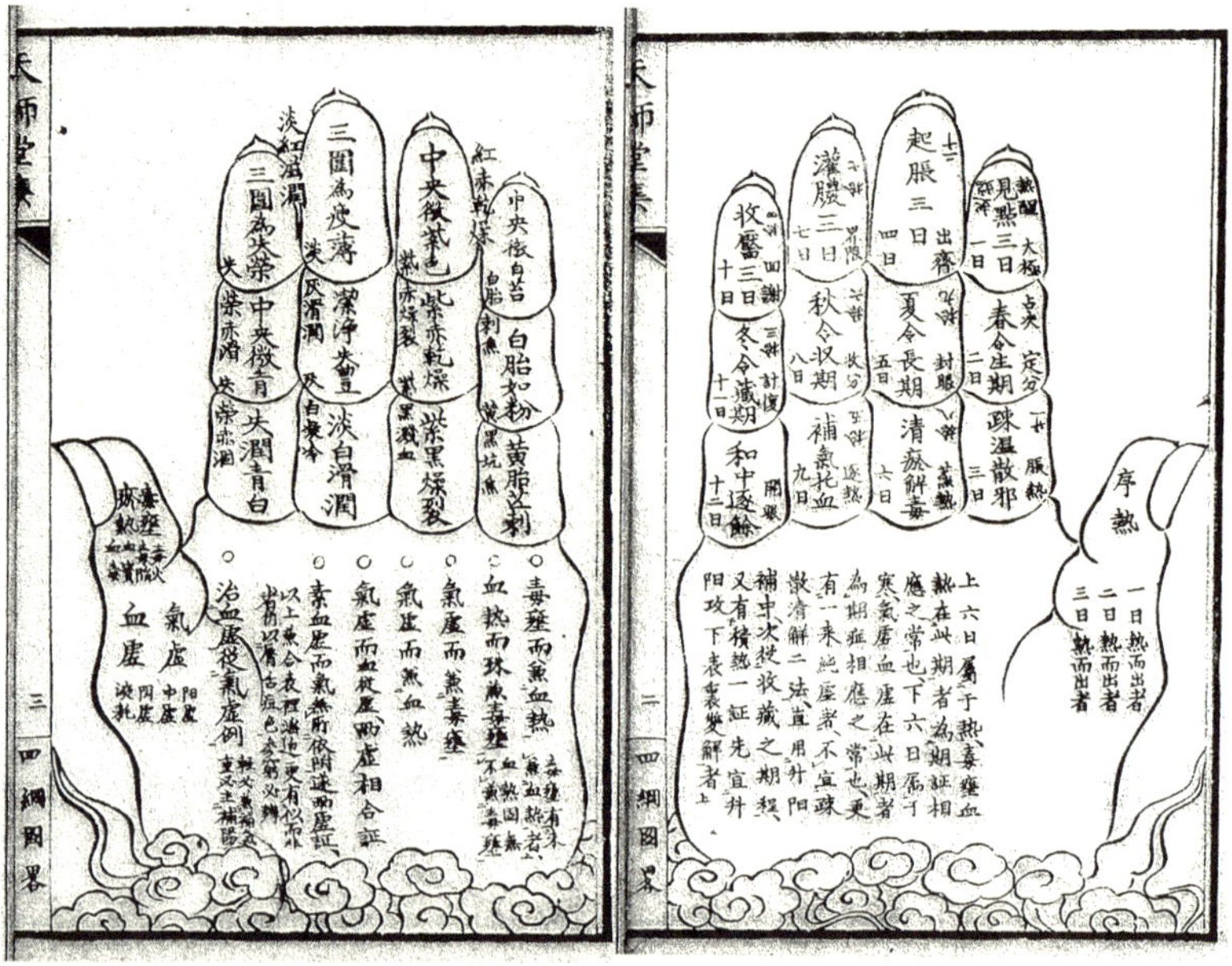

図表39　池田痘科秘伝の「四期」・「四程」・「四証」・「四治」[376]

最後に、『舌鑑』をはじめとする種々の秘書・秘伝の類の伝承である。初代瑞仙錦橋は、戴曼公由来の秘伝や唇舌図を、口授でなければ伝わらないとして、公刊しないままに遺した（初代瑞仙錦橋の存命中より、書《しょ》肆《し》のなかには、櫃中《ひっちゅう》秘蔵の『唇舌図訣』等を盗み、彩色したうえで密売し貪利をむさぼる輩がいたようである）[375]。家学を継いだ京水や二代目瑞仙霧渓もまた、初学者むけの教本類や家伝の処方集成は広く開板する一方で、秘書・秘伝は門人らに写本ないしは自家版で伝えていったようである（図表39）。

この事業にかんする京水の著書としては、『錦橋先生口訣（一名痘疹筆海記）』一巻（成立年不詳）[377]、『天師堂方選　痘疹』二巻（一八二〇（文政三）年）[378]や、『天師堂痘科方意解』一巻（一八二三（文政六）年）[379]、『天師堂方選附録痘科方意解続編』一巻（一八二四（文政七）年）[380]、『秘伝痘科唇舌前伝』四巻（一八三四（天保五）年）[381]、『秘伝痘科唇舌後伝』四巻（一八三四（天保五）年成立）[382]、『秘伝痘科唇舌奥伝』四巻（成立年不詳）[383]、『秘伝痘科四綱図略』一巻（成立年不詳）、『痘鑑』一巻（成立

年不詳)[384]などがある。また、二代目瑞仙霧渓には、『治痘要方』一巻（一八三五（天保六）年）[385]、『異痘輯説』二巻（一八四三（天保一四）年）[386]、『痘科輯説』一五巻（一八四八（嘉永元）年）[387]、『治痘要訣』一巻（一八五一（嘉永四）年刊）[388]等が伝わっている。

さて、こうした初代瑞仙錦橋やその後継者らの業績にくわえ、「池田痘科」が一八世紀末以降、およそ半世紀以上にわたって隆盛をみた事由として、第三に挙げられるのは、初代瑞仙錦橋やその後継者らが、明代や清代に大陸で成立した痘科書を渉猟し、結果的に、日本における痘科の学説を刷新したことである。痘科書のなかでも、池田家一統が『痘科鍵』を重視し講究したことは、すでにみたとおりである。しかし、着目すべきは、その事由である。池田痘科にとって、『痘科鍵』で論じられる内容は、ただ実際の療治に有用というだけではなかった。同時代の旧態依然とした痘瘡の診断方法や処方を刷新する可能性が見てとれたのである。

二代目瑞仙霧渓は、初代瑞仙錦橋の遺著『痘科鍵刪正』を補注のうえ開板するにあたり、自序をこう切りだしている。

> 治痘に二弊有り。古医方と称するは、虚実を弁ぜず、用薬葛根湯・紫圓の二方を外れず。実は倖《さいは》ひ功を奏せども、虚は忽《たちま》ち死亡するに至る。偏癖残忍、豺狼《さいろう》の如し。後世方と称するは、寒熱を分たず、主方内托散・参帰鹿茸湯の両端を離れず。寒は間《ま》ま愈ゆるを得れども、熱は却て毒勢を助く。不学盲昧、孩童の如し。〔中略〕
> 蓋《けだし》、此病〔痘瘡をさす〕我邦に伝わること既に一千余年なれど、理治発明の者、未だ之有らず。先考錦橋先生出るに当り、戴氏伝法を敷演し、始て太極を立つ。又、元日元時を定め、之を参するに三神五神、四節八証、及び唇舌秘鑑、面部図説を以てす。其虚実を分かち生死を決するや、皮膜を開き臓腑を視るが如し。是乃ち古人の未だ発明せざる所なり。今世医《せいい》を見るに、猶ほ五里霧中に在り。暗投妄施、治病を天幸に任せ、専ら諂諛《てんゆ》に務め、

文学を睥棄《へいき》し、貪理を恣《ほしいまま》にして慈愛を忘る。其弊必ず人を夭扎するに至れば、則ち之を童癡《どうち》・豺虐《さいぎゃく》と謂ふ、亦た可ならずや。(389)

ここで二代目瑞仙霧渓は、のっけから、古医方《こいほう》も後世方《ごせいほう》も、治痘においては弊害しかないと断言する。いわく、まず古医方は、病勢の虚実を弁別せず、なんにでも葛根湯や紫圓をもちいる。そのため、実証には奏功するであろうが、虚証であった場合は死亡してしまう。山犬や狼のごとき残忍さ（「豺虐」）である。いっぽうの後世方は、証の寒熱を弁別することなく、内托散や参帰鹿茸《ろくじょう》湯を重用する。これにより、寒証の者は治癒することがあるが、熱証の者にはかえって毒勢が増すため危険な状態に陥らせることとなる。まるで児輩のごとき愚鈍さ（「童癡」）である。(390)

二代目瑞仙霧渓はつづける。錦橋先生が戴曼公の秘伝を携えて現れてより、治痘術伝来から千年余を経たわが国においても、ようやく理知的に治痘を考究する途が闢《ひら》かれた。先生の治痘術では証を判別するのに、まずは癘気《れいき》に触れて体内に毒のおこった日時を算定し、そこから唇舌秘鑑や面部図説を参照しつつ、三神五神・四節八証といった項目にそって弁別をすすめてゆく。これにならえば、証の虚実や生死の帰趨は、皮膜を開いて臓腑を見るがごとくに、確然として了解しうる。前人未発の治術なのである。たいして、いま一般的におこなわれている痘瘡の治療には、理がない。医者らはいたずらに投薬や施術をくりだし、転帰は「天幸」に委ねて、患家にこびへつらうばかりである。学問をおろそかにして顧みず、欲に走って慈愛の心を忘れている。後世方の「童癡」と古医方の「豺虐」は、かくて人を夭折させていると言っても過言ではないと、痛烈である。

ここで二代目瑞仙霧渓は、『痘科鍵』に通じた初代瑞仙錦橋の事績の意義にならべ、同時に、現世における古医方・後世方の弊を説いたのだった。

では、その古医方や後世方に比して、緻密で明快だという池田痘科の所説とは、いかなるものであったか。以下につづく二項では、それぞれ初代瑞仙錦橋が世俗および門弟らにむけて著したとされる『痘疹戒草』と『新刊痘科弁要』の概略を追い、近世後期の既出の論考群との比較に供することとしよう。

池田痘科の所説と治痘術

(一)『痘疹戒草』――池田痘科の最初の出版物

まずは、初代瑞仙錦橋の原著にして池田痘科では最初の刊行物となった『痘疹戒草』三巻(一八〇六(文化三)年刊)である。刊行後に、何度か版をかさねているが[391]、いずれの版でも本文に異同はなく、全二六章から成る(図表40)。第一章「総論」によれば、刊行の目的は、「世俗《せぞく》あやまり来《きた》る事《こと》など糺《たた》し、痘中介抱《ほうさうかいほう》の法《しやう》・四時房内《しじねや》の差別《しやへつ》・食物禁好《くひものよしあし》の弁《わきまへ》・禁忌調護《いみことかいほう》の法幷《しやうならひ》に痘神《ほうさうかみ》を祭《まつ》る由縁《ゆゑん》・痘後酒湯《とうごさかゆ》の法等《ほうなど》を微細《こまやか》に和解《わげ》してしるす事[392]」にあった。したがって、体裁としては、患者の看病にあたる世俗の「媼嬶《うばかか》」にむけ国字で書かれた手引書のかたちをとるが、それは他方で、「医家の旧弊」ならびに「俗習の紕繆《ひびゆう》[393]」を糾弾する、池田痘科の立場表明の書でもあった。

全二六章のうち、巻上には一六章が当てられ、医学的な観点から痘瘡の療治の要綱が説明されている。「総論」・「十戒」・「痘源の説」・「時気の説」・「痘中按摩を忌説」・「痘中脉を診さる説」・「痘出て死症なしの説」・「種痘の説」・「預め痘を防の説」・「大人出痘の説」・「婦人出痘の説」・「孕婦出痘の説」・「巴豆丸薬を禁る説」・「一角を用る説」・「柳の虫を用る説」・「廣東人参の説」である。痘瘡にかんする自説を展開したあと、他の学統や流儀のおこなう療治・処方や施術の非を一つ一つ糺《ただ》してゆく。

つづく巻中は八章から成り、具体的な看護の方法や病室内の調度が説かれるとともに、痘瘡をめぐる古来の習俗の是非が論じられる。「痘神を祭の説」・「祭事の説」・「穢気不浄を避る説」・「四時房内の差別」・「痘中調護の法」・「酒

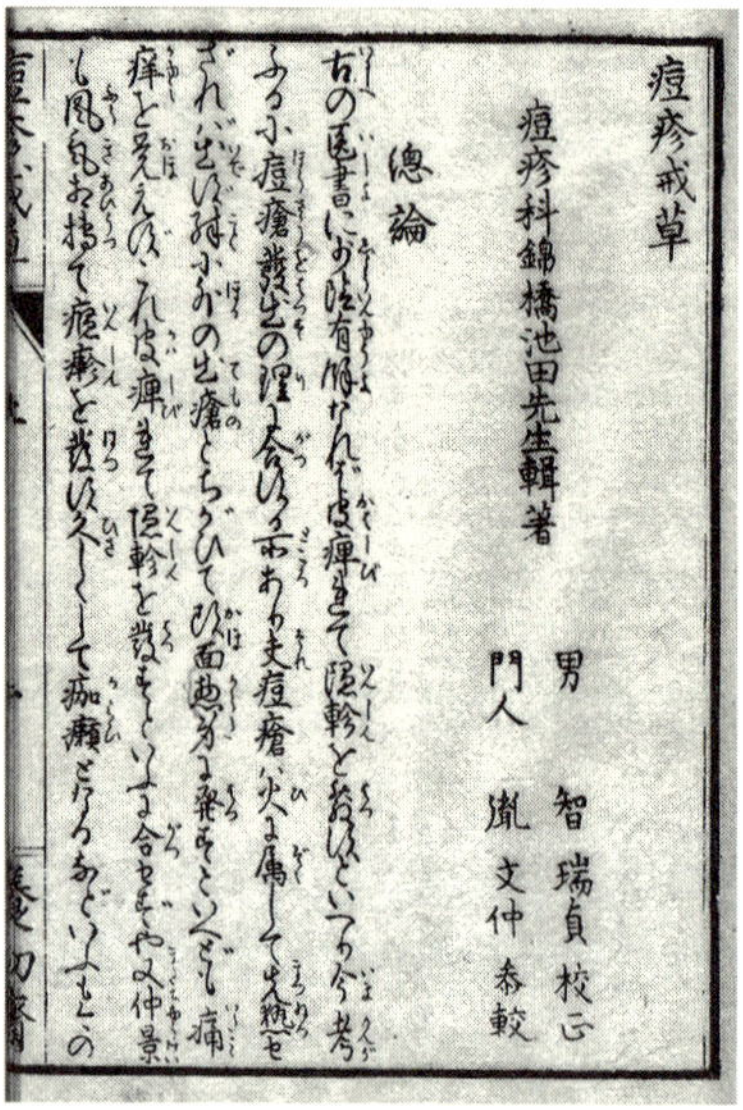
痘疹戒草
痘疹科錦橋池田先生輯著
總論

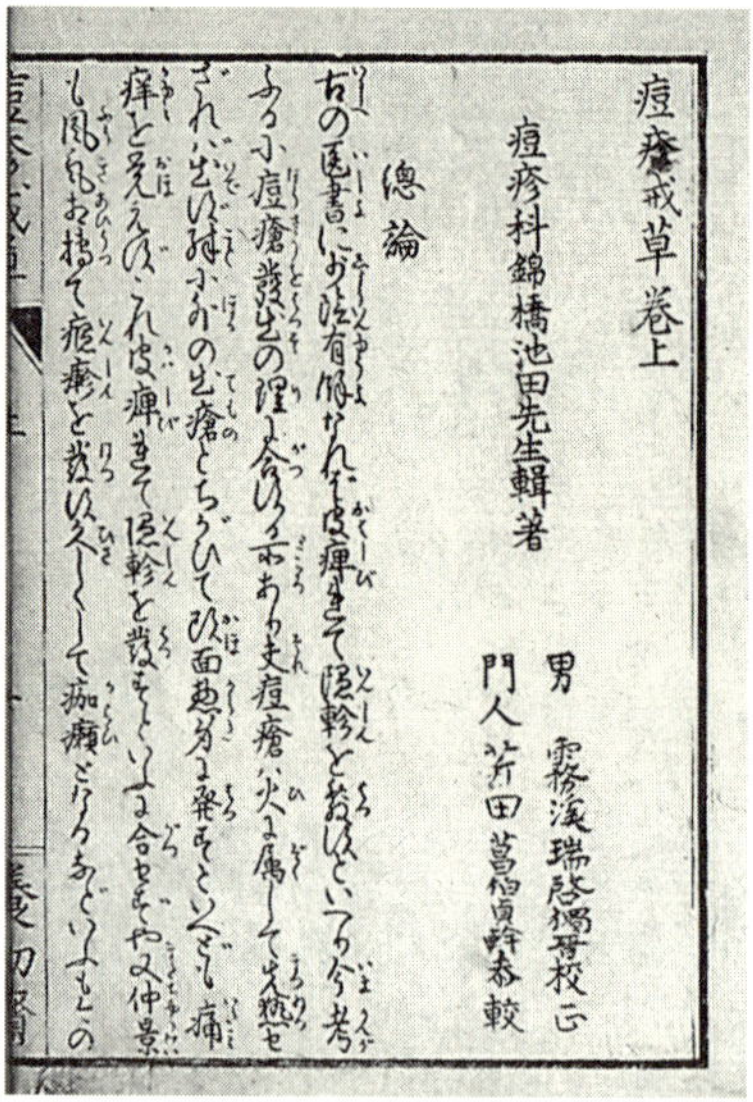
痘瘡戒草巻上
痘疹科錦橋池田先生輯著
總論

図表 40　二種の『痘疹戒草』[394]
——1806（文化 3）年版（左）と 1820（文政 3）年版（右）

湯の説」・「酒湯の仕法」・「世俗通用酒湯の方」である。

巻下では、「痘中痘後好物一百二十余品」と「痘中痘後禁物一百二十余品」の二章に分けて、病中・病余の期間に口にしてよい食材とさけるべき食材がそれぞれ一二〇種ほど羅列され、その好禁の事由が解説されている。

ここで巻下は措《お》くとして、初代瑞仙錦橋の所説が展開される巻上ならびに巻中は、それぞれ細かに検討される必要がある。まずは巻上である。断片的に書き足されて成ったのか、全体的に記述の重複や矛盾が散見されるが、その要諦は第二章「十戒」に集約されているようである。

順にみると、十戒の一は、「痘瘡《ほうさう》稀密軽《かろき》重《おもき》ともに風寒《かせ》・穢気《けかれ》・不浄《ふじやう》を忌《い》む事肝要《ことかんえう》なり」[395]というものである。風寒・穢気・不浄の気は、順証の痘瘡をたちまち逆証に変えてしまうからである。発熱の時期に感ずると、痘が出にくくなる。痘が出たあとに感ずると、痘が肥大せず膿をもたなくなる。膿をもったあとに感ずると、痘が乾枯して痒みを発する。膿のかせる収《しゆう》靨《よう》期に感ずると、痘がただれて膿汁がおさまらない。痂《かさぶた》の落ちる時期に感ずると、痘がまた膿をもったり驚風を発したりすることがある。したがって、患者のそばにいる者は、風寒・穢気・不浄の気に十分に気をつけねばならないという。

十戒の二は、「痘瘡に望《のぞ》みて妙薬《めうやく》・奇方《きはう》といふとも妄《みだ》りに用《もち》ゆへからず(396)」である。近ごろは医者も薬屋も病家もみな、「一角《うにかふる》」を「痘瘡の妙薬《めうやく》」と重宝し、証の寒熱虚実を弁別することなくもちいるため、かえって症状が悪化する例がすくなからず起きている。みだりにもちいてはならないというのである。

この「一角《うにかうる》」については、よほど弊害があったとみえ、後段でも一章を設け、証を見きわめてもちいるよう戒めている（第一四章「一角を用る説」）。「一角《うにかうる》」は、「人魚骨《にんぎよこつ》」とおなじく阿蘭陀からの舶来品であるが、もとは「解毒《とくけし》によろし」と伝わったものであり、かつ（じつは「一角《うにかうる》」は角ではなく魚の牙であるが、いずれにせよ）その薬性は寒冷である。そのため、ことに寒冷の性でなければ解毒の効果も少ないばかりか、脾胃を破って元気を損じ肌肉を傷《そこな》わせることもあるというのだった(397)。

なお、この妙薬・奇方もみだりにもちいるなという第二戒は、このほか第七章「痘出て死症なしの説」・第九章「預め痘を防の説」・第一三章「巴豆丸薬を禁る説」・第一五章「柳の虫を用る説」・第一六章「廣東人参の説」でもくりかえし力説される。みずから験したところ、痘瘡の預防薬とされる「玄兎丹《げんとたん》、預防丹《よほうたん》、固本丹《こほんたん》、稀痘保嬰丹《きとうほうえいたん》、消毒《しようどく》稀痘丹《きとうたん》、消毒保嬰丹《しようどくほうえいたん》、龍鳳丹《りようほうたん》、兎血丸《とけつくわん》、兎紅丸《とこうくわん》、二血丸《にけつくわん》」には、いずれも効能はない（第九章）、近来、古方家が巴豆丸《はずぐわん》・紫圓《しえん》等の下剤を乱用しているが、あれは薬で人を殺しているに等しい（第一三章）、浪華・京都方面の俗医は、痘瘡に柳虫《やなぎのむし》をもちいるが効能は疑わしい（第一五章）、廣東人参はあらゆる血症を治すが、痘瘡は多くの場合、気が不足し血が余って発するためむやみにもちいてはならない（第一六章）と、言いふくめる。疱瘡という難治の病には、逆にそれだけ、種々雑多な口碑がはりついていたということであろう。

十戒の三は、「阿蘭陀《おらんだ》国より持来《もちきた》るサフラム・テリヤアカの二品《ふたしな》」(398)も、薬性をわきまえてもちいよというものである。これらを「痘瘡の妙薬《めうやく》」とのみ心得てもちいる者が多いが、それぞれには固有の薬性がある。前者は血行をよくしたり血を潤し補ったりする効能があるため、血熱・枯燥・血滞・血実等の症状によい。また、後者は寒涼・解毒の作用があるため、熱毒の諸症状によいが、あやまって虚寒の症候にもちいると人を殺すので用心せねばならないという。

十戒の四は、「痘瘡には婦人経水《おんなつきやく》の穢《けかれ》と産婦《さんふ》の穢《けかれ》を大《おほ》ひに忌《いむ》へし」(399)である。母や乳母などにこの穢れがある場合、穢れを避ける薬をもちいる必要があるというのである。同様に、つねに喪服に触れて衣服をあらためることのない丘《あ》尼《ま》・巫祝《みこ》・祢宜《かんなき》・山伏《やまふし》なども、線香・抹香・沈香の臭気が染みついていることもあり、(信じて祈念するのはよいが)病室に入れることを禁じている。

十戒の五は、「蒼朮《そうじゆつ》・沈香《しんこう》・抹香《まつこう》・艾葉《もくさ》・柊《ひいらぎ》・鳳尾《そてつ》・干鰯《ほしいはし》の類《るひ》」の「にほひ」(400)は、痘瘡によくないというものである。痘瘡が癒えるには、気血がめぐることが重要であるが、薫物《たきもの》のなかには、それを止めるものがある。たとえば、蒼朮は痘を乾かし、沈香は気を降《くだ》し、線香・抹香は人の元気を減らし、艾は血を渋くし、鰯は気血を滞らせる。土地の風俗ではあっても、避けなければならないという。

十戒の六は、「痘瘡は軽重《かろきおもき》稀密ともに始《はし》めより十二日の間襯衣《はたき》をとりかゆるを忌むべし」(401)である。もし大小便で汚れた場合でも、裾をからげて、べつの暖めておいた下着をあてるようにせよという。これは第一戒にあった風寒に侵されるのを恐れてのことのようである。

十戒の七は、「疱瘡《ほうさう》は陰病《いんひやう》とて静《しつか》なるをよしとして噪《さわか》しきを嫌《きら》ふ故《ゆゑ》に昼夜《よるひる》ともに安眠《よくねふ》りよく乳食《のみくひ》するを第一《たいいち》とす」(402)である。抱きかかえて歩きまわれば、患者が休まらないばかりか、痘が破れて膿が流れ出しり、風寒にあたってしまったりする。関連して、第一章「総論」では、「疱瘡《ほうさう》には物音《ものおと》静《しつか》なるをよしとして大音罵詈《おほこゑにしかり》・打話大笑《おほこゑにわらふこと》を忌《い》むべし」とし、患者の耳元で鈴《れい》や錫杖《しやくじやう》を振り法螺貝を吹き鳴らし大音声で祈禱する津々浦々の習俗を戒める記述もみえるが[403]、これらはひとしく、疱瘡は陰病[404]であるという見解にでていたようである。

十戒の八は、「疱瘡は外《ほか》の病《やま》ひとちがひ、すこしもあやまちあれは順《よき》も逆《あし》きに変《かは》る事掌《てのひら》をかへすかごとくなるものゆゑに、よくよく医者《いしや》を撰《えら》ひ任《まか》す」[405]のが肝要だということである。庸医は皮膚にあらわれた痘ばかりに気をとられ、症候の寒熱虚実を弁別しないまま、みだりに発散解毒の薬を用いるため、患者を害することがままある。そのため、患家は医者を選ばねばならないという。

十戒の九は、「痘瘡稠密《でものおほき》ものは五日六日よりして微熱《すこしくねつし》・微渇《すこしくかわき》・眼封《めとじ》・鼻合《はなふさがる》をよしとす」[406]である。これは、病家が医者の判断を仰がず、誤った手当てをしたり食餌をあたえたりすることへの戒めである。鼻がつまったのを無理に通そうとしたり、喉の渇きを訴える患者に甜瓜《てんか》（あまうり）・西瓜・梨・棗《なつめ》・蜜柑・葡萄《ぶどう》・ところてん・冷素麺《ひやそうめん》・冷水などを与えることなどが、具体的に禁じられている。

十戒の最後は、「疫癘痘《えきれいとう》とてわろき所《ところ》よりうつりたる疱瘡《ほうさう》の一種」[407]があるため、気をつけなければならないというものである。野山や深谷・水沢・古い墓の周囲には、非常の気がただよっており、疱瘡にかかったことのない小児がそれをうけると、「山嵐《さんらん》の瘴気《しょうき》」に侵され三日のうちに「疫癘痘」という凶逆な痘を発してしまう。そのため、疱瘡を済まさぬ小児を、歩みなれない非常の場所に連れて行かないよう警告するのである（ここで池田痘科が、ある特定の土地が「非常の気」や「瘴気」を発して人を病ませることがあるといい、かつその現象を「うつる」と表現している点は、同時代の橋本伯寿『断毒論』（一八一一（文化八）年刊）と比較せずとも興味深い）。

以上の第二章「十戒」につづき、『痘疹戒草』巻上では、一四章にわたって補足的な説明がくわえられる（このうち、第七章「痘出て死症なしの説」・第九章「預め痘を防の説」・第一三章「巴豆丸薬を禁る説」・第一四章「一角を用る説」・第一五章「柳の虫を用る説」・第一六章「廣東人参の説」は、前述のとおり、第二章「十戒」の補足である）。

第三章「痘源の説」・第四章「時気の説」で説かれるのは、痘瘡の病因とその発症の機序である。ただし、いくつかの学説に言及しはするものの、池田痘科は、病因や発症の機序の究明には重きをおかず、ただ「先天の毒」（男女交媾の時に身体が調和していない場合や、女性が月経中で「淫火の液」が濁っている、あるいは男性の「真元の精」が清くない場合に、胎に宿ってしまう毒）と「後天の気」（母が飲食や情欲をほしいままにした場合に、胎がうける毒）があるところに、天をめぐる時気の不正を感受すると、それら三つの毒（先天の毒・後天の気・不正な時気）が融合して痘瘡を発するという説が穏当だとのべるにとどまっている。

第五章「痘中按摩を忌説」・第六章「痘中脉を診さる説」・第八章「種痘の説」では、他の学統や流儀のおこなう療治や施術の非が説かれる。按摩は医者や病家に疱瘡によいものと信じられているが、按摩をすると皮肉のあいだに一様に血があつまり痘が稠密に発するためおこなってはならない（第五章）、病源をさぐる脈診も、こと痘瘡にかぎっては、瘡に邪魔され隔靴搔痒となるため正確ではない、脈診にもとづき療治を施すと人命を害しかねない（第六章）、と言い切る。そして、脈診に代わり、自家の診断術を推す。「余《わ》か家《いへ》の術《しゆつ》にては、唇《くちびる》舌《した》と形色《かたちいろ》とを第《だい》一として其日期《そのにつき》を推《おし》、内外《うちそと》の症《やまひ》を詳《つまひ》らかにして治術《りやうぢ》の縄則《のり》とす」(408)。治痘を旨とし、精微な診察術と診断体系を誇る池田痘科にとって、ただの一つであっても人命を損ないかねない種痘の術は、むろん、断じて慎むべき行為であった（第八章）（本書二二二―二二三頁参照）。

のこる第一〇章「大人出痘の説」・第一一章「婦人出痘の説」・第一二章「孕婦出痘の説」では、それぞれ、大人になって痘瘡に罹患した場合、痘瘡罹患中に月経が来た場合、妊婦が痘瘡に罹患した場合の症状と禁忌が説明される。小児より症例は少ないものの、大人や妊婦が疱瘡をわずらうこともあったのだろう。一般に、大人は皮膚が厚いうえに、心気を労し酒肉・淫欲をほしいままに過ごすため、心腎が虚耗している。それゆえ、痘瘡に罹患すると、毒が体表に漏れず症状が小児よりも重くなるのだと解説したうえで、対処法がしめされている。

つぎに、『痘疹戒草』の巻中である。巻上がおもに医学的観点から治痘の指針がのべられていたのにたいし、巻中は具体的に患家がなすべき事柄が、病床のしつらえから罹患中の手当のしかた、罹患後の酒湯の儀礼まで、詳細に説明される。

まずは、患者がでた場合の、病室の調え方である。これには、第一七章「痘神を祭の説」・第一八章「祭事の説」・第一九章「穢気不浄を避る説」・第二〇章「四時房内の差別」の四章が充てられている。ここで池田痘科は、「痘《ほうさう》神《かみ》」の有無はさておき、神が在《いま》すとなれば患家は清浄をこころがけ、患者が穢気不浄を蒙ることもなくなるという事由から、疱瘡神の祭祀を推奨している（種痘や避痘を旨とする医説が、疱瘡神の祭事を無意味ないしは有害としていたのとは対照的である）（第一七章）。そして、注連縄の色や張る場所、神棚への供え物・飾り物など、祭事の手続きを細かにのべる（第一八章）。また、患者のまわりに穢気不浄を寄せつけないための戒めを、「狐臭《わきが》ある人、痘者房内《ほうさうにんのねや》へ入事《いること》なかれ」・「痘者房内にて淫事《いんじ》なす事《こと》なかれ、淫液《いんえき》の臭《にほひ》を忌《いむ》」など、全一九条(409)にわたり列挙する（第一九章）。

ひとたび痘瘡に罹患していることが判明すれば、病室をしつらえることになるが、これには患家の貴賤や季節により差別があるという。基本的には、東南に向いた部屋を掃除して雨戸・障子を閉《た》てきり、病室への入口には紅い幣《ぬさ》をたらした注連縄を張る。室内は暗くして昼夜灯火をともし、穢気を避けるために荊芥《けいがい》・茵蔯《いんちん》を薫《た》く。冬や春先の寒い時期には風寒をふせぐため、緞帳《どんちょう》などを垂らし、必要に応じて炬燵《こたつ》や火鉢を用いる。布団は二重、三重に敷く。夏でも、風のとおる場所に連れて行ったり、団扇などで風を送ったりしてはならない等々、説諭は細部にまでおよぶ（第二〇章）。

つづいて、患家のなすべき調護の内訳である。第二一章「痘中調護の法」には、「病家《ひやうか》とても症のあらまし吉凶《よしあし》をわきまへされはゆき届《とと》かぬ事あるへきか為《ため》(410)」と、痘瘡の段階ごとの症候が、約一三丁にわたって詳解される。池田痘科では、初期の発熱は何が原因であるか判別しがたいとして考察から外し、はじめて痘が皮膚に現れた日を起点として、三日ずつ順に「見点《けんてん》」・「起脹《やまあけ》」・「灌膿《はんうみ》」・「収靨《かせ》」・「落痂《ふたおち》」と括る（このうち、「見点」・「起脹」・「灌膿」・「収靨」を、とくに春夏秋冬に配して「四節」と呼ぶ)。痘瘡は、この一五日を定期とする病であり、それぞれの期間に固有の症候があることを、看病にあたる者も知っておく必要があるというわけである。

各期の症候は、池田痘科の擁する症候の一覧に準拠して記述されたとみえ、発熱の有無、飲食・睡眠・大小便の様子、痘の状態や痒みの有無など、定まった弁別項目に沿って適宜説明がくわえられている。そして、どのような項目に該当すると、医者に委ねて療治をうけたり薬を服したりしなければならないか、細かな指示がしめされる。たとえば、「灌膿」期の説明であれば、「灌膿《ほんうみ》の期《き》にて微《すこ》し熱《ねつ》ありて微《すこ》し渇《かわ》くは痘の常《つね》なり。庸医《へたいしや》、実熱《しつねつ》とこころえ療治《りやうぢ》ちかひして、人《ひと》を殺《ころ》す事《こと》おほし。向後《このちのつつし》慎むへし。傍人《そはひと》、よろしく其渇《そのかわ》くにしたかひて、薬《くす》りと粥《かゆ》のうは湯《ゆ》をかはりかはりにあたふへし。必《かなら》す渇《かわ》きと熱《ねつ》とを患《あんす》る事《こと》なかれ。／七八九日にして気血充実《きけつつよき》ものは、痘《とう》悉《ことごと》く貫膿《うみもち》て、面十分《かほしうふん》に腫《はれ》、目封《めとち》、鼻塞《はなふさか》るといへとも、元気《けんき》よく乳食《のみくひ》を能《よく》して静《しつか》に睡《ねむ》る事《こと》を好《この》む者《もの》大吉なり。されと貫膿《ほんうみ》のときは鼻の孔塞《あなふさか》るものゆゑ、小児《ことも》なと乳《ちち》をのみかぬるものなり。此《ここ》に於《おひ》て、小児乳房《ちふさ》をくはへて壱口吃《ひとくちすひ》ては一息《ひといき》つき、又《また》乳房をくはへて一口吃者《すうもの》は、痘の常《つね》にあるところなり。十分《ふん》に乳を吃《のみ》かぬるは鼻《はな》の孔《あな》の塞《ふさか》りし故《ゆゑ》と一図《いちづ》に思《おも》ひて、俗家《ぞくか》なとややもすれは鼻《はな》の孔《あな》を通《ひらき》たかる者《もの》なり。必《かなら》すしも左様《さいよう》の事《こと》なすへからず。」(411)云々という説諭が延々とつづく。俗家向けの手引書のため、池田痘科の診察・診断・処方の体系やその妥当性は明かされないまま、すぐさま実行可能な対症的な調護法が羅列される。

巻末の第二二章「酒湯の説」・第二三章「酒湯の仕法」・第二四章「世俗通用酒湯の方」では、「収靨」期の終わりに催される「酒湯《さかゆ／ささゆ》」の儀礼につき、解説がくわえられる。世俗では、酒湯は一律、一二日目におこなうものとされているが、その期日は痘の軽重疎密によって前後する。むしろ、不順の症であれば、酒湯により症状が悪化するため、日を延ばさなければならないという(第二二章)。痘に痂ができて膿もかわき、表裏の症状も落ち着いて食事にも睡眠にも問題がなければ、天気時候のよいときをみはからって酒湯をする。熱湯一升五合に上質な酒を一合ほどを混ぜ、そこへ紅染めの手ぬぐいを浸してよく絞る。そして、額からまぶた・頬・顎までを、その手ぬぐいで一通り、湯気で蒸すのである。それが終わると、一時ばかり寝床で眠らせ、その間に寝汗をぬぐうと余毒がのぞかれる（一番湯）。一日おいて、つぎには頭の上から額・耳・首・うなじ・胸・両手の指先まで、二度にわたって手ぬぐいで蒸す。そして、おなじく眠らせて寝汗をとる（二番湯）。また一日おいて、今度は頭や顔から全身、両手・腹・背・腰・尻・太もも・ふくらはぎ・膝・足の裏まで、二回どおり手ぬぐいで蒸す。その後、眠らせて汗をぬぐい、余毒を取りさるのである（三番湯）。もしこの段階でも、余毒をのぞききれていない場合は、さらに一日おきに酒湯をくりかえす。痘瘡は全快したように見えても、のちのち風寒に感じてひきつけを起こしたり飲食がすすまず壊症を発したりと、油断がならない。七五日間は禁忌を慎まねばならないといましめる（第二三章）。そして、最後に、世俗で通例おこなわれている酒湯の方法とその由来[412]が紹介されるのであった（第二四章）。

以上、総じて、『痘疹戒草』は手引書とはいえ、非常に饒舌《じょうぜつ》で、疱瘡の看護をする必要が生じたときに、その必要な箇所のみを参照できる種類の手引書ではなかった。むしろ、平生より座右におき、突発する疱瘡にたいして心構えをするのに供されるべき手引書であった。池田痘科が最初の刊行物を、そうした種類の書物として世に出したことは、本書の第一章で考察した同時代の疱瘡への対処法を想起すれば、得心がゆこう。池田痘科は、他の医学の流儀と医説の正しさを競いあうと同時に、なにより習俗（あるいはそれと融和し一部習俗と化している宗教的行為）と対峙しなければならなかった。自説に照らして、許容できるところは習俗に寄り添い、改めるべきところは諄々とその非を説きふくめるよりほかなかったのである。

（二）『新刊痘科弁要』——痘毒との格闘

たいして、『新刊痘科弁要』一〇巻（一八一一（文化八）年刊）は、初代瑞仙錦橋が晩年に、門人らにむけて書きのこした治痘の指南書である。第一巻巻頭の凡例によれば、同書は、初代瑞仙錦橋が二〇歳の頃に痘疹科を志して以来、安芸や浪華・京師で数千人を治療しながら究めた治痘術を、後世に伝えるべく著したものという。医生が対象であるため、全巻が漢文で著され、内容も、診察・診断・処方の際の要諦に特化されている。

全一〇巻の構成としては、はじめに痘瘡の診察にかんする理論と診断の際の要点を概説したのち（第一巻）、八種に大別される症状とその治療例を順に挙げる（第二巻）。つづいて、痘瘡の経る六つの段階（「発熱」・「見点」・「起脹」・「灌膿」・「収靨」・「結痂」）の概略および各段階において処方すべき薬を、四巻にわたって詳述する（第三巻から第六巻）。そして、べっして注意が必要となる女性の痘瘡や妊婦の痘瘡、痘瘡に類する疾病である麻疹の症状と処方（第七巻）、および痘瘡罹患中に回虫症を併発した場合の症状や治法（第八巻）を補足的に説明する。附録の二巻には、初代瑞仙錦橋の門人一九三名の氏名をしるした「升堂門生録」と一一例の異症の医案（治療過程の記録）（第九巻）のほか、痘瘡の諸症状に処方される薬方計一七三方（第一〇巻）が収められている。

同書の主眼は、世俗に家学の正当性をうったえることではなく、門下に家伝の治痘術を授けることにあった。そのため、習俗への批判的な文言は、『痘疹戒草』に比してすくないが、池田痘科と他の医説・医流との差異は処々で言明されている（本文中には、池田痘科の独自性として、診察に脈診をもちいないこと、一角のような人命を害しかねない薬剤を用いず丁寧な投薬をおこなうこと、痘瘡の病因は穿鑿《せんさく》せず、ただ体に現れた症候をもって療治の方針をたてることなどが挙げられる）。

では、その池田痘科の治痘術とは、どのようなものであったか。その要点を簡潔に言えば、時気にさらされ発した毒の状態を面部からいちはやく察し、悪い転帰をとらぬよう、症候に応じてその毒を制御することにあった。患者の状態を、「四節」（痘瘡の四つの段階、すなわち「見苗」・「起脹」・「灌漿」・「収靨」）と「八証」（痘瘡の八種の病像、すなわち「毒壅《どくよう》」・「血熱」・「気虚」・「血虚」・「表実」・「表虚」・「裏実」・「裏虚」）にしたがって体系的に分類し、こまかく処方の内容と時機を変えてゆくのである。同書の紙数の大半が、この「四節八証」ごとの薬剤の処方に費やされているのは、こうした事由による。

『新刊痘科弁要』巻一によれば、数日間の発熱ののちにあらわれる痘を診察するにあたり、もっとも重視された身体部位は、唇舌と顔面とであった。痘瘡の毒は陽毒であり、すべての陽は面部にあつまるため、唇舌や顔面は、痘瘡がその時点で「順」（良性）・「険」（難治性）・「逆」（悪性）のいずれの証であるかを見きわめるに最適な部位とみなされたのである。内臓の状態を反映する唇舌をとおして体内の状態をうかがい（舌診）、顔面の痘の形や色から体表の状態を判断する（望診）というわけである。

ただし、唇舌から診断をつける舌診は、池田痘科の奥義であり、「八舌八唇」[413]という高度に専門的な診断術もあったが、初代瑞仙錦橋の代には門下にのみ口授された[414]。それゆえ、『新刊痘科弁要』には、顔面への痘の出方から診断をつける望診の方法のみが収録される。

顔面を診る際、最初に着目すべきは、諸陽が会する眉間の下の「印堂」（「命宮」とも）であった。まずはここに出る痘の疎密により、症状が以後、順・険・逆のいずれになるかを予見する。そののち、顔面を帯状に三つ、「上停」（目より上の部分）・「中停」（目から鼻にかけての中央部分）、「下停」（鼻より下の部分）と「三停」に分け、上停に赤みがさし明潤であれば順、中停や下停にくすみがなく艶やかで潤いがあれば順、ないしは痘が上停から現れるのは逆、中停から現れるのは険、下停から現れるのは順、と見立ててゆくのである（図表41右）。

顔面はさらに細かく六〇の部位に分けられ、それぞれに、五臓六腑の様態やその気血の虚実が配当されていた（図表41左）。この六〇部位のどこに、どのような形や色（紅・白・紫・黒）、状態（乾枯か明潤か）で発痘しているかをみて、気血の虚実や、身体の内部でうごめく痘瘡の毒のさまを捕捉する（痘瘡の毒は、「灌漿」期までの六日間、腎・心・脾・肝・肺の五臓のあいだを伝送されているものと考えられた[415]）。

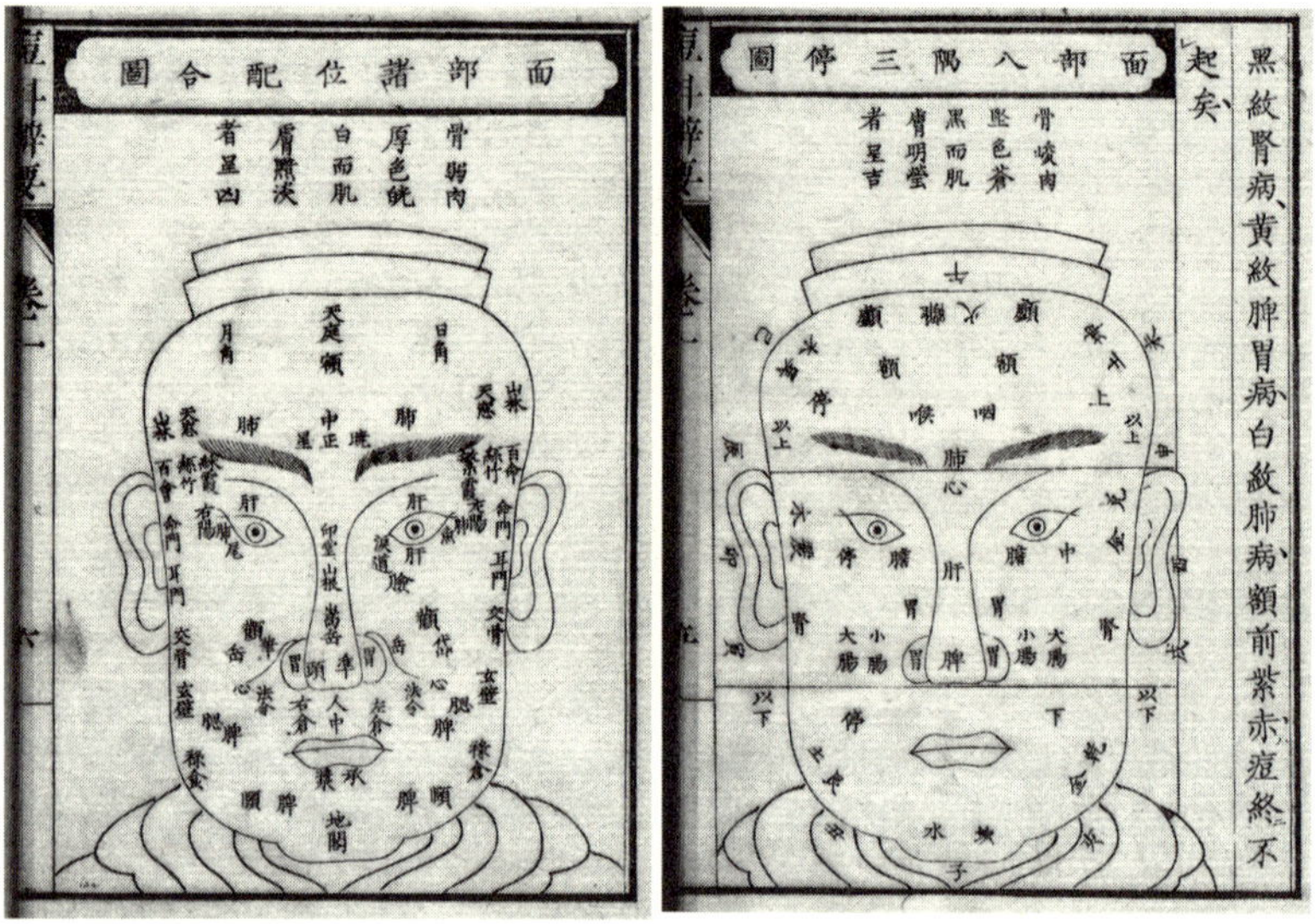

図表 41　顔面から読む病像——「面部六十位図」(左) と「面部八隅三停図」(右)(416)

たとえば、発熱ののち、痘が頤《おとがい》から出れば順証、頬からなら険証、額からなら逆証となる。下瞼《したまぶた》は心部に属しており、ここに痘が四つ罰点の形に出れば、全身には桃の花のように紅《あか》く潤った痘がかならず生ずるため、予後は良好である。顴《ほおぼね》は心経に属し、ここに出た痘が、通例の七・八日目よりも早く灌漿するようなら、痘瘡で死亡することはない。「五岳」(顔面のなかで堆《うず》高くなった五つの部位、すなわち額・両顴・鼻・地閣)に発した痘が石榴《ざくろ》の花のように紅潤であれば、手足の痘もまた順美である。顴骨から上に出た痘がみな漿液に満ちて張りがあれば、たとえ全身の痘が逆証で膿をもたないようであっても問題ない。舌の上面や下面に「捲簾《けんれん》」という黒い疔《できもの》が生ずることあるが、これは邪熱によって心経にある狂猛な毒が発したものであるため、生ずれば必ず患者は死ぬ、といった具合である(417)。

巻一の前半で詳解されたのは、こうした、顔面の各部位につき、痘の状態と体内での毒の動きとを有機的に連関させ予断をつける診断術であった(図表42)。初代瑞仙錦橋はいう。「一点血を現する時に当り、五臓六腑の部分を明究し、其部の気血の盈虧《えいき》(満ち欠け)の微を推察し、其痘色紅白紫黒乾枯明潤の状を詳弁し、面上六十位に配合して、以て内証平不平を考えて、以て脈を切せず、之に加るに、唇舌の転色を精験すれば、則ち治痘要機、此《ここ》に在らずして何《いづく》にか在らんや」[418]。最初の見点の時点で、顔面および唇舌から精確に証を読むことは、池田痘科にとって、まさに治痘の枢要だったのである。

図表42　気血の盈虧《えいき》と症候[419]

	気血が旺盛な場合	気血が衰弱している場合
熱蒸	和緩・安静	寒熱・煩躁
色（皮膚の色調）	紅活・微紅・光彩	惨黯《さんあん》・紅赤・黒滞
苗（痘と放苗）	淡紅・円浄・高聳《こうそよう》・稀疎	赤紫・破砕・陥伏・稠密
皮	厚実・緻密	虚薄・滲漏《しんろう》
根	粗緊・明潤	細散・暗淡
膿	渾濁《こんだく》・飽満・黄黒	清淡・乾空・光洞
痂	厚突・紫潤	薄塌《はくとう》・焦黒
瘢（痘痕）	桃紅・光沢	粉白・赤紫

　とはいえ、唇舌や顔面、全身の体表に細かに反映される痘瘡の症候も、それらを総合すると、数十種の証へと集約された。それが、「四節八証」である。巻一の後半によれば、「八証」、すなわち「毒壅《どくよう》」・「血熱」・「気虚」・「血虚」・「表実」・「表虚」・「裏実」・「裏虚」という八種の痘瘡の病像は、「元気」・「気」・「血」・「毒」の四つの変数（四項）によって規定される。「元気」は生命の根本となる先天的な気であり、「気」・「血」の盛衰を決する。無形の「気」は体内の「毒」を駆逐しようとし、有形の「血」がじっさいに「毒」を運載する。したがって、「元気」が体内に充溢し「気」・「血」が旺盛であれば、「毒」は制され順証をたどる。逆に、「元気」が十分でなく「気」・「血」が偏ったり衰弱したりすれば、「毒」の勢力に敗れ険・逆の証となる。

　したがって、「八証」を概説するに、「毒壅」は痘毒が内にとどまり火が放散されない状態、「血熱」は気が制御できないほど熱毒がさかんな状態、「気虚」は元気が虚弱なため皮膚まで毒を送れない状態、「血虚」は血が不足した状態、「表実」は体表が塞がれて痘毒が皮膚に発出されない状態、「表虚」は体表から気が漏れ痘毒が皮膚に引きだされない状態、「裏虚」は脾・胃が弱り元気が衰えているため気・血ともに不足した状態、「裏実」は火や毒が内にくすぶり狂猛な毒が肌肉をふさぎつづける状態ということとなる。これら「八証」を、前出の「四節」（「見苗」・「起脹」・「灌漿」・「収靨」という痘瘡の四つの段階）とかけあわせ、身中の痘毒の様態を察知して、くりだすべき処方を導出するのである。

『新刊痘科弁要』では、巻二で「四節八証」の基本的な概念が解説されたのち、巻三から巻六にかけて、各時期の証ごとの療治法と治療例とが詳述される。その内容を、各巻の章立てで代替させると、以下のようであった。

巻二、「弁四節八証」・「弁毒壅痘症」・「弁血熱痘症」・「弁気虚痘症」・「弁血虚痘症」・「弁表実痘症」・「弁表虚痘症」・「弁裏虚痘症」・「弁裏実痘症」・「弁順痘不服薬」・「弁熱毒壅遏肌肉痘不発透治例」・「弁表虚気虚血虚内虚治例」・「弁火極治例」・「弁雖利而可下治例」・「弁熱毒已解相継用温補治例」・「弁虚実不切脉診内外之症」・「弁痘経用薬調養法七条」・「弁用毒薬攻毒」・「弁廣東人参」・「弁清涼温補之衷」。

巻三、「弁発熱三日順険逆証」・「弁見点三日順険逆証」「弁起脹三日順険逆証」・「弁灌膿三日順険逆証」「弁収靨三日順険逆証」・「弁落痂三日順険逆証」。

巻四、「弁発熱三日附戯猴出痘」・「発熱三日用方」・「弁見苗三日」・「弁虚痘治例附可吐一治例」・「弁見苗三日清火治例附痘内夾疹一治例」・「見苗三日虚症用方」・「清火用方」・「清補用方」。

巻五、「弁起脹三日」・「弁起脹三日治例附経大病気血未復忽然患痘一治験」・「弁起脹三日清火治例附火極一治験」・「弁清補治例」・「起脹三日虚痘用方」・「起脹三日清火用方」・「清補用方」・「弁灌漿三日」・「弁灌漿三日虚痘治例附峻補一治験」・「弁灌漿三日清火治例附首尾用清涼一治験」・「弁灌漿清補治例」・「灌漿三日用方」・「灌漿清火用方」。

巻六、「弁収靨三日」・「弁収靨三日虚痘治例附痘中見蛔一治験」・「弁収靨清火治例附痘毒不混他病一治験」・「収靨結痂用方」。

なお、処方として『新刊痘科弁要』で積極的に推奨されたのは、体内を温めまた体内に欠乏しているものを補う、温補の薬剤であった。刻々と変化する症状にあわせて対症的に処方するのではなく、痘毒の所業により損傷された諸

図表43　『新刊痘科弁要』巻九に載る「異証治験十一条」

	罹患年時	患者	症状	転帰
医案一	1786（天明6）冬	5歳女	試痘	19日目に全快
医案二	1788（天明8）春	25歳男	鼻口両陰失血凶証	7日目に死亡
医案三	1798（寛政10）冬	14歳男	痘聚於咽喉	14日目過ぎに全快
医案四	1791（寛政3）春	16歳女	熱毒入血室発狂猛	100数日目に全快
医案五	1797（寛政9）	3歳男	嬌嫩	12日目過ぎに全快
医案六	1799（寛政11）春	8歳男	峻凉太過変為壊症	25日目に全快
医案七	1791（寛政3）春	10歳	血従痘頂走出	50数日目に全快
医案八	（記載なし）	4歳	瞖後結痘疔	40日目頃に全快
医案九	1789（寛政元）夏	18歳男	疫癘痘	30数日目に全快
医案十	1806（文化3）夏	9歳男	痘中見蛔乹嘔不止	19日目に全快
医案十一	（記載なし）	5歳女	舌上生黒痘凶証	9日目に死亡

臓器の回復をはかることを、最優先するのである。これは、後世方や古医方が、身体を冷やして発熱を抑える薬剤や体内の毒を排する薬剤を重用したのとは対照的であった。そのため、池田痘科には当時、温補に偏っているという批判が他の医流から寄せられることもあったようである。だが、『新刊痘科弁要』はそうした批判を、「四節八証」を弁えない医師の弁として退け、体を冷やしたり毒を排する名目で体内をいっそう傷つけたりすることの非を説いている。

さて、かくのごとく治痘の極意を開陳する『新刊痘科弁要』ではあったが、その池田痘科の治痘術も、けっして十全ではなかったようである。これについては、巻九に収載された「異証治験十一条」という医案（治療記録）がその例証となる（図表43）。そこには、患者の体内の痘毒と瑞仙の処方とによる丁々発止のせめぎあいが、一一例にわたり、息をのむような展開でくりひろげられ、けだし圧巻である。読む者は、それまで八巻にわたり記述されてきた痘毒を制する知と技能とを、ここで具体的になぞることとなる。池田痘科としても、自家の治痘術を供覧し、その卓越性を例示できる見せ場である（じっさい、医案には随所に、「他の医師が診断と処方を誤ったため症状が悪化した」、「さまざまな医師に見放された患者を、こういう診断と薬剤の処方により平癒させた」という記述が現れる）。

だが、その医案も、一一例中二例は患者が死亡する。かろうじて患者が死をまぬがれた事例においても、著者・瑞仙はその功を「人力」、すなわち自身にではなく、「天幸」に帰す[420]。つまり、治痘の極意を叙しきった大尾に、あえてまた患者の死にざまを描き、自家の治術の限界を宣言するのである。してみれば、『新刊痘科弁要』の末尾に「異証」群が附録されたのは、おそらく、他の流儀にむけてのことではなかった（たんに自家の優位をしめすことが目的であったならば、死亡例は伏せられていたはずである）。また、痘瘡療治の難しさを、ことさら説くためでもなかったろう。では、ここで初代瑞仙錦橋が、「異証」という自家の学理の限界を書きのこした目的は、何であったか。

この点をすこし掘りさげるため、少々長くはあるが、終局的に患者が死亡した医案の一つを見てみよう。第一一例の「記舌上生黒痘一凶証」（舌上に黒痘を生ずる一凶証を記す）である。昌平黌《しょうへいこう》の儒官で「寛政三博士」の一人と言われた柴野彦輔《ひこすけ》の、五歳になる孫娘が痘を発した事例である。

東都儒官、柴野彦輔、栗山《りつざん》先生と号す。其孫女年僅《わづ》か五歳、一夜身熱し、灼灼火の如し。次朝余（池田瑞仙をさす）を邀《むか》へ、往きて之を視れは、面色絳《こう》の如く、両耳双睛、並に朱を抹《は》くに似、神情昏憒、眠食寧《やす》からず。余栗山に曰く、「今春痘瘟《とうおん》傍隣に行《めぐ》る。孫娘、未だ明に痘症たらずと雖も、予備せざるべからず。請ふ、軽陽発散の剤を用て、其毛竅《けあな》を開て、以て之を試す、可や」と。乃ち加減升麻湯を以て之を与ふ。次朝之を候《うかが》ふに、満面痘象稠密、火熱壮盛、唇舌赤紫、舌上一黒痣を生す。仔細之を察《み》れは、証甚だ猛獗《まうけつ》なり。余乃ち辞して曰く、「諸書に謂ふ所、「舌上黒痣を生《しやうず》る者、必ず死す」と。此《この》痘是《これ》なり。請ふ、他医を求め之を議せんことを」と。栗山曰く、「諾。請ふ、先《ま》づ君を煩はさん」と。余已むを得ず、秘毒散を製し、油燕脂に和し、黒痘頂上に敷く。与《とも》に十神解毒湯を以て石膏・黄連・牛黄《ごおう》・辰砂《しんしや》末を加へ、而後《じご》退火回生丹、真珠末少し許《ばかり》を加へ、冷水に和し更に之を用ふ。其夜黒痘、忽然と消除す。三朝往きて之を診るに、舌上処を異にして復《ま》た一黒痣を生す。家族哀号し、愁容掬《すく》ふべし。主方前の如く、未だ幾《いくばく》ならずして除去す。栗山曰く、「再昨より衆医を招き、此因を議せしむに、一人として症を認むる者無し。唯だ危篤を告げ辞去す。我思ふに其《それ》凡医の手に夭せしむるよりは、寧《むし》ろ君を煩はせん」と。既に四朝に至り、痘足心に現れて、外瘡略《ほ》ぼ鬆《あら》く、二便快通、火熱稍《や》や退き、神気略ぼ亮となり、始て白粥一二口を吃す。栗山莞爾《かんじ》として矧《はぐき》を見す。余曰く、「此痘古人未だ嘗て其治方を言はず。幸に余が心得の方を以て、其梟痘《きょうとう》を除くを得。然りと雖も因循逶迤《いい》、漿期に至て膿化せず。必ず九日を待て変を告げん」と。乃ち『金嚢秘録』を携て、往て栗山に示す。栗山引用看了し、歎きて曰く、「嗚乎《ああ》命なるかな。天既に之を亡ぼす。其れ之《これ》何をか謂はん。」と。六七朝、乃ち排膿の剤を以て、百般心を尽す。然るに窠嚢《かのう》枯萎し、毫も膿化の勢無し。已に九朝に及び、果して前言の如し。余壮年より医を業とし、此の痘症に遇ふこと八十余人、皆泉下の客に属す。其間生を得る者、僅に二人のみ。之を録して以て門人に示す。庶《こひねがは》くは痘術の一軌轍《きてつ》と為さんことを。[421]

瑞仙はいう。夜から孫娘が高熱を発しているということで、翌朝、往診してみると、顔面と耳や目が朱を刷《は》いたように紅い。意識はほとんどなく寝食も難しい。そこで栗山に「今春は近隣で疱瘡が流行しているので、まだ症状は現れてはいないが、念のため」と言い、毛穴を開かせる薬湯を与えおいた。翌朝ふたたび診察すると、顔中に痘が出、舌唇は赤紫色で、舌には黒い痣《あざ》ができている。仔細に診れば、相当な悪症である。私は「舌に黒痣を生ずる者は必ず死ぬと諸書にある。他の医師の見解も聞いていただきたい」と言い辞そうとしたが、栗山に「承知した。だが、まずは貴殿に療治を請いたい」とひきとめられたため、毒を祓う軟膏を黒痘に塗り、解毒の薬湯を与え、のちに解熱の丸薬を処方した。すると、夜になって黒痘は忽然と消えた。しかし、三日目に往診にいくと、舌のべつの箇所にまた一つ黒痣ができている。家族の歎きようは推して知るべしである。前のごとく療治して取り去った。栗山は、「一昨日より多くの医師らを招き病因を問うたが、誰一人見きわめられた者はおらず、ただ危篤だと告げ帰って行った。当方としては、そうした凡医の手にかけ孫娘を夭折させるより、貴殿に療治をお任せしたい」と言う。四日目には、つちふまずに痘が現れ、皮膚にはあちこちに瘡が見られたものの、大小便は通り、熱もやや引いて意識もいくぶん戻り、粥を一、二口すするまでになった。栗山は笑みを見せた。だが、私は言った。「古来この病症の治法をつきとめた者はいない。さいわい、これまでは私の処方でこの激烈な痘を散らしてきたが、灌漿の時期になっても痘がいっこうに膿をもたない。必ずや九日目に容態が急変するだろう」と。そして典拠を携えて戻り、示したところ、栗山は「これが定めよ。天はすでに、この子を亡き者とした」と嘆いたのだった。六日目と七日目に、化膿を促す薬を与え、百般手を尽くすも、痘は萎びたまま膿をもたない。はたして、九日目には私の言ったとおりになった。私は医を生業として以来、この病症の患者を八〇数名診たが、わずか二人をのぞきみな泉下の客となった。ここに医案を採録して門人に示し、疱瘡治療の一先例として供したい――。

これを読むかぎり、瑞仙は望診と舌診により、はやくも二日目にはそれが死症であることを見ぬいていたようである。にもかかわらず、ほかの医家らが手も施せぬまま引き下がるなか、時機にかなった処方を繰りだしつづけた。このとき瑞仙が対峙していたのは、他の流儀や世俗の嫗嬶《うばかか》ではなく、患者の生をおびやかす「毒」であり、さらにはその向こうにある「天命」であったろう。瑞仙は、患者の死期を悟りながらもなお痘毒に応戦した。そして、患者が果てた後も、後進によるさらなる考究を期して医案に書きのこした。みずからの闘いぶりとその限界を公刊することで、逆にその限界を乗り越える可能性を読者（すなわち弟子）へとつないだのである。それは、「天命」に抗しようとする、切実かつ壮大な営みであった。

本章の第一節で確認したとおり、近世の医学・医術・医業は、為政者による直接的な検閲を受けることもなければ、同業者団体により審査されることもなかった（そもそも当時は同業者集団からして存在しなかった）。医説や治術の正当性を認定する機構はなく、医師はそれゆえ、患家からの期待に副《そ》うよう医業を営んだ。だが、この『新刊痘科弁要』から確認されるのは、池田痘科が、たとえ患者を看取ることとなっても、一つ一つの症例に最期までむきあい、「異証」の療治法を追究していた姿勢である（この「異証」の考究は、二代目瑞仙霧渓の『異痘輯説』二巻（一八四三（天保一四）年）に引き継がれる）。治痘術を究めることは、証を呈する個々の身体や生命そのものにむきあうことだったのである。

治痘・種痘・避痘

さて、以上の二項にわたり、初代瑞仙錦橋の原著になる『痘疹戒草』および『新刊痘科弁要』から、池田痘科の所説と治痘術を概観した。これらを基盤として、池田京水や二代目瑞仙霧渓が、おのおの著述を展開していったことは、すでに触れたとおりである。

この間、池田痘科の奥義を伝授された門人も、相応の員数にのぼったとみられる。池田本家にかぎっても、「升堂門生録」（『新刊痘科弁要』巻九所収(422)）には、初代瑞仙錦橋が弟子をとりはじめた一七八八（天明八）年から『新刊痘科弁要』刊行時の一八一一（文化八）年までの間に教義を得た門人（「同寮の医官」はのぞく）として、一九三名の姓名が載る(423)（図表44）。門人の在所は、北は奥州から南は薩摩まで広域にわたるが、とりわけ播磨（五七名）・摂津（一三名）と甲斐（一四名）が抜きんでて多い。

ちなみに、池田痘科は一七九七（寛政九）年に東都へ拠点をうつした後も、上方に根づいていたようである。京師・大坂の名医を紹介した『海内医林伝』（一八二八（文政一一）年序(424)）には、一九九名の医家が名を連ねるが、そのうち痘科医と分類されている者が五名いる。「衣棚二条下　痘瘡科　池田家学頭　進藤玄之」、「衣棚丸太町　痘瘡科　佐井聞庵」、「釜坐三条　痘科　名宗城号天然館　遠藤中書」、「平野町　痘瘡専門家　池田瑞見」、「高麗橋　古今折衷兼痘疹女科　佐々木隆策」である。

図表 44 『新刊痘科弁要』に掲載された門人の在所

陸　奥	7	7
出　羽	2	2
北陸道	加賀 1・越前 1	2
東山道	信濃 4・美濃 2・近江 1	7
東海道	東都 1・甲斐 14・武蔵 6・下総 5・常陸 2・遠江 1・尾張 1・三河 2・伊賀 4・伊勢 1	37
畿　内	京都 4・山城 2・摂津 13・浪華 3・河内 3・和泉 1・大和 2	28
山陰道	丹波 1・丹後 2・出雲 1・石見 1	5
山陽道	播磨 57・備前 2・備中 4・安芸 1・周防 6・長門 3	73
南海道	紀伊 7・阿波 2・讃岐 3・伊予 3	15
西海道	豊前 1・豊後 4・筑後 5・肥前 6・薩摩 1	17

計 193 名

このうち、進藤玄之は池田家の家塾の学頭であり、『新刊痘科弁要』および『重校痘科弁要』が刊行された際には、巻四の校正を担当した人物である。一八二三（文政六）年には、『新刊痘科弁要』の補注『痘科弁要補校』を刊行してもいる。また、佐井聞庵は、前出のとおり池田家とは姻戚関係にあり、『新刊痘科弁要』および『重校痘科弁要』巻六の校正をした医家である。(425) 池田瑞見も、『新刊痘科弁要』および『重校痘科弁要』巻五の校正を担った古参の弟子であった。遠藤中書および佐々木隆策については未詳ながら、文政年間においても依然、上方の名高い痘科医が池田家の門下であったことは、当時の池田痘科の影響力の大きさをうかがわせる。

では、ここで小括するに、近世後期（一八世紀末の寛政年間から一九世紀半ばの天保年間）にあった疱瘡への医学的な対処法、すなわち治痘と種痘と避痘とは、たがいにいかなる関係にあったか。まずは、それぞれの特徴を整理すると、図表45のようになろう。

時間軸に沿ってみると、自然流行の疱瘡に罹患した患者にたいし事後的に療治をほどこす治痘がながくおこなわれていたところへ、一八世紀後半に種痘（人痘）が紹介され、一八世紀末に池田痘科が治痘の一つの流儀として登場し、一九世紀初頭に避痘が提唱されたこととなる。いずれの方策も、ひとが疱瘡で死亡することを「非命」とみなし、患者であれ未罹患者であれ、個人に近接する点は共通していた。罹患者をみすみす死地に陥れるかのような現行の習俗にたいし、お

図表 45　治痘・種痘・避痘それぞれの特徴

時期	全期間	18 世紀後半以降	18 世紀末以降	19 世紀初頭
疱瘡への医学的な対処法	治痘	種痘	治痘	避痘
おもな流儀・提唱者	後世派・古方派	緒方春朔	池田痘科	橋本伯寿
疱瘡の病因論	（各家による）	時気が胎毒を誘発	時気が体内の毒を誘発するという説が穏当	有形の毒気の伝染
対処法	発症後に，証にあわせて薬剤を処方	時機を選んで痘を種え，事前に胎毒を引きだす	発症後に，舌診・望診にもとづき精確な診断をくだし，証にあわせて薬剤を処方	患者との接触を回避し，毒の伝染を遮断
対処時期	疱瘡への罹患後	疱瘡への罹患前	疱瘡への罹患後	疱瘡への罹患前
対処の対象	患者個人	未罹患者個人	患者個人	未罹患者個人
「天命」の論じ方	（各家による）	罹患も落命も非命	罹患はやむなし，罹患し落命するのは非命	落命はもちろん，罹患自体が非命
疱瘡神信仰にたいする態度	親和的	（言及なし）	親和的	否定的

のおの済生の方策を打ちだしたのである。

とはいえ、治痘と種痘と避痘とは、擁する疱瘡の病因論や方法論に違いがあったため、たがいに反目しあった。避痘を唱えた橋本伯寿が、『断毒論』および『国字断毒論』において、治痘がその実践の論拠とする大陸の医書の記述を細大漏らさず論破し、かつ種痘についても「わずらはしき業」[426]と退けたことは、本章第二節に見たとおりである。橋本伯寿と池田京水とのあいだには、甲府で直接的な悶着も起きていた。

治痘を旨とする池田痘科も、先行する後世派や古方派には否定的で、それらの診断術や方剤を、無益ないしは有害と非難していた。だが、なかでも特筆すべきは、池田痘科が種痘を一貫して排撃していたことである。すでに言及したように、初代瑞仙錦橋は、家学として種痘を禁じた（『痘疹戒草』巻上の第八章「種痘の説」、本書二二一—二二三頁および三二六頁参照）。これは、自身で四、五名の小児に種痘をほどこしたところ、うち一名が六日目に死亡したことによる。この一命を失わせてしまったことをもって、初代瑞仙錦橋は種痘という技法を見限り、金輪際おこなわなかった。

そのゆえか、池田京水も、その膨大な著述のなかで、種痘を積極的に取りあげることはなかった。『痘科挙要』巻一には、京水が李仁山の書付をはじめ、種痘にかんする医書にもおおく目をとおしていたことをうかがわせる記述がみられるが、その見解は短く否定的である。たとえば、張璐玉の『医通』を評して、「其種痘ノ説ナド実ニ無益ノコトナレトモ、後ノ葉天士〔清代の高名な医家〕・鄭望頤〔不詳〕等ハ頻ニ種痘ヲ説リ」[427]と切り捨て、種痘を単に大陸の痘科における動向の一つとしてしるすにとどめている。

二代目瑞仙霧渓も同様に、痘科書の講究の途上で種痘にかんする知見に触れることはあっても、それを自身で実践することはなかった。一八四八〔嘉永元〕年成立の大著『痘科輯説』一五巻では、第一二巻の過半を種痘に割き、「種痘要旨」・「選苗・蓄苗」・「天時・択吉」・「可種不可種」・「五臓伝送」・「水苗種法」・「旱苗種法」・「痘衣種法」・「痘漿種法」・「牛痘種法」・「補種法」という章立てで、牛痘種法もふくめ痘科の知見を網羅的に整理している〔言及書目は、張璐玉『張氏医通』をはじめ、一六種におよぶ〕[428]。しかしながら、処々に差しはさまれる私見には、種痘全般や牛痘種痘に懐疑的な文言がならぶ。

『痘科輯説』巻一二の「種痘要旨」も、末尾はこう結ばれる。

按ずるに、近年種痘の術、世に行はれ、其の可否を問ふ者多し。余家、殊に種痘せず。是《ここ》を以て未だ其の学に詳らかならず。唯だ能《よ》く可種を察して之を種ゑれば則ち可なりと謂ふのみ。然りと雖も、之を察するは易からず。故に誤種して死す者、間《ま》ま亦た之有り。余之を見る毎《ごと》に惻然として忍懼《にんく》す。嗚呼《ああ》、苟《いやしく》も其の可種の明鏡を視る無き者、豈《あ》に敢て妄《みだ》りに之を行ふべけんや。桂山先生〔多紀元簡《もとやす》〕曰く、「夫《そ》れ痘の順逆、予《かね》て受くる毒の軽重に係り、種と不種とに由らず。然るに種ゑずして逆なれば、人必ず之を天に委ね、種ゑて逆なれば、必ず種ゆる者を恨む。其の自然に任すに若《し》かず」と。人に痘は種うべきか否かを問ふ者有らば、予則ち常に此を以て答と為す。公論正説と謂ふべきなり。[429]

ここでいう「種痘の術」とは、人痘種痘術である。これが書かれた一八四八（嘉永元）年当時、種痘をおこなうのはすでに珍しいことではなかったのだろう。二代目瑞仙霧渓のもとにも、その是非を問う声が多くあった。池田痘科では種痘は禁法であったため、二代目瑞仙霧渓も種痘術そのものには精通していなかったが、ただ時おり種痘がもとで死ぬ者があることに義憤を募らせていた。絶対に人命を損なわないという域にある者でなければ、種痘はおこなうべきではないという所論である。そのため、くだんの質問にたいしては、多紀元簡の言葉を借り、「痘瘡の症状は、種痘をしたしないにかかわらず、身体があらかじめ受けていた毒の軽重により決まる。だが、逆証に陥った場合、種痘をしていなければ天命とみなされるものが、種痘をしていれば種えた者に責が帰される。ならば、あえて種痘などせず、自然に任せるのが一番よい」と答えるようにしていたのだという。

引用中に多紀元簡の言として引かれた言葉は、緒方春朔『種痘必順弁』にある「天行ノ痘ニ命ヲ損ス者ハ、天命ノ然ラシムル所ナリト果シテ人ヲ咎ズ。若シ種痘ニ命ヲ損者アラバ人必罪ヲ種痘ニ帰セン」（本書二一六頁参照）という記述と認識を共有する。だが、緒方春朔が、さればこそ種痘の手続きを厳格におこなうことが重要だと、技法の無《む》謬《びゅう》を前提に種痘を推奨したのにたいし、可種・不可種の診断の難しさを知る二代目瑞仙霧渓は、種痘という技法の完全性自体に疑問の目をむけた。種師が天の領域にみだりに踏みこみ、挙句、誤種によって人の命を奪っている現状を、嘆き懼《おそ》れたのだった。

種痘の無益非道を説く池田痘科にあって、例外的に種痘に理解をしめしたのは、佐井聞庵であった。聞庵は、一八三八（天保九）年、緒方春朔の遺著『種痘証治録』を公刊しようとする春朔の孫・伯曜の依頼をうけ、同書に序文を寄せる。そして、末尾に、「余、固より此術の大いに天下後世に益有るを欽《うやま》ふ。今や其孫に面し、其術を耳にし、其書を読み、三喜併せ至り、因て数語を贅す」(430)という文を連ねる。聞庵は初代瑞仙錦橋の高弟ではあったが、早くより緒方春朔の種痘術を天下後世に有益であると評価し、春朔の孫を介してその種痘術に接することができたのを喜んだのだった。

なお、聞庵のこの序文には、あわせて、息子の有吉(431)が緒方伯曜より種痘術を伝授されたことも記される（じっさい、『緒方家門人帳』には、「天保九年四月八日入門　平安痘科　佐井有吉有則」との記載がみえる(432)）。ただし、いかなる事由でか、緒方春朔の『種痘証治録』は、その後も公刊されることはなかった。

さて以上、本章では、疱瘡への罹患が生涯避けられないものとみなされていた近世期に、医家らがどのように疱瘡にむきあい、対策を講じていたかをみた。罹患後の致死率が高い疱瘡は、患家に療治をたくされても、応じきれない事案が多くあった。そうしたなか、医家らは「天命」を語りつつみずからの職分をふりかえり、医術をくりだしたのだった。

ある者は大陸伝来の医術によって、いたいけない小児らから事前に痘毒をぬきさり、天寿をまっとうさせようとした（種痘）。また、ある者は疱瘡への罹患の機序を解明することをとおして、未罹患者らを流行から遠ざけ、日本列島から疱瘡を駆逐することを構想した（避痘）。ただし、大半の医家は、罹患後の経過に細心の注意をはらい、痘毒が呈する百人百様の症候を記述して、適正な方剤に摺《す》りあわせようとした（治痘）。その考究は、なかに奥義・秘術をあみだすまでに至った(433)。

こうした医術の当否は、公儀にも同業者にも判じられるものではなく、三者のあいだには、ただ業として成り立っているか否かの差異しかなかった。たがいにくだしあう論評をとおして、医家らは、ほかならぬ自家の医術のよってたつ「天命」観を確認しあっていたのである。

第三章　種痘針の政治学

第一節　国土と人別

斃れゆく者へのまなざし——弘化年間の惨状

「日本に於ける疱瘡の沿革」において、幕末の弘化年間（一八四四―一八四七年）は、まちがいなく一つの画期である。この頃より、医家らは、近年の流行の変化を語りはじめる。疱瘡の凶悪性が一段と高まった、あるいは流行が頻発するようになったというのである。なかにはそれを、「この一両年の流行《リウカウ》は特《コト》に危険証《アヤウキシヨウ》のみ多く、十が七八は必ず死す」[1]と見積る医家もいた。

そもそも近世期に疱瘡が、どれほどの患者や死者をだしていたのか、列島規模でその実数を知ることは難しい。そのため、弘化年間よりあらわれるこれら医家らの観察の真偽を、数字でもって検証することはできない[2]。だが、興味深いのは、流行の変化を言葉にし対策の必要性をとなえた医家が、いずれも、「辺鄙」の医家であったことである。年中どこかで疱瘡が流行する「都会」でも、また極端に疱瘡の流行頻度の低い無痘地でもなく、かつては七年に一度疱瘡が流行するといわれた「辺鄙」の地から、医家らはほぼ時をおなじくして、疱瘡の流行が従来とは変わってきたと言いたてはじめたのである。

一例として、水戸侯の侍医・本間玄調の弁をきこう。玄調は、『種痘活人十全弁』（一八四六（弘化三）年刊）で、一八四六（弘化三）年の水戸における流行の惨状を、冒頭からこう活写する。

弘化三（一八四六）年丙午の春より、痘瘡大に流行《りうかう》し、悪症殊《あくせうこと》に多く、死亡《しばう》する者亦夥《またおびたた》し。予《よ》も日夜これが為《ため》に奔走《はんそう》して、聞見《ぶんけん》する所《ところ》亦頗《すこぶる》多し。先序熱強《まづじよねつつよく》、人の見別《みさかい》もなく、譫語《うはこと》のみにて、狂《くる》ひ躁《さわ》ぎ或は血《ち》をはき、血を下し、或は紫斑《むらさきのはん》を発し、痘瘡は皮膚《かわ》の中にありて、見《あらわ》れざる者は、二三日にして死し、或は六七日に至りて死す。

又痘瘡出斎《でそろへ》たれとも、細《こまか》にして、漆液《うるし》に感触《かぶるる》か如く、貫膿《はんうみ》の頃《ころ》に至りて、少しも起脹《やまあが》らず、反て痒《かゆみ》出てて、顔《かほ》を掻き剝《むし》り、手を押《おさゆ》れは脚《あし》を合せて摩《すり》むき、脚を防《ふせげ》は、顔を枕《まくら》にすりつけ、背《せ》を床《とこ》にすりつけて、迚《とて》も防《ふせ》ききれず、荊芥《けいかい》・蒼朮《さうじゆつ》・続随子《ぞくずいし》、及ひ茄茎《なすのからなど》等を、蚊薫《かゑぶし》の如く焚《たけ》とも、少しも験《しるし》なく、遂《つい》に惣身《そうみ》をすりむき、赤肌《あかはだ》になり、獣《けもの》の皮を剝《むく》が如く、後には真黒《まつくろ》に乾《かわ》き、其毒内攻《どくないこう》して、心下《むなさき》へ鞠《まり》の如くさしこみ、歯《は》も缺《かけ》る程《ほど》に、齘歯《はきしり》をかみ、叫《さけ》びて父母を呼び、苦《くるし》きままに、常に嫌《きらい》の薬を飲《のま》ん事を請ひ、灸《こ》を炷《すへ》んことを願ふ。咽《のんど》は痰《たん》にて塞《ふさが》り、声《こい》もびつしりと嗄《かれ》て、日夜悶《もだ》ひ苦《くるし》み、大に渇《かわ》き、茶碗へ咬《かみ》つく程に、水を飲み氷を食ふものは、十二三日にして死す。皮薄《うす》く漿清《うみうす》くして破れ易く、少しく脂《やに》を噴《ふく》のみにて貫膿《うみ》にならず、多くは陥《くぼみ》て皺《しは》になり、其儘《まま》にて収靨《かせる》ものは、十六七日の頃に至り、余《よ》毒再発《ふたたびおこ》り、腹の脹りて死するものあり。或は衝心《さしこみ》て死するもあり。或は走馬牙疳《そうはげかん》とて、齦《はくき》くさり歯も落《おち》、唇《くちひる》及び鼻《はな》までも腐り貫て死するもあるなり。仮令《たとへ》死せざるも、余毒の為に盲《めしい》となり聾《つんば》となり、或は鼻《はな》ふさがり或は手足の屈《かがみ》て不自由になるもあり。或は髪《かみ》の禿《はげ》るもあり。或は痘痕《あばた》多く付て、醜客《みにくきかほ》になるもあり。病家各先登《われさき》に名流の医師を招き犀角《さいかく》・一角《いつかく》・穿山甲《せんざんかう》・鹿茸《ろくしよう》・反鼻《はんび》・底野迦《てりあか》・泊夫藍《さふらん》・大人参等の諸薬を用ひ、遺《のこ》る所なく療治を尽し、或は仏殿《ぶつでん》に護摩《ごま》を請《こ》ひ、神社《じんじや》に祈禱《きとう》を願ひ、富貴の家には親族《しんるい》多く集り、出入の者も、入かわり立かわり看病《かんびやう》を助け、貧賤の家には、戸を鎖《とさし》て家業を廃《はい》し、日夜帯《おび》を解かず、顔をも洗はず、真黒《まつくろ》になりて看病を怠《おこた》らず。千慮百計して、力を尽せとも遂に寸効なく、一軒の家にて三人死するもあり、或は二人死するもあり。死を免るる家は甚稀《まれ》なり。幼少にて死したる者は勿論、多く十五六歳より二十五六歳にて死したる者も亦夥《おびただ》し。予が門へも訃音《ふいん》（ししたるしらせ）の来ること、日に三四家に下らず。建具屋・指物屋等は、常の納具をやめて、葬送《そうそう》の道具のみを造る。毎夜市中は、葬送の五つ六つも並ひ行く事あり。或は東西より出合、或は南北へ行違ひ、四方の寺々にては、毎夜痘児を葬る事、一寺にて二三人、或は五六人、或は十三人に及ひたることあり。(3)

本間玄調がいうに、一八四六（弘化三）年春より水戸城下ではじまった疱瘡の流行は、小児はもちろん、おびただしい数の一〇代や二〇代の者のいのちをも奪ったという。患家はわれさきに、高名な医師に治療を請い、一角や人参など疱瘡に効くといわれる高価な薬をあがない、神仏にすがった。しかし、ほとんどの家ではその甲斐もなく、患者は息をひきとってゆく。市中には毎晩、葬送の列が行き交い、寺では毎夜いくつもの葬儀があげられた。

そのあまりの多さに、玄調が門人らに命じて調査させたところ、把握できた範囲でも、水戸城下で一月に五、六〇名、多い月には八、九〇名が死亡していたようである。計上したところ、年末の時点で総数が九〇〇を超えたが、それでもなお疱瘡の流行はつづいたという。

とはいえ、こうした「辺鄙」の地における疱瘡流行の現況報告は、たんに実態の記録のためにのみなされたのではなかった。それは、具体的な対策を要請する弁説と結びついていたのである。本間玄調の『種痘活人十全弁』の場合、その題目のとおり、種痘が人を活かすに十全の方策であることが、つづけて説きおこされる。すなわち、流行の疱瘡に一〇〇人が罹患した場合、三〇人は「逆痘」で必ず死ぬ。三〇人は「険痘」で死ぬことこそ免れるものの、「婚姻《あんぐみ》に障《さわ》る程の麻面《あばた》」・「盲《めしい》」・「聾《つんぼ》」になったり、筋を縮めて身体が不自由になったする。(4) 三〇人は「順痘」であっても、医師を招き祈禱をおこなうなど一騒動する。「軽痘」で済むのは、わずか一〇人に過ぎない。罹患前後の心配から、死亡時の悲嘆や医薬・祈禱・葬送等の費用を考えても、種痘にまさる方策はない、というのである。

さらに、刮目すべきは、その弁説がむけられた先である。同書は、種痘が「百発百中」の良法であることを、まずは為政者にたいして説く。種痘に懐疑的ないしは批判的な者を地道に説諭するのではなく、一足飛びに為政者にむけ、協同して種痘を普及させることを呼びかけたのだった。同書の末尾にいう。

徒《いたづら》に私意を放《ほしいまま》にし是非を察せず、妄《みだり》に誹謗《ひぼう》する者は強《しい》て咎《とか》むべからず。聡明《そうめい》の君子熟慮《じゆくりよ》して、余か言《こと》の誣《しい》ざることを知り、力《ちから》を戮《あは》せて此術を広《ひろ》めたらんには、天下万民の大幸とも云べきか。今眼前に逆痘を患ふる者月《つきつき》に多く、死亡する者日に夥《おび》たたし。されば区々《くく》の婆心《ばしん》已む事を得ず、因《よつ》て自然痘の大害を述へ、種痘の良法たる事を弁ず。清朝の名医・徐大椿の言に、「毎年逆痘流行し嬰孩《ゑいがい》(こども)の死亡する者甚多し。近世種痘の術出てて此厄を免《まぬ》かれしむるは、実に人事に非ず、天の人を教へて造物の化育を賛《たすく》るなり」と、『蘭台軌範』に見ゆ。余も徐大椿の言に本つき天意を奉行《うけをこない》、種痘の法を弘《ひろ》め庶幾《こいねがはく》は嬰孩《えいかい》の夭折《ようせつ》(わかしに)を免《まぬかれ》しめ寿域《じゆいき》(なかいき)に蹐《のほ》らしめ国家人民蕃殖《はんしよく》(しげくふへる)の一助《いちちよ》とならん事を欲するに因て、此呶々《とうとう》(やかましき)の多《た》言《けん》を布て梨棗《りそう》(はんき)に上せ普く世人に瀆告《とくこく》(けかしつける)すと云。(5)

疱瘡の流行が頻繁かつ凶悪になっているという認識は、大量に死傷される小児を想起させることにより、医師の領分と為政者の領分とを連接せしめた。ここに引いた結語に端的にしめされるように、小児の夭折を食いとめ寿域にのぼらせるという医師の領分が、じつは「国家人民蕃殖」という為政者の領分と密接につながっているという弁説を生みだしたのである。その両者が重なり合うところに見いだされたのが、種痘（ここでは人痘種痘）であった。(6)『種痘活人十全弁』は、「天下万民の大幸」という共通の目的のために、人痘種痘という医術の活用・普及に努めようと、「聡明の君主」を鼓舞する。弘化年間頃より出現した疱瘡の人的被害が深刻化したとする弁説は、かくて、従来は切れていた医師の領分と為政者の領分とを結びつけ、人痘種痘を奨励する気運を醸成したのだった。

牛痘苗「取寄」にむけて

他方、弘化年間の「辺鄙」における疱瘡の流行の変化は、風説や書籍を通じて知られていた牛痘苗を日本にも取り寄せようとする弁説の基盤ともなった。『種痘活人十全弁』の説くような、すでにある人痘種痘を奨励するという方策ではなく、牛痘種痘という技法をあらたに導入しようというのである。たとえば、越前福井藩の町医・笠原良策は一八四六（弘化三）年、牛痘苗の取寄せを幕府に周旋してくれるよう、つぎのような嘆願書を藩に提出している。

夫《それ》餓饉・兵革・疫病ハ国家の三大難ニ御座候。就中《なかんづく》損人命《じんめいをそこね》国力ヲ弱ハメ候は、疫病に御座候。疫病中最多く人ヲ損候ハ痘瘡に御座候。此男女尊卑の隔《へだたり》無之《これなく》、凡為人者《ひとたる》此病ヲ免れ候者甚少シ。悪痘流行スレハ、其病者ノ三ノ一をも損候事ニ御座候て、国家人民の厄難、是より大成《だいなる》者ハ更ニ無御座候《ござなく》。此病近世ニても其流行の年間次第近く、毎四五年流行シ、都会ニてハ連年不断《たへず》相成申候。四ヵ年ニ一度流行シ、十人の内二人ツ、損候ても、推均シ毎年殆ント三十余万人死亡ニ御座候。

然処近世西洋ニおゐて、此病ヲ免れ候良法発明ニ相成申候。是ハ牛痘種法ト申候て、其痘ヲ小児の臂に六七粒又は十四粒種候ハヽ、種後四日目より見点・起張・灌膿・結痂共三日宛《づつ》ニて及平癒、其日数中も指《さし》て苦悩無之《これなく》、略《ほぼ》平生同様に而《て》相済候。誠ニ平易の療法ニ御座候。一度此法相施候えハ、生涯天然痘ヲ受候事無之《これなく》候事、数万の経験確実ニ付、僅《わづか》五十年間ニ五大洲中大方《おほかた》伝播ニ相成候旨、西洋医書中歴々明白ニ御座候。右ハ清国にも相弘《ひろま》り候事已ニ五十年、其間一人も再感の者無之《これなき》旨、広東府医人著書中詳記有之《これあり》候。
右の通良法ニ付、和蘭人是迄度々《たびたび》其痘苗持渡候えとも、遠路ト申、暑中の航海ニ付、痘苗変敗其効無之《これなき》ニ付、其後ハ絶《たへ》て持渡不申《まうさぬ》由ニ御座候。此痘苗の有無ハ数百万人の性命ニ拘リ候ハヽ、何卒一日も早く手ニ入申度《いれまうしたき》義に御座候。和蘭洼爪〔ジャワ〕等ハ海路邈《はるか》遠、且暑中の来船ニ御座候えハ変敗弥《いよいよ》甚《はなはだしき》敷と奉存《ぞんじたてまつり》候間、程近キ清国の人ヲ相頼候方便宜と奉存《ぞんじたてまつり》候間、此段乍恐《おそれながら》公辺え御願被下度《くだされたく》偏《ひとへ》ニ奉願上《ねがいあげたてまつり》候。尤《もっとも》一通ならさる注文ニ御座候えハ、定《さだめ》て其雑費も相嵩ミ可申《まうすべく》候えとも、其費用ハ私方にて不残《のこらず》差出可申《まうすべく》候間、願の通御周旋の程、伏《ふし》て奉願上《ねがいあげたてまつり》候。以上(7)

笠原良策は、嘆願書の冒頭で、国家の三大難は飢饉・兵革・疫病だが、とりわけ人命を損ね国力を弱めるのは疫病であり、その最も険悪なのは疱瘡であると、国家・国力と疱瘡との関係を提示する。その上で、その疱瘡が越前では、四、五年に一度、流行するようになったと、流行の変化に注意をうながす(8)。流行の疱瘡に罹患することにより一〇人中二人が死亡すると推計すると、毎年全国で三〇万強の人が亡くなっている計算となる。だが、世界「五大洲」のほとんどの地域にすでに伝播し、実績を上げている「牛痘種法」という良法がある以上、私費をなげうってでもその種苗を取り寄せたいと願いでたのだった。

この嘆願書をみるかぎり、笠原良策は、国外での牛痘種痘の実施状況に関する情報を、「西洋医書」や「広東府医人著書」により得ていたものとみえる。オランダ領東インドや中国の南部では、半世紀ものあいだ牛痘種痘がおこなわれていることも知っていた。このうち、前者から取り寄せるのでは、気候と長期間の航海により牛痘苗が変質するおそれがある（じっさいにオランダ人が何度も牛痘苗を「持渡」ったが、いずれも失効していたという）。そのため、日本列島により近い後者から取り寄せることを進言したのだった。

しかし、この嘆願は、幕府はおろか藩主にとどく以前に握りつぶされる。これは、越前侯の侍医や藩吏に、牛痘種痘を導入する必要性が理解されなかったためという。(9)

そこで、笠原良策は一八四八（嘉永元）年、今度は藩医の半井《なからい》元冲《げんちゅう》（通称「仲庵」）や藩主の側近・中根雪江《ゆきえ》らの支援を得て、ふたたび藩に嘆願書を提出する。そこには、すみやかに牛痘苗を取り寄せなければならない事由が、一度目の嘆願書にくらべ格段に詳しく説明されていた。(10) 長い文面ではあるが、主文を全文引いておこう。

世間人命の相損候者数多《あまた》御座候えとも、就中《なかんづく》夥敷《おびただしき》人の致死亡《しぼういたし》候は痘瘡の一病ニ御座候。依之《これにより》中古以来和漢の医士誠ニ苦心仕候て、種々発明仕候良法も逐々《おひおひ》出来候えとも、極々《ごくごく》難痘ニ相成候てハ神工良剤迚《とて》も其験無之《これなく》、毎々束手《てをつかね》候て死亡を相待候事ニ御座候。已ニ痘瘡相発候て後ハ、難痘ハ致方《いたしかた》無之《これなき》ニ付、近古ニ至種痘（是ハ人の痘瘡を取て植候方ニ御座候）の法を始メ候て、小児無病壮健の時、時候平和の日を択候て相種候事ニ御座候えハ、大ニ天然流行の痘瘡とハ利益有之《これある》事ニ御座候えとも、生来痘毒甚敷《はなはだしく》候小児ハ、矢張百人の内五六人ハ相損し候故（天然流行の痘ハ其年の痘性の善悪ニより一様ニハ無御座《ござなく》候えとも、大約百人の内十余人ハ死す）、医家・病家共能々《よくよく》事理を弁《わきまへ》候者ニ無之《これなく》ては、反《かへり》て後悔或は誹謗を招候事故、自然世間ニも周ハ行渡り不申《まうさず》、矢張天然流行の時節を待候者耳《のみ》に御座候。

然処近来西洋諸国ニ於て牛痘と申候て、牛の乳上ニ稀ニ相発候痘瘡様の腫物を刺、其膿を取り人ニ痘瘡を種候えは、痘毒を消化シ再ヒ痘瘡を不病《やまず》必万挙万全の由、於彼土《かのどにおいて》数十年の間数百万人ニ相試候処、一人も為痘瘡《とうさうをなし》致死亡《しぼういたし》候者無之《これなし》。又幾度流行の痘瘡ニ出合候ても致再感《さいかんいたし》候者も無之《これなく》、剰《あまつさへ》僅《わづか》四顆六顆之痘を発し候に限り候事故、其児皆々平生同様ニ致遊嬉《ゆうきいたし》居候て十日の間ニ相済候由、兼て蘭書中ニて毎々承及居候て、何卒右牛痘の苗相求度《たく》、則《すなはち》御国及近国之専ラ牛を扱候者ニ年来厚《あつく》相頼置候えとも、於今《いまにおいて》何方《いづかた》よりも尋当り候沙汰無之《これなく》空敷《むなしく》相過候内、四年前〔一八四四（弘化元）年〕御国内又々痘瘡流行仕候て、御領内斗《ばかり》ニても小児の死亡一万余人ニ及ヒ、其内数多《あまた》持子《こをもち》候者の不残《のこらず》手払《てばらひ》ニ相成者も夥敷《おびただしく》有之《これあり》、扨々《さてさて》痛間敷《いたましく》哀敷《かなしき》事の限りニ御座候。

依《よつ》て何卒牛痘の苗相尋度《たく》、遠近師友ニ相談候処、西洋ハ海路邈遠ニて是迄三度も阿蘭陀より牛痘苗相遣候えとも、海上ニて年月を経候故、苗性変し間に合不申《まうさぬ》由。又文政の比《ころ》、奥州の舟人「五郎次」と申者、魯西亜国に致漂流《へうりういたし》候節、牛痘を伝来候て仙台御城下「白鳥雄蔵」と申を始数百人ニ相種候処、前文の通良効有之《これあり》候に付、逐々《おひおひ》相弘《ひろま》り候処、此者其種法及痘苗をも一人ニも伝授不仕《つかまつらず》候て、無程《ほどなく》急病ニて相果候故、其法相伝り不申《まうさず》。扨々《さてさて》無限《かぎりなく》残念ニ御座候。

牛痘は右の通不測の良法ニ御座候故、逐々《おひおひ》諸方ニ相弘《ひろま》り候や、去月初て清国南海ノ邱熺と申者の、道光十四〔一八三四〕年ニ新タニ篇輯仕候『引痘新法全書』ト申本を一覧仕候処、其書曰「若依牛痘之法、以所種之痘苗種人、則引一顆即出一顆、断無多出之理、種此穴則出此穴、亦無横出別位之理」、又曰「余行之二十年、均獲万全」、又曰「与夫流行之天花（天然の痘瘡の事）同行同座、無一種而再出者」、又曰「広東行之近三十年、予所問広東人多矣、皆言従未有復出者」。拠本書《ほんしよにより》相考ふに、清国奥東ニ初て牛痘の伝り候は嘉慶十〔一八〇五〕年の由ニ御座候えハ、只今ニてハ四十ケ年斗《ばかり》ニも相成申候えハ、必不遠《とほからぬ》内、必皇国ニも相伝り、同敷《おなじく》万全の大効を得て、上下共痘瘡の死亡を免レ候半と日夜渇望仕居候。

乍併《しかしながら》痘瘡の義、近来ニてハ逐々《おひおひ》流行の年数相促、都会ニてハ累年不断《たへざる》所も有之《これあり》候えは、牛痘の伝来一年相後レ候ても、抱人命《じんめいをかかへ》候事ハ莫大ニ御座候。且如様《じよやう》の新法は、数年の間数百人相試候上ニ無之《これなく》候てハ、上々様方ぇハ難差上《さしあげがたき》義ニ御座候故、何卒一年も早く相伝り、第一其内若殿様方被為遊御誕生《ごたんじやうあそばされ》候節も、直様《すぐさま》間ニ合候様仕置度《たく》奉存《ぞんじたてまつり》候事ニ御座候。依之《これにより》何卒可相成《あひなるべき》義に御座候ハヽ、御威光を以《もつて》長崎御役人中ぇ被為仰付《おほせつけなされ》、右牛痘苗御取寄被下置《くだしおかれ》候ハヽ、御国中のミならす天下人民非類の御恩沢を蒙り、後来永世険痘の厄難を相遁れ、誠ニ海山《うみやま》難譬《たとへがたく》難有《ありがたき》次第に御座候。〔後略〕[11]

結論として、笠原良策は、従前の牛痘苗の「持渡」方では牛痘苗の活着や種継ぎが困難なため、清国経由で牛痘苗を取り寄せることを進言する。過去に三度、オランダ人が長崎に牛痘苗を「持渡」ったことがあったが、いずれも長い航海のあいだに変性し活着しなかった。また、文政年間（一八一八―一八二九年）には、魯西亜に漂流した「五郎次」という船乗りが牛痘苗を持ち帰り、仙台城下でしばらく牛痘種痘をおこなったが、その種法や種苗を誰にも伝授せず亡くなってしまった。それらの例をみても、オランダ領東インドから取り寄せるのは今後も困難であり、また偶然牛痘苗を手にいれられたとしても種師が個々にそれを管理するのでは容易に絶苗してしまうであろう。それゆえ、藩の威光を借りて、清国の牛痘種痘が普及した地域から確実に越前に牛痘苗を取り寄せたいというわけである。

そのなかで、牛痘苗を早急に取り寄せねばならない事由は、三点挙げられた。順に拾うと、その第一は、人痘種痘（引用中では「種痘」）の不振である。人痘種痘は、小児の体調が良く時候もおだやかな時を選んでおこなうため、疱瘡の流行時に罹患したときのように、一〇〇人中一〇余人が死亡するようなことはない。しかしながら、生まれつき痘毒のさかんな小児にほどこすと、やはり一〇〇人に五、六人が死亡する。そのため、なかなか世間に普及せず、ひとびとは疱瘡が自然にはやるのを待っているような状況であるという。

第二は、「万挙万全」の牛痘種痘の導入が遅れれば、それだけ疱瘡の流行により死傷者がでるということである。牛痘種痘にもちいる牛痘苗は、日本では入手できない。牛痘種痘の効験を蘭書で知って以来、何年ものあいだ、藩内や近隣の牛をあつかう者らに牛痘苗を見つけてくれるよう依頼しているが、いまだに見つからない。そうこうしているうちに、一八四四（弘化元）年にまたもや疱瘡が流行し、藩内だけでも一万人以上の小児が死亡してしまったという。第三は、近年の疱瘡の流行の頻発化である。清の邱熺の著書『引痘新法全書』を読むに、万全の大効のある牛痘種痘が日本へと伝わりくるのは時間の問題ではあろうが、その間にも疱瘡により膨大な数の人命が失われることとなる。また、牛痘苗の伝来が遅れれば遅れるほど、その効験を下々の者で試すのが遅れてしまい、それだけ若殿様らに新来の良法をお受けいただくのも先延ばしされる。すみやかに牛痘苗を取り寄せなければ、上下ともに、疱瘡の災厄に見舞われつづける、というのである。

ここで、結果をさきにしるせば、笠原良策のこの二度目の嘆願は、願いのとおり聞き届けられることとなった。二年前のほぼ同じ内容の嘆願が通らなかったことを考えれば、藩の要人の協力を得たことが大きく効いたことはまちがいあるまい。しかしながら、いま着目したいのは、第二次嘆願書で挙げられた取寄せを急ぐ第三の事由である。第一次嘆願書でも、取寄せの一日の遅れが、数百万人の「性命」の損失につながり、それだけ「国力」が弱まる点は指摘されていた。しかし、第二次嘆願書はその論点を、より具体的に展開した。牛痘苗の取寄せは、たんに医術の移入や「上々様」・「若殿様」の護身の問題にとどまらず、領内ひいては「天下」の人民を救うための喫緊の課題であると強調したのである。こうした弁説の展開のしかたは、人痘種痘と牛痘種痘の種別の差こそあれ、水戸藩医・本間玄調が『種痘活人十全弁』で人痘種痘を推奨したのと同断であった。種痘はここでも、医学と治世術の連接点に見出されていたのである。

笠原良策の第二次嘆願書は、かくて藩主・松平春嶽の裁可を得る。そして、幕府（老中・阿部正弘）へは、同一八四八（嘉永元）年のうちに、福井藩（同藩江戸留守居役・中村八太夫）から牛痘苗取寄せの依頼がなされた。左がその願書である。牛痘苗取寄せの必要性が、幕藩体制の論理で説きなおされている点が興味深い。

越前守様御領分越前国の儀、往古より難痘ニて人命を失ひ候もの多分ニ有之《これあり》。殊ニ天保の度、申・酉〔七・八＝一八三六・一八三七〕両年、凶荒の折柄疫病流行仕、莫太《ママ》の人別相減、人絶ニ相成候向も不少《すくなからず》、既農桑耕種等指支《さしつかへ》ニ相成候ニ付、様々手当等仕来候折柄、五ヶ年前〔一八四四（弘化元）年〕御国中難痘流行仕、小児の死亡万人余ニ及ひ、其内亦々右様痘瘡流行仕候ハヽ、迚《とて》も以前の人別を相復候期も無御座《ござなく》候半と歎ケ敷《なげかはしき》次第ニ付、近年別《べつし》て痘瘡の治療厚可致《いたすべく》工夫旨、手医師共御申付置被成《なされ》候処、近来西洋国より相伝候趣ニて、牛痘苗の儀清国ニて追々相弘《ひろまり》候由ニて、手医師共より別紙の通牛痘苗御取寄被下《くだされ》候様申出候。依之《これにより》奉願《ねがいあげたてまつり》上候は誠奉恐入《おそれいりたてまつり》候えとも、可相成《あひなるべき》御儀ニも御座候は、右牛痘苗御取寄御渡被下《くだされ》候様、其御筋え何卒御声掛り被成下《なしくだされ》候様奉願《ねがいあげたてまつり》上候。右願の趣御聞済《ききずみ》被成下《なしくだされ》候ハヽ、追々御国中の人別以前ニ相復、農業向無指支《さしつかへなく》可相成《あひなるべく》と御仁恵の程難有《ありがたき》仕合《しあはせに》奉存《ぞんじたてまつり》候。尤《もっとも》牛痘苗の儀、相心得候医師の内、何方《いづかた》えなりとも差出候心得ニ御座候間、宜《よろしく》御指図被成下《なしくだされ》候様奉願《ねがいあげたてまつり》上候。此段御手前様迄御内々申上候様御国許より被仰付越《おほせつけこされ》候間、御序《ついで》の節宜《よろしく》被仰上《おほせあげられ》可被下《くださるべく》候、以上。[12]

この願書で、前面に押し出されているのは、福井藩における「人別」（人口の意。「戸口」とも）の減少という事実である。福井藩では天保期に、飢饉にくわえ疱瘡が流行したため、膨大な「人別」が失われ、農耕や養蚕に支障が生じた。藩では種々手当てをほどこしていたが、そこへまた一八四四（弘化元）年に疱瘡が流行し、一万人以上の小児が死亡する事態となった。今後もかさねて難痘がはやるようなことになれば、「人別」が回復する機会が失われてしまうと、「人別」の減少と土地の荒廃する可能性の二点から、牛痘苗をいま取り寄せねばならない事由を説いたのだった。

とはいえ、同時代において、治世術が医術とむすんでことにあたることは、ほとんど前例がなかった。福井藩内部でも当初、それが理解されなかったのと同様に、幕府もこの福井藩からの願書の趣旨を理解しかねたものとみえる。願書をしたためた福井藩江戸留守居役・中村八太夫は、一八四九（嘉永二）年正月、長崎奉行として赴任する大屋明《みつ》啓《よし》の家宅を尋ね、長崎にて清国からの牛痘苗の入手に尽力してもらえるよう、あらためて依頼をするが、その後も長崎からは音沙汰がない。

はたして、福井藩が一八四九（嘉永二）年三月、ふたたび長崎奉行へ牛痘苗の取寄せを依頼したところ(13)、ようやく五月半ばより、唐山通事と商人を介して清国から牛痘苗を取り寄せる事業が始動する。日本において牛痘苗は、公的には「越前家御用」(14)として官許を得、取り寄せられるのである。

公儀をとおした「取寄」の必要性

さて、一八世紀末にイギリスで実用化された牛痘種痘は、この一八四九（嘉永二）年に、およそ半世紀の時差を経て長崎につたわることとなる。この事象を、後世の日本の医学史は、牛痘種痘法ないしは牛痘苗の「伝来」(15)・「普及」(16)・「移入」(17)等と記述してきた。これらの用語が選択されたのは、推するに、日本列島以外の諸地域における牛痘種痘の普及状況に照らしてのことであろう。牛痘種痘は、一九世紀半ばにはすでに、ヨーロッパ諸国およびその植民地に定着していた。したがって、日本列島にも牛痘苗が「伝来」し、牛痘種痘が「普及」することは、時間の問題であったという含意である。

しかしながら、前項で確認したとおり、日本列島に牛痘苗がもたらされたのは、あくまで「取寄」の結果であった（この点を明確にするため、本書は以降、原資料にある「取寄」という言葉でこの事象を言いあらわそう）(18)。牛痘苗の日本への伝

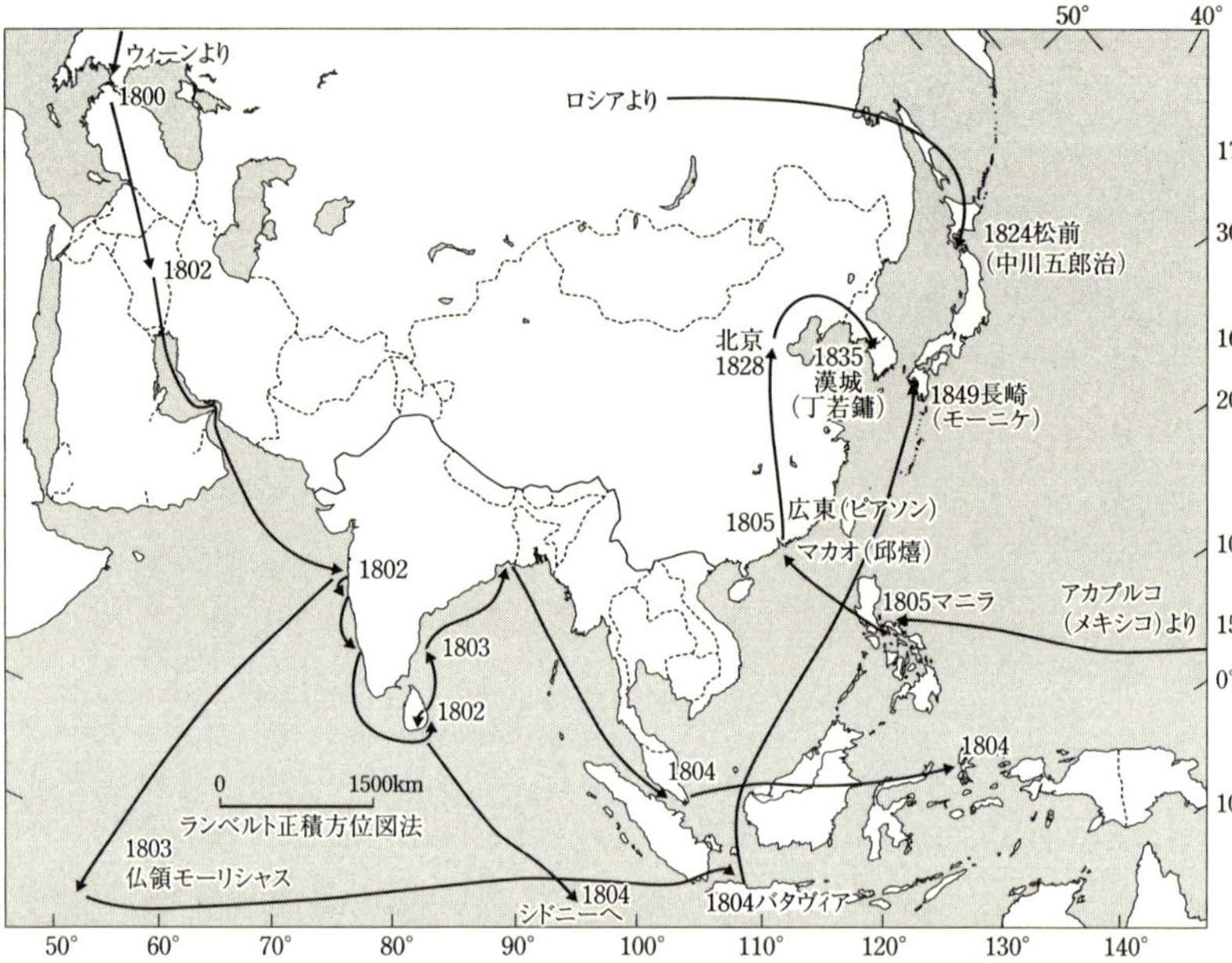

図表 46　牛痘苗の伝播経路[19]

播は、けっして自然の趨勢だったのではなく、有志の医師が嘆願をとおして、藩政上の牛痘苗「取寄」の必要性を周到かつ懇切丁寧に説き起こし、ようやく始動するような事業だったのである（その嘆願にしても、当初は、仲介者の理解や賛同を得られず、また、聞き届けられたあとも、種痘事業に異議を唱える声は絶えなかった）。

牛痘苗は日本に「伝来」したのではなく「取寄」せられた。その事実をなにより端的に語るのは、ヨーロッパ諸国およびその植民地と日本列島とのあいだで、牛痘種痘が導入された時期に約半世紀の時差が存在することである（図表46）。一七九六年にイギリスで実用化され、一七九八年より世界各地にひろまりはじめた牛痘種痘は、日本では一八四九（嘉永二）年まで広範におこなわれなかった。

この約半世紀を、日本の医学史はこれまで、牛痘苗の不在として説明してきた。長崎のオランダ商館に赴任する医師らは牛痘苗を何度も持ち渡ったが[20]、バタヴィア（オランダ東インド会社のアジア貿易の拠点。現在のジャカルタ）から長崎までの航海中に痘苗が劣化したため、日本で活着しなかった。そのため、日本列島への牛痘苗の「伝来」が遅れたという説明である。その突破口とされるのは、一八四八（嘉永元）年の、牛痘苗の運搬方法の切替である。佐賀侯の侍医・楢林宗建が、人痘種痘法からの類推により、膿ではなく痂で牛痘苗を運ぶことを思いついた。そして、オランダ商館医に依頼してそれを実行したところ、一八四九（嘉永二）年にもたらされた痘苗が活着する。これにより、約半世紀にわたる日本の「遅れ」は解消されたというわけである。

しかしながら、この通説には、いくつかの検証すべき点が存在する。

その第一は、牛痘苗の到来と日本列島で牛痘種痘がひろまったこととの関係性である。たとえば、文化年間（一八〇四―一八一七年）に、ロシアより持ち帰られた牛痘苗は、結局は後代まで種え継がれることはなかった（笠原良策が第二次嘆願書で言及した「五郎次」の事例である）[21]。また、一八二三（文政六）年にバタヴィアから膿でもたらされ活着した牛痘苗も、同様にひろまることはなかった[22]。これらの事例を考えれば、たとえ牛痘苗があったとしても、牛痘種痘にたいする需要や牛痘苗を管理し種え継ぐ体制がなければ、牛痘種痘はひろまらなかったということになる。

第二には、牛痘苗を膿ではなく痂で運搬するという方法が、当時の日本の状況を打開したという見方の妥当性である。牛痘苗を痂で運搬する方法は、じつは一八四九（嘉永二）年以前からあり、文政年間（一八一八―一八二九年）には日本にも、英国人が牛痘苗を痂のかたちで持ち渡っている[23]。だが、そのとき、牛痘苗の進呈の申し出をうけたオランダ通辞が、それを断ったため、牛痘苗の痂は日本で活用されなかった。通辞の名は馬場佐十郎といい、職務上、当時の日本でもっとも牛痘種痘の情報に接していた人物である。だが、その馬場佐十郎にしても、眼前の牛痘苗が何であるかを、その時点では理解できなかった[24]。牛痘種痘にかんする日本側の知識は、さまでに限定的だったのである。とするならば、牛痘種痘は、牛痘苗が膿で運ばれ活着しなかったために日本列島で普及しなかったとばかりは言えず、たとえ早くに痂として到来し活着していたにしても、普及していたかは疑わしい。

第三には、日本列島のなかでも低緯度の、バタヴィアや広東省といった牛痘種痘の定着地に近い地域ならばより早い時期に、牛痘苗がもたらされ牛痘種痘が普及していたかという可能性の問題である。これについては、琉球王国の事例を想起しよう。琉球王国は牛痘種痘の定着地に緯度の上でも地理的な距離でも近く、はたして牛痘苗の活性のみが問題なのであれば、長崎よりも格段に早く牛痘苗の伝播をみていたとしても不思議ではない。しかし、じっさいのところ、琉球王国で牛痘種痘がこころみられるのは、長崎よりも何年も後のことである。琉球王国では一八世紀後半より、一二年ごとの国を挙げた人痘種痘が定着しており、後述するとおり、それが牛痘種痘に置き換わることがなかった。牛痘種痘にたいする需要が内発的には生じなかったのである。

これら三点を勘案すれば、日本列島において牛痘種痘が一九世紀半ばにいたるまで普及の途に就かなかったのは、たんに牛痘苗の持渡りが成功しなかったためではなく、牛痘種痘をおこなう必要性つまりは牛痘苗への需要が、それまでほとんどなかったことによるだろう。本書の第一章および第二章でみたかぎりでも、日本列島では疱瘡にたいし、じつに多様な処し方が編みだされていた。この習俗および医学における実践の厚みが、あらたな疱瘡対策をもとめる需要を封じていたとみて大過はあるまい。

日本列島において牛痘種痘の必要性が低かったことの、より直接的な帰結としては、牛痘苗が商人らに交易品として扱われなかったことを指摘することもできよう。おなじ疱瘡への医薬品であっても、治痘にもちいられる一角は、非常に高価で取引され、しばしば将軍家にも献上された。それにたいして、牛痘苗は取扱いが難しく、労力に見合うだけの利得が見込めなかった。笠原良策が福井藩に提出した第二次嘆願書の「付《つけたり》」には、そのことが簡潔に指摘されている。以下が、その全文である。

右牛痘苗の義、一度一人に相種候後ハ、其人の痘膿を取相用候故、後来永く相断不申《まうさず》、又如何程も被相弘《あひひろめられ》候物に御座候。且此物格別の金銭ニも相成候ハヽ、彼地よりも早速持参可仕《つかまつるべく》候えとも、左様の品にも無之《これなく》、又双方共大分面倒の事ニ御座候故、彼是伝来相後レ候やニ奉存《ぞんじたてまつり》候。依て格別の仁心有之《これあり》候ハヽ、牛痘の必補天の大効有之《これあり》と申事を、能々御弁被成《なされ》候御役人中ニ無御座《ござなく》候てハ、必此事相調《ととのひ》申間敷《まうすまじく》奉存《ぞんじたてまつり》候。又牛痘は粤東《えつとう》〔広東省東部〕より相始り候由ニ御座候えハ、広東省辺え被仰付《おほせつけられ》可然《しかるべく》奉存《ぞんじたてまつり》候。

右牛痘御取寄ニ付てハ又一大事御座候。元来苗と申ハ膿汁ニ御座候故、経日候えは変渝仕候。依て其蓄方甚六ケ敷《むつかしく》御座候。『引痘全書』中にも此義丁寧ニ相記有之《これあり》、彼地ニてハ象牙簪・鵞簡等ニて相蓄候由、彼近国は夫ニても宜敷《よろしく》可有之《これあるべく》候えとも、皇国迄相達候迄ニハ余程の日数を経候故、今一段精密ニ不仕《つかまつらず》候てハ必苗性相変可申哉《まうすべきやに》奉存《ぞんじたてまつり》候。依て阿蘭陀ニて相蓄候法を左ニ相記申候。如左《ひだりのごとく》仕候えハ四ケ月は変不申《まうさぬ》由に御座候。(25)

ここで言われているのは、牛痘苗に、さほど交易品としての価値がないことである。もし牛痘苗がそれ自体、格別に利益のでるような代物であったならば、商人らがすぐさま日本に持ちこんでいたであろうが、取扱いが面倒なわりには収益がでない。輸送中に膿汁が変質してしまうのである（そのため、笠原良策は、膿の付着した痘痂をガラス板で密閉する方法を推奨している）。

牛痘苗は交易の論理には乗らない。それゆえ、それを動かすには、役人の「格別の仁心」に依拠するしかないのだと、笠原良策は言う。日本に牛痘苗を「取寄」せるには、一九世紀半ばにあっても、まずは事業にたずさわる者らに、牛痘種痘のもつ「補天の大効」を説くところからはじめなければならなかったのだった。

牛痘種痘への信憑の源泉

では、つぎに問題となるのが、その牛痘種痘の必要性が、なぜ一九世紀半ばになって見積られるようになったかということである。資料をみるかぎり、その直接的な契機は、本節の冒頭にみたような、弘化年間以降の疱瘡の頻発化およびそれによる被害の増大にあったという文言が目につく。「人別」が減少して、土地の管理が行きとどかなくなり、土地が荒廃するという危機感である。しかしながら、いまここであらためて問うているのは、その際に、なぜ牛痘種痘が、疱瘡の流行への対抗策として選択肢に浮上しえたのかということである。

その背景を探るべく、笠原良策の第二次嘆願書をふたたび読むと、良策が牛痘種痘の「取寄」を思いたった事由が、そこに三点、書きこまれている。その一は、習俗や治痘による対策の限界、その二は、人痘種痘という対策の限界、その三は、牛痘種痘がすぐれているという風説や書物の存在である。このうち、良策の現状認識が表明された前の二点は措き、いま着目すべきは第三の点である。牛痘種痘は、第一次嘆願書がものされた一八四六（弘化三）年の時点で、選択しうる疱瘡対策の一つに押しあげられていた。つまり、このとき福井藩の市井の医師のもとにも、書籍や風聞をとおして、牛痘種痘への信憑を構築するに足るだけ情報がまわってきていたのである。

笠原良策が嘆願書で、牛痘種痘にかんする情報源として、まず挙げるのは、「西洋医書」（第一次嘆願書）や「蘭書」（第二次嘆願書）である。ただし、ここで留意が必要なのは、嘆願書が提出された当時、和語へと翻訳された「蘭書」は種痘の記述は、ほぼすべて人痘種痘にかんするものだったということである。医家らは大陸やオランダの最新の医学に高い関心をもち、医書が入手でき次第、精力的に翻刻・翻訳してはいた。だが、漢文の書籍の翻刻に比して、オランダ語の書籍は翻訳に膨大な時間を要した。結果的に、和語での翻訳が完成し医家らの手許にとどいたときには、すでにその医学知識はオランダ本国では更新されているという時差が、まま生じた。

同断の現象は、種痘にかんしても起きた。たとえば、江戸後期に幕命でおこなわれた『厚生新編』の翻訳事業である。一八一一（文化八）年、幕府は天文方に「和蘭書籍《おらんだしょじゃく》和解《わげ》御用」を新設し、ヨーロッパの百科事典を翻訳して、文化・学芸にかんする知識を摂取しようとこころみた。(26) 翻訳には、当代一級の蘭学者（大槻玄沢をはじめ、さきにオランダ通辞として言及した馬場佐十郎や、宇田川玄真・宇田川榕庵・小関三英・湊長安など）が動員され、四半世紀以上の歳月が費やされた。だが、その際、対象に選定されたのが、一七〇九年初版のフランスの百科事典であったため(27)、この一大翻訳事業において牛痘種痘は紹介されることはなかった（訳書『厚生新編』に「麻疹」の項目はあるが、「痘疹」はそもそもの項目が立てられていない(28)）。

このほか、種痘にかんしては、桑田玄真『種痘新編』（一八一四（文化一一）年刊）や大槻玄沢『接豆』（一八一六（文化一三）年刊、『瘍医新書』巻三一・第一五「接花痘篇」）の訳書もあったが、その共通の原典は一七三一年刊行（底本としたオランダ語版は一七五五年刊）であったため、いずれも人痘種痘の説明となっている（本書二三五―二三七頁）。

一八一七（文化一四）年刊行の小森桃塢《とうう》による編訳書『蘭方枢機』も、巻一「接痘」で紹介するのは、人痘をもちいる種痘法である（自然の流行にかかれば一〇名中二、三名が死亡するのにたいし、この接痘法では、一〇〇〇名中にわずか一、二名が亡くなるにとどまると、人痘種痘を紹介する）(29)。なお、小森桃塢は、『泰西方鑑』巻一（一八二九（文政一二）年刊）でも、諸名医が精緻化した泰西の「種痘法」を、「漢医」の種痘説にまさると紹介するが、牛痘種痘には言及していない(30)。

宇田川玄真の訳書『小児諸病鑒法治法全書』（成立年不詳(31)）も、第一三「小児痘瘡篇」・第一四「種痘篇」で種痘を論じるが、底本が一七七九年刊行の書籍であることから人痘種痘の記述となっている(32)。また、比較的遅い時期に成立した堀内《ほりのうち》素堂《そどう》『幼幼精義』も、第二輯（巻四―七、一八四八（嘉永元）年刊）の四巻・五巻で、疱瘡の治法を説明するが、原典著である小児科書[33]が一七九八年刊行のため、牛痘種痘の説明は載らない（原題に、「天然痘（natürichen Blattern）」とならんで「人痘種痘（inoculirten Blattern）」という語が入るとおり、言及されるのは人痘種痘である）。してみれば、笠原良策の牛痘苗「取寄」の嘆願書にいう「西洋医書」や「蘭書」が何をさすかは、目下のところ不明である。[34]

一方、書籍ではなく風説ということであれば、牛痘種痘の風説は、比較的早い時期から日本列島にもたらされていた。享和年間（一八〇一―一八〇三年）、馬場佐十郎は、長崎でオランダ商館長「ヘンテレキドーフ」[35]から、オランダより舶載された「風説書」に、人痘種痘よりも優れた牛痘種痘なる技法があると載ることを知らされたという。[36]また、初代瑞仙錦橋の門人・宮本周安は、長崎で、「西洋ニテ牛ノ痘ヲ種ルコトアリト云フコト」を聞き、一八一二（文化九）年ごろ、二代目瑞仙霧渓に伝えていた。[37]

一八二六（文政九）年には、日本の一部の医家らが、じっさいの牛痘種痘の手技を目にする機会もあった。一八二三（文政六）年に長崎に赴任したオランダ商館の医師・ジーボルトが、江戸参府の際に投宿先（長崎屋）で、来訪した幕府の医家らの求めに応じて示説したのである。一八二六（文政九）年四月二三日のジーボルトの日記には、こうしるされる。

四月二三日〔旧三月一七日〕　幕府の医師たちは一日じゅう私のところで時を過ごす。彼らははじめのうちは、私にしばらくの間江戸に留まってもらいたいという希望をひそかにもらしていたが、やがてどうしたらこの事を幕府でかなえてくれるかという計画を示した。私は今日子供の天然痘と種痘について説明するようにせがまれたので、その機会を利用して、この偉大な恩恵を日本に導入する計画を述べた。私は、将軍の命令があれば牛痘漿をバタヴィアから取り寄せて、日本で種痘を手ほどきすることに同意した。[38]

この文面から推すに、臨席した医家らは、ジーボルトに接見する以前から確実に、牛痘種痘にかんする情報に接していたようである（第二章第二節第四項（二）を参照）。そして、ジーボルトから、牛痘種痘という「偉大な恩恵」を日本にも導入する計画をうちあけられると、その場合には、実地で手技の指導もしてもらえるよう約束を取りつけている。なお、ジーボルトはこの江戸参府の際、牛痘苗を持参していたようである。この三日後の四月二六日、およびその翌二七日には、その牛痘苗を用いて、医家らの前で、それぞれ三名と二名の小児に種痘をほどこしている[39]。

とはいえ、こうした風説や示説から、医家らが、牛痘種痘こそは従前の治痘法や人痘種痘を凌駕するという確信を得ていたかどうかは判然としない（ジーボルトの牛痘種痘「導入」計画にしても、後報がつたわらないことからすれば、幕府はジーボルトの提案に乗らなかったようである[40]）。笠原良策も、これら種々の風説にどれほどの影響をうけて、幕府の医官でもなしえなかった牛痘苗の「取寄」事業を藩に願いでたかは、不明である。

そうしたなか、おそらく確実に笠原良策に牛痘種痘への信憑をあたえたと推定されるのは、「西洋医書」でも風説でもなく、漢文でものされた清国の医書である。嘆願のなかで、「広東府医人著書」（第一次嘆願書）や邱熺『引痘新法全書』（第二次嘆願書）と言及される書籍類である。そこにみえる、何十年たっても死者一人出さず疱瘡の流行時に罹患者もださなかったという牛痘種痘の具体的な実績の記述は、既存の治痘術や一〇〇名に種えると五、六名は死亡してしまう人痘種痘よりも、はるかに頼もしく映ったのであろう。

翻訳の問題から、西洋の書籍が情報を伝達するのに相当な時間を要したのにたいし、漢文で書かれた書籍は、和刻を待たずとも素早く日本で閲覧に供されえた。笠原良策が読んだという邱熺の著書も、医学館痘科教授の二代目瑞仙霧渓は、それが和刻される以前の一八四〇（天保一一）年に、原書で読んでいる[41]（なお、同書の和刻は、一八四六（弘化三）年に牧春堂《まきしゆんどう》により、また一八四七（弘化四）年に小山肆成《しせい》により、ともに『引痘新法全書』という書名で刊行される）。原著『引痘略』が現地で刊行された一八三一（道光一一＝天保二）年から、わずか九年後のことである。牛痘種痘にかんする情報は、「西洋医書」ではなく漢籍を経由するほうが、より早く日本にとどいていたのである。

ちなみに、「広東府医人著書」（第一次嘆願書）や邱熺『引痘新法全書』（第二次嘆願書）よりも早い時期に、牛痘種痘の情報を紹介した書籍が、日本には二種存在した。その一つは、『痘疹漫筆』（未詳）という漢籍を和解した石塚汶《ぶん》上《じょう》『種痘管窺』（一八三四（天保五）年刊）である。同書の著者・石塚汶上は、西の丸奥医師・小川汶庵《ぶんあん》の弟子であった。痘瘡科を専門とはしていなかったが、石塚汶上には『護痘錦嚢《はうさうまもりぶくろ》（ごとうきんなう）』二冊（一八二四（文政七）年刊）という著書があった。同書は、疱瘡の介抱の要諦を押さえた佳書として、将軍家にも献上されている。

その石塚汶上が、後年、その『護痘錦嚢』の要点を『護痘錦嚢須知《はうさうまもりぶくろこころへ》（ごとうきんなうすうち）』（一八三四（天保五）年刊）にまとめた際に、合冊されたのがいまいう『種痘管窺』である。そこで、牛痘種痘はこのように説明されていた。

又用牛痘苗

其法牛ノ乳部ヲ見ルニ白ク丸ク痘生ズルヲ鈹針《ハバリ》ニテサシ、其膿ヲトリ硝子板ノ上ニウケ乾シ、硝子壜《フラソコ》ニ入レ緊《キビ》シク口ヲ塞《フサ》ギ貯《タクハヘ》オキ、種ルトキ蘭殺刀《ランセイタウ》ノ先ヘ表裏トモ膿ヲツケ、手ノ尺沢《しやくたく》ノ皮肉ノ間ニテ血ヲ見サル様ニ刺、左ノ大指ノ裏面頭《ハラ》ニテシツカリ押サヘ、右手ニテ蘭殺刀《ランセイタ》ヲサケ引ニ、ヒキヌキアトヘオシ木綿《モメン》ヲナス。此法エンゲラントヨリハジマル。

用牛痘苗濫觴《らんしやう》

請厄利亜《アンキリヤ》［地名］ニテ、牛ノ乳房ニ疹ヲ発スルヲ俗牛痘ト云。或人手ノ膊上《フクラハケ》ニ創傷《キツ》ヲ得テ、牛ニ飲《ミヅカ》ハントシテ彼ノ牛痘ノ膿汁膊上ニ汚着ス。是ヨリ其膊上美痘ヲ発シ、見点・起脹・灌膿・収靨・落痂、各順症ヲ以テ卒業ス。

是ニ於テ、医生此法ヲ擬シテ人ニ種痘スルニコトコトク軽ク、年ヲ経テ痘流行スレドモ牛痘ヲ種ルモノ再ヒ患ヘズ。因テ世人一般ニコレヲ行フト云。其牛痘ヲ以テ接痘スル情状、見点ヨリ落痂マテノ転機、詳説有レドモ、其法本邦イマダ闢《ヒラ》ケザレバ贅言ニ属ス。因テ大概ヲ挙ルノミ。[42]

この記載はおそらく、日本で板行された書籍のなかで、牛痘種痘が紹介された最初の例である。牛痘種痘の要領およびその由来が概説されている。原典の『痘疹漫筆』が参照できないため、引用末尾の「其法本邦イマダ闢ケザレバ贅言ニ属ス」の「本邦」が、原典の成った大陸とそれが和解された日本の、いずれをさすのかは判然としない。だが、結果的に、牛痘種痘にかんする説明の詳細が割愛されたことからすれば、その判断をした原著者ないしは和刻者（石塚汶上）の目に、牛痘種痘なる新奇の種法は、さして広めるべきものとも映らなかったのであろう。また、この『種痘管窺』の簡略な説明により、日本の医家のあいだに、牛痘種痘への信憑が醸成されたとも考え難い。

いま一つ、漢籍経由で日本に牛痘種痘の情報を伝えていたのは、尾張の本草学者でジーボルトにも師事した伊藤圭介の『暎咭唎国種痘奇書』[43]（一八四一（天保一二）年刊）である。同書の原典は、広東の英国公使館の貿易事務「哆啉吹」が著述し、医師「噉咂」が校訂した書籍の漢訳本『種痘奇法』（一八〇五（嘉慶一〇＝文化二）年刊）である。牛痘苗の大陸への伝播は比較的早く、一八〇五（嘉慶一〇＝文化二）年に、「伊国」（イスパニア）の国王の命により、「大呂宋」（スペイン）から「小呂宋」（マニラ）に伝えられたものと説明する。[44] 牛痘苗は、すぐさま「小呂宋」から「澳門」（マカオ）にも伝えられ、「哆啉吹」は同年内に、『種痘奇法』の底本となる牛痘種痘の説明書を執筆したのだった。

伊藤圭介が『種痘奇法』を和刻した『暎咭唎国種痘奇書』は、前半で、牛痘苗が「澳門」にもたらされるまでの経緯ならびに牛痘種痘が従来の人痘種痘よりもすぐれることを説いたあと、後半で、牛痘種痘の手順と牛痘苗の運搬法を記述する。[45] 八丁（うち一丁は付図）より成る小冊子ではあるが、石塚汶上の『種痘管窺』の記述と比すれば、種法の説明も詳細であった。また、前半の牛痘種痘が世界各地に広まる過程をつづった段には、「後来相伝て大西洋・啞細啞《あじあ》・啞咩唎喀《あめりか》等の国に至り、法に依て栽種す。男女大小数百余万、一の損傷無く、一の復出る無し」[46]と、実数でもって牛痘種痘の効用が説かれていた。

『咦咭唎国種痘奇書』は、笠原良策が第一次嘆願書で言及する「広東府医人著書」とも見紛うが、当地における牛痘種痘の実績を載せないことから、おそらくそれではなかったろう（笠原良策は第一次嘆願書で「広東府医人著書」の記載に触れ、「右ハ清国にも相弘り候事已ニ五十年、其間一人も再感の者無之旨、広東府医人著書中詳記有之候」とするす（本書三五一頁））。日本の医家らにさほど参照されていないことからすれば、同書が牛痘苗の「取寄」におよぼした影響を高く見積もることはできない[47]。

たいして、『種痘管窺』や『咦咭唎国種痘奇書』よりも確実に、牛痘種痘への信憑のよりどころとなったと推定されるのは、笠原良策が一八四八（嘉永元）年の第二次嘆願書でも名指しする邱熺『引痘新法全書』である。すでに触れたとおり、原典は、マカオで一八一七（嘉慶二二＝文化一四）年に成稿し、一八三一（道光一一＝天保二）年に刊行された邱熺の『引痘略』である。同書は、遅くとも一八四〇（天保一一）年までには日本に持ち渡られているが、嘆願書には書名が『引痘新法全書』としるされていることから、笠原良策がじっさいに読んだのは、一八四六（弘化三）年と翌一八四七（弘化四）年に刊行された和刻本『引痘新法全書』であったろう。

牧春堂翻刻の版（一八四六（弘化三）年刊行）と、小山肆成翻刻の版（一八四二（天保一三）年成立・一八四七（弘化四）年刊行）の、二篇の『引痘新法全書』は、序文や跋文をのぞき、本文は完全に同じである[48]。原典の『引痘略』に忠実に訓点がほどこされたのであろう。佐賀侯の侍医と紀州熊野の医家が、ほぼ同時期に独立して同一の書を刻成したのは、舶来間もない原典に、それぞれが痘瘡という「一大厄」を除きうる可能性をみてとったからであった[49]。

以下、牧春堂の和刻本をもとに同書の概略をみると、『引痘新法全書』の本文は、七章より成った。「引痘説」・「首在留養苗漿」・「次在認識瘋疾」・「引泄法」・「度苗法」・「出痘時宜弁」・「出痘後須知」である。第一章の「引痘説」では、牛痘種痘の原理を人痘種痘のそれになぞらえて説明（すなわち、先天的な毒が時気に感じて五臓に分配されたものを、経絡をとおして引きだす）したのち、著者自身の経験をもとに、牛痘種痘では万に一つも死者がでないことを説く。そして、第二章以降は、痘苗の保存法や毒の引泄の手技、痘苗を採取する小児の選び方などを具体的に解説する。牛痘種痘の勘所は、一にも二にも、貴重な牛痘苗を絶やさぬこと（養苗ならびに「瘋疾」との峻別）にあった。

『引痘新法全書』の、旧来の経絡思想をたくみに援用した説明は、簡潔であるのみならず、実用的ですらあった。象徴的なのは、序の末尾にのる挿入図である（図表47）。種痘する箇所を経穴でしめし、毒を引きだす原理と種痘箇所とを直感的に伝えている。被接種者の体格差も、経穴の位置から類推する要領ならば、いちいち考慮する必要はなくなる。

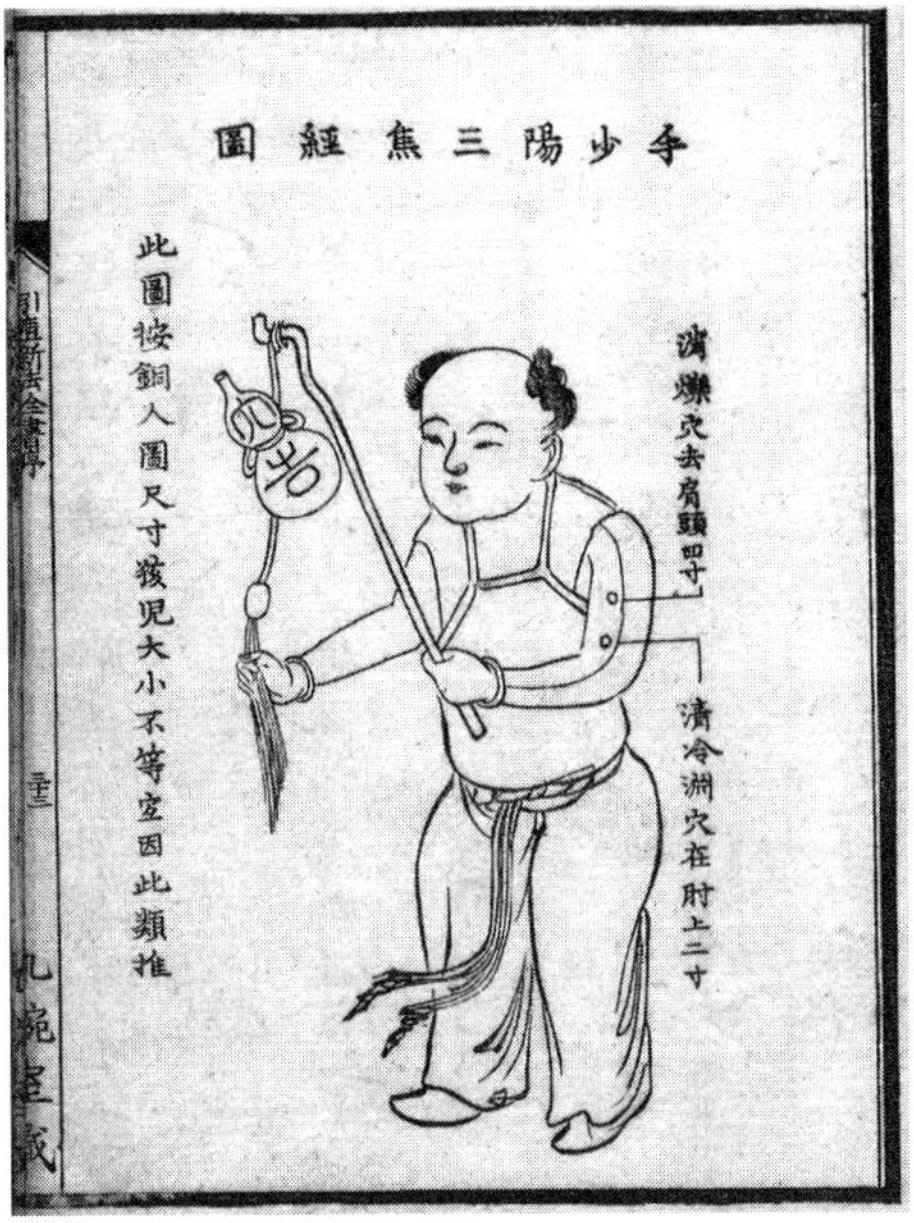

図表47　経絡思想と牛痘種痘の融合——『引痘新法全書』「手少陽三焦経図」(50)

だが、同書の特徴として着目すべきは、この本文の占める割合が全冊の約四分の一にすぎず、過半が序文・跋文や牛痘種痘を支持するべつの医家の論説で占められていることである。(51)『引痘新法全書』（つまりは原典である『引痘略』も）は、その構成からして、牛痘種痘の解説書であると同時に、牛痘種痘と大陸の医学を融合させる理論的な考究の書であり、また牛痘種痘の有用性を説く啓発書でもあったのである。

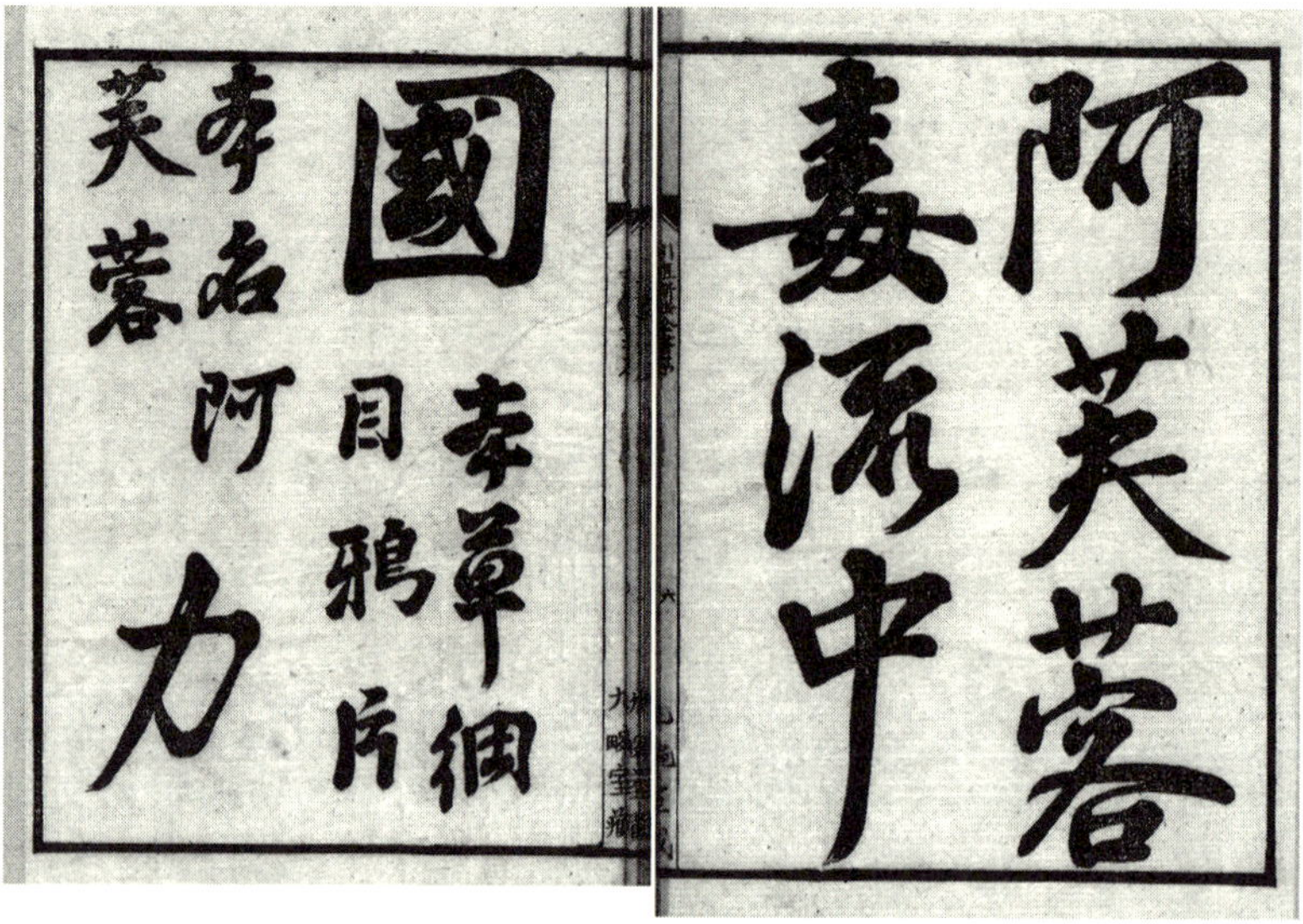

図表 48　阿芙蓉（アヘン）の毒，中国に流れ
——『引痘新法全書』に載る阮元の漢詩(52)より

同書がこうした類例の少ない構成をとる事由は、巻頭に大書された、広州の総督・阮元《げんげん》の左の漢詩に雄弁に語られている（図表48）。

阿芙蓉毒流中国（『本草綱目』鴉片《あへん》、本名「阿芙蓉」）
力禁猶愁禁未全
若把此丹伝各省（痘、古名「丹」）
稍将児寿補人年

その大意は、イギリスよりもたらされたアヘンが中国全土にひろまり、喫する者が夭折している。法度が設けられ厳しく取り締まられてはいるが、とうてい追いつかない状況である。この新来の痘（牛痘）を各地に伝えることができれば、せめて痘瘡で夭死していた者が天寿を全うすることができるようになるだろう、と取れる。[53]『引痘新法全書』の原典『引痘略』が刊行された一八三一（道光一一＝天保二）年は、アヘンによって生じる弊害が、すでにさまざまな領域で問題となっていた時期であった。[54]それだけにいっそう、牛痘種痘は、小児を寿域にのぼらせる方便として着目され、マカオでの実績をもとに称揚されたのだった。

大陸で託されたそうした含意はともかく、『引痘略』は日本でその後、二名の翻刻者を得て、『引痘新法全書』として世に放たれた。これを牛痘種痘への信憑の一つのよりどころとして、笠原良策は一八四八（嘉永元）年に、ふたたび福井藩に牛痘苗「取寄」の嘆願書を提出する。牛痘苗を「越前家御用」として「取寄」せる手続きは、そこから暫時すすめられていったのだった。

第二節　牛痘の「取寄」と分配

「御用」の論理

一八四九（嘉永二）年六月、オランダ商館医モーニケが持ち渡った牛痘苗が活着し、これが長崎から日本列島各地に分配されてゆく。日本の医学史にいう、種痘「伝来」である。

ただし、この「伝来」は、本書が前節で跡づけた「越前家御用」による公的な「取寄」とはべつの企図の成果であった。牛痘苗の「取寄」は、福井藩の計画に並行して、佐賀藩でも算段されていた(55)。それが成就したのである。以下、通例にならい、佐賀侯の侍医・楢林宗建の著書『牛痘小考』の緒言から、牛痘苗活着の最初の光景をみてみよう。

今ノ医師、名ヲ慕尼欽《モーニケ》ト云フ。亦医国ノ才アリ。一日《いちじつ》話テ種痘ノ事ニ及ブ。余問曰、「貴邦ノ医家、毎《つね》ニ牛痘ノ大ニ人痘ニ勝リ、千万中一孩ヲ誤ラザルヲ称ス。漢人著書モ亦盛ンニ牛痘ノ利アルヲ褒誉ス。而シテ貴舶往歳牛痘液ヲ齎《もたら》シ来テ　本邦ノ諸嬰ニ施スコト数次、未ダ嘗テ一次モ萌生《ほうせい》ヲ得ズ。今汝ガ齎シ来ル所ノ者モ亦然ルハ何ゾヤ。我輩久シク以テ憾トス」。慕氏曰ク、「然リ。此事アリ。痘液密封、外気ヲ触ザラシムルモ、而《しか》モ海運毎ニ三旬〔三〇日間〕ヲ過ギ、前後匆忙《そうぼう》登館ノ後、事ニ従フノ日ハ、未ダ五旬〔五〇日間〕ヲ経過セザルコト能ハズ。是ヲ以テ其液或ハ陳腐ス。是種テ萌セザル所以《ゆえん》カ」。余ガ曰、「本邦ノ種法、人痘ヲ種ルニ毎ニ痘痂ヲ以テス。其痂已ニ数月ヲ経ル者モ亦能《よく》萌生ス。依テ考ルニ、牛痘モ亦痂ヲ以テセンコト如何《いかん》」。慕氏大ニ然リトシ、今歳〔一八四九（嘉永二）年〕更ニ牛痘痂ヲ輸致シテ、先《まず》是ヲ三児ニ試ムルニ、其一児果シテ美痘ヲ萌生ス。他ノ二児ハ萌生ヲ得ズ。是ニ於テ其痘液ヲ取テ再ヒ三児ニ種ルニ並《とも》ニ萌生ス。其状、純美紅活、最上ノ好痘ナリ。而後此ヲ取テ彼ニ植、延蔓繁殖、其言ノ毫モ偽ラザルヲ験知ス。嗚呼《ああ》、本邦保嬰ノ仁、今ニシテ其遺憾ナキコトヲ得タリ(56)。

楢林宗建は、一八四八（嘉永元）年以前より、オランダ人からの「請招」に応じ、藩主・鍋島直正（閑叟）公の命を奉じて、オランダ商館に幕府公認で出入りをしていた。ある日そこで、一八四八（嘉永元）年に新来の医師・モーニケと話すうちに(57)、牛痘種痘へと話題がおよぶ。楢林宗建は、歴代のオランダ商館医がくりかえし伝えた牛痘種痘の効験と、「漢人著書」にしるされた牛痘種痘への賛辞とに触れつつ、長崎に何度か持ち渡られた牛痘苗が、いずれも活着しなかったことに遺憾の意を表した。すると、モーニケは、三〇日間にわたるバタヴィアからの航海やら着任業務やらで、痘液の密閉から使用までに、どうしても五〇日はかかってしまうという事情を語る(58)。そこで、楢林宗建が、痂として牛痘苗を持ち渡ることを提案し、一八四九（嘉永二）年にモーニケが実行したところ、その痘苗で種痘をした三児のうち一児に活着する(59)。この一児に萌生した牛痘が、つぎつぎに種え継がれて、本邦の各地で牛痘種痘がおこなわれるようになった、というわけである。

このとき、モーニケに牛痘苗の持渡り方を助言した楢林宗建は、「君侯ノ賢旨ヲ奉シ」てオランダ商館に出入りをしていた。それは、福井藩とはべつに佐賀藩でも、牛痘苗の「取寄」が計画されていたからといわれる。その詳細は未詳だが、ともかくもその後の伝苗は、藩をあげておこなわれたようである。佐賀へは、楢林宗建が種痘済の小児を

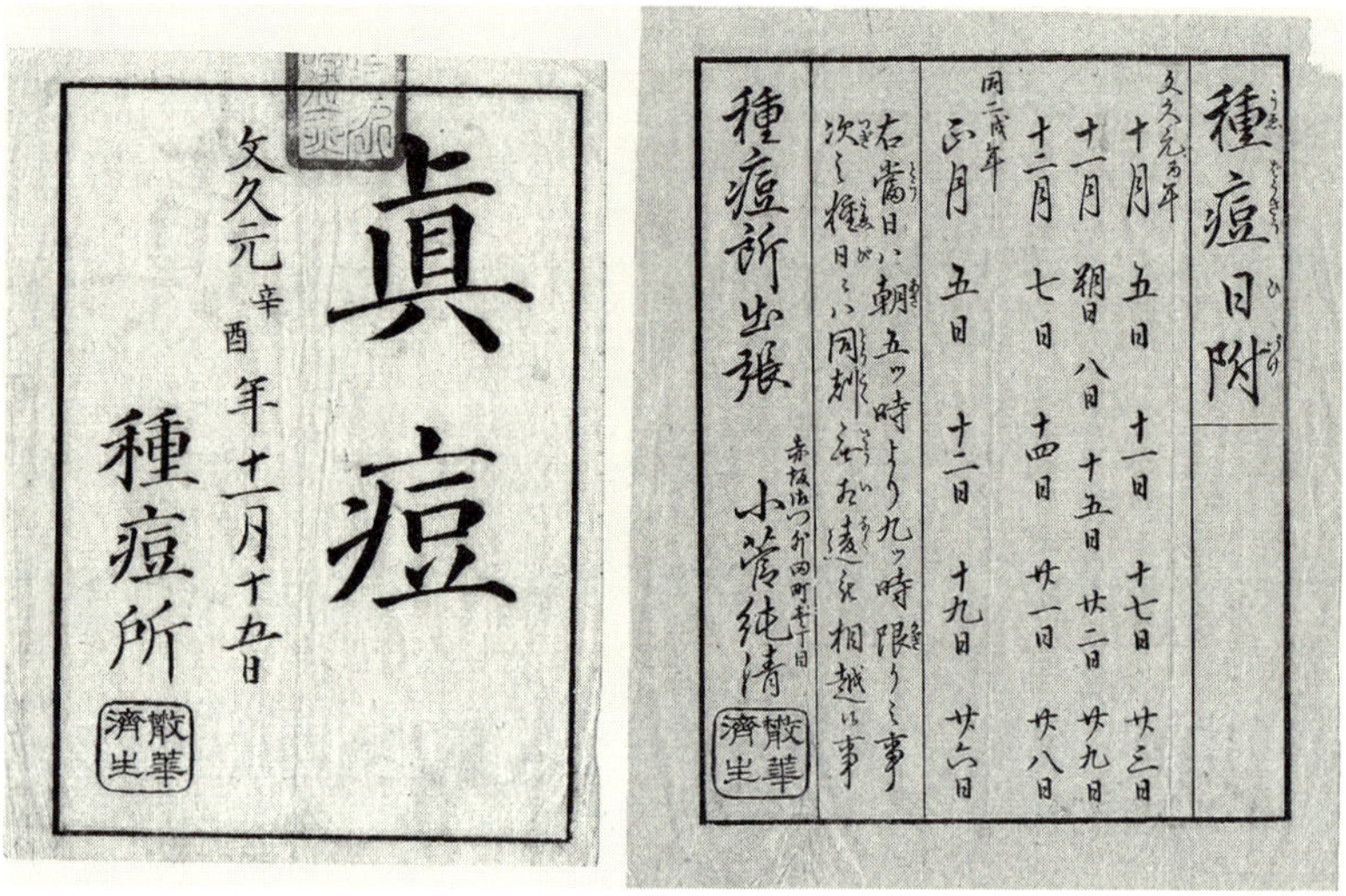

図表 49　「真痘」の証明書[63]

連れて伝え、同年一一月には藩主の出府にあわせて江戸へも伝えられた[60]。江戸詰の佐賀藩医・伊東玄朴は、それをさらに蘭学者の大槻俊斎や深川の医師で桑田玄真の養子・桑田立斎らへと伝えている[61]。江戸ではその後、種切れすることなく牛痘苗が種え継がれ、一八五七(安政四)年には、「お玉ヶ池種痘所」の設立をみる[62](図表49)。

とはいえ、ここで見誤ってはならないのは、長崎から各地への初期の牛痘苗の種継ぎは、蘭学者らの個人的なつながりではなく、大勢的には当時の政治体制に依拠しておこなわれたということである。一八四九(嘉永二)年に牛痘苗が活着した事例が、それ以前に活着していた事例と決定的に異なるのは、牛痘種痘にかんする知識と世界での実施状況が『引痘略』をはじめとする漢籍により具体的につたわってきていたことにくわえ、いくつかの藩や幕府がその種継に関与したことにあった。たとえば、いまみた一八四九(嘉永二)年の長崎から佐賀、さらには佐賀から江戸への伝苗も、佐賀侯の君命あってのことである。

一八四九(嘉永二)年九月に、長崎から京都に痘痂が急送されたのも、くだんの幕府公認「越前家御用」という名分あってのことであった。一八四八（嘉永元）年以降、福井藩は牛痘苗を大陸から「取寄」せるべく、笠原良策の蘭学の師にあたる京都の日野鼎哉《ていさい》および唐大通事・穎川《えがわ》四郎八をつうじて手配をすすめていた(64)。しかし、その計が成る以前に、モーニケが持ち渡った牛痘苗が長崎にて活着した（モーニケは、楢林宗建らが佐賀に帰藩した後も、長崎にて柴田方庵や吉雄圭斎らとともに牛痘苗を種え継いでゆく）。そこで、穎川四郎八は、当地で「越前家御用」として種え継がれていた痘苗を入手のうえ、みずからの孫に種え、いまだ生々しい七日目の痂を剝がして日野鼎哉のもとに送ったのだった。その「羽書《うしょ》」（急使便）の書状には、長崎の地で、「越前家御用」の公命が徹底されていたさまが、こうしるされている。

〔前略〕御内意被下《くだされ》候白神痘〔牛痘苗の別称〕の儀、委細承知仕候。然ル処、右は是迄毎々《つねづね》唐商共え申付、痘苗取寄方の儀は配心仕候えとも、手ニ入不申《まうさず》、甚痛心罷在申候。然処、当夏蘭人右白神痘持渡、早速公辺え相達、越前家御用の義に付、早々市中の小童共ニ蘭人種痘相試候処、幸ニ伝染いたし、夫《それ》より追々接痘致申候。定て篤御承知の儀と　奉　察《さつしたてまつり》　候。依之《これにより》小子〔穎川四郎八〕の孫共両人え接痘為致《いたさせ》、八月二八日ニ相接、昨五日にて七日目ニていまだ膿干ざる痘をはづし、八粒小瓶中ニ相貯へ、当急便より差上申候。御落手の上、早々御地の小童え御接痘ニ相成候ハヽ、無相違《さういなく》伝染仕候儀　奉　存《ぞんじたてまつり》　候。夫より越前え御送越の都合、可　然《しかるべく》　御配心可　被下《くださるべく》候。〔後略〕(65)

「越前家御用」という大義は、長崎において牛痘種痘をほどこす小児を確保し、牛痘苗を種え継ぐのに、絶大な効果を発揮していた。奉行所が未痘の小児を調べあげ、痘苗を絶やさないような体制を敷いていたのである。九月五日に採取されて京都へ急送された牛痘苗は、同一九日に京都の日野鼎哉のもとに届けられ(66)、そこで種え継がれてゆく。一〇月五日には、牛痘苗を福井に持ちかえるため長崎にむかっていた笠原良策が、これに合流した。その後、日野鼎哉・笠原良策らは一〇月一六日、鎮守に「少彦名命」・「御」（松平春嶽）[67]・「穎川四郎八」の祭神をかかげ、京都新町通三条上ルに「除痘館」を開設している。

ここにみられた「御用」の論理が、いかに絶対的であったかは、ほかにもいくつかの事例からも確認できる。たとえば、福井藩から内命をうけた日野鼎哉が穎川四郎八とはべつに牛痘苗「取寄」を依頼していた別動隊が、結局は長崎で牛痘苗を入手できなかったのも、皮肉なことながら、「越前家御用」の達しが当地で強烈に効いていたからにほかならない。長崎でその任に当たっていた高嶋浅五郎は、後日九月一七日付で、京都の日野桂洲（日野鼎哉の養子・もと安藤姓）に送った書状で、その間の事情をこう伝えている。

〔前略〕長崎表ハ殊《こと》の外《ほか》六ケ敷《むつかしく》、江戸より御沙汰無之中ハ、外え相渡し候儀不相成《あいならず》との趣、乍然《しかしながら》種ちり候儀ハ致方も無之《これなし》との事ニ付、佐賀ニ種有之《これあり》候ニ付、幸《さいはい》此度小生急ニ佐賀迄用事有之《これあり》候間、御令弟〔日野桂洲の弟、安藤右近をさす〕御同伴申上、同処〔佐賀をさす〕え参り、大石良英え相頼、痘種一箱手ニ入候ニ付差上候。
此地〔佐賀〕も甚六ケ敷《むつかしき》所、長州青木〔青木研蔵〕君命ニて此所へ被参《まひられ》、痘種持帰りニ相成候ニ付、夫《それ》えも相頼漸《やうやう》辛《からう》して手ニ入候。早々急便ニて差上候。〔後略〕[68]

これによると、長崎では当時、江戸（すなわち幕府）より沙汰があるまでは、牛痘苗を外部に持ちだすことが禁じられていた（日野鼎哉らはその事由を、越前侯の牛痘苗「取寄」計画が達成されるまで、牛痘苗がみだりに種え散らされないよう、幕府が警戒してのことと推察していたようである）[69]。だが、種え散ってしまった痘苗にかんしては黙認されていたようで、佐賀に牛痘苗があると知った高嶋浅五郎は、安藤右近とともに佐賀へとむかう。しかしながら、佐賀でも入手は容易ではなく、佐賀藩医・大石良英に頼みこみ、長州藩より牛痘苗入手のために派遣され帰途についていた青木研蔵にも[70]

懇願して、ようやく牛痘苗を手に入れたのだという[71]。高嶋浅五郎は、この書簡とともに入手した牛痘苗を、水戸藩の医師・手塚良斎に託し、京都に送ったようである。

牛痘種痘の分配に「御用」の論理が強力に効いていたことを端的にしめす事例を、もう一例みておこう。それは、京都から大坂へと牛痘苗が分与された際の経緯である。大坂で「適々斎塾」(「適塾」とも略称)を主宰する緒方洪庵は、京都で牛痘苗が活着したことを知り、一八四九(嘉永二)年一〇月晦日に、日野鼎哉の弟でおなじく大坂で開業する日野葛民《かつみん》とともに、小児一名を連れて牛痘苗を乞いに上京する。しかし、この日は、目的を果たせずにおわってしまう。というのも、京都の「除痘館」が保有する牛痘苗が、「御用の痘苗」であったため、「私に分与し難」と笠原良策らに判断されたことによる[72]。蘭学者間の個人的なつながりは、あくまで「私」の領域のことがらであって、けっして「御用」に優先されることはなかったのである。

はたして、翌一一月七日に、今度は笠原良策と日野鼎哉とが、種痘済みの小児一名を大坂に連れ来たり、牛痘苗を伝えることにはなるが、その際にも「御用」の論理は堅持された。大坂は古手町《ふるてまち》(現在の大阪市中央区道修町《どしょうまち》の一部)にある大和屋伝兵衛の借家が「大坂除痘館」とされ、そこで伝苗の儀式がとりおこなわれたのだが、その際に祭壇に祀られたのは、京都の「除痘館」開設時とおなじく、「少彦名命」・「御」(松平春嶽)・「潁川四郎八」であった。そして、日野葛民・緒方洪庵の両名にたいしては、笠原良策からつぎのような書付が渡された。

此度依主命国許江持越候牛痘苗、為蕃殖、貴殿方江令分付候。為国家御勉強所希候。以上

越前侍医

笠原良策（記）

嘉永二年

己酉十一月七日
大坂除痘館
日野葛民殿(73)
緒方洪庵殿

非常に短い書付であるため、文意をとるのは困難であるが、じっさいの儀式の場では、これとはべつに笠原良策が口上をのべたようである。笠原良策の日記『戦兢録《せんきょうろく》』には、その口上の覚えが書きのこされている。

此度、為済世《さいせいのため》白神痘伝苗御願の義、殊勝の事候。此苗未御国許へ御取入も不相済《あひすまさず》候えとも、御国許痘苗種切の節の為備、於京師《けいしにおいて》致殖苗《しよくびやういたし》候様被申付《まうしつけられ》候故、当地も同様の儀に付、及伝苗《でんびやうにおよび》申候。京都除痘所の左法御守、万実意に後害無之《これなく》候様肝煎頼入可被成《なさるべく》候。尤鎮守の義、京都の式御移可被成《なさるべく》候。(74)

いわく、このたび済世のためと、白神痘の分与を請われたのは、殊勝のことである。この牛痘苗は、いまだ国許の福井藩へ届けられていないが、万一福井で種え継ぎがうまくいかず「種切」になったときに備えて、京都にて牛痘苗を殖やしておくよう申し付けられているので、大坂でも同断の理由により、伝苗しておくことにする。京都除痘所のしきたりに習い、くれぐれも慎重に痘苗を取りあつかっていただけるよう。なお、鎮守の祭神も、京都とおなじ仕方で祀っていただきたい、という。

この口上覚から推測するに、さきの書付もおそらく、越前侯の「主命」により、まずは「国許」の福井藩に持ちかえるべき牛痘苗であるが、「種切」の際の備えとして当地にて「蕃殖」させておくため、今般、貴殿方に分付けするのである。それをわきまえたうえで、「国家」のために、尽力なされたし、との意であったろう。京都につづいて大坂が、万一の際の牛痘苗の備蓄先になるならば、という前提での分苗である。笠原良策は、このとき「越前侍医」を名乗り（じっさいには町医であった）、「御用」の牛痘苗を、「御用」の論理にそって大坂へと分配したのである。

こうした事例をみれば、長崎に持ち渡られた牛痘苗が、一八四九（嘉永二）年六月の活着から数か月のうちに三都に伝わったのは、やはり蘭学者や蘭方医らの個人的なつながりではなく、幕藩体制下の「御用」の論理にもとづき、牛痘苗が分配された結果としてみるべきであろう。弘化年間より福井藩ですすめられていた牛痘苗の「取寄」事業は、佐賀藩が先に活着した牛痘苗を得たことにより、若干の変更を要することとなった。牛痘苗も、長崎から佐賀へといちはやく伝えられ、西日本各地や江戸へと早々に渡ることとなる。しかしながら、幕府や福井藩からすれば、それらはあくまで長崎から種え散っていった事案であり、牛痘苗を「越前家御用」とする論理は、福井藩に牛痘苗が届けられるまで貫かれた。その間、たとえ大坂の高名な蘭学者により分苗の依頼があっても、「御用」の論理は歪められてはならなかったのである（図表50）。

さて、大坂への分苗ののち、江戸の藩邸にも牛痘苗を送った笠原良策は、一一月一九日、上方での任務を終え京都を発っている。京都で牛痘を種えつけた小児二名と福井の未痘児二名、およびその両親らをふくむ総勢一三名での「御用」便である。風雪が吹きすさぶなかでの「死力前行」であったが、無事に牛痘苗を福井に持ち帰り、城下に私設した「除痘館」で帰着当日より牛痘種痘をおこなった[76]。

それにつけても、「辺鄙」の地での「人別」の減少と土地の荒廃が、牛痘苗の「取寄」事業へと結実し、それが結果的に「都会」の地にも牛痘苗をもたらしたという経緯は、非常に興味深い。牛痘種痘の日本列島への導入は、それまでの約半世紀間がそうであったように、おそらく蘭学者らが有していた知識・情報やその人的なつながりからだけでは実現し難かった。また、疱瘡の流行になずんだ「都会」や、疱瘡への対処法が徹底していた無痘地の習俗から、

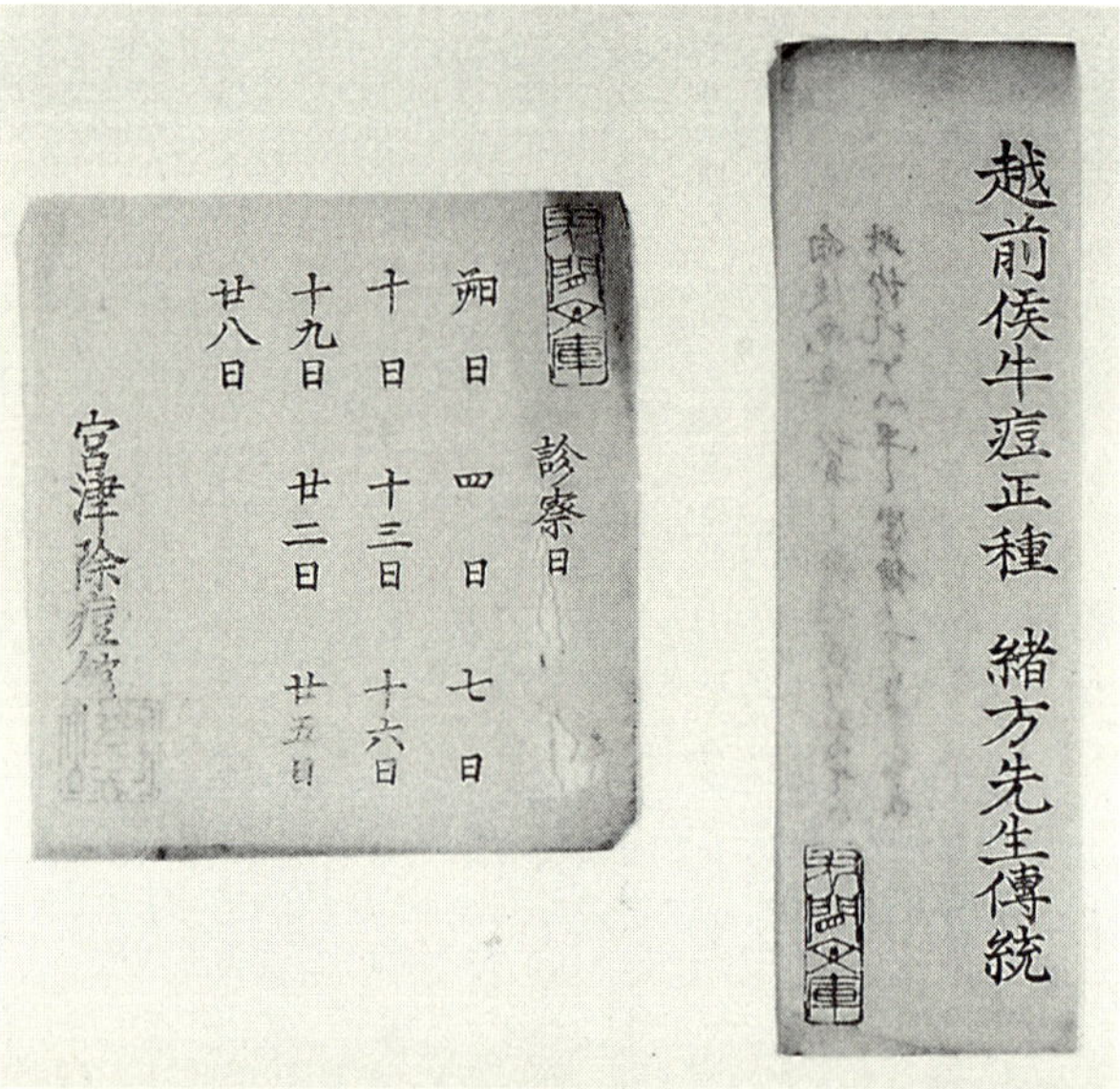

図表 50　「宮津除痘館ちらし」
——大坂除痘館分与の牛痘苗の証札[75]

痘瘡への新しい対処法をもとめる動きが生じる可能性も、きわめて低かったろう。

牛痘苗は、「辺鄙」の藩の初動があってはじめて入手され、その後、体制の論理にしたがって分配された。長崎で活着した牛痘苗は、現地で種え継がれる一方で、佐賀藩から西日本各地さらには京都[77]・江戸へとひろまり、また「御用」便で長崎から京都に送られたものは、そこから大坂・江戸・福井藩へも伝えられた。こうして、「辺鄙」に発した牛痘苗の伝播は、かつては痘瘡の流行の拡散源であった人口の集積地の「都会」を、しだいに痘苗の備蓄先へと変容させたのだった。

牛痘種痘にかんする知識と経験の伝達

さて、牛痘苗の伝苗は、痘痂が急送された長崎・京都間をのぞき、小児から小児へと種え継ぐ「人伝方式」でとり

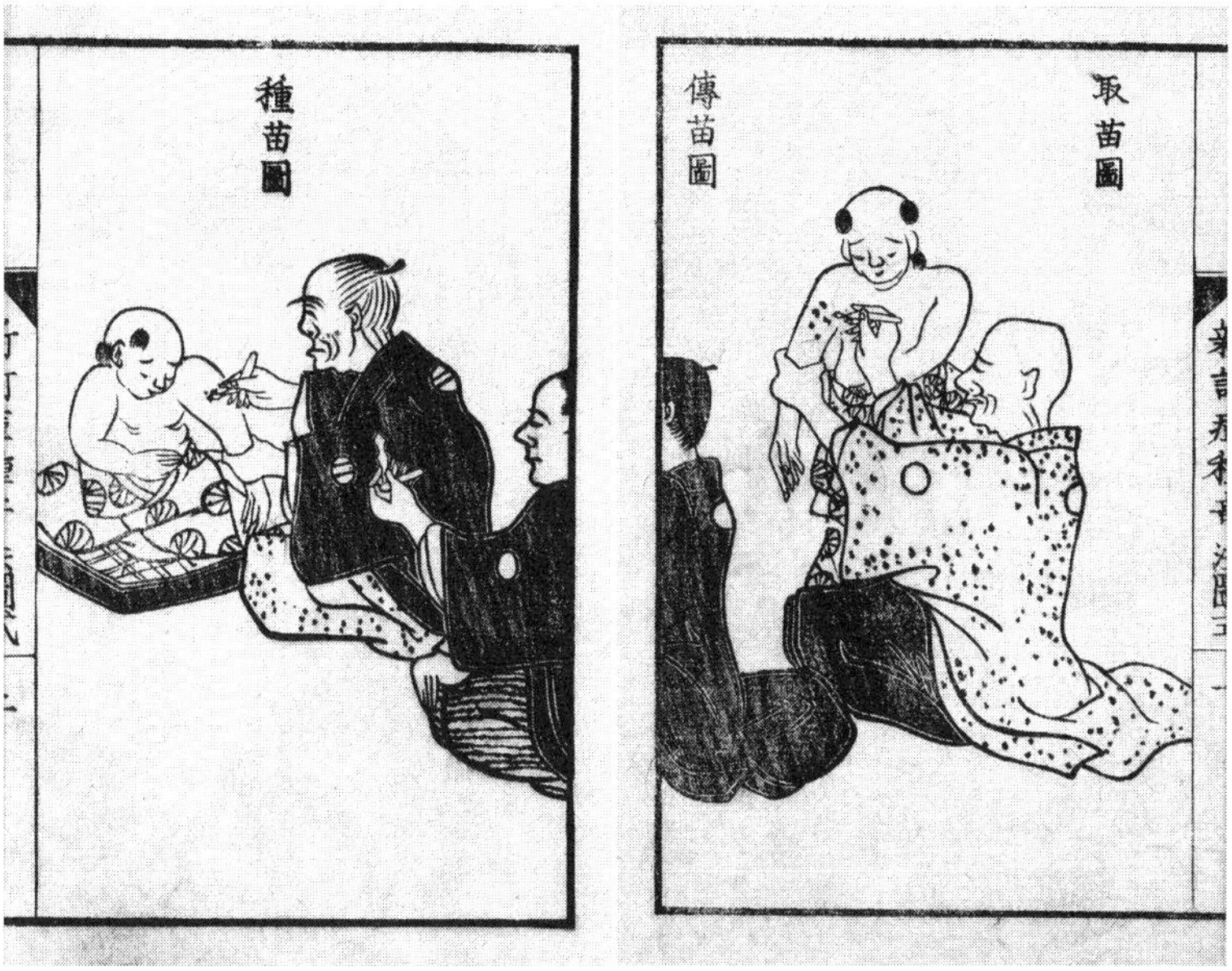

図表51　牛痘の取苗・伝苗・種苗[78]

おこなわれた（図表51）。人伝方式の利点は、第一に牛痘苗が活着しやすいことであったが、くわえて、種痘を経験したことのない医家でも、種継ぎの際に、実地にその手技を学べることもあった。

ただし、いくら簡便で死者がでない（人痘種痘とは異なり、失敗したとしても疱瘡に罹患するわけではない）という触れこみの牛痘種痘であっても、手技を数回みるだけで会得するのは容易ではなかったろう。『引痘新法全書』（『引痘略』）でも最も重要と説かれていた痘苗の保管方法や、種痘直前の小児の状態の見きわめなどは、相応の知識と経験とが必要となる。

そうした事情もあってか、牛痘苗が「取寄」せられた一八四九（嘉永二）年以降には、牛痘種痘にかんする蘭書の翻訳（図表52の【六】・【一五】・【一六】・【一七】）や具体的な手引書（おなじく【二】・【三】・【八】・【一〇】）、牛痘種痘の奨励書（おなじく【一】・【四】・【五】・【七】・【九】・【一一】・【一二】・【一三】・【一四】・【一八】）、牛痘種痘にかんする理論的考察（おなじく【一九】）などが、あいついで刊行されるようになる。[79]

図表52　牛痘苗「取寄」以降に刊行された牛痘種痘関連書目

通番	刊年	著者・訳者	書籍名　※（　）内，外題
【一】	1849（嘉永2）年	桑田立斎	『引痘略抄（引痘要略解）』[80]
【二】	1849（嘉永2）年	楢林宗建	『牛痘小考』
【三】	1849（嘉永2）年	廣瀬元恭	『新訂牛痘奇法（新訂痘種奇法）』
【四】	1849（嘉永2）年	小山肆成	『翻訳引痘新法全書』二巻
【五】	1849（嘉永2）年	熊谷直恭	『痘瘡かるくする伝』
【六】	1850（嘉永3）年	杉田成卿	『済生備考』巻一
【七】	1850（嘉永3）年	笠原良策	『牛痘問答』
【八】	1850（嘉永3）年	難波抱節	『散花新書』三巻
【九】	1850（嘉永3）年	桑田立斎	『牛痘発蒙』
【一〇】	1850（嘉永3）年	緒方郁蔵	『散花錦嚢』二巻
【一一】	1850（嘉永3）年	有馬摂蔵	『散花錦嚢』「付録」[81]
【一二】	1852（嘉永5）年	西村春雄	『牛痘解蔽』
【一三】	1853（嘉永6）年	三宅春齢	『補憾録』二巻
【一四】	——	三宅春齢	『引痘さとし草』
【一五】	1855（安政2）年[82]	馬場佐十郎・利光仙庵	『魯西亜牛痘全書』
【一六】	1857（安政4）年	緒方洪庵	『扶氏経験遺訓』巻一八
【一七】	1857（安政4）年	Pompe	（『牛痘略説』・『種痘篇』）
【一八】	1864（元治元）年	谷景命	『種痘弁』
【一九】	1864（元治元）年	本間玄調	『内科秘録』巻一四

一例として、ごく初期に刊行された手引書の楢林宗建『牛痘小考』（図表52の【二】）が、どのような事項を記載していたか概観してみよう。同書は、本節の冒頭でも引いた、一八四九（嘉永二）年の長崎での牛痘苗活着の光景が記された書として有名である。だが、同書はまた、牛痘種痘の具体的な手技や手順にかんする知識・情報がかぎられていた当時において、日本でおこなわれた牛痘種痘の実例から書き起こし、おなじく牛痘種痘を今後おこなわんとする医家らにむけて、その要点と経験とを国字で書き下ろした手引書でもあった。

二七丁の半紙本で、章立ては、「原種」（モーニケによる牛痘種痘の説明）・「原考」（ヨーロッパでの牛痘種痘の起源）・「種痘口訣」・「経験」の四つの章より構成される。著者・楢林宗建も断るように、同書では、『引痘新法全書』（『引痘略』）に展開されていたような牛痘種痘に効験がある原理の考察はなされない。牛痘種痘を実地でおこなうに際し、有益かつ必須となるであろう情報が、淡々と提示される。[83]たとえば、第三章の「種痘口訣」では、以下二四条が、異説もとりまぜながら羅列された。

第一条、針に痘液を塗布し、表皮と次皮との間に刺し入れる手順
第二条、種痘箇所の間隔と数（五、六分間隔で、片腕ごとに五、六か所）
第三条、種痘箇所（膊《うで》の上部、やや内側）
第四条、種痘時の注意点（出血によって痘液が滲出しないようにする）
第五条、種痘後の摂養法
第六条、受痘の間の薬剤（要しない）
第七条、種痘後八日目から一一日目までの変調（薬剤を要しない）
第八条、種痘をうける者の年齢（「初生第二ヶ月ヨリ」）
第九条、種痘をうける者の体調（「湿瘡」・「遺毒」・「蛔蟲」・「酸液」等がある者は可種、「冒寒」・「傷邪」・「伏熱」ある者は不可種）
第一〇条、伝種の時期（七日目か八日目）
第一一条、痘苗の選択（「無毒健康ノ児」から採取する。「湿瘡」・「胎毒」がある者、ならびに「癩疾」・「癲癇」・「労瘵」等の「伝尸《でんし》」（病の伝染）がある者からの採取は不可）
第一二条、「無毒純粋」な痘苗を選択し種え継ぐことの重要性
第一三条、人痘種痘と牛痘種痘との差異（前者は周囲に伝染することがあるが、後者にはそれがない）
第一四条、一度で牛痘に感応しない場合の再種の必要性
第一五条、牛痘への不感応（のちに「天然痘」に罹患することで判明する）
第一六条、「無毒善性」の痘（「真牛痘」）の徴候

第一七条、「有毒悪性」の痘（「仮牛痘」）の徴候
第一八条、種痘をおこなう時候（四季のいつでも可）
第一九条、人体で伝種した痘苗と牛から直接採取した痘苗の差異（性功に差はない）
第二〇条、「天然痘」と牛痘の関係性（合併して同時に罹患することはない）
第二一条、牛痘の発症箇所（種痘した箇所にのみ発症する）
第二二条、種痘箇所の数（一か所発症すれば十分であるが、万一を考え五、六か所種える）
第二三条、牛痘種痘後の、見点から結痂までの日期
第二四条、痘苗保存法六種

この「種痘口訣」二四条は、大陸の医学（経絡思想や経穴の位置など）の素養がない者にも、牛痘種痘の要点が伝わるよう、平明な説明がなされる。第三条で種痘箇所を説くにも、『引痘新法全書』（『引痘略』）のように経穴で説明するのではなく、「膊《うで》ノ上部稍《やや》内側」(84)という即物的な表現でその位置を示す。そのうえで、これを最低限必要な情報とし、あとはおのおのが「宜ク施術ノ間ニ験知スベシ」(85)と、経験を積むなかで牛痘種痘を会得するよううながしている。

ただし、その経験のなかには、おそらく「初学」の者を当惑させかねない事例があることが、あらかじめ想定されたのであろう。『牛痘小考』は、「西医及ビ予ガ経験スル者二三ヲ左ニ挙テ、聊《いささ》カ初学ノ参考ニ備フ」(86)として、九例の牛痘種痘の事例を挙げる。それが第四章の「経験」である(87)。

そのなかで注目されるのは、九例中じつに四例に、「痙攣」にかんする言及がみられることである。そのうち三例（第一・四・六例）は、牛痘種痘後に小児が「痙攣」をおこした例であり、なかでも一例（第一例）は、もともと「痙攣

ノ癖」がある小児に種痘をしてのことだった。

順番は前後するが、第三章「種痘口訣」の第九条には、種痘をうける者の体調と種痘の可・不可が、このようにしるされていた。「第九　児ハ無病健康ノ者ヲ宜トス。然レトモ、「湿瘡」・「遺毒」・「蛔蟲」・「酸液」等アル者モ亦種べシ。只、「冒寒」・「傷邪」其他「伏熱」アル者ハ必ズ種ルコト勿《なか》ルベシ。○或説ニ、牛痘ハ本体中伏蟄ノ病毒ヲ勾引スルコトナク、又其性ヲ変敗スルコトナシ。故ニ天行ノ悪痘流行スル時ニ当テ、病児ハ殊ニ之ヲ施スヲ妙トスト云」(88)。すなわち、「無病健康」であれば種えてよいが、「冒寒」・「傷邪」・「伏熱」がある者には、種えてはならないという。しかし、そこに挙がる禁忌症のなかに「痙攣ノ癖」は含まれていなかった（むしろ、同条の補足には、牛痘種痘は体内に潜在する病毒を引きだしたり悪化させたりすることはないので、悪痘の流行の際には、種痘をしたほうが「病児」を守ることになるという説が紹介されていた）。

また、同「種痘口訣」第七条には、牛痘種痘後しばらくして体調をくずす者があることも、しるされていた。「第七　或ハ種テ後、第八日ヨリ第十一日ノ間ニ於テ、微熱或ハ壮熱ヲ発シ、腋下ノ腺腫痛シ、精神鬱重、食気減少、顔色蒼濇、夜臥安カラザル等ノ症ヲ発スル者アリ。感触鋭敏ノ者ニ在テハ、此日期前ニモ熱ヲ発スルコトアリ。仮令《たと》ヒ斯ノ如キ諸症ヲ発スト雖トモ、他因ヨリ来ラズシテ其種痘ヨリ来ル者ハ、亦別ニ薬剤ヲ要セズ。自然ニ任スベシ。必ズ害ヲナサズ」(89)。しかし、ここにも「痙攣」の症状はあがらない。

してみれば、「痙攣」は、「種痘口訣」で種痘の禁忌症とするほどでもなく、また牛痘種痘後に生じる典型的な変調とも言えなかったが、さりとて等閑視することはできない症状だったのだろう。「経験」の章に収載された九事例のうち、くだんの「痙攣」への言及がみえるのは、つぎの四例である。

一　三歳ノ児、平常痙攣ノ癖アリ。西医片膊ニ種ルコト六処、皆能ク起脹・灌膿ス。第八日ニ当《あたり》テ偶《たまに》痙攣ヲ発ス。暫ク棄置スレトモ止マズ。依テ「麝香」・「加魯墨児《カロメル》」各四匁、糖三十二匁ヲ加テ散剤トシ、四貼ニ分テ一日ニ服シ尽サシム。爾後漸ク鎮止平復ス。（第一例）

一　二歳ノ児、平常微ク熱アレバ痙攣ヲ発スル癖アリ。片膊ニ種ルコト三処、皆能ク起脹・灌膿シ、豪モ痙ヲ起スコトナシ。（第二例）

一　六ヶ月ノ児、片膊ニ種ルコト八処、第六日ニ当《あたり》テ稍冒寒ス。然レトモ皆能ク起脹・灌膿ス。第八日ニ当《あたり》テ其苗ヲ十七児ニ移シ種ルニ、痘大ニ焮腫シ、夜ニ向テ発熱甚シク、泣啼・呀牙・痙攣ノ症状ヲ発ス。因テ接骨木花ノ泡出剤ヲ以テ「菲沃斯越幾斯《ヒヨスエキス》」ヲ与フ。爾後両三日ニシテ全ク平復ス。（第四例）

一　十五歳ノ男、片膊ニ種ルコト六処、第六日ヲ経テ、腰腹攣痛、発熱シ、四日ノ間止マズ。別ニ薬剤ヲ用ヒズシテ漸々平復ス。（第六例）(90)

これらをみるに、「痙攣ヲ発スル癖」は、やはり牛痘種痘の禁忌症ではなく（第一例・第二例）、またかりに牛痘種痘後に「痙攣」・「攣痛」を発しても、薬剤は与えずしばらく様子をみるというのが第一の選択肢であったようである（第一例・第六例）。「痙攣」を鎮める薬剤がもちいられるのは、それがなかなか止まない場合のみであった。『牛痘小考』の記述は、同書の前後に日本で刊行された牛痘種痘の関連書目や啓蒙書類が、ひたすら牛痘種痘の効験を説くのに比すれば、きわめて実際的で虚飾がない。著者・楢林宗建は、種痘前後にみられる小児の「痙攣」を、留意すべき症例とみなし、「初学」むけにその事例を同書に収載したのであろう。

この『牛痘小考』が、どの程度流通し実地に活用されたかは、実数でもって知ることができない。しかし、具体的な手引書がほとんど存在しない牛痘種痘普及の初期の時点で、それが医家らに重宝されたであろうことは推測に難くない。楢林宗建が目の前で活着を確認した牛痘苗は、幕藩体制下の「御用」の論理に乗り江戸・京都・大坂にもたらされ、さらにはその先へと拡散されていった。それと並行するかたちで、こうした手引書は、牛痘種痘にかんする知識と経験とを各地に伝達していったのであろう。

各地における牛痘種痘の法制化

では、長崎から三都に分配された牛痘苗は、その後、どのように各地へと伝えられ、場合によっては為政者により法制度化されていったか。列島各地で誰がいつどこから牛痘苗を入手して牛痘種痘をはじめたかという地域研究は、すでに数多く蓄積されている。しかしその一方で、為政者による牛痘種痘の法制化の歴史については、まとまった論考がみられない。

そこで本書では、各地での牛痘種痘の法制化について、四つの類型を想定し、それら固有の事情を考察することにしよう。順に、（一）牛痘苗を入手後にあらたに種痘をはじめた「地方」の事例（福井藩）、（二）牛痘苗入手以前よりおこなっていた疱瘡の流行対策（種痘以外）を廃し、牛痘種痘に切り替えた「地方」の事例（岩国領）、（三）牛痘苗入手以前よりおこなっていた疱瘡の流行対策（人痘種痘）を廃し、牛痘種痘に切り替えた「地方」の事例（大村藩）、（四）牛痘苗を入手でき牛痘種痘にかんする知識・情報も得られる状況にあったが、牛痘種痘をおこなわない決定をくだした「地方」の事例（琉球王国）、である。

（一）福井藩の事例

まずは、牛痘苗を入手後にあらたに種痘をはじめた「地方」の事例として、福井藩における牛痘種痘の法制化をみてみる[91]。一八四九（嘉永二）年一一月二九日、京都から福井へ牛痘苗を種えた小児を連れ帰った笠原良策は、その当日より城下の自宅隣に「除痘館」を開設し、牛痘種痘をおこなった。「除痘館」の運営体制は、「惣裁」の笠原良策以下、「鑑者」・「司刀」・「接賓」・「書記」より成り、有志の町医がそれぞれの役を担った。「鑑者」とは、種痘後七日目の発痘の状態を鑑定し、それが「真痘」（「真牛痘」とも）か「仮痘」（「仮牛痘」とも）かを判別する者をさす。発痘が善性の「真痘」ならば問題はないが、悪性の「仮痘」であれば、疱瘡の毒が体内から抜けきっておらず、のちのち疱瘡に罹患する可能性は払拭されない。それだけに、「鑑者」の役割は重要で、種痘をおこなう「司刀」とほぼ同数の医師が配置された。種痘をうけた者の氏名や住所、鑑定結果等は、一名一名「書記」によって記録された。

こうした体制で始動した福井の「除痘館」は、名目上は藩の事業としておこなわれた。藩医らには、もちまわりで「除痘館」へ出席することが課せられ、藩の財政から運営費用の援助もなされた。しかし、じっさいには、藩医らが「除痘館」に出向くことはなく、むしろ笠原良策らの「除痘館」の活動を誹謗し阻止しようとする者まであった[92]。そのため、牛痘種痘の実動を担ったのは、もっぱら笠原良策をはじめとした町医であり、運営費用もその過半を町医らが私費でまかなっていたようである。

「除痘館」の財政が逼迫し、また牛痘種痘を乞う者も少ないために福井の牛痘苗が絶えてしまうことを懸念した笠原良策は、「除痘館」を藩立の機関とすべく、牛痘種痘に理解のある藩の要人ら（笠原良策の牛痘苗「取寄」の嘆願の際に助力した藩医・半井元冲や中根雪江）に働きかける。牛痘種痘を完全に藩の事業とし公儀の威光を借りることで、ひとびとに牛痘種痘を奨励するとともに、財政面での問題を解決しようとしたのである。

笠原良策はこれと並行して、一八五〇（嘉永三）年に『牛痘問答』という小冊子を刊行した[93]。全冊ふりがなつきの国字でしるされた同書は、六つの問答をとおして、ひとびとが抱く牛痘種痘への疑義を説きほどく構成となっていた。とりわけ、紙数が割かれたのは第六問答の「再感《二度ぼうそう》」の問題で、「牛痘《うゑぼうそう》を殖《うゑ》候ても再《ふたた》び流行痘《はやりぼうそう》を染《うつ》ると申《まをす》沙汰《さた》有《これ》之候《あり》、如何《いかが》」という問いに、西洋での実績でもって答えている。また、笠原良策は一八五〇（嘉永三）年より、「除痘館」の誓約を守るとの条件のもとで、近隣の藩（金沢・敦賀・鯖江など）に牛痘苗を分苗している。

こうして、福井城下の「除痘館」は、当初は実質的に笠原良策を中心とする町医により運営された。それが、嘆願かなって藩立の機関となるのは、一八五一（嘉永四）年一〇月二九日である。ただし、牛痘苗の種継施設が藩営となり、財政上の問題は改善しはしたものの、藩医らと実際の運営をになう町医らのあいだの軋轢《あつれき》は解消されず、また種痘を乞う者も増えないままであった。

状況が一変するのは、一八五二（嘉永五）年の九月以降である。領内で疱瘡が流行し、しだいに悪性となって、村々で膨大な数の死者が出はじめたが、種痘をしていた小児は疱瘡に罹患することがなかったため、村人らが「除痘館」に詰めかけるようになったのである。「除痘館」では牛痘種痘の施術数がしだいに日に一〇〇名から一五〇名、さらには二〇〇名を超えるようになり、混雑のために施術を断らなければならない場合も生ずるようになった。

そこで、笠原良策は、従来、牛痘苗の種え継ぎと鑑定が厳密におこなわれるよう「除痘館」内にかぎっていた牛痘種痘を、遠在の村方でもおこなうよう方針を変更する。そして、一八五五（安政二）年四月より、「除痘館」での通常の業務にくわえ、蒲生浦に五度にわたって「出張」して近隣の希望者に牛痘種痘をおこなっている。この「出張」種痘が、その後、どのように展開されたかは、資料を欠くため伝わらない。「除痘館」での牛痘種痘の方は、以後も明治期までつづく。

（二）岩国領の事例

つぎに、牛痘苗入手以前よりおこなっていた疱瘡の流行対策（種痘以外）を廃し、牛痘種痘に切り替えた「地方」の事例として、岩国領をとりあげよう。岩国領では、藩主の付近に疱瘡の穢れがおよぶのを忌み嫌い、他に類をみないほどの厳密な「疱瘡遠慮」の制が早くより敷かれていたことは、すでにみたとおりである（第一章第三節第三項（二））。その帰結として、岩国藩では疱瘡の大規模な流行がほとんど起きず、無痘の地として知られることとなったのだった。その岩国領では、一八四九（嘉永二）年に、牛痘苗がすでに隣の長州藩にあることを知るや、さっそくそれを請いうける[94]。そして、はじめは城下から離れた御庄駅《みしょうえき》にて種え継いで様子をみ、ひと月が経過したのちに、城下に藩立の「種痘館」を設けたのだった。

岩国領の「種痘館」では、隔日で一〇〇人程度に種痘をおこなった。種痘をうける者は、施術当日のほかに、「前日診」・「四日診」・「種子返し」・「痂返し」で四日、「種痘館」に通う決まりとなっていた。まず、種痘をうける前日に、医師が体調をみて可種・不可種を診断し、当日にも、施術直前に可種・不可種を診断する。問題なく種痘がおこなわれた場合には、四日目の「四日診」で、起脹の具合と発熱の有無、牛痘の感非が診察された。七日目（当初は八日目）には、「種子返し」と称して、灌膿期の発熱の有無や出痘数が検査されたあと、他児に種えるための痘苗が採取された。そして、最終的には「痂返し」として、痂痕の良否を診察されるのを機に、落痂はすべて返還させられた（これは、十分な経験や知識のない者が、痘痂をもちいてみだりに種痘をおこなうことのないよう、藩が牛痘苗を管理する目的でおこなわれた）。

そうして三、四年のうちに、岩国領では領内のほぼすべての者に牛痘種痘をほどこしおえた。そこで、「痂返し」は廃し、かわりに一〇日目の「十日診」（余熱の有無や発痘の状態を診察）を導入した。また、「種痘館」に通うには遠い村には医師を派遣し数十日滞留させていた従来の方式をあらため、由宇《ゆう》・柳井・玖珂《くが》の三村に、輪番で種痘医を常駐させるようにした。

一八四九（嘉永二）年に牛痘種痘をうけた者やその周囲の者にたいして敷いた「遠慮」の制も、一八五二（嘉永五）年の規定を最後に廃止する（本書一二一頁の図表21を参照）。はじめは牛痘種痘をうけた者もまた、自然に流行する疱瘡の患者や人痘種痘をうけた者のように、疱瘡のあらたな伝染源となること（岩国領の用語法では、「痘穢」）が警戒されていたが、牛痘種痘の実施から数年で、その恐れがないことが明らかになったためであった。

岩国領でこのように牛痘種痘が円滑に導入されえたのは、一つには、疱瘡への強い忌避感が官民に根づいていたからにほかあるまい。牛痘種痘の無害さが、はじめから完全に信憑されていたわけではなかったことは、牛痘種痘をうけた者らにも当初は「遠慮」の制が適用されていたことから明白である。しかし、人痘種痘は導入しなかった藩が、牛痘種痘にはすぐさま反応し隣藩から牛痘苗を取り寄せたのは、牛痘種痘の効験がその害悪を上回ると見積もられてのことだったろう。

しかしながら、領内すべての者への牛痘種痘が完了し「遠慮」の制が廃されたあとに著述された種痘医の日記からは、いま一つの事由として、そこに「遠慮」の制の弊害（日記では「旧弊」としるされる）が絡んでいたことが判読できる。「痘穢」の煩わしさと、藩の財政を圧迫する「退き飯米」とである。旧日を顧みるに、戸外不出の期間を短くしたり、疱瘡村に退くのを遅らせたりするため、藩庁に疱瘡への罹患をいつわって報告することが横行していた。また、藩では毎年、疱瘡村へと退く者のために、二〇〇石を超える「退き飯米」を計上しており、疱瘡の流行が重なれば、それが何倍にもなったという。牛痘種痘は、それら「遠慮」の制からくる弊害を官民両者から取りのぞく「天賜」とも捉えられたのだった。

(三)　大村藩の事例

では第三の類型として、牛痘苗入手以前よりおこなっていた疱瘡の流行対策（人痘種痘）を廃し、牛痘種痘に切り替えた、肥前・大村藩の事例をみてみよう。大村藩でも岩国領とおなじく、古来、疱瘡の流行を忌避する土地柄で、「山揚」の制が敷かれていたことはすでに確認したところである（第一章第三節第三項（二））。その後、緒方春朔より人痘種痘術を学んだ藩医・長与俊民の息子の長与俊達が、一八一九（文政二）年より、古田という、疱瘡の罹患者を送る「疱瘡場所」の一つで人痘種痘をおこなうようになった。人痘種痘はしだいにべつの疱瘡場所でも実施されるようになり、一八四〇（天保一一）年以降、その経費は藩の財政から支出された（第二章第二節第四項（一））。

一八四九（嘉永二）年六月に長崎で活着した牛痘苗を、大村藩に取り寄せたのも、長与俊達である(95)。オランダ通辞・西吉兵衛からの急飛脚で活着を知った長与俊達は、その日のうちに医師と未痘の小児二名を長崎に遣り、七月末には牛痘苗を入手している（大村藩でも牛痘苗の入手に時日を要したのは、やはり長崎での幕府による牛痘苗の厳格な管理と無関係ではあるまい）。長与俊達は、さっそく八月朔日より吉田山で牛痘種痘を試みられるよう、七月二六日付で藩に許可を願いでる(96)。これが翌日には許可されて、大村藩の牛痘種痘ははじまることとなる。

とはいえ、牛痘種痘は当初、ひとびとに訝《いぶか》られ、親属朋友の子弟などに頼みこんで、ようやく種え継ぐ体であったという。状況が変わりはじめるのはひと月が経過したころ、城下から二里ほど離れた松原で疱瘡が流行し数名が死亡して以降である。驚き恐れた村人らが、祈禱や売薬にすがるのとおなじく、信用はしないまでも牛痘種痘に「霊験」をもとめるようになる。そして、じっさいに牛痘種痘を受けた者が疱瘡に罹患しないことが口端《くちは》にのぼりはじめると、古田山には松原周辺の村人が牛痘種痘を乞うて詰めかけるようになったのである。古田では、「山揚」の制の規定により、種痘をうけた者も疱瘡の患者と同様、五〇日間は下山できなかった。そのため、一時はそこに、五、六〇〇名の老若男女がひしめいて暮らしたという。

こうした状況をみて、長与俊達は、つぎには登山から下山までの五〇日という期間を短縮しようと、藩に嘆願を重ねる。九月二一日付の嘆願書では、牛痘種痘は下苗後一五日間で落痂するので、清めの期間を七日か一〇日としても二五日間までで済む、となれば現下で「七貫五百文」徴収している種痘料も「二百疋」に抑えられ、窮民の扶助ともなると訴えている。また、一一月一一日付の嘆願書では、この間の実績により、牛痘は伝染しない（牛痘種痘をうけた者の周囲に牛痘を発する者が現れない）ことが世上にもつたわったようなので、今後は山ではなく自宅で種痘をおこなえるよう願いでている。

藩では、牛痘が伝染しないという裏づけを慎重にとったのち、一八五〇（嘉永三）年一月に、「居成《いなり》」（自宅にいながら）で牛痘種痘をうけることを許可した。そして、藩医および村医が、まずは領内の七歳以上の者に牛痘苗を種えつけにまわることに決した。ただし、各家で種痘をおこなうと、なかには牛痘苗を勝手に種えて、藩の種継ぎ計画をくるわせる者が現れる可能性がある。そこで藩は、あらためて同月に達しをだし、「居成」とはいえ、種痘自体は庄屋の家でおこない、また村役の裁量にて適宜種料「三百文より二朱まで」を徴収することを定めた。

その後、居成種痘は各地で順調にすすみ、一八五〇（嘉永三）年二月末には、城下の八、九分、隣村の七分は種えつけおわった。しかし、牛痘苗の種え継ぎがすすみすぎると、つぎには、牛痘苗を種え継ぐ先が消失するという問題が生ずる。そこで、従来は、七歳未満の者は種えのこす方式をとっていたが、同年三月からは、長与俊達の提案により、もちまわりで近隣八か村から、未痘児三名とその母三名の計六名を、順に長与家の敷地内にしつらえた長屋に集めることとした。ある村の未痘児三名が長屋で種痘をうけて六日目に、つぎの村の未痘児三名が母とともに長屋によばれ、種痘をうけるという方式である。長屋での母子の飯料は、村内各家で年に米五合の負担とされた。

この制度が奏功し、大村藩では廃藩のときまで、痘苗が絶えることなく、近隣の諸藩が絶苗するたびに牛痘苗を供出したのだという。

（四）琉球王国の事例

最後に、牛痘苗を入手でき牛痘種痘にかんする知識・情報も得られる状況にあったが、牛痘種痘をおこなわない決定をくだした「地方」の事例として、琉球王国を考えてみる。琉球王国では、一七六六（尚穆《しょうぼく》王一五＝明和三）年より、一二年に一度、「公事持」として国家規模で人痘種痘がおこなわれた（第二章第二節第二項）。一八四九（嘉永二）年以降、日本列島各地で牛痘種痘がおこなわれるようになって以降も、この国を挙げての人痘種痘はつづけられ、一八五一（尚泰王四＝嘉永四）年に通算八回目となる種痘が実施されている。

琉球王国には、一八三七（尚育王三＝天保八）年に一度、医師のピーター・パーカーにより牛痘苗がもたらされていたようである[97]。パーカーは、江戸湾に向かっていたアメリカの商船「モリソン号」の乗員で、船が途中で三日間、那覇港に寄港した際に、ひとりの「老人」に牛痘種痘にかんする書物とランセット、牛痘苗の入ったガラス瓶を提供し、牛痘種痘を伝授したという。ただし、この「老人」が誰で、牛痘苗がその後どのようにもちいられたかは、資料を欠く。

その後、琉球王国には、一八五二（尚泰王五＝嘉永五）年にも牛痘苗がもたらされている[98]。これは一八四六（尚育王一二年＝弘化三）年より布教のため琉球王国に滞在した英国人宣教師ベッテルハイムが、香港から取り寄せたものだった。ベッテルハイムは、琉球王国にわたって以来、王府にたいして牛痘種痘を導入するよう働きかけていたが、その必要はないと謝絶されていた。このたび琉球王国に取り寄せられ、ベッテルハイムの娘に活着した牛痘苗も、折しも通算八回目の人痘種痘が終息したところだったことから、その後、王府に活用されることはなかった。

とはいえ、牛痘苗で種痘をすれば痘症が軽いうえ、以後疱瘡に罹患することもないというベッテルハイムの再三の訴えは、のちに検証に付されることとなる。王府は一八五八（尚泰王一一＝安政五）年、医師らに命じて薩摩で牛痘種痘を伝習させ、帰国後に琉球本島から離れた「葉壁山」（伊平屋《いへや》島）の民三、四名に牛痘苗を種えさせた[99]。そして、つぎに琉球王国で人痘種痘をおこなうにあたっては、まずはこの北西部の小島で疱瘡を流行させ、今回牛痘種痘をほどこした者らがそれに罹患するかどうかを「試験」することにしたのである。

はたして、琉球王国では一八六八（尚泰王二一＝明治元）年、前回より一七年ぶりに、福建省から入手された痘痂をもちいて通算九回目となる国家規模での人痘種痘がおこなわれた[100]。このときは事前の計画のとおり、まずは島民にあらかじめ牛痘種痘をほどこしておいた小島（記録では「葉壁山」ではなく「羽地《はねじ》郡屋我地《やがじ》」（屋我地島）となっている）で痘苗が種え継がれ、様子が観察されたのだが、牛痘種痘をすませていた者のみこれに罹患しなかった。そこで、国王の命により、この年をもって、種痘にもちいる痘苗は人痘から牛痘へと切り替えられたのだった。

この琉球王国の事例が語るのは、先行して人痘種痘をおこなっていた地域が、かならずしもすみやかに牛痘種痘を導入したわけではないということである。この点にかんして、一八五一（尚泰王四＝嘉永四）年の種痘を現地でまのあたりにしたベッテルハイムは、興味深い観察を日記に書きのこしている[101]。そのときの種痘は、人痘の種法が旱苗法から腕種方へと切り替えられたはじめての機会であった[102]。そのためか、以前の種痘のように全身には発痘せず、痘漿を塗りつけた腕の周囲にのみ反応がみられた。すると、ひとびとはその疱瘡らしからぬ症状をみて、体内の毒が発しきれていないのではと不安を募らせ、何度も種痘をうける者まであったという。ベッテルハイムは、そのさまを「無知で野蛮（ignorant & rude）」と評するが、ひとびとにとって種痘後の痒みや膿瘍、発疹は、毒が体から出つくし、以後二度と疱瘡にかからないことを証する重要な症候だったのであろう。

してみれば、琉球王国で一七六六（尚穆王一五＝明和三）年より、干支がまわるたびにおこなわれてきた人痘種痘は、長年にわたり定期的に実施されるうちに、たんに人為的に疱瘡をすまさせるためにおこなわれた国家主導の事業という以上に、習俗と化していたといえるかもしれない。琉球王国では、人痘種痘が諸制度と支障をきたすことなく定着していた。だからこそ、ほかの日本列島各所よりも、いちはやく香港や大陸から牛痘種痘の情報や牛痘苗そのものを入手でき、じっさいに牛痘苗が何度か持ち渡られてはいても、牛痘種痘を導入しなかったのだった。

さて、以上、列島各地での牛痘種痘と為政者との関係性をうかがうべく、四つの事例をとりあげた。そのうえで指摘できるのは、牛痘種痘は有志の医師らの尽力だけでは立ち行かなかったということである。牛痘苗は人痘苗とは異なり、一度種切れとなると種痘をつづけることができない。また、劣化した牛痘苗では効果が得られず、種痘したにもかかわらず疱瘡に罹患するという症例が発生しかねない。さらに、伝苗を人伝方式でおこなうには、種痘後七、八日後の良痘を発した小児とあらたに種痘をほどこす小児とを、時機をのがさず一所に会させねばならない。医家らは、牛痘種痘への信憑を失墜させないよう、痘苗を良好なまま、かつ絶やさぬよう計画的に事業をすすめなければならなかった。とはいえ、その任は、金銭面でも人員の調達の面でも、町医らには負担が大きすぎた。福井藩で最終的に、大義をかかげて種痘事業が官営化されたのは、そのためであった。

その点、岩国領や大村藩では、藩主導の疱瘡対策が先行しておこなわれていたため、従来の対策よりも牛痘種痘のほうが利点が多いことが判明すれば、容易に切り替えられえた。岩国領では、牛痘種痘それ自体の効験にくわえて、退村の煩わしさと藩の財政的な負担が軽減されることから、牛痘種痘の導入がすすんだ。大村藩でも、山揚にかかるひとびとの莫大な負担が抑えられ、かつ藩としても窮民の救済につながるため、牛痘種痘にかんする認可がすすんだ。ここでみた牛痘種痘が定着した藩の事例では、いずれも公儀が種痘事業にお墨付きをあたえていたのだった。

飼いならしから駆逐へ——啓蒙書類にみる牛痘種痘

ならば、その一方で、幕府の直轄領であり、為政者が牛痘種痘にほとんど関与することのなかった三都で、牛痘種痘はどのように展開されたか。

まずは、いちはやく牛痘苗の届けられた京都であるが[103]、日野鼎哉らが一八四九（嘉永二）年一〇月に創始した「除痘館」は、その後一八五〇（嘉永三）年を迎えることなく幕を下ろしたようである。当時の記録がのこらないため、詳細は不明ながら、一つには除痘館が財政的に行き詰まったためと推測されている。他方、一八四九（嘉永二）年一〇月に楢林栄建（楢林宗建の兄）らにより創設された、「有信堂」というべつの種痘所は、鳩居堂《きゅうきょどう》主人（熊谷直恭《くまがいなおやす》）より経済的な支援があり、一八六四（元治元）年七月に禁門の変（蛤《はまぐり》御門の変）で焼失するまで継続された（一八六七（慶応三）年に再興）。

大坂においても、痘苗の種継ぎ事業は、軌道にのるまで数年を要した。大坂除痘館を主宰した緒方洪庵は、その当時を振りかえり、「茲《ここ》に於て不得已《やむをえず》頗る米銭を費し、一会毎《ごと》に四五人の貧児を雇ひ、且つ四方に奔走して之を諭し、之を進め、辛して綿々其苗を連続させること三四年、漸くにして再ひ信用せらるることを得たり」[104]と述べている。医家らは絶苗を避けるため、ときには未痘児の確保に私財を投じ、なかには家産を傾ける者もいたのだった。

このように、福井藩の笠原良策に「御用」の牛痘苗の備蓄先と目された京都・大坂も、案に反して、その種え継ぎは容易ではなかったようである。その事由を緒方洪庵の回顧談から拾うと、牛痘種痘には「信用」がなかったということになる。「都会」の地は元来、疱瘡の流行が身近であったために、罹患を避けるのではなく、軽く安々とすませるのが良しとされていた。そのうえ、上方では人痘種痘もほとんど根づいておらず、医家やその支援者らは、牛痘種痘という馴染みのない胡乱《うろん》な医術への「信用」を、一から築きあげねばならなかったのである（日本の医学史のなかで、蘭学者や蘭方医の個人的な活動やつながりが好んで語り種とされるのは、この所以であろう）。

ただし、「都会」のなかでも、こと江戸にかんしては、状況はまるで異なっていた。牛痘苗は一八四九（嘉永二）年に、佐賀藩や福井藩の公的な道筋にのってもたらされて以来、同所で脈々と種え継がれていった。その普及ぶりは、種痘に断固として反対の立場をとる池田痘科ですら認める状況であった。二代目瑞仙霧渓は、一八五八（安政五）年の著作で、当時の状況をこう顧みる。

嘉永二歳己酉〔一八四九年〕ノ冬ニ至テ、蘭科ノ医、専ラ牛痘至妙ノ理ヲ説キ、頻《しき》リニ人ニ勧メ誘テコレヲ種ル者アリ。都鄙ノ俗貴賤トナク、咸《みな》其説ヲ感服信従シ、日ヲ追テ牛痘大ニ世ニ行ハレ、其真仮・邪正ヲ弁ズル者

ナシ。(105)

江戸では一八四九（嘉永二）年当初より、蘭方医らの勧誘になびき、牛痘種痘をうける者がいたという。のちには貴賤をとわず、みなが蘭方医の説を「感服信従」するようになるが、とはいえ牛痘種痘の理屈をわきまえているようには見えない。ことの推移を目の当たりにした二代目瑞仙霧渓は、江戸でますます牛痘種痘が盛んになるのを、蘭方医らの煽動《せんどう》によるものと苦々しくつづったのだった。

では、上方では当初なかなか「信用」されなかった牛痘種痘が、江戸ではどのような勧誘のことばによりひろまったのか。

それを考察するに先だち確認しておくべきは、第一に、一八四九（嘉永二）年に最初に江戸にもたらされた牛痘苗が、福井藩の「御用」の牛痘苗ではなく、佐賀藩経由の痘苗だったということである。(106) つまり、それは公儀の論理にしたがえば、長崎から周辺へと種え散らされた牛痘苗であった。江戸詰めの佐賀藩医・伊東玄朴は、それゆえ、京都から大坂への分苗の際に踏まれたような手続きを介することなく、のちに牛痘苗を大槻俊斎や町医の桑田立斎に分与した。大槻俊斎はさらにそれを、藩や官民の別を超え、水戸藩医の本間玄調に分苗した。江戸での牛痘苗の伝与は、痘苗の由緒からくる制約がない分、それだけ容易におこなわれえたのだった。

いま一点、確認しておかなければならないのは、江戸では一八四九（嘉永二）年の時点で、すでに処々で人痘種痘がおこなわれていたということである。自身も人痘種痘をおこなうことで知られた水戸藩医・本間玄調は、一八四六（弘化三）年の著『種痘活人十全弁』で、毎年五、六〇〇人に種痘をおこなう高名な「種痘家」として、「肥前大村《ひぜんおほむら》の吉岡英伯《よしおかえいはく》・長余春達《ながよしゆんたつ》、筑前秋月《ちくせんあきづき》の緒方春朔《をかたしんさく》、武州忍《ぶしうをし》の河津隆碩《かはづりうせき》」とならべて「江戸近村木下川《きねかわ》の庄屋《せうや》・治郎兵衛《ぢろうひやうゑ》」を挙げている。(107) この「治郎兵衛」については伝がないが、長与俊達や緒方春朔らと同列に名が挙がっていることを勘案すると、当時は相応に実績があったと推定される。このほか、『種痘活人十全弁』には名が載らないものの、深川万年橋の町医・桑田立斎も、一八三八（天保九）年より数百名の小児に種痘をほどこしていた。[108] むろん、人痘種痘の先行実施が、かならずしものちの牛痘種痘の普及にはつながらないことは、琉球王国の事例の語るところである。だが、江戸と上方とを対照させてみると、人痘種痘の実績の有無が、その後の牛痘種痘への讃辞のあり方の違いに連動していることが見えてくる。

この二点を押さえたうえで、あらためて江戸で出まわった蘭方医らのことばを拾ってみよう。二代目瑞仙霧渓は、牛痘種痘を「至妙」と説きひとびとを煽動した蘭方医の名を具体的に挙げることはなかった。しかし、いまにのこる資料から推測するに、その念頭におかれていた者の筆頭は、桑田立斎であったとみて間違いない。桑田立斎は、『種痘新編』（一八一四（文化一一）年刊）の訳業もある養父・桑田玄真のもとで人痘種痘を講究し、先述のとおり、一八三八（天保九）年以降十数年にわたって実地に人痘種痘をおこなった。そして、一八四九（嘉永二）年に佐賀藩医・伊東玄朴から牛痘苗を入手するや、長与俊達や本間玄調らと同様に、すぐさま牛痘種痘へと「改宗」[109]する。と同時に、ひとびとに牛痘種痘を推奨する版画を摺り散らしたり、その名も『牛痘発蒙』という啓蒙書を刊行したりした。

前者の、牛痘種痘を推奨する版画は、一八四九（嘉永二）年に江戸で初版が作成されて以降、版が重ねられ（図表53は、翌嘉永三年版）、列島各地でもそれを模した版画が摺り散らされた。[111] いずれも、白牛の上に童子（桑田立斎の版では「生国阿蘭陀　牛痘児」）が乗り、右下の、紅い幣《ぬさ》のついた桟俵《さんだわら》をかぶった異形の者（おなじく「実ハ悪魔　疱瘡神」）を追う構図をとる。「牛痘児」の持つ槍は種痘針を、また白牛はおそらく牛痘を表している（牛痘苗は当時、「ワクチン」の音に倣い「白神痘《はくしん》」とも称された）。「富嘉川《ふかがわ》万年」（すなわち桑田立斎）作の和歌「疱瘡の神とは誰か名付けん　悪魔外道のたたりなすもの」が端的に詠いあげるように、桑田立斎は、疱瘡（「疱瘡神」）を、災厄をなさないよう祀り上げて饗応する対象から、牛痘種痘（「牛痘児」）の種痘針（槍）にて駆逐するものへと、変容させようとしたのであった。

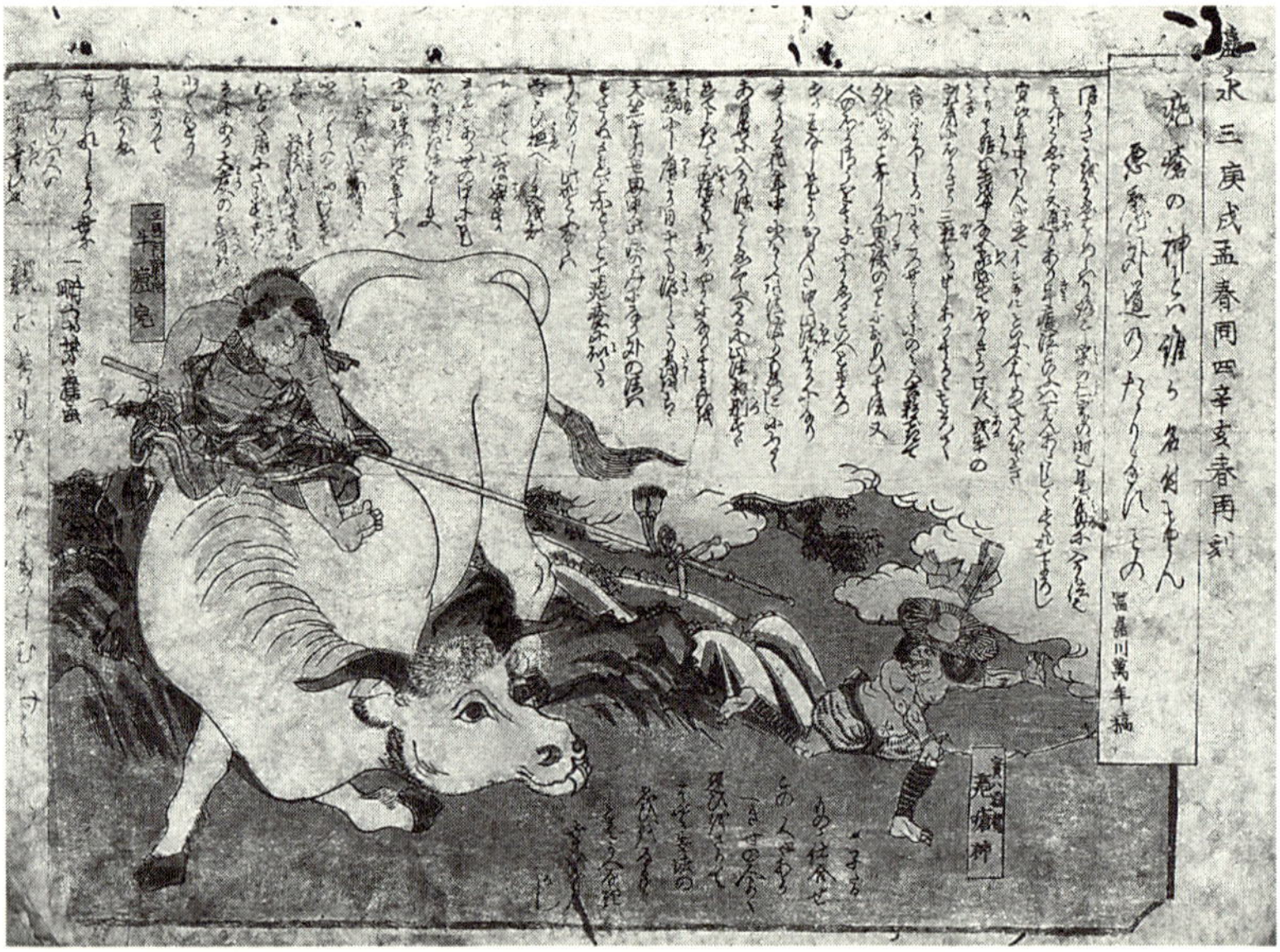

図表53「疱瘡の神とは誰か名付けん　悪魔外道のたたりなすもの」
——桑田立斎が配布した牛痘種痘推奨版画（嘉永3年版）(110)

一方、後者の『牛痘発蒙』（一八五〇（嘉永三）年刊(112)（図表52の【九】）は、一八四九（嘉永二）年一一月に牛痘苗を入手して以降に自身でおこなった牛痘種痘の経験を盛り込み、ひとびとが牛痘をうけるべき事由を、全文国字でふりがなを付して書き下ろした書である。「目録」には、一五章構成としるされるが、管見のかぎり、末尾の三章をのぞく一二章の構成で刊行された。

巻頭に、朱刷の「保赤牛痘菩薩」（図表54）および「自然《しぜん》痘《とう》と牛痘《ぎうとう》とは善悪格段なるの比例」（図表55「諸痘険易表《しよとうけむいへう》」）を載せたあと、第一章「総論《そうろん》」以下、「牛痘を施して後必再感せざる事」・「自然痘の流行を待といふは過《あやまち》なる事」・「すべていかやうの良法も始めは行はれ難き事」・「蛮夷《ばんい》の法もその益《えき》ある者は採用《さいよう》すべき事」・「牛は賤畜《せんちく》に非《あらざ》る事」・「世に蘭医《らんい》と称《しよう》する徒《と》の過多きを見て牛痘もその類《たぐひ》ならむと思ふが非《ひ》なる事」・「牛痘を信《しん》ぜざるは不幸の人にして勧《すす》むるは仁の術なる事」・「世の牛痘を信ぜざる人の言さまざまなる事」・「世人牛痘を種ゑむとするに必その医《い》を擇《ゑらぶ》べき事」・「昨冬以来千余人実験の例」・「種痘書目録」とつづく(115)。

この『牛痘発蒙』は、牛痘種痘を推進した医家らが、当時その原理をどのように理解していたかという理論的な観点から読んでも、非常におもしろい。たとえば、第二章「牛痘《ぎうとう》を施《ほどこ》して後必《のちかならず》（キツト）再感《さいかむ》（ニドヤミ）せざる事」では、牛痘種痘後に疱瘡を患わない原理が、こう説かれている。

夫《それ》、痘《とう》は本外来《もとぐわいらい》（ワキカラキタ）の病《やまひ》にして、天稟《てんひむ》（ムマレツキ）より出《い》づるにあらず。これ、痘《とう》の伝来《でんらい》せざる以《い》前《ぜん》（マヘカタ）の人のこれを病《や》まざると、今《いま》も猶紀州熊野等《なほきしうくまのとう》の如《ごと》く痘《とう》を患《うれ》ひざる地方《ちはう》（トコロ）あるを以て、人の天稟《てんひむ》（ムマレツキ）固有《こゆう》（モトカラアルモノ）に非《あら》ざる事を知《し》るべし。ただ人身《じんしん》（ヒトノカラダ）に感受性《かむじゆせい》（ウツルシヤウブン）あつく、以て痘毒《とうどく》を感受《かむじゆ》するのみ。故《ゆゑ》に牛痘《ぎうとう》を感受《かむじゆ》せしめてその性《せい》を蛻《もぬ》けしむる時《とき》は、爾後必流行《このちかならずりうかう》痘《とう》（ハヤリバウサウ）に感《かむ》（ウツル）ずること無《な》し(116)。

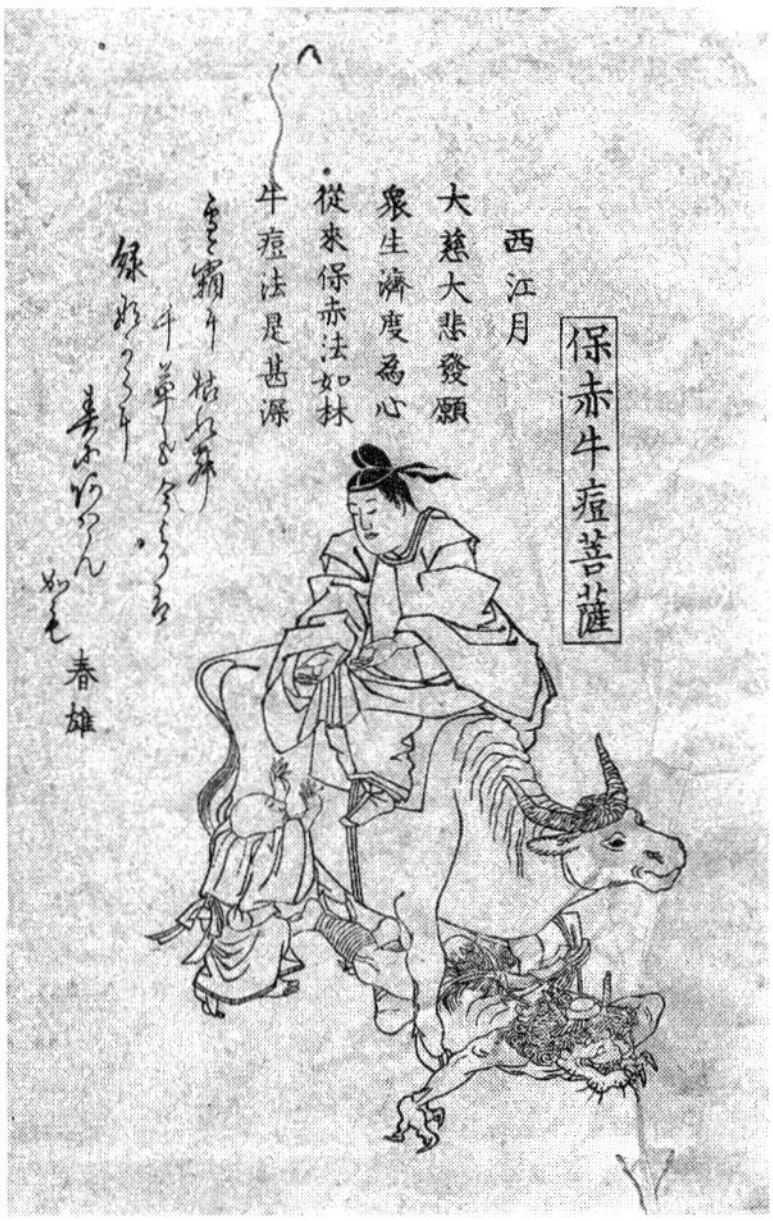

図表 54　「保赤牛痘菩薩」(113)

疱瘡は「外来《ぐわいらい》（ワキカラキタ）の病毒《びやうどく》」であるから、おなじく「外来《ぐわいらい》（ワキカラキタ）の病毒《びやうどく》」である牛痘でもって「感受性《かむじゆせい》（ウツルシヤウブン）」を蛻《もぬ》け去らすのだという。つまりは、毒をもって毒を制す原理である。詳述は避けるが、疱瘡の本質が外来の病毒であるという言明や「感受性」をめぐる議論は、橋本伯寿が『断毒論』を刊行した一八一一（文化八）年ごろにはまったく例をみなかったが、天保年間（一八三〇―一八四三年）以降に刊行された書籍のなかには散見されるようになる。大陸の医説を継承する痘科が、体内にうごめく「毒」を捕捉し制圧する理論を精緻化していたあいだ、他方では、「毒」ならぬ「感受性」を体内から取りさる理論が、蘭書の訳業を経由して日本にも現れていたのである。

とはいえ、いまは本項目の関心に沿い、同書をその題目にもある「発蒙」という観点から捉えるとすると、そこには以下、すくなくとも三つの着眼点を見いだすことができる。

第一は、巻頭の「保赤牛痘菩薩」の図像である（図表54）。同図は全面が朱刷りされていたが、それは当時の、疱瘡絵や疱瘡絵本などを朱で摺る習俗に倣ってのことであろう。図像の構図は、さきの牛痘種痘を推奨する版画に類している（図表53を参照）。「保赤牛痘菩薩」は、牛（牛痘種痘）の上に乗ってこれをつかさどり、一方で異形の者（おそらくは疱瘡神）を踏みつける。そして、他方で、童子へと手をさしのべ、大いなる「慈悲」でもってこれを「済度」するのである。

『牛痘発蒙』は、一九丁にわたって牛痘種痘の効験を説き諭す書として刊行された。しかし、その冒頭には、本文

	大凶	凶	中	吉	上々吉
	自然痘	種痘噴鼻法即木下川《きねがは》にて行ふ法也	種痘発泡法	種人痘刺法	牛痘法
徴候《てうこう》	一箇の伝染病なり。通常激烈にして痛苦忍べからず。	平全なる者ありといへども或は種々危劇の症を発す。	伝染性あり。通常善性なりといへども特としては険篤をなす。	自然痘に比すれば皆善性にして危症なし。然れども全身に顆粒《くわまめ》を発し軽過遅速あり。これ牛痘に及ばざる所なり。	慎でこれを種うる時は必善良安静絶えて嫌悪すべき症ある事なくして自然痘を免るる事必疑なし。

図表55　「諸《しよ》痘《とう》険《けむ》易《い》表《へう》」(114)

死亡《しばう》	危険《きけむ》	膿潰《のうくわい》	時日《じじつ》・価費《かひ》	注意《ちうい》	救療《きうれう》	畸醜《きしう》	余患《よくわん》
その数六人の中一人死す。大都に流行する時は大率一年の中死する者三千人余に至る。	三人の中一人は必危殆をなす。	通常総身許多の膿疱《のうはう》を発し、その臭悪むべし。	病の長短劇易《げきい》に従《したがつ》て各異なり。	諸般の予備多くして皆験ある事なし。	病中病後すべて適宜《てきぎ》の医治を要す。	肌膚《きふ》・顔面《がんめん》、低痕斑《ていこんはん》文を生じ、或は畸形に変す。	諸部の潰瘍・皮膚《ふ》病・腺病・盲《めしひ》・聾《みみしひ》等を残す事甚多し。
大率三十人の中一人死す。	十人の中一人は悪症を発す。或は真痘を発せずして仮痘を発する事あり。	時としては咽喉腫瘍或は瘰癧《るゐれき》腫を発する事あり。	発熱・見点、異同あり。或は発せずして苦悶を発する事あり。	寒暑を避《さ》け、且脳《なう》病・目耳病に変ずる事あるを防ぐ。	医薬摂養《せつやう》、闕《か》くべからず。	目に入り易し。険重《けむちやう》の眼疾を残す者あり。	其毒鼻中より入るを以て咽喉病・眼病を患ふる事あり。
百人の中一人死す。	五十人の中一人はややもすれば変異の症を発する事あり。	稀には種うる所焮衝《きんしよう》膿潰甚しき事あり。	早きは六七日に発し、遅きは八九日にて漸く発する者あり。	食養医薬の注意、初生児或は全身諸病生歯の期を忌む。	或は小便淋瀝《りんれき》する事あり。防焮剤《はうきんざい》を用ゐるべし。	三四十人にして一人は麻面をなす。	腕上種うる所、腐爛《ふらん》して久しく癒ざる事あり。
三百人中一人死す。然れども予此法を施す事天保九〔一八三八〕年より十二年間、一年に七八十人に施し積で数千百児に至るといへども一人も険危死亡の児ある事なし。これ衆人の知る所なり。全く謹慎して行ふゆゑなるか。			先前の痘に比すれば経過《けいくわ》至て速なり。費は異同あり。	厳寒酷暑を避け、或は老人・妊《にむ》婦を忌む。	駆蟲排毒《くちうはいどく》の薬を用ゐ、腸《ちやう》胃《い》を清浄にするをよしとす。	全身瘢痕《はんこん》を残す者甚稀なり。	病後の患症を発する事甚少し。
決して死亡なし。	絶えて危劇の症ある事なし。	種処一疱を生ずるのみ。	時日甚少し。他日一般流布する時は費亦有る事なからむ。	常則に随て身を保護する外、一切注意すべき事なし。	医薬を用ゐずしてよし。然れども他病を防ぐの薬を用ゐるべし。	醜状《しうじやう》をなす事なし。	一切余患ある事なし。

の論旨には無関係な（本文に「保赤牛痘菩薩」への言及はまったく無い）「保赤牛痘菩薩」の像が掲げられていたというわけである。この一見して奇妙な構成は、しかしそのじつ、同書の啓蒙書としての本質を如実に体現していたといえる。啓発する側からすれば、同書の刊行の最終的な目的は、ひとびとに牛痘種痘の何たるかを理解させることにではなく、「菩薩」を信仰するように牛痘種痘を信憑させ、じっさいに牛痘種痘をうけさせることにあった。とするならば、巻頭の「保赤牛痘菩薩」像は、あとにつづく本文に優《まさ》るとも劣らない重みで、巻頭に据えられていたことになる。

第二に着目すべきは、「目録」と第一章「総論」とのあいだに挿入された「諸痘険易表《しょとうけむいへう》」（図表55）である。これは、立斎が本文で「コルトスミツト」と言及する書籍に着想を得て作成されたものと推察される。[117]「自然痘」・「種痘噴鼻法」・「種痘発泡法」・「種人痘刺法」・「牛痘法」という、五種の痘症につき、「徴候」や「死亡」、「危険」などの観点から、それぞれ特徴を整理する。のみならず、「自然痘」から順に、「大凶」・「凶」・「中」・「吉」・「上々吉」と吉凶を配し、「牛痘法」が最上の「上々吉」であることをうったえる。

なお、表中の「種痘発泡法」とは、腕の皮膚に水疱をつくらせる（発泡）作用のある膏薬をぬり、水疱が破れるのを待って、痘痂数顆や痘膿（をしみこませた糸）などをその皮膚のめくれたところに置く種法である。反応がよく簡便な種法として、西洋の書籍の翻訳をとおして知られ、その名称は諸書に散見される。[118]水戸藩医の本間玄調は、この種法で人痘種痘をおこなったようである。[119]また、楢林宗建ののこした記録によれば、モーニケも一八四九（嘉永二）年の長崎での牛痘種痘で、この発泡法をつかって皮膚を傷つけ牛痘苗を種えたという。[120]

この表をいま着目すべきというのは、これがおそらく、日本で刊行された医学書のなかで、症例の発生する確率を数値化し、表の形式で読者の比較に供した最初の事例であることによる。李仁山の種痘の書付や堀江道元『弁医断』（一七九〇（寛政二）年刊）、緒方春朔『種痘必順弁』（一七九五（寛政七）年刊）など、早い時期の書物も、種痘の効験を説くに、全施術例中一人として死亡する者がなかったことをしるした。また、本間玄調『種痘活人十全弁』（一八四六

（弘化三）年刊）や笠原良策の嘆願書は、それを確率でもって表し、たとえば『種痘活人十全弁』は、「流行痘」では一〇〇名中三〇名が逆痘で死亡、三〇名が険痘で「麻面《あばた》」・「盲《めしい》」・「聾《つんぼ》」のほか身体が「不自由」となり、三〇名は順痘だが治療を要し、軽痘はのこり一〇名のみであるのにたいし、種痘（人痘種痘）は「百発百中」・「十全」であると論述した（第二章第二節第四項（三））。そうした症例の数値化と比較を、『牛痘発蒙』はより弁別項目を細分しておこない、一覧性の高い表というかたちで提示してみせたのである。

この表により、「牛痘法」がみすみす「自然痘」に罹患するよりも優れていることだけでなく、おなじ種痘のなかでも、最上の種法であることが瞭然となる（「種痘噴鼻法」の欄には、「即《すなはち》木下川《きねがは》にて行ふ法也《なり》」と注釈をいれ、木津川の庄屋「治郎兵衛」のおこなっている種法では、三〇に一つの割合で死亡例がでることを示唆する。また、みずからが一八三八（天保九）年以来おこなっていた「種人痘刺法」についても、自身にはその経験はないが、三〇〇に一つの割合で死亡例が生じると断ずる）。牛痘種痘が江戸でおこなわれてわずか二年足らずの時点で、桑田立斎はそれが信頼するに足ることを、このようなかたちでも読者に提示していたのだった。

第三に、啓蒙書としての同書に見るべきは、その「天命」の論じ方である。本書第二章で拾ったように、種痘や避痘を唱道した医家らは、疱瘡をわずらい死亡することを「非命」とみなし、事前に対策をとることの利を力説した。それは、「都会」や「辺鄙」の地にみられた、疱瘡を甘受する習俗を改変する試みでもあった。それらと同様に、この牛痘種痘の鴻益《こうえき》を説く啓発書もまた、疱瘡への罹患を「天命」に委ねる風潮を、誤りだと説き含める。第三章「自然痘の流行を待といふは過《あやまち》なる事」である。

世人《せじん》かくの如《ごと》き万全《ばんぜん》（ダイヂヤウブ）の預防法《よばうはふ》（マヘカタカラフセグシカタ）を為《な》さず、ただ今日《こむ》晏然《あんぜん》（ナニゴコロナク）として日《ひ》を送《おく》るを以て足《た》れりと為《な》し、自然痘《しぜんとう》の流行《りうかう》（ハヤル）を待《ま》つを以てこれを天命《てんめい》に委《ゐ》（マカスル）するといふ人あり。これただ無知《むち》の至《いた》り（ユキドマリ）といふべき者《もの》にして、敢《あへ》て天命《てんめい》に委《ゐ》するにはあらず。若自然《もししぜん》痘《とう》の流行《りうかう》に任《まか》せ、その死《し》するも生《せい》するも天命《めい》なりと言《い》はば、その険痘《けむとう》（アシキハウサウ）に罹《かか》りたらむに、忍《しのん》で薬《くすり》を与《あた》へざらむか。而《しかう》して、その人必　薬《かならずくすり》を与《あた》ふべし。これ、薬《くすり》の万一以て、生路《せいろ》（イキミチ）に挽回《ばんかい》（ヒキカヘス）すべき事あるを知《し》ればなり。而《しかう》して、万全《ばんぜん》の良法《りやうはふ》ありて、これを預防《よばう》（マヘカタカラフセグ）すべきを知《し》らざるは、無知《むち》の至《いた》り（ユキドマリ）なり。夫《それ》、病《やまひ》の危険《きけむ》なる、必　生路《かならずせいろ》（イキミチ）無《な》く救途《きうと》（タスケヤウ）無《な》くして後《のち》、已《や》む事を得《え》ずしてこれを天命《てんめい》に委《ゐ》（マカスル）するも、なほ或《あるひ》は尽《つく》さざる事あらむを恐《おそ》る。況　万全《いはむやばんぜん》の良法《りやうはふ》あるを行《おこな》はずして、その児《こ》を険痘《けむとう》（アシキハウサウ）に死《し》せしむる者《もの》、豈天命《あにてんめい》ならむや。故　《かるがゆゑ》に痘《とう》を自然《しぜん》の流行《りうかう》（ハヤル）に任《まか》するといふは、必　過《かならずあやまち》なり。(121)

「天命」を語る者も、結局のところ、疱瘡に罹患すれば活路をもとめて医薬に頼り、ほかにも何かできることはないかと汲々とする。ならば、いまは牛痘種痘という「預防法《よばうはふ》（マヘカタカラフセグシカタ）」があるのだから、これをおこなうに越したことはないというのである。

疱瘡への罹患を「天命」とみなすのではなく、それを事前に防ぐのが最上だという同書の弁説は、したがって、世俗一般でおこなわれていた「疱瘡神」の信仰への批判とも連動していた。桑田立斎は、前著『引痘略抄《うへぼうさう》』（一八四九（嘉永二）年刊、外題は『引痘要略解《うへぼうさう》』）においても、「疱瘡神不可祭之弁」という一章をもうけ、「疱瘡神」を祀り騒ぐ巫《ふ》祝《しゆく》や世俗を非難していた。(122)「疱瘡神」は「腐巫《やまし》」のつくりだしたまやかし物であり、かりにそうした「妖魔《ようま》」がいるなら、すみやかに「攻撃駆除《かりのぞく》」すべきだというのである。そして、じっさい、みずからが種痘をほどこす家には、「疱瘡神」を祀ることを禁じたという。

ひとびとを啓蒙して牛痘種痘を推奨することは、つまりは、疱瘡にたいする因習的な思想や態度を改変させることでもあった。牛痘種痘によって罹患自体をまえかたに「預防」するためには、まずは諦念ただよう「天命」（習俗の語彙では「お疫」）という疱瘡の捉え方や「疱瘡神」への信仰をあらためさせる必要があった（疱瘡に罹患したあと事後的に医術をくりだす治痘が「疱瘡神」信仰と親和的であったのにたいし、種痘とおなじく「預防」を重視した避痘が徹底して「疱瘡神」信仰を論難したのも、この理屈からであった）。

とするならば、桑田立斎の『牛痘発蒙』はまた、牛痘種痘への信憑を「天命」思想や「疱瘡神」信仰に取ってかわらせようとする、「発蒙」という名の闘いの書でもあったといえる（冒頭の「保赤牛痘菩薩」図も、そう考えるならば、けっして本文の記述を裏切るものではなく、むしろ「保赤牛痘菩薩」による「疱瘡神」の駆逐という象徴でもって、本文の内容を予告していたことになる）。

この点は、つづく第四章以下が、もっぱら新来の事物（第四章）や「蕃夷《ばんい》（エビスグニ）」（第五章）、牛という「賤畜」（第六章）、療治に過誤の多い「蘭医」（第七章）などにたいする世俗の見方を正すことに充てられていることからも了解される。同書のなかで、牛痘種痘が「自然痘」やほかの種法に優ることを実証する手続きをとるのは、唯一、第一一章「昨冬以来千余人実験の例」（本文では「再識」）の一丁のみである。しかし、それとて、牛痘種痘の比較優位をしめすにはいたらず、著者が同書の刊行前の約一年間におこなった牛痘種痘の結果を挙げるにとどまる。[123]『牛痘発蒙』は畢竟、牛痘種痘に功益があるとは説いても、それを証明はしなかったのだった。

さて、いま、牛痘苗の到来後に江戸の「蘭方医」が繰りだしたことばとして、桑田立斎が作製して撒いた版画とその著書『牛痘発蒙』とを瞥見した。むろん、これは後世からでも容易にみてとれる事例であり、資料を探れば、ほかにも興味深い事例は多々上がってくるかもしれない。牛痘種痘に見いだされていた利点は、『牛痘発蒙』の「諸痘険《しょとうけむ》易表《いへう》」に掲出されていたように、種々語られていた。それら各点をとりあげた「啓蒙」的な版画や書籍は、各地で摺り撒かれてゆく（図表56、57、58）。ことばの変奏は、多様にあったろう。

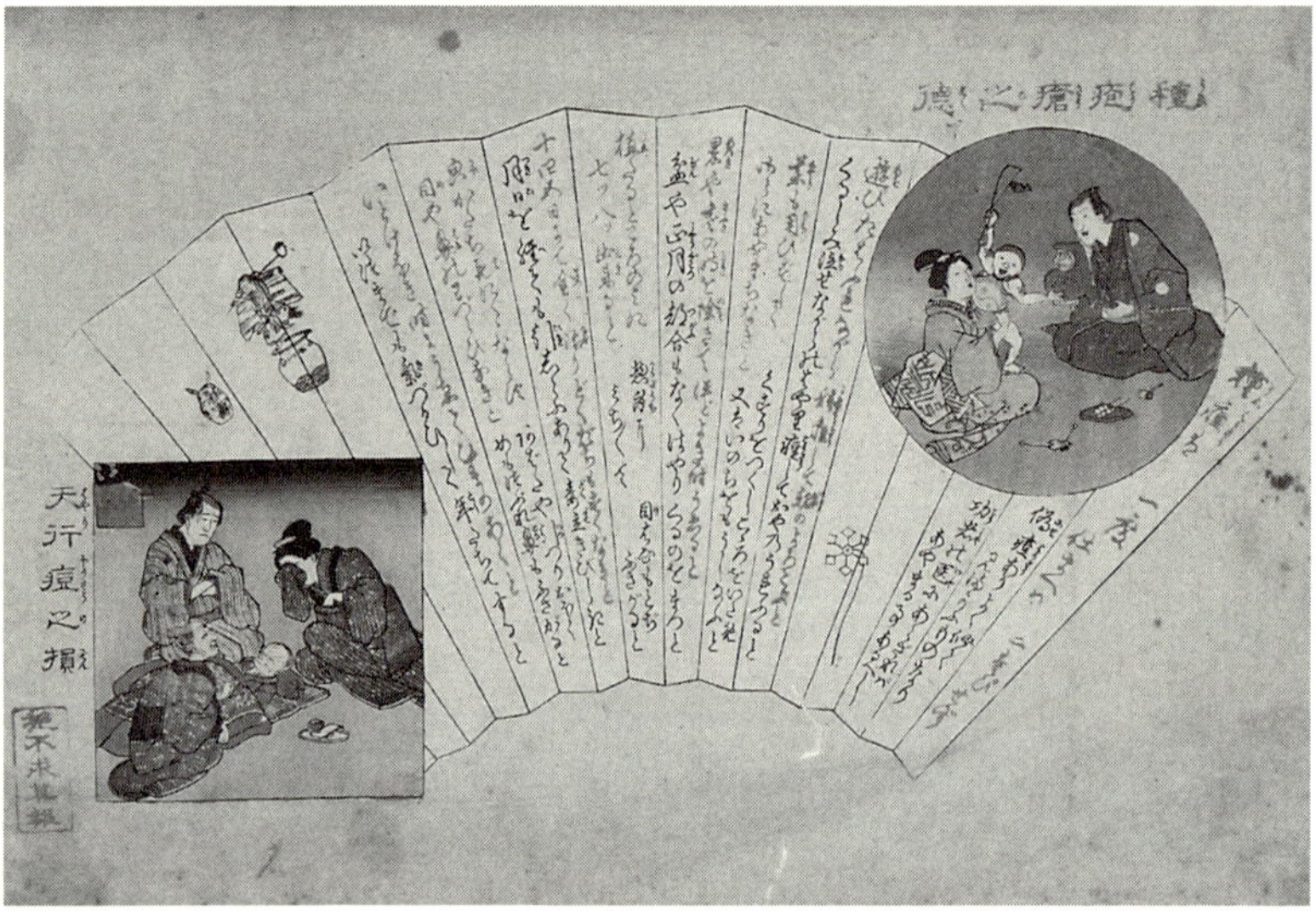

図表 56　「種疱瘡《うゑはうさう》之《の》徳《とく》・天行痘《はやりはうさう》之《の》損《そん》」(124)

だが、ここでは、そうした変奏を興がるのではなく、つぎの二点を確認して、論を先にすすめよう。その一つは、一九世紀半ばにおいても、病にいかに対処するかは、病家の勝手次第であったことである（つまり、第二章第一節で考察した近世の公儀と医業との関係性は、そのまま継続されていた）。牛痘種痘についても、確認したとおり、「人別」を回復・維持させる名目や財政上の事由から、それを推進する藩はいくつかあったが、公儀はひとびとにそれを強制することはなく、逆にそれを規制することもなかった。牛痘種痘を推す医家らは、したがって、治痘や人痘種痘をほどこす医家や、疱瘡の諸儀礼をつかさどる巫祝《ふしゆく》、縁起物を売りさばく商人らなど、強豪が並みいるなか、ひとびとに牛痘種痘の効験を訴えかけた。さまざまな修辞をもちいながら、牛痘種痘をうけることは、ただひたすらその家にとって「徳」であり、ほとんど苦痛もなく、小児の命数と身体とを守ることができると説いたのだった。

いま一つは、牛痘種痘が江戸ではさしたる支障もなく普及したように観察されたのは、江戸の「都会」型の疱瘡の流行も無関係ではなかったことである。二代目瑞仙霧渓は、ひとびとが蘭方医の弁説に踊らされたかのように世相をしるしたが、みたとおり、蘭方医による牛痘種痘を「発蒙」することばは、その他の方策にまつわることばを即座に上書きするほどの信憑性を、それ自体有しているわけではなかった（「牛痘児」や「保赤牛痘菩薩」が「疱瘡神」を調伏する論拠は、結局は宙づりにされたままであった）。

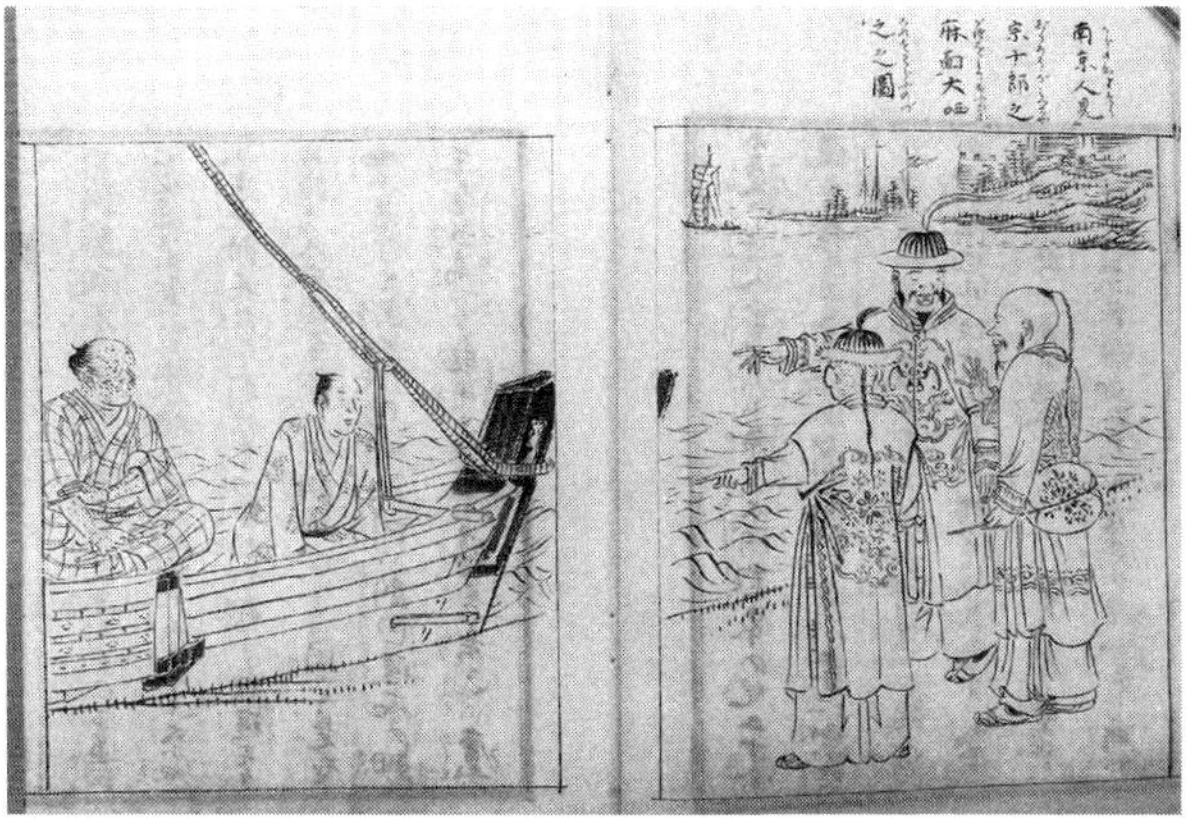

図表57　痘痕と文明
——「南京人見宗十郎之麻面《からのひとそうじうろうがみつちやがほをみて》大《おふひに》哂之《これをわらふ》之《の》図《ず》」(125)

江戸は、上方にくらべて牛痘苗の制約がすくなく、また人痘種痘が一部に定着していた。そうした条件のもと、江戸では牛痘苗の到来から一年のうちに、桑田立斎のまわりだけでも、一〇〇〇名に近い小児が牛痘種痘をうけた。とはいえ、小児らがその後、疱瘡に罹患（医家らの用語法では「再感」）したかどうか、全数が追跡されることはなかった。しかし、当面重要だったのは、その成果よりも、多くの小児が牛痘種痘をうけたという事実であった。蘭方医の啓蒙が奏功したように映ったのは、ことばや図像による啓発と並んで、牛痘種痘の施術数が着々と増えていたからに相違ない。

「都会」の新奇を好む風潮は、それに批判的な者により、ときに愚かしく描きだされた。しかし、蒙昧であるかどうかはさておき、そうした「都会」に特有の軽薄さは、「一角」や「軽痘馬」とおなじ調子で、牛痘種痘をもて囃《はや》した。二代目瑞仙霧渓は、日々牛痘種痘が盛んになるのを蘭方医らの煽動に帰し悪《にく》んだが、おそらくそれは、江戸で牛痘種痘が普及する一つの端緒とはなっていても、決定的な要因ではなかった。ひとびとは、「発蒙」のことばに応じて牛痘種痘をうけたのではなく、そうしたことばが流通する「都会」に流され牛痘種痘をうけたのだった。

第三節　「百分の一」の倫理

「医伎」か「不仁」なる所業か

疱瘡にかんする習俗からすれば、一九世紀半ばの牛痘苗の「取寄」とその後の各地への伝播は、あらたに降って湧いた出来事であった。新来の牛痘種痘という医術をどのようにおこなうかは、前節でみたように、「地方」により分かれた。ただ一点、共通していたのは、それを組織立って拒絶するような動きが、まるで見られなかったことである。いずこにおいても、牛痘種痘をうけることは強制ではなかった。疱瘡にたいする方策の一つとして、牛痘種痘は基本的には、小児のいる家ごとに選択的にためされた。

そうしたなか、牛痘種痘は一部のひとびとには、徹底して論難され拒絶された。牛痘種痘の非を説く医家らである。日本列島で先行しておこなわれた人痘種痘にも、医家からおおくの批判があがっていたことは、すでにみたとおりであるが、牛痘種痘にかんしては、それとはまた若干異なる論点をもとに弁説がくりだされた。医学館の二代目瑞仙霧渓も、そうした論客の一人である（池田痘科の学理の体系化をすすめた初代瑞仙錦橋および池田京水は、一八四九（嘉永二）年以前に亡くなっていた）。では、一方で牛痘苗の「取寄」や伝播がすすむなか、それらに関与しなかった同時代の医家らは、牛痘種痘をどのように評していたか。本節で整理しよう。

さて、その点を考察するにあたり、前提として留意しておくべきは、牛痘種痘をめぐる当時の医家らが、「蘭方」医は牛痘種痘をひとびとに積極的に勧奨し、「漢方」医はそれに反対したという、単純な漢蘭対立の構図にはおさまらないということである。「漢方」対「蘭方」という明治期以降に出現する用語法および対立図式では、一九世紀半ばの牛痘種痘をめぐる状況は有効に記述できない(126)。牛痘種痘をめぐる当時の評価は、むしろ、それをたんに技術として見るか、それとも何らかの学術的ひいては思想的な意味を担う所業と見るかによって分断されていた。

たとえば、『病家須知』八巻（一八三二（天保三）年刊）の著者として知られる平野重誠《じゅうせい》の場合を考えてみよう。医学館の多紀元簡に師事していたという経歴とその著述物の内容からすると、平野重誠はまぎれもなく「漢方」医であった。一八五七（安政四）年の著『一夕医話』三巻でも、薬物の処方や人体解剖をおこなう点では、たしかに和蘭医学をきびしく批判している。だが、同書において重誠は、牛痘種痘はじめいくつかの技術や器具（皮膚科・外科・眼科の医術や「縛帯《マキモメン》」・「膏薬」・「点眼水」・「銃砲」など）を、すでに日本に定着していた「輪鐘《トケイ》」・「靉建《メガネ》」・「望遠鏡《トホメガネ》」と同様に、天下国家のための方便として採用すべきことを説く。

『一夕医話』巻中の一章（第一二問「惣テ異邦ノ事ヲ採用セント為《スル》ニハ、必国家ヘ対シテ、我私ヲ去テ、至公ノ取捨ヲ以テシ、自己ノ愛憎ニ辟シテ、済世ノ志ヲ失可カラザルコトヲ論ジ、仮令《たとひ》薬物伎倆ハ採用ルコト有トモ、奇詭隠僻ノ説ニ至テハ、必之ヲ排シテ、邪教ノ根帯《こんたい》ヲ断ズベシ。然ラザレバ、此伎ヲ修ルニ縁テ、終ニハ天下ノ罪人ト為コトヲ弁ズ」）には、つぎのような一節がある。

近来伝ルトコロノ牛痘ヲ種ル法ハ諸獣ノ中ニ、唯牛ノミ乳房ニ痘瘡ヲ発スルヲ視テ、是ヲ種子トシテ、人身ニ一タビハ、必此病ニ感触スベキ、天賦固有ノ毒質ヲ誘導排洩シテ、危厄ヲ免レシムル、部唎陀爾耶《ブリダニヤ》ノ発明トキケリ。〔中略〕清朝ナドニテ主張シ、医宗金鑑等ニ記タルトコロノ、人ノ痘痂ヲ種子トスル種痘術モ、其法ハ蕃国ヨリ出タルコトヲ聞ド、近世伝ルトコロノ牛痘ヲ種ル術ハ、ソレラニハ大ニ優、且痘瘡ハ元北蕃ヨリ伝ヘタル一種ノ毒ナレバ、蕃国ノ法ヲ以テ之ニ処スルモ可ナルニ似タレバ、強《かたくな》ニ廃棄スベキコトニハアラズ。此モ亦採用シテ、済世ノ一助ト為ヘキ事ト思シヨリ、予ハ自《みづか》ラ之ヲ行ハズト雖、人ニハ奨《スス》メ種シメテ、確ニ世ノ裨益トナルコトヲ知タルナリ。和蘭医伎ノ行ハレテヨリ以来、吠虚ノ庸工等ガ、薬剤、放血等ヲ妄用シテ、人ヲ損害セシコトノ夥シキノミナラズ、大ニ天下ノ風俗ヲ溷《みだ》シタルコトノ甚キ、其功ヲ以テ害ヲ掩《おほふ》コト能ザルモ、唯此牛痘ヲ種ル術ヲ伝タル已《（の）》耳《ミ》ハ、其万分ガ一ヲ補フ者トモ言ベキナリ。(127)

牛痘種痘の機序と来歴とを要約したあと、ここで平野重誠が注目するのは、「医伎」としての牛痘種痘の効用である。自身の見聞する範囲で言えば、牛痘種痘は人を害することがなく、その功は確実に世の裨益となっている。これまで散々人身を損ね風俗を乱してきた和蘭の「医伎」ではあるが、こと牛痘種痘にかぎっては、わずかなりともその失を補う可能性を秘めていると述べるのである。

こうした牛痘種痘をあくまでも「医伎」と割りきる見解は、ほかに、前節でみた桑田立斎の論説にも認めることができる。桑田立斎は元来、人痘種痘を世に広めようとしていたが、一八四九（嘉永二）年に牛痘苗を入手すると、率先して牛痘種痘を実施し推奨した。そして、『牛痘発蒙』（一八五〇（嘉永三）年刊）では、「蛮夷《ばんい》（エビスクニ）の法《はふ》といへども其の益《えき》ある者《もの》は採用《さいよう》（トリモチキル）すべし」(128)と主張した。「蘭方」・「漢方」の別なく、(129)ただ牛痘種痘が「永《なが》く世《よ》の険痘《けむとう》（アシキハウサウ）を弭絶《びぜつ》（ヤメル）するの功《こう》ある」(130)がゆえに、日本列島に普及させようとしたのだった。

他方、牛痘種痘になにがしかの思想性を読みこみ、強烈に批判する種類の弁説も、いくつか現れた。そうした論説は、後世になるとほぼ完全に黙殺されたため、極端に資料に乏しい。しかし、伝存する文書を丁寧に読みとけば、当時、牛痘種痘にたいして呈されていた医道や医学思想の観点からの疑義の内実が、断片的ながらもそこに浮かびあがってくる。

まずは、一八五二（嘉永五）年正月にものされた、沼津藩の侍医・中郁元敬の『種痘弁』をみてみよう[131]。この小冊子のなかで、中郁元敬は、おなじ種痘であっても『医宗金鑑』に載る方式、すなわち時気と小児の体調を見はからって種え、かつ種痘後には厚く調護する人痘種痘については、まだ許容の範囲内だと位置づける。だが一方、数年前よりおこなわれはじめた牛痘種痘については、聖賢の道に反する蛮夷不仁の術だとして、それを排斥するよう世の医家らに訴えかけるのである。

原文に即して論旨を追うと、いわく、近年、蘭医のおこなっている牛痘種痘は、先天の遺毒を論じることなく、一律、針で痘の膿を未痘児の両腕に一二、三か所刺し入れるというものである。触れこみでは、その後かならず二、三日のうちに発熱して、痘のようなできものが一〇粒足らず見点し、それで身中の痘毒がすべて除かれるという。世の人は新奇なるものを好むゆえに、そうした妄誕を信じ、多くの者が蘭医に牛痘種痘を依頼している。しかしながら、痘瘡は先天の遺毒により発症する病である。だからこそ、一つ家にあっても、兄が軽痘を発し、同時に罹患した弟が重痘を発することが起こりうる。してみれば、痘瘡が、重痘は重痘を伝染し、軽痘は軽痘を伝染する類の病でないことは明白である。人力でもって重痘を軽痘に、あるいは軽痘を重痘に変えたりすることなど、できはしない。西洋より伝わる奇をてらった術は、ただ人目を驚かすだけで仁術ではない、という。

論はつづく。そもそも、小児というのは先天の遺毒をおびたままで生きている。それゆえ、かりにその遺毒がすべて体表に発しなければ、余毒が内攻して不治の病となったり、千変万化して人身に予測不可能な害をなしたりする。たとえば、毒の発しきらないまま治った梅毒患者が、その余毒により、頭痛や骨節の疼痛、視力の低下、耳聾《じろう》といった後遺症をわずらって廃人となり、最悪の場合、落命することは周知の事実である。余毒が害をなすという点では、痘毒もまた、同断である。とするならば、先天の遺毒を発しきれない牛痘種痘のごときは、一時的な世評にばかり目をむけ、後におこる禍害を顧慮しない、西洋不仁の術と言わねばならない。その不仁に惑わされて愛児の後害を醸すなど、まことに嘆かわしく、親のなすべきことではない。頃日、某候が牛痘の説を真にうけ、児にそれをほどこさせ死なせてしまったと聞く。ああ、医術はたしかに小伎であるが、それに与る者の志操が虚邪でなく行いが正しくなければ、人命を粗雑にあつかうこととなる。医師たる者は、すべからく聖賢の道を修め、蛮夷不仁の術に迷うことなきよう努めねばならない、と。

著者・中邨元敬が、最終的に牛痘種痘を「仁術に非ざるなり」と評し、「不仁」の語を畳みかけるのは、それが小児ひとりひとりの禀性《ひんせい》を顧慮せず、人命を粗略にあつかうことによる。先天の遺毒を除ききれない点では、人痘種痘も牛痘種痘も変わらない。しかし、前者が個々の人身を術前から術後まで気遣うのにたいし、後者はそれを八千草のごとく十把一からげにあつかって顧みない。そうした医道に反する態度を、中邨元敬は問題とし、牛痘種痘を咎めたてたのだった。

つぎなる論説としては、田原藩の伊藤鳳山の著した『漢蘭酒話』三巻（成立年不詳）を取りあげよう。同書は、客人と交わした全四三問にわたる問答という形式で、蘭医による理を弁ぜぬ薬物の処方、解剖の不仁・不要、種痘の非道を、諄々《じゅんじゅん》と説く構成となっている。とりわけ、疱瘡の病因論やその治法については、紙数の過半を費やし蘭方を糾弾する。種痘の効能を認めないわけではないが、その人為によって百に一つでも生命が失われかねないことを、「天理人情」に照らして危惧するのである。

たとえば、巻下に載る第二六問答では、門人「中山某」が蘭医の教唆になびき長男に種痘をしたのをうけ、鳳山が弟子らに語った左のような訓話が紹介されている。

「扨々《さてさて》其平日聖道ヲ学ヒナカラ道理ニ昧《くら》キ人ナル哉《かな》。種痘スレバ百人カ九十九人迄軽痘安穏ナルモノニモセヨ、若《も》其《し》中一人生命ヲ殞《おと》ス者アルモノナラハ、苟モ天理人情ヲ弁ヘタル人ノ行フニハ忍ヒサルコトナリ。況ヤ種痘ハ十人ニ種テ軽症平穏ナルモノハ七八ニ過ス。二三ハ或ハ難症或ハ死症ニ至モアリ。且又人ノ性質ニ依リ、一生痘患ヲ免レ長寿シテ終ル人モ間々アレハ、己ノ子モ亦其性質ニ生レタルモ知レス、夫ニ強テ種痘シ、縦《たと》ヒ死亡ノ危ニ至ラストモ、求テ病苦ヲ為シメハ、父母ノ子ヲ慈スル道ニ叶間敷《まじき》ナリ。若又只独ノ男子ナトニテ不幸ニシテ胎毒発起スル矢先ヲ知ラス、種痘シテ毒痘ヲ患ヒ遂ニ死亡ニ至リナハ、我子ニ不慈ナルノミナラス、祖先ノ血統ヲ求テ絶チタル道理ナリ。〔中略〕臣ノ君ヲ視ト父ノ子ヲ視ト、軽重斉《ひと》シカラスト雖トモ、皆人倫ノ大ナル者ナレハ、万ニ一ツモ危フムコトアル事ハ行フヘキニ非サルナリ」、ト。(132)

その門人「中山某」は、平生、聖道を学んでいながら、自分が何をしてしまったのか理解できていない、と鳳山はいう。種痘をすると一〇〇人中九九人までが軽痘で済むということであっても、そのうち一人が落命におよぶのであれば、天理人情を弁えた者なら種痘に踏みきることはできない。ましてや実際は、軽症ですむ確率が一〇に七、八で、のこりの二、三は難症や死症におちいるとなると、なおさらである。生涯疱瘡をわずらわずにおわる者もあることを勘案すれば、わが子もそうした稟質であるかもしれないのに、わざわざ種痘をして危険にさらすのは、子を慈しむ親のすることではない。また、一人息子を死なせるようなことがあれば、祖先よりつづく血統をすすんで絶ったこととなる。人倫という点からいえば、たとえ万に一つであれ、危難が生じる可能性のあることをおこなうべきではない、と説いたのである。

後日譚として、その門人「中山某」は、鳳山の説諭に感じて悔悟し、予定していた次女への種痘を取りやめたという。鳳山はこの挿話を、「西洋ナトハ固ヨリ聖人ノ教道無キ国ナレハ、小便ヲシテ便ト思ヒ、大便ヲ失フコト多カルヘケレハ、種痘ハ天理人情ニ叶ハサルコト」に心付いたなら、それでよいと結ぶ。西洋の事物一般と同様に、牛痘種痘もまた目先の便宜ばかりを追求して大局的な道理を失していると難じ、百分の一、万分の一の生命にも配慮をするよう喚起したのだった。

ではさらに、牛痘種痘の非を説く論考の第三として、医学館講師の森立之《りつし》（「枳園《きえん》」と号す）が著した『牛痘非痘弁』（一八五二（嘉永五）年成立）の内容を検討してみよう[133]。この、わずか二丁強の小冊子も、結論としては牛痘種痘を「不仁」であると斥けるが、立論のしかたが、前の二者とはまた異なる。小児ひとりひとりの天賦の体質をみきわめず、不完全な技法を一律にほどこすことの非理非道を突くのではなく、牛痘種痘の巧妙なからくりとそれをおこない巨利を得る者への警戒心を顕《あらわ》にするのである。

その論旨を追うに、『牛痘非痘弁』はまず冒頭で、牛痘種痘はなぜ術後の死亡率が低いかを考察する。牛痘種痘を広めようとする者は、それが良法であることを説く際に、施術後の死亡率を挙げ、従来おこなわれている「吹鼻法」ではおよそ三〇人に一人、「発泡法」では一〇〇人に一人、「刺種人痘法」では三〇〇人に一人が死亡するが、「牛痘法」では一万人に一人の死者すらなく、再感もしないという。たしかに、牛痘種痘をうけた者らをじっくり観察すると、いずれも軽症で発痘も稀である。だが、その事由は、気血が虚して発痘しなさそうな者を最初から除外し、肥えて気血の実した小児にたいしてのみ種痘をおこなっているためだという。

そして、牛痘種痘をおこなった場合、「正痘」とは異なり、結痂の後にいたってようやく頭面に発痘し、それがなかなか癒えない者がいることに触れ、しょせん牛痘種痘は、発泡法や刺種法とおなじく、先天の遺毒を排泄しえず、たんに皮膚の表層部に反応をおこさせているだけだと説明する。牛痘種痘は、他の者の膿汁を取って種えつけるが、膿汁は血中に入っていかない。そのため、一〇点種えて、すべてで反応がみられる者がいる一方、八、九点や五、六点しか反応しない者がいるのである。これが、たとえば吹鼻法のように、身中まで痘痂に感触させる種法であれば、かならず全例で発熱・出痘し、「正痘」と類似した経過をたどる。吹鼻法における死亡率がほかの種法のそれよりも高いのは、そのためだというわけである。

結論として、『牛痘非痘弁』は題目どおり、牛痘が「正痘」ではないことを主張する。いわく、天下泰平の世において、ひとびとは上下の差別なく衣食飽煖《ほうだん》し、生まれる子はみな多毒となっている。それゆえ、疱瘡にかかると、かならず一〇人に一人二人は死亡する。そうした状況のもと、この牛痘種痘という万に一死も無いことを謳う妖法が横行し、世人は眼目を幻惑されている。牛痘種痘で死者が出ないのは、それが「正痘」ではないからである。経過を観察しているあいだに「正痘」を併発して死んだり、後日「正痘」を病んで死亡したりする症例があるのは、なによりの証拠である。無病の小児を選んで牛痘種痘をほどこし、万に一つも過ちがないと人目を驚かせて重利を射るのは、不仁なること甚だしい。牛痘はそもそも「正痘」ではないので、おこなうだけ無駄である、と訴えるのである。

牛痘種痘は、種苗に舶来の牛痘苗をもちいることと簡便な手続きとを特徴とした。そのため、牛痘種痘の是非を問う議論には、人痘種痘が問題とされた際には挙がらなかった特異な論点が出来した。それはたとえば、牛痘と「正痘」の異同であり、牛痘が痘毒を引泄する効力の有無であり、人命のあつかい方の妥当性であった。そして、ときには医学や医術、医業、医道の問題から離れた、政治的な陰謀論も持ちだされた。

じっさい、多紀元堅らとともに医学館を主宰した奥医師・喜多村直寛は、『牛痘非痘弁』に寄せた跋文のなかで、牛痘種痘を「洋人」による、ひとびとを籠絡《ろうらく》するための政治的術策の一つと断じてはばからなかった。その言容は、つぎのごとく、確信的かつ辛辣であった。

夫《そ》れ痘は乃ち嬰孩の一大厄にして、其軽重険易、予知すべからざれば、則ち骨肉の親《しん》、誰か慮を為さざらん。洋人狡黠《こうかつ》にして能く其の情を察し、此の譎詭《けっき》の伎を設け、以て愚夫愚婦を誑惑《きょうわく》するのみ。且つ阿片の烟、之を其の土には禁じ、而るに諸外邦に鬻《ひさ》ぐ。亦た焉《いづく》んぞ引痘の術、彼の土に用ひず、而るに他を欺くの計たるに非ざるを知らんや。若し洋人をして之を聞かしめば、必ずや魂消膽落《たんらく》せん。嘗て誦《そらん》ずるに、阮使者、浩川邱氏に詩を贈る。「鴉芙蓉毒流中国、力禁猶患禁未全、若把此丹伝各省（痘、古名丹）、稍将見寿補人年」。此れ殆ど其一を知りて、其二を知らざる者なり。[134]

大意をとるに、疱瘡は小児の一大厄であるうえ、転帰の予測がつかないため、肉親らはみな気をもむこととなる。「洋人」は狡猾《こうかつ》にもその人情につけこみ、牛痘種痘という詐術でもって、衆愚を惑わしているのである。阿片の使用を自国では禁じ、諸外国には売りつけていた前例から推すれば、牛痘種痘もまた、じつは自国ではおこなっておらず、他国を陥れるための策略であるのかもしれない。その権謀術数がこちら側に見透かされていると知れば、「洋人」はさぞかし驚きたまげることであろう、という。

喜多村直寛は、さらに言を継ぐ。かつて清朝の高官・阮元は、邱浩川（邱熺）が『引痘略』を刊行するに際し、「鴉芙蓉毒流中国、力禁猶患《ママ》禁未全、若把此丹伝各省、稍将児寿補人年」という詩を贈った。その意はおそらく、中国では多くの人民を中夭させた阿片がいまだに流通するが、この『引痘略』の紹介する牛痘種痘が各地にひろまれば、その災厄はいささかなりとも補塡されるだろうと、牛痘種痘に期待するところにあったろう。だが、だとすれば残念ながら、阮元は事態を表層的にしか捉えられていなかったことになる。牛痘種痘は阿片とおなじく、「洋人」がひとびとを籠絡するための詐術に他ならない、と。

ここで、喜多村直寛の想定した「洋人」とは、狭義には英国人であったろう。かつて交易というかたちで中国に阿片を持ちこみ、いままた自国で実用化された牛痘種痘を世界各地で普及させようとしている。その前者の所業が、中国の人民の心身を蝕み結果的に戦渦へとつながったことを考量すると、もう一方の後者の営為のみを、なんら政治的な意図をおびない純然たる医術とみなすことはできない、というのであった。

さて、以上、牛痘苗が「取寄」せられた直後から噴出した、牛痘種痘をめぐる甲論乙駁の一端を垣間見た。ここに並ぶいくつかの論説をみただけでも、牛痘種痘を評する議論が、人痘種痘にたいするのとはまた別の問題系へと連なっていたことが了解されよう。その点を確認したうえで、やはり本書が興味を惹かれるのは、医学館につどう医家らが牛痘種痘にたいしてもっていた見解である。通例、種々の典籍を講究し慎重に対象に詰めよる考証学派の医家が、いまみた『牛痘非痘弁』では、施術をおこなう者の私心や「洋人」の姦計を推断し、牛痘種痘を糾弾していた。その当初からの拒絶ともうつる牛痘種痘の否定は、たんに『牛痘非痘弁』という小冊子の紙数上の都合からきたものではなかったろう。その背景には、医学館の周囲で交わされていた議論の集積があったと推測される。

そこで次項では、この点をさらに掘りさげるために、まさに議論の渦中にあったであろう医学館の池田痘科の、牛痘種痘にたいする所論を資料にさぐってみよう。前章でみたとおり、二代目瑞仙霧渓は、一八四八（嘉永元）年に書きあげた『痘科輯説』一五巻のうち、第一二巻を種痘に充て、随所でそれへの疑義を呈していた。牛痘苗が日本列島に「取寄」せられ活着する前年のことである（本書三四二―三四三頁参照）。その後、二代目瑞仙霧渓は、牛痘種痘がしだいに世におこなわれるのをみて、つぎには『種痘弁義』という種痘に主題を特化した著作をあらわした。この、『痘科輯説』の擱筆から一〇年後に刊行された著述からは、その間に醸成された牛痘種痘をめぐる議論の一面がうかがえるはずである。

池田痘科の種痘論――池田霧渓『種痘弁義』

二代目瑞仙霧渓の著『種痘弁義』は、三代目瑞仙直温の校正を経て、一八五八（安政五）年に刊行された。序文・跋文をのぞき、本文はすべて国字表記である。『治痘論』や『痘科輯説』など、二世瑞仙霧渓の主著がみな漢文でしるされていたことを勘案すれば、同書は医家ではなく世俗にむけて著されたものと推定される。ただし、同書が刊行された時、二代目瑞仙霧渓はすでにこの世になかった。三代目瑞仙直温の跋文によれば、霧渓は脱稿後まもなく、必ずこれを公刊するよう命じて没したのだという。一八五七（安政四）年八月の江戸でのことである。

二代目瑞仙霧渓の遺著となった同書は、「種痘諸説」・「選苗蓄苗」・「天時」・「可種不可種」・「五臓伝送」・「旱苗種法」・「水苗種法」・「漿苗種法」・「痘衣種法」・「信苗」・「補種法」・「西洋種法」・「牛痘種法　同補種法」・「牛痘復出」・「牛蝨牛膝誤」の、一五章立てで構成されている。内容は総じて、一八四八（嘉永元）年成立の『痘科輯説』巻一二を簡略化したものとなっているが、前著で処々に差しはさまれていた牛痘種痘にかんする私見は、増補のうえ章として切りだされ、第一三章「牛痘種法　同補種法」・第一四章「牛痘復出」・第一五章「牛蝨牛膝誤」と独立して論じられている。

この前著からの章立ての変更にも反映されているように、『種痘弁義』の主眼は、種痘のなかでも、とりわけ牛痘種痘にかんする医説を徹底して検証し、一覧にして読む者の考量に供することにあった。二代目瑞仙霧渓の自序にいう。

予素ヨリ、種痘ノ術ヲ行ハズ。其説ニ於テ亦未タ甚コレヲ講究セズ。近日所謂ル、牛痘ナルモノニ至テハ、尤《もっと》モ敢テ断シテ此ヲ行ハス。然トモ予カ　苟《いやしく》モ痘科タルヲ以テ、世人其法術、及ヒ可否ヲ問モノ多シ。敢テ一概ニ知ザルヲ以テ黙止シ難キ時ハ、已ムコトヲ得ズ、諸家コノ術ニ、論及セルモノヲ約挙シテ、コレニ示スノミ。且コレニ答テ曰、「若《も》シ種師《うゑし》タル者、其術ヲ熟錬シ、能《よ》ク明カニ其種ベキト否ザルトヲ察シ得テ、然後コレヲ種バ可ナランカ。但其児ヲ見察シ、種テモ必ズ過ナキヲ知ルコト、亦容易ナラズ。若誤テ百中ニ一二人ヲ殺ストモ、其罪全ク種師ニ帰スベシ。其時ハ遁辞ヲ以テ　僅《わづか》ニ　謗《そしり》ヲ免ルトモ、医ヲ業トスル者ノ本意ニ非ズ。故ニ先考

〔初代瑞仙錦橋をさす〕ハ絶テコレヲ行ハズ。「痘ハ自然ニ任ズルニシカズ」ト云レタリ」ト。今爰《ここ》ニ予ガ平生人ニ答ル所ト、其管見スル所トヲ記シテ、聊《いささ》カ痘科ノ責ヲ塞グト云フ。[135]

前著『痘科輯説』の自序でも言及されていたとおり、二代目瑞仙霧渓のもとには以前より、種痘の可否を問う声が寄せられていたようである（本書三四二―三四三頁参照）。だが、一八四九（嘉永二）年以降、そこへさらに牛痘種痘の説明をもとめ、その可否を問う声がくわわった。池田痘科では、初代の頃より種痘をおこなわず講究もしなかった。種痘が万全であるとの確証が得られなかったためである。初代瑞仙錦橋は「疱瘡（への罹患）は自然に任せるのが一番よい」と言い、二代目瑞仙も、たとえ百分の一、二であれ過ちの起こりうる技法は採用すべきでないという信条をかかげていた。近年さかんな牛痘種痘なるものにいたっては、「尤モ敢テ断シテ」おこなわなかった。しかしながら、いやしくも「痘科」を名乗っている以上、問われて知らないでは通らない。そこで、大陸の痘科各家の医説を以下に約載して提示し、回答に代えようとしたのである。

とはいえ、『種痘弁義』は、前著のような諸書の記載の集成に徹していたわけではない。それらを適宜俯瞰し、記述の意図を二次的に読みといてゆく。たとえば、第一章「種痘諸説」では、『痘疹心法要訣』（『医宗金鑑』巻六〇）・『治痘十全』・『医学源流論』・『張氏医通』・『蘭台軌範』・『慈幼筏』・『弋陽懸《ママ》志』・『南沙集』・『蓴郷贅筆』・『留青新集』・『種痘新書』といった大陸の書籍や『李仁山種痘和解』の種痘にかんする記載を精査したのち、その多くで種痘の起源が仙伝に託されていることを指摘する。そして、その事由を、世俗の信用を得るための方便であろうと解釈する。「諸家旧説、コレヲ近日西洋牛痘種法ニ比スレハ、或ハ稍《やや》慎重スル所アリトスベシ」[136]と、一定の理解をしめすものの、種痘の効用を唱道する議論には、どこかに医学的な説明を逸した飛躍がみられることを、巻頭の一章において喝破するのである。

そして、つづく各章のなかで、牛痘種痘を推奨する議論への疑義が噴出するのが、第一三章「牛痘種法　同補種法」以降である。前著『痘科輯説』から増補されたそれらの章では、『引痘略』一書の記述の検証にのみ紙数が費やされ、すくなくとも七つの論点から批判が展開される。第二章から第一二章まで比較的淡々とすすめられた考証が、ここにきて俄然、私見のまさった筆致に変わる。

第一三章によれば、著者・二代目瑞仙霧渓がはじめて『引痘略』を読み、牛痘種痘を知ったのは、一八四〇（天保一一）年のことであったという。『引痘略』には書中、牛痘種痘を「一モ損傷ナク一モ復出ナシ」と評するくだりがあった。二代目瑞仙霧渓は、この一条を見つけた瞬間から、同書の論説が「危言妄説」であることを察知し信じなかったという。だが、あにはあからんや、一八四九（嘉永二）年以降、牛痘苗が各地にひろまり、牛痘種痘は理非も分かたれぬまま盛んになってゆく。「嘉永二歳（一八四九年）己酉ノ冬ニ至テ、蘭科ノ医、専ラ牛痘至妙ノ理ヲ説キ、頻《しき》リニ人ニ勧メ誘テコレヲ種ル者アリ。都鄙ノ俗貴賤トナク、咸《みな》其説ヲ感服信従シ、日ヲ追テ牛痘大ニ世ニ行ハレ、其真仮・邪正ヲ弁ズル者ナシ」[137]。そこで霧渓は、みずから牛痘種痘の欺瞞を説きあかすことにしたのであった。

では、『種痘弁義』は、具体的に『引痘略』の記述のどこを問題としたか。その七つの論点を順にみると、まず論点の第一は、牛痘種痘が「西洋船来ノ佳苗」を種苗としてもちいることである。霧渓は、かつて李仁山が、種痘には風土の違いを顧慮してその土地の苗をもちいることを説いたのを引き、異土の苗をつかう牛痘種痘を、「海外万里ヲ隔テタル、戎虜腥羶《じゆうりよせいせん》ノ苗ヲ求テ、高貴ノ人ニモ種ルトハ何事ゾヤ」[138]と嘆く。牛痘種痘をした者のなかには、案の定、種痘後ほどなくして天行の「正痘」を発する者もいる。『引痘略』ではそれを「小痘」と名づけ、それが真痘ではなく、自然に罹患した痘瘡の後に現れる「水痘」と同じだと説明するが、そうした言い条は人を欺く「遁辞」である。世人のなかには、牛痘種痘がまやかしであることに気づく者も増えてきたが、種師はまだ衰えないと、種苗の不正と種師の詐弁を非難するのである。

論点の第二は、牛痘種痘の種苗が、「牛痘」なるものであるとすら考え難いということである。これには、二つの疑義がふくまれる。

一つは、西洋の牛の乳傍に発するという小疱の正体である。『引痘略』のいうように、牛に発する痘が青藍《せいらん》だとすれば、それを種えられた小児も青藍の痘を発するはずだが、実際はそうではない。また、その牛の小疱が真の痘であるならば、種痘後にかならず見点・起脹・灌膿・収靨・落痂など、常痘とおなじ症候を呈するはずであるが、それもない。そもそもその小疱が平素から牛の乳傍に見られるのであれば、それは真の痘ではない。とするならば、くだんの牛の乳傍の小疱とは、はたして何の「疱子」かというのである。

いま一つの疑義は、「牛痘苗」の正体である。牛に発する謎の「疱子」を「牛痘苗」と称するのは世俗を欺く詭言で、その実それは、人痘種痘でもちいられている正痘苗ではないかと疑うのである。というのは、小山肆成の和刻した『引痘略附言』に、牛の乳傍の小疱を刺して種えても、また痘瘡の患家に飼う牛の乳傍の小疱を刺して種えても痘は生じなかったが、そこに天行痘の漿液を和して種えると数顆の痘が見られたという記載があることによる。つまり、いわゆる「牛痘苗」は、純然たる牛乳傍の小疱の漿液なのではなく、そこには天行痘の漿液がふくまれており、種痘をうけた者が発痘するのはじつは天行痘の漿液に反応してのことであろうというわけである(139)。

論点の第三は、牛痘種痘が人命を草芥《そうかい》のごとく扱う点である。「牛痘家ノ説ニテハ、コレヲ種ルニ春夏秋冬ヲ論ゼズ、天気ヲ撰バズ、良痕ヲ撰バズ、風ヲ避ケズ、禁忌セズ、男女ヲ分タズ、大小ヲ論ゼズ、抓破ヲ忌ズト云フ。是豈人命ヲ草芥ニ比スルニ非ヤ。若シ此説ニ随テ妄リニ種バ、大ナル過チアランコト必セリ」(140)。大陸よりつたわった人痘種痘では、すくなくとも種痘をおこなう前後で、過ちが起きないよう種々の事項に配慮をこらす。しかし、牛痘種痘の場合には、そうした配慮が無いという。

論点の第四は、牛痘種痘が阿片とほぼ同時期に中国にもたらされたことである。ただし、この点について、『種痘弁義』は短く、「洋痘ト洋煙ト、中国ニ入ルコト大概同時ナリ。洋煙ハ人ヲ害スルコト多キヲ以テ、既ニ禁ゼラレタリ。洋痘ハ人ヲ害スルコト少キヲ以テ、未ダ禁ゼラレズ。此ガ幸カ彼ガ不幸カ」[141]と、記すのみである。目に見えて多くの人命を奪った「洋煙」(阿片)は禁じられたが、一方で、死者が少なく被害の見えにくい「洋痘」(牛痘種痘)はいまだ禁じられていない。しかし、ともに西洋から、ほぼ同時期に舶載された害悪であることには変わりないと、指摘するにとどまる。

論点の第五は、術後に補種をすればより確実に毒気を引泄できるという説明が破綻していることである。『引痘略』は、一度の牛痘種痘で十数年間は痘瘡に罹患しないとしつつも、さらに補種をすれば後患の憂いがなくなるという、また種痘後の灌膿が藍紫色だった場合は胎毒がきわめてさかんな証候であるため翌年ふたたび補種するよう勧める。だが、牛痘苗を痘瘡をすませた小児に種えても反応がみられることからすれば、牛痘苗にはそもそも、身中の奥深く骨髄に伏する毒気を引泄する効能などなく、ただ膿を肌肉の間に入れてかぶれさせているだけなのだろう、だから何度種痘しても反応がみられるのだと、論の破綻をあげつらうのである。

論点の第六は、牛痘種痘をうけた者のなかにも、のちに「天行正痘」に罹患する者が少なからずいることである(第一四章「牛痘復出」)。牛痘種痘をうけたところで、自然に流行する疱瘡にかかってしまううえ、その予後も何もなかった場合と変わりなく、難痘が引き出されることもあれば死亡することもあると指弾する。そして、牛痘種痘の弊害を説く大陸の書が二、三あることを紹介する。

論点の第七は、『引痘略』の序文で、李時珍『本草綱目』に載る牛の蝨《しらみ》が痘を稀にするという説が、牛痘種痘の効能に附会されている点である(第一五章「牛蝨牛膝誤」)。そこでは、「牛蝨《ごしつ》」ですら痘に効くのだから、稀疎にしか発しない牛の痘をもちいれば十全の効験があるにちがいないという推断がなされている。だが、『痘疹正宗』・『痘疹玄機』・『痘疹玉髄』等の書籍でも指摘されているとおり、『本草綱目』にいう「牛蝨」は音が通じていることから生じた誤植であり正しくは「牛膝《ごしつ》」（ヒユ科の多年草の根から製する生薬）であると、推論の前提自体がすでに誤っていることを「愚妄甚し」と一蹴した。

以上、二代目瑞仙霧渓は『種痘弁義』で、末尾の三章を牛痘種痘（具体的には『引痘略』）の検証に割き、七つの論点にわたって牛痘種痘への疑義を列挙したのだった。ここであらためて着目すべきは、その検証の手法である。二代目瑞仙霧渓はその大半を、通例もちいる典籍の比較考量によらず、私見にもとづきおこなった。二代目瑞仙霧渓は、考証する対象が出揃うのを待たず、すすんで牛痘種痘への反駁を準備したのである。『種痘弁義』の自序をみるに、二代目瑞仙霧渓は、たとえ百分の一、二であれ、過ちの起こりうる技法は断じて採用すべきではないとの信条をもっていた。牛痘種痘の欺瞞を察知した以上、「痘科」の責をまっとうすべく、みずから筆を振るったのである。

なお、この『種痘弁義』は二代目瑞仙霧渓の没後、序文と跋文を付して刊行された。序文を寄稿したのは、医学館で儒学を講じた海保元備《かいほもとなり》（「漁村」と号す）である。他方、跋文は、三代目瑞仙直温により執筆された。この序文と跋文は、『種痘弁義』の本文の記述を穿《うが》ち、あるいはそこにさらなる論点を付けくわえるものだった。

まず、海保元備の序文は、「吹苗」・「点苗」という明代以降に大陸にひろまった出所不明の種痘法が、じつはともに、智巧でもって中華の習俗を夷俗に変えようとする「蕃夷」の策謀であると論じた。喜多村直寛が『牛痘非痘弁』の跋文でしめしたものにも通じる解釈である。そして、二代目瑞仙霧渓が『種痘弁義』を用意したのも、そうした蕃夷の計略にたいして私見を表明するためであると、執筆の背景を読みとく。原文にいう。

> 蓋《けだ》し嘗て明氏以来、近く清の際に至るを歴観するに、彼（蛮夷をさす）其の始め之れ巨礮《きよはう》諸器を以て進め、既にして之れ天学を以て継ぎ、又た復た之れ互市の説を以て継ぎ、而して之れ阿芙蓉《あふよう》毒を以て終ふ。吹苗以て欺くに足らず、而して又た復た之れ点痘を以て次ぐ。要するに皆な、下愚を煽惑し、中土を化へ彼の教へと為し、中土

の俗を変へ欧羅巴の俗と為さんと欲するに過ぎず。其の居心詭譎《きけつ》にして、至て醜《にく》むべきと為す。而るに清人識《し》ること無く、以為《おもへ》らく牛痘の益、以て阿片煙劫殺の数を償ふに足ると。其れ均《ひと》しく彼の徒の術中に落つるを知らずして、兵禍之れ相踵《つ》ぎ止まず。是を職《つかさど》るの由なり。痘疹専科池田君瑞翁、斯《ここ》に見《けん》有り。著して『種痘弁義』一書を為し、種痘の有損無益を極弁す。[142]

明朝から清朝にいたる中国の歴史を振りかえるに、蕃夷は、愚民をまどわし習俗を改変するのに、まずは利器によって次第に人心を掌握し、知らぬ間にヨーロパの流儀へと巻き込んでゆくのを常套《じょうとう》の手口とする。はじめに「巨礟《きょほう》諸器」（武器）を持ちこみ、ついで「天学」（天文学）を伝え、さらには「互市の説」（貿易）をもちかけて、最終的に「阿芙蓉毒」（阿片）をもたらしたのもしかり。まずは「吹苗」で欺き、つぎには「点痘」を伝えてきたのもしかりである。清のひとびとは、おのれがその術中にあることに気づかず、阿片で失われた人員は牛痘種痘により補塡されるものと楽観している。この『種痘弁義』は、その点に切りこみ、あらゆる角度から種痘が有害無益であることを論じるものである、と同書を紹介する。二代目瑞仙霧渓が『引痘略』をはじめて読んだのは、くしくも阿片戦争の勃発した一八四〇（道光二〇＝天保一一）年であった。それは、日本の為政者の政見のみならず、医家らの思想にも確実に影を落としていたのだった。

他方、三代目瑞仙直温の跋文は、まず二代目瑞仙霧渓が同書では割愛した痘瘡の発症の機序から説き起こし、種痘では先天沈伏の巨毒をのぞけないことを再確認した。そのうえで、霧渓が『種痘弁義』の第一四章「牛痘復出」で提出した論点の第六を補足し、牛痘種痘後には「驚」や「癇」など種々の雑症が生ずるという論点を切りだした。この牛痘種痘後の雑症という問題は、反牛痘種痘をとなえる既存の弁説では強調されることのない、あらたな論点であった。三代目瑞仙直温の跋文は、一丁半という短いものではあったが、「絶えて危劇の症ある事なし[143]」と牛痘種痘の利点を標榜する弁説に、真っ向から対峙していたのだった。

　さて以上、序文・跋文もふくめ、二代目瑞仙霧渓の『種痘弁義』をみるに、医学館の周囲では牛痘苗の「取寄」後数年のあいだに、すでに牛痘種痘に非を唱える議論が周到になされていたことがうかがえよう。そして、霧渓が一八五七（安政四）年に病没すると、つぎにはその長子・直温が医学館の痘科医官として、論陣を張ることとなる。『種痘弁義』で反牛痘種痘の旗幟《きし》を鮮明にした池田痘科は、その後、牛痘種痘推進派の医家らや世俗にむけて、いかなる言葉を発したか。ひきつづき追ってみよう。

「非命」の死の内実——池田直温『牛痘弁非』

一八六一（文久元）年、三代目瑞仙直温は、牛痘種痘にたいする自身の見解を連ねた『牛痘弁非』を刊行する。六丁から成る国字の小冊子である。その契機となったのは、池田痘科にたいする世評であった。「世人或《あるひ》は予《よ》を評《ひょう》してその業《ぎょう》に害《がい》あるを以て誹謗《ひほう》（ソシル）すといひ或は其術《じゅつ》〔牛痘種痘術〕を羨《うらや》み嫉《そね》むといふ」[144]。牛痘苗が「取寄」せられておよそ十数年のうちに、世俗における牛痘種痘への評価は、従来標準的であった治痘という対処策の評価を相対化するまでになっていたのだろう。三代目瑞仙直温が牛痘種痘を非難するのは、おのれの医業が妨害されているからだ、あるいは牛痘種痘の波及を嫉妬しているからだ、と言いくたす者があらわれたというのである。

　そうした誹謗に反論し、三代目瑞仙直温は、自身が牛痘種痘をおこなわないのは、その効果が疑わしいだけでなく、施術後に被接種者が異症を発して死亡する例がおおく見られるからだと説明する。「全《まった》く其或は再《さい》（フタタビ）痘《とう》を発《はっ》し、或は驚《きょう》・癇《かん》となりて死《し》に至るもの多《おほ》きを以て敢《あへ》て行《おこな》はざるなり」[145]。後者の、牛痘種痘の後に異症が見られるという論点は、二代目瑞仙霧渓著『種痘弁義』の跋文においても言及されていたものである。三代目瑞仙直温は、先代の遺著を刊行した三年後に、ふたたびこの論点を掲げ、牛痘種痘のはらむ問題を世人に提示したのだった。

以下、その内容を概観するに、『牛痘弁非』の見るべき論点は、この牛痘種痘後の異症をふくめ、三つあった。その第一は、牛痘種痘の考案された西洋と日本とでは住人の体質が異なることである。直温の口弁はこうである。

抑《そもそも》牛痘《ぎうとう》の一術《いちじゆつ》、原《もと》これ愚民《ぐみん》を煽惑《せんわく》（マドハス）するの妖法《ようほう》（アヤシキワザ）にして、我　邦《くに》の人に施《ほどこ》すべき術にあらず。西洋夷狄《せいよういてき》は禽獣《きんじう》（トリケモノ）に異《ことな》る事なく、飲食《いんしよく》（ノミクヒ）・風土《ふうど》（イヤウキ）もとより同《おなじ》からず。肌膚《きふ》（ハダヱ）も亦犬馬《けんば》（イヌムマ）に近《ちか》し。故に痘毒《とうどく》も自然他症《しぜんたしよう》と成《なり》て皮表《ひひよう》（カワノソト）に発して害《がい》をなす事少《すくな》し。且《かつ》西洋もとより痘の流行《りうこう》（ハヤル）希《まれ》なり。或は十数年《じうすう》にして一発《いつはつ》す。本邦《ほんほう》（ワガクニ）にも亦痘無《とうなき》の地あり。八丈嶋・周防岩国《すはういわくに》・紀州熊野《きしうくまの》・肥前大村《ひぜんおほむら》・松浦等《まつうらとう》、皆然《みなしか》り。或《あるひ》は三五十年の間《あひだ》、偶　痘《たまたまとう》を患《うれふ》るものあれば、必《かならず》深山幽僻《しんざんいうへき》の地《ち》へ移《うつ》して其死生《しせい》に任《まか》す。依《より》て痘を患るものなし。他国隣界《たこくりんかい》に至る時《とき》は必ず感《かん》じて出痘《しゆつとう》す。しかれば其国人《こくじん》（クニビト）生来《せいらい》（ムマレツキ）痘毒《どく》の無《なき》にはあらず。風土《ふうど》のしからしむるなり。況《いはん》や西洋《せいよう》三千里外《ぐわい》、禽《きん》獣《じう》（トリケモノ）牛馬《ぎうば》（ウシムマ）の痘を以て我《わが》　邦人《ほうじん》（クニヒト）に施《ほどこ》し種《うゑ》んとす。其非《ひ》なる事論《ろん》を待《また》ず。(146)

西洋と日本とでは、そこに住むひとの飲食も肌膚も疱瘡の流行のしかたも異なる。「西洋夷狄」は禽獣と変わるところがなく、その肌膚は犬馬のように厚いため、痘毒は身中を深く侵すことなく皮表に発して終わる。西洋で疱瘡の流行が十数年に一度と稀なのも、そのためである。一方、日本にも、八丈島や岩国・熊野・肥前大村・松浦など、いくつか疱瘡の流行しない地は見られるが、それは「風土」（この場合、具体的には各地でおこなわれている送り棄ての習俗をさす）に起因するもので、無痘地の住民も体質はほかの邦人と変わらず薄弱である。こうした体質の相違を顧慮することなく、三千里以上も離れた地から禽獣牛馬の痘を持ちこみ、わが国のひとに種えるなど言語道断である、という。

疱瘡の流行の地域差を論じる際に、辺境の民の食餌や体質に着目するのは、痘科では馴染みの議論であるが、ここで三代目瑞仙直温は、それを「西洋夷狄」に適用している。禽獣にひとしい者に禽獣牛馬の痘を種えて効験があるからといって、それを禽獣ではない邦人に応用するなど見当違いもはなはだしいというわけである。

直温はつづけて、そもそも牛痘種痘では、身中の巨毒を除けないこと強調する。「両肘《りようちう》（ヒジ）僅《わづか》に十顆《じつくわ》にも過《すぎ》ずして周身《しうしん》（ミウチ）に余《あま》る巨《きよ》（オホキ）毒《どく》を去《さら》んとするは猶《なほ》烏《う》賊魚《ぞくぎよ》（イカ）の手を刺《さ》して墨《すみ》を求《もとむ》るが如く得《え（ママ）》べきの理《り》断《たへ》て無し」(147)。刻々と様態を変えうごめく毒をいかに制すかを、代々考究してきた池田痘科にとって、ほんの一〇顆ほど両肘に反応がみられただけで痘毒がすべて引泄できたとみなす牛痘種痘は、理屈の通らぬ「愚民《ぐみん》を煽惑《せんわく》（マドハス）するの妖法《ようほう》（アヤシキワザ）」だったのである。

『牛痘弁非』の第二の論点は、くだんの牛痘種痘後の異症の問題である。論点の第一に挙がった体質の差異をかえりみず牛痘種痘をおこなうと、「癇」や「驚」を発するというのである。

> 高貴《こうき》の人の如きは、脾胃脆薄《ひいきはく》（モロクウスシ）にして肌膚《きふ》（ハダエ）も亦柔弱《またじうじやく》（ヤワラカニヨワシ）なり。然るを是を却《おびやかす》に針《はり》を以てし、其驚《きやう》（オドロキ）駭《がい》（オソレ）啼《てい》（ナキ）哭《こく》（カナシム）を顧《かへりみ》ず、故に必癇《かん》を発《はつ》し驚《きやう》を発し、天命《てんめい》を待《また》ずして死《し》するに至《いた》る。此《これ》等は猶刀《なほかたな》を操《とり》て是を殺《ころ》すにひとしく、其残忍《さんにん》（テアラ）なる事、何ぞ禽獣《きんじう》に異《こと》ならんや。我《わが》邦仁義《くにじんぎ》の域《いき》に生《うま》れ、夷狄《いてき》の邪術《じやじゆつ》に惑《まどひ》て一時《いちじ》の利を貪《むさぼ》る事、いかで神罰《しんばつ》を冥々《めいめい》に蒙《かうふ》らざらんや(148)。

前段で「西洋夷狄」の肌膚は犬馬のごとく厚いとしていたのに比し、ここでは邦人、とりわけ高貴の人の肌膚は軟弱で、脾胃は脆薄だという。そこへ種痘針をふるおうとすると、その者は驚き懼《おそ》れ悲しんで〔「恐」・「驚」・「悲」はいずれも、大陸の伝統的な医学において、五臓に影響をおよぼす感情「七情《しちじょう》」の一つとされる〕、かならずや「癇」や「驚」を発症し、「天命」を待たずに死んでしまう。「夷狄」のおこなう牛痘種痘は、その残忍さという点でも、禽獣のふるまいと何ら変わらないのであると言いくたす。

そして、後段でふたたび、牛痘種痘をうけた者が、「驚」・「癇」をはじめ種々の異症を醸出して「不具《ふぐ》（カタワ）」となったり死亡したりすることを取りあげ、その機序を、種痘の針が「気血の流通《りゅうつう》（ナガレ）を壅塞《ようそく》（フサギ）し、隧《すい》道《どう》（チノミチスジ）をして通ぜざらしむ故」[149]と分析する。直温が身近に観察したところ、「恐」・「驚」・「悲」にもせよ、気血の流れの閉塞にもせよ、牛痘種痘後に失神してひきつけや痙攣をおこす者は、けっして少なくはなかった。そのみずから「目撃《もくげき》（ミキワムル）」した臨床的な事実を突きつけ、『牛痘弁非』は世俗の迷妄を解こうとしたのだった。

第三の論点は、もの珍しい事物をよろこぶ世俗の浮薄さにつけこみ、利益をあげている医生がいることである。牛痘種痘を、西洋に起源をもつ医術というだけで無批判に尊び、のちに異症や死亡例が現れても遁辞を弄しおのれの非を認めない者らを、徹底して断罪する。

是皆その原《もと》は世俗《せぞく》の新奇《しんき》（メヅラシキ）を見聞《けんぶん》するを嗜《たしなむ》を以て、夷狄《いてき》其虚《きよ》に乗《じよう》じて機工《きこう》（カラクリシゴト）を以て其目《め》を驚《おどろか》し、妖言《ようげん》（アヤシキコトバ）を以て其耳《みみ》を覆《おほ》はんとするなり。然《しか》るを洋術《ようじゆつ》に惑溺《わくでき》（マドヒオボレ）するの医生《いせい》、嘗《かつ》て其利害《りがい》を弁《べん》ずるに遑《いとま》あらす。反《かへつ》て是が説《せつ》を設け庸俗《ようぞく》を欺《あざむい》て重利《ぢうり》を射《い》るに至る。〔中略〕追々《おひおひ》牛痘《とう》の害《がい》を被《かうふ》るもの多《おほき》きを以て、偶《たまたま》は其非《ひ》を知《しる》ものありといへとも、種師《しゆし》は猶靦然《なほてんぜん》（アツカマシク）として自《みつか》ら恥《はぢ》ず。更に遁辞《とんじ》（ニゲコトバ）を作《つくり》て其非を飾《かざる》は、醜《にくむ》べきの甚《はなはだし》といふべし。[150]

「夷狄」が、小手先のからくりとまやかし言で世俗の耳目を驚かし、牛痘種痘を広めようとしていることは、むろん由々しきことである。だが、同様に看過できないのは、牛痘種痘のもたらす利害双方を考量せず、「夷狄」のことばに乗り無責任にもその利の部分のみを説きまわる医生らの存在である。そうした輩は、ひとびとを欺き巨利を得ていながら、牛痘種痘の弊害が顕れはじめると言いのがればかりしていると、「種師」の所業の憎むべきを論じたてる。

牛痘種痘の原理が、長年蓄積されてきた痘科の理論にもとることを論じつくした後、ここで最終的に三代目瑞仙直温が問題としたのは、牛痘種痘後にみられる異症を端《はな》から無きものとみなし、その症例にむきあおうともしない「種師」らの態度であった。この、二代目瑞仙霧渓も『種痘弁義』でもちいた「種師」という呼称には、牛痘種痘をおこなう者を「医師」とは同列に並べ置かない、毅然とした用語法が見てとれる。二代目瑞仙霧渓も三代目瑞仙直温も、したがって、「種師」の所業を、けっして他の医家らがとがめたように「不仁」とは評さない。それは、医道に照らして仁・不仁を云々する以前の、神罰をうけるにあたいする破廉恥なふるまいなのであった。

さて、以上本節では、一八四九（嘉永二）年以降に噴出した牛痘種痘をめぐる議論のうち、牛痘苗の「取寄」や伝播に直接かかわらなかった者らの見解を拾った。その断片から推するに、いまだ世医が牛痘種痘の評価を判じあぐねるなか、医学館の医家らのあいだには、牛痘種痘の欺瞞と不仁と策謀を見てとる視座が早くから形成されていたことが確認された。なかんずく、池田痘科は、たとえ一人たりとも死者のでる医術はおこなわないという初代からの方針を貫き、二代目瑞仙霧渓も三代目瑞仙直温も、それぞれに牛痘種痘の非を説いた。池田痘科にとって、人為に起因する「百分の一」の死を断固拒絶し、疱瘡への罹患を自然にゆだねることは、医師として当然の態度なのであった。

後世の評において、池田痘科は「頑迷固陋《ころう》」で旧説にとらわれ「時世の進歩を無視して、猥《みだ》りに牛痘接法を排斥」したと言われることがある。(151)だが、そうした批判が当を得ないことは、本節に見たとおりである。初代瑞仙錦橋は、てずから種痘を試み、そのうえで重症例や死亡例があがることを実見し、反種痘の立場をとった。二代目瑞仙霧渓にしても、『痘科輯説』や『種痘弁義』で、種痘の技法や用いる痘苗の長短を比較衡量し、牛痘種痘のはらむ種々の問題を見据えたうえで、それを排しようとした（「洋痘」と「洋煙」の同時性を指摘していた点は、その当否はおくにしても、むしろ時世に鋭敏に反応していた証左ともいえよう）。三代目瑞仙直温もまた、痘科の病因論にのっとり、体質と牛痘種痘後に生じる異症の問題に着目して牛痘種痘に異を唱えた。そこには応分の理があり、教条的に牛痘種痘を非難していたわけではなかった。

してみれば、牛痘種痘の是非をめぐる議論は畢竟、未痘の小児の命に医学がどこまで踏みこみうるかにこそ本質があった。その意味では、これもまた、一八世紀後半より一世紀以上つづく「天命」論争の、先鋭化した一つの変奏であったといえる。推進派は、細心の注意をもってすれば、牛痘種痘は百発百中であると称し、「非命」に斃れる者を救おうとする。反対派は、舶来の牛痘苗や種師の人為に信をおかず、牛痘種痘後に生じる過ちを重視して「百分の一」の死を慮る。その不協和は、いずれがまさるともなく、幕末から明治期にかけてつづく。

にもかかわらず、後世からすると、牛痘種痘の推進派の論説が「進歩」的で終局的にはまさっていたかにうつるのは、本来ならば医道の外部にある要件が、牛痘種痘の実施に嚙んできたことによる。「人別」の減少を憂い、牛痘苗を「取寄」せた治世術である。為政者が種痘に潜在する人口の防衛効果に着目しそれを援用する光景は、日本列島では最初に琉球で見られた（第二章第二節）。それがつぎには幕末の蝦夷島に現出する。二代目瑞仙霧渓が『種痘弁義』を脱稿した、一八五七（安政四）年のことである。

第四節　幕末蝦夷地の強制的「全種痘」

一八五七（安政四）年の身体

「日本に於ける疱瘡の沿革」を眺めわたすとき、幕末期ほど、多様に疱瘡がやみ分けられていた時期は、おそらくあるまい。

江戸・大坂・京都のような「都会」の地では、疱瘡は通年どこかで罹患の連鎖がみられる病となっていた。年端のいかない子らばかりを襲う疱瘡は、「小児病」として現象した。疱瘡に罹ることは一種の通過儀礼とみなされ、ひとびとの関心は、それをすこしでも軽く済ませることへと注がれた。護符・呪物の類から生活上の禁忌まで、多岐にわたる象徴的な手続きがあみだされたのだった。

人口の集積度の比較的低い「辺鄙」においては、疱瘡の流行は数年ごとに起きた。罹患する年齢の幅は「都会」よりも大きかったが、疱瘡はやはり小児の病であった。流行は、家や村落にふりかかる災厄として処理された。「地方」によっては、侵入してきた病を境界の外に追い払うべく、疱瘡送りの儀式がとりおこなわれた。

一方、山間部や島嶼部では、古来、疱瘡の流行はごく稀にしか起こらなかった。ために、紀伊国の熊野や信濃国の秋山郷、伊豆国の八丈島、北の蝦夷島などは、無痘地として知られた。そうした土地で流行がおこると、事態は凄惨をきわめた。小児に限らず大人までもが感染し、つぎつぎと斃れた。流行をやりすごす対策としては、患者がでた場合、早い段階で人家からはなれた場所にうつす方法が多くとられた。おなじ病と言えども、「都会」・「辺鄙」・無痘地とで、病像はがらりと異なっていた。

牛痘苗が「取寄」せられたのは、このように疱瘡の経験のされ方が人口の集積度や地勢、身分などにより仕分けされた世界であった。一八四九（嘉永二）年に長崎に到着した牛痘苗は、すぐさま列島各地へと伝えられる。京都や大坂には、同年のうちに、牛痘苗の種継ぎ所がつくられた。そして、江戸でも一八五八（安政五）年には「種痘所」が創設された。「辺鄙」や無痘地にも、それぞれに特有の事情にそって、牛痘苗は種え継がれていった。

日本の医学史の通説は、ここで、幕末期におこなわれはじめたこの種痘が、腑分け（人体解剖）とともに、日本の医学の近代化を準備し加速させたと注釈する。江戸の種痘所は一八六〇（万延元）年、幕府の運営するところとなり、「西洋医学所」と改称される。そして、「種痘」・「解剖」・「教授」の三科が置かれ、西洋医学の知識と技術を伝授する拠点となった、というわけである（この「西洋医学所」は、現在の東京大学医学部濫觴《らんしょう》と位置づけられる）。伝統的な医学の教授機関であった医学館が、一八六七（慶応三）年、新政府によって「種痘館」へと改編され、隔日で種痘が実施されるようになったこともまた、一つの象徴的な事例として描かれる。記述は一挙に明治へとなだれこむ。しかしながら、牛痘種痘がかならずしも順調に普及したわけでないことは、先に確認した当時の状況からも容易に推測されるだろう。種痘は、身体にたいする当時の慣習的な制度と、かならずしも親和的ではなかった。

その帰結は端的に、痘苗の断絶というかたちで現れた。痘苗を適切に管理・保存することは、そもそも技術的に難しかった。そのため、痘苗は列島に伝えられたあとも、人の腕から腕へと種え継ぐ方法で継代された。だが、つぎに問題となったのは、痘苗となる身体がちょうど膿疱をむすぶころにあわせて、いかに未痘の身体を必要数確保するかであった。未痘の身体は、万一うまく反応が出なかった場合にそなえて、複数用意されなければならない。しかし、身体の処遇がひとびとにゆだねられ、公儀の管轄外にあった世界において、痘苗を組織的に種え継ぐことは、容易に実現されない企図であった。

じじつ、全国にさきがけ牛痘苗のとどいていた長崎でも、一〇年も経たぬ間に絶苗してしまう。一八五七（安政四）年に出島に赴任してきた医師・ポンペ[152]は、当時の長崎に「前世紀[153]」の欧州を見る。「どこの国でも、日本のように天然痘の痕跡のある人の多い国はない。住民の三分の一は顔に痘痕をもっているといってさしつかえない[154]」。いわゆる「あばた顔」のことである。モーニケがつくりあげた痘苗の管理組織は、後任のファン・デン・ブルック[155]の代に衰退し、一八五四（安政元）年とその翌年には長崎で疱瘡の大流行がおこっていた。事態を憂慮したポンペは着任早々、大陸から痘苗を取り寄せ、種痘事業を再開させたのだった。

痘苗の種え継ぎ事業が、ごく少数の藩をのぞき、こうした医師らの個人的な尽力に依拠していたことには留意が必要である。本書の第二章第一節にみたとおり、近世期に身体は、ひとびとの分限や習俗によってその処遇のあり方を決せられていた。そして、医業は、それに付随して展開された。幕末においてもその状況は変わらず、ひとびとの身体や医業は、公儀の差配する対象ではなかった。唯一、公儀がひとびとの身体に近接したのは、刑罰という回路を介してであった。

この、公儀のとった身体への不干渉の姿勢は、種痘事業の運営以外の事案においても一貫していた。やや迂回となるが、たとえば、おなじくポンペが着任後に、梅毒の蔓延をふせごうと、遊女屋への医学的監督の必要性を幕府に説いた際、もどってきたのも左のような回答であった。

> 日本では大変むずかしいことだ。娘たちに衛生を注意して健康に暮らすように強要することはできない。身体はその人のもので、それに対して誰も何ともいうことのできない財産である。当局だって同じことだ。[156]

ポンペは、そうした公儀の姿勢を「政府の怠慢」だと憤ったが、幕府は同様の「無味乾燥」な事由を長々と持ちだすばかりであったという。

幕府はまた、ポンペが医学教育のために屍体を供与するよう交渉した際にも、「住民を憚《はばか》ってなかなか許そうとはしなかった」[157]という。刑罰後の死体を刀剣の試し斬りの「御用」に供することはあっても、それを医業へと横流しすることは認めなかったのである。[158]その後、ポンペが強硬に督促をつづけた結果、刑死体が一体あてがわれ、腑分けが実現することとなったが、腑分け小屋の周囲には「民衆の動向を気にして」約一五〇名の警備がつけられた。

ポンペ自身は、このときの問題の核心を、日本人の屍体が「夷狄」の実験のために提供されることにあるよう捉えていたようである。だが、実際のところ、幕府が腑分け小屋に詰めよったひとびとをなだめたのは、このような言葉であった。

一同の見る通り、この死刑囚の遺体はその死後、医学の教育用に供せられると同時に衆庶一般のお役に立っているのである。したがってこの遺体は、通常の場合のように神聖な土地以外にある犯罪人の墓地に埋められるのではない。その死骸はお上の費用で一定の場所に埋葬する。しかもその際には僧侶がお勤めをすることになろう。[159]

結局、この慰撫《いぶ》の言葉により、騒動は収束する。そこからすれば、幕府がポンペに刑死体を下付するにあたり、問題とされたのは、ポンペの何人《なんびと》たるかではなかった。たとえ科人《とがにん》のものであれ、幕府がその身体を意のままに処分することは自体が問題だったのである。

こうした事例を見るにつけても、日本では幕末まで、公儀は一部の例外をのぞき、ひとびとの身体の処遇に関与しえなかったことがうかがえる（幕府はこのとき、刑死体への慣習的な手続きを改変し、例外的に、腑分け後の屍体を丁寧に弔い特別に用意した区域に埋葬するという配慮をしなければならなかった）。医学の進展のためということばも、公儀と身体との関係性を毫《ごう》も変えることはなかった。医術はそもそも、治世術とは切れていた。痘苗の「取寄」から約一〇年を経ても、その管理や種痘事業の運営が、有志の医師らに依存した不安定なものだったのは、公儀の身体にたいする不介入の姿勢と表裏の事態だったのである。

だが、となると、にわかに理解しがたく衝撃的ですらあるのは、一八五七（安政四）年に蝦夷地でおこなわれた「我が国最初の強制種痘(160)」である。ポンペが長崎のひとびとの「あばた顔」に驚いたその年に、幕府は江戸から蝦夷地に医師を派遣し、東西蝦夷地からクナシリ・エトロフの島嶼部まで、全住人を対象とした種痘（当時の用語法では「全種痘」）を断行した。厭うて山へと遁走した者は、役人によって駆りだされた。二万人弱といわれる対象人口のうち、一万三〇〇〇人を超えるひとびとが、最終的に種痘をほどこされたと言われる。

公儀が武力でもって強制的に、ひとびとの身体に種痘をしてまわったこの事件は、幕末の日本における公儀と身体との関係性からすれば、きわめて異質な出来事であった。では、このとき種痘は、なぜ他ならぬ蝦夷地において、「全種痘」というかたちでおこなわれたか。本節では以下、日本の医学史の一挿話として、あるいはアイヌ民族にたいする過去の施策の一つとして記述されてきた一八五七（安政四）年の蝦夷地の「全種痘」を、「日本に於ける疱瘡の沿革」の一事件として、幕末の蝦夷地の景観のなかで捉えなおしてみる。

箱館奉行の廻浦《かいほ》

まずは、幕末の蝦夷地の概況を押さえておこう。蝦夷地で「全種痘」のおこなわれたのは、近世北方史の時代区分で言えば「第二次幕領期」(161)にあたる。

蝦夷地では、古くから各地沿岸部に夷人との交易所（「商場《あきないば》」）がもうけられ、松前藩の家臣に知行として振りあてられていた。それが、一八世紀初頭より松前藩や幕府に「運上金」を納める商人らに運営が委ねられるようになり、商場は交易のみならず漁労までも取りしきる「場所」へと発展する。「松前藩治期」の蝦夷地は、この「場所請負制」をとおして、間接的に幕藩体制と接していた。

だが、一八世紀末より、ロシア南下の風説がでまわるようになると、幕府は蝦夷地の情勢の探査にのりだす。そして、「蝦夷騒動」や外国船の出没等を理由に、一七九九（寛政一一）年には東蝦夷地を、ついで一八〇七（文化四）年には西蝦夷地を上地し、幕藩体制のもとに組み入れたのだった（以降、「第一次幕領期」）。一八二一（文政四）年、蝦夷地はいったん松前藩に戻される（以降、「松前藩復領期」）が、諸外国との通商やロシアとの国境をめぐる諸問題が難局をむかえると、一八五五（安政二）年二月、幕府はふたたび蝦夷地全域を上知する（以降、「第二次幕領期」）。いまみる一八五七（安政四）年の「全種痘」は、そうした時局の下でおこなわれたのだった。

その直接の契機となったのは、箱館奉行が蝦夷島の須津《すっ》を視察していた際にうけた報告にある。一八五四（嘉永七）年の「神奈川条約」調印で開港した箱館には、このとき奉行所がおかれ、奉行が三名配属されていた（一名は江戸詰、のこる二名は現地詰）。そして、現地在勤の奉行は、交代で沿岸部を津々浦々巡視することとなっていた。その廻浦《かいほ》の任にあたっていた箱館奉行・村垣範正は、一八五七（安政四）年正月一九日、くだんの報に接する。当地の「土人」(162)が疱瘡の流行に襲われたというのである。詳細は不明ながら、村垣範正はその場で「土人」の疱瘡の救助法につき、配下と種々話しあい、実態を調査するように命じている。(163)

その後、村垣は有珠《うす》場所でも、巡視予定地の疱瘡の流行につき、「ヲシヤマンへ土人、疱瘡にて山入致し、継立《つぎたて》不相成《あいならず》候」(164)という報に接する（三月一〇日）。「継立」とは、場所から場所へと、人や荷物を伝送することである。それを請け負わせていた「土人」らが、みな疱瘡を忌避して「山入《やまいり》」してしまったので、「ヲシヤマンへ」（長万部）では荷物を搬送できずにいるというのである。村垣は代替策として、和人を附添にたて、海路で荷を運ぶよう指示を出した。ところが二日後、現地に到着してみると、「山入」していたはずの「土人」らがそこにいる。なんでも昨日になって、にわかに出てきたというのである。この日、村垣は日誌に「不埒之事也」[165]として、この出来事を書きつけている。

伝存する記録によると、疱瘡を済ませていない者や済ませて日の浅い者は、松前藩復領期頃より、蝦夷地に入れないこととなっていた[166]。逆に言えば、蝦夷地にいる和人はみな、もはや疱瘡にはかからない建て前だった。そうした和人の身体を基準にすると、疱瘡が流行するたびに「山入」する夷人の身体は、蝦夷地の運営には不都合であった。幕府がふたたび直轄しはじめてまもない一八五七（安政四）年に、蝦夷地で断行された「全種痘」は、そうした「不埒」な身体をあらたに埒内に配置すべく着想された事業だったのである。

この須津と長万部での出来事をうけ、村垣が夷人に種痘をおこなう医師を派遣するよう要請したところ、江戸では「町医師」を六名、町奉行にて人選して派遣することとなる[167]。以下に引くのは、その際の公募の文言である。

蝦夷人共儀、疱瘡ニ而傷候者多候ニ付、種痘之御沙汰有之、右ハ是迄も少々ハ取行候得共、心得候もの少く、一体蝦夷地ハ医師甚稀之儀ニ付、全種痘之ため東西蝦夷地江三人宛《づつ》六人、夏秋之内別段被遣候ニ付、町医之内右医術出精志之ものハ、早々南御番所江可願出候、勿論町々名主共相調、相当之ものハ名前書上可申候、右之通、従町御奉行所被仰渡候間、此旨町中不洩様早々可相触候、

三月八日　町年寄
役所[168]

いわく、蝦夷地では疱瘡で斃れる者が多く、「全種痘」をおこなうこととなったが、現地にはこれを施せる医師が少ない。そこで、当地へ医師を派遣するので、種痘をよくする「町医」は願い出よ、というのである。このとき、幕府の組織内には、蝦夷地に派遣しうる種痘にたけた医師がいなかった（幕府の医学館では、前節でみたとおり、種痘の非を唱える論説が支配的であった）。それゆえか、種痘医は「町医」から選ばれた。そして、選に当たり公命で蝦夷地におもむくこととなったのが、桑田立斎と深瀬洋春の両名であった。

桑田立斎らによる種痘活動

江戸深川の町医・桑田立斎については、すでに本章第二節にて詳述したとおりである。蝦夷地の「全種痘」には、「御鑓奉行　筒井肥前守家来医師」[169]として参画している。一方の深瀬洋春は、箱館出身の医師であった。佐倉の蘭医・佐藤舜海の塾で医学を学び、塾頭をつとめていたが、郷里で種痘事業がおこなわれるにあたり、「有馬左兵衛佐医師　竹内玄同門人」[170]として任に就いた。計画では、桑田立斎が西蝦夷地（およそ蝦夷島の北半分に相当）を「ヲシヤマンヘ」（長万部）より「スッツ」（寿都）辺まで、洋春が東蝦夷地（おなじく南半分）を「ヤムクシナイ」（山越内）より「アツケシ」（厚岸）辺まで、各場所の番人・出稼人・「土人」の「治療」にあたる予定であった[171]。ただし、現在のところ、深瀬洋春にまつわる記録は伝存が確認されていない。そこで、『立斎年表』という冊子状の書きつけを残した[172]桑田立斎の事績をもとに、蝦夷地でのこのときの「全種痘」がどのようにおこなわれたかをたどってみよう。

立斎は、一八五七（安政四）年五月一〇日に正式に「蝦夷人共」へ種痘をなすよう御達をうけ、月末には江戸を立っている。同行者は、三人の弟子（西村文右・井上元長・秋山玄澤）、「種痘児」一人とその父母、若者四人、長持駕四人、人足三人の総勢一八人であった。

なお、一行のなかの「種痘児」（「苗児」とも）とは、身をもって痘苗の役をはたす、痘漿を種えこまれた小児をさす。当時の種痘は、罹患者の瘡蓋を液体でもどして痘漿を得るか、こうした種痘児から膿を採り、その場で未痘の身体に種える方法でおこなわれた。一八五七（安政四）年の事業では、これら両方をもちいて蝦夷地に痘苗を持ちこむ算段であった。箱館には、この時点ですでに数回にわたって、瓶入りの瘡蓋が届けられていた。そこで、立斎らは後者の、生ける痘苗を現地に召し連れる役をになったのである。

一八五七（安政四）年閏五月晦日に江戸を出た一行は、白川・仙台・盛岡・田名辺の都合四か所で、未痘児に痘漿を種え継ぎながら箱館へとむかった。各地点には事前に達がだされており、立斎らの到着にあわせて、小児六、七人ならびに医師一両人が宿に集まった[173]。立斎はそこで小児らに種痘針をふるい、数日後に痘を発した身体のなかから、つぎの種継ぎ地点に連れゆくに最適な痘苗を一つ選んだのだった。

とはいえ、痘苗を継ぎ長らえさせるのは、じっさいに容易ではなかった。立斎らが箱館に到着してみると、さきに瘡蓋のかたちで送られていた痘苗は[174]、すべて絶えていた。というのは、一足先に現地入りしていた深瀬洋春が、現地の医師らとともに種痘をしようとしたところ、夷人らが「頑愚」[175]で、「仮令《たとひ》一命を失ひ候共、種痘は迷惑」[176]と承服しなかったためという。痘苗を種え継げなければ、その時点で蝦夷地での「全種痘」事業は幕切れとなる。さいわい、立斎の召し連れた痘苗は、いまだ用に供せたため、以降は種痘児を二人に増やし、立斎は東蝦夷地（およそ蝦夷島の南半分に相当）およびクナシリを、洋春は西蝦夷地（おなじく北半分）を種えてまわることとなった[177]。

立斎の最初の種痘予定地「山クシナイ」（山越内）では、種痘の風聞をきいた夷人が恐怖し、ことごとく山へ逃げ込んだ（べつの資料によると、その背景には、当座の労働力が奪われるのを嫌う場所の支配人らが教唆し、「土人に山へ逃行《にげゆけ》等とま

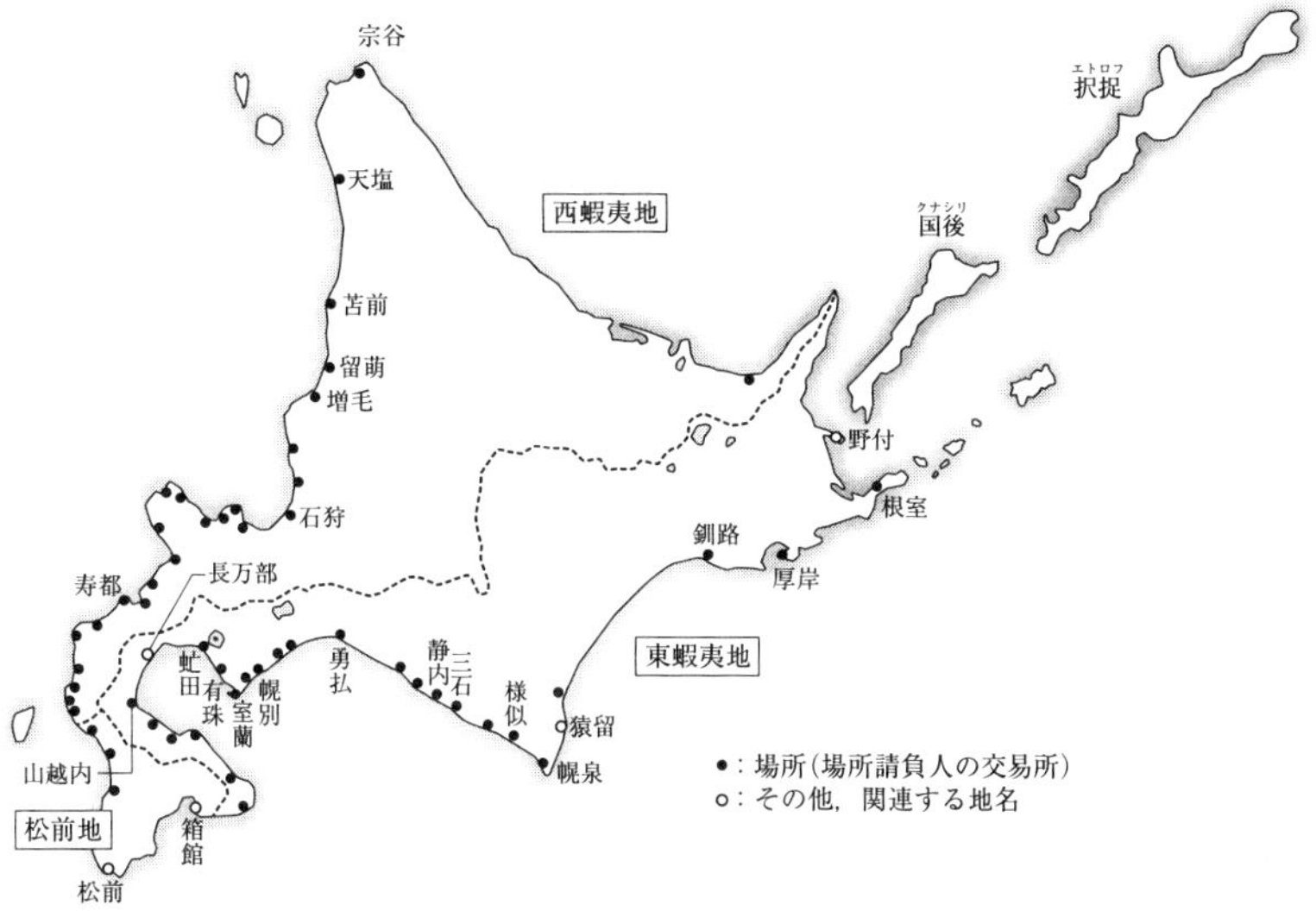

図表 58　東蝦夷地・西蝦夷地の場所および関連する地名(180)

で背かしたりし由」(178)とも言われる）。立斎らは三日間、そこで夷人の教解にあたったが、状況は変わらない。けっきょく同地での種痘は断念された。

つぎの種痘予定地「モロラン」（室蘭）では、ひとまず和人の童子三人に痘漿を種え継いだ。そして、方便散財して山中に去った夷人を駆りだし、厳重に教諭したうえで一四人に痘漿を引接した。

この「モロラン」での種痘を境に、「全種痘」事業では、陣屋の役人（第二次幕領期になると、幕府は東北諸藩に場所を割りふり、蝦夷地の警備にあたらせていた）を動員した、より強硬な手段がとられるようになる。つぎの種痘予定地「ユーフツ」（勇払）では、種痘を承伏せず「土人小屋」から逃げ去った夷人を、南部藩の陣屋の者数百人が「山駆《やまがり》」した。そして、「不伏《ママ》の者は召取り、且つ明《あき》小屋は焼払候」と触れまわったうえ、召し捕った者には、「此度公辺より格別之御仁恵にて痘災御救助の処、反而《かえつて》心得違ひいたし、御仁恵に背き候段甚だ不届」と申し聞かせた。すると、当初、三〇人程度しかいなかった被種痘者は、以降急激に増え、たちまち数千人となった(179)。立斎は門人三人とともに昼夜分かたず種えつづけ、多いときは日に二、三〇〇人に施術したという。

その後六月三〇日より、立斎と弟子らはそれぞれべつに活動を開始する。その足跡を『立斎年表』に探ると、「山クシナイ」（山越内）、「オシヤマンベ」（長万部）、「フレナイ」（振内、虻田場所東部）「ウス」（有珠）、「モロラン」（室蘭）、「ユーフツ」（勇払）、「シャマニ」（様似）、「ホロイヅミ」（幌泉）、「サルル」（猿留）、「ネモロ」（根室）、「ノッケ」（野付）、「クナシリ」（国後）という地名を拾うことができる（図表58）。

箱館を起点に、海岸沿いの場所場所を分担して廻ったのだろう。その間の具体的な様子は、「何れも刻苦を極め申候」とあるばかりで載らない。同年秋の九月二四日、立斎は三月にわたる種痘事業を終え、箱館を後にしている。[181]

一八五七（安政四）年から翌年にかけておこなわれたこの「全種痘」により、最終的にどれほどの夷人が牛痘種痘をうけたかは、判然としない。西蝦夷地を担当した深瀬洋春側の記録がつたわらないためである。しかし、公文書によると、立斎門下だけでも一万三〇〇〇人以上の夷人が、種痘をうけたことになっている。[182]

「頑愚」なる夷人への「御仁恵」

この幕府による幕末の蝦夷地の「全種痘」事業は、後世になって「本邦の医学史上注目すべき事件」[183]と称されることとなる。だが、それは当時においても同様に高く評価された。ただし、称賛の向かった先は、現場で種痘にあたった医師らではなく、「全種痘」を発案し実行にうつした公儀、つまりこの場合、箱館奉行・村垣範正の方であった。

一例として、箱館の豪商から村垣範正に献上された掛物「蝦夷人種痘之図」[184]をみてみよう（図表59）。そこには、「頑愚」な夷人を疱瘡から救う村垣公、という構図が明瞭に見てとれる。

画面右上に坐しますのが村垣公である。衝立の後ろには、種痘をうけた者らに頒布する撫育《ぶいく》の品（什器《じゅうき》・菓子・米・

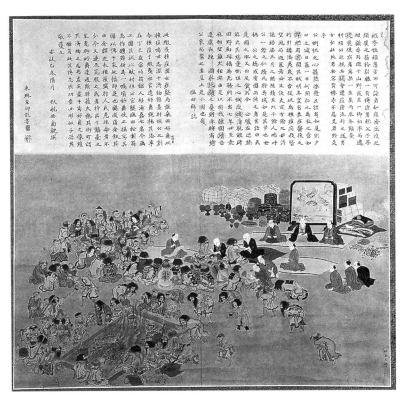

図表59　「蝦夷人種痘之図」[185]

たばこなど）が高く積まれている。その前の画面中央で、夷人の腕をとり施術をしているのが、桑田立斎らである。その左手には、種痘の記録をとる役人の姿も見える。画面左上に座るのは、これから種痘をうけるひとびとである。無邪気にも、撫育の品々を指さす子どもが描かれている。順に肌膚をさらして種痘をうけた者は、施術部が乾くまでのあいだ、暖をとるため画面左下の焚火を囲む。

図の上部に付された、幕府の医官・塩田順庵による画讃は、この光景を注釈して言う。

蝦夷性頑愚　多不可諭者　如痘瘡
瘟疫之類　畏之甚於豹狼　一有伝
染者　輙父子不相顧　委而避于山
野　或至一郷相率而遷徙　竟使病

者万無一生矣　丙辰〔安政三年〕冬　鎮台　　村垣公巡視西視　会遭痘瘡流行之運　男女少壮死者無算　有惨毒不忍見者　於是乎公惻恒之心　藹然啓発且謂　苟如是　則戸口之減　日甚一日　何開拓之為　救之当如捍燃眉　具聞其状　明〔安政四〕年夏　官差痘医　使之行引接法　第民不肯従　種痘病我　皆望風而逃匿焉　公又使吏百方諭之　始得施接法　三月之間　陸続至六千余人　嗚呼公一念之仁　躋民於寿域　如是其多也　世称　公之徳　或有図而伝之者矣語曰　民是国之本　又曰　足食足兵　今　公職在巡撫　能充其慈愛惻恒之心　憫疫氓　薄税斂　辟田野　勧稼穡為先務　則不出七年　必至桑麻相望鶏犬相聞　由是以固我疆圉　靖吾辺虞　長絶　国家北顧之憂　則亦将有絵公象而鬻之者　豈止是小図也哉

塩田　拝誌(186)

大意をとるに、蝦夷は生来「頑愚」であり、痘瘡や熱病の流行を猛獣以上に恐れている。ひとたび伝染する者があれば、親も子もなくうち捨てて山中へと逃げ、ときには集落ごと遷《うつ》してしまうため、患者はみな死亡する。一八五六（安政三）年冬、西蝦夷を巡視していた村垣公は、無数の老若男女が痘瘡に斃れるのを見て憐れまれ、「戸口」（人口）の減少をくいとめるのは開拓の急務であると、夷人を救うべく疱瘡の実態を調査された。それをうけて、幕府は翌一八五七（安政四）年夏、種痘医を当地に派遣し夷人に種痘をほどこす算段をたてた。しかし、夷人らはそれを承服せず、種痘をすると病気になると、逃げ隠れしようとした。そこで村垣公は、各地に役人を派遣して夷人を説得してまわり、ようやく実施に漕ぎつけたのであった。種痘は三月の間に六〇〇〇余名にたいしておこなわれた。かくも多くの者が、村垣公の思召しにより、天寿を全うできるようになったのである、と説明する。(187)蝦夷地の「全種痘」という事業は、第一に、箱館奉行・村垣範正の仁徳によるものとして語られたのだった。

公儀の夷人にたいする施策に批判的であった者すら、ことこの「全種痘」事業にかぎっては、「鎮台の御仁恵」(188)として礼賛した。幕末の蝦夷地を何度も踏査し、公的な報告書や日記を多く残した松浦武四郎である。自他ともにみとめる「蝦夷狂人《きちがい》」で、夷人のおかれた状況を諸書でかこっていた武四郎も、「鎮台村垣大君」が「遙けくも大江戸より医者ども多く取よせられ、近来西洋より行はれ来る種痘の術を施させ給ふ」たことについては、幕府の蝦夷地経営事業のなかでも「此一事に過たる功は有まじ」と評したのだった。

一八五六（安政三）年より三年間、厚岸《あつけし》にて箱館奉行所御雇医師の任にあった大内余庵もまた、後年に板行した随筆『東蝦夷夜話』（一八六一（文久元）年刊）で、公儀の「御仁恵」を称賛している。

〔夷人の〕裳瘡《もがさ》をおそるること、内地《ないち》にて疫癘《えやみ》を恐《おそ》るるよりもなほ甚《はなはだ》しく、親《おや》は子《こ》を廃《す》て子《こ》は親《おや》を顧《かへりみ》ずして、深山《みやま》に逃《のが》れ竄《かく》る。こたび是等《これら》のことを深《ふか》くもあはれみおぼしめされて、西洋諸蕃《せいようしよはん》に専行《もつはらおこな》はるる牛痘《ぎうとう》の術《じゆつ》に巧《たく》みなるものを撰《えら》ませられ、東西《とうさい》の蝦夷地《えぞち》はさらなり、北蝦夷《きたえぞ》の奥《おく》エトロフの離島《はなれじま》まで遣《つか》はされ、夷人《いじん》の殃扎《わかしに》を救《すく》ひたまはる。広大《くわうだい》の御仁恵《ごじんゑ》かしこくもありがたきことなり。(189)

夷人の窮状をみて、離島のエトロフにまで種痘をおこなわせた幕府の事業を、広大なる「御仁恵」と捉えて讃えるのである。

だが、ここであらためて確認しておかなければならないのは、夷人らが当初、種痘というかたちの救済を、けっしてのぞんではいなかったということである。「仮令《（たとひ）》一命を失ひ候共、種痘は迷惑」と、種痘を拒絶していた。公儀の「御仁恵」を称賛する評言は、夷人を一方的に「頑愚」という言葉でくくり、その「頑愚」さを根拠として、強制的に種痘がおこなわれたことを正当化する。しかし、夷人らが頑《かたく》なに種痘を拒んでいたことを踏まえると、このときの蝦夷地の「全種痘」は、あくまでも為政者側の事情にもとづく、夷人の身体への干渉だったのである。

では、なぜ幕府はこのとき、例外的にひとびとの身体の保全に介入する政策をとったか。疱瘡に恐懼《きょうく》し「山へ逃げる」のを「頑愚」というなら、同時代の「内地」にも、夷人とおなじく疱瘡をおそれ、病人を山中に送り棄てる習俗をもつ「地方」はいくつもあった。にもかかわらず、ひとり蝦夷地の夷人にのみ「頑愚」の烙印を押し、「山駆」をおこなってまで身体に種痘針をふるったのは、いかなる事情からだったか。この夷人の身体に特異に繰りだされた公儀の政策については、当時の治世術と身体との関係性を考えるうえでも、いますこし検討をつづける必要がある。

「山へ逃げる」夷人

そもそも、幕末の「全種痘」以前に蝦夷地でとられていた疱瘡への対処法をみるに、疱瘡は元来、蝦夷地に常在する病ではなかった。いつも海の向こうから伝来し、わずらい発症する身体がなくなれば消滅する。そのため、蝦夷に痘瘡なしという俗信が長くあった(190)。松前藩復領期においても、「痘《とう》瘡のまじなひとて、松前の俗《ぞく》、小児の頭《あたま》をアイノの手にて撫《なで》させる。必軽《かる》くするといふ。アイノは痘《とう》をやまず、シヤモ(日本人)また小児の時分彼地《かのち》(アイノ地)におれば病まず」という口碑がのこっていたという(191)。

しかし、流行のなかには一時の現象として消え去る前に、書きとめられるものもあった。松前家の来歴を記した記録『新羅之記録』(一六四六(正保三)年)には、「(一六二四(寛永元)年)初夏より此国痘疹発して万民の子供残り少なく死す。亦一族中の子供数人死に畢《おは》んぬ」(192)と、一六二四(寛永元)年の流行が記録されている。罹患したのが小児のみであったという記載は、これ以前にも同地で疱瘡が流行したことがあったことをうかがわせる。

このほか、蝦夷通辞の談話を記録した『蝦夷談筆記』(一七一〇(宝永七)年)には、「田澤、乙部等のゐぞは疱瘡疹に死亡仕、只今は大方絶申候事。」[193]という記載がある。松前地と隣接していた地域で疱瘡が流行し、そこに住む夷人のほとんどが死に絶えてしまったというのである。これらの記録から推定するに、蝦夷地でもときおり松前周辺で疱瘡の流行はみられたが、近隣におよぶことは稀だったようである。

さて、蝦夷地の事象をしるした近世期の書物は、夷人らがそうした疱瘡の流行を、「山へ逃げる」ことで凌《しの》いだと伝える。たとえば、新井白石の一七二〇（享保五）年の著『蝦夷志』は、「医薬を知らず、唯だ祈禳（いのり、はらい。）有るのみ。若《も》し其れ天疫及び痘疹なれば、則ち棄てて山中に避く」[194]としるす。蝦夷地の金座の役人であった板倉源次郎も、一七三九（元文四）年の随筆『北海随筆』に、「医薬なき故病を怖れ死を忌事甚し。病者あれば父子兄弟といへども捨置きて山中へのがれ、死して後帰る。死者の取置は新敷《あたらしき》アツシを着せ、新敷むしろに包み山中え送り、秘蔵せし物ども不残《のこらず》ともに埋て家は焼捨てて改めて作り居せり」[195]と書きつけている。

一七八五（天明五）年の踏査以降、蝦夷地の実情を目のあたりにしてきた最上徳内も、『蝦夷国風俗人情之沙汰』（一七九〇（寛政二）年成立、『蝦夷草紙』の異本）のなかで、「疾病の事」という項目をたて、より詳細に「山へ逃げる」夷人の姿を報告する。松前藩治期の記述である。

疾病の事

疾病は人間と夷狄と差別あり。日本人の眼より視れば異なる事数多《あまた》あり。先《ま》づ夷人の日本風俗に化せざる様にと、松前家の厳令なれば、永久に人道に化し染むまじ。仮にも日本言葉を遣へば、通詞是を責て令に背きたる科《とが》の遁《のが》れがたき儀を責て、ツクナイとて過料《くわれう》〔罰金〕を出さしめ、其罪を償する也。或は蓑笠を着用すれば又前文の如し。草鞋、脚当を履けば又前章の如し。都《すべ》て日本風俗に化し染まぬ様にとするは、松前家の掟也。依て土人皆跣足素脚にて岩角、樹根、笹原の厭《いとひ》なく往来し、雨ふれば天窓より濡れ、我家に帰りても沐浴もせず。

木匠、鍛冶もなければ壁、戸障子もなき家宅也。文字なければ道といふ事知るべき様なし。暦なければ月日なく、節気の到る事を知るべき様なし。是みな令命に因りて斯《かく》獣類の如き境界は不便千万の次第なり。

元来日本人と種類等しき人間《にんげん》なれば、病も又等しき筈《はず》なるを、医薬なき故疱瘡疫癘流行すれば伝移を恐惶し、家宅を捨て、深山に避て、流行の疾病絶て後古郷に戻り居住する也。親子・夫婦・兄弟の内は看病介抱もすれども、其他は皆見放しにして殺すなり。疾愈《いゆ》るといへども餓死する者多し。如何といふに、蝦夷土地都《すべ》て糧を貯る事なく其日暮しなればなり。他人は寄りつかざれは養育に遇ふべき様なし。

斯《かく》浅《あさましき》猿敷境界も国政に因りてなれば、我邦のありがたさを思ひ、御国恩の重畳《ちゆうでふ》せるは勿体なき事なり。(196)

要約するに、松前藩では、「夷狄」が日本の風俗に倣うことを厳格に禁じていたため、言葉はもとより服装も住居もみな日本とは異なり、生活はきわめて不便である。また、現地民は元来、「日本人」とおなじ種類の「人間」であるため、病も共通であるはずだが、医薬がないため、疱瘡などの疫癘の流行に遭うと深山に逃避する。このとき、患者が親子・夫婦・兄弟ならば介抱し、他人ならば見殺しにする。とはいえ、夷人はその日暮らしで貯えをもたないため、患者は回復しても多くが餓死する、と書き記す。『蝦夷志』や『北海随筆』同様、医薬がないという習俗の特徴から、「山へ逃げる」夷人の行動を説いたのだった。

蝦夷地各地の暮らしぶりを筆録してまわった菅江真澄も、致命的な病の流行をまえに「山へ逃げる」夷人の行動をみのがさない。松前城下を出て東海岸沿いに有珠に至るまでの見聞をしるした『蝦夷迺天布利《えぞのてぶり》』（一七九一（寛政三）年刊）のなかに、つぎのような記載が見える。

〔アヰノは〕ゑやみなどはやるときけば、をのれをのれが家を棄て山をさして逃げ行、路に垣根し箭《やだけ》を放ち、遠ざかりては、亦籬《まがき》ゆひ矢をはなちて、行々て深山の奥に身を逃れ、かくろひぬ。アヰノのコタンに、さる不快《ヤヰノフミムエン》あれざれば、シヤモよりこれを伝染《うつり》ては薬せんすべなう、いはけなきものら熱にくるしみ、海河にとび入り身を冷しなどして、遠行《ヲヰオマン》とてみな身まかれば、病と聞ば、をそれをののくことシヤモに逾《こえ》たり。(197)

山をさして逃げゆく際、夷人らは来た道に垣根を築いて矢を放ち、また進んでは結った垣根越しに矢を放ったという。後方よりしのびくる追手を、垣根で遮り弓矢で追いはらう所作である。「コタン」（ともに生活をし移動をする数軒程度の集落）に和人によって疫病が持ちこまれると、夷人らはほとんど何の手だてもないまま死亡する。そのため、和人以上に夷人は疫病を恐れたのだった。

蝦夷地で二〇年近く役人を務めた松田伝十郎が著した『北夷談』（一八〇〇（寛政一二）年成立）にも、「逃去るもの、男女とも銘々面に鍋墨を塗り山中へ隠れ居れば其病を遁《のがる》る事此国の風と見へ、取扱てこれを知なり」(198)との記載がある。松田伝十郎の観察したところ、夷人には、顔を黒く鍋墨で塗って山に逃げ去る習俗があったという。

そうしたなか、西蝦夷の宗谷場所で幕府の御救交易にたずさわった串原正峯の随筆『夷諺俗話』（一七九三（寛政五）年成立）は、一七七九（安永八）年に西蝦夷に疱瘡が流行したとき、「山へ逃げる」こと以外の対策が講じられたことを伝えている。「ルルモツペ」（留萌《るもい》）場所の事例である。両隣の場所では、初めての疱瘡の流行により夷人の大半が亡くなったが、同地では対策が奏功して一人の患者もでなかったという。

疱瘡の事

是は、蝦夷地には疱瘡の病はなかりし所、今年寛政四子（一七九二年）より十四年以前亥（一七七九（安永八））年秋、始てマシケといふ所迄夷人残り少なに煩ひ、病死せしもの多かりしよし。其内西蝦夷地イシカリの先ルルモツペといふ所は、前後に挟まりて一在所煩はざりし由。其節支配人村山長三郎当時は宗谷を相勤居るなり。右長三郎ルルモツペに在しが、其所の乙名コタンピルといふアイノ（アイノとは蝦夷人と云事）長三郎に相談しけるは、「いつれ当村へも疱瘡入るへし、依之《これにより》当村の夷男女残らす山奥へ逃行べし」といふ故、長三郎答けるは、「山へ引籠るとも飯糧等も此方より手当いたし介抱なる事なれは、先《まづ》差控へて然るべし」。猶《なほ》工夫をめぐらし、又々乙名を呼て申けるは、「世俗の諺に網の目にも風防ぐと云事あれば、境へ網を張りて疱瘡を入さる様にすべし」といへば、「尤《もつとも》なるいひ分なり」といふ故に鯡《にしん》網を残らず出し、前後の場所境にこれを張、仕切り、大文字に「無用のもの入へからす」といふ高札を建、番人を付置たり。夷共「イナヲ」（イナヲとは神を祭木の削かけ）を削り、境目へこれを立、右の如くいたし置たるに、不思議なるかな、其節ルルモツペの場所斗《ばか》り疱瘡を煩たりもの壱人もなかりしといふ。

　愚案を廻らすに、一体愚智文盲成《なる》夷共の事なれは、日本人のいふ事は神の如く信じ、右長三郎おしへし通りいたし置たれば、心安堵して、其気腹中に満足《みちたり》、空虚なる故、流行の邪気に犯されざると見へたり。右始て蝦夷地流行せしも、松前より百二十里トママイ迄の事なり。右同所より先は未《いまだ》煩たる者壱人もなし。尤治療を知らす、介抱等閑なる故、子〔一七七九〕年流行の節多く死失せし由、歎敷《なげかはしき》事なり。

　案ずるに、疱瘡の病ひは小児出生の時の胎毒腹中に有、是を払はざる故に時来て毒表へ発する事にて、疱瘡やむものあれば其気を相感じ、受継て流行なすと見へたり。人生れて軽重はあれども、疱瘡は煩ふべき事なるに、彼地《かの》にては疱瘡を知らざるもの多く、ことに前後の村々は流行して、其間にはさまりてルルモツペ下在処わずらはざるなど、実に理外の異病なり。日域《にちゐき》〔日本の異称〕疱瘡の始めは、天平七年筑紫に始て煩らい出し、京都に至り、夫《それ》より諸国共此病を煩ふ事にて、今年寛政四〔一七九二〕年迄凡一千五十六年なり。蝦夷地へ渡りたるは去る亥の〔一七七九〕年にて、今年迄十四年なり。同所人道開くる瑞相《ずいさう》にて、此病も発したる事と思はるるなり。（今山丹《さんたん》にてもほうさう流行するよし沙汰ありといえども、いまたさたなからす。）[199]

「ルルモツペ」の夷人らは、隣の「マシケ」（増毛）の疱瘡の流行の風聞に接し、当初は山へ逃げこもうとしたのだという。しかし、場所の支配人が乙名《おとな》（夷人の長。公儀と夷人との連絡役も兼ねた）に命じて、場所の境界に網を張りめぐらせ、外部の人間の場所内に入りこまぬよう厳しく取り締まらせたところ、「ルルモツペ」一所のみ疱瘡の難をのがれたという（松前より場所づたいにひろがる疱瘡の流行は、ここでは人道の開ける「瑞相」とみなされている）。

ただし、これは著者も不思議がる一度かぎりの特異な事例であり、その後、他の場所でも同様の対策がとられたという記録はのこらない。むしろ、この事例においても、当初、夷人らが山へ逃げようとしていた点に着目すると、夷人は疱瘡や「瘟疫」・「ゑやみ」などの災厄を、もっぱら「山へ逃げる」ことでやりすごしていたと推測される。

「山入」の制度化

一説に、この「山へ逃げる」に際して顔に鍋墨を塗ったり、垣根越しに弓矢を放ったり、死者の家を焼き捨てたりする夷人の行動の背後には、疱瘡神「パ・コル・カムイ（疱瘡を・支配する・神）」の信仰があったとみられている。[200]「パ・コル・カムイ」は、霰《あられ》文様の小袖を着た人型の神とも、沖の国から飛来する渡り鳥とも言われ、夷人の神話体系のなかで、もっとも畏怖すべき神と位置づけられていた。夷人は、平時から、この神の嫌う動植物を身の回りにおき、それを穏やかに遷却させる呪文や儀礼を伝承した。「私どもは／鳥の血を引く／イヤプ翁の／子孫／でございます／どうぞ／他人だと思わないで／下さいよ」[201]。そして、ひとたび疱瘡など疫病の流行の報に接すると、「パ・コル・カムイ」を逃れて山を目指したのだった。

和人らは当初、この疱瘡をまえに逃散する夷人の行動を、ただただ見ていたようである。たとえばいま言及した松田伝十郎著『北夷談』には、松前藩治期の有珠場所で疱瘡の流行がどのように経験されたかが、ことこまかく書き残されている(202)。

その記載をたどるに、一八〇〇（寛政一二）年の二月上旬、長万部から有珠に召し連れられた一人の夷人が、止宿先の老夷宅で疱瘡を発症したのだという。「乙名《おとな》」（各地の夷人の長で、公儀と夷人との連絡役も担った）の訴え出により、病人はすぐさま長万部へと差し戻されたが、宿となった家では結局、同居の三人が疱瘡を発して皆死亡する。その家は夷人の風儀にそって焼き払われた。

疱瘡が流行をみるのは、ここからである。病人の発生から一〇日ほど後に、今度は焼かれた家の両隣で、疱瘡を病むものが一斉にあらわれた。これには集落中の者がうろたえ、一人残らず方々の山中へと逃げさった。だが、夷人らは行く先々で発病し倒れてゆく。なかには、熱に浮かされ、弓矢や包丁を持って狂いあるく者まで現れる。役人らはこの騒乱をまえに、何もなすすべがなかったという。この有珠場所では、結果的に、人別二五〇余人のうち四〇余人が死亡している。

ついで二月中旬には、隣の虻田《あぶた》場所で、疱瘡流行の兆しがあらわれた。七人暮らしの一家全員が病みつき、一人の女児をのこして全員が死亡したのである。これに夷人らは色めき立ち、乙名をたてて逃げさりたい旨を場所の支配人に申し出る。そこで、「人命にかかわることゆへ」思うようにさせたところ、五〇〇人を超す大場所の夷人がみな、一日のうちに逃散したのだという。著者・伝十郎は雪深い山中で餓死しては困ると、米や煙草をすこしずつ持って遣らせている（夷人は小魚の採れる大沼のほとりでやりすごしている模様だった）。その後、同地で死者はでなかったという。

有珠に隣接する幌別《ほろべつ》でも、おなじく「立退」という方策をとらせたところ、功を奏し、被害は一戸二人にとどまったと記録される。だが、この時の疱瘡は奥地までぬけ、おおくの夷人が厚岸や根室にまで逃避したという。西蝦夷地では、疱瘡のため退転となった村も三つあったようである。

この『北夷談』には、疱瘡によって恐慌をきたす場所場所のさまが活写されるが、いま見るべきは、夷人の逃散にたいする為政者の対応である。「山へ逃げる」という夷人の「風俗」を許容し、逃げた先で餓死することのないよう、食料・物資を支援しているのである。

疱瘡の流行時に「山へ逃げる」夷人の習俗をそのまま活用し、支援をしながら流行をやりすごさせる体制（以下これを、資料にならい「山入」と呼ぶ）は、一定の効験をみとめられていったのであろう。『北夷談』のこの記述から約半世紀後の弘化年間（一八四四—一八四八年）には、すでに定式化された手続きとして、記録のなかに現れるようになる。たとえば、場所支配人による届出をまとめた『弘化二巳年七月廿一日　疱瘡一件』[203]には、室蘭一帯に夷人の疱瘡患者がでた際、医師の往診とともに、夷人を「遠山に退かせる」手続きがすみやかにとられたことが記録されている。「山入」した夷人には、飯料のほか日用品が届けられたのだった。べつの文献には、さらに詳細に、山に籠る夷人への「介抱」として、「食料之鯡抃雑魚類」や用意米「玄米三百俵」が支給されたとの記載もみえる[204]。

松前藩復領期ごろより、疱瘡の流行が起きるのを回避するため、疱瘡をすませていない和人の蝦夷地入りが禁じられたことは、すでに触れたとおりである[205]。これにくわえて、じっさいに疱瘡の流行がおきると、夷人らは山へと逃竄し、和人の為政者や交易商らはそれを支援した。一八五七（安政四）年に沿岸部を視察していた箱館奉行・村垣範正が遭遇したのも、じつはこの「山入」の制度であった。

夷人の身体の位相

では、松前藩治期より第一次幕領期、松前藩復領期と、ながく許容され、ついには制度化されていた夷人の「山へ逃げる」という疱瘡回避策は、なぜ第二次幕領期の一八五七（安政四）年にいたって廃止され、「全種痘」をおこなうよう方針が転換されたのか。その直接的な事由としては、「継立」に支障がでるというものが資料のなかには見えていた。しかしながら、それだけでは、幕府がさしあたり円滑に機能している「山入」制度を廃してまで、内地でも例をみない未曾有の事業へと踏みきった理由とするに不十分である。江戸から短期間のうちに医師と痘苗とを召し寄せ、「山駆」をしてまで実施するにおよんだからには、相当に切迫した事由があったはずである。

そうした観点から一八五七（安政四）年の蝦夷地を見かえしたとき、浮かび上がってくるのは、このとき夷人の身体が帯びはじめていた新たな意味合いである。元来、蝦夷地の経営は、夷人の伝承する知と身体の活用を前提にすすめられていた。松前藩の場所請負制にとって、夷人は、未知の大地の案内人であり、同時に漁労や雑役に従事する欠くことのできない労働者であった。事態は、幕府の直轄下でも、同様であった。幕府は蝦夷地を上知するたびに、「在住」（平素は開墾にあたり有事に際して警護の任務につく、内地からの移民）の構想を練り、一部を実行にうつした。しかし、だからといって、夷人を蝦夷地から追うようなことはなかった。

ここで、近世後期の蝦夷地をめぐる国際情勢を概観しておくと、北方の版図が幕府の国際政治（とりわけロシアとの関係性）における大きな課題となりはじめるのは、一八世紀末の寛政期（一七八九―一八〇一年）ごろである。幕府はそれまで不干渉であった蝦夷地に調査団を派遣し、その実情を直接把握しようとした（さきに言及した最上徳内の『蝦夷国風俗人情之沙汰』はその産物の一つである）。そして、通商をめぐる諸外国の交渉に応じる一方で、辺境の地に「大日本」の領有を宣言する標柱を立てたり、要所となる沿岸部に監視の役人を配置したりした。一八五五（安政二）年に、幕府が二度目に蝦夷地全域を直轄するにいたったのも、その前々年（嘉永六年）にロシアが北蝦夷地（樺太）に兵をあげ砦を築いていたことが大きい。現地の踏査を命じられた目付・堀利凞《としひろ》と当時勘定吟味役だった村垣範正は、報告書のなかで蝦夷地をすみやかに上知すべき旨を進言したのだった。[206]

だが、幕府がふたたび蝦夷地を直轄するにあたり、日本国への帰属を主張したのは、具体的な地理的版図のみではなかった。その地理的な版図の領有をより強固に根拠づけるべく、古来蝦夷地に住まう夷人を身体ごと日本に取りこもうとしたのである。夷人が日本国に帰属することをもって、その土地もまた日本国に帰属するという論理である。夷人の身体は、蝦夷地領有の最大の関心事となっていくのである。

その点で、たいへん興味深い記録が残っている。一八五八（安政五）年正月、北蝦夷地を見廻っていた役人が、樺太に交易に来る山旦人《さんたんじん》（「山丹人」とも。大陸北東部に居住する諸民族）からとった調書[207]にはじまる一連の文書類である。それによると、山旦領では前年、「食料凶年」だったところに「疱瘡麻疹之類」が流行し、住民の生活は困窮した。そのさまを見て、同地に滞留していた「魯人」が住民に酒・米・煙草などを貸し与え、期日までに返済できなかった者は拠点に連行して服装から日用の品々まで「魯風に帰化」させたのだという。

この報にふれた箱館奉行は、翌月、御雇医師・深瀬洋春に北蝦夷地での種痘を命じた[208]。のみならず、疱瘡により夷人が死亡あるいは山林に逃散するのに乗じ、かの「猾虜」がふたたび「姦謀」をめぐらさぬよう、越年在勤の見張りを置いたのだった[209]。そうしてみれば、夷人の身体は、第二次幕領期においては、たんに労働力や弾除けとしてあったのではなく、それ自体が切り崩されてはならない前線を体現していたと言えるだろう。

そして、夷人の身体のそうしたあり方は、またべつの事態をも出来させた。幕府による夷人の「帰俗」政策である。松前藩治期には、夷人と和人は徹底的に差異化され、習俗や言語・貨幣等が共有されることはなかった。藩政は各集落の乙名との交渉をとおしてすすめられ、それゆえ逆に個々の夷人は藩政の直接的な干渉をうけることはなかった。だが、第二次幕領期となると、その「夷人」という範疇は解体され（もはや「えびす」ではないという理由で「土人」と呼ばれるようになる）、身体は和人のそれを標準型として個々に改変を強いられはじめる。蝦夷地を「日本国」の一部であると主張するには、そこに住まうひとびとも「日本人」でなければならなかったのである。

一八五五（安政二）年に、幕府が再度蝦夷地を上知するにおよび、箱館奉行は、今後いかに夷人を「教導」してゆくか、その方針を打ちだした[210]。縁組、蓑・笠・草履等の使用、田畠の耕作、入浴、和語の使用、定住等を勧める一方で、被髪や入墨等を禁じたのである。文言上は「勝手次第」とされたが、実質的には「御国の風俗」にならうよう強制したに等しかった。「帰俗」（とりわけ月代《さかやき》と髭を剃り和人の服装をすること）を厭い、夷人は例によって山へと逃げこんだ。しかし、和人らもまた例によって、場所をあげて「山駆」をおこない、夷人を「日本人」に仕立てていったのだった[211]。

さて、以上の考察の結果、一八五七（安政四）年の蝦夷地において挙行された「全種痘」の奥行きが、おぼろげながらも見えてきただろう。内地でもまだ普及の段階にあった種痘が、蝦夷地において、しかも公命による「全種痘」というかたちでおこなわれた当時というのは、夷人の身体そのものが、帰属先を明確にされおくべき要所となっていた。幕府は夷人にたいして、「日本人」のふるまいをし、定住して農業をおこなうよう強いるにとどまらず、「全種痘」をとおして、その身体を保全しようとした。蝦夷の大地と身体に「日本」を種えつけ、北方の憂慮を軽減しようとしたのである。

夷人はなぜ「山へ逃げた」か

とはいえ、最後に一つ疑問がのこるのは、松前藩復領期（とりわけ一九世紀半ばの嘉永年間）の夷人人口の減少と疱瘡の流行の関係性である。復元した人口動態がこの時期に急変していることから、これまでその原因には、疱瘡の流行が筆頭に挙げられてきた[212]（試算[213]によると、人別帳が作成されはじめた第一次幕領期から、ほぼ二万強で推移してきた夷人の人口は、松前藩復領期の嘉永年間（一八四八―一八五四年）に一万七〇〇〇名に落ちこんだ）。和人が交易や探査の名目で蝦夷地に頻繁に出入りするようになるにつれ、夷人が疱瘡に罹る確率が高まったというわけである。

しかし、夷人は往古より、広大な土地に、数十人単位の集落をつくって生活をしていた。たまさか交易相手の和人や山丹人らを経由して、疱瘡が入りこむことがあっても、流行はその散在した居住形態と「山へ逃げる」という習俗により、適宜希釈されていた。かくて元来うまく散らされていた疱瘡が、嘉永年間にいたって急に夷人の総人口に影響するほど猛威をふるいはじめたのには、和人との接触機会の増大とはべつに、何か事由があるはずである。

ここで想起しておきたいのは、一八五七（安政四）年の蝦夷地全域の住民を対象とした「全種痘」が、一部のこされた地域があったものの、わずか三か月という短期間でなされていたということである。これは、すでに見たとおり、種痘医が場所場所をつなぐかたちで、海岸沿いに「廻浦」すれば済んだからにほかならない。逆に言えば、種痘の対象となった夷人は、その時点で、浜ないしはその近隣に居住していたことになる。夷人の居住形態は、いつしか小集落単位での散在型から海岸付近への集住型に変容していたのである。

この点にかんしてはすでに、非常に示唆に富む研究がなされている[214]。それによると、場所請負制下の漁業は、夷人の漁猟の方法とは異なり、生態系を顧慮しない大量収奪型のものであった。海岸部で漁をおこない、遡上魚も母川の河口で捕獲してしまうのである。こうしたことが長年つづくと、遡上魚をおもな食糧とする川上の夷人の集落は、慢性的な食糧難に陥る。その結果、「従来、山住していた川上アイヌたちが食糧を求めて川下に移住」せざるをえない状況が生じたというのである。

この研究成果を援用すれば、夷人の「人別」の減少から「全種痘」にいたる事態は、つぎのように整理されよう。まず、場所請負制下の漁業によって蝦夷地の生態系が変化し、その影響は、松前藩復領期頃より、川上地域の飢饉というかたちで現れはじめる。交易商らは、食糧難で困窮した夷人らを徐々に海浜へと下ろし、場所で使役する。場所の人口密度は、しだいに高まってゆく。そこへ疱瘡が伝わりくる。未痘の身体が集積した場所で、それは燎原《りょうげん》の火のごとく広まる。

夷人らは、「山入」の制度により、そのつど山へ逃げこみ難をのがれた。だが、国際的な政治情勢が緊迫してくると、「山入」は蝦夷地の経営を一時的に滞らせる「埒外」の事というだけでは済まされなくなる。幕府にしてみれば、疱瘡の流行のたびに生じる夷人の身体の離散は、蝦夷地を領有するうえでの脆弱性の顕れにほかならなかった。

一八五七（安政四）年、箱館奉行・村垣範正が巡視先で「山入」を目のあたりにし、思いいたったのは「全種痘」であった。牛痘種痘により疱瘡の流行を制御できれば、夷人の「人別」の減少をとどめられるのみならず、その身体をその場に保全できる。手続きはすみやかにすすめられた。夷人は「仮令《たとひ》一命を失ひ候共、種痘は迷惑」と拒絶した。それは、種痘をうければ病気になるという「頑愚」なる着想からではなく、風俗はおろか身体までも和人の政策に取りこまれるのを、命に代えても拒んでいたからであった。

しかし、公儀の篤き「御仁恵」は、山へと逃げた夷人を、浜へと強制的に駆りだした。桑田立斎は弟子らとともに、海浜の場所場所をまわり、夷人らに痘苗を種えつけていった。そして、結果として、わずか三月のあいだに五〇〇〇余人に種痘をほどこすという「偉業」をなしとげたのであった。

「里社」の論理の起源

一八五八（安政五）年、蝦夷地では前年に廻りのこされた地で種痘がつづけられた。箱館奉行・村垣範正は、ひとり帰府せずとどまった桑田立斎の門人・井上元長に、廻浦先のエトロフ（択捉）で面会している(215)。元長は父にあてた書簡に、同地の夷人は非常に礼儀ただしく、種痘は順調におこなわれていることをしるしている(216)。

同年、江戸では師の桑田立斎が、志をおなじくする五二名の医家らと醵金《きょきん》し、神田に「お玉ヶ池種痘所」を設立した（この種痘所は、後年、さまざまな名称と組織の改編を経て東京大学の医学部となる）。大坂の緒方洪庵主宰の「除痘館」が官許を得て、はじめての官立種痘施設となったのも、この一八五八（安政五）年である（この「除痘館」は大阪大学医学部へとつながる）。一九世紀半ばに、「辺鄙」の藩により「取寄」せられた牛痘苗は、その後も連綿と種え継がれていった。

とはいえ、本章の記述を結ぶ前に、本節の冒頭で提示した公儀と身体との関係性という観点から、ここで確認しておかねばならないのは、蝦夷地で「全種痘」がおこなわれ幕府や一部の藩が種痘所を運営しはじめた一八五八（安政五）年の時点でも、公儀はひとびとに種痘を強制することはなかったということである。蝦夷地での「全種痘」は、当地の政治的な情勢がうみだした一回起的な事象であり、同様の政策が日本列島のほかの地域で打たれることはなかった。また、官立ないしは藩立の種痘所も、牛痘種痘を推奨する医家らの活動を認可し支援しこそすれ、ひとびとに種痘を強いる権限を付与するものではなかった。

してみれば、牛痘苗を取寄せ、蝦夷地で「全種痘」を断行した、為政者側の「御用」の論理は、あくまで「人別」の減少や北辺の脅威といった政治的な喫緊の課題にたいして持ちだされたものであり、けっして牛痘種痘を推進しひとびとの身体の状態を制御するために繰りだされたのではなかったことが了解される。為政者は、ひとびとが疱瘡に倒れるのを憂い憐れみ救おうとすることはあっても、種痘をうけざるをえなくする制度をもうけてその身体に干渉することは、やはりなかった。

その点で非常に興味深いのは、ポンペが一八五八（安政五）年に、出島で刊行し幕府に献上した[217]、『*Korte Beschouwing der Pokziekte en Hare Wijzigingen, in verband met de Voorbehoedende Koepok Inenting*』（以下、先行研究[218]にならい『ポンペ種痘書』）という小冊子に載る提言である（図表60）。そこには、「御用」の論理とは異なるかたちで、牛痘種痘の普及の必要性が説かれているのである。

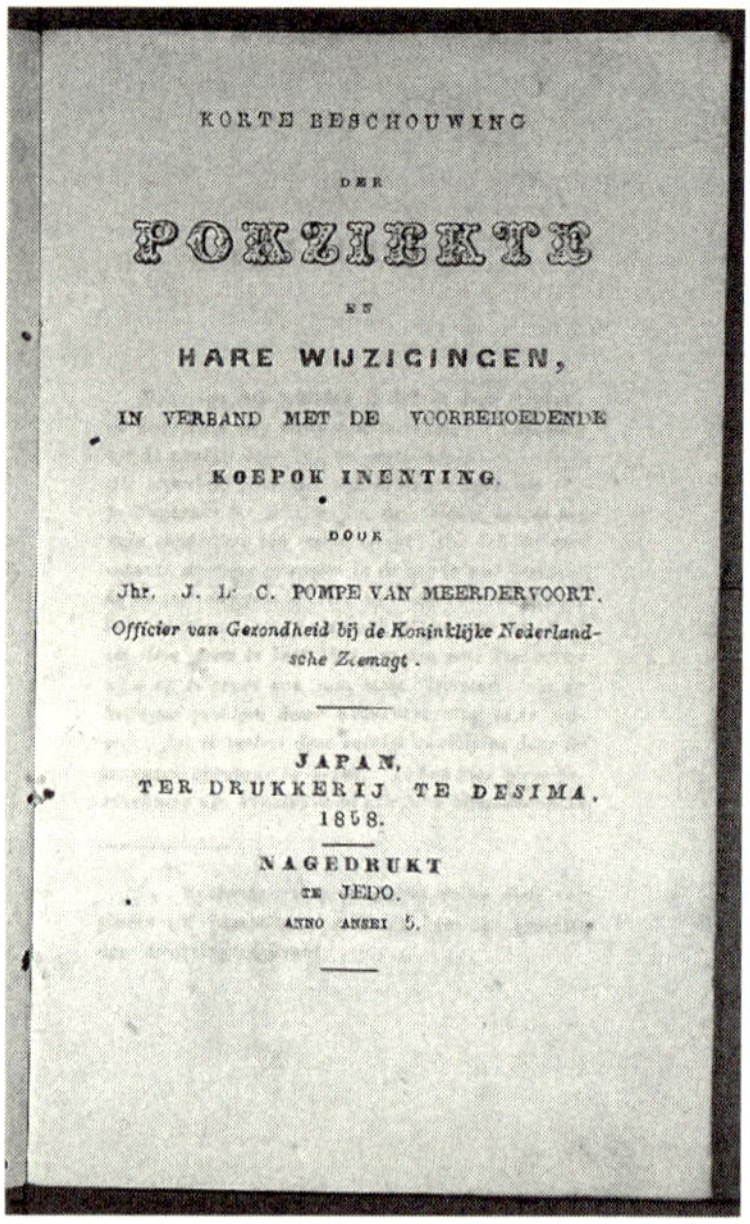
KORTE BESCHOUWING
DER
POKZIEKTE
EN
HARE WIJZIGINGEN,
IN VERBAND MET DE VOORBEHOEDENDE
KOEPOK INENTING.
DOOR
Jhr. J. L. C. POMPE VAN MEERDERVOORT.
Officier van Gezondheid bij de Koninklijke Nederlandsche Zeemagt.
JAPAN,
TER DRUKKERIJ TE DESIMA.
1858.
NAGEDRUKT
TE JEDO.
ANNO ANSEI 5.

図表60　『ポンペ種痘書』(1858(安政5)年刊)[219]

同書は、「序文」(Inleiding)(「　」内筆者訳・(　)内原題、以下おなじ)以下、つぎの八章より成る。第一章「真痘(Variolae)の歴史」(Geschiedenis der ware Pokken (Variolae).)、第二章「予防的牛痘種痘(Vaccinatio)の発明」(Uitvinding der Voorbehoedende koepok inenting (Vaccinatio).)、第三章「牛痘種痘をめぐる論争」(Bestrijding der Koepok Inenting.)、第四章「首尾よく種痘をおこなうための条件と方法」(Voorwaarden en wijze eener goede Inenting.)、第五章「種痘後の善痘の外観および経過」(Voorkomen en verloop eener goed In-ge-ente pok.)、第六章「被接種者への処置」(Behandeling der Inge-ente.)、第七章「再種痘(Revaccinatio)」(Her-Inenting (Revaccinatio).)、第八章「種痘を世間一般に普及させる手段」(Middelen ter algemeene verspreiding der Inenting.)。

内容を一覧するに、同書は、牛痘種痘の効験と手法とを説く手引書である。しかし、見逃してはならないのは、同書が、牛痘種痘を普及させることの必要性と方策とを説いていること、ならびに、それが公儀に向けられていたことである。同書は、巻頭の「序文」の末尾をこう結び、その刊行目的を明示する。「牛痘種痘を医師の尽力だけで普及させるのは難しく、公儀(de Regering)がそれを法制化する必要がある。この小冊子では、そのための施策をいくつか提示しよう」[220]。つまり、牛痘種痘の普及という事業を、ただ医家のみの任務とするのではなく、「家長」(huisvader)たる公儀の務めでもあるとして、その方策を説こうというのである。

この「序文」に呼応して、牛痘種痘を世間に普及させる手段が具体的に説かれるのは、最終章の第八章である。同章が、全一七頁の冊子のうちの五頁をしめることを勘案しても、同書はたんに牛痘種痘の技術的な概要を記しただけの手引書ではなく、公儀にたいする提言の書でもあったことがうかがえる。

では、そこでポンペは何を言ったか。まずは、人類にとっての牛痘種痘の功用や、牛痘種痘を普及させるにあたっての医師ならびに公儀の責務から説き起こしたあと、論は、公儀が牛痘種痘の普及に関与しなければならない理由、公儀がひとびとに牛痘種痘をうけさせるための論理、およびその具体的な方策へとすすむ。三点それぞれにつき、論旨をになう文を現代語訳すると、こうなろう。

「偏見にもとづき接種をうけない者がいると、取り返しのつかない災厄が社会にもたらされかねず、疫病の流行がよりひどくなって同輩の生命をおびやかしつづけることとなる」[221]（公儀が牛痘種痘の普及に関与しなければならない理由）。

「ひとびとの身体に対しては、たとえ公儀であっても、法を設けて強制的に処置をほどこすことはできない。しかし、公儀は接種を了承しない者を、官職や公的なサービスに従事できないようにしたり、さらには一切の社会的な集まりの場から締め出したりすることはできる。というのは、接種をうけない者は、他の、たとえば病気や低月齢であることが理由で未だ接種を済ませていない者らに、多大なる不利益をもたらすからである」[222]（公儀がひとびとに牛痘種痘をうけさせるための論理）。

「［子どもらに接種をうけさせるための］非常によい、個人的には最善と思われる方策は、接種を済ませたという医学的な証明書がなければ、公立の学校ないしは各種施設への子どもらの入学・入所が一切認められないようにすることである（原注釈：ヨーロッパのすべての文明国のみならず、その他の大陸においても、こうした方策はすでに長年にわたり実施されている）。そうすれば、所期の望ましい目的と国民のよりいっそうの健康とが、一体となって目指されることとなり、公儀は公儀で、その容易に実施しがたい施策をおこなった結果、相応の見返りを得られるだろう」[223]（公儀がひとびとに牛痘種痘をうけさせるための具体的な方策）。

いまここで、「社会」と訳したのは、原語では「maatschappij」である。[224] 種痘をうける／うけないは、個人の問題にとどまらず、「疫病（epidemiën）」の蔓延という「社会」の問題でもある。したがって、種痘を肯ぜざる者にたいして、公儀は何らかの対応をしなければならない。ただし、公儀は身体へ直接的かつ強制的に介入することはできないため、間接的に、すなわち「公的な（openbaar）」関係性のみならず、ひとびとの間にある「社会的な（maatschappelijk）」関係性をも駆使して、牛痘種痘を普及させるのがよいという。具体的には、種痘済証明書がなければ、公共機関への出入りや各種学校への入学を認めないようにして、公的ないしは社会的な関係性からの排除をせまることにより、その子らが牛痘種痘をうけざるをえないよう仕向けるというわけである。

この『ポンペ種痘書』は、すぐさま蕃書調所《ばんしょしらべしょ》（一八五六（安政三）年発足の幕府直轄の洋学研究機関）の教授・箕作《みつくり》阮甫《げんぽ》により翻訳され、『種痘略観』[225]（正式名称は『痘瘡病及行預防牛痘種法以点化是病之略観』）と題されて幕府へ献上された。また、同書は蘭学者のあいだにも流通したとみられ、薩摩藩の蘭学者・八木称平[226]や、幕府の奥医師の坪井信良[227]、尾張の洋学者・柳川春三《やながわしゅんさん》[228]らがそれぞれに翻訳原稿をのこしている。

とはいえ、『ポンペ種痘書』で紹介された、「社会」ないしは「社会的な」関係性という概念は、いかな当代第一級の蘭学者らといえども、幕末期には容易に掌握され難かったようである。数種類確認される訳稿のうち、同書の提唱する「社会」の防衛の論理とその方策とを忠実に訳出しえていたのは、本書のみるところ、箕作阮甫の『種痘略観』のみであった。[229] さきに現代語訳した、『ポンペ種痘書』第八章の論旨をになう三文を、『種痘略観』は、こう翻訳していた。「maatschappij」には、「里社」の訳語が充てられている。

臆説を株守して種痘するを欲せさる人は、恐らくは復た尅《ま》治するを得へからさる一悪性病を同里社に惹起し、

疫癘《えきれい》を助けて一層の険逆を附益し、是《か》くの如くにして続て永く同儕《どうせい》たる人類の生命を劫略《ごふりやく》するを事とするなり。(230)

人の一身の事は、政堂実に強く控制すること能《あた》はす。其敢て好まさる者には奉公の官職を免じ、又は里社の交《まじはり》を絶しめて可なり。何者《なんとなれば》、此人は同官職・里社の内にて、他病に由り若《もし》くは猶《なほ》甚た稚少にして、いまた種痘せさる人に伝染する大害を生せんことを懼《おそ》るれはなり。(231)

斯《ここ》に一の甚た好《よ》き制度あり。余窃《ひそか》に其為には最上法制たりと謂えり。其制は、凡そ公共会館及ひ何の学校たるを問はす、一切妄《みだり》に小児の入るを許さす、必す医家種痘を施したる証徴あるを待て始てこれに入るを准《ゆる》す(注)。是《か》くの如くなれは、大《おほい》に此広済の大眼目を扶佑して種痘するの大益を生し、民庶《みんしょ》康健にして生を遂《とぐ》る者滋《ますます》多く、国家択《えら》ひ挙《あぐ》れとも数々興し行ふこと難き法制の化、大《おほい》に国中に洋溢《よういつ》することあらん。(232)
(注)欧羅巴幷《ならび》に他大洲の政化開明せる諸国に在ては、此政制行はるること已に久し。

「里社」に不利益がおよぼされる場合(にかぎり)、公儀は種痘を拒む者を官職から解いたり「里社」の交際から排除したりして、子に種痘をうけさせるよう間接的に取りはからうとよいというポンペの提言は、この箕作阮甫『種痘略観』には的確に翻訳されている。その他の訳稿が、そもそも「官」という対公儀の関係性とは異なる「里社」という関係性を捕捉しきれていなかったり、種痘を拒絶する者を「官」や「里社」の関係性から排除するという論理や方策を断片的にしか訳出できていなかったりするのに比すれば、幕府の洋学研究機関の面目躍如たるものがある。

ただし、そうして一部には正確に訳出された『ポンペ種痘書』の提言も、その後、実行に移されることはなかった。

その事由は種々にあろうが、一つ確実なのは、ポンペが提言の前提とした「alle Europesche beschaafde Staten」(ヨーロッパのすべての文明国)と幕末の日本とでは、諸制度が非常に異なっていたということである。当時の日本には、小児らを一律に入学・入所させる学校や各種施設は存在しなかった。公共の機関から子弟を排除することをほのめかし、牛痘の接種をうながすことは、もとより不可能だったのである(箕作阮甫以外の蘭学者らが、「maatschappij」や「maatschappelijk」という関係性を訳出しきれなかったのも、おそらく、それらの実体の無さに起因している)。

小括するに、一八世紀後半以降に日本列島で実施されはじめた種痘は、当初より、いとし子を疱瘡の災厄からまもろうとする各家の要望に、医家らが対応するというかたちでおこなわれた。例外的に、為政者が種痘に関与することもあったが、それらはいずれも、王国の事業をつつがなく成し終えたり(琉球王国の事例)、血脈をたもつ藩主の身体を保全したり(岩国領の事例)、父祖伝来の知行と「人別」を維持・回復したり(福井藩の事例)等の、為政者に課せられた特異な要請にもとづいていた。蝦夷地の事例にしても、北辺の脅威を前に、土地と「人別」の日本への帰属をより強固なものとするための幕府の政策の一環であった。為政者は種痘を介してひとびとの身体を統御しようとしたのではなく、治世の必要に応じて種痘術を「御用」として活用したのだった。

そうしてみれば、ポンペが一八五八(安政五)年、『ポンペ種痘書』で牛痘種痘の普及の必要性を説く際に、為政者側の「御用」ではなく、疫病から防衛されるべき「里社」を議論の中心に据え、為政者の責務と身体への介入とを関連づけたのは、やはり特記すべき出来事であった。それは、「御用」の論理とは別種の「里社」の論理が、医学にかんする日本語の文献にはじめて現れた瞬間であった(そしてなにより、その瞬間が、当時、一級の蘭学者らにもほとんど捕捉されなかったという事実が、重要である)。

『ポンペ種痘書』の第八章の提言は、この一〇数年後、西洋近代医学が国家の正統な医学として採用されるのとほぼ同時に法制度として実現される。種痘という〈衛生〉の始動である。とはいえ、この間に種痘をめぐって、国家と医学と身体との関係性がいかに変容したかについては、稿をあらためる必要があるだろう。「日本に於ける疱瘡の沿革」の記述は、牛痘種痘術の「伝来」を圧巻として終わるのではなく、「里社」に絡みつくこの予防接種という〈衛生〉の営みとともにつづく。

終章　あばた面の近代

身体と近代の交錯

猫の主人は痘痕面《あばたづら》である。猫はそれを、はなはだ憐れむ。

御維新前《ごいつしんまへ》はあばたも大分流行《はや》つたものださうだが日英同盟の今日《こんにち》から見ると、斯《こ》んな顔は聊《いさ》か時候後《おく》れの感がある。あばたの衰退は人口の増殖と反比例して近き将来には全く其迹《(あと)》を絶つに至るだらうとは医学上の統計から精密に割り出されたる結論であつて、吾輩の如き猫と雖《いへど》も毫《がう》も疑を挟《さしはさ》む余地のない程の名論である。現今地球上にあばたつ面《つら》を有して生息して居る人間は何人位あるか知らんが、吾輩が交際の区域内に於て打算して見ると、猫には一匹もない。人間にはたつた一人《ひとり》ある。而《しか》して其一人が即ち主人である。甚だ気の毒である。[1]

主人は主人で、おのれの痘痕が気にかかる。往来では痘痕面を勘定しながらあるき、その主が男か女か、場所はどこであったかをことごとく日記に書きつける。洋行帰りの友人があれば、気にかけて「君、西洋人にはあばたがあるかな」と尋ね、「まあ滅多にないね」と返答されても、「滅多になくっても、少しはあるかい」と念を入れる。「あっても乞食か立《たち》ん坊《ばう》だよ。教育のある人にはない様だ」という客の無情な答えにも、「さうかなあ、日本とは少し違ふね」と返すのだった。[2]

この主人こと苦沙弥《くしやみ》先生のモデルが漱石であることは、ひろく知られている。だが、その風貌までも漱石を範にとることは、存外知られていない。旧千円紙幣をはじめ、われわれの親しむあの端整な顔には、じつは、傍目にも分かる痘痕があった。幼少期、金之助少年が親戚からつけられたあだ名は、「イモ金」である（「いも」は痘痕の別称）。息をひきとるその日、九歳の息子・伸六が注視していたのもまた、「毎日見慣れて、父とはもう切っても切れぬ深い記憶につながれた頬一面の酷い痘痕《あばた》」であった。(3)

「彼のあばたは、おそらく、漱石にとっては、根本的な存在論的な傷だったはず」(4)と指摘する評論家もいる。「漱石の不幸は、あれだけ立派な顔に薄あばたがあったということにあるともいえる」(5)。作品や日記・書簡のなかで、くりかえし痘痕に触れては嘲笑する。写真に痘痕がうつりこめば、あたうるかぎり修正する。たしかに、漱石が顔の痘痕からうけた「傷」は、たんなる美醜の問題を超えていたであろう。

猫の弁にもあるように、明治の半ばにはすでに、痘痕は前時代的な表徴となっていた。(6)一八七三（明治六）年に英国から来日した「お雇い外国人」B・H・チェンバレンは、一八九八（明治三一）年、著書『日本事物誌』（一八九〇（明治二三）年初版刊）の第三版を刊行するにあたり、「ほんの半世紀前には痘痕《あばた》の人間の数が膨大な割合をしめていたのであったが、今ではそのような醜い顔をしたものは、本国〔英国〕におけると同様、日本では見られなくなった」(7)という一文を、そこに加筆した。痘痕顔が目にみえて減少していることは、時代の変転を見てきた英国人にも実感されたのであろう。「あばた同盟」も、構成員の減少から、衰退の一途をたどっていた。(8)漱石の「傷」は、それゆえ、美醜を超えた文明の問題でもあった。西洋では「教育」のない「乞食」や「立ん坊」にしかなく、日本でも根絶されつつあった前時代の痕跡が、あろうことか、みずからの顔面にはりついていたのである。

『吾輩は猫である』執筆前の英国への留学経験は、その「傷」を決定的にえぐった。倫敦《ロンドン》にむかう途上で、妻の鏡子にあてた手紙には、つぎのようなくだりが見える。こちらの男女は、ともに色白で服装も立派、下女のような者でもなかなか別嬪《べっぴん》だ。「小生如《ごと》キアバタ面ハ一人モ無之候《これなくそうろう》」(9)。

英国では一世紀以上も前から、世界にさきがけ種痘がおこなわれていた。その見目麗しきひとびとの住まう地に、東方の後発国から痘痕面でおもむいた身は、いかに心もとなく呪わしく思われたか。あまつさえ、肌の色や矮軀《わいく》を気に病み、日記に「向ふから人間並外れた低い奴が来た。占《しめ》たと思つてすれ違つて見ると自分より二寸許《ばか》り高い。此《こ》度《ど》は向ふから妙な顔色をした一寸法師が来たなと思ふと是《これ》即ち乃公《だいこう》〔自分〕自身の影が姿見《すがたみ》〔鏡〕に写つたのである。[10]」と書きつけていたほどである。雑踏に痘痕面をさがす漱石の心情は、察するにあまりある。[11]

　しかしながら、痘痕をめぐる漱石の「不幸」を言うなら、それはもう一段深いところに根ざしていた。じつは、漱石は四、五歳のころ（一八七二（明治五）年前後）、新政府の方針にしたがい種痘をうけていた。つまり、漱石の痘痕は、「御維新前」的な、疱瘡の流行の爪あとではない。「乞食」や「立ん坊」のごとく、「教育」の欠如によるものでも、また階層の低さによるものでもない。[12]おおいに逆説的ながら、それは、天然痘にかかるのをあらかじめ防ごうとする、きわめて近代的な行為によってえぐられていたのである。

　その間《かん》の事情は、自伝的小説にこうつづられる。「彼《かれ》は其処《そこ》〔浅草の養父宅〕で疱瘡をした。大《おほ》きくなつて聞《き》くと、種痘《しゆとう》が元《もと》で、本疱瘡《ほんばう》を誘《さそ》ひ出《だ》したのだとかいふ話《はなし》であつた。彼《かれ》は暗《くら》い櫺子《れんじ》のうちで転《ころ》げ廻《まは》つた。総身《そうしん》の肉《にく》を所嫌《ところきら》はず搔《か》き挘《むし》つて泣《な》き叫《さけ》んだ[13]」。痘が膿み痂となる際のあまりの痒さに、少年は分別なく、みずからに爪をたてた。してみれば、漱石の痘痕は、身体と近代との交錯が引きだした、ある種の不条理を体現していたといえる。

一八七二（明治五）年前後の牛痘種痘と天然痘

　漱石が種痘をうけたと推定される一八七二（明治五）年前後は、天然痘に関連する法制度の、まさに黎明期であった。近世期にひきつづき各地で医家の主導によりつづけられていた種痘は、一八七〇（明治三）年以降、政府の所管事業としておこなわれるようになる。[14]まずは同年、「大学東校種痘館規則」が定められ、種痘は、「大学東校」（東京大学医学部の前身の一つ）で技法の伝習をうけた者でなければ施術できなくなる。これにより、実質的に人痘種痘の実施は禁じられ、かつ糊口しのぎに牛痘種痘をおこなう知識も経験もない「庸医巫祝の徒」は、種痘事業から締め出されることとなった。

その後、一八七四（明治七）年には「種痘規則」が制定され、種痘は生後一年未満の小児に義務化される。そして、一八七六（明治九）年制定の「天然痘予防規則」以降は、義務違反にたいして罰則がもうけられ、種痘は法制度上、全国で強制的におこなわれることとなる。北海道と琉球王国にも、やや後れて同一の法制度が適用されてゆく。「都会」・「辺鄙」・無痘地と、近世期に多様に病み分けられていた天然痘は、一元的な法制度のもと統御を図られることとなったのである。

漱石が種痘をうけたのは、こうした明治初年の、種痘の法制度がかたちづくられる一連の流れのなかであった。種痘の実施に関連する種々の規則は、施行の過程において、「コレラ一揆」のような民衆の暴動をまねくことはなかった。種痘に起因する事故がおこっても、種痘を排斥しようとする機運にはむすびつかなかった（漱石の場合を考えても、親類ですら、種痘をおこなった行政や医師を批判するのではなく、傷ついた身体の方を「イモ金」とからかったのだった）。

この時期の牛痘種痘を歓迎する風潮は、仮名垣魯文『〈牛店雑談《うしやざうだん》〉安愚楽鍋《あぐらなべ》』三輯（一八七二（明治五）年刊）に、いち早く書きとられている。巻頭の「陸中国水沢《リクチウコクミヅサハ》ノ藪医《ヤブヰ》　臥牛散人　小野涼亭」がものした序文は、牛痘種痘を文明開化の一つの象徴とも言うべき牛鍋とならべて、こう効用を説く。

種痘《シユトウ》ハ天下《テンカ》ノ仁術《ジンジユツ》、肉食《ニクシヨク》ハ万民《バンミン》ノ滋養《ジヨウ》ナリ。故《カルガ》ユヱニ牧牛《ボクギウ》ノ国家《コクカ》ニ益《エキ》アル、豈他《アニタ》獣《ジウ》ト等《ヒト》シカランヤ。方今開化《ホウコンカイクハ》稍《ヨウヤ》ク進《ス、》ミ市井《シセイ》ノ細民《サイミン》ト雖《イヘド》モ牛痘牛肉《ギウトウギウニク》ノ世《ヨ》ニ功《カウ》アルヲ知《シ》ルモノカラ、随《シタガ》ツテ医治《ヰヂ》ヲ全《マツタ》フシ、億児百歳《オクジヒヤクサイ》ノ寿《ジユ》ヲ存《ゾン》シ、従《シタ》ガツテ食料《シヨクリヤウ》ヲ調《テウ》シ、衆庶健康《シユシヨケンカウ》ノ体《タイ》ヲ保《タモ》ツニ至《イタ》ル。今日《コンニチ》ノ僥倖何事《ギヤウカウナニゴト》カ是《コレ》ニ如《シカ》ン。(15)

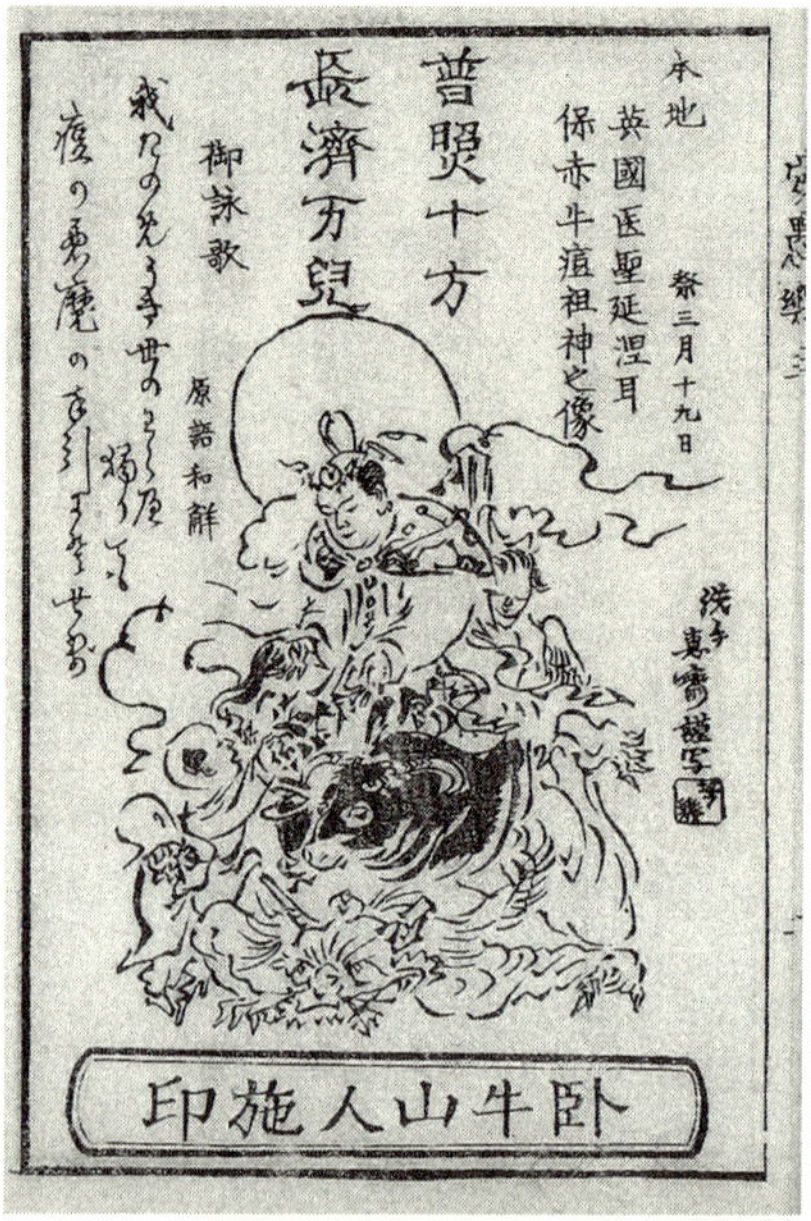

図表61　「保赤牛痘祖神之像」(16)
――仮名垣魯文『〈牛屋雑談〉安愚楽鍋』三輯巻上より

牛は国家にとって有益な家畜であって、種痘は天下の仁術である（図表61）。牛痘種痘をおこなえば、数知れぬ小児がみな百歳の天寿をまっとうできる。今日では市井の細民にいたるまで、その効用を知らない者はない、と絶賛する。おなじ滑稽本でも、『浮世風呂』が疱瘡が軽く済んだことを「僥倖」としていたことからすれば、隔世の感がある。男湯で気勢をあげていた「あば民」のごとき人物は、むろん牛鍋屋の雑談には登場しない。牛痘種痘の隆盛を前に、あばた面はひっそりと生きることを運命づけられていたのである。

他方、天然痘の流行を制御しようとする国家の企図は、この時期、種痘とはべつの手法をとって顕れもした。たとえば、列島内のひとの移動の制限である。一八七二（明治五）年二月に発せられた「鉄道略則」二三条（太政官布告第六一号、同年六月に改正）(17)は、すでに伝染病患者の鉄道乗車を禁ずる条文を含んでいた。同年九月に新橋・横浜間で鉄道が開業するにさきだち、伝染病が身体とともに格段に速くかつ遠くへと拡散される機先を制したかっこうである。

伝染病の第一と目されていた疱瘡は、当然、その禁止の対象となった。「鉄道略則」第六条「疱瘡等ノ病人ヲ禁止スルノ事」の条文にいう。「疱瘡及諸伝染病ヲ煩《わづら》フ者ハ乗車ヲ禁ス。若《も》シ此等ノ病人車中ニ在ラハ見当リ次第鉄道掛リノ者ヨリ車外 並《ならびに》 鉄道構外ニ退去セシムベシ」。疱瘡をはじめとする伝染病の患者が鉄道へ乗車するのを禁じ、見つけた場合には、降車させたうえ駅構内からも退去させるという規則が敷かれたのである。

とはいえ、一八七二（明治五）年前後の時点で、一部具体化されつつあった新政府の伝染病や身体にたいする指針も、医学・医療と以後どのような関係性を構築するかまで、このとき具体的な見通しをそなえていたわけではなかった（岩倉使節団は、まさにこのとき欧米諸国を視察中であった。随行員の一人、長与専斎が「医制」を起草し、医業や衛生行政・医学教育などを方向づける規定を練るのは、さらに後年のことである）。世間の種痘にたいする意味づけも、たしかに明治初年にしてすでに変容していたようであったが、〈衛生〉としての種痘は、いまだ始動前であった。

近世以来、医業をおこなってきた者らは、この時点でもほとんど国家の制約をうけることなく、従来どおりの活動をつづけた。池田京水の九男・信義が亡父の事業を継ぎ、『天師堂痘科方意解』およびその続編を刊行したのも、同時期のことである。

生前、池田京水は多方面にわたる業績の一つとして、痘瘡に関連する方剤の書『痘科方選』十巻（成立年不詳）を著していた[18]。しかし、同書は初学者が参照するには詳細にすぎ、処方の要点が把握しづらかった。そこで、後年、痘科で常用される六四方を選定し、それに関連する五九方の配合と用途とを解説する『天師堂痘科方意解』（一八二三（文政六）年成立[19]）と、その補遺で、五七方の配合と用途を詳説する『天師堂方選附録痘科方意解続編』（一八二四（文政七）年成立[20]）とを執筆した。

それら京水の方書二巻を、九男・信義が一八七一（明治四）年、改訂をくわえたうえで明治の医家らに放ったのである。信義の筆になる『天師堂方選附録痘科方意解続編』の跋文には、痘科を先導する一家の矜持《きょうじ》が満ち満ちている。

先府君《せんふくん》（亡父、京水をさす）、『痘科方選』十巻を著す。則ち旧序に謂ふ所の諸家方論を集録し、家学の方訣を挙げ、痘書において遺漏する所無し。余、将《まさ》に補校改正し、以て諸世に問ふ。今茲《こんじ》辛未（一八七一（明治四）年）、『痘科方意解』二巻活字刷印先づ成る。先府君而《すなは》ち知ること有らば、則ち当《まさ》に喜気眉宇に見《あらは》るべし。此書を顧みるに、本《もと》は生徒の深く志す者の為に其要を講授摭摘する者なり。敢へて妄りに洩らすべきの書に非ずと雖も、久しくして敢へて失墜せざるを恐る。且つ余頃年《けいねん》正痘を療するに、世医の療する所、補を誤たずんば則ち瀉を誤ち、非命の夭折に係る者甚だ多きを縷《るる》指観すべからず。是れ蓋《けだ》し唇舌の精議を詳悉せず、補瀉転移の機会を弁明せず、強ひて謬誤の薬を以て投じ、夫《か》の人の子を冥々に賊害す。

先府君、蓋し此《ここ》に概有り。是に於て、其補瀉転移の唇舌秘訣を挙げ、特《こと》に其綱領其精議のごときを掲ぐ。則ち『前伝』・『後伝』・『奥伝』及び『痘論玄機』等の秘訣有り。首尾皆な舌候唇候を以て、施治の枢紐と為す。亦た脈診に代へ、撚子を照看するの法訣有り。兼合・表裏・淫迫を見ると雖も、似て諸《こ》れ夾雑の証に非ざれば、以て之《これ》的覈《てきかく》を示し、敢へて惜しむべきに非ず。是れ戴先師〔戴曼公〕、盟書を以て相伝ふ所なり。世医能《よ》く此書を服膺《ふくよう》し、深静熟思して粗より精に入らば、則ち冀《こひねが》はくは虚々実々の誤ちに至らざらん。

余亦た『痘科方意解続編』の著有り。嗣命を将《もっ》て其方後の夾症・加減の要拠を梓す。当《まさ》に『痘科方選』と相比し、其他の著録を考へ、余の録する所を見るべし。先府君の行状中、啻《た》だに顓門《せんもん》亦た已に夥《おびただ》しきを採輯するのみならず。世の学者、其功労を賛へんことを請ふ。

明治四年辛未季冬

男　池田　九　信義　謹跋[21]

信義は、池田痘科の治術が明治の世でも有用であることを信じて疑わなかった。いわく、ここにようやく『痘科方意解』二巻を上梓できた。これを知るや、先府君・京水も、さぞかし喜ばれることだろう。ちかごろの医者には、唇舌にもとづく精微な診断ができず、ために補剤と瀉剤《しゃざい》の切り替え時機を逸して投薬を誤り、患者を非命のうちに夭折させる者が多くある。この書がそうした世医を導き、治痘が正しくおこなわれることを期す、というのである。

ここから推するに、明治期の政治機構の刷新をうけて、池田痘科は官立の医学教育機関の教官という役職からは放たれたものの、一八七一（明治四）年の時点では、いまだ健在だったようである。代々つたわる医術をおこない唱道する途は、このとき依然、開かれていた。だが、その後、池田痘科の動静は、杳《よう》として知れなくなる。

一八七四（明治七）年には、「医制」および「種痘規則」が制定される。一八七六（明治九）年の「天然痘予防規則」制定以降、種痘という〈衛生〉は、確実にひとびとの身体を捉えはじめる。天然痘は、明治期に幾度か列島規模で大流行するが、近世期のような、つねに身近にある病ではなくなってゆく。池田痘科はしだいに自家の存立の基盤を取り崩され、大正期には、猫の予見した「あばたの衰退」した近未来が現実に到来するのである。

とある「近代」のデスマスク

一九一六（大正五）年一二月九日、漱石は永い眠りについた。それは本来なら、生涯顔面にはりつき、ときに深く己を傷つけた痘痕からの解放となるはずであった。しかし、漱石の死を惜しむ者らは、あまりに無邪気で残忍だった。子供らの願いにより、死の床の無防備な姿を写真に撮られただけでなく(22)、死後には、弟子の提案をうけて、デスマスクがとられたのである。

同日の深夜、彫塑家が家にまねかれ、型取りがおこなわれた。「直ぐに作業が始まつた。予《あらかじ》め先生の顔に油を塗つて置いて、針金で作つた撃剱《げつけん》のお面のやうなものを被せ、その上からどろどろに溶いた石膏を流すのである。さうして置いて、その石膏が乾くのを待つて、こつそりそれを剝がすのである。剝がす時に、先生の三分程生《の》びた髭が幾十本となく石膏の面型に附いて脱《ぬ》けた(23)」。

マスクは二面つくられ、一つは朝日新聞社に、もう一つは自宅にとどめられた。書斎の仏壇わきに飾られたそれを、九歳にして父と死に別れた息子は、よくお面がわりにかぶったという。[24] 女婿によると、その出来ばえは、「厳粛な荘重味と現実感とがよく現はれて居る」[25]ものだった。妻も、のちに、「鼻の頭のあばた迄よく出て、ほんとうに取つておいていいことをしたとつくづく思ひました」[26]と、感慨を述べている。[27]

漱石のその特異な生のすがたは、さだめし身近な者であれば了解されるという種類のものではなかったのだろう。種痘をめぐる世間の意味づけは、短期間で一挙に変容した。日本列島の各地でみられた天然痘の流行形態の差異や習俗の多様性は、ほとんど消失する。医師らが弁じたてた、「天命」への畏怖も、「百分の一」を慮る倫理も、「洋煙」（阿片）と「洋痘」（牛痘種痘）の推奨の背景に西洋諸国の陰謀をみる議論も、みな霧消する。疱瘡に罹患するという経験そのものが、日常から姿を消す。あばたも、醜い、「御維新前《ごいっしんまへ》」で非「西洋」の、教育の無い最下層の表徴たるのみならず、数自体がしだいに先細る。

それゆえ、漱石のごとき、種痘をうけることによって逆に「傷」を負うという稀有な体験は、その後も共有も理解もされることなく、ながく個々人の「不幸」にとどまった（種痘に起因する「傷」が、池田痘科の問題とした「百分の一」の死とともに、予防接種の「副反応」という言葉で語られはじめるのは、漱石の種痘から約一世紀をへだてた後の世においてである）。苦沙弥先生を「気の毒」と歎《たん》ずる猫の腹話術的な文体には、痘痕の下深くから「近代」を問う目線が埋めこまれているのである。

さて、漱石がデスマスクをとったその同じ一九一六（大正五）年、森鷗外は、年初より『東京日日新聞』と『大阪毎日新聞』紙上で『澁江抽斎』の連載をはじめた。鷗外が墓を探しあるいているという記事が『東京朝日新聞』に載ったのも、そのころであった（末尾に、その全文を引く）。この記事は、表題を「日本種痘の恩人」に変更され、翌二月に『大阪朝日新聞』にも掲載される。序章にみた「池田京水」の探索のはじまりである（図表62）。

明治初年には活動が確認されていた池田痘科が、いつ湮滅したかは、推測の域をでない。一八七四（明治七）年には、「医師」が国家資格（「医師開業免状」制）となり、医業はしだいに、西洋近代医学を修めた者しかおこなえなくなってゆく。疱瘡の流行も漸時散発的になり、治術を尽くす対象が消失する。そうした状況のなか、池田家一門はその高い専門性のゆえ、宗旨替えして医業をつづけるか、あるいはすっぱりと廃業するか、いつかの時点で選択せざるをえなかったであろう。

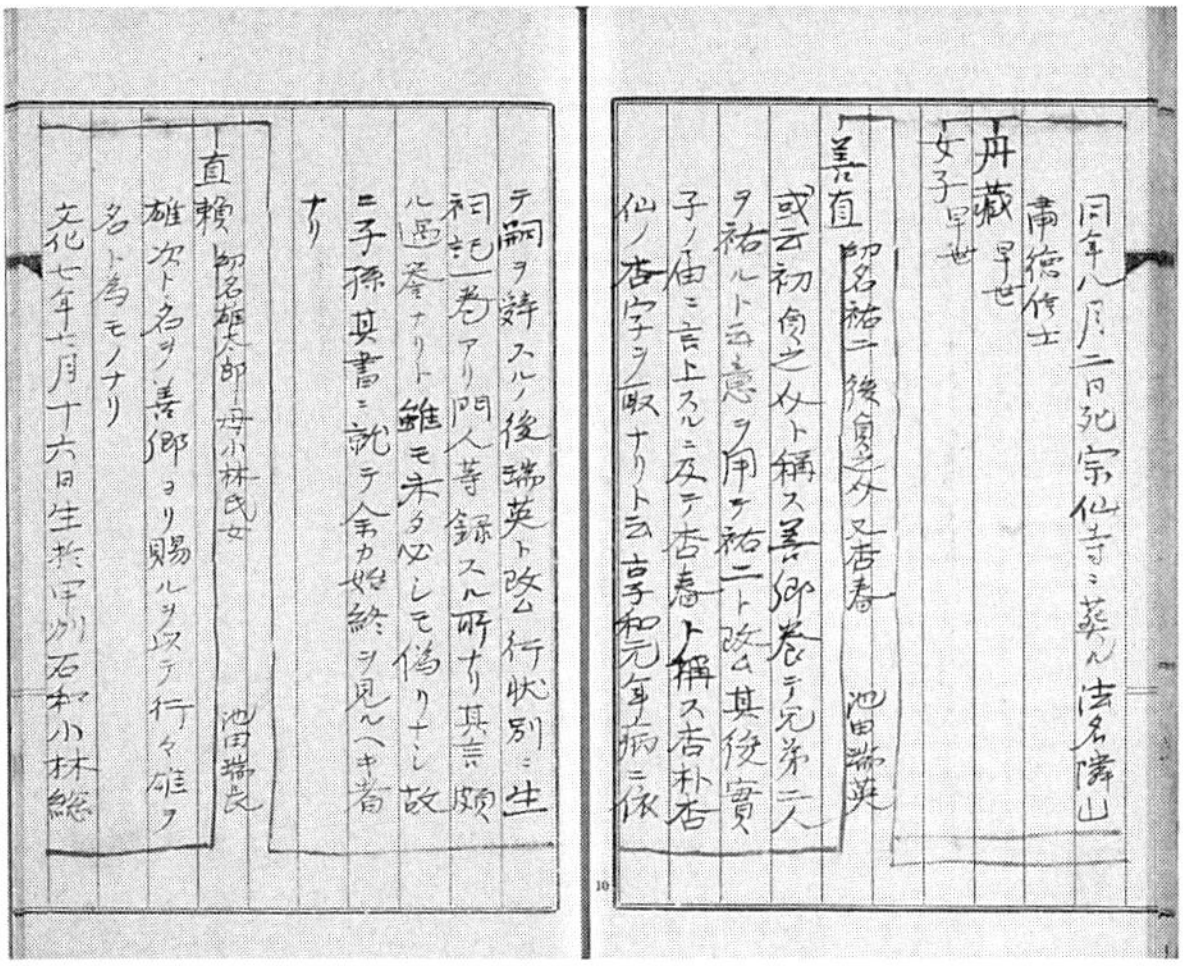
同年八月二日死宗仙寺ニ葬ル法名儁山
粛徳修士
丹蔵　早世
女子　早世
善直　初名祐二後貞之助又杏春　池田瑞英
或云初貞之助ト稱ス善卿養テ兄弟ニ人
ヲ祐ルト云意ヲ用テ祐二ト改ム其後實
子ノ価ニ言上スルニ及テ杏春ト稱ス杏朴杏
仙ノ杏字ヲ取ナリト云享和元年病ニ依
テ嗣ヲ辞スルノ後瑞英ト改ム行状別ニ生
祠記一巻アリ門人等録スル所ナリ其言頗
ル過誉ナリト雖モ未タ必シモ偽リナシ故
ニ子孫其書ニ就テ余カ始終ヲ見ルヘキ者
ナリ
直頼　初名雄太郎　母小林氏女　池田瑞長
雄次ト名ツク善卿ヨリ賜ルヲ以テ行々雄ノ
名ト為モノナリ
文化七年十一月十六日生於甲州石和小林総

図表62　鷗外の手控えのなかの「池田京水」[(28)]

ただし、一つ確実なのは、それが一九一六（大正五）年の、鷗外による京水探索以前であったということである。鷗外の意図とはうらはらに、『澀江抽斎』・『伊澤蘭軒』の連載は、池田痘科がすでに湮滅したことを決定づけることとなった。門下に受け継がれた秘伝も、またその「百分の一」をおもんばかる論理も、一切が湮滅していた。そして、かつての「痘科の大家」は、皮肉にも、「日本種痘の恩人」と読み替えられ、事績をしのばれることとなったのである（本書三頁、図表1）。

森鷗外博士《もりおうぐわいはかせ》のお墓調《はかしら》べ
無《な》くなつた痘科《とうくわ》の泰斗池田瑞仙《たいといけたずゐせん》の墓《はか》
森鷗外博士《もりおうぐわいはかせ》は近頃染井《ちかごろそめゐ》の墓地《ばち》に行《い》つたり東京府庁《とうきやうふちやう》に人《ひと》を派《は》したり頻《しきり》にお墓調《はかしら》べをやつてゐる、乃《そこ》で陸軍省医務局《りくぐんしやういむきよく》に博士《はかせ》を訪問《はうもん》すると氏《し》は曰《いは》く私《わたし》は此頃《このごろ》日本《にほん》に於《お》ける疱瘡《はうさう》の沿革《えんかく》に就《つい》て少《すこ》し許《ばか》り調《しら》べて見《み》た所《ところ》日本《にほん》の医学中痘科《いがくちうとうくわ》に関《くわん》する事《こと》は明《みん》の帰化僧戴曼公《きくわそうたいまんこう》に負《お》ふ所《ところ》が頗《すこぶ》る多《おほ》く其門人《そのもんじん》なる池田瑞仙《いけたずゐせん》及《および》其養嗣子《そのやうしし》池田霧渓《いけたむけい》の両人《りやうにん》が之《これ》を継承《けいしよう》して新学《しんがく》の先駆《せんく》となりたるにも拘《かゝ》はらず何《いづ》れも其事跡《そのじせき》が残《のこ》つて居《い》ない事《こと》を発見《はつけん》したのである、戴曼公《たいまんこう》は

▲有名《いうめい》な帰化人《きくわじん》

で学才《がくさい》あり詩《し》を宜《よ》くし筆《ふで》を執《と》れば筆法真《ひつはふしん》に迫《せま》るの概《がい》あるは勿論《もちろん》一般医術《はんいじゆつ》に通《つう》じ殊《こと》に痘科《とうくわ》に精通《せいつう》して居《い》たのであるが明《みん》が亡《ほろ》ぶと同時《どうじ》に渡来《とらい》して帰化《きくわ》し隠元和尚《いんげんをしやう》の書記《しよき》となり宇治黄檗山《うぢわうばくさん》に居《い》たが辞《じ》して長崎《ながさき》に移《うつ》り其後数年《そのごすねん》を経《へ》て再《ふたゝ》び隠元和尚《いんげんをしやう》を尋《たづ》ねて宇治《うぢ》に旅立《たびた》つた其途中病死《そのとちうびやうし》したのである、池田瑞仙《いけたずゐせん》は親《した》しく戴曼公《たいまんこう》に師事《しじ》して痘科《とうくわ》を深《ふか》く研究《けんきう》した後東京《のちとうきやう》に帰《かへ》り向島辺《むかふしまへん》に住《す》んで居《い》たが瑞仙《ずゐせん》も中々博学多才《なかなかはくがくたさい》で痘科《とうくわ》の大家《たいか》を称《しよう》するを得《う》べく其功績《そのこうせき》は永《なが》く後世《こうせい》に伝《つた》へられなければならないのである、そして瑞仙《ずゐせん》は文化《ぶんくわ》十三年《ねん》に八十二歳《さい》で死《し》し養嗣子《やうしし》の池田霧渓《いけたむけい》が後《あと》を継《つ》いで近年《きんねん》まで痘科《とうくわ》には殊《こと》に秀《ひい》でた医師《いし》として

▲門戸《もんこ》を張《は》つて

来《き》たのである、併《しか》し其後池田家《そのごいけたけ》は何《ど》うなつたか記録《きろく》にもなく勿論血縁者《もちろんけつえんしや》と云《い》ふやうな者《もの》も見当《みあた》らない、両人《りやうにん》の墓《はか》は以前《いぜん》向島《むかふしま》須崎《すさき》町の嶺松寺《れいしようじ》に歴然《れきぜん》として残《のこ》つて居《い》た事《こと》は明白《めいはく》で之《こ》れは私《わたし》の友人《いうじん》で曽《かつ》て墓《はか》に参詣《さんけい》した人《ひと》があり又私《またわたし》の寺《てら》の住職《ぢうしよく》は能《よ》く知《し》つて居《い》る、そして其傍《そのかたはら》には戴曼公《たいまんこう》と池田瑞仙《いけたずゐせん》との関係《くわんけい》を細叙《さいじよ》した石碑《せきひ》が建《た》てられてあつたのである、然《しか》るに其嶺松寺《そのれいしようじ》と云《い》ふ寺《てら》は

▲今《いま》は跡形《あとかた》も無《な》

くなつて居《い》る、何処《どこ》かへ越《こ》して行《い》つたのかと思《おも》つたがそれは全《まつた》く潰《つぶ》れて了《しま》つたやうだが潰《つぶ》れる際《さい》は墓《はか》を何《ど》うするかと云《い》ふに警視庁《けいしちやう》の云《い》ふ所《ところ》では縁《えん》の有《あ》るものは他《た》の寺院《じゐん》に引継《ひきつ》ぐが無縁《むえん》の墓《はか》は染井墓地《そめゐぼち》に持《も》つて行《い》くと云《い》ふ話《はなし》だから染井墓地《そめゐぼち》へ行《い》つて見《み》た然《しか》し無縁《むえん》の墓杯《はかなど》は石《いし》も無《な》く何処《どこ》が何《ど》うなのか少《すこ》しも判《わか》らない、東京府《とうきやうふ》に問《と》ひ合《あは》し

て見《み》ると明治《めいぢ》十八年現在《ねんげんざい》と云《い》ふ台帳《だいちやう》があつてそれが一番古《いちばんふる》いのださうだが其中《そのなか》には嶺松寺《れいしようじ》と云《い》ふ寺《てら》は載《の》つて居《い》ない所《ところ》を見《み》るとそれ以前《いぜん》に潰《つぶ》れたものに相違《さうゐ》ない、斯《か》くして国家《こくか》に功労《こうらう》のあつた新学《しんがく》の先駆《せんく》を埋葬《まいさう》した処《ところ》は判《わか》らなくなり

▲石碑《せきひ》や墓標《ばへう》は

何処《どこ》かへ行《い》つて了《しま》つたのである、墓《はか》の有《あ》つた所《ところ》は恐《おそ》らく人家《じんか》となつて居《い》るであらうが此有名《このいうめい》な人《ひと》を永久《えいきう》に記念《きねん》すべき石碑《せきひ》の如《ごと》きは庭石《にはいし》となつて居《い》るかそれとも摩滅《まめつ》して石屋《いしや》の店頭《てんとう》に並《なら》べられてあるか何《いづ》れとも推測《すいそく》するに由《よし》ないが私《わたし》の考《かんが》ふる所《ところ》では之《これ》と同様《どうやう》な事柄《ことがら》は寧《むし》ろ所在《しよざい》に転《ころ》がつて居《い》る事《こと》で必《かなら》ずや数《かぞ》へ切《き》れない程沢山《ほどたくさん》あると思《おも》ふ実利《じつり》主義《しゆぎ》に走《はし》るのも悪《わる》くはないが斯《か》う云《い》ふ事《こと》にも少《すこ》しは注意《ちうい》して保存《ほぞん》する様各人《やうかくじん》に於《おい》て少《すこ》しく注意《ちうい》したら随分保存《ずゐぶんほぞん》し得《え》られると思《おも》ふ(29)

注

序章　「日本に於ける疱瘡の沿革」を記述する

（1）『東京朝日新聞』一九一六（大正五）年一月一五日付、朝刊六面。
（2）『東京朝日新聞』一九一六（大正五）年一月一五日付、朝刊六面。
（3）「天然痘」という感染症の旧称の一つ。天然痘にたいしては歴史的に、「喪瘡《もかさ》」・「いもかさ」・「痘瘡」・「痘疹」など、さまざまな呼称がもちいられた。本書では、そうした歴史的な用語法を尊重しつつも本文の内的整合性を保つため、引用およびそれへの言及をのぞき、明治時代までの事項の記述には「疱瘡」を、明治時代以降の事項の記述には「天然痘」を、同病に充てる。なお、「痘瘡」の異名については、富士川游『日本疾病史』上巻、吐凰堂書店、一九一二年、八五―九一頁、で考証がなされている。
（4）森林太郎『鷗外全集』一六巻、岩波書店、一九七三年、二九一頁。
（5）森林太郎『鷗外全集』一六巻、岩波書店、一九七三年、二九二頁。
（6）森林太郎『鷗外全集』一六巻、岩波書店、一九七三年、二九一頁。
（7）石川淳『森鷗外』三笠書房、一九四一年、三頁。
（8）石川淳『森鷗外』三笠書房、一九四一年、八頁。
（9）加藤周一「鷗外とその時代」『加藤周一著作集六　近代日本の文学的伝統』平凡社、一九七八年、一五〇頁。
（10）鷗外が『抽齋』・『蘭軒』を執筆するにあたり作成した資料の手控えは、現在、東京大学総合図書館「鴎外文庫」に収蔵されている。『池田京水文書』（鷗H二〇―四四四）、『池田文書』（鷗H二〇―四五三）、『池田氏事蹟』（鷗H二〇―四四五）など

（以上いずれも、鷗外による筆写・書き入れあり、和綴じ本）。

(11) 抽齋は生前に唯一『護痘要法』という著書を板行しているが、これは師の京水の口述を筆記したものである。

(12) 富士川游『日本医学史』裳華房、一九〇四（明治三七）年、六五七頁。

(13) 『抽齋』に、『池田氏過去帖』に記載された原文は載らない。次作『蘭軒』で再度京水が言及されるにあたり、「宗経軒京水瑞英居士、五十一歳、初代瑞仙長男、実玄俊信卿男、天保七丙申年十一月十四日」という原文が引かれている（森林太郎『鷗外全集』第一七巻、岩波書店、一九七三年、一九七頁）。

(14) 森林太郎『鷗外全集』第一六巻、岩波書店、一九七三年、二九九頁。

(15) 『抽齋』に、『池田氏行状』に記載された原文は載らない。原文については、男（池田）晉「事実文編四十五　○池田君行《ママ》状」『事実文編』三、ゆまに書房、一九七八年、五―六頁、を参照。

(16) 森林太郎『鷗外全集』第一六巻、岩波書店、一九七三年、三〇〇頁。

(17) 森林太郎『鷗外全集』第一七巻、岩波書店、一九七三年、一九六頁。

(18) 鷗外の捉えた「真相」を、『蘭軒』の当該箇所から要約すれば、こうである。すなわち、池田京水（幼名「祐二」）はもと、初代瑞仙錦橋の弟・池田玄俊の子であったが、生後まもなく母が亡くなったのを機に、初代瑞仙錦橋の養子となった。そして、初代瑞仙錦橋が、一七九六（寛政八）年に江戸に医学館の痘科の教授として招聘された際、公には実子「杏春」として届け出られたのだった。初代瑞仙錦橋の実子はすべて夭折しており、京水（杏春）は翌一七九七（寛政九）年に、初代瑞仙錦橋の後妻「澤」とともに、江戸の初代瑞仙錦橋のもとに移る。しかし、一八〇三（享和三）年、京水（杏春）は、「佐々木文仲」なる痘科医と通じた澤により、嗣を追われることになる。澤は、京水（杏春）を廃嫡せしめたのち、佐々木文仲を初代瑞仙錦橋の跡に据えようと、さまざまに画策したという（森林太郎『鷗外全集』第一七巻、岩波書店、一九七三年、四七五―四八九頁）。なお、三代目瑞仙直温撰の『池田氏過去帖』によれば、澤は「菱谷氏」の出で、「佐井氏」を仮親として初代瑞仙錦橋に嫁したという。「佐井氏」は当時、京都で高名な痘科の医家であった（第二章の注(374)にて詳述）。また、「佐々木文仲」は、痘科医として江戸で名がとおっていたようで、本書で参照した資料のなかでも、何度か名が挙がる。

(19) 森林太郎『鷗外全集』第一七巻、岩波書店、一九七三年、四六九頁。
(20) 『鷗外全集月報』一四号（一九五二年七月）、岩波書店。なお、同報は、三枝博音『三枝博音著作集』第六巻、中央公論社、一九七三年、に所収。本書では、これを参照。
(21) 三枝博音『三枝博音著作集』第六巻、中央公論社、一九七三年、三八四頁。
(22) 松本清張『両像・森鷗外』文藝春秋社、一九九四年、四二頁。
(23) 「二醫官傳」は、『文藝春秋』一九八五年五月号―一〇月号、一二月号に発表され、加筆・改題をへて、一九九四年に『両像・森鷗外』（文藝春秋社）として単行本化された。本書では、この単行本のテクストを参照。
(24) 松本清張『両像・森鷗外』文藝春秋社、一九九四年、四二頁。
(25) 関連する考察としては、拙論「京水補遺――鷗外の生きた湮滅の医学思想」『思想』一〇九〇号、二〇一五年、を参照。
(26) 『大阪朝日新聞』一九一六（大正五）年二月八日付。森林太郎『鷗外全集』第二六巻、岩波書店、一九七三年、五三三―五三四頁。
(27) 森林太郎『鷗外全集』第一六巻、岩波書店、一九七三年、二九〇頁。
(28) 池田京水および池田家一統には、鷗外が言及したもののほかにも、膨大な著作があったようである。『国書総目録』（補訂版・著者別索引）岩波書店、一九九一年、に挙がるだけでも、「池田京水（瑞英・大淵《ママ》）」の項には、「池田家痘瘡治術口授・豌痘瘡論・翁朱分解・経方辨〈弘化四〉・護痘要法〈天保二〉・痘科挙要〈文政八刊〉・痘科鍵会通〈文政八刊〉・痘科鍵私衡〈文政一三〉・痘科方意解前編〈文政六〉・痘科方意解方選附録方意解続編〈文政七〉・痘鑑・痘書筆録〈天保二〉・痘疹方選編・秘伝痘科四綱図略〈天保二〉・秘伝痘科唇舌奥伝・秘伝痘科唇舌前伝」とある。
同様に、初代瑞仙錦橋の項には、「池田独美（錦橋・瑞仙）池田瑞仙治痘論・唇舌図録（編）・痘科鍵刪正補注（注）・痘科枢要秘訣・痘科辨要〈文化八〉・痘疹戒草〈文化三刊〉・痘瘡大極伝・痘瘡秘訣・聞人規伯圜先生痘疹方論（編）〈文化七〉」が載る。なお、別項目「池田瑞仙」には、「池田家痘疹記聞・痘瘡看病禁戒十六条・痘瘡唇舌鑑・痘瘡唇舌図・痘中痘後食物禁好之事」が列記されている。

二代目瑞仙霧渓の項には、「池田霧渓（晋・瑞仙）　池田瑞仙行状記〈文政二刊〉・異痘輯説〈天保四〉・閑窻医談・経験諸方〈天保一四〉・古今痘疹類篇大成・種痘辨義・精選痘疹良方・続痘科辨要〈文政一〇刊〉・治痘口訣・治痘薬性全集・治痘要訣〈嘉永四刊〉・治痘要方（編）〈天保六刊〉・治痘要方補遺（編）〈嘉永三刊〉・治痘論〈天保一四〉・痘科鍵刪正補注（補）〈文政一三刊〉・痘科輯説〈嘉永元〉・痘疹治験録・痘疹辨義金鏡録纂註・痘瘡養生訣〈文政八〉・秘伝痘疹唇舌提要・秘伝痘疹唇舌試考・方選〈文政一〇〉・疱瘡食物考〈天保一一〉・麻疹要方（編）」が挙がる。

三代目瑞仙直温の項には、「牛痘辨非〈文久元〉」の一篇が載る。

(29) 一八七七（明治一〇）年創刊で、当初は月刊、一八七九（明治一二）年以降は週刊。同誌は、広報や最新の医学情報の発信等の役割を担うだけでなく、医師らの意見交換の場としても機能し、近代日本における医学の発展に寄与した。近藤禧禔男「『東京医事新誌』――明治初期の医学雑誌についての考察」『医学図書館』二〇巻二号、一九七三年、を参照。

(30) 高田春耕「種痘三祖ノ紀念碑ヲ東京ニ建設センコトヲ議ス」『東京医事新誌』二二六号、一八八二年、一〇―一四頁。

(31) 高田春耕「種痘三祖ノ紀念碑ヲ東京ニ建設センコトヲ議ス」『東京医事新誌』二二六号、一八八二年、一一頁。

(32) 高田春耕「種痘三祖ノ紀念碑ヲ東京ニ建設センコトヲ議ス」『東京医事新誌』二二六号、一八八二年、一三―一四頁。

(33) 北城諒斎『種痘三祖小伝』一八七一年、大田原種痘所、半紙本、杏雨書屋蔵（杏三一六七）。

(34) この投書に先だつ一八七一（明治四）年、たとえば、東京医学校の久我克明は、『種痘亀鑑』（後出、島村利助、架蔵）において、「嘉永己酉、和蘭医門尼幾ナル者有リ、始テ痘苗ヲ載テ長崎ニ至リ、之ヲ柴田〔方庵〕氏ニ授ク。」（原文は白文）と、「柴田方庵」が最初の種痘の伝習者であるように記していた。また、一八七七（明治一〇）年に内務省衛生局の発行した『衛生局第一・第二報告』（のちの『衛生局年報』の第一報）は、「種痘」の項に略史として、「原《たづ》ヌルニ、嘉永二年（西暦千八百四十九年）和蘭人ドクトル門扱幾《モツニツキ》創メテ此術ヲ本邦ニ伝フ。爾後幕府ニ於テ種痘館ノ設ケアリ。各藩亦往々之ヲ施行ス。」（二一頁）と記していた。

高田論文のなかで言及された北城諒斎の『種痘三祖小伝』も、牛痘苗自体はオランダ人が長崎に齎したとしつつも、「日本種痘家の祖」には、それを普及させるのに功績のあった「桑田立斎」の名を挙げる。

なお、同書の「日本種痘家の祖」に関する記載は以下のとおり。「日本立斎桑田先生。先生江戸ノ人ナリ。泰西医術ヲ請究シ、一時名声都下ヲ傾ク。嘉永二年夏、和蘭人始テ牛痘苗ヲ載セ、肥ノ長崎ニ至ル。其ノ十一月、先生之ヲ肥人某ニ受ク。当初非疑スル者十ニ七八。而ルニ先生志益々確ニシテ、其ノ非疑スル者之ヲ舎《お》キ、其ノ信スル者ニ種与シテ倦マズ。後チ《の》数々《しばしば》天花〔天然痘〕ノ流行スルニ値《あ》ヒ、人始テ其ノ法ヲ奇トシ、稍々之ニ帰ス。蓋シ其ノ種ヲ経ル者患ヒニ罹ラザルヲ以テナリ。今ハ則チ海内《かいだい》〔国内〕皆其ノ法ヲ奉シ、元元《げんげん》〔万民〕偏《あまね》ク其ノ沢ヲ被ル。是ニ於テ我カ日本天平以還ノ痘患、消除殆ント尽ク、将《は》タ誰レノ力ゾ。先生ノ如キハ、真ニ彼ノ応涅児《イエンネル》〔ジェンナー〕氏ノ忠臣ニシテ我カ皇国ノ義士ト謂フベシ。嗚呼先生実ニ我カ日本種痘家ノ祖ナリ」北城諒斎『種痘三祖小伝』一八七一年、大田原種痘所、半紙本、杏雨書屋蔵（杏三一六七）、六オ―六ウ。

(35) 郭嘉四郎「日本種痘家ノ祖トハ誰ソ」『東京医事新誌』二二〇号、一八八二年、一〇―一五頁。

(36) この論考に先だち、『東京医事新誌』誌上には、「雑報」欄に著者不詳の「笠原良策氏の小伝」という記事が載った（『東京医事新誌』二〇一号、一八八二年、二四―二七頁）。郭はこの記事を参照し、「笠原白翁」を擁立したようである。

(37) 高田春耕「種痘始祖を長崎県の医士諸君に質す」『東京医事新誌』二二六号、一八八二年、一七―一九頁。

(38) 高田春耕「種痘始祖を長崎県の医士諸君に質す」『東京医事新誌』二二六号、一八八二年、一八―一九頁。

(39) 菊池武文「文政年間ノ種痘家」『東京医事新誌』二二七号、一八八二年、一二―一四頁。

(40) 有田樹林「日本種痘家ノ始祖」『東京医事新誌』二三二号、一八八二年、一三―一六頁。

(41) 有田樹林「日本種痘家ノ始祖（前号ノ続キ）」『東京医事新誌』二三三号、一八八二年、一六―一八頁。

(42) 郭嘉四郎『皇国医事沿革小史』太田雄、一八八七年、四五頁。褒賞の全文は、以下のとおり。「罷役一等軍医正七位　吉雄圭斎　嘉永年間種痘ノ術ヲ伝習シ爾来之ヲ四方ニ伝授シ其隆盛ヲ計リ候段奇特ニ付為其賞木杯壱組下賜候事　明治一七年一二月八日」。

なお、吉雄圭斎の受勲については、幕末から明治にかけての医学界の重鎮・松本順の口添えがあったものという。松本順「蘭疇」一九〇二年、未定稿（ここでは、吉野作造編『明治文化全集』二四巻、日本評論社、一九三〇年、に収録の原稿を参照）。
(43) 郭嘉四郎『皇国医事沿革小史』太田雄、一八八七年、四五頁。
(44) 一八八〇（明治一三）年創刊で、毎月二号刊行。前出の『東京医事新誌』が、おもに英米学派の記事を扱ったのにたいし、ドイツ学派の関連記事を載せた。一九四一（昭和一六）年に『日本医史学雑誌』と改題、現在も日本医史学会の学会誌として継続して発刊されている。幕末以降、日本で発刊された医学系雑誌の概況については、小野寺俊治「初期の日本医学雑誌」『日本医事新報』一七二八号、一九五七年、四七―五〇頁、を参照。
(45) 古川榮「本邦種痘の起源」『中外医事新報』一二三四号、一八八九年、三九―四〇頁。
(46) 富士川游「種痘術ノ祖ノ私考」『中外医事新報』三三八号、一八九四年、四九二―四九六頁。
(47) 富士川游「種痘術ノ祖ノ私考」『中外医事新報』三三八号、一八九四年、四九四頁。
(48) 「善那氏種痘発明百年紀念会」は、一八九六（明治二九）年五月一四日、上野公園内旧博覧会跡第五号館を会場に開催された。発起・主催は、大日本私立衛生会・赤十字病院・積善社ほか六団体。開催委員長は、三宅秀《ひいず》だった。
(49) 佐藤保編『善那氏種痘発明百年紀念会報告』善那氏種痘発明百年紀念会（非売品）、一八九七年、および、私立奨進医会編『ジエンナー種痘発明百年期紀念文集』吐鳳堂書店、一八九六年。
(50) 私立奨進医会編『ジエンナー種痘発明百年期紀念文集』吐鳳堂書店、一八九六年、九四頁。
(51) 富士川游『日本医学史』裳華房、一九〇四年。
(52) 同像の建立の経緯については、深瀬泰旦「『善那余話』からみた東京国立博物館ジェンナー像建立の経緯」『日本医史学雑誌』五五巻三号、二〇〇九年、に詳しい。
(53) 郭嘉四郎『皇国医事沿革小史』太田雄、一八八七年。
(54) 富士川游『日本疾病史』吐鳳堂、一九一二年。
(55) 大槻如電『新撰洋学年表』柏林社、一九二七年。
(56) 山崎佐『日本疫史及防疫史』克誠堂書店、一九三一年。

(57) 古賀十二郎『西洋医術伝来史』日新書院、一九四二年。
(58) 一九九四（平成六）年の日本医史学会総会で、来るジェンナー牛痘接種発明二〇〇年にむけた記念事業として、牛痘接種に関連する文献の目録を作成することが議決せられた。それを受けて編集された日本医史学会編『日本牛痘接種関連文献目録』（非売品、二〇〇〇年）には、当該テーマに関する研究業績（明治期以降に出版された書籍をのぞく）が、およそ五〇〇編採録されている。その後、同目録の「補遺」を期して、松木明知編『日本牛痘種痘史文献目録』（岩波出版サービスセンター、二〇〇二（平成一四）年）が刊行され、前書に載らない約一六〇編の論文が採録（一部、全文転載）された。関連する研究書に関して言えば、明治以降、二〇一五年現在までに、管見のかぎりでも三〇〇点以上の書籍が刊行されている。
(59) 榛軒は、この上書において、人体解剖・薬方の酷烈・種痘という「蘭医方の三弊事」を論拠に、蘭方を禁じることを進言したという。森林太郎『鷗外全集』第一七巻、岩波書店、一九七三年、六二五頁。
(60) 森林太郎『鷗外全集』第一七巻、岩波書店、一九七三年、六二五頁。
(61) 日本の「種痘始祖」の議論において名前の挙がった「長与俊達」の孫にあたる。視察より帰国した一八七三（明治六）年以降、衛生行政所管当局（文部省医務局・内務省医務局・内務省第七局）の局長を務め、一八七五（明治八）年七月に内務省衛生局が創設された際には、初代の局長に就任。以後、一八九一（明治二四）年八月までおよそ一六年間にわたり、その座にあった。
(62) 長与専斎『松香私志』上、長与称吉（非売品）、一九〇二年、五四―五六頁。
(63) 寺島良安『和漢三才図絵《ママ》』巻一、一七一三（正徳三）年、寺島氏杏林堂、大本、杏雨書屋蔵（貴五五一）、藤原序二オ。
(64) 古くは、一二八八（正応元）年成立の丹波行長『衛生秘要抄』や、一五七二（永楽一五）年成立の陵故広『衛生宝鑑』など。
(65) 本井子承『秘伝大人小児衛生論』刊記無、半紙本、二巻一冊、一七九四年、架蔵。同書はのちに改題・改板され、『［大人小児］秘伝衛生論』（一八一二（文化九）年、加賀屋善蔵）や『［無病息災］秘伝衛生論』（一八三七（天保八）年、加賀屋善蔵）として刊行された。
(66) 本井子承『長命衛生論』丹波屋栄蔵、大本、三巻三冊、一八一二年、架蔵。

(67) 正確を期するなら、時期によって「衛生」の用語法を截然《せつぜん》と区分するのは、なお控えねばならない。たとえば、一八九四（明治二七）年刊の松本順『通俗衛生小言』は、その冒頭の「衛生総論」を、「衛生とは古来言ふ養生のことにて」と書きだしており、以下、医事に疎い庶民にむけて「公衆衛生」・「各自衛生」・「住地」・「家屋」・「衣衾《いきん》」・「食物総論」・「穀物」・「肉食」・「蔬菜《そさい》」・「酒醸」・「茶料」・「烟草《たばこ》」・「菓子間食」・「浴湯」・「育児」・「閨房《けいぼう》」を説く（松本順『通俗衛生小言』松本順、中本、三巻三冊、一八九四年、架蔵）。これは、松本順が幕末の一八六四（元治元）に刊行した『養生法』（島村利助、半紙本、二巻二冊、架蔵）の内容（「住所家室」・「衣服衾褥《きんじょく》の類」・「飲食（肉食・五穀・蔬菜・餅菓子干菓子・水・茶・酒）」・「煙草」・「浴湯」・「睡眠」・「房事」・「運動操作」）とほぼ重なる。

　また、一九一七（大正六）年から翌一九一八（大正七）年にかけて、「邦人一般の衛生思想を振起」するという趣旨のもと、『日本衛生文庫』（三宅秀・大澤謙二編、全六冊、教育新潮研究会）が「日本衛生法の集大成」として刊行されたが、収録されたのは、大半がいわゆる日本古来の養生書であった。

　してみれば、「衛生」は、国家主導で、かつ「公衆衛生」という環境や集団に準拠した水準でも展開されたという点では、明治期以降の新しい企図ではあったが、通俗的な実践の水準からすれば、「養生」の焼きなおしであった可能性がある。

(68) 長与専斎『松香私志』上、長与称吉（非売品）、一九〇二年、六五頁。『荘子』第二三の「庚桑楚篇」は、内篇・外篇・雑篇から成る『荘子』の、雑篇の初めに置かれる。道家の庚桑楚《こうそうそ》と、師の老聃《ろうたん》、および弟子の南栄趎《なんえいしゅ》のあいだで交わされる問答を通して、「衛生の経」や「至人の徳」が提示される。文中、「衛生」の語が登場するのは、老聃より「大道」を聞き自らの「病」を自覚した南栄趎が、それを癒すべく、「衛生の経《けい》」を問うくだりである。この南栄趎の問いにたいして老聃は、一を抱いて揺るがず、「児子」のごとくあることと応じる。さかしらだたず無心に生きることが、生を全うする基本原理と説くのだった。

　なお、福永光司『荘子　外篇・雑篇』（新訂中国古典選第九巻）、朝日新聞社、一九六七年、では、この「衛生の経」を「己れの生命を全うする根本の道」と解釈している（二一五頁）。ここに言う、自己の精神性の問題としての「衛生」が、長与の視察した営みと別物であることはたしかである。

（69）長与専斎『松香私志』上、長与称吉（非売品）、一九〇二年、六六頁。

（70）これよりさき、長与が「本邦衛生事業の発端」と位置づける文部省医務局（一八七三（明治六）年三月創設）においても、種痘は、医師の育成・管理、および売薬の取り締まりとともに、業務の中心とされていた。なお、一八七七（明治一〇）年に発行された内務省衛生局の年報、『衛生局第一・二報告』（後年の『衛生局年報』）の「種痘」の項目も、「種痘ハ本邦衛生事項中最モ夙《つと》ニ行ハレタル者ニシテ、今ニ於テハ全国及ハサル所ナシ。」と始まる（内務省衛生局『衛生局年報』第一・二報告、一八七七年、二一頁）。

（71）おもに厚生省医務局編『医制百年史』ぎょうせい、一九七六年、を参照。疾病別の衛生行政の展開については、個々に研究の蓄積がある。柿本昭人『健康と病のエピステーメー――十九世紀コレラ流行と近代社会システム』ミネルヴァ書房、一九九一年。小野芳朗『〈清潔〉の近代――「衛生唱歌」から「抗菌グッズ」へ』講談社、一九九七年。小林丈広『近代日本と公衆衛生――都市社会史の試み』雄山閣出版、二〇〇一年。青木純一『結核の社会史――国民病対策の組織化と結核患者の実像を追って』お茶の水書房、二〇〇四年。沖浦和光・徳永進『ハンセン病――排除・差別・隔離の歴史』岩波書店、二〇〇一年。武田徹『「隔離」という病い――近代日本の医療空間』中央公論新社、二〇〇五年。廣川和花『近代日本のハンセン病問題と地域社会』大阪大学出版会、二〇一一年、ほか参照。

（72）日本列島におけるコレラの最初の流行は、一八一九（文政二）年とされる。対馬からはいって九州・山陽地方で流行し、上方あたりで終息した。第二の流行は、一八五八（安政五）年の開国の年にはじまり、長崎から東漸、数万人の死者をだしつつ蝦夷島にまで達した。その後、明治期にはいり、一八七七（明治一〇）年に長崎・横浜にはじまる第三の全国的な流行がおきた。内務省衛生局は対策として、医師や警察組織をも動員した防疫体制を整備するとともに、港湾での検疫やインフラの拡充、民衆の啓蒙活動などを推進していった。

（73）以下、コレラに関しては、とくに注記のない場合、山本俊一『日本コレラ史』東京大学出版会、一九八二年、を参照。

（74）「コレラ」菌には、いくつか型があるが、本書で「コレラ」という場合、日本列島で流行した「アジア型（古典型）」をさすものとする。

（75）『日々新聞』一八八六（明治一九）年八月一七日附録、木村竹堂画（『医学選粋』五号、一九七五年、一五頁）。
（76）『日本衛生新聞』四六号附録、一八九五（明治二八）年一月一〇日付（『医学選粋』二三号、一九八〇年、七頁）。
（77）警察組織を動員し、コレラを強圧的に封じこめようとする〈衛生〉行政にたいし、各地で生じた騒擾事件で、明治期第一回のコレラ流行がおこった一八七七（明治一〇）年に、岡山県の漁村で発生した例が最初とされる。避病院への患者隔離や魚類売買禁止に反対する村民が詰所にかけあい巡査を傷つけた。その後も、コレラの流行（にともない〈衛生〉が発動）するたびに大小の暴動が起き、一八九〇（明治二三）年の記録でもって終息している。立川昭二『明治医事往来』新潮社、一九八六年、六〇―七三頁。

第一章　疱瘡の病像

（1）「自然界からは」という限定がつくのは、天然痘ウイルスが地上から完全に消滅したわけではないことによる。二〇一九年現在も、研究の目的で、アメリカとロシアの研究所にウイルス株が保有されている。ウイルス株の廃棄をめぐっては、世界保健機関（ＷＨＯ）でこれまで何度も協議が重ねられてきたが、その都度、廃棄は延期されている。Koplow, D. A., *Smallpox: The Fight to Eradicate a Global Scourge*, University of California Press, 2003, Preston, R., *The Demon in the Freezer*, Random House, 2002（邦訳：リチャード・プレストン（真野明裕訳）『デーモンズ・アイ――冷凍庫に眠るスーパー生物兵器の恐怖』小学館、二〇〇三年）、ほか参照。
（2）歴史資料のなかで記述された疾病を論じる際には、つねに、それが現代で言うところの何という疾病かという同定問題が付随する。この点にかんして、本書はさしあたり、「疱瘡」と「天然痘」とを同一の疾病とみなして記述する立場をとる。
（3）Crosby, A. W., Smallpox. In: Kiple, K. F. ed. *The Cambridge Historical Dictionary of Disease*, Cambridge University Press, 2003, pp. 300-304。以下、本節の記述は、全面的に同書を参照。ただし、事典という性格上、説明が簡略化されている箇所もあるため、補足説明が必要と思われる場合には、適宜、註釈をつけた。

（4）感染症が人類の歴史において果たした役割を検証し、その重要性を指摘した研究として、筆頭に挙げられるのは、McNeill, W. H. *Plagues and Peoples*, Anchor Press / Doubleday, 1976（邦訳：ウィリアム・Ｈ・マクニール（佐々木昭夫訳）『疫病と世界史』新潮社、一九八五年）であろう。以来、この『ケンブリッジ疾病史事典』「天然痘」の著者Ａ・クロスビーのほかＪ・ダイヤモンドなど、人類の歴史を感染症の流行と関連づけ世界規模で記述する卓越した試みがいくつもなされている。Crosby, A. W., *Ecological Imperialism: The Biological Expansion of Europe, 900-1900*, Cambridge University Press, 1986（邦訳：アルフレッド・Ｗ・クロスビー（佐々木昭夫訳）『ヨーロッパ帝国主義の謎――エコロジーから見た一〇～二〇世紀』岩波書店、一九九八年）、Diamond, J. M., *Guns, Germs, and Steel: The Fates of Human Societies*, W. W. Norton, 1997（邦訳：ジャレド・ダイアモンド（倉骨彰訳）『銃・病原菌・鉄――一万三〇〇〇年にわたる人類史の謎』上・下、草思社、二〇〇〇年）。

（5）原文では「死亡率（death rate）」となっているが、文脈から判断すると「致死率（case fatality rate）」（感染性物質に感染した全症例のうち死亡するにいたる症例の割合）のことであろう。

（6）このウイルス株の「感染力」（感染症疫学で言う「再生産数（reproductive rate）」、集団のなかで伝播性の疾病がヒトからヒトへ広がっていく潜在的可能性）は非常に強く、予防接種をうけていない自然状態で「曝露《ばくろ》」（感染可能なかたちで感染物質に遭遇すること）された場合、約八〇％が感染し、うち三〇％程度が死亡するとされる。体内に免疫機構が確立された成人の場合ほど、症状は激烈になり、致死率は高まる。

（7）「顕性感染」の対義語は「不顕性感染」である。不顕性感染する疾病の場合、病原体に感染していても症状があらわれないため、気づかぬうちに病原体を伝播させてしまうことがある。著名な例では、二〇世紀初頭にアメリカで腸チフス菌を撒き散らしたとされる「チフスのメアリー」や、二一世紀初頭に中国で重症急性呼吸器症候群（ＳＡＲＳ）が発生した際に想定された「スーパースプレッダー」など。しかし天然痘には、このような「無症候性キャリア」は原理的に存在しない。

（8）岡部信彦「一類感染症　天然痘（痘瘡）」『日本臨床』九一一号、二〇〇七年、四九頁。

（9）おなじウイルス疾患でも、たとえばインフルエンザではウイルスに突然変異がおこりやすい。したがって、ある型の免疫を備えていても、型のちがうインフルエンザが流行すれば、そのたびごとに罹患する可能性がある。それにたいして、天然痘の場合、ウイルスのＤＮＡ構造が比較的巨大で変異しにくいため、一つの免疫型を獲得すれば、原則的には生涯ふたたびこれにかかることがないというわけである。

(10) ヨハン・ギセック（山本太郎・門司和彦訳）『感染症疫学——感染性の計測・数学モデル・流行の構造』昭和堂、二〇〇六年、一三頁、をもとに加筆・修正。

(11) 人間に集団的に発生する疾病を対象とし、統計や文書記録の分析を駆使して、その原因や動向を究明する研究の総称。一八世紀半ばにイギリスで応用されて以来、従来は医学の一部としておこなわれてきたが、のちには過去の流行現象も研究対象に包含するようになり、諸科学の融合する学際的研究領野となっている。

(12) ペルシャの学者。医師でもあり、錬金術・化学、哲学などの分野においても功績をのこした。アブー・バクル・ムハンマド・イブン・ザカリヤー・ラーズィー。ラテン語名は Rhazes。

(13) 種痘は、この直後に説明されるように、ワクチンの種類により二つに分類される。ヒトの天然痘（smallpox, variola）のウイルスをワクチンとしてもちいる「人痘種痘（variolation）」と、「牛痘（cow pox, variolae vaccinae）」（ウシの天然痘。牛痘が牝牛 vacca の乳房に発することから）のウイルスを用いる「牛痘種痘（vaccination）」である。本書はこれまで「種痘」の語を「人痘種痘」および「牛痘種痘」の別なくもちいてきたが、以下では、ワクチンの接種という技法一般をさす場合にのみこれを充て、ワクチンの別が問題となる場合には「人痘種痘」・「牛痘種痘」と、それぞれ書き分けることとする。

なお、用語法にかんして補足をしておくと、ラテン語由来の「inoculation」は、元来、園芸関連用語（接ぎ木・接ぎ穂・植えつけの意）としてあったが、一八世紀以降、天然痘由来の物質の「接種」（つまりは人痘種痘）を表す用語として転用されるようになった。一八世紀末に牛痘種痘が「発明」され、一九世紀初頭より「variolation 人痘種痘」と「vaccination 牛痘種痘」の使い分けが定着して以降、「inoculation」は、ひろく「（予防）接種」をさす用語として使用されている。『オックスフォード英語辞典』（ＯＥＤ）を参照。

(14) 一八世紀初頭、英国王立協会の秘書ジュリン（James Jurin）が、自然に天然痘に罹患した場合の危険性と、人痘種痘後に罹患した場合の危険性とを計量・比較し、当時の種痘の是非をめぐる議論にデータを提供したのが最初であるという指摘もある。R・H・シュライオック（大城功訳）『近代医学発達史』創元社、一九五一年。

(15) 現在、予防接種でもちいられる免疫抗原は、牛痘由来のものにかぎらず広く「ワクチン（vaccine）」と呼ばれ、また予防接種という行為も「vaccination」の語が拡大して適用される。これはジェンナーの功績を顕彰するべく、フランスの細菌学者ルイ・パストゥールが一八八一年、国際医学学会にて提言したことによる。現在の予防接種の原点に牛痘種痘があることを裏書きする挿話である。

なお、こうした用語法の確定していなかった当時、ジェンナーは牛痘種痘を、牛痘の膿由来の「材料（matter）」を「人痘種痘の要領で接種する（inoculate）」ことと表現している。Jenner, E., *An Inquiry into the Causes and Effects of the Variolae Vaccinae, a Disease Discovered in Some of the Western Counties of England, Particularly Gloucestershire, and Known by the Name of the Cow Pox*, London, 1798.

(16) ジェンナーは当初この論文を王立協会に提出したが、受理されなかったため自費にて出版した。

(17) 種痘医らにとって、一八世紀末より急増していた捨て子は「有益なヴィールスについてつねに新事実を教えてくれる学校であり、理論と種痘法の進歩のための実験の舞台」（イタリアのある種痘医の言葉）であった。イヴ゠マリ・ベルセ（松平誠・小井高志監訳）『鍋とランセット——民間信仰と予防医学』新評論、一九八八年、一〇二頁。

(18) 牛痘種痘はときに、医学思想を異にする医師やひとびと、とりわけ子どもの健やかな生育をねがう「母の愛」によって拒絶されることもあった。そしてそのつど、種痘による事故や種痘後も天然痘に罹患してしまった事例があげつらわれた。牛痘種痘は新奇であっただけに、天然痘とおなじかそれ以上に身体を侵す技法として警戒された。

なお、母親らの反種痘的傾向は、しばしば近代的な「母性」の発露と読み解かれる。しかし、資料を精査すると、母親らによる種痘への抵抗の背景には、種痘医に支払う謝礼を捻出できない厳しい家計の状況があったという分析もある。たとえば、Wolff, E., Der „willkommene Würgeengel". Verstehende Innenperspektive und „genaue" Quelleninterpretation: am Beispiel des erwünschten Kindertods in den Anfängen der Pockenschutzimpfung, In: Dinges, M. & Schlich, T., *Neue Wege in der*

Seuchengeschichte, Franz Steiner Verlag Stuttgart, 1995.

(19) こうした社会においては、幼児らに牛痘種痘が義務づけられた。たとえば、バイエルン王国においては一八〇七年、プロイセン王国では一八三五年、イギリスでは一八五三年に、種痘を強制する法律が制定された。

(20) WHOの天然痘根絶計画にかんしては、WHO作成の報告書類（Fenner, F., Henderson, D. A., Arita, I., Jezek, Z., Ladnyi, I. D., "Smallpox and Its Eradication", WHO, 1988.）のほか、ヘンダーソンのつぎに本部長に就任した蟻田功の著『天然痘根絶――ターゲット・0』毎日新聞社、一九七九年、や、インドでの根絶計画に携わった北村敬の著『天然痘が消えた』中公新書、一九八二年、などで詳細を知ることができる。

(21) 天然痘が自然界から根絶されるにいたった背景には、前項で整理した天然痘の特徴が、根絶の前提となる疫学的な条件を満たしていたこともある。つまり、ある感染症が根絶されるためには、①感染が肉眼的に診断できること、②感染症を引きおこす病原体の宿主がヒトに限定されていること、③感染症を引きおこす病原体が変異しにくいこと、④効果的なワクチンが存在していること、などが条件となるが、天然痘の場合、①顕性感染をするうえ発疹は非常に特徴的な経過をしめすうえ、②ヒトのみを自然宿主とし、③天然痘ウイルスは巨大で構造的にほとんど変異せず、④一八世紀末に牛痘ワクチンが「発見」された。ワクチンはその後も、技術的に改良され、より安全性が高く熱にも耐性のあるものが大量に生産できるようになった。ヒトに感染する病原体のうち、これまでに根絶にいたったのは天然痘のみであるが、それには、こうした複数の疫学的な好条件が重なったことも挙げられる。

(22) ジェンナーは、一七九八年刊行の論文以降も、一七九九年・一八〇〇年と、牛痘種痘の成果を公表した。そして、一八〇一年には、牛痘種痘実用化までの道のりを短い論文にまとめ、末尾を「人類にとって最も恐ろしい疫病である天然痘が、この牛痘種痘によってゆくゆくは絶滅されるであろうことに、もはや異論の余地はなかろう」（and it now becomes too manifest to admit of controversy, that the annihilation of the Small Pox, the most dreadful scourge of the human species, must be the final result of this practice.）と結んでいた。Jenner, E., *The Origin of the Vaccine Inoculation*, London, 1801.

(23) ヨハン・ギセック（山本太郎・門司和彦訳）『感染症疫学――感染性の計測・数学モデル・流行の構造』昭和堂、二〇〇六年、四―五頁。

(24) 疾病から世界史をとらえる研究の第一人者であるW・マクニールは、一九七六年の著書（『*Plagues and Peoples*』、本章前掲注（4））のなかで、つぎのように述べていた。「世界のほかの部分に関しては、新しい様々な病気に漸次適応してゆく過程を、これ〔ヨーロッパ〕ほど詳しくたどることはとてもできない。もし充分な語学力を備えた学者がいつの日か現れ、極東における過去の病気の実相を求めて中国語で書かれた資料を精査するならば、新しい病気について、最初の惨禍とそれに続く疫学的適応のヨーロッパとよく似たパターンが明らかになるだろう。中国の医学の典籍は、非常に古くからおびただしい数量が伝わっている。また病気の異常な突発の記述は、正式の王朝の歴史にもそれ以外の様々な記録にもしばしば見られる。だが、解釈上の幾多の難問が存在している上に、これまで、昔の中国と日本における病気に対して多少とも注意を払った学者も、そうした探求に際して忘れてはならないいくつかの問いを発することなしにこの問題を扱った。だから、その道の専門家の手による行き届いた研究が完成するまでは、中国と日本の膨大な資料のうちに埋まっているであろう数々の貴重な真実に我々は近づくことができないのである。」（ウィリアム・H・マクニール（佐々木昭夫訳）『疫病と世界史』新潮社、一九八五年、一二三―一二四頁）。

(25) あるいは近年では、後日譚《たん》として、二〇〇一（平成一三）年アメリカで同時多発テロ後に起きた炭疽菌《たんそきん》送りつけ事件を挙げ、天然痘がじっさいに生物兵器としてバイオテロリズムにもちいられる可能性を指摘して結ぶものも多く見られるようになった。WHOの天然痘根絶宣言前後より、天然痘の予防接種はしだいにおこなわれなくなり、天然痘にたいする免疫をもたない人口が増大した。長年の悲願を達成した結果が、皮肉にも、テロリズムのつけ入る空隙を生みだしたことを慨嘆する論調である。

(26) R・H・シュライオック（大城功訳）『近代医学発達史』創元社、一九五一年、二一〇頁。

(27) 黒板勝美・国史大系編修会編輯『（新訂増補国史大系）日本書紀　後篇』吉川弘文館、一九九〇年、七八頁。

(28) 黒板勝美・国史大系編修会編輯『（新訂増補国史大系）日本書紀　後篇』吉川弘文館、一九九〇年、一一四頁。

(29) 黒板勝美・国史大系編修会編輯『（新訂増補国史大系）日本書紀　後篇』吉川弘文館、一九九〇年、一一五頁。

(30) 平安時代中期の承平年間（九三一―九三八年）に成立したとされる分類体の漢和対照辞書『倭名類聚抄』には、「疾病部瘡類」の「皰瘡」の項に「類聚国史云、仁寿二年皰瘡流行、人民疫死［皰瘡此間云裳瘡］」（『類聚国史』に、「仁寿二（八五二）年に皰瘡が流行し、ひとびとはこれにより死んだことが載る（当時、皰瘡は裳瘡といった）」）という記載がある。『元和古活字那波道圓本』（一六一七（元和三）年刊）（京都大学文学部国語学国文学研究室編纂『諸本集成　倭名類聚抄（本文編）』臨川書店、一九六八年、五八六頁）。なお、狩谷棭斎《えきさい》校訂の『箋注倭名類聚抄』（成立年不詳）（同、一一三頁）では、「裳瘡」は「毛加佐」（もかさ）となっている。

(31) 黒板勝美・国史大系編修会編輯『（新訂増補国史大系）続日本紀　前編』吉川弘文館、一九八八年、一三八頁。

(32) 黒板勝美・国史大系編修会編輯『（新訂増補国史大系）続日本紀　前編』吉川弘文館、一九八八年、一三九頁。

(33) 本居宣長は『玉勝間』十四巻で「裳瘡《モガサ》」の項をたて、「続紀に「天平七年、自夏至冬、天下患豌豆瘡［俗曰裳瘡］夭死者多」、これ皇国にて裳瘡のはじめか、されどここの記しざまは、はじめてとも聞えざるがごとし」と、七三五（天平七）年を日本における疱瘡の最初の流行とすることに疑義を呈している（本居宣長『本居宣長全集』一巻、筑摩書房、一九六八年、四二一頁）。

(34) 遠藤慶太『六国史――日本書紀に始まる古代の「正史」』中公新書、二〇一六年、を参照。

(35) 黒板勝美・国史大系編修会編輯『（新訂増補国史大系）日本文徳天皇実録』一九九〇年、吉川弘文館、四九頁。

(36) 黒板勝美・国史大系編修会編輯『（新訂増補国史大系）日本後紀』吉川弘文館、一九八九年。

(37) 平安時代の諸文書を三善為康が編纂した『朝野群載』（一一一六（永久四）年成立）二一巻「凶事」には、七三七（天平九）年の「疫」に際して出された典薬寮（宮内省の医薬を掌握する部署で、官人への医療をおもに担当）の勘申（朝廷への調査報告）が、「疱瘡治方事」として収載されており、「傷寒後禁食」「傷寒豌豆病治方」「豌豆瘡滅瘢」の治法が載る。これにより、当時、典薬寮では流行中の「疫瘡」を、大陸由来の医書を参照して、「傷寒」（急性の熱病）の一症状とみなしていたことが了解される。ただし、その見出しに「疱瘡」の語が突如もちいられた事由（七三七（天平九）年当時には「疱瘡」の語は用いられていない）については不明であり、史料の性質の見極めが必要なため、ここではひとまず考察の対象からはずす。

(38) 日本古代医学の研究者・槇佐知子は、第八五巻の「宇美豆利久差《うみづりくさ》」が田中叢書（田中尚房《なおふさ》の書写校合による『大同類聚方』甘露寺本・内閣文庫所蔵）では「痘瘡」とされていることを根拠に、これを「天然痘」と解釈する（槇佐知子『全訳精解　大同類聚方（下）処方部』平凡社、一九八五年、五五四頁）。なお、「宇美豆利久差」の症状は、同項「山田薬」に、「宇美豆利久差は、惣身熱発り身ふるひて悪寒を一身に赤小瘡現出て、四五日の後に至り皆膿腫れ高く肌腫太り満、面上頭頂に重く、六七日にて瘡上の膿乾痂を生す。其後五六日に乾き癒。」と説明されている（大神神社史料編修委員会『校注大同類聚方』平凡社、一九七九年、四九七頁）。これを天然痘の症状とみるには異論があり、たとえば、土肥慶蔵・呉秀三・富士川游らの選集・校定による『日本医学叢書』に収められた『大同類聚方』では、「宇美豆利久差」を「水痘」と同定している（土肥慶蔵・呉秀三・富士川游選集・校定『日本医学叢書』第一集一巻、金港堂書籍、一九〇五年、二〇五頁）。なお、同書では「乃介保呂之也民《のけほろしやみ》」を症状の記述から「麻疹」と同定するが（同、二〇四頁）、「以母加左也美《いもかさやみ》」ほかいずれの病も疱瘡（天然痘）とは同定していない。

(39)『医心方――半井家本医心方（三）』オリエント出版、一九九一年。

(40) 本書では以下、一六世紀後半以降にあらわれる「痘疹」・「痘瘡」・「疱瘡」・「いも」という記載に依拠して、「日本に於ける疱瘡の沿革」の記述を再開する。一六世紀後半というのは、ポルトガルの宣教師らが日本列島の「疱瘡」について記述をのこし、また大陸の痘疹科の成果が日本へと導入される時期である。異国の者にも「疱瘡」であると同定され、かつ医家らもそれとして記述し治法を考究した当時の疾病を、「疱瘡」と措定し記述するというわけである。

なお、これまでに検討した平安中期以降、一六世紀後半までのあいだにも、医書のなかに、「疱瘡」と解釈できなくもない名義がもちいられることはあった。たとえば、鎌倉時代の僧医・梶原性全の編纂した『万安方』（一三一五（正和四）年初稿成立）には、第七巻「傷寒」に、第一四項「傷寒発斑」および第一五項「傷寒発豌豆瘡」が収められている。また、同第四二巻「小児」四には、第一四項「瘡疹」や第一七項「瘡疹間雑病」の項目もたつ（梶原性全『万安方』科学書院、一九八六年）。しかしながら、そこにしるされた症状から疾病を同定するのは、これまでの本書の考察でしめしたのとおなじく、不可能である。ここで確認すべきは、むしろ、「疱瘡」がこの間、いまだ一個の独立した疾病とはみなされておらず（先行する大陸の医書でも、「豌豆瘡」はしばしば「傷寒」の一症状として記述される）、また小児に特有の疾病ともみなされていなかったことである。

（41）『倭名類聚抄』の「疫」の項には、「説文云、疫〔音役。衣夜美。一云度岐乃介〕民皆病也」（『説文解字』によると、疫〔「エキ」「えやみ」、「ときのけ」とも〕とは、ひとびとがみな病むことをいう）とある（『元和古活字那波道圓本』（一六一七（元和三）年刊）（京都大学文学部国語学国文学研究室編纂『諸本集成　倭名類聚抄（本文編）』臨川書店、一九六八年、五八五頁）。病が人ごとに発するのではなく、特定の地域のひとびとを一律に襲うさまをさして、「疫」といったようである。

（42）黒板勝美・国史大系編修会編輯『（新訂増補国史大系）日本書紀　前篇』、吉川弘文館、一九八九年、一五八―一六一頁。

（43）『日本書紀』では「死亡者、且大半矣（まかれるもの、なかばにすぎなんとす）」（黒板勝美・国史大系編修会編輯『（新訂増補国史大系）日本書紀　前篇』吉川弘文館、一九八九年、一五八頁）と記録され、『古事記』では、「疫病多起、人民為尽（疫病《えやみ》多《さは》に起《おこ》り、人民《おほみたから》尽《つ》きなむと為《す》）」と、「疫病」により人口が絶滅しそうになったことを伝えている（黒板勝美・国史大系編修会編輯『（新訂増補国史大系）古事記』、吉川弘文館、一九六六年、七一頁）。これらをどこまで史実とみなすかには議論の余地があるが、疫病による甚大な人的被害の発生が、地震や旱魃《かんばつ》そのほかの「おほみたから（人民）」に禍をなす災異と同等の、現行の政治にたいする絶対的な警告と受け取られていたことがうかがえる。記紀がしるされた時代の、天人相関論（の受容）ないし恩赦の思想については、さらなる研究が待たれる。

（44）天平年間の「道饗」が、疫病をおこす「鬼魅」を饗応し鎮めるためにおこなわれたのか、その侵入を防御する神にむけておこなわれたかについては、定説をみない（賀茂真淵「祝詞考」下、青木紀元編『賀茂真淵全集』七巻、続群書類従完成会、一九八四年。平田篤胤「古史傳」六、平田篤胤全集刊行会編『新修平田篤胤全集』一巻、名著出版、一九七七年。鈴木重胤（樹下快淳校訂）「道饗祭」『延喜式祝詞講義　第二』、国書刊行会、一八五三＝一九七八年）。天平年間の疫病流行から約二世紀後に編集された『延喜式』（九二七（延長五）年成立）には、通行をつかさどる神々（磐のごとく道を塞ぎ立ちさらせる八衢比《やちまたひ》古《こ》・八衢比賣《ひめ》・久那斗《くなど》の三神）に、黄泉の国からくる禍々しきもの（「根国底国より麁《あら》び疎《うと》び来《きたら》む物」）を塞き止めるよう称え祀る趣旨の、道饗祭の祝詞が採録されている（神祇祝詞「道饗祭」、黒板勝美・国史大系編修会編輯『（新訂増補国史大系）交替式・弘仁式・延喜式前編』吉川弘文館、一九八九年、一七一頁）。この約二〇〇年間に、道饗の意味あいがどのように変化したか（あるいは変化しなかったのか）、本書では判断を保留する。

なお、『延喜式』が編纂された一〇世紀には、道饗祭は年に二度、夏と冬に定期的に催行される恒例祭祀となったが、これとはべつに、境界でとりおこない疫病の都や宮中への侵入を防ぐ「疫神祭」が、七七〇（宝亀元）年以降、臨時にもよおされた。『延喜式』神祇臨時祭には、京の四隅でもよおされる「宮城四隅疫神祭」および畿内の一〇の堺にておこなわれる「畿内堺疫神祭」が載る。疫病の流行に際し、疫神をたたえる疫神祭を挙行することで、物理的な障壁のない宮城・京城を、疫病をなす存在からまもろうとしたものという（次田潤『祝詞新講』第一書房、一九二七＝一九八六年）。

(45) 黒板勝美・国史大系編修会編輯『（新訂増補国史大系）続日本紀　前編』吉川弘文館、一九八八年、一四五―一四六頁。この「疫瘡」による死亡率を、各国の正税帳にみえる出挙稲の免稲率から割りだし、三〇―五〇％にのぼったとする推計もある（福原栄太郎「再び天平九年の疫病流行とその影響について」橋本政良編『環境歴史学の視座』岩田書院、二〇〇二年）。

(46) 黒板勝美・国史大系編修会編輯『（新訂増補国史大系）続日本紀　前編』吉川弘文館、一九八八年、一四五―一四六頁。この「疫瘡」は、後に疱瘡と同定されるようになるが、『続日本紀』には病状はもとより、「豌豆瘡」「裳瘡」の文字も載らない。ちなみに、藤原四子それぞれの享年をとると、五七歳（房前）、四三歳（麻呂）、五八歳（武智麻呂）、四四歳（宇合）となる。死亡時の年齢のこの高さは、その「疫瘡」が当時ほとんど（あるいはまったく）流行していなかったことを物語っていよう。

(47) 黒板勝美・国史大系編修会編輯『（新訂増補国史大系）新抄格勅符抄・法曹類林・類聚符宣抄・続左丞抄・別聚符宣抄』吉川弘文館、一九六五年、九〇―九一頁。

(48) 「赤斑瘡」は、「麻疹」の古称とされるため、症状の記載とあわせ、七三七（天平九）年の「疫」を麻疹とみる議論もある（三井駿一「麻疹の歴史」奥野良臣・高橋理明編『麻疹・風疹』朝倉書店、一九六九年、ほか）。しかしながら、呼称と疾病・症状の関係は、時代によって相違し、また一対一対応してはいない（逆に麻疹を「疱瘡」と記載しているような例も見られる）ため、議論は結論をみない。

なお、七三七（天平九）年の「疫」に際して出された典薬寮勘申は、前述のとおり、『朝野群載』（一二世紀前半成立）に、「疱瘡治方事」として収載されている（黒板勝美・国史大系編修会編輯『（新訂増補国史大系）朝野群載』吉川弘文館、一九六四年、四八二頁）。また、前出の『医心方』（九八四年成立）も、七三七（天平九）年の「疫」を「豌豆瘡」とする立場をとり、

「傷寒豌豆瘡」の項の末尾に、この太政官符の抄録を載せる。おなじく『類聚符宣抄』（一一世紀末から一二世紀初頭にかけ成立）も、「疱瘡」の流行一覧（後述、「皰瘡事」）のなかに、この七三七（天平九）年の「疫」を収めている。

(49) 「御霊信仰」については、柴田實編『御霊信仰』雄山閣、一九八四年、所収の各論考をはじめ、西山良平「御霊信仰論」『（岩波講座日本通史第五巻）古代　四』岩波書店、一九九五年、山田雄司『崇徳院怨霊の研究』思文閣出版、二〇〇一年、ほかを参照。

(50) 『本朝世紀』（一二世紀半ばに成立）の九九四（正暦五）年六月一六日の条には、この日、京の都に「疫神可横行。都人士女不可出行云々（疫神、横行すべし。都人士女は出行すべからず云々）」という「妖言」（うわさ）がながれたため、貴賤を問わず住人すべてが門戸を閉ざして引きこもり、往来には誰もすがたも無くなったとある。同年の「御霊会」は、その後六月二七日に、「疫神」を神輿《みこし》に下ろして船岡山の山境に追いやり、そこから難波の海に駆逐するために挙行された（黒板勝美・国史大系編修会編輯『（新訂増補国史大系）本朝世紀』吉川弘文館、一九六四年、一九二—一九三頁）。なお、「船岡山」は、平安京の中心を南北にはしる朱雀《すざく》大路の北の延長線上に位置し、往時は鳥辺山《とりべやま》とならぶ葬送の地でもあった。

(51) 「御霊」と「疫神」との関係性については、なお究明すべき点が多い。怨霊が「疫神」として機能化したものを「御霊」とみなす見解もあるが（黒田俊雄「鎮魂の系譜」『日本中世の社会と宗教』岩波書店、一九九〇年）、御霊信仰と御霊会、疫神祭祀はかならずしも重なりあうわけではなく、それぞれ信仰・祭祀の主体にも貴族から庶民まで幅がある。繁田信一「御霊会の平安時代中期における実相——御霊信仰をめぐる常識を見直すための予備的考察」『歴史民俗資料学研究』一六号、二〇一一年。

(52) 陰陽道については、村上修一ほか六名編『陰陽道叢書　一巻「古代」』名著出版、一九九一年。および、同編『陰陽道叢書　四巻「特論」』名著出版、一九九三年、所収の各論考を参照。

(53) 甲田利雄「四角祭考」村上修一ほか六名編『陰陽道叢書　四巻「特論」』名著出版、一九九三年。なお、「鬼気祭」の記録上の初出は『日本三代実録』八六七（貞観九）年正月二六日の条であるが、そこには単に「疫癘」の憂いがあったことが祭祀催行の理由に挙げられているが（神祇官および陰陽寮の勘申）、何の疾病だったかは記されない（黒板勝美・国史大系編修会編

輯『(新訂増補国史大系) 日本三代実録　前編』吉川弘文館、一九八九年、二一〇頁。

(54) 黒板勝美・国史大系編修会編輯『(新訂増補国史大系) 続日本紀　後編』吉川弘文館、一九九〇年、五五〇頁。

(55) 七九〇（延暦九）年から遡ること三〇年の、『続日本紀』七六〇（天平宝字四）年三月の条には、「伊勢、近江、美濃、若狭、伯耆、石見、播磨、備中、安芸、周防、紀伊、淡路、讃岐、伊予等一十五国疫、賑給之」という記載がみえる（黒板勝美・国史大系編修会編輯『(新訂増補国史大系) 続日本紀　後編』吉川弘文館、一九九〇年、二七一頁）。これは、六国史の疾病の記載のなかで、具体的な発生地域がもっとも多く記された例であり、なにがしかの疾病が、広範囲にわたって蔓延していたことを伝える。ただし、そこには「豌豆瘡」・「裳瘡」・「疱瘡」という言葉は現れない。

(56) 『日本後紀』（八四〇（承和七）年成立）の八一四（弘仁五）年の項には、「疱瘡」流行の記載なし（黒板勝美・国史大系編修会編輯『(新訂増補国史大系) 日本後紀』吉川弘文館、一九八九年）。

(57) 『日本三代実録』（九〇一（延喜元）年成立）の元慶三（八七九）年の項には、「疱瘡」流行の記載なし（黒板勝美・国史大系編修会編輯『(新訂増補国史大系) 日本三代実録　後編』吉川弘文館、一九八九年）。

(58) 私撰国史の『日本紀略』（一二世紀頃成立）の九九三（正暦四）年の項には、「咳疫」流行の記載はあるものの「疱瘡」流行の記載なし（黒板勝美・国史大系編修会編輯『(新訂増補国史大系) 日本紀略　後編・百錬抄』吉川弘文館、一九七三年）。

(59) 黒板勝美・国史大系編修会編輯『(新訂増補国史大系) 新抄格勅符抄・法曹類林・類聚符宣抄・続左丞抄・別聚符宣抄』吉川弘文館、一九六五年、八五―八六頁。

(60) 岡田章雄「解題」ルイス・フロイス（岡田章雄訳注）『ヨーロッパ文化と日本文化』岩波文庫、一九九一年。

(61) ルイス・フロイス（岡田章雄訳注）『ヨーロッパ文化と日本文化』岩波文庫、一九九一年、一八頁。

(62) フロイス自筆の草稿は、一九四六（昭和二一）年にドイツ人研究者ヨゼフ・シュッテにより、スペインの文書館の書庫で発見された。その翻刻を見ると、当該部分はポルトガル語の草稿では、「Antre nós hé rano serem os homens ou m[olhe]res bixigozas; antre os Japões hé couza muito commua e cegão muitos d [e] bexigas.」となっている（Schütte, J. F., *Kulturgegensätye Europa-Japan (1585)*, Sophia Universität, 1955, s100）。

ポルトガル語の「bexiga（複数形は bixigas）」は、英語の「smallpox, variola; pock marks」、すなわち疱瘡（天然痘）、痘痕の意である（Taylor, J. L., *A Portuguese-English Dictionary*, Stanford University Press, 1970）。フロイスの草稿を翻刻したシュッテ氏も、同語にドイツ語の「Blattern」（天然痘）という訳語をあてている（前掲書、一〇一頁）。

(63) 土井忠生・森田武・長南実「まえがき」土井忠生・森田武・長南実編訳『邦訳　日葡辞書』岩波書店、一九八〇年。同書は、日本イエズス会により本編が一六〇三（慶長八）年に、補遺が翌一六〇四（慶長九）年刊行された長崎版日葡辞書の全訳。

(64) 『日葡辞書』では、「Foso（疱瘡）」は「Doença de bexigas」、また「Mogasa（疱瘡）」「Cuji（くじ）」は「Bixigas」と説明されている（『キリシタン版　日葡辞書――オックスフォード大学ボードレイアン図書館原本所蔵・カラー影印版』勉誠出版、二〇一三年）。「Doença de bexigas」は、（痘痕ではなく疾病そのものであることを強調した）「天然痘という病気（doença）」の意となる。

(65) 土井忠生・森田武・長南実編訳『邦訳　日葡辞書』岩波書店、一九八〇年、二六四頁。

(66) 土井忠生・森田武・長南実編訳『邦訳　日葡辞書』岩波書店、一九八〇年、四一七頁。

(67) 土井忠生・森田武・長南実編訳『邦訳　日葡辞書』岩波書店、一九八〇年、一六五頁。

(68) ただし、当時の「ホウソウ」「モガサ」が、おなじく当時のヨーロッパの「天然痘」と比定されることは、しかしながら、それらが今日にいう（天然痘ウイルスにより同定される）疱瘡であったことを、かならずしも意味しない。ともに、疱瘡のべつの株、あるいは類似のポックス・ウイルスであった可能性なども、いまだ残されている。

(69) 『日葡辞書』には、「Faxica」の項があり、「ハシカ（瘡疹・麻疹）　はしか．Faxicao suru.（瘡疹をする）はしかにかかっている」という説明と用例が載る（土井忠生・森田武・長南実編訳『邦訳　日葡辞書』岩波書店、一九八〇年、二一四頁）。原語では、「Sarampão」（『キリシタン版　日葡辞書――オックスフォード大学ボードレイアン図書館原本所蔵・カラー影印版』勉誠出版、二〇一三年）と説明されているが、これは英語の「measles」（Taylor, J. L., *A Portuguese-English Dictionary*, Stanford University Press, 1970）、すなわち麻疹である。

なお、『日葡辞書』本編には、何の病かは不明ながら、「ペストのようなある伝染病（Certa doença contagiosa como peste）」を指示する言葉として、「Yacubiõ」（ヤクビャウ（疫病））が拾われている（土井忠生・森田武・長南実編訳『邦訳日葡辞書』岩波書店、一九八〇年、八〇六頁および『キリシタン版　日葡辞書——オックスフォード大学ボードレイアン図書館原本所蔵・カラー影印版』勉誠出版、二〇一三年）。

（70）『日葡辞書』本編で、「Ximo. シモ」は「下の部分. また, これらの島々, すなわち西国」と説明されている（土井忠生・森田武・長南実編訳『邦訳　日葡辞書』岩波書店、一九八〇年、七六七頁）。

（71）ややくだった一七世紀末に、オランダ商館つきの医師として長崎に赴任していたエンゲルベルト・ケンペル（Engelbert Kämpfer、一六九〇（元禄三）年より二年間日本に滞在）は、当時、ひとびとが恐れていた病名を記録している（大英図書館所蔵「Collectanea Japonica」British Library, Sloane Collection 3062（Collectanea Japonica））。医学史家・ヴォルフガング・ミヒェルの調査によると、そこには疱瘡にかんし、外観からそれを五種類に分け、「似たような物の名」をつける分類法が採取されているという。ヴォルフガング・ミヒェル「大英図書館蔵のケンペル資料に見る日本の病名および病気」『洋学史研究』一四号、一九九七年、一一九頁、参照。

ちなみに、疱瘡の五種類の分類法とは、すなわち症状の軽い順に、「アズキ」・「マメ」・「タコ」および「タコノテ」・「ツタ」・「ブドウ」である。致命的なのは、「ツタ」および皮膚が紺色に盛りあがる「ブドウ」で、「回復してもその皮膚はまるで仮面のように剝がれ、患者は全く異なった容貌になってしまうほど悪性である」（四頁）と説明される。

なお、ケンペルは病名につづき、口碑に現れた七つの疱瘡の神霊（「7 Pock Geister」）、すなわち「山伏神《やまぶしかみ》」・「盲神《めくらがみ》」・「坊《ぼう》主《ず》」・「爺《じじ》」・「婆《ばば》」・「若衆《わかしゆう》」・「娘《むすめ》」を拾い、それぞれの形象が暗示する予後の説明も付している（五頁）。

（72）「大人事」という表現は、一八世紀にも上方で一般的にもちいられていたようである。『角川古語大辞典』は「おとなごと（大人事）」の用例に、上方版絵入狂言本『石山寺　誓湖《ちかひのみづうみ》』（一七〇七（宝永四）年刊）のなかの、「そちはかほ色がわるいがむしでもおこらぬか、まだおとな事をせぬがほうそうではないか、きづかいな」という科白を挙げている（中村幸彦・岡見正雄・阪倉篤義編『角川古語大辞典』五巻、角川書店、一九九九年、五六八頁）。

（73）『日葡辞書』本編では、「Votona. ヲトナ（長・宿老・大人）百姓（Fiacuxos）の頭, または, ある町（Machi）とか在所とかの長，また（大人），すでに成人して，分別と知恵を備えている人，例，Votonani narareta.（大人になられた）すでに成人している，または，大きくなっている，など．」と説明されている（土井忠生・森田武・長南実編訳『邦訳　日葡辞書』岩波書店、一九八〇年、七二一頁）。

なお、本編刊行の翌一六〇四（慶長九）年に刊行された補遺には、以下のように、疱瘡の意をあらわす「ヲトナ」が採録されている。「Votona. l. Votonagoto. ヲトナ．または，ヲトナゴト（大人．または，大人事）天然痘．Votonagotouo suru.（大人事をする）天然痘にかかる．」土井忠生・森田武・長南実編訳『邦訳　日葡辞書』岩波書店、一九八〇年、七二一頁。

(74) 「鎖国」論にかんしては、大島明秀『「鎖国」という言説――ケンペル著・志筑忠雄訳『鎖国論』の受容史』ミネルヴァ書房、二〇〇九年、を参照。

(75) 富士川游『日本医学史』裳華房、一九〇四年、四六二頁。

(76) 同書は、森羅万象を分類し考証をくわえる、全一〇五巻八一冊の大部である。中国明代後期の学者・王圻《おうき》の編纂した『三才図絵』に範をとり、「天部」・「人部」・「地部」の三部から成る。「天部」六巻八冊では、天文・時候・暦・暦占が、「人部」四八巻二九冊では人倫（人間や人間関係）にまつわる諸事象から獣畜類までが、そして「地部」五一巻四四冊では「中華」および「大日本」の地理・宗教施設や地勢・鉱石・本草などがあつかわれる。

(77) 一一二〇―一二〇〇年。河間と号す。中国医学においては、唐代の『素問』・『霊枢』や後漢に成った『傷寒論』・『金匱要略』を脈々と継承する時代がつづいたが、金代に劉完素が現れ、医学理論や治術をあらためて考究する気風を生みだした。以降、金代および元代に、張従正《ちょうじゅうせい》・李東垣《とうえん》・朱丹渓がそれぞれに自説を唱え、「金元医学」と総称される一時代を築く。この金元医学は、本書でも後段で触れるように、明代（室町時代）に日本に伝えられ、「後世派《ごせいは》」の流れを生んだ。矢数道明『近世漢方医学史――曲直瀬道三とその学統』名著出版、一九八二年、などを参照。

(78) 寺島良安「自叙」『和漢三才図会』巻一、一七一三（正徳三）年、杏雨書屋蔵（貴五五一）。

(79) 寺島良安『和漢三才図会』巻一〇、一七一三（正徳三）年、杏雨書屋蔵（貴五五一）、一六ウ―一九オ。

(80) 寺島良安『和漢三才図会』巻一〇、一七一三（正徳三）年、杏雨書屋蔵（貴五五一）、一六ウ。

（81）『日葡辞書』補遺に、「Imo. イモ（いも）比喩として、あばたのことを言う。」という項目が立っている（土井忠生・森田武・長南実編訳『邦訳　日葡辞書』岩波書店、一九八〇年、三三三頁）。

（82）「みっちゃ」は『日葡辞書』補遺にも収載され、「Mitcha. ミッチャ（みっちゃ）天然痘の痕．Mitchazzura. ミッチャヅラ（みっちゃ面）天然痘の痕のある顔面、すなわち、あばたづらの者」と説明されている（土井忠生・森田武・長南実編訳『邦訳　日葡辞書』岩波書店、一九八〇年、四一一頁）。なお、同語は、江戸時代末期の大坂の方言を収集した『浪花聞書《なにわききがき》』（近世末期成立）に、浪花言葉として、「みつちや　江戸て云あばたのことなり。痘顔《もかほ》なり」と載る（正宗敦夫編纂『（復刻日本古典全集）片言附補遺・物類称呼・浪花聞書・丹波通辞』現代思潮社、一九七八年、二三頁）。

（83）「疱瘡」が朝鮮半島から伝来したとする説は、鎌倉時代初期の説話集『続古事談』（一二一九年ごろ成立）巻五、五条に見える。それによれば、「もがさと云病は、新羅国よりおこりたり。筑紫の人うをかひける船、はなれて彼国につきて、その人うつりやみてきたれりけるとぞ」という。本書においては、中世に作成された「疱瘡」に関する記録の検証を割愛したが、この間、すくなくとも「疱瘡」は超越的な疫因がもたらす災異という色合いを脱し、「うつりやむ」病として認識されはじめていたようである（後述）。

なお、同書の説は以後も参照されたとみえ、室町時代中期に編纂された辞典『壒嚢鈔《あいのうしょう》』（一五世紀半ば成立）巻三、二三条にも、「此病［モカサ］新羅国ヨリ来レリ。其始ヲ云ハ。筑紫人魚売ケル。船難風ニ合テ。彼国ニ着テケリ。其人ウツリ病テ来レリ。」という説明が載る（正宗敦夫編纂校訂『（復刻日本古典全集）壒嚢鈔』現代思潮社、一九七七年、一〇八頁）。

（84）村井琴山『痘瘡問答』一七八八（天明八）年、写本、半紙本、架蔵、二オ―三ウ。

（85）富士川游は、疱瘡の流行周期にかんし、日記類の記載をもとに、中世期には約三〇年間隔であったものが、しだいに六、七年間隔となり、近世期には連年へと短縮されていったと推定する（富士川游『日本疾病史』吐鳳堂書店、一九一二年、九七―一〇一頁）。しかしながら、本書のみるところ、すくなくとも近世期以降、疱瘡の流行形態は、土地によって大きく異なるため、時代ごとに疱瘡の流行周期を一般化して論じるのは難しかろう。その点、村井琴山ら当時の医師の共時的な観察は、疱瘡の流行形態の多様性を、一律に時間的にではなく空間的に分節しており、興味深い。

(86) 村井琴山『痘瘡問答』一七八八（天明八）年、写本、半紙本、架蔵、五八オ。

(87) 橋本伯寿『断毒論』巻上、一八一一（文化八）年刊、松本平助ほか一、大本、架蔵、五ウ。

(88) 橋本伯寿『翻訳断毒論』、一八一一（文化八）年刊、松本平助ほか一、大本、架蔵、八ウ。

(89) ほかに、江戸の町医・葛飾蘆庵《かつしかろあん》は、一九世紀前半、「〔歴史上〕或ハ五七年或ハ三四年に流行し、既《すで》に三都《さんと》は連年春秋《まいねんはるあき》絶《たへ》る事《こと》なし。是都《これみやこ》会は人数多きゆゑなるべし」と、当時すでに、三都に疱瘡の流行がつねに見られたことを観察している（葛飾蘆庵『痘疹必用』、一八二四（文政七）年刊、須原屋茂兵衛ほか五、豆本、二五オ—二五ウ）。また、江戸で館山藩の侍医をつとめた山下玄門（宥範）も、一九世紀半ばに、「〔疱瘡は〕一時流行の疫邪なる故、都会の地には毎年流行し、春秋冬に多し、夏月は稀なり」という記述をのこしている（山下玄門『医事叢談巻之四　痘疹一家言之部』、一八四六（弘化三）年、大本、架蔵、一一オ）。

(90) 『藤岡屋日記』は一八〇四（文化元）年の項で、谷村昌元という老医の回顧として、「疱瘡ハ宝暦〔一七五一—一七六三年〕の末迄も、四、五年或ハ六、七に一度ヅ、はやりて、世間一統ニ患ひ、其間ニハ疱瘡を煩ひぬる小児を見かけし事無りしに、其後いつとなく年々に疱瘡やめる者絶たる事なし、是等前とは替れり、摂州大坂に三十四年前迄は、市中ニ疱瘡を煩ふ者なし、河内在郷之者煩ふとのミ療治せしが、近年市中に疱瘡を煩ふ事と成たり」という言葉を拾っている（鈴木棠三・小池章太郎編『近世庶民生活史料　藤岡屋日記』一巻、三一書房、一九八七年、五頁）。一八世紀半ばまでは、江戸でも疱瘡は、四、五年ないし六、七年の間隔をもって流行していたというのである。これは回顧の、かつ伝聞ではあるが、おなじく「都会」とされる土地であっても、諸条件の変化により流行形態は変容していた可能性があることに、一方で留意しておく必要がある。

(91) 中村幸彦・中野三敏校訂『甲子夜話　一』（東洋文庫三〇六）、平凡社、一九七七年、一二八頁。

(92) 松浦静山は、一七八九（寛政元）年に平戸で疱瘡が流行したとき、「疱瘡之呪薬法」を封内のひとびとにさずけ、効験があったことを『甲子夜話』巻二七の第二条に記している。中村幸彦・中野三敏校訂『甲子夜話　二』（東洋文庫三一四）、平凡社、一九七七年、一七〇—一七一頁。

(93) 関山直太郎『近世日本の人口構造』吉川弘文堂、一九五八年。

(94)『誹風柳多留』第一九篇（一七八四（天明四）年刊）、ス五（岡田甫校訂『誹風柳多留全集』二巻、三省堂、一九七七年、一三七頁）。

(95) 斎藤月岑（金子光晴校訂）『増訂武江年表一』（東洋文庫一一六）・『増訂武江年表二』（東洋文庫一一八）平凡社、一九六八年。のちの補訂版では、一八二五（文政八）年の条に、「秋より冬に至り疱瘡流行。」（関根只誠による補訂、斎藤月岑（金子光晴校訂）『増訂武江年表二』（東洋文庫一一八）、平凡社、一九六八年、七六頁）、また一八六一（文久元）年四月の条に、「是の月、疱瘡流行」（朝倉無声による補訂、斎藤月岑（金子光晴校訂）『増訂武江年表二』（東洋文庫一一八）、平凡社、一九六八年、一八四頁）と、記述が増補されるが、それでも対象期間内で二度きりである。

(96) 式亭三馬「女中湯之遺漏」『浮世風呂』三編巻上、一八一二（文化九）年刊（日本古典文学大系六三）、岩波書店、一九六七年、一八八頁。

(97) 式亭三馬「女中湯之遺漏」『浮世風呂』三編巻上、一八一二（文化九）年刊（日本古典文学大系六三）、岩波書店、一九六七年、一八八頁。

(98)『疱瘡禁厭秘傳集』（一八〇三（享和三）年刊）は、「疱瘡除神符《ほうさうよけしんぷ》出る所々」として、以下、一五の神社を挙げている。御穂《みほの》神社（本芝西側）・戸越《とごし》八幡宮（品川戸越村）・牛御前《うしのごぜん》（本所牛嶋）・疱瘡神の社（浅草寺の内）・同社（神田大明神社内）・護諸童子（芝三田《しばみた》）・若宮八幡宮（牛込若宮小路普門寺）・五条天神（上の黒門の東）・御霊八所《ごりようはつしよ》大明神・氷室《ひむろ》大明神（牛込穴八幡）・放光堂（上野大仏の前）・三玉大明神（深川れいがん寺）・鷺《さぎ》大明神（雑司谷《ぞうしがや》）・尾花大明神（駒込長物店海蔵寺）・白山《はくさん》権現《ごんげん》（浅草新町《しんちょう》）（橋本静話『疱瘡禁厭秘傳集』（外題『ほうそうまじない伝』）、一八〇三（享和三）年刊、河内屋大助、横小本、京都大学附属図書館蔵（富士川文庫：ホ一一五）、二八オ―三一ウ）。これらは江戸の神社の一例で、ほかにも疱瘡除けの守り札や呪物をだす寺社が存在したのだろう（万満寺の草鞋もここに載らない）。

(99) 前川久太郎「馬琴日記に見る江戸の痘瘡習俗」『日本医史学雑誌』二二巻四号、一九七六年、波平恵美子『病気と治療の文化人類学』海鳴社、一九八四年、のほか、医史学の文献にしばしば引用される。「都会」における疱瘡の記述が着目される日記類としては、ほかに、富本繁太夫『筆満可勢』、斎藤月岑『斎藤月岑日記』、田中兼頼『田中兼頼日記』などがある。佐藤文子「近世都市生活における疱瘡神まつり――『田中兼頼日記』を素材として」『史窓』（京都女子大学史学会）五七号、二〇〇〇年。

(100) 暉峻康隆ほか校訂『馬琴日記』（第二巻）中央公論社、一九七三年。

(101) 曲亭馬琴『椿説弓張月』後編巻一、一八〇八（文化五）年刊、巻頭（後藤丹治校注『椿説弓張月』上（日本古典文学大系六〇巻）、岩波書店、一九五八年、二三七頁）。

(102) 暉峻康隆ほか校訂『馬琴日記』（第二巻）中央公論社、一九七三年、三〇四頁。

(103) 「ささ湯」は「笹湯」とも書くが、多くは「酒湯」と表記する。近世初期にはすでに日本でおこなわれ、三代将軍家光が一六二九（寛永六）年二月、二四歳で疱瘡に罹患した際にもとりおこなわれたことが記録にのこっている（黒板勝美・国史大系編修会編輯『徳川実紀　第二篇』吉川弘文館、一九六四年、四五五頁）。「酒湯」をおこなう時期や意味合い、方法は、時代や身分・地域などにより変わるが、近世中期に三都で出版された一般向けの医書『小児必用養育草』（一七一四（正徳四）年刊）の巻五には、「わが日本の風俗《ふうぞく》にて、痘瘡《いも》収靨《かせ》ていまだ痂《かさ》おちざる前《まへ》に、米泔汁《こめのとぎしる》に酒《さけ》少ばかりを加《くは》へ、或は鼠《ねずみ》の糞《ふん》二つばかり入て沸湯となして、その湯にて痘を洗《あら》ひ沐浴《もくよく》すれは、痘よくかせて、病者《びやうしや》こころよきにいたるなり。これを酒湯《さかゆ》といふ。酒湯《さかゆ》をかけて後、その病者の居所《おりどころ》を掃除《さうじ》し、痘の神の棚《たな》なども仕舞《しまひ》て、親族《しんぞく》打よりて祝《いは》ふ事これ俗礼《ぞくれい》なり。」と説く（香月牛山『小児必用養育草』巻五、一七一四（正徳四）年刊、秋田屋市兵衛ほか三、半紙本、架蔵、三ウ・四オ）。軽い痘瘡の場合には、一一、一二日目ごろに、手ぬぐいを湯に浸して絞って、頭や顔、胸、腹の痂の上に押しあて温める（一番湯）。そして、中一日おいて、今度は患者を盥に入れ軽く湯をかける（二番湯）のだという。

『馬琴日記』が書かれたころに、おなじく三都で刊行された疱瘡の手引書『痘疹必用』（一八二四（文政七）年刊）では、『小児必用養育草』と若干異なる酒湯の仕方が説明されている。それによれば、酒湯をおこなう日は一二日目にかぎるわけではなく、痘痂の状態や天候（晴れて風のない日）などから決めるという。「米泔水《しろみつ》」一升五合、「上酒《さけ》」少し、「大麦《おほむぎ》」一〇粒、「赤小豆《あづき》」一〇粒、「鼠糞《ねずみのふん》」一〇粒、「黒豆《くろまめ》」一〇粒、「古釘《ふるくぎ》の頭《かしら》」一つ、「笹葉《ささのは》」一〇枚、「犬踏《いぬのふみ》たる土《つち》」を熱湯に入れ、まずはその湯を患者の頭に振りかけるしぐさをする。その後、紅染の手拭を湯に浸して絞り、顔や手足を拭うとされている（葛飾蘆庵『痘疹必用』、一八二四（文政七）年刊、須原屋茂兵衛ほか五、豆本、架蔵、三一ウ―三二オ）。

(104)　疱瘡神への供え物や室内装飾物のなかには、後代からでは意味を解しがたい物品がおおく含まれる。医学館の痘科教授・池田瑞仙は、著書『痘疹戒草』のなかで、「馬《うま》の沓《くつ》」・「箕《み》」・「引臼《ひきうす》」・「産俵《さんたはら》」を飾る由来を、それぞれ、「馬《うま》は痒《かゆ》き所《ところ》ありとも思《おも》ふままに掻事《かくこと》なりかたき故《ゆえ》、痒《かゆみ》を忍《しの》ふという事《こと》より取《と》り来《きた》るならんか」、「箕《み》をかざりおきて痘《はうさう》 者《にん》頭《かほ》手《て》なと痒《かゆ》がれは箕《み》の上《うへ》の方《はう》を掻《か》き、あし腰《こし》を痒《かゆ》がれは箕《み》の下《した》の方《はう》を掻事《かくこと》あり。箕《み》は身《み》といふ義《き》にて身《み》の痒《かゆママ》ゆみを箕《み》の身《み》にうつすといふ義《ぎ》なるか」、「首尾《はじめをはり》順《じゆん》にまはるという意《こころ》を取《とり》たるなるへし」、「産俵《さんたはら》は俵《たはら》の蓋《おほ》ひにて、米穀《へいこく》をもらさぬ者故《ものゆゑ》、痘《てもの》の頂《うへ》より膿《うみ》をもらさぬといふ意《こころ》をとりてかざり置《おく》なるへし」と推測している。池田錦橋『痘疹戒草』巻中、一八〇六（文化三）年刊、糸屋市兵衛ほか三、大本、架蔵、三ウ―四オ。

(105)　平田銕胤「気吹舎日記」、渡邊金造『平田篤胤研究』六甲書房、一九四二年。

(106)　気吹舎近隣ではこのとき疱瘡が流行していた可能性がある。さかのぼること約二か月の一八二八（文政一一）年一一月九日、神楽声舎（本居宣長の門弟・坂倉茂樹の末流か、未詳）が気吹舎に「瘡疱《ママ》神封じに」と来訪している（渡邊金造『平田篤胤研究』六甲書房、一九四二年、一〇五四頁）。

(107)　渡邊金造『平田篤胤研究』六甲書房、一九四二年、一〇六〇頁。

(108)　この「佐々木文仲」は、森鷗外が『渋江抽斎』・『伊澤蘭軒』にまたがる京水探索の末に、若き日の京水を廃嫡へと追いこんだ張本人として同定した人物と、おそらく同一の人物である。なお、「佐々木文仲」については、第二章においても言及する。

(109)　渡邊金造『平田篤胤研究』六甲書房、一九四二年、一〇六一頁。

(110)　「池田瑞長」は、つぎの段落の引用にも登場する池田瑞英すなわち池田京水の長子である。気吹舎では、当初、池田痘科のなかでも「佐々木文仲」に療治を依頼し、のちに池田京水・瑞長親子に頼ったものとみえる。

(111)　渡邊金造『平田篤胤研究』六甲書房、一九四二年、一〇六一―一〇六二頁。

(112)　渡邊金造『平田篤胤研究』六甲書房、一九四二年、一〇六三頁。

(113)　橋本伯寿『国字断毒論附録』、一八一八（文化一五）年刊、須原屋彌三郎ほか三、大本、架蔵、二オ―三オ。

(114) 橋本伯寿『国字断毒論附録』、一八一八（文化一五）年刊、須原屋彌三郎ほか三、大本、架蔵、一四オ。

(115) 橋本伯寿『翻訳断毒論』、一八一一（文化八）年刊、松本平助ほか一、架蔵、三ウ―四オ。

(116) 平野重誠『病家須知』（一八三二（天保三）年刊）は、当地の富豪が痘児を背負って村々で乞食をしていた女を、「憐愍《アハレ》なることに思《オモヒ》」、宿と食事のみならず医薬の面倒までみた話を載せている（平野重誠『病家須知』巻一、一八三二（天保三）年、須原屋茂兵衛ほか五、半紙本、杏雨書屋蔵（乾一二〇六）、四五ウ―四六オ）。

(117) 特定の事物が疱瘡見舞の玩具に選定された事由については、藤岡摩里子『浮世絵のなかの江戸玩具――消えたみみずく、だるまが笑う』社会評論社、二〇〇八年、の考察に詳しい。

(118) 太田和子「江戸近郊農村の菓子屋」『和菓子』四号、一九九七年。田中斉「疱瘡絵に秘められた呪力――疱瘡除けの菓子袋と養生思想」『和菓子』一一号、二〇〇四年。

(119) H・O・ローテルムンド『疱瘡神――江戸時代の病いをめぐる民間信仰の研究』岩波書店、一九九五年。こうした錦絵は近代以降、「疱瘡絵」と総称され、研究されている。相見香雨「疱瘡繪」『浮世絵』大正七年四月号、一九一八年。藤井裕之「疱瘡・麻疹にみる病観――疱瘡絵とはしか絵の比較」『近畿民俗』一四二・一四三号、一九九五年。川部裕幸「疱瘡絵の文献的研究」『日本研究――国際日本文化研究センター紀要』二一集、二〇〇〇年、ほか。

(120) 疱瘡神の祀りかたには、地域差があった。江戸の旅芸人・富本重太夫は、一八三五（天保六）年二月一二日、滞在先の京都の習俗として、この祭り自体が「猩々祭り」と呼ばれ、酒甕《さかがめ》と柄杓《ひしやく》をもった張り子の猩々と達磨とがさんだわらの上に乗せて祭られていることを日記に書きとめている（富本重太夫『筆満可勢』五巻、宮本常一・谷川健一・原口虎雄編『探検・紀行・地誌　西国篇』（日本庶民生活史料集成第二巻）、三一書房、一九六九年、五八九頁）。

(121) 香川雅信「疱瘡神祭りと玩具――近世都市における民間信仰の一側面」『日本学報』一五号、一九九六年。

(122) 紅摺りの「疱瘡絵」とはべつに、いまにのこる史料から、おなじく全冊紅刷りの疱瘡をあつかった絵本（研究者のいう「疱瘡本」・「疱瘡絵本」）が存在していたことが分かっている。板坂則子・高橋雅樹は、論文のなかで、現在確認できる六点『疱瘡請合軽口噺』（一八〇三年刊）、『絵本子供あそび』（文化末ごろか）、『軽口ばなし後編子宝山』（一八三六年刊か）、『疱瘡安全子供軽業』（一八四三―一八四六年刊）、『疱瘡安体さ湯の寿』（一八四三年刊か）、『雛鶴酒湯寿』（一八五〇年刊）を紹介する（「疱瘡本小考――『絵本子供あそび』と『小児やしなひ草』」『江戸の文事』ぺりかん社、二〇〇〇年）。いずれも単純な筋立てで、疱瘡除けの呪物として往時に有名であった湯尾峠《ゆおのとうげ》の孫杓子《まごじやくし》や、だるま、みみずく、金太郎、源為朝といった登場人物が配され、疱瘡を軽くしまうという主題をめぐって滔々《とうとう》と言葉がつむがれている。なお、『疱瘡安全子供軽業』・『疱瘡安体さ湯の寿』の二冊については、花咲一男編著『疱瘡絵本集』で、全丁紅刷りの影印をみることができる（太平書屋、一九八一年）。

(123)　大坂では一八四三（天保一四）年、二月と六月に、売価銀一匁銭百文以上のものは売買しないよう達しが出された。「其筋商売人」にたいしては、組合町も介して、とくに念がおされている。『大阪市史』四巻下、清文堂、一九一三（一九六九）年、一六五三頁および一六七九―一六八〇頁。

(124)　「駝鳥」（じっさいにはヒクイドリ）は、一七九〇（寛政二）年に大坂、翌一七九一（寛政二）年に江戸で興行にかけられた（川添裕『江戸の見世物』岩波新書、二〇〇〇年、九四頁）。以下、同書によれば、「驢馬」は一八四一（天保一二）年江戸の浅草で、「虎」（じっさいにはヒョウ）は一八六〇（万延元）年江戸の西両国で、見世物が興行されたことが確認されている。「駱駝」は一八二一（文政四）年に長崎に渡来して以降、一八二三（文政六）年には大坂・京、以降、紀州、伊勢と興行をかさねながら東上し、翌一八二四（文政七）年には江戸で見世物に出された。

(125)　「浅草観世音奥山に於てうさぎ馬興行」、国立歴史民俗博物館蔵（見世物資料コレクション）。右下の図像には、「驢馬《うさぎうま》　この馬をみるものは、はうさうかるし」との説明文がはいる。また、上部の口上書きでは、和名「兎馬《うさぎうま》」というこの獣の効用が、つぎのように説明される。「『本草綱目《ほんざうかうもく》』に、小児《せうに》その乳《ち》を服《ふく》すれば痘疹《はうさうはしか》を出《いだ》さずといへり。さる故《ゆゑ》に、一名軽痘馬《けいとうば》ともいふとぞ。さればこの獣《けもの》を産《さん》するの地《ち》には、痘瘡《はうさう》を患《うれ》ふる者たえてなしと聞伝《ききつた》ふ」。興行主は、この獣をあまねく小児らに見せ、「痘《はうさう》を禳《はら》ふの一助《いちじよ》」としたいと見世物を企画したという。

なお、『本草綱目』巻五〇（獣部）の「驢」の項目には、たしかに、その「乳」は熱毒を解すため（飲めば）痘疹が生じないとの記載があるが、姿を拝むだけで効果があるとは書かれない。

(126) 川添裕『江戸の見世物』岩波新書、二〇〇〇年。
(127) 川添裕『江戸の見世物』岩波新書、二〇〇〇年。
(128) 稲垣史生監修『江戸の大変〈天の巻〉』東京印書館、一九九五年、一八頁。
(129) 天保年間の出来事や文書を雑多に収録した『天保風説見聞録』（編者未詳・一八三七年成立か）は、一八三五（天保六）年に、九州は豊前国生まれの赤毛の兄弟（兄一一歳、弟八歳）が猩々に見立てられ、「疱瘡の処へ参り候へば、軽くいたし候、産家へ参り候へば、安産これ有り」との触れこみで、「都会」（上野・谷中・京都）で舞をまわされていたことを記録している（「猩々出生之事」『天保風説見聞録』（三田村鳶魚編『未完随筆百種』五巻、中央公論社、一九七七年、二五三頁））。
民俗学者・高岡弘幸によれば、この赤毛の「猩々」の兄弟の見世物にかんする記述は、ほかに『武江年表』や、曲亭馬琴の『異聞雑稿』、松浦静山の『甲子夜話』にも見られるという。兄弟はもとの名を「岩八」・「喜八」といったが、興行師により、それぞれ「猩寿」・「猩美」と名づけられ見世物に出されていたのだった。高岡弘幸「見世物にされた疫病神――フリークスと都市の想像力」『春秋』一九九〇年一月号、一〇―一四頁。
(130) 香月牛山『小児必用養育草』巻五、半紙本、秋田屋市兵衛ほか三、一七一四年、架蔵、一〇ウ―一四ウ。
(131) 赤松金芳「明治前日本薬物学史」日本学士院日本科学史刊行会編『明治前日本薬物学史』（増補復刻版）第一巻、日本古医学資料センター、一九七八年。
(132) 遠藤元理『本草弁疑』（難波恒雄編『本草弁疑』漢方文献刊行会、一八七一年）。
(133) 人見必大（島田勇雄訳注）『本朝食鑑』四巻（東洋文庫三七八）、平凡社、一九八〇年、二三二頁。
(134) 寺島良安「一角」『和漢三才図会』巻三八、一七一三（正徳三）年、杏雨書屋蔵（貴五五一）。
(135) 寺島良安「一角」『和漢三才図会』巻三八、一七一三（正徳三）年、杏雨書屋蔵（貴五五一）。
(136) C・P・ツュンベリー（高橋文訳）『江戸参府随行記』（東洋文庫五八三）、平凡社、一九九四年、五九頁。
(137) C・P・ツュンベリー（高橋文訳）『江戸参府随行記』（東洋文庫五八三）、平凡社、一九九四年、五九頁。
(138) べつのオランダ商館員も、一八三三（天保四）年刊行の手記のなかに、日本で「ある迷信のために非常に高価な値段を支払われる医薬」として、「人参」と「一角獣の煎じ薬」を挙げている（フィッセル（庄司三男・沼田次郎訳注）『日本風俗備考』一巻（東洋文庫三二六）、平凡社、一九七八年、一四二頁）。

(139) 大槻玄沢『六物新誌』巻上および木村遜斎（蒹葭堂）『一角纂考』（ともに一七九五（寛政七）年刊）。

(140) 木村遜斎（蒹葭堂）『一角纂考』、一七九五（寛政七）年刊、大本、蔦屋重三郎ほか二、架蔵、一〇ウ―一一オ。

(141) 津村淙庵『譚海』、『見聞記』（日本庶民生活史料集成第八巻）、三一書房、一九六九年、二六〇頁。同書はこのほか、オランダ渡りの、疱瘡前の小児をなでると疱瘡が軽くなるという「フランカステキン」という石や（同、四四頁・二六〇頁）、小児の経絡をなでると疱瘡が軽くなるうえ怪我もしなくなるという「ヘイサラバサラ」という猿の瘤の話を採録している。なお、「ヘイサラバサラ」の本草書への記載は早く、遠藤元理『本草辨疑』（一六八一年刊）には、「一角」や「ミイラ」に並んで紹介されている。

(142) 「テリアカ」もまた疱瘡の妙薬としてもちいられたが、これは世界的にも知られた毒消しであった。前嶋信次『アラビアの医術』中公新書、一九六五年。

(143) 志水軒朱蘭『疱瘡心得草』一七九八（寛政一〇）年刊、半紙本、蓍屋善助、杏雨書屋蔵（乾一一五六）、一六ウ―一七オ。

(144) 一八七八（明治一一）年に東北各地を旅したイザベラ・バードは、金山《かねやま》（現山形県最上郡金山町）で、当地の医師が「一角獣《ユニコーン》」（麒麟）の角が入っている〈！〉という小箱」を見せ、それは同量の金と同じ値段がすると教えてくれたことを私信に書きしるしている（イザベラ・バード（高梨健吉訳）『日本奥地紀行』（東洋文庫二四〇）、平凡社、一九七三年、一六四頁）。このときすでに、『六物新誌』・『一角纂考』の刊行から約一世紀が経過していたが、「一角」の効能への信憑《しんぴょう》は、なお根づよかったようである。

(145) 『病薬道戯競』初編（外題「江戸じまん」）、東京都立図書館蔵（特別買上文庫・特二五二九―七（一五））。たわむれに相撲の番付表に擬し、薬と病を格づけした摺物《すりもの》で、東（右側）に「薬の方」、西（左側）に「病の方」が並ぶ。ここでは、疱瘡（力士名「疱瘡之宮守人神王」）が、病の筆頭（大関《おおぜき》）に位置づけられている。一方、一角（力士名「一角丸毒解」）は、薬の平幕《ひらまく》（前頭《まえがしら》）に名を連ねる。

(146) 橋本伯寿『国字断毒論附録』、一八一八（文化一五）年刊、須原屋彌三郎ほか三、大本、架蔵、一五ウ―一六オ。

(147) 山川揚庵『熱病藪原』（一八五七（安政四）年刊）は、赦免により八丈島からもどった元流人からの伝聞として、一八〇九（文化六）年に仙台の商業船が八丈島に漂着した際、積荷の古着がもとで、じっさいに島で疱瘡の流行がおきた話を紹介している（『熱病藪原』巻一、一八五七（安政四）年刊、大本、杏雨書屋蔵（乾六四四〇）、一三オ）。

(148) この再利用の流れは、そもそも流通していたモノが消耗品であっただけに、文献にのこりにくい。だが、たとえば玩具について、香川は『太平記中心講釈』の台詞（「疱瘡見舞の持遊びは、必捨ずと人形やへおろして、小遣の足にさつしやれ」）をひきながら、疱瘡神祭りが終わった後おもちゃ屋に売りはらわれた可能性を指摘する（香川雅信「疱瘡神祭りと玩具――近世都市における民間信仰の一側面」『日本学報』一五号、一九九六年、二七頁）。

(149) 川村純一『病いの克服――日本痘瘡史』思文閣出版、一九九九年、八四―八五頁。近世期に在位した天皇一五名のうち、疱瘡に罹患したのは七名（後水尾天皇：一五歳時、後光明天皇：二二歳時、霊元天皇：二五歳時、東山天皇：三五歳時、後桃園天皇：一六歳時、仁孝天皇：二〇歳時、孝明天皇：三六歳時）。
なお、一八六六（慶応二）年に三六歳で崩御した孝明天皇については、死因に異説もあるが、ここでは疱瘡による病死として数えられている。

(150) 徳川将軍一五名のうち、八歳で夭折した七代家継以外は、みな疱瘡に罹患している。「御代々御疱瘡年表」『天保雑記』第三五冊（史籍研究会『内閣文庫所蔵史籍叢刊第三三巻　天保雑記（二）』汲古書院、一九八三年、六一四頁）、および『徳川実紀』。疱瘡に罹患した年月日と満年齢を記すと、以下の通り。初代家康：一五四八（天文一七）年月日不詳・六歳時、二代秀忠：一五九七（慶長二）年一二月一二日・一八歳時、三代家光：一六二九（寛永六）年二月日不詳・二四歳時、四代家綱：一六五六（明暦二）年三月二四日・一四歳時、五代綱吉：一六六〇（万治三）年三月二八日・一四歳時、六代家宣：一六七六（延宝四）年二月八日・一三歳時、八代吉宗：一七〇五（宝永二）年一二月三日・二一歳時、九代家重：一七二八（享保一三）年三月一日・一六歳時、一〇代家治：一七五二（宝暦二）年一一月一三日（日付は『徳川実紀』による）・一五歳時、一一代家斉：一七七八（安永七）年二月一四日・四歳時、一二代家慶：一八二〇（文政三）年二月一一日・二六歳時（以上、

『天保雑記』）。一二代家定：一八四〇（天保一一）年三月二五日・一五歳時、一四代家茂：一八五一（嘉永四）年二月一五日・四歳時（以上、『徳川実紀』）。一五代慶喜：一八四四（弘化元）年月日不詳・八歳時（渋沢栄一『徳川慶喜公伝　四』（東洋文庫一〇七）、平凡社、一九六八年、二八七頁）。

(151)　近世においては、現代では消失した「遠慮」の用法が通用していた。『日本国語大辞典』によれば、「遠慮」には、「⑤武士や僧侶に科した軽い謹慎刑。居宅での蟄居《ちつきょ》を命ぜられるもので、門は閉じなければならないが、くぐり戸は引き寄せておけばよく、夜中の目立たない時の出入は許された。」や、「⑥武士で、親族に不幸があったり、伝染性の病人や罪人が出たりした場合、その出勤、または、謁見をさし控えること。」という意味があったようである（日本国語大辞典第二版編集委員会・小学館国語辞典編集部編『日本国語大辞典』第二版、小学館、二〇〇一年）。いまみる御触のなかの「遠慮」は、もちろん後者の用法でつかわれており、親族に不幸や罪人が生じた場合の「穢《けが》れ」と同様に、疱瘡罹患による「穢れ」が、出仕や御目通によって主君に及ぶことのないよう配慮するものであったろう。

(152)　『御触書寛保集成』・『御触書宝暦集成』・『御触書天明集成』・『御触書天保集成（下）』（いずれも高柳真三・石井良助編、岩波書店、刊年は順に一九三四年・一九三五年・一九三六年・一九四一年）をもとに筆者作成。

(153)　高柳真三・石井良助編『御触書寛保集成』岩波書店、一九三四年、一三一一―一三一二頁。

(154)　高柳真三・石井良助編『御触書寛保集成』岩波書店、一九三四年、四九〇頁。

(155)　「疱瘡痲疹子兄弟幷近親類相煩面々、御祝儀不差上之、重て可献旨也」（高柳真三・石井良助編『御触書寛保集成』岩波書店、一九三四年、一二二三頁）。

(156)　「疱瘡麻疹水痘之障有之候ハヽ、追て可有献上候、尤其節可被申聞候」（高柳真三・石井良助編『御触書寛保集成』岩波書店、一九三四年、一二二七頁）。

(157)　一七五〇（寛延三）年正月、疱瘡の「障」から遠ざけるべき世継ぎ候補（のちに一〇代将軍となる家治）がまだ疱瘡に罹患しないうちに、患者による御祝儀献上や看病人の出仕にかんする「遠慮」の規定が緩和されている（通番一八）。この規定の緩和が以後も踏襲されていることからすると、一八世紀半ばに、疱瘡の「障」と「遠慮」行為の結びつけられ方が変容したようである。なお、家治は「遠慮」緩和の二年後の一七五二（宝暦二）年一一月一三日、一五歳で疱瘡に罹患している。

(158) 石塚汶上『護痘錦嚢』続編、一八二四（文政七）年刊、半紙本、架蔵、六ウ—七オ。同書は、酒湯は一二日目を「痘業成《とうげふじやう》就《じゆ》の肝要《かんえう》の日《ひ》」とし、「酒湯《ささゆ》の灌式《かけかた》」をつぎのように紹介する。「しかるべき座敷《ざしき》の中央《まなか》に毛氈《もうせん》をしき、痘者毛氈《はうさうにんもうせん》の真中《まなか》に座《おり》、掛《かか》りの者《もの》、質《きぢ》の盥《たらい》へあづき・鼠《ねづみ》の糞《ふん》・酒《さけ》と湯《ゆ》を合《あは》せたるを入《いれ》て持出《もちいで》、痘者《はうさうにん》の左《ひだ》りの後《うしろ》の方《かた》へ置《おき》、今一人《いまいちにん》は、狭俵《さんたわら》を三宝《さんぼう》へのせ持《もち》いで、痘者《はうさうにん》の右《みぎ》の後《うしろ》の方《かた》よりかざす。又《また》一人は、くまざさをはうそうじん〔痘者〕のひたり〔左〕の後《うしろ》の方《かた》より、盥《たらい》の酒湯《ささゆ》をしめし、よく水をきり灌《そそぎ》かくるまねをすること三度《さんど》にして終《をは》る。夫《それ》より匕《さじ》をとる者《もの》〔医者〕、診《うかが》ひすみて、本《もと》の寝所《しんじよ》に入《いり》て平服《へいふく》になり、此時諸人賀《このときしよにんが》を述べる」（六オ—七ウ）。図表14は、その説明に付された挿絵である。

なお、著者の石塚汶上は、奥医師の法眼・小川汶庵の門人。汶庵筆の『護痘錦嚢』「序」によれば、同書の草稿は、汶庵の手により奥に献上されたという。なお、同書の「跋」は、発刊当時、おなじく江戸城西丸の奥医師を務めていた法眼・岡了《りよう》允《いん》。こうした事情を勘案すると、将軍家でおこなわれた酒湯も、図表14のような様子であったと推察される。

(159) 『徳川実紀』を繰ると、疱瘡罹患後に酒湯がもよおされた例は、三代将軍家光のとき以降に見られる。なお、奥医師であった望月三英は、のちに家光の酒湯にかんし、『三英随筆』（成立年不詳）で興味深い挿話を伝えている。それによると、一六二九（寛永六）年二月、家光が結痂期をむかえ酒湯がおこなわれようとした際、乳母の春日局が、唐（中国）に例がないことを理由に酒湯に反対したという。これにたいして、治療にあたっていた法印・岡本玄治《げんや》が、彼我の習俗には異同が多くあり、それを医者でもない素人の判断で止めるわけにはいかない、ちなみに唐の書物にも記載されている、素人や女性の分際で口を出すとはもってのほかだ、と懐中よりその医書を取りだして諫めたのだという（望月三英『三英随筆』巻上、写本、半紙本、国立国会図書館蔵（古典籍資料室：り—六三）、七ウ—八ウ。

(160) 飛騨O寺院過去帳は、須田圭三氏により、一七七一（明和八）年以降の部分が翻刻され、データ別に分類・集計されている。須田圭三『飛騨O寺院過去帳の研究——過去帳を通じて観察した飛騨村落における徳川中期より現在に至る民族衛生学的研究』（第Ⅰ部、第Ⅱ・Ⅲ部の二分冊）生仁会須田病院（非売品）、一九七三年。

この須田氏の業績は、①死因まで詳細に、かつ長期間にわたってつけられた過去帳が現存していたこと、②その過去帳を翻刻・整理・分類し分析・考察する精力と技能をそなえた研究者（須田圭三氏）がいたこと、また③研究者に過去帳を閲覧する機会があたえられたことなど、さまざまな条件が重なった結果うまれた研究成果である。いずれの条件も容易に揃うものではなく、それだけに須田氏の著作は、今後も歴史疫学の分野で参照されつづける偉大な業績といえる。

(161) 岐阜県編集『岐阜県史　通史編　近世下』大衆書房、一九七二年。

(162) 斎藤謙『大日本輿地便覧』乾、一八三四（天保五）年刊、国立国会図書館蔵。図面中央部「高山」のやや南（右）、飛驒西街道沿いに「一宮」の地名が、南（右）から東（上）へ抜ける飛驒北街道の途中やや東寄りに「ククノ」（久々野《くぐの》）の地名がみえる。

(163) 須田圭三『飛驒O寺院過去帳の研究――過去帳を通じて観察した飛驒村落における徳川中期より現在に至る民族衛生学的研究』第Ⅱ・Ⅲ部、生仁会須田病院（非売品）、一九七三年、四五四―四五六頁。

(164) 近世後期の医家・橋本伯寿は、こうした現象を捉えて、疱瘡の強毒化と説明した。橋本伯寿『国字断毒論附録』、一八一八（文化一五）年刊、須原屋彌三郎ほか三、大本、架蔵、三オ。

(165) 小高敏郎・松村明校注『戴恩記　折たく柴の記　蘭東事始』（日本古典文学大系九五）、岩波書店、一九六四年、一八三―一八四頁。

(166) 野田泉光院は、日向佐土原《さどわら》の安宮寺の住で、列島内の九峰（豊前・英彦山、伊予・石鎚山、摂津・箕面《みのお》山、河内・金剛山、大和・大峯山、紀伊・熊野山、駿河・富士山、出羽・羽黒山、同・湯殿山）の登拝を期した旅の途次にあった。本書では以降も、泉光院の目にした各地の疱瘡のさまを参照する。

(167) 野田泉光院『日本九峰修行日記』（宮本常一・谷川健一・原口虎雄編『探検・紀行・地誌　西国編』（日本庶民生活史料集成第二巻）、三一書房、一九六九年、一七七頁）。

(168) ジーボルト（斎藤信訳）『江戸参府紀行』（東洋文庫八七）、平凡社、一九六七年、五〇―五一頁。

(169) 大村藩の藩政日記『九葉実録』には、修験道の山伏が大村領内のさまざまな境界において、祓い清めの役を担っていたことが記されている。たとえば、一七七八（安永七）年六月の条には、藩が大村城下のはずれに位置する観音寺にたいし、疱瘡の流行地から城下へ入る者を「祓清」するよう要請していたことをしめす文書が載る。観音寺はこれに応じ、境内に二畳ほどの仮小屋を外向きにしつらえ、山伏一人を配して事に当たったようである（後日、農繁期に疱瘡が流行することを厭う近隣住民からの申し立てをうけ、この祓清の小屋は遠方に移転されている）。また、一八〇六（文化三）年四月一七日の条にも、「長崎痘病盛ニ行ハルルヲ以テ、崎地〔長崎〕ヨリ我邦内ニ来ルモノ一切途上ニ祓除セシム　因テ伊木力《いきりき》ノ修験者・胎蔵院ニ其事ヲナサシム」という記事も見える（大村史談会編『九葉実録』第三冊、大村史談会、一九九四年、九八頁）。

(170) 松浦静山（中村幸彦・中野三敏校訂）『甲子夜話　続編七』（東洋文庫三九六）、平凡社、一九八一年、四三頁。

(171) 疱瘡神をどのような形象でとらえるかは、時代や「地方」によって大きく異なった。前節でみた『和漢三才図会』には、逆に、「翁媼ヲ見ルヲ吉ト為シ、壮女ヲ凶ト為シ、僧及士《サフラヒ》ヲ中ト為ス」という説が拾われていた。

(172) 疱瘡神に関しては、民俗学や宗教学の分野において研究の蓄積がある。たとえば、疱瘡神を近世中期に誕生した流行神（福神・疫神・貧乏神など）の一つと位置づけ、信仰の実態と体系とを随筆・文書等の記録から再構築することを目指す研究（宮田登『近世の流行神』評論社、一九七二年。大島建彦『疫神とその周辺』岩崎美術社、一九八五年）や、列島各地に伝承された疱瘡神信仰にかんする事例研究（久保寺逸彦・知里眞志保「アイヌの疱瘡神「パコロ・カムイ」に就いて」『人類学雑誌』五五巻三・四号、一九四〇年。榎本正三『赤の民俗――利根川流域の疱瘡神』崙書房、一九八九年）、疱瘡神の図像研究（H・O・ローテルムンド『疱瘡神――江戸時代の病いをめぐる民間信仰の研究』岩波書店、一九九五年。藤岡摩里子『浮世絵のなかの江戸玩具』社会評論社、二〇〇八年）など、多面的でかつ豊饒な研究の蓄積がある。

(173) 大島建彦「疱瘡神の詫び証文」御影史学研究会編『民俗の歴史的世界』岩田書院、一九九四年。なお、類型のうち、前者は関東東部の茨城・栃木・埼玉の三県に、後者は南関東の埼玉・東京・神奈川に、多く伝承されているという（時枝務「「疫神の詫び証文」をめぐる二・三の問題――群馬県の事例紹介」『民具マンスリー』二五巻八号、一九九二年）。ただし、疱瘡神詫び証文の原典が大阪の談義僧により書かれた談義本である可能性を指摘する研究もあり（長谷川弥「疱瘡神詫び証文の原典と思われる談義本『八景聞取法問』について」『日本民俗学』二一四号、一九九八年）、今後、ほかの地域からも事例の報告が挙がる可能性がある。

(174) 千葉県印旛《いんば》郡印旛村岩戸につたわる「疱瘡神の詫び証文」（大島建彦『疫神《えきじん》とその周辺』（民俗・民芸双書九八）、岩崎美術社、一九八五年、口絵二頁）。

(175) 草川隆「疱瘡神送り」『日本民俗学』五巻二号、一九五七年。長岡博男「疱瘡流しについて」『日本民俗学会報』五五号、一九六八年。野瀬弘美・飛永精照「疱瘡神の世界」『昭和薬科大学紀要』一二号、一九七七年、ほか。

(176) 近世後期に東北・蝦夷地を旅して各地の風俗に関する著作を多くのこした菅江真澄もまた、海運業で栄えていた酒田の宿駅を通過する際に、うち棄てられた疱瘡神を目にしているが、それもやはり村の境界であった。「道のかたわらに桟俵を敷いて、その上に足長の藁靴、五色の紙の御幣、土器の皿に糸をとおして長箸をそえてあるのは、疱瘡の神を祭るためにその家でそなえたものを、村はずれに捨てたのである。」菅江真澄『菅江真澄遊覧記一』（東洋文庫五四）、平凡社、一九六五年、八七頁。

(177) 種子島にのこる文書によれば、一八三六（天保七）年に、島で一九年ぶりに疱瘡が流行した際には、子供を引きつれて田舎へ逃げたり山野へ木屋をかけ隠れたりするだけでなく、あらんかぎりの弓矢を放ち、鉄砲を打って、これを追い払おうとしたため、「開闢以来の大騒動」だったという（河内和夫「種子島における痘瘡について」『日本医史学雑誌』一九巻二号、一九七三年、一七七頁）。

(178) 山下玄門『医事叢談巻之四　痘疹一家言之部』、一八四六（弘化三）年刊、大本、架蔵、五ウ。

(179) 山下玄門『医事叢談巻之四　痘疹一家言之部』、一八四六（弘化三）年刊、大本、架蔵、五オ—五ウ。

(180) 「鬼神」とは、亡霊や魑魅魍魎《ちみもうりょう》など、人知では捉えきれない存在を指す。『論語』「述而」第七の二〇に、「子、怪力乱神《(かいりょくらんしん)》を語らず」（孔子は、怪異・勇力・悖乱《はいらん》・鬼神を口にしなかった）と載ることから、儒教において「鬼神」は本来、考察の対象から外されていた。しかし、大陸や日本の思想家らのあいだには、他方で、「鬼神」の存在（の意味）や祭祀のしかたをめぐる議論が、ながくあった（子安宣邦『鬼神論——儒家知識人のディスクール』福武書店、一九九二年）。近世の医家らもまた、この疱瘡の発症機序の面妖さを論じるにあたっては、しばしば「鬼神」に言及している（本書第二章を参照）。

(181) 小林一茶（矢羽勝幸編）『おらが春』和泉書院、一九八六年、三六頁。原著の板行は、一茶没後二五年の一八五二（嘉永五）年。

一五歳で江戸に出た一茶も、五〇歳で故郷の柏原に戻り、はじめて所帯をもつ。そして、一八一六（文化一三）年に妻「菊」とのあいだに長男「千太郎」をもうけたが、生後二八日で亡くしている。二年後に生まれた長女には、うき世においても「さとかれ」と、「さと」という名前をつけた（五九頁）。

(182) 小林一茶『おらが春』、一八五二（嘉永五）年刊（小林一茶（矢羽勝幸編）『おらが春』和泉書院、一九八六年、七五—七六頁）。

(183) 小林一茶『おらが春』、一八五二（嘉永五）年刊（小林一茶（矢羽勝幸編）『おらが春』和泉書院、一九八六年、八三頁）。

(184) 一茶の日記には、一八一九（文政二）年六月一二日より、「さと」の疱瘡のことが連日のように記されている。「十二日　サト女薬取野尻行」「十三日　晴　サト笹湯ノ祝」「十五日　晴　サト女痛甚ク多介ヨリ熊胆貰」「十六日　晴　サト女ニ甘草桔梗湯呑ス」「十七日　晴　熊胆買　墓詣」「十八日　晴　二倉ヨリ熊胆貰　キク女サト女湯ニテタテル」。しかし、湯をつかっても容体は好転せず、「さと」は息を引きとったのだった。「二一日　サト女此世ニ居事四百日　一茶見新百七十五日　命ナル哉今巳ノ刻没　葬未刻　夕方斎フルマイ」（小林一茶「（風間本）八番日記」『一茶全集』四巻、信濃毎日新聞社、一九七七年、五五—五六頁）。

(185) 小林一茶『おらが春』、一八五二（嘉永五）年刊（小林一茶（矢羽勝幸編）『おらが春』和泉書院、一九八六年、八四頁）。

(186) 橋本伯寿『断毒論』巻下、一八一一（文化八）年刊、須原屋彌三郎ほか三、大本、架蔵、三三ウ。

(187) 橋本伯寿『翻訳断毒論』、一八一一（文化八）年刊、須原屋彌三郎ほか三、大本、架蔵、一ウ—二オ。

(188) 司馬江漢『江漢西遊日記』（東洋文庫四六一）、平凡社、一九八六年、八二頁。

(189) 司馬江漢『江漢西遊日記』（東洋文庫四六一）、平凡社、一九八六年、一〇一頁。

(190) 鶴屋南北（郡司正勝校注）『東海道四谷怪談』（新潮日本古典集成八一）、新潮社、一九八一年。

(191) 「お岩」の怪談は、歌舞伎の台本や講談噺として一から創作されたものではなく、原型となる怪談が、近世後期に巷間にひろまっていたと見られている（小二田誠二「怪談物実録の位相——『四谷雑談』再考」長谷川強編『近世文学俯瞰』汲古書院、一九九七年）。その原型に近いと目される話が国立国会図書館所蔵の「町方書上《まちかたかきあげ》」のなかにあるが（『於岩《おいわ》稲荷来由書上』）、そこで「いわ」は、「年丈《た》ケ重キ疱瘡相煩《わづら》ひ、片眼盲《まう》シ、勝《すぐ》れて醜婦」であったと記されている（四谷区役所編『四谷區史』四谷区役所、一九三四年、二四七頁）。いま一つ、『四谷雑談』という写本群があるが（本文に以下引用するのも、その一例）、そこでも「お岩」は疱瘡により醜悪な見た目となったとされる。

(192) 「四谷怪談」早稲田大学編輯部編『近世実録全書』四巻、早稲田大学出版部、一九一七年、一頁。

(193) 歌舞伎をはじめ、近世期の文学作品のなかにはしばしが痘痕面の人物が登場するが、それらは醜男・醜女と相場が決まっていた。川柳でも、「持参金　うにこうる迄　のんだつら」（『誹風柳多留』五篇一〇丁）、「ほうそうの　いっちおもいに　聟《むこ》をとり」（三篇三五丁）、「富《とみ》（宝くじ）に当たった気で　じゃもっ面（あばた面）を持ち」（傍二篇九丁）と、あばたに厳しい。

(194) 菊池武矩「祖谷雑記」『祖谷紀行』、写本、成立年不詳、半紙本、徳島県立図書館蔵（T二九七―キク）、四四オ。

(195) 太田信圭『祖谷山日記』、一八二五（文政八）年（宮本常一・谷川健一・原口虎雄編『探検・紀行・地誌　西国編』（日本庶民生活史料集成第二巻）、三一書房、一九六九年、五一五頁）。

(196) 村次常真『肥後国五ケ荘図志』、一八五五（安政二）年成立（竹内利美・原田伴彦・平山敏治郎編『風俗』（日本庶民生活史料集成第九巻）、三一書房、一九六九年、三八三頁）。

(197) 高島（現在の長崎県高島市）は、一八六八（明治元）年より炭鉱が開発され、いまでこそ、日本近代炭鉱発祥の島として知られる。二〇一五（平成二七）年には、端島《はしま》（通称、軍艦島）などとともに、「明治日本の産業革命遺産　製鉄・製鋼、造船、石炭産業」として世界文化遺産に登録された。だが、近代以前の高島は、漁業を生業とする無名の島であった。

(198) ジーボルト（斎藤信訳）『江戸参府紀行』（東洋文庫八七）、平凡社、一九六七年、五〇―五一頁。

(199) 司馬江漢『西遊旅譚』巻二、一七九四（寛政六）年刊（司馬江漢『江戸・長崎絵紀行――西遊旅譚』国書刊行会、一九九二年、八〇頁）。

(200) 司馬江漢『西遊旅譚』巻二、一七九四（寛政六）年刊（司馬江漢『江戸・長崎絵紀行――西遊旅譚』国書刊行会、一九九二年、八〇頁）。

(201) 以下、岩国領の「遠慮」の制にかんする記述は、「第六章　伝染病の脅威」庄司忠編『岩国市医師会史』岩国市医師会、一九六八年、および桂芳樹『岩国藩の「疱瘡遠慮定」――伝染病（痘瘡）予防に関する史料』岩国徴古館（非売品）、一九七〇年、を参照。なお、後者の冊子は、『岩国旧記』・『御用所日記』・『御内用留』・『岩邑年代記』・『御触出控』から、伝染病（主として疱瘡）にかんする法令・記述を抜粋した資料集である。

(202) 橋本伯寿『国字断毒論附録』は、世継が疱瘡に罹患して死亡したことにより断絶した家筋として、戦国時代からの名家である甲斐の武田家や会津若松の蒲生《がもう》家を挙げる。橋本伯寿『国字断毒論附録』、一八一八（文化一五）年、須原屋彌三郎ほか三、大本、架蔵、八オ―九オ。

(203) 藩主が御館に不在の時には、「遠慮」の制が適用されないこともあった。そこから推すと、岩国領の「遠慮定」が未然に防ごうとしていたのは、城下の領民が疱瘡に罹患すること（領国内で疱瘡が流行すること）ではなく、あくまで領主一家が疱瘡に罹患することであったといえよう。「遠慮定」は、藩法としての「禁制」ではなく、家臣や領民の側の領主一家にたいする「遠慮」を文言にした取り決めとしてあった。

(204)『柳井種痘日記』という資料では、これに「痘穢」という言葉を充て、疱瘡退村に「遠慮」している最中に死亡した場合には、五〇日を経るまで葬儀を執りおこなうことができなかったことを伝えている（桂芳樹編『改訂柳井種痘日記・周防岩国産物目録（端本）』岩国徴古館、一九七九年、四九―五〇頁）。

(205) ルイス・フロイスの『日本史』（一五六五（永禄八）年）第一部第六八章「下《シモ》で生じた幾つかのこと、ならびに五島の島々に関する記事とその風習」に見られる記述。なお、この引用には、五島にもかつて「遠慮」の制が敷かれていたことを示唆する、以下の文がつづく。「その病人がふたたび完全に健康となっても、その人が殿の邸に出入りする者とかそこで仕えているような場合には、一定の月数を経てでないとそこに入ることができない」（ルイス・フロイス（松田毅一・川崎桃太訳）『日本史』九巻（西九州篇Ⅰ）、中央公論社、一九七九年、二一七頁）。

なお、五島のこの習俗は、虚実とりまぜ、戦後においても語り草とされた。つぎに引く『日本残酷物語』の記述は、その一例である。「文化一二年（一八一五年）一二月、五島にいた人が舟で岡山へでかけてホウソウにかかり、そこで二人病死した。その死体をひきとりにきたものもまた病気に感染して、肥前の平戸まで帰って死んだ。その死体を処置するために死者の家族は平戸まで出むいたが、彼らもまた感染してしまった。そして彼らが郷里にもたらした病菌が五島各地にひろがって、手のつけられぬほどあれた。困りはてたこの地方の人々は、ついに病人を無人の山野や、はるか沖の小島につれてゆきそこに放置したという。無慈悲のようだが隔離する以外に手段がなかったのである」（宮本常一・山本周五郎・楫西光速・山代巴監修『日本残酷物語』一（貧しき人々のむれ）、平凡社、一九五九年、一七八頁）。

(206) 辻武左衛門『西国順礼日記』、一七七三（安永二）年（本宮町史編さん委員会編『本宮町史　近世史料編』第一法規出版、一九九七年、八七六―八七七頁）。

(207) 菅江真澄『粉本稿』、一七八三（天明三）年頃成立か、大館市立栗盛記念図書館蔵（真崎文庫資料：M五―三六）、四オ。

(208) 菅江真澄『粉本稿』、一七八三（天明三）年頃成立か、大館市立栗盛記念図書館蔵（真崎文庫資料：M五―三六）、四オ。

(209) 後年、橋本伯寿は『断毒論』で、子が疱瘡を病んだ乞食が「都会」に流入する現象を記述していたが（本書八九頁参照）、無痘地においても、疱瘡の周囲に乞食が登場するのは、興味深い。

(210) 堀内元鎧『信濃奇談』（森銑三・鈴木棠三編『奇談・紀聞』（日本庶民生活資料集成第一六巻）、三一書房、一九七〇年、二二七頁）。

(211) 鈴木牧之『秋山記行』、一八二八（文政一一）年成立（竹内利美・森嘉兵衛・宮本常一編『探検・紀行・地誌　東国篇』（日本庶民生活資料集成第三巻）、三一書房、一九六九年、三九四頁）。

(212) 鈴木牧之『秋山記行』、一八二八（文政一一）年成立（竹内利美・森嘉兵衛・宮本常一編『探検・紀行・地誌　東国篇』（日本庶民生活資料集成第三巻）、三一書房、一九六九年、三九五頁）。

(213) 鈴木牧之『秋山記行』、一八二八（文政一一）年成立（竹内利美・森嘉兵衛・宮本常一編『探検・紀行・地誌　東国篇』（日本庶民生活資料集成第三巻）、三一書房、一九六九年、三九五頁）。

(214) 鈴木牧之『秋山記行』、一八二八（文政一一）年成立（竹内利美・森嘉兵衛・宮本常一編『探検・紀行・地誌　東国篇』（日本庶民生活資料集成第三巻）、三一書房、一九六九年、三九五頁）。

(215) 鈴木牧之『秋山記行』、一八二八（文政一一）年成立（竹内利美・森嘉兵衛・宮本常一編『探検・紀行・地誌　東国篇』（日本庶民生活資料集成第三巻）、三一書房、一九六九年、三九五頁）。

(216) 鈴木牧之『秋山記行』（竹内利美・森嘉兵衛・宮本常一編『探検・紀行・地誌　東国篇（日本庶民生活資料集成第三巻）』、三一書房、一九六九年、四〇四頁）。

(217) 菱屋平七『筑紫紀行』、一八〇二（享和二）年（谷川健一編『探検・紀行・地誌　補遺』（日本庶民生活史料集成第二〇巻）、三一書房、一九七二年、二〇三頁）。

(218) ジーボルト（斎藤信訳）『江戸参府紀行』（東洋文庫八七）、平凡社、一九六七年、五〇―五一頁。

(219) 『九葉実録』の一六八八（元禄元）年一一月一〇日の条には、「波佐見《はさみ》村、痘大ニ行ハル　郷里ヲ限テ家ニ在テ療セシム（旧制、痘ヲ病メハ山中ニ移シ、医及ヒ食ヲ給ス）」とある（大村史談会編『九葉実録』第一冊、大村史談会、一九九四年、九三頁）。このときの大流行では、山に病人を収容しきれず、地域を限定して在宅治療を許可したものとみえる。

なお、『九葉実録』によれば、一六九六（元禄九）年の正月以降、大村市街で疱瘡が大流行した際にも、在宅での療養が許可されたが、士族はこれを避けて、おのおの知行地へ赴いたという（「正月以来、市街痘病大ニ行ハル。家ニ在テ療養スルヲ許ス。是ヲ以テ士族ノ家眷各避テ采邑ニ往ク」。大村史談会編『九葉実録』第一冊、大村史談会、一九九四年、一〇九頁）。ここで忌避されているのは、藩の制度ではなく疱瘡の病人ではあるが、大村の「逃散」について触れた早い時期の記述である。

(220) 『九葉実録』には、一七三〇（享保一五）年の条に、長崎で疱瘡に罹患して戻った息子を密かに自宅に置き、他に伝染させた者が、獄につながれた事例も見える（大村史談会編『九葉実録』第二冊、大村史談会、一九九五年、一七頁）。

(221) 『九葉実録』によれば、旧制では疱瘡を発症した日より五〇日間、病人は山木屋に滞留し、それが明けても七日間は中小屋で身を清めなければならなかった。「山下り」後も、患家は七日間、その隣家は五日間、登城を「遠慮」する定めであった。この規定は、一七九四（寛政六）年に日数を短縮され、「山揚」は一番湯（酒湯、通例発症より一二日目）より二〇日間、清めの中小屋滞留は七日間、山下り後の患家の登城「遠慮」は一夜限りで隣家の「遠慮」は無用と改められた（大村史談会編『九葉実録』第二冊、大村史談会、一九九五年、三三八頁）。

なお、流行により疱瘡への罹患者が多数生じた場合には、「山揚」させず居宅内に留置させ（「居成《いなり》疱瘡」）、千綿《ちわた》方面より城下に入る者には、観音寺で修験僧の潔除をうけさせた。ただし、一八二〇（文政三年）以降は、「居成疱瘡」を敷く場合でも、この通行人への祓い清めをおこなわず、観音寺の用意する注連縄・御幣を境界に立てまわす方式へと簡略化した。大村史談会編『九葉実録』第四冊、一九九六年、一三二頁。

(222) Siebold, P. F. von, *Nippon: Archiv zur Beschreibung von Japan*, vol. II, Leyden, 1832, p. 63（講談社・臨川書店出版部編『シーボルト「日本」Siebold : Nippon〈復刻版〉』テキスト篇一巻、講談社、一九七五年、四三八頁）。現代の日本語では、通例、「検疫」と訳される。なお、「検疫」という訳語が創出されたのは、日本列島が数次にわたるコレラの流行を経験した幕末においてである。管見の範囲では、幕府の「洋書調所《しらべしょ》」が刊行した『官版疫毒予防説』（一八六二（文久二）年刊）がその初出で、坪井信良訳「検疫説」では、「検疫」の語に「キュアランタイネ」とふりがなが振られ、その歴史や諸外国の体制などが説明されている（杉田玄端ほか三『官版疫毒予防説』一八六二（文久二）年刊、萬屋兵四郎、半紙本、架蔵、一八オ）。

ちなみに、「隔離」という語は、ルイス・フロイス『日本史』の五島の「送棄て」の習俗を記述した部分にも、訳語として採用されていたが（本書一二三頁）、こちらの場合、原語は「separado」という形容詞であり、たんに「ひとびと（gente）との関わり（comunicação）を断たれた状態におかれた」という文脈でもちいられていた（Frois, P. L., *Historia de Japan*, vol. II, Biblioteca Nacional, Lisbon, 1981, p. 121）。フロイスのなかで、五島列島の島民が天然痘を忌避するさまは、ヨーロッパ諸国のひとびとがペストを嫌うさまと重ねあわされはしたが、その「送棄て」の習俗は、故国の「隔離 quarentena」をまでは想起させせなかったようである。

(223) Siebold, P. F. von, *Nippon: Archiv zur Beschreibung von Japan*, vol. II, Leyden, 1832, p. 63（講談社・臨川書店出版部編『シーボルト「日本」Siebold : Nippon〈復刻版〉』テキスト篇一巻、講談社、一九七五年、四三八頁）。

(224) ヨーロッパとオスマントルコとのあいだに位置したドゥブロヴニクは、地の理を活かして国際的な交易活動を活発に展開していたが、その分、疫病（ペスト）の頻発に悩まされた。経験的に、疫病がその汚染地から来る船によりもたらされることを知っていたドゥブロヴニクの議会は、一三七七年、汚染地からの船をドゥブロヴニク入港前に特定地域（隔絶した小島やドゥブロヴニクから離れた町）で一か月間、様子を見させることを決めたのだった。Tomic, Z. B., Blazina, V., *Expelling the*

Plague: The Health Office and the Implementation of Quarantine in Dubrovnik, 1377–1533, Mcgill-Queen's University Press, 2015, pp. 106–107.

(225) 大村藩の藩医の家系で、のちに明治期の衛生行政を主導する長与専斎は、俚諺をとりまぜ、父祖の時代をこう回顧している。「旧大村藩領内は古来痘瘡を恐るること甚しく、痘瘡は鬼神の依托なりとて、痘瘡にかかりたるものは人家を離れたる山中に木屋を構へてここに舁送《よそう》し、定めたる看病人の外は一切交通を断ち、親子夫婦たりとも立寄ことを得ず。治療のことは申すに及ばず万事の介抱行届かず、十の七八は斃れ死し、全快して家に帰るは稀なり。而して其遺骸を先塋《せんえい》の墓地に葬りて常式の葬祭を営むを得ず、幸に全快したりとも、多くは畸形盲目となり、別人のことく成果ることなれば、痘瘡の厄済ざる内は縁談の取組等も見合置く姿にて、一人前の人間とは認めざる有様なり。又其病家にては病人を遠く離れたる山中に移し置て日々に飲食衣薬等一切需用の品を運び、医師を頼み山使（天然痘済の人を撰み日々の音信運送等に使用するものを云）を傭うなど、其費用夥しく、且一旦山に運入れたる物品は再人里に持帰ることならざれば、俚諺に疱瘡百貫と唱へ、中等以下の生計にては大抵身代を潰し累代の住家をも離るるもの少なからず。斯く痘瘡は人にも人家にも非常の災難を与ふることなれば、一藩上下おしなべて恐れ悪《にく》むこと譬ふるにものなし」（長与専斎「附録　旧大村藩種痘之話」長与称吉編『松香私志』下巻、一九〇二年、附録二頁）。

「山揚」にかかる病家の経済的な負担は、たしかに相当なものだったようで、一七三四（享保一九）年に大村藩が幕府に上申した文書にも、「領内は先年より疱瘡を嫌ひ来り、疱瘡を煩ひ付候へば、莫大の物入《ものいり》御座候。近年毎々疱瘡之有り、領民の難儀と罷り成り候」という記載が見える（大村史談会編『九葉実録』第二冊、大村史談会、一九九五年、五二頁）。

(226) 野田泉光院『日本九峰修行日記』（宮本常一・谷川健一・原口虎雄編『探検・紀行・地誌　西国編』（日本庶民生活史料集成第二巻）、三一書房、一九六九年、二二五頁）。

(227) 天草の高浜村（天草下島の西海岸の、東シナ海に面した港町）では、疱瘡罹患の疑いのある者を一度「除小屋」に入れ、発症すると「山小屋」へと送っていた。ただし、「山小屋」では死亡する者も多かったため、「他国養生」といって近隣地域に養生に出されることもおこなわれたという。東昇「近世肥後国天草における疱瘡対策——山小屋と他国養生」京都府立大学学術

報告委員会編『京都府立大学学術報告』六一号、二〇〇九年。

(228) おなじ天草でも、島や地域によっては、疱瘡の侵入を受けていたようである。天草の郷土史料をもとに江戸時代の出来事をまとめた『天草近代年譜』によれば、天草諸島での記録上最初の疱瘡の流行は、一七〇六（宝永三）年（亀川村）で、以後、一七七九（安永八）年、一七九四（寛政六）年、一八〇一（享和元）年、一八〇七―一八一〇（文化四―七）年、一八二〇―一八二一（文政三―四）年、一八三九（天保一〇）年、一八四二（天保一三）年に、牛深村・志岐村・富岡村はじめ各地で流行がみられたという（松田唯雄『天草近代年譜』みくに社、一九四七年）。

(229) 村井琴山『痘瘡問答』、一七八八（天明八）年、写本、半紙本、架蔵、二八ウ―二九オ。

(230) 村井琴山『痘瘡問答』、一七八八（天明八）年、写本、半紙本、架蔵、二五オ―二六オ。

(231) 古河古松軒『西遊雑記』巻六、一七八三（天明三）年成立（宮本常一・谷川健一・原口虎雄編『探検・紀行・地誌　西国篇』（日本庶民生活史料集成第二巻）、三一書房、一九六九年、三七八頁）。

(232) 田辺爵「『塩尻』執筆年次の推定年表」日本随筆大成編輯部編『塩尻一』（日本随筆大成第三期一三巻）、吉川弘文館、一九七七年、六頁。

(233) 天野信景『塩尻』巻三八、一七一〇（宝永七）年ごろ成立（日本随筆大成編輯部編『塩尻二』（日本随筆大成第三期一四巻）、吉川弘文館、一九七七年、二九六頁）。

(234) 「寛文八年御法度書（抄）（熊野市尾川区有文書）」本宮町史編さん委員会『本宮町史　近世史料編』本宮町、一九九七年、一〇頁。

(235) 「牟婁郡第一　総論」『紀伊続風土記』巻六九、一八三九（天保一〇）年成立（和歌山県神職取締所編『紀伊続風土記』第二輯（伊都・有田・日高・牟婁）、帝国地方行政会出版部、一九一〇年、六〇六―六〇七頁）。地名のふりがなは、同書の「郡中荘並村名」より引用者が拾った。

なお、この引用末尾に、熊野では疱瘡の流行する村から来た者を通行させない風儀もあったことがしるされているが、本節でも何度か言及した野田泉光院も、一八一八（文化一五）年に、大辺路《おおへち》街道（熊野本宮大社に詣でる街道の一）を通過しようとしてできず、道の悪い「濱通り」を迂回して日置村に出たことを、その日記に書きのこしている（野田泉光院『日本九峰修行日記』、一八一八（文化一五）年（宮本常一・谷川健一・原口虎雄編『探検・紀行・地誌　西国篇』（日本庶民生活史料集成第二巻）、三一書房、一九六九年、一三三頁）。「辺鄙」の事例とは異なり、無痘地では修験者までもが締めだされていたことになろう。無痘地には、宗教者も疱瘡神もなく、また医者もいなかったのである。

（236）橘南谿『西遊記』、一七九五（寛政七）年刊（谷川健一・竹内利美・原口虎雄・宮本常一編『探検・機構・地誌　補遺』（日本庶民生活史料集成第二〇巻）、三一書房、一九七二年、一五〇頁）。

第二章　疱瘡の医説

（1）疱瘡という病にかんしても、前章で確認したとおり、医学はその他おおくの対処法の一つでしかなかった。ローテルムンドは、近世期の疱瘡絵や麻疹絵の図像を分析するなかで、当時は「医術よりも呪術への信頼のほうがより大きなものであった」可能性を指摘しているが（H・O・ローテルムンド『疱瘡神――江戸時代の病いをめぐる民間信仰の研究』岩波書店、一九九五年、二一一頁）、「呪術」との信頼度の比較はともかく、すくなくとも医学は、身体や病をめぐる言葉の一つとして他と並立していた。香西豊子「医説のアリーナ――天然痘対策マニュアルに見る近世日本の医療の言説」服部伸編『「マニュアル」の社会史――身体・環境・技術』人文書院、二〇一四年。

（2）近世後期になると、医書を出版するには、幕府の医学館による内容の吟味をへたうえで、町奉行の許可を得なければならなくなる（一八四二（天保一三）年以降）。また、幕末においては一時期、「風土」が異なるとの事由により、幕府や各藩に仕官する「御医師」が蘭方をもちいることが禁じられた（一八四九（嘉永二）年から一八五八（安政五）年まで）。しかしながら、その近世末期の二〇数年をのぞいて、公儀が風紀以外の点から医業に干渉することはなかった。

なお、一八四九（嘉永二）年三月一五日に出された蘭方制禁の文言は以下。蘭方のなかでも、外科・眼科など、体表の処置にかんする医術は、制禁の対処から除外されていた。「近来蘭学医師追々相増、世上にても致信用《しんようい たし》候者多有之《これある》やに相聞候。

右は風土も違ひ候事に付、御医師中は、蘭方相用ひ候儀御制禁被仰出《おほせいでられ》候間、得其意《そのいをえ》、堅可相守《あひまもるべく》候。但、外科、眼科等外治の儀は、蘭方兼用致し不苦《くるしからず》候。右の通、御医師中え可被達《たつせらるべく》候、奥御医師えは達相済候間、可被得其意《そのいをえらるべく》候」。「五一　医師之部」三二四四、石井良助・服藤弘司編『幕末御触書集成』三巻、岩波書店、一九九三年、四七六―四七七頁。

（3）没後に医学関係の著書が数点、刊行されているが、いずれも当時の医学の最重要古典『素問』・『傷寒論』『難経《なんぎよう》』の注釈書であった。『素難評』（一七六五（明和二）年刊）、『素問評』（一七六六（明和三）年刊）、『鑑定傷寒論』（一八一一（文化八）年刊）など。

（4）荻生徂徠『政談』（吉川幸次郎・丸山真男・西田太一郎・辻達也校注『荻生徂徠』（日本思想大系三六）、岩波書店、一九七三年、三〇〇頁）。

（5）荻生徂徠『政談』（吉川幸次郎・丸山真男・西田太一郎・辻達也校注『荻生徂徠』（日本思想大系三六）、岩波書店、一九七三年、四四四頁）。

（6）本来生活の基盤として依って立つものから切り離されているのは、武士や医者だけではないと、徂徠は『政談』のなかでつづける。「今の世の人、百姓より外は、武士も商人も古郷と言者を不持《もたず》、雲の根を離れたる様なる境界哀なる次第也」（荻生徂徠『政談』吉川幸次郎・丸山真男・西田太一郎・辻達也校注『荻生徂徠』（日本思想大系三六）、岩波書店、一九七三年、四四四頁）。元禄頃を画期として日本列島の経済は変容し、江戸を筆頭に、人口の集中する「都会」がいくつか出現した。『政談』から、当時の医学・医業のあり方を考えるには、あわせて同時代の「社会的背景」も勘案する必要がある。辻達也「『政談』の社会的背景」吉川幸次郎・丸山真男・西田太一郎・辻達也校注『荻生徂徠』（日本思想大系三六）、岩波書店、一九七三年。

（7）『養生訓』梓行の翌一七一三（正徳三）年、加藤謙斎『病家示訓』が刊行されている。著者・謙斎は医を業とはしないが、病弱で頻繁に医者にかかっていたことから医業に精通し、医者を選ぶことの重要性を認めるにいたったという。同書は六つの章（「本朝医術伝来《ほんてういじゆつでんらい》の事」・「医者《いしや》学不学の事」・「療治《れうち》得手不得手、補瀉手癖《ほしやてくせ》ある事」・「療治の風《ふう》さまざまある事」・「病家物体《そうたい》の心得の事」・「予《あらか》じめ病を防《ふせ》ぐ心得の事」）から成り、当時の医業をうかがい知るに恰好の資料である。概して、医者のほどこす術は標準化されておらず、医者の学・不学、療治の得手・不得手、診察・処方の際の癖（補薬・瀉薬・寒薬・温薬《うんやく》のいずれを好んでもちいるか）、準じる医流など種々違いがあるので、そのことをわきまえたうえで、学問がありかつ「病功」（臨床での治療経験）もある医者をみきわめるよう説いている。加藤謙斎『病家示訓』、一七一三（正徳三）年、京都大学附属図書館蔵（富士川文庫：ヒ七二）。

（8）貝原益軒『養生訓』巻六、弘化年間、秋田屋太右衛門ほか八、半紙本、架蔵、一三オ―一三ウ。

（9）益軒は以下、約三〇種の医書を、医生の必読書に挙げる。『黄帝内経《こうていだいけい》』、『神農本草経《しんのうほんぞうきょう》』、『難経《なんぎょう》』、張仲景《ちょうちゅうけい》『金匱要略《きんきようりゃく》』、皇甫謐《こうほひつ》『甲乙経《こうおつきょう》』、巣元方《そうげんぼう》『病源候論』、孫思邈《そんしばく》『千金方《せんきんほう》』、王燾《おうとう》『外台秘要《がいだいひよう》』、羅謙甫《らけんほ》『衛生宝鑑』、陳無択『三因方』、恵民局『和剤局方証類』・『本草序列』、銭仲陽《せんちゅうよう》・劉完素・朱丹渓・李東垣の書、楊珣《ようしゅん》『丹渓心法』、劉宗厚『医経《いけい》小学』・『玉機微義』、熊宗立『医書大全』、周定王『袖珍方』、周良采『医方選要』、薛立斎《せつりつさい》『薛氏医案』、王璽《おうじ》『医林集養』、楼英『医学綱目』、虞天民『医学正伝』、李梃『医学入門』、江篁南『名医類案』、呉崑『名医方考』、龔《きょう》廷賢の書数種、汪石山『医学原理』、高武『鍼灸聚英』、李中梓『医宗《いそう》必読』・『頤《い》生微論』・『薬性解』・『内経《だいけい》知要』（貝原益軒『養生訓』巻六、弘化年間、秋田屋太右衛門ほか八、半紙本、架蔵、二二ウ―二三ウ）。

おなじ張仲景の著とされる医書でも『傷寒論』が挙げられていない点、ならびに金元代の医学（李東垣・朱丹渓・劉完素）とそれを継ぐ明代の医学の書籍が過半を占めている点から観て、益軒は同時代に一般的であった医学（のちに「後世派《ごせいは》」と称される医流）を信奉していたようである。疱瘡の医説という観点からすると、銭仲陽《せんちゅうよう》の小児科が推挙されている点にも、留意しておきたい。

（10）『養生訓』「擇医」では、後段でふたたび、古典に学び、かつ実際の療治に習熟することの重要性をつぎのように説いている。「医を学ぶに、ふるき法をたづねて、ひろく学び、古方を多く考ふべし。又、今世の時運を考へ、人の強弱をはかり、日本の土宜と民俗の風気を知り、近古わが国先輩名医の治せし迹をも考へて、治療を行ふべし。いにしへに本づき、今に宜しくば、あやまりすくなかるべし」。（貝原益軒『養生訓』巻六、弘化年間、秋田屋太右衛門ほか八、半紙本、架蔵、二一オ）。同章は、医師の良拙をみきわめる要点を説くとともに、益軒の想う医師のあるべき姿を提示していたのだった。

（11）貝原益軒『養生訓』巻六、弘化年間、秋田屋太右衛門ほか八、半紙本、架蔵、一八ウ。

（12）貝原益軒『養生訓』巻六、弘化年間、秋田屋太右衛門ほか八、半紙本、架蔵、二〇オ。

（13）古いところでは、曲直瀬《まなせ》道三《どうさん》の『授蒙聖功方』（一五四六（天文一五）年成立）・『診脈口伝《くでん》集』（一五七七（天正五）年成立）・『注能毒《ちゅうのうどく》』（一五八〇（天正八）年成立）のほか、二代目道三（玄朔《げんさく》）『済民《さいみん》記』（一六一七（元和三）年刊）・『日用灸法』（一六三一（寛永八）年刊）・『日用食性《しょくしょう》』（一六三三（寛永一〇）年刊）、岡本玄冶《げんや》『玄冶薬方口解《くげ》』（一六五六（明暦二）年刊）・『日用功方』（一六七一（寛文一一）年刊）など。学統内に写本のかたちで伝わったものが、のちに刊行されることもあった。

（14）たとえば、李時珍『本草綱目』の一部を編集した古林見宜《ふるばやしけんぎ》『妙薬速攻方』（一六六〇（万治三）年刊）や、龔廷賢《きょうていけん》『万病回春』を和解した苗村丈伯『俗解龔方集《ぞくげきょうほうしゅう》』（一六九三（元禄六）年刊）など。

（15）益軒に儒学を学び、中津や小倉で藩医を歴任した香月牛山《かつきぎゅうざん》も、『牛山活套《ぎゅうざんかっとう》』（一六九九（元禄一二）年自序・一七七九（安永八）年刊）、『牛山方考』（一六九九（元禄一二）年自序・一七八二（天明二）年刊）、『婦人寿草』（一六九二（元禄五）年序・一七二六（享保一一）年刊）、『小児必用養育草《そだてぐさ》』（一七一四（正徳四）年刊）などを、国字で平易に記述し刊行している。

（16）今田《こんた》洋三『江戸の本屋さん――近世文化史の側面』平凡社、二〇〇九年、中野三敏『和本のすすめ』岩波新書、二〇一一年。
なお、書物の流通形態の変容により仮名書きの医書が世に溢れたことを、益軒は批判的にとらえているが、益軒の仮名書きの教訓書類もまた、本屋の経営戦略にそって世に送りだされていたことは見逃せない。啓蒙書の流通と学問の通俗化とは、出版業の振興がもたらした表裏一体の現象であった。

（17）「重宝記」は通例、本屋側から著者に、高名な著者による専門的な書物の和解の企画として持ちこまれて作成されたという（「解説」長友千代治編『重宝記史料集成二三巻　医方・薬方一』臨川書店、二〇〇六年）。養拙斎退春『小児療治重宝記』（一七一五（正徳五）年刊）の自序にも、ある日、本屋が著者のもとを訪れ、奈須玄竹『医方聚要《しゅうよう》』全一二巻（一六八五（貞享二）年刊）の小児部門を和字にして出版し、世間の便益のために供したいと持ちかけてきたことが記されている。なお、奈須玄竹は、曲直瀬玄朔の門人で、一六五九（万治二）年に法印に叙せられた。玄竹以降、奈須家は幕府の医官を務めた。

（18）同書は、重宝記のなかで、もっとも版を重ねた書籍といわれる（「解説」長友千代治編『重宝記史料集成二三巻　医方・薬方一』臨川書店、二〇〇六年）。なお、本郷正豊の編著にはほかに、『合類薬種名寄帳《ごうるいやくしゅなよせちょう》』（一七一五（正徳五）年刊）という本草書や『鍼灸重宝記』（一七一八（享保三）年刊）などがある。

(19) 岡本一抱の筆になる諺解《げんかい》には、たとえば、熊宗立《ゆうそうりつ》『医方大成論』に注釈をくわえた『医方大成論諺解』（一六八五（貞享二）年刊）や『医方大成論和語鈔』（一七〇二（元禄一五）年刊）、龔廷賢《きょうていけん》『万病回春』を解説した『万病回春指南』（一六八八（貞享五）年刊）および『万病回春病因指南』（一六九五（元禄八）年刊））、経穴学の古典である滑寿『十四経《じゅうしけい》発揮』の諺解『十四経絡発揮和解《わげ》』（一六九三（元禄六）年刊）、李時珍『本草綱目』を増補・解説した『広益本草大成』（一六九八（元禄一一）年刊）、鍼法の古典『難経《なんぎょう》』を解説した『難経本義諺解』（一七〇六（宝永三）年刊）、朱丹渓『局方発揮』の諺解『局方発揮諺解』（一七〇八（宝永五）年刊）などがある。

(20) 岡本一抱が執筆し刊行した国字の医書には、『臓腑経絡詳解』（一六九〇（元禄三）年刊）、『病因指南』（一六九五（元禄八）年刊）、『医学三蔵弁解』（一七〇〇（元禄一三）年刊）、『方医弁義』（一七〇三（元禄一六）年刊）、『医学切要指南』（一七一四（正徳四）年刊）、『和語医療指南』（一七一四（正徳四）年刊）、『医学治法大全』（一七一五（正徳五）年刊）などがある。

(21) 望月三英『鹿門随筆』、一八〇五（文化二）年序、写本、京都大学附属図書館蔵（富士川文庫：ロ七）、二ウ―三オ。同書はまた、後段においても日本の医者の質がさがった元凶として、医書の諺解や和語抄が流通しはじめたことを挙げ、岡本一抱を名指しして「盗人の手引をした」（二五オ）と糾弾している。

なお、岡本一抱は、数ある医家のなかでも、とりわけ出版業と近しく精力的に諺解を刊行したが、それが兄・近松門左衛門の仲介によるものだったかは未詳である。一抱はあるとき門左衛門から、諺解の出版は原典を研究しないまま医者になる者を生み、やがては療治を誤ってひとびとを死にいたらせかねないと言われ、以来、諺解の刊行をやめたという逸話も伝わる（浅田宗伯『皇国名医伝』巻上、一八五一（嘉永四）年刊、三三ウ（『医家伝記資料』下、青史社、一九八〇年所収））。

(22) 古典を原文で読むことの目的が、徂徠の提唱した古文辞学のように、後世の注釈書や和語による諺解にまじる多様な解釈をしりぞけることにもあったかどうかは、不明である。

(23) 益軒は、医師をこころざす者の読むべき書物として、『黄帝内経』・『神農本草経』から明代の書籍まで、具体的に約三〇種の書名を列挙する。『難経』・『金匱要略』・『甲乙経』・『病源候論』・『千金方』・『外台秘要』など、唐代以前に成立した書物の名も、無論これに含まれた。これらの随所に、医業をおこなううえでの心得は述べられているが、とりわけ孫思邈《そんしばく》『千金方』巻一「大医精誠第二」は、医道のあり方を説く文章として、古来、日本でも参照されていた（日本に現存する最古の医書・丹波康頼『医心方』や鎌倉時代の代表的な医書である梶原性全《しょうぜん》『頓医抄』も、同項目にもとづき医道のあるべきすがたを論じている）。益軒は、医生がそうした医師としての心得を身につけることもふくめて、古典の原典にあたることの重要性を復誦したのだった。

(24) 貝原益軒『養生訓』巻六、弘化年間、秋田屋太右衛門ほか八、半紙本、架蔵、一〇ウ―一一オ。

(25) 寺澤捷年《かつとし》『吉益東洞の研究――日本漢方創造の思想』岩波書店、二〇一二年。

(26) 以下、近世以前の医学史についての記述は、富士川游『日本医学史』京都帝国大学附属図書館、一九四二年、矢数道明『近世漢方医学史――曲直瀬道三とその学統』名著出版、一九八二年、などを参照。

(27) 金・元時代に勃興した医学は、医学史においては「金元医学」と総称され、理念的な『黄帝内経』（『素問』・『霊枢』）の議論と臨床的な『傷寒論』・『千金方』の事例との融合がこころみられたことを特徴とする。陰陽論や運気論（木・火・土・金・水の五行の運行と風・熱・湿・火・燥・寒の六つの気から身体現象を説明する議論）を基盤として独自の医説をうちたてた医家としては、劉完素《りゅうかんそ》（河間《かかん》）、張従正《ちょうじゅうせい》（子和《しわ》）、李東垣（李杲《りこう》）、朱丹渓（震亨《しんこう》）が知られ、「金元医学の四大家」と呼ばれる。劉完素と張従正は、寒冷剤や「汗吐下」（発汗・吐瀉・下痢）の瀉剤により、体内の余分なものを除くことを重視した（寒冷派）。他方、李東垣と朱丹渓は、体内の損傷により病が生じるとする立場をとり、その損傷を補うことを治療指針とした（温補派）。

このうち、田代三喜により日本に伝えられたのは、後者の李朱医学であり、以後、多くの医家らがこれを信奉したが、のちに前者の寒冷派の医学を奉ずる動きも一部にあった。

(28) 古方派の台頭は、たんに同時代の李朱医学への傾倒にたいする反動としてあったのではなく、親試実験というより大きな思想的潮流をうみだし、蘭学興隆の土壌ともなった。杉田玄白は回顧録『形影夜話』（一八一〇（文化七）年刊）のなかで、古方派の後藤昆山・香川修庵・山脇東洋・吉益東洞の名を挙げ、これら先人らが「陰陽五行の妄説を看破」（一六オ）することで蘭学の興る気運を準備したと、くりかえし説いている。杉田玄白『形影夜話』巻上、一八一〇（文化七）年刊、半紙本、杏雨書屋蔵（杏七〇〇）。

(29)　武川幸順は、堀元厚《げんこう》とともに、本居宣長（春庵）の京都遊学（一七五二（宝暦二）年三月から一七五七（宝暦七）年一〇月まで）時の師でもある。ともに（したがって本居春庵も）、李朱医学に準拠した医術をおこなった。

なお、古方派が台頭しはじめた宝暦年間の京都にまさに居合わせた本居春庵は、『医断』刊行（一七五九（宝暦九）年）に遡ること三年の一七五六（宝暦六）年に、大村藩に帰郷する同門・藤文輿《ふじぶんよ》への送別の辞に仮託し、『送藤文輿還肥序《そうとうぶんよかんぴのじょ》』という医事評を著している。そのなかで春庵は、後藤昆山や香川修庵・山脇東洋らが張仲景『傷寒論』を無条件によしとするのは、俗医が李朱医学を妄信するのと五十歩百歩の事態だと、当時の医道の風潮を批判する。そして、吉益東洞の名こそ出さないまでも、「麁工《そこう》」（粗雑な診療をする医者）が古方を処して人身を損ねていることを指摘し、従来どおり（すなわち後世派）の処方のほうが、効力はすくないまでも、まだ「勝《まし》」だと論じている（本居春庵「詩文稿（送藤文輿還肥序）」大久保正編『本居宣長全集』一八巻、筑摩書房、一九七三年、八―九頁）。

(30)　『医断』派の書物としては、東洞の高弟・村井琴山による『医道二千年眼目』・『毒薬考』のほか、田中栄信『弁斥医断』、賀屋恭安『続医断』、矢田部常徳『撃蒙編』、木幡伯英『斥医断評説』、某『続医事客難』が、また『斥医断』派の書物としては、堀江道元『弁医断』、山脇東門『東門随筆』、亀井南溟『続医断』『続管豹狸言』、赤沢容斎『救弊医話』、某『医事客難』、石井光致『医談』があるとされる。青山廉平「『医断』・『斥医断』――天命説を中心として」『日本東洋医学雑誌』五四巻二号、二〇〇三年、二八九頁。本書では、なかでも『医断』の「司命」・「死生」・「痘疹」の章にかんし、独自の論点が明確にうちだされている初期の議論をとりあげる。

なお、「天命」に特化した弁説（『医断』の「司命」・「死生」の章での議論に相当）には、ほかに山田図南『天命弁』（一七七一（明和八）年刊）、黒田玄鶴『天命弁弁』（一八一八（文化一五）年刊）などがある。

（31）畑黄山『斥医断』、一八二五（文政八）年刊、加賀屋善蔵、大本、架蔵、一ウ―三ウ。

（32）『医断』をめぐる論争のなかでも、東洞の「天命説」、すなわち危篤におちいった病人にたいして医者はどのような態度をとるべきかという問題は、「徳川時代の最大の論議の中心」となったと言われる（大塚敬節「復古の旗幟をひるがえして医学を革新せんとした吉益東洞」大塚敬節・矢数道明編『吉益東洞（一）』（近世漢方医学書集成一〇）、名著出版、一九七九年、一二頁）。

（33）『史記』扁鵲倉公列伝に載る、つぎの逸話を踏まえての言であろう。「扁鵲過斉《さい》。斉桓侯《かんこう》客之。入朝見曰、「君有疾。在腠理《そうり》。不治将深」。桓侯曰、「寡人《かじん》無疾」。扁鵲出。桓侯謂左右曰、「医之好利也。欲以不疾者為功」。後五日、扁鵲復見曰、「君有疾。在血脈《けつみゃく》。不治恐深」。桓侯曰、「寡人無疾」。扁鵲出。桓侯不悦。後五日、扁鵲復見曰、「君有疾。在腸胃間。不治将深」。桓侯不応。扁鵲出。桓侯不悦。後五日、扁鵲復見。望見桓侯而退走。桓侯使人問其故。扁鵲曰、「疾之居腠理也、湯熨《とうい》之所及也。在血脈、鍼石之所及也。其在腸胃、酒醪《しゅろう》之所及也。其在骨髄、雖司命《しめい》無奈之何。今在骨髄。臣是以無請也」。後五日、桓侯体病。使人召扁鵲、扁鵲已逃去。桓侯遂死。」（森田傳一郎訳『「史記」扁鵲倉公列伝訳注』雄山閣出版、一九八六年、五一―五三頁）。

扁鵲は、斉の桓公の疾病を早くから見抜き、それが身体に深く入りこまないうちに治療するよう桓公に勧めたが、桓公は「自分の身体に病は無い」と拒絶しつづけた。四度目の謁見に臨み、扁鵲は桓公を見ただけで退出してしまう。桓公が人を遣って理由を問いたださせると、扁鵲は、「疾病が腠理（体表）・血脈・腸胃の層にあれば医術で治すことができるが、いまや深く骨髄に入りこんだため、「司命」（生命を司る星）であってもどうすることもできない」と答えた。その後、桓公は身体を病み、扁鵲を呼びもどそうとした。しかし、このとき扁鵲はすでに国外に逃げさっており、桓公はついに亡くなった、というのが大意である。

（34）『論語』顔淵に、子夏の言葉として「商聞之矣、死生有命、富貴在天」が載る（金谷治訳注『論語』岩波文庫、一九六三年、二二八頁）。

（35）鶴田元逸『医断』、一七五九（宝暦九）年刊、丸屋市兵衛、大本、架蔵、一ウ―二オ。

(36) 毒性があり、それゆえ病毒を駆逐することのできる薬物の意。当時の「薬」の概念は近代以降のそれに比してひろく、「薬」は「毒」の対義語ではなかった。なお、最古の本草書『神農本草経《しんのうほんぞうきょう》』では薬物を、無毒にして命を養う（養命）作用のある「上品《じょうほん》」、用法次第では毒性があるが体質を改善する（養性）作用のある「中品《ちゅうほん》」、強い毒性により病を治める作用のある「下品《げほん》」の三種に分類したが、この引用にいう「毒薬」は、「下品」に相当。

(37) 鶴田元逸『医断』、一七五九（宝暦九）年刊、丸屋市兵衛、大本、架蔵、二オ—二ウ。

(38) 吉益東洞は、後年、自著『医事或問』（一七六九（明和六）年刊）の全三七の問答をとおして、「疾医《しつい》」（病毒の所在を見定め、それを薬物の処方により取りさることを本務とする医者）の立場から、独自の医学哲学を展開し、「陰陽医《おんようい》」（陰陽五行や経絡などの理論でもって病を論じる医者）の態度を批判した。また、「死生」にかんしては、同書の或問第九においても、「医者は只病苦を救《すく》ふのみにて、生死は天の司所《つかさどるところ》と治定すれば迷ふ事なし」と、予断を排して疾病にむきあうことの重要性を説いた。吉益東洞『医事或問』巻上、一七六九（明和六）年刊、半紙本、架蔵、一三ウ。

(39) 吉益東洞は、荻生徂徠門の儒者に古文辞学を学んでおり、思想的に徂徠の影響をおおきく受けていたようである。山脇東門『東門随筆』（富士川游・小川剣三郎・唐沢光徳・尼子四郎編『杏林叢書』上巻、思文閣、一九七一年、五七五頁）。

(40) 畑黄山『斥医断』、一八二五（文政八）年刊、加賀屋善蔵、大本、架蔵、七オ。

(41) 畑黄山『斥医断』、一八二五（文政八）年刊、加賀屋善蔵、大本、架蔵、七オ。

(42) 鶴田元逸『医断』、一七五九（宝暦九）年刊、丸屋市兵衛、大本、架蔵、一六オ—一六ウ。

(43) 畑黄山『斥医断』、一八二五（文政八）年刊、加賀屋善蔵、大本、架蔵、三二ウ—三三ウ。

(44) 明代の医家。薛己《せつき》。著書に『薛《せつ》氏医案』がある。同書は、貝原益軒が『養生訓』（一七一二（正徳二）年刊）に医生必読として挙げた書のなかにも含まれており（本章注（9）参照）、江戸中期にひろく参照された。

(45) 明代の医家。魏直《ぎちょく》。著書『痘疹博愛心鑑』で、痘瘡には「順」（『易経』にいう「吉」の病像）・「逆」（おなじく「凶」の病像）・「険」（おなじく「悔」・「吝」の病像で、それぞれ「吉」・「凶」に転ずる徴候のみられる状態）の三つの証があることを説き、その発生機序（気と血の交会）や処方を説いた。和刻（全二巻）の初版刊行は、一七一六（正徳六）年。ここでは、魏

直『痘疹博愛心鑑』巻上、一七三四（享保一九）年刊、茨城多左衛門、大本、京都大学附属図書館蔵（富士川文庫：ト一一四）、を参照。

（46）北宋の医家。銭乙《せんいつ》。弟子の閻孝忠が編集した『小児薬証直訣』（『銭氏小児直訣』『小児直訣』）が伝わる。銭仲陽の名は、貝原益軒『養生訓』（一七一二（正徳二）年刊）の医生必読書のなかにも挙がる。

（47）明代の医家。著書に『陳氏小児痘疹方論』がある。なお、同書もまた、薛己『薛氏医案』に収載されている。

（48）大方脉（現在の内科に相当）・小方脉（おなじく小児科に相当）・雑医・風科（中風など風邪《ふうじゃ》に起因する病を対象とする専科）・産科・眼科・口歯科・咽喉科・正骨科・金瘡科（刃物などによる傷を対象とする専科）・鍼灸科・祝由《しゆくゆう》科（呪術一般をもちいて治療をおこなう専科）・禁科（呪言《じゆごん》や符水《ふすい》などのまじないにより治療をおこなう専科）の一三科。

（49）大方脉（現在の内科に相当）・小方脉（おなじく小児科に相当）・婦人科・瘡瘍科（おなじく皮膚科に相当）・鍼灸科・眼科・口歯科・咽喉科・接骨科・傷寒科・金鏃《きんぞく》科（刃物などによる傷を対象とする専科）・按摩科・祝由科の一三科。

（50）瘡瘍科と金鏃科は統合されて「外科」となり、按摩科・祝由科は廃止された。

（51）銭仲陽は、その著『小児直訣』の「五臓瘡疹証治」の章で、冒頭に「小児胎に在て、五臓の血穢を食ひ、命門に伏す。若《も》し天行時熱に遇ひて、或は乳食に傷《やぶ》られ、或は驚恐に触れらるるときは、則ち其の毒、当《まさ》に出づべし」と、痘疹の病因を説いた。銭仲陽『銭氏小児直訣』（外題『小児直訣』）巻一、一一一九（宣和元＝元永二）年原刻、和刻刊行年不詳、大本、京都大学附属図書館蔵（富士川文庫：シ四二七）、三二一オ。

（52）陳文中は、著書『陳氏小児痘疹方論』の巻頭「論痘疹受病之由」で、痘疹の病因を「夫、小児胎に在るの時は、乃ち母五臓の液、養て形を成すなり。其母禁戒を知らず、厚味を縦情《ほしいまま》にし、好て辛酸を啖《くら》ひ、或は毒物を食はば、其気胞胎の中に伝へ、此の毒発して瘡疹と為る。名《なづけ》て三穢の液毒と曰ふ。一には五臓六腑穢液の毒、発して水泡瘡と為る。二には皮膜筋肉穢液の毒、発して膿水泡瘡と為る。三には気血骨髄穢液の毒、発して膿血水泡瘡と為る。三毒既に出て、発して疹痘瘡と為るなり」とするす。陳文中「論痘疹受病之由」『陳氏小児痘疹方論』（外題『小児痘疹方』）、一二五四（宝祐二＝建長六）年原刻、一六五四（承応三）年刊、大本、京都大学附属図書館蔵（富士川文庫：シ四三一）。

（53）田代三喜は『三帰廻翁医書』の「小児諸病門」第一八「痘瘡門」において、痘瘡の病因にかんする三つの説（すなわち、胎内で食した古血が腸胃にかくれ後に発する説、出生時に飲みこまれた悪血が腸胃にかくれ後に発する説、その年の気候に影響される説）に言及し、証の弁別法の大要を簡略にしるしている。

（54）『啓迪集』巻八「小児門　痘疹篇」では、『医学正伝』（明・虞摶《ぐたん》）・『医林集要』（明・王璽《おうじ》）・『恵済方』（明・王永輔）・『丹渓心法』（明・朱丹渓）・『丹渓纂要』（明・朱丹渓）が具体的な引用書目として挙げられている。

（55）『啓迪集』巻八「小児門　痘疹篇」は、「痘疹」の病因を「夫、小児痘瘡の証、最も酷《こく》疾と為す。不日の間、死生掌を反するが如し。蓋、胎毒命門に蔵し、歳火太過、熱毒流行の年に遇ふに因るときは、則ち痘毒之に従ひて発作す」（六五ウ）とする。そして、察証・弁治を詳解し、涼薬を処するか温薬を処するかは証によることを説いた。大塚敬節・矢数道明編『曲直瀬道三（二）』（近世漢方医学書集成三）、名著出版、一九七九年、五八〇頁。

（56）『啓迪集』「小児門」の内容を、五〇項目にわたって平易に説きなおした小冊で、典拠はすべて割愛され、全文がふりがな付きの和文で記された。第五〇項「痘疹」では、「痘因《トウイン》」「軽重《キヤウジウ》」「内外因《ナイゲイン》」「治法《ジハフ》」「二便《ベン》」「順逆《ジユンギヤク》」「傷寒《シヤウカン》・痘疹《トウシン》」「察証《サツシヨウ》」「治法《ジハフ》」「痒塌《ヤウタツ》」「浅深《センシン》」「虚実《キヨジツ》」「三陰証治《サンインシヨウジ》」「妄汗妄《バウカンバウ》」「形風之弁《キヤウフウノベン》」「陰伏倒靨黒陥《インフクトウヨフコクテン》」「三陽証治《ヤウシヨウジ》」「痘疹入目《トウシンメニイル》」「余毒為癰《ヨドクヨウトナル》」「不薬而愈《クスサズシテイユ》」が詳述されている。曲直瀬道三『遐齢小児方』、一六三〇（寛永七）年刊（大塚敬節・矢数道明編『曲直瀬道三（三）』（近世漢方医学書集成四）、名著出版、一九七九年）。

（57）曲直瀬道三『遐齢小児方』、一六三〇（寛永七）年刊、一八ウ—一九オ（大塚敬節・矢数道明編『曲直瀬道三（三）』（近世漢方医学書集成四）、名著出版、一九七九年、五一〇—五一一頁）。

（58）曲直瀬道三『遐齢小児方』、一六三〇（寛永七）年刊、一九ウ（大塚敬節・矢数道明編『曲直瀬道三（三）』（近世漢方医学書集成四）、名著出版、一九七九年、五一二頁）。

（59）曲直瀬道三『遐齢小児方』、一六三〇（寛永七）年刊、二〇オ（大塚敬節・矢数道明編『曲直瀬道三（三）』（近世漢方医学書集成四）、名著出版、一九七九年、五一三頁）。

（60）曲直瀬道三『遐齢小児方』、一六三〇（寛永七）年刊、二〇オ（大塚敬節・矢数道明編『曲直瀬道三（三）』（近世漢方医学書集成四）、名著出版、一九七九年、五一三頁）。

（61）曲直瀬道三『遐齢小児方』、一六三〇（寛永七）年刊、二一ウ（大塚敬節・矢数道明編『曲直瀬道三（三）』（近世漢方医学書集成四）、名著出版、一九七九年、五一六頁）。

（62）序によれば、原著者・玄鑑は陳文中の「小児病症多しと雖も、痘疹最も重病を為すなり」という言葉に発奮し、痘疹に関する古今の医家らの治法を一書にまとめていた。それを下津春抱（前出一四九頁）が編集し、板行したという。曲直瀬玄鑑（亀渓老人）『痘疹医統』、一七一六（正徳六）年刊、梅村市郎兵衛・野村八右衛門、半紙本、京都大学附属図書館蔵（富士川文庫：ト一八二）。

（63）『痘疹医統』は引用書目に、『啓迪集』の引用書目にも挙がっていた『医学正伝』・『医林集要』のほか、おもに明代の医書を挙げる。その具体的な書名は、以下。『小児直訣』（宋・銭乙）・『陳文中小児方』（宋・陳文中『小児痘疹方論』）・『和剤《わざい》局《きょく》方《ほう》』（宋・陳師文《ちんしぶん》等『太平恵民和剤局方』）・『三因方《さんいんほう》』（宋・陳言《ちんげん》）・『活人書』（宋・朱肱《しゅちゅう》）・『聞人規《ぶんじんき》痘疹』（宋・聞人規《ぶんじんき》）・『儒門事親』（金・張従正《ちょうじゅうせい》）・『玉機微義《ぎょくきびぎ》』（明・劉純《りゅうじゅん》）・『體仁彙編《たいじんいへん》』（明・彭用光《ぼうようこう》）・『袖珍方《しゅうちんほう》』（明・李恒《りこう》）・『医学入門』（明・李梴《りてい》）・『名医方考』（明・呉崑《ごこん》）・『古今医鑑』（明・龔信《きょうしん》・龔廷賢《きょうていけん》）・『万病回春《まんびょうかいしゅん》』（明・龔廷賢《きょうていけん》）・『寿世保元《じゅせいほうげん》』（明・龔廷《きょうてい》賢《けん》）・『済世全書』（明・龔廷賢《きょうていけん》）・『医学綱目』（明・楼英《ろうえい》）・『痘疹心法』（明・万全『痘疹世医心法』）・『活幼心法』（明・聶《じょう》尚恒《しょうこう》）・『保赤全書』（明・管橓《しゅん》）・『丹渓心法附余』（明・朱丹渓）・『痘疹撮要』（明・薛己）・『外科正宗《げかせいそう》』（明・陳実功《ちんじつこう》）・『古今医統』（『古今医統大全』明・徐春甫《じょしゅんぽ》）・『証治準縄《しょうちじゅんじょう》』（明・王肯堂《おうこうどう》）・『痘疹心印』（明・孫一奎《そんいつけい》）・『赤水玄珠《せきすいげんしゅ》』（明・孫一《そんいつ》奎《けい》）・『博愛心鑑』（『痘疹全書博愛心鑑』とも。明・魏直）・『丹台玉案《たんだいぎょくあん》』（明・孫文胤《そんぶんいん》）・『韓氏医通』（『張氏医通』（明・張《ちょう》璐《ろ》）か）・『医方集解』（清・汪昂《おうこう》）・『直指方』（『直指篇《ちょくしへん》』（田代三喜）か）・『亀渓家抄《きけいかしょう》』（曲直瀬玄鑑）。

このほか、散佚《さんいつ》・未詳の医書（『古今録験方』・『痘疹要訣』・『痘疹便覧』・『集簡方』・『澹察方』・『指迷方』・『危氏得効方』・『張氏経験方』・『摘玄方』・『活幼心鑑』・『活幼新書』・『痘疹管見』・『経験後方』）の名も挙がる。

（64）曲直瀬玄鑑（亀渓老人）『痘疹医統』巻一之下、一七一六（正徳六）年刊、梅村市郎兵衛・野村八右衛門、半紙本、京都大学附属図書館蔵（富士川文庫：ト一八二）、二八ウ―二九オ。

(65) 医史学の通説で「古方派」の魁とされる名古屋玄医も、痘疹の病因や諸症状にかんする著述があるが、おもに明代の諸書（『医学綱目』・『赤水玄珠』（明・孫一奎）・『痘疹全書』・『博愛心鑑』・『活幼心法』など）を通覧したうえで妥当な医説や方剤を考量してゆく方法論は、道三流の医学とほとんど変わりなかった（名古屋玄医「小児痘疹門」『医方問余』、一六七九年（延宝七）年成立（大塚敬節・矢数道明編『名古屋玄医（一）』（近世漢方医学書集成一〇一）、名著出版、一九八四年））。

(66) 同時期に成立した痘科の専門書としては、ほかに、京都の小児科医・堀元厚（本居春庵の師として知られる）の『痘疹弁義』（一七三〇（享保一五）年成立）が挙げられる。同書は板行こそされなかったものの、『啓迪集』や『痘疹医統』に載らない文献（『痘疹全書』という明代の「痘疹」に関する叢書や『聖済総録』（宋・徽宗《きそう》）・『蘭室秘蔵』（金元・李東垣《りとうえん》）・『痘疹格致要論』（明・万全）・『幼科発揮』（明・万全）・『南秋江《なんしゅうこう》鬼神論《きしんろん》』（朝鮮・南秋江《なんしゅうこう》）・『全幼心鑑』（明・寇平《こうへい》）・『景岳全書』（明・張景岳《ちょうけいがく》）・『治痘経験要法』（不詳）など）も考証の対象とし、「痘疹」に関する医説を広範に検討した。『医断』論争が生じた当時の、「痘疹」研究の水準と動向とがうかがえる資料である。堀元厚『痘疹弁義』、一七三〇（享保一五）年、半紙本、写本、京都大学附属図書館蔵（富士川文庫：ト一一九）。

　このほか、医家が個人の用にあてる撮要の類も、種々作成されている。柏原宗竹『痘疹郡要』（一六七〇（寛文一〇）年）や、樫田氏好編『痘疹極秘伝遺覚』（一六八三（天和三）年）など。

(67) 香月牛山『小児必用養育草』、一七一四（正徳四）年刊、秋田屋市兵衛ほか三、半紙本、架蔵。同書の具体的な引用書目としては、『痘疹心印』・『博愛心鑑』・『保赤全書』・『痘疹全書』・『保嬰論』（明・薛鎧《せつがい》『保嬰撮要』）・『活幼心法』・『古今医統』・『幼科準縄』・『医林集要』など明代を中心とした痘科書のほか、『本草項目』・『千金方』などが挙がる。

(68) 杉田玄白は一八一〇（文化七）年、医師としてみずからが歩んだ軌跡を問答形式で回顧する『形影夜話』二巻を刊行した。その下巻で、疾病にも時代により消長があることに触れ、「痘瘡・梅毒、古書になくして後世盛に行はる」（一二オ）と指摘する。また、梅毒については、自身の経験として「毎歳千人余りも療治するうちに七八百は梅毒家なり」（一五ウ）と、患者の八割方が梅毒患者であったことをふりかえる。玄白は、少壮の頃より晩年にいたるまで、梅毒の一病の療治を専門としたが、数万人以上の患者を治療してもなお百全の治法は得られなかったという。杉田玄白『形影夜話』巻下、一八一〇（文化七）年刊、半紙本、杏雨書屋蔵（杏七〇〇）。

いまや杉田玄白は、「蘭学」の創始者の一人と目され、その学問的な功績や観臓の実績が高く評価される。しかし、一人の医師としての玄白は、当時患者がもっとも多く、かつ難治証であった新興の梅毒を、自家薬籠中の物にしようと若き日に決して以降、巧者にならい神仏に祈り数百部の医書を渉猟して治療法を研究した。その事実を勘案すれば、「蘭学」は古方派となじく、新興病に対処しきれない旧来の医学の、一つの超克のかたちとして生起していたといえる。

(69) 東洞の医説は、その後、「二千年」間（すなわち、大陸における医学の歴史）の盲を破るものとして、脈々と門弟らに受け継がれる。なかでも、東洞第一の門弟とされる村井琴山は、郷里の熊本で東洞の医説の普及をはかるとともに、その名も『医道二千年眼目編』（一八一二（文化九）年刊）と題する医書を公刊し、東洞の説の正当性を力説した。なお、大陸の医学は、近世中期以降も、日本ではさまざまな医流が生みだしたが、「基本的には東洞の医学が現在の日本漢方の基となっている」（渡辺賢治『漢方医学』講談社、二〇一三年、二三頁）と言われる。

(70) 吉益東洞『瘡瘡新論』、成立年不詳、半紙本、京都大学附属図書館蔵（富士川文庫：ト一八八）、一ウ―三ウ。

(71) 吉益東洞『瘡瘡新論』、成立年不詳、半紙本、京都大学附属図書館蔵（富士川文庫：ト一八八）、六ウ。

(72) 吉益東洞『瘡瘡新論』、成立年不詳、半紙本、京都大学附属図書館蔵（富士川文庫：ト一八八）、七ウ。

(73) 吉益東洞『瘡瘡新論』、成立年不詳、半紙本、京都大学附属図書館蔵（富士川文庫：ト一八八）、一二ウ。

(74) 吉益東洞『瘡瘡新論』、成立年不詳、半紙本、京都大学附属図書館蔵（富士川文庫：ト一八八）、二三オ。

(75) 「死ヲ起ス秘術」としては、いま一つ、手足の冷たくなった瀕死の患者にたいして、水をかけたり水浴させたりする「浴水法」が紹介されている。いずれも、実際どれほどまでにおこなわれたかは不明であるが、患者の死を診てなお療治を講ずる東洞の治療指針が読みとれる。

(76) 吉益東洞『瘡瘡新論』、成立年不詳、半紙本、京都大学附属図書館蔵（富士川文庫：ト一八八）一五オ。

(77) 吉益東洞『瘡瘡新論』、成立年不詳、半紙本、京都大学附属図書館蔵（富士川文庫：ト一八八）一五ウ。

(78) 吉益東洞『瘡瘡新論』、成立年不詳、半紙本、京都大学附属図書館蔵（富士川文庫：ト一八八）一六ウ。

(79) 吉益東洞『痘瘡新論』、成立年不詳、半紙本、京都大学附属図書館蔵（富士川文庫：ト一八八）、一七オ。
(80) 吉益東洞『痘瘡新論』、成立年不詳、半紙本、京都大学附属図書館蔵（富士川文庫：ト一八八）、一八ウ―一九オ。
(81) 吉益東洞『建殊録』、一七六三（宝暦一三）年刊（大塚敬節・矢数道明編『吉益東洞（三）』（近世漢方医学書集成一二）、名著出版、一九八〇年、二六六頁および二七七頁）。
(82) 吉益東洞『建殊録』、一七六三（宝暦一三）年刊（大塚敬節・矢数道明編『吉益東洞（三）』（近世漢方医学書集成一二）、名著出版、一九八〇年、二七三頁）。
(83) 吉益東洞『建殊録』、一七六三（宝暦一三）年刊（大塚敬節・矢数道明編『吉益東洞（三）』（近世漢方医学書集成一二）、名著出版、一九八〇年、二七三―二七四頁）。
(84) 東洞の疱瘡の療治法は、後世へと受け継がれた。第一の門弟・村井琴山は『痘瘡問答』（一七八八（天明八）年成立）を著し、痘瘡の胎毒説や時気説がすべて想像の域を出ず、治療の役に立たないことを説いた。また、京都で香川修庵ら古方派の医家にまなんだ橘南谿は、東洞の『痘瘡新論』をほぼ引き写した『痘瘡水鏡録』を、一七八一（天明元）年に、自著として板行している（痘瘡の五つの段階を九つに細分し、紫圓は「金化粒」に、死を起こす浴法は「再華浴《さいくわよく》法」に改称するほか、患者の「死生」にかんする記述を削除し、「虚実」にかんする記述を加筆するなどの変更が加えられている）。なお、南谿が師事したなかに、『斥医断』の著者・畑黄山もいたことを勘案すると、『痘瘡新論』と『痘瘡水鏡録』の記述の異同は、非常に興味深い（橘南谿『痘瘡水鏡録』、一七八一（天明元）年刊、河内屋喜兵衛、半紙本、架蔵）。
(85) 堀江道元「凡例」『弁医断』、一七九〇（寛政二）年刊、須原屋平助ほか二、半紙本、杏雨書屋蔵（乾々二四六三）、凡例一ウ。
(86) 堀江道元『弁医断』、一七九〇（寛政二）年刊、須原屋平助ほか二、半紙本、杏雨書屋蔵（乾々二四六三）、二一オ―二二ウ。
(87) 日本列島における種痘の起源について、のちに多紀元簡は、『医賸《しょう》』（一八〇九（文化六）年刊）の「種痘」の章で、そのはじまりは判然としないとしながらも、「聞くに斯邦房州浜海一村、数百年前より痘を種る法有り、多く乾苗を用ゆ。乃ち彼土〔中国〕より先に之を用るを知る、亦た奇なり。」という伝聞を書きのこす（多紀元簡『医賸』巻中、一八〇九（文化六）

年刊、聿修堂、大本、架蔵、三五ウ）。大陸からつたわるはるか以前から、乾燥した痂を種つける種法が、安房に伝承されていたというのである。

ただし、二代目瑞仙・池田霧渓は、『種痘弁義』（一八五八（安政五）年刊）でその可能性を否定し、「我邦にて房州の海浜に、数百年前より、種痘の術行はれしと云ふも、我邦従来この説あるには非るべし。」といい、李仁山の種痘法が当地に伝えられたのではないかと推測している（池田霧渓『種痘弁義』、一八五八（安政五）年刊、養幼斎、半紙本、架蔵、三オ）。

(88) 堀江道元『弁医断』、一七九〇（寛政二）年刊、須原屋平助ほか二、半紙本、杏雨書屋蔵（乾々二四六三）、附録二五オ。

(89) 堀江道元『弁医断』、一七九〇（寛政二）年刊、須原屋平助ほか二、半紙本、杏雨書屋蔵（乾々二四六三）、附録二六ウ。

(90) 中国における人痘種痘の歴史については、邵沛「日中両国における人痘接種法の比較研究」『日本医史学雑誌』五〇巻二号、二〇〇四年、に詳しい。

(91) 『医宗金鑑』は、刊行から一〇年後の一七五二（宝暦二）年には、すでに日本に舶載されていたといわれる（緒方春朔『種痘必順弁』敦賀屋九兵衛ほか三、一七九五（寛政七）年、京都大学附属図書館蔵（富士川文庫：シ九二）、自序一ウ）。他方、張璐『張氏医通』（一六九五（清・康熙三四＝元禄八）年刊）は、日本でもひろく読まれたようであるが、その舶載年は未詳。一七六五（明和二）年、『張氏医通』掲出の主要な方剤を解説した『張氏医通纂要』全四巻が板行されるが、そこに種痘法は載らない。一八〇四（文化元）年に、『張氏医通』が全巻、訓点を付されて刊行された際には、巻一二の末尾に「附種痘説」として、種痘が有効な事由やその手法（『医宗金鑑』にいう水苗種法と痘衣種法の二種）などがあわせて紹介されている（張璐『張氏医通』巻一二、思得堂、一八〇四（文化元）年、杏雨書屋蔵（杏雨五八三七））。

(92) 『医宗金鑑』巻六〇、一七四二（清・乾隆七＝寛保二）年刊、半紙本、杏雨書屋蔵（貴五五六）。

(93) 『医宗金鑑』巻六〇、一七四二（清・乾隆七＝寛保二）年刊、半紙本、杏雨書屋蔵（貴五五六）、二ウおよび一三ウ。

(94) 管見の限りでは、以下の三種・三点の現存が確認される。『李仁山種痘法　明和五年三月二日』（写本、半紙本、全七丁、長崎歴史文化博物館蔵（一五一〇八）、以下「長崎歴史文化博物館本」）、『李仁山種痘和解』（真野駿庵『種痘科李仁山書附幷和解経験等　種痘医談筆語』）（写本、半紙本、全二九丁、杏雨書屋蔵（乾々四八一七）、以下「杏雨書屋本」）、『種痘書』（写本、

半紙本、全一三丁、京都大学附属図書館蔵（富士川文庫：シ八六）、以下「京大富士川文庫本」）。それぞれ内容や箇条書きの順序には異同がある。詳細は別稿を期す。

(95)　長崎歴史文化博物館本の巻末に収載された「覚」（六オ―七オ）を参照。

(96)　この書付は、三種の伝本いずれにおいても巻頭に置かれている。杏雨書屋本では、さらにその直後に、唐通事の林幸三郎・林三郎太による和解が載録される。なお、その唐通事らの和解の説明書きによれば、李仁山は来日からまだ日も浅いうちに（「二四日」という日付が見えるが、李仁山来崎後の一七四五（延享二）年閏一二月二四日か）、唐通事らの求めに応じ、種痘の概要をしるしたその書付をしたためたのだという（杏雨書屋本、五オ）。

(97)　京大富士川文庫本、一オ―三ウ。読み下す際には、長崎歴史文化博物館本・杏雨書屋本（和解も含む）も参照。

(98)　馬援は、西暦四〇年に後漢の南部でおこった、「ハイ・バ・チュンの反乱」を鎮圧するべく派遣された。同地には、前漢の武帝が南越国を滅ぼしたのち、交趾郡が設置されていたが、越族の指導者がここで後漢に反旗をひるがえしたのだった。

(99)　『医宗金鑑』巻六〇、一七四二（清・乾隆七＝寛保二）年刊、半紙本、杏雨書屋蔵（貴五五六）、一オ―ウ。

(100)　「覚」長崎歴史文化博物館本、六ウ。

(101)　杏雨書屋本、一五オ、および京大富士川文庫本、一一オ。なお、「状元痘」という言葉は、学術的な用語ではなく、中国の俚諺だったようである。通事らが筆談で、どの書籍に「状元痘」の記載があるか尋ねたところ、李仁山は、それが俗言で、おそらく「褒福の辞」として名づけられたものだろうと回答している（「李仁山種痘医談筆語」杏雨書屋本、一二オ）。

(102)　「種痘経験之覚」杏雨書屋本、一七ウ―一二オ。

(103)　内訳は、男児一三名（三歳一名・四歳六名・五歳三名・六歳一名・七歳一名・八歳一名）、女児一三名（三歳二名・四歳五名・五歳一名・六歳四名・九歳一名）で、性別による偏りはない。年齢の分布としては、四歳児が一一名と、約半数を占めた。

(104)　「種痘経験之覚」杏雨書屋本、一七ウ。

(105)　唐通事との筆談で、種痘の「薬剤」を鼻に入れる方法を尋ねられた李仁山は、「銀管を用ひ鼻中に吹き入る。銀管無くんば、則ち紅紙を用ひて之に代ふ」と答えている（「李仁山種痘医談筆語」杏雨書屋本、二一オ）。これは、『医宗金鑑』にいう旱苗手法に当たろう。

(106)　李仁山が、堀江道元らのほかに、大村藩の堀尾元育（待山）らに水苗種法や旱苗手法を伝授したとする書もある（深川晨堂『大村藩の医学』大村藩之医学出版会、一九三〇年、一三頁）。しかしながら、その記述が何に依拠するのか、出典が確認できない。

(107)　『日本産科叢書』巻頭の「略伝」には、出典は不明ながら、「山辺篤雅、字は文伯、□□と号す。中津侯奥平氏に任ふ。嘗て京都に在りて、吉益東洞に学び、又産術を賀川玄悦に受く。後、江戸の藩第に居る。」と紹介されている（増田知正選集、呉秀三・富士川游校訂『日本産科叢書』思文閣、一八九五年、一三頁）。吉益東洞に師事した山辺篤雅が、いかなる経緯により、東洞の医説に異論を唱えた堀江道元から種痘法を伝授されるにいたったかは、未詳。

(108)　長崎歴史文化博物館本の巻末には、「余、二三生の中、鶴汀に就き、其の法を受け、今此に記す。明和五年春三月二日。山篤雅。浣花堂に書す」（私は、李仁山から種痘法を伝授された数名の医者のうち、鶴汀（堀江道元の号）からその法を習いうけ、ここに記す。明和五年春三月二日。山辺篤雅。江戸の私塾・浣花堂にて書す）とある（長崎歴史文化博物館本、七オ）。

(109)　山辺篤雅『痘疹要訣』、成立年不詳、写本、半紙本、京都大学附属図書館蔵（富士川文庫：ト一八五）。大陸の痘疹科の諸書から編纂された便覧で（出典の記載無し）、各期の順・逆・険証や雑証の診断・証治・方剤などが記される。

(110)　これがすなわち、現代に伝わる『李仁山種痘書』長崎歴史文化博物館本である。裏表紙にしるされた付記によれば、「勁斎岡茲」（「勁斎」は岡了允の号、「茲」はその名）が、一八一三（文化一〇）年閏三月二五日にこれを入手したという。

(111)　『李仁山種痘書』杏雨書屋本、一八〇三（享和三）年手写。

(112)　『李仁山種痘書』京大富士川文庫本。

(113)　鄒徽君猷『幼科種痘心法』、一七六七（明和四）年刊、丸屋善六、半紙本、杏雨書屋蔵（乾六五〇五）、序一ウ。「是に於て、始て種痘の法有り。但し心伝を口授す。故に四方に大行する能はず」。

(114)　「序」には、「近世、張璐・沉丙、略《およ》そ此の説有り。而して紅毛国人も亦た能く云ふ」と、当時、種痘法に関する情報が、大陸からだけでなくオランダからも、京都に入ってきていたことが明記されている（鄒徽君猷『幼科種痘心法』、一七六七

（明和四）年刊、丸屋善六、半紙本、杏雨書屋蔵（乾六五〇五）、序一ウ）。なお、オランダからつたわった種痘法は、腕に人痘を種えつける人痘腕種法である（後述）。

(115) 岸本惟孝『御纂医宗金鑑編輯幼科種痘心法要旨』、須原屋市兵衛、一七七八（安永七）年刊、半紙本、杏雨書屋蔵（乾四九〇〇）。

(116) 申椒堂・須原屋市兵衛については、今田洋三『江戸の本屋さん――近世文化史の側面』平凡社、二〇〇九年、に詳しい。

(117) 巻頭の「序」には、「我が方近世、痘を種ゆるの法を言ふ者有り。而れとも、方書未だ全く伝はらすに、其の存する所も、僅かに一二を巻末に附すのみ。故に夫れ人々之を験むるも、未だ疑ひ無からしむこと能はず」とある（岸本惟孝『御纂医宗金鑑編輯幼科種痘心法要旨』、一七七八（安永七）年刊、須原屋市兵衛、半紙本、杏雨書屋蔵（乾四九〇〇）、序二オ）。当時も種痘がおこなわれないではなかったが、効果のあらわれる機序や具体的な手法は不明で、手探りの状態であったようである。「序」にはまた、種痘法自体はすぐれているが、それを実施できる気候上の条件や禁忌がつたわらず、よくない経過をたどる例もまま見られたことがしるされている（「苗を種るに泥《なづみ》て、時変を察せざれば、則ち其の生を欲して反て人を害する者尠《すくな》からず。」同書、序二オ―二ウ）。

(118) 民俗学者・比嘉春潮《しゅんちょう》の監修した『琉歌全集』では、「きよらがさ」・「清ら瘡」にすべて「チュラガサ curagasa」という音が当てられている（島袋盛敏・翁長俊郎『標音評釈　琉歌全集』武蔵野書院、一九六八年、五七六―五七八頁）。

(119) 外間守善《ほかましゅぜん》『沖縄の歴史と文化』中公新書、一九八六年、一八七頁。

(120) 伊波普猷の蔵書『疱瘡歌（和歌・暦・口説）集　古名歌集文』（写本、琉球大学附属図書館伊波文庫所蔵）所収の、墨書本文「嘉謝手報ふし」（池田正治「『疱瘡歌』解説と本文」『琉球大学法文学部紀要　国文学哲学論集』二〇号、一九七六年、八〇―八一頁、より引用）。

同歌集には、引用の「嘉謝手報ふし」もふくめ、琉歌・口説《くどき》が都合一〇二編収録される。成立年の記載はないものの、疱瘡歌の行間に書かれた墨書の分析により、一七七七（尚穆王二六＝安永六）年の成立と推定されている（池田正治「『疱瘡歌』解説と本文」『琉球大学法文学部紀要　国文学哲学論集』二〇号、一九七六年）。

(121) 琉球王国の正史としては、ほかに向象賢《しょうじょうけん》編纂の『中山世鑑《ちゅうざんせいかん》』と蔡鐸《さいたく》編纂（蔡温《さいおん》重修）の『中山世譜《ちゅうざんせいふ》』とがある。だが、『中山世鑑』も『中山世譜』も外交関連の記事が中心で、疱瘡の流行については国外に漂流した船に患者がでた等の記載しか見られない。そのため、ここでは琉球王国内での出来事全般を記載する『球陽』を主に参照する。出来事の年号も、『球陽』に準じ、各国王の治世何年目かで表記する。

(122) 球陽研究会編『球陽』原文編、角川書店、一九七四年、二六七頁。琉球には、「聞得大君《きこえおおぎみ》」を頂点とする神女《しんじょ》の祭祀組織があったことが知られるが、疱瘡の流行への対抗手段に、外来宗教である仏教の誦経が採用されていたことは、興味深い。首里の近隣には、「円覚寺《えんかくじ》」（首里城の北に一四九四（尚真王一八）年に建立された琉球における臨済宗の総本山で、琉球王国随一の巨刹。のちに触れるとおり、第二尚氏の菩提寺でもあった）をはじめ、数十の仏教寺院が存在した。琉球王府は、疱瘡という外来の病にたいし、持前の祭祀法ではなく、疱瘡祓《はらえ》に実績のあった仏教の呪法でもって、ことに当たったのだった。
　その後、疱瘡が琉球で、どのような病因論のもとに位置づけられたか、詳説する余裕は本書にない。疱瘡の流行地域から入津した船にたいし、疱瘡の「風気」が移り越さぬよう、荷役に際しては硫黄を焼くよう指示する公文書が、何度となく発せられていたことを付記するに留める。

(123) 「八重山年来記」など、代官所の記録文書に断片的な記載が見られる。稲盛盛輝『沖縄疾病史』第一書房、一九九五年、一九七―二〇〇頁。

(124) 折口信夫「民族史観における他界観念」（初出は、國學院大學編『古典の新研究』第一輯、角川書店、一九五二年）。引用は『折口信夫全集』二〇巻、中央公論社、一九九六年、四六頁、による。
　折口は、この引用につづけて、日本古来の他界の訪客に対する態度を説き、「だから美《チュ》ら瘡の名は、単なる反語ではなく、讃美の意のある所が訣《わか》る。海の彼岸より遠来するものは、必《かならず》善美なるものとして受け容れるのが、大なり小なり、我々に持ち伝へた信じ方であつた」（同、四六頁）と、遠来の痘瘡を「美ら瘡」と讃美する態度を敷衍《ふえん》し、「我々（日本人）」の心性のあり方として論じている。

　なお、後年、岡本太郎もまた、こうした折口の解釈を踏まえ、「美ら瘡」という表現を日本に伝統的な「チュラカサ精神」、すなわち、カサ（外からの災厄）を「美ら《ちゅ》」と称し、「言いようのない矛盾のバランスにおいて、辛抱強く、ほほ笑ましく操作」する「防御本能」にまで昇華させて解釈している（岡本太郎「ちゅらかさの伝統」『忘れられた日本——沖縄文化論』中央公論社、一九六一年、一四五頁）。同書のべつの箇所で、岡本は、「災いとか伝染病を美称でよぶのは、なるほど、ひどく矛盾のようだが、しかしかつての島の人には切実な意味があったに違いない。複雑な心情である。」（一三八—一三九頁）と、「美ら瘡」という表現にやどる固有の「切実な意味」に光をあててはいる。だが、その寸評も、終局的には日本文化論につらなる考察のなかに埋没する。

「清瘡」という言葉は、東日本大震災後に脱稿された民俗学者の論文でも取りあげられた（赤坂憲雄「海のかなたより訪れしもの、汝の名は」『群像』六六巻五号、二〇一一年）。しかし、そこでも「清瘡」は「チュラカサの伝統」「チュラカサの知恵」とカタカナの民俗用語と化され、歴史事象の発する痛切なうめき声は、かき消されている。

(125) 琉球王府は、後段でも触れるとおり、薩摩藩や大陸の福建省から痘痂を購《あがな》い、それを粉末にして小児の鼻孔に吹きいれ、人為的に疱瘡の流行をおこさせていた。俚諺では、その痘痂の買入を「お申受《もうしうけ》」といい、王府の事業を「公事持」と称したという（比嘉春潮「翁長旧事談（一）」『嶋』二巻一号、一九三三年、一五六頁）。

(126) 喜舎場朝賢「第三回第九　天然痘十三年期流行ノ事」、喜舎場朝賢（名嘉正八郎・我部政男校訂）『東汀随筆』至言社、一九八〇年、七二頁。喜舎場朝賢《きしゃばちょうけん》は、琉球王国の最後の国王・尚泰王の側近で、琉球処分の記録『琉球見聞録』の著者でもある。

(127) 「陳姓家譜（新嘉喜家）」那覇市企画部市史編集室編『那覇市史　資料篇』一巻八（家譜資料四）、那覇市企画部市史編集室、一九八三年、三六五頁。

(128) ここで想起されるのは、橘南谿『西遊記』（一七九五（寛政七）年刊）の記述（本書一三六—一三八頁）である。大隅半島でもかつて、（病人を運びこむという方法であったが）人為的に疱瘡が流行させられ、流行ごとに大量の死者をだす習俗は改変されていた。

(129) 管窺《かんき》の範囲では、琉球王府が、疱瘡が自然に流行した場合に生じる損害と、種痘をおこなった結果生じる損害とを計測・推定し、両者を比較したうえで種痘をおこなったことをしめす記録は無い。島々を無痘地の状態でおくよりも、定期的な流行に曝した方が、結果的には損害がすくない（すくなくとも、事前の準備を整えることができる）という見解に、琉球王国がいかにしてたどりついたかは、さらなる調査を要する。

後段で考察するように、琉球王国は大陸（清朝）とも薩摩（徳川幕府）とも、人的な交流をもたざるをえない立場にあった。恒常的な交易をはじめ朝貢や「江戸上り」（謝恩使ならびに慶賀使）を滞りなくこなしていくには、船員や使節団はもとより、上納する米や金品を用意する民衆が、疱瘡の風気により不時に斃れないことが第一に要請されたであろう。琉球王国の国家規模での種痘は、一国内の事情からではなく、周辺の国や地域との地政学的な関係性のなかで、恒常的におこなわれるにいたったと言える。

(130)『八重山島年来記』によると、この一七六六（尚穆王一五＝明和三）年、種痘により沖縄本島は疱瘡の流行に見舞われていたにもかかわらず、そこから島々に視察団が派遣されていたという。同書は同年一二月の出来事として、宮古島経由で石垣島に訪れた検使一行が、同月六日、島への配慮なく、南部の真栄里《まえざと》村を訪れたことを記している。石垣島では、一行が疱瘡の最中に沖縄本島を発ち、島に訪れたことを把握するや、同月一六日に詰所を島北部の川平《かびら》村真謝離《まじぱなり》（「離」は離島の意）に設営し、一行をその離島に滞在させている（『八重山年来記』沖縄県沖縄史料編集所編『沖縄県資料　前近代Ⅰ　首里王府仕置』沖縄県教育委員会、一九八一年、三〇九頁）。琉球王国は、疱瘡の離島への伝播にたいしては、関知しない姿勢をとっていたようである。

(131)『八重山島年来記』の一七七五（尚穆王二四＝安永四）年の記事の「附《つけたり》」に、同年の冬、沖縄本島が痘痂を「申請」していたことがしるされている（「当冬御国元疱瘡御申請之由承之」）。申請した先は、同時代の資料からすれば、おそらく薩摩藩であったろう。一七六六（尚穆王一五＝明和三）年の第一回の種痘から九年後のことである。『八重山島年来記』沖縄県沖縄史料編集所編『沖縄県資料　前近代Ⅰ　首里王府仕置』沖縄県教育委員会、一九八一年、三一三頁。

(132) 本節の冒頭で言及した『疱瘡歌集』は、第二回の国家規模の種痘が実施された年の前年にあたる一七七七（尚穆王二六＝安永六）年に成立したと推定されている（本章注(120)）。この推定に誤りがなければ、王府は種痘の実施を、ひとびとにも事前に周知していたこととなる。種痘の実施を予告し、のちに起こりうる疱瘡の流行に備えさせる途中であったか。

(133) 「陳姓家譜（新嘉喜家）」那覇市企画部市史編集室編『那覇市史　資料篇』一巻八（家譜資料四）、那覇市企画部市史編集室、一九八三年、三六五頁。

(134) 「遷居」先に選ばれた奥武山（文献によっては、「奥之山」とも表記）は、当時は島であった。先例としては、一七三一（尚敬王一九＝享保一七）年七月、台湾へと漂流した石垣親雲上《ぺーちん》一行が福建経由で那覇に送還された際、乗組員に疱瘡の患者がいたことから、治癒するまで奥武山に「召籠《めしこめ》」られた事例がある（『八重山島年来記』沖縄県沖縄史料編集所編『沖縄県資料　前近代Ⅰ　首里王府仕置』沖縄県教育委員会、一九八一年、二九五頁）。「評定所」の発した文書類を見ると、奥武山に移された疱瘡人らは、国に雇われた医者の療治をうけ、生活必需品を支給されていたようである。

(135) 原文の「上司使之流行」については、解釈の分かれるところだが、他の資料群とも照合するに、「上司」はこの場合、地域の上官ではなく、王府の最高機関「評定所」をさすと思われる。また、その疱瘡を流行させる方法であるが、直後に、倫完が痘痂を収集してまわり官医に届けたとあることからすると、種痘を着火剤として疱瘡を蔓延させようとする企図が、このとき実行されたのであろう。

(136) 琉球の種痘は、後世になり、「薩摩の取った沖縄の人口調節の手段」だったのではないかという見解も生んだ。たとえば、国語学者の奥里将建《おくざとしょうけん》は、一九六一（昭和三六）年、『沖縄タイムス』紙上で四回にわたって記事を連載し、喜舎場朝賢の『東汀随筆』を典拠に、「一二三年ごとに鹿児島から天然痘の種子を持って来て、全島に流行させて十三歳以下の子供の生命を奪い、非人道的な方法で人口の増加を抑えていた」（五月八日版）という主張を展開している（奥里将建「王府時代の人口調節――搾取のために二〇万人にくぎ付け」『沖縄タイムス』夕刊、一九六一年五月八・九・一〇・一一日、いずれも四面）。

当時の記録にみるかぎり、琉球の種痘は、琉球王国の意向にもとづき、琉球王国が薩摩藩から取り寄せた痘痂をもちいて、琉球の医師らによりおこなわれている。とはいえ、ここですぐさま再確認されねばならないのは、琉球王国に課されていた種々の制約である。この第二回の種痘にしても、王府は実施に際して、滞りなく仕上世が済ませられるかを気にかけ、また、種痘を指揮した上江洲倫完も、仕上世を無事に終わらせられたことをもって種痘の功績としていた。つまり、琉球の種痘は、薩摩藩への上納をはじめ、国家に課された絶対的な要請が種々に交錯するなか、不時に襲いくる疱瘡の流行への対策としておこなわれていたのである。

(137)「陳姓家譜（新嘉喜家）」那覇市企画部市史編集室編『那覇市史　資料篇』一巻八（家譜資料四）、那覇市企画部市史編集室、一九八三年、三六五頁。

(138) 国王のみは代々、数十人の側仕《そばづかえ》を従えて、識名《しきな》離宮（識名園。那覇東部の台地に位置した庭園）に籠居し、疱瘡の流行がおさまるまで外部との往来をいっさい断っていたという。喜舎場《きしゃば》朝賢《ちょうけん》（名嘉正八郎・我部政男校訂）『東汀随筆』至言社、一九八〇年、七三頁。

(139)『球陽』には同様の褒賞記事がくりかえし現れるが、第三回の種痘で言えば、一八巻に、流行から二年後の一七九三（尚穆王四二＝寛政五）年、渡嘉敷郡地頭代の小峯親雲上《ぺーちん》に、従六品の「勢頭座敷」の位が授与されたことが載る。褒賞の事由の一つは、「前年、疱瘡が流行するや、小峯能く療治の法を悟り、行て阿波連《あはれん》・渡嘉敷両村に到り、能く調治を教ふ。況《まし》て又此の時、稼穡《かしょく》淑《よ》からず、日食《ひび》の敷かざる者有り。小峯、米七斗七升を発し、以て救賑を致す。故に疱瘡全く愈え、死亡する者無し」というものであった（球陽研究会編『球陽』原文編、角川書店、一九七四年、三八九頁）。

(140)「陳姓家譜（新嘉喜家）」那覇市企画部市史編集室編『那覇市史　資料篇』一巻八（家譜資料四）、那覇市企画部市史編集室、一九八三年、三六五―三六六頁。

(141) 第三回の種痘以降、倫完の家系以外にも、「吹薬」（種痘）を伝え担う医師らがあらわれたようである。たとえば、金城《かなぐすく》紀《き》嘉《か》（医名は元順）の家系がそれである。金城紀嘉は、泊《とまり》村の疱瘡罹患者約七〇〇名を療治した功績などにより、一七八三（尚穆王三二＝天明三）年に、新家譜を賜っている（「新参松姓家譜（金城家）」那覇市企画部市史編集室編『那覇市史　資料篇』一巻八（家譜資料四）、那覇市企画部市史編集室、一九八三年、六三〇頁）。その子孫にあたる長嶺紀仁《きじん》（「家名」はのちに「宇久《うく》」、「仲地《なかち》」）がまた、一八三七（尚育王三＝天保八）年に泊村および那覇四町で疱瘡が流行した際、昼夜を徹して患者の療治にあたったことを事由に、一八三九（尚育王五＝天保一〇）年に褒賞されるが、その褒書は「其の方事、祖親以来疱瘡吹薬幷に療治の法、相伝之有り」と書きだされている（「松姓家譜（仲地家）」那覇市企画部市史編集室編『那覇市史　資料篇』一巻八（家譜資料四）、那覇市企画部市史編集室、一九八三年、六四二頁）。引用中の「祖親」とは、新家譜を賜った金城紀嘉、その次男の金城紀雅、紀雅の弟（のちに養子）で紀仁の父の長嶺《ながみね》紀昌《きしょう》を指す。してみれば、同時代の文書には事績をしるされないものの、種痘をおこなっていた医師は、おそらく上江洲家や金城家以外にもあったと推定される。

(142) 一八〇六（尚灝王三＝文化三）年正月一九日の親泊築登之《ちくどうん》親雲上《ぺーちん》元正ら三人にたいする褒賞記事に、「上届（前期）子（一八〇四年）年疱瘡時行するに、困窮し療治の用を缺《か》く者、五十三家有り。該三人各家毎に米四升五合を発給す」とある。球陽研究会編『球陽』原文編、角川書店、一九七四年、四一七頁。

(143) 球陽研究会編『球陽』原文編、角川書店、一九七四年、四二六頁。

(144) 球陽研究会編『球陽』原文編、角川書店、一九七四年、四四四頁。後世には、医者らが離島にも直接種痘してまわった記事も散見されるが、この年の粟国島での流行が島で種痘がおこなわれた結果かどうかは、判断する資料を欠く。沖縄本島の種痘後の流行がつたわったものか、自然の流行だったかは、今後の調査による。

(145) 球陽研究会編『球陽』原文編、角川書店、一九七四年、四六二頁。

(146)「陳姓家譜（新嘉喜家）」那覇市企画部市史編集室編『那覇市史　資料篇』一巻八（家譜資料四）、那覇市企画部市史編集室、一九八三年、三六九頁。

(147)『球陽』には、その間の事情が、こう記される。「古より以来、痘瘡を伝染せしむに皆痂を以て鼻に吹くの法を用ふ。上届亥（一八五一＝尚泰王四＝嘉永四）年、松氏宇久親雲上紀仁、曽て種痘の法を習ひて、泊・那覇・唐栄《とうえい》等の村を巡行し、其の法を小児に用ふ。鼻に吹くの法に比すれば、出痘甚だ少なく、後に痂を以て鼻に吹くと雖も、並《な》べて再出すること無し。且つ聞く、日本去（一八五〇＝尚泰王三＝嘉永三）年、種痘の法を用ふるに、小児皆恙《つつが》なきを得たりと。客歳（一八五〇＝尚泰王三＝嘉永三）、幸に呂氏渡嘉敷親雲上通起、前《さき》に薩州に抵《いた》るの便に逢ひ、之をして其の法を学習せしむ。今般、該通起習ひ来るに因り、世人に着令して皆種痘の法を用ひしむ」（球陽研究会編『球陽』原文編、角川書店、一九七四年、六一一頁）。

(148) とはいえ、このとき自身も種痘をうけた喜舎場朝賢は、随筆のなかで往時を回顧し、旱苗種法によるのよりも症状が軽かったとはいえ、流行が勢いづくうちに重篤な症状に陥る者らがあらわれ、王国内の死者は数千にのぼったであろうと記している。

なお、時の国王・尚泰王も、識名離宮に籠居してこの種痘の機に臨んだが、どういうわけか疱瘡に罹患してしまったという。喜舎場朝賢（名嘉正八郎・我部政男校訂）『東汀随筆』至言社、一九八〇年、七二―七三頁。

(149) 種痘に用いる痘苗は、この頃、大陸や日本列島でも牛痘苗へと切り替えられはじめていた。日本列島に関して言えば、一八四九（嘉永二）年より、本格的に牛痘種痘がおこなわれている（後述）。ベッテルハイムも、布教のかたわら医療奉仕もおこない、牛痘種痘の琉球への導入を王府に熱心にはたらきかけていたことが、評定所の記録にも残る（たとえば、「英人来着日記」「英人より差出候文の大意」など）。

なお、琉球王国が、正式に痘苗を人痘から牛痘に切り替えるのは、一八六八（尚泰王二一＝明治元）年だが、それ以前に、ベッテルハイムが密かに仲地紀仁に牛痘種痘法を伝えていたとみる文献もある（金城清松『琉球の種痘』琉球史料研究会、一九六二年、や照屋善彦『英宣教医ベッテルハイム——琉球伝道の九年間』人文書院、二〇〇四年など）。

(150) "we were informed by our servants that although the poor were obliged by law, & greater part also are willing to submit to inoculation, no doctor much less medicine or food is provided for them, they being left to help themselves as best they can for a whole month or two, during which the whole country is laid under simultaneous infection."（A・P・ジェンキンズ翻刻、財団法人沖縄県文化振興会公文書管理部史料編集室編『沖縄県史　資料編二一』沖縄県教育委員会、二〇〇五年、五六四頁）。

(151) ベッテルハイムの日記によれば、種痘を受けたがために、子どもが全員死亡した家もあったという。ベッテルハイムは、人痘種痘はむしろ人口を減少させる方向に作用していることを、琉球王府への憤りをこめて記している（A・P・ジェンキンズ翻刻、沖縄県教育庁文化財課史料編集班編『沖縄県史　資料編二二』沖縄県教育委員会、二〇一二年、六頁）。

(152) "I was today peculiarly cheered by a statement of the todzies〔通事〕quite consonant with my own observations that in the majority of cases of inoculation only the part inoculated, as in vaccine is affected, the rest of the body remaining intact. The Loochooans〔琉球のひとびと〕, however, look quite otherwise on the matter. Like other ignorant & rude nation[s] they see upon eathans/enthans, itch, & all sorts of abscesses & eruptions as expurgatory means, by which impurities are

abducted from the general mass of humours〔体 液〕, & they are therefore in great perplexity in cases where not many pox come out in the present inoculation, supposing such bodies were not sufficiently purified. I am told they have inoculated 3-4 times in many cases but with similar effect, & sometimes it did not take at all."（A・P・ジェンキンズ翻刻、財団法人沖縄県文化振興会公文書管理部史料編集室編『沖縄県史　資料編二一』沖縄県教育委員会、二〇〇五年、五八一頁）。

(153)　琉球における種痘については、一九六三年に金城清松が研究の成果をまとめ、『琉球の種痘』として刊行している（金城清松『琉球の種痘』琉球史料研究会、一九六三年）。だが、それ以降、めぼしい報告はなされていない。

(154)　本書では、緒方春朔『種痘必順弁』、一七九五（寛政七）年刊、敦賀屋九兵衛ほか三、半紙本、京都大学附属図書館蔵（富士川文庫：シ九二）、を参照。

(155)　『種痘必順弁』の見解では、医家のなかにも、種痘の有用性に理解をしめす者がいる一方、大半の者はそれに懐疑的であったという。同書の最終章「追加一条」には、当時の長崎の状況が、「瓊浦（ナカサキ）ノ衆医トイヘトモ、是非ノ間ニ首鼠《シュソ》シテ信用スル者少シ。但、我師吉雄翁《ヨシヲヲ》、其他由良《ユラ》・浅井《アサイ》・櫻井《サクライ》等ノ二三子而已《（ノミ）》、深ク称嘆シテ「和邦済生ノ一具ヲ得タリ」ト説リ」（二一ウ）と、まとめられている。

(156)　種痘の具体的な手順や解毒剤の処方など、専門的な情報がほとんど割愛され、随所で但し書きとして、後編として刊行予定の『種痘証治録』を参照するよう指示がなされていることからも、『種痘必順弁』の第一の対象読者は、世俗一般のひとびとであったことが了解される。

なお、後編とされた『種痘証治録』は、その後、刊行されることはなかった。京都大学附属図書館所蔵の、一七九六（寛政八）年の自序をもつ写本（富士川文庫：シ九〇）を見ると、同書は、「撰苗」・「蓄苗」・「天時」・「擇日」・「調摂」・「禁忌」・「要旨」・「補種」・「信苗」・「治法」の章からなり、『種痘必順弁』で割愛された内容が詳説されている。

(157)　こうした主張は、本文中では「夫レ種痘ハ大ニ済生ノ功有ヲ以、帝自ラ纂《アツメル》ル所ノ『金鑑』ニ載テ、法ヲ後世ニ垂《タル》ル」（一三オ）、「種痘大イニ生霊《ヒト》ニ益《エキ》アルノ術ナルヲ以、乾隆ノ聖帝（ミカド）、自《ミツカ》ラ撰《エラ》ム所ノ『金鑑』ニ著シテ、ヒロク衆《シウ》ヲ救《スクハ》ント法ヲ後世ニ垂《タ》ル。豈《アニ》無益ノ術ナランヤ」（一八ウ―一九オ）、と展開されている。緒方春朔『種痘必順弁』、一七九五（寛政

七）年刊、敦賀屋九兵衛ほか三、半紙本、京都大学附属図書館蔵（富士川文庫：シ九二）。

(158) 李仁山にかんする情報は、江戸でも錯綜して伝わっていたようである。多紀元簡は『医賸』に、「李仁山（蘇州人。享保中に来り、崎館に寓す）」としるす（多紀元簡『医賸』巻中、一八〇九（文化六）年刊、聿修堂、大本、架蔵、三五ウ）。

(159) 原文は、以下のとおり。「延享甲子〔一七四四〕歳崎陽ノ鎮台松並氏　台命ニ因テ種痘ノ事ヲ商儀《センギ》ス。時ニ唐山ノ商客李仁山ナル者、崎ニ来テ僥倖（サイワイ）ニ其術ヲ作ス。是ニ令シテ種痘ヲ作サシメ之ヲ試ム。尚崎陽ノ医、柳隆元・堀江道元ヲシテ仁山ニ従ハシメ、肥前大村侯ノ領内大浦ト云処ニシテ妓女ノ徒二十人ニ種痘ス。後、柳・堀江ノ（道元後筑後久留米侯ニ仕ヘテ東都ニ来リ死）二医ニ令シテ崎陽ニシテ再ビ種痘ヲ作《ナサ》サシムト雖、終ニ痘ヲ発セズ。故ニ皆曰ク、「清人、法ヲ吝《ヲシ》ンテ詳ニ伝ヘズ」ト。二医種痘ノ児、他日皆天行ニ遭《アフ》テ出痘ス。此ヲ聞テ世人雷同シテ種痘再出スルノ説ヲナス。又李仁山ガ種痘ヲ為ノ時、崎ノ訳司盧某人、仁山倍シテ其種痘ヲ見《ミル》ノ説ヲ聞ケリ。盧氏、仁山ニ問テ曰ク、「痘ヲ種ルノ候、何レノ時ヲ用ユルヤ」ト。仁山ガ曰ク、「人単衣ヲ服スルノ候ニヨロシ」ト。仁山ガ種痘ハ延享甲子秋九月ニシテ、『金鑑』ニ記ス所ノ旨ト大ニ異ナリ、盧氏是ヲ弁ルノ説アリ。唐山『金鑑』ノ書ノ成レル乾隆九年、我　邦則チ延享甲子ナリ。『金鑑』ノ書出テ未ダ久シカラズ。其術ト雖、又未《イマタ》審ラカナラズ。矧《イハン》ヤ又仁山医ヲ業トスル者ニ非ズ。何ソ其理ヲ窮メテ是為ス者ト為ンヤ」。緒方春朔『種痘必順弁』、一七九五（寛政七）年刊、敦賀屋九兵衛ほか三、半紙本、京都大学附属図書館蔵（富士川文庫：シ九二）、一二オ—一三オ。

(160) 春朔は、未完成の技術を、他の家の小児で試すわけにはいかないと考えていた。「我家ニ試ムベキノ児無ク、未ダ熟《ジユクセ》ザルノ術、他ニ施スベキニ非ス。」（緒方春朔『種痘必順弁』、一七九五（寛政七）年刊、敦賀屋九兵衛ほか三、半紙本、京都大学附属図書館蔵（富士川文庫：シ九二）、一七オ）。種痘にかぎらず、あたらしい医術を、まずは身内で試すという逸話は、日本の医学史に頻出する。

(161) 緒方春朔『種痘必順弁』、一七九五（寛政七）年刊、敦賀屋九兵衛ほか三、半紙本、京都大学附属図書館蔵（富士川文庫：シ九二）、自序一オ。

(162) 緒方春朔『種痘必順弁』、一七九五（寛政七）年刊、敦賀屋九兵衛ほか三、半紙本、京都大学附属図書館蔵（富士川文庫：

シ九二）、九ウ。

(163) 緒方春朔『種痘必順弁』、一七九五（寛政七）年刊、敦賀屋九兵衛ほか三、半紙本、京都大学附属図書館蔵（富士川文庫：シ九二）、二三オ。

(164) 『種痘必順弁』には、当初、衣苗種法・漿苗種法・旱苗種法はもとより、『医宗金鑑』で「種方中ノ最上」とされる水苗種法も試してみても、反応が見られなかったため、自身で種法を改良したところ、「百発百中」であったことがしるされる。なお、その具体的な種法は、「下篇種方ノ巻」に詳説すると予告されるのみで、同書には載らないが、『種痘必順弁』の「後篇」と位置づけられる『種痘証治録』では、「要旨」の章に、緒方春朔考案の種痘道具の図（「自製曲管之図」）と、これを用いれば、痘痂は適度に鼻腔に入るため流涕に流しだされないとの説明が載る。この記載から推定すると、春朔は、旱苗種法を独自に改良しておこなったようである。

(165) 緒方春朔『種痘必順弁』、一七九五（寛政七）年刊、敦賀屋九兵衛ほか三、半紙本、京都大学附属図書館蔵（富士川文庫：シ九二）、八ウ。

(166) 緒方春朔『種痘必順弁』、一七九五（寛政七）年刊、敦賀屋九兵衛ほか三、半紙本、京都大学附属図書館蔵（富士川文庫：シ九二）、一一オ。

(167) 緒方春朔『種痘必順弁』、一七九五（寛政七）年刊、敦賀屋九兵衛ほか三、半紙本、京都大学附属図書館蔵（富士川文庫：シ九二）、八ウ。

(168) 緒方春朔『種痘必順弁』、一七九五（寛政七）年刊、敦賀屋九兵衛ほか三、半紙本、京都大学附属図書館蔵（富士川文庫：シ九二）、一三オ―一四オ。

(169) Ambrosius Ludwig Bernhard Keller。後述するとおり、江戸参府の際、大槻磐水に種痘（腕種法）を伝授した（本節次項二三二―二三三頁を参照）。

(170) 緒方春朔『種痘必順弁』、一七九五（寛政七）年刊、敦賀屋九兵衛ほか三、半紙本、京都大学附属図書館蔵（富士川文庫：シ九二）、一五ウ―一六ウ。

(171) 同郷の船らと船団を組み仙台沖を航行していた伊勢丸と村丸は、大風にあって二隻のみ南海に流される。村丸は、翌一七六五（明和二）年フィリピンに漂着。乗組員は、さきに各地に漂着していた伊豆大島や筑前唐泊の者らとともに、一七六七（明和四）年、中国の商船で長崎に送還される。その詳細は、『長崎実録大成』巻一二「午浦船ヨリ呂宋漂着之者拾七人送来事」（『長崎実録大成正編』（長崎文献叢書第一集第二巻）長崎文献社、一九七三年、三〇五―三〇七頁）や、『通航一覧』巻一八一（『通航一覧』第四、国書刊行会、一九一三年、五九六―六〇一頁）に載る。

他方で、同時に遭難した伊勢丸は、ボルネオ島に漂着し、乗組員がただ一人、一七七一（明和八）年に阿蘭陀船で帰還する。これにかんする記事は、『通航一覧』巻二五一にも載るが（『通航一覧』第六、国書刊行会、一九一三年、三三七頁）、種々に漂流物語が編纂されて流布した。たとえば、『孫七天竺物語』・『漂流天竺物語』・『華夷九年録』・『漂夫譚』や、福岡藩の洋学者・青木定遠の著『南海紀聞』五巻（一八二〇（文政三）年刊）など。

(172) 「凡例」によると、『種痘必順弁』刊行の直接の契機となったのは、種痘術の伝授をのぞむ医師らからの要請であったとされる。医師らは春朔に、「和邦、未タ此術ノ意弁ヘズ、偶々是ヲ聞《キ》ク者モ虚誕《キヨタン》ノ説《セツ》ト為《ナ》ス。願《ネカワクハママ》ハ是ヲ梓《シ》ニ上《ノボ》セテ四方ニ告テ可ナラン」と迫ったという。緒方春朔『種痘必順弁』、一七九五（寛政七）年刊、敦賀屋九兵衛ほか三、半紙本、京都大学附属図書館蔵（富士川文庫：シ九二）、凡例一オ。

(173) 最終章「追加一条」には、ある日、藩主の黒田侯より、「臼杵《ウスキ》・相良《サガラ》・山内・津和野等ノ諸侯、汝ガ為《ナ》ストコロノ種痘ノ術ヲ深《フカ》ク感シ、各《オノオノ》其侍医ヲシテ法ヲ習《ナラ》ハシメンコトヲ請ハル。恐クハ汝《ナンチ》ガ伝ヘザランコトヲ」（二一オ―二一ウ）と命ぜられたことがしるされている（種痘に関心を寄せた藩がいずれも、「都会」の地から離れた比較的小規模の藩であったことは、興味深い）。これにたいして春朔は、「此術原《モト》私家ノ秘ニ非ズ。『金鑑』・『医通』等ノ書ニ著シテ広ク衆ヲ済《スク》フノ公《ヲヽヤケ》ナリ。何ゾ之《コレ》ヲ私ニスルノ儀アランヤ。今各藩ノ諸医、皆是ヲ伝ヘテ世ニ行《ヲコナハ》ルニ至ラハ、天下危痘ヲ免《マヌカママ》カルル者モ亦少《スクナ》カラズ。然レハ則臣ガ幸《サイハイ》是ヨリ甚コト有ンヤ」（二一ウ）と応じたという。緒方春朔『種痘必順弁』、一七九五（寛政七）年刊、敦賀屋九兵衛ほか三、半紙本、京都大学附属図書館蔵（富士川文庫：シ九二）。

(174) 請われるままに種痘術を伝授する春朔にたいして、山内侯の侍医・野々村元朴が発した忠言のなかの表現（二一ウ）。闊達たる「大都会」の東都（江戸）には、天下の四民が雲のごとく屯《たむろ》しており、なかには種痘の奇を誇って利を図る輩が現れるかもしれない。そうした「浮虚浅薄ノ人」が杜撰な方法で種痘をほどこし人を損ねた場合、世間の非難はその者ばかりでなく、種痘術にもおよぶことを、元朴は警告したのだった。

(175) 緒方春朔『種痘必順弁』、一七九五（寛政七）年刊、敦賀屋九兵衛ほか三、半紙本、京都大学附属図書館蔵（富士川文庫：シ九二）、四ウ。

(176) 同様の記述は、最終章「追加一条」にも現れる。「夫レ種痘ハ手ヅカラ招《マネキ》テ病《ヤマ》シムルノ方、若《モ》シ一ツモ人ヲ殞カ如キハ恰《アタカ》モ刀《トウ》（カタナ）ヲ把《トツ》テ人ヲ刺ス《サスママ》ニ異ナルコト無シ。医ノ罪《ツミ》、何ヲ以テ逃《ノカル》ベケンヤ。思《オモハ》ザルノ　甚《（ハナハダシキ）》ナリ」（一二ウ）。種痘の原理は、天の理にかなったものであったが、それを再現させるのは人の手であり、過ちはそのときに生ずるとされたのだった。

(177) 緒方春朔『種痘必順弁』、一七九五（寛政七）年刊、敦賀屋九兵衛ほか三、半紙本、京都大学附属図書館蔵（富士川文庫：シ九二）、八オ―八ウ。

(178) 緒方春朔『種痘必順弁』、一七九五（寛政七）年刊、敦賀屋九兵衛ほか三、半紙本、京都大学附属図書館蔵（富士川文庫：シ九二）、凡例二ウ。

(179) 緒方春朔の事績を研究する富田英壽は、春朔が種痘法を伝授する者らに示したとされる「種痘伝方之誓約」（個人蔵）を、自著のなかで紹介している。それを読めば、「誓約」でも『種痘必順弁』とおなじく、万一種痘で人命が損なわれた場合、その罪は種痘法にではなく施術した医師にあるとされており、浮虚軽薄の徒がみだりに種痘をおこなうことがないよう牽制されていたことがうかがえる。全文は以下のとおり。

「種痘伝方之誓約

緒方春朔識

一、種痘之一法、本出于『医宗金鑑』。固雖非我家秘、然施其種法有術矣。不得術則反招禍害、得術則不旬日而忽使人稀痘上寿域。実千百人中一無険危之患也。然而望問之間、能不審可種与否、妄施其法則険悪不可計、或至害人。有一於此則何異以刀刺人哉。医之大罪矣。故下苗前、先詳察其児稟受厚薄与気血虚実。一無所心疑而後可種之。

一、凡種痘下苗、未発痘前、先有発信苗者。看其形色、候其毒之浅深、預可為之。処治不可忽諸。
一、凡軽浅之徒、誇種痘之奇、不顧可種与不可種、妄意為之、或私心図財、不守法度、或衒富家捨貧賤、眩高貴而忽禁忌如此。此数者予可不与也。諸子思之。
一、寛政元〔一七八九〕己酉歳、予始試用此法。爾来施種痘之児、概以千数、皆明鬆光潤、全身僅不過四五十顆、込論乾枯稠密不害人也。従来門下之徒、妄意施此法、若発険危難治之痘、有至損命者、則医之罪而非法之罪也。故作之者、戦々兢々千慮万計得心、而後始可施其法爾。縦雖其子弟非其器材、或若浮虚軽薄之徒、途絶不可授与。是吾非吝其法。若一児見損、則種痘之法終至廃絶焉。当其之時、噬臍不可及。故予婆心、丁嚀深切、妄不欲伝其種法也。今諸子予為懇請其術。故記此数言、以述其梗概、而堅誓明爾云。
　右条目若於食言背法者、
皇天上帝　日月星辰　総日本国中大小神祇照覧甚明、冥罰当立地蒙者也。誠惶頓首謹言」（富田英壽『天然痘予防に挑んだ秋月藩医　緒方春朔』海鳥社、二〇一〇年、一五三―一五四頁）。

（180）緒方春朔『種痘証治録』、一七九五（寛政八）年自序、写本、京都大学附属図書館蔵（富士川文庫：シ九〇）。ただし、同書において種痘法にかんする記述は前半のみで、かつ具体的な「蓄苗」・「擇日」は「詳于緊轄」（『緊轄』に詳なり）と、さらにべつの著作に譲られている。
　なお、京都大学附属図書館所蔵の『種痘緊轄』と題する写本には、「選苗」・「蓄痂」・「製苗」・「下苗分量」・「下苗」・「下苗時日」・「下苗後」・「痘序」・「信苗」・「追加一条」の章が立てられ、実地に種痘をおこなう際に必要となる情報が、国字で記載されている（緒方春朔『種痘緊轄』、成立年不詳、写本、京都大学附属図書館蔵（富士川文庫：シ八五））。『種痘必順弁』第三章「金鑑四苗ノ弁」に、「法ハ下篇種方ノ巻ニ詳ニ記ス」と注記されていた「下篇」（「後篇」ではなく）の「種方ノ巻」は、この『種痘緊轄』を指していた可能性がある。

（181）本章注（173）を参照。

（182）緒方春朔『種痘必順弁』、一七九五（寛政七）年刊、敦賀屋九兵衛ほか三、京都大学附属図書館蔵（富士川文庫：シ九一）、九オ。

(183)　本章注（172）・（173）を参照。

(184)　緒方春朔『種痘必順弁』、一七九五（寛政七）年刊、敦賀屋九兵衛ほか三、京都大学附属図書館蔵（富士川文庫：シ九二）、二一オ。

(185)　緒方春朔『種痘必順弁』、一七九五（寛政七）年刊、敦賀屋九兵衛ほか三、京都大学附属図書館蔵（富士川文庫：シ九二）、種痘医列名一オおよび二オ。

(186)　富田英壽『天然痘予防に挑んだ秋月藩医　緒方春朔』海鳥社、二〇一〇年、一四二―一四八頁。緒方春朔の没年は一八一〇（文化七）年であることを考えれば、『緒方家門人帳』は、以降一八五七（安政四）年まで、その後継者らにより加筆されたもののようである。なお、『緒方家門人帳』に一七九六（寛政八）年までに載る二三名は、前出の『種痘必順弁』「種痘医列名」に挙がる名とほぼ重なる。

(187)　約半世紀後の一八四九（嘉永二）年、緒方家に二名の「侍医」が入門するが、これは同年に牛痘苗が長崎で活着し、列島内に広められたこととも関連する現象であろう。痘苗の種別によらず、種痘術そのものへの関心が高まった結果であると推測される。

(188)　入門者の実数を記せば、一七九五（寛政七）年以前に一九名、以降、一七九六（寛政八）年四名、一七九七（寛政九）年二四名、一七九九（寛政一一）年七名、一八〇〇（寛政一二）年四名、一八〇二（享和二）年四名、一八〇三（享和三）年七名、一八〇九（文化六）年一名、一八一五（文化一二）年一名、一八二一（文政四）年一名、一八二二（文政五）年二名、一八二五（文政八）年一名、一八三二（天保三）年一名、一八三三（天保四）年二名、一八三五（天保六）年二名、一八三八（天保九）年一名、一八四〇（天保一一）年五名、一八四一（天保一二）年二名、一八四二（天保一三）年一名、一八四八（弘化五）年一名、一八四九（嘉永二）年九名、一八五〇（嘉永三）年一名、一八五七（安政四）年一名、である。

(189)　緒方春朔が独自に種痘術を考究し伝習していたことを考えると、同様の医師ないしは種師がほかにいたとしても不思議ではない。じっさい、田中助一は『防長医学史　下巻』で、周防三田尻の杉山宗立《そうりゅう》という医師が、一八一九（文政二）年に、友人の医師・熊野林仙より痘痂を鼻孔に入れる種痘法を学び、長女四歳・次女二歳を手始めに段々と種痘をおこなっていたことを、宗立の日記の読解をもとに報告している（田中助一『防長医学史　下巻』防長医学史刊行後援会（非売品）、一九五三年、二三〇頁）。こうした医師や種師が、記録こそのこらないものの、各地にいた可能性は否定できない。

(190) 近年の研究動向として、牛痘苗「伝来」以前の人痘種痘の実施状況を調査し、再評価する論考もみられるが、畢竟それらも、牛痘苗の輸送方法に着想をあたえた（邵沛「日中両国における人痘接種法の比較研究」『日本医史学雑誌』五〇巻二号、二〇〇四年、二一四頁）、あるいは「ジェンナーの牛痘種痘法導入の露払い的効果」（富田英壽『天然痘予防に挑んだ秋月藩医　緒方春朔』海鳥社、二〇一〇年、一七頁）があったなど、牛痘種痘との関連性から人痘種痘の実践を評価する体裁となっている。

(191) 池田瑞仙『痘疹戒草』巻上、一八〇六（文化三）年刊、糸屋市兵衛ほか三、大本、架蔵、一六オ—一六ウ。

(192) 橋本伯寿『翻訳断毒論』、一八一一（文化八）年刊、松本平助ほか一、大本、架蔵、二六オ—二六ウ。

(193) 緒方春朔『種痘必順弁』、一七九五（寛政七）年刊、敦賀屋九兵衛ほか三、半紙本、京都大学附属図書館蔵（富士川文庫・シ九二）、二二ウ。

(194) 橋本伯寿『断毒論』巻下、一八一一（文化八）年刊、松本平助ほか一、大本、架蔵、三一ウ。

(195) 橋本伯寿『断毒論』巻下、一八一一（文化八）年刊、松本平助ほか一、大本、架蔵、三一ウ。

(196) 『翻訳断毒論』の本編『断毒論』では、いま一つ、種痘術が疱瘡の対策として不完全な方術であることを、こう指摘している。「近く清乾隆帝、勅纂、医宗金鑑、中に種痘の術を載せ、以て民の非命を済生せんと欲す。謂ふべし、民に父母たるの心深きかな。然れども其の説曰く、「正痘感於得病之後、而種痘則施於未病之先。正痘治於成病之時、而種痘則調於未病之日。至理之良法、登赤子於寿域」。又た種うべき証十有七、種うべからざる二十有四を載す、豈に其種うべき者、寿域に登し、種うべからざる者、寿域に登す能はざらんや。普救の方に非ずと謂ふべきなり。」（橋本伯寿『断毒論』巻下、一八一一（文化八）年、三一オ—三一ウ）。つまり、『医宗金鑑』は種痘により赤子を寿域に登すと言う一方で、種痘可能な証よりもおく種痘すべきでない証を挙げているが、それでは種痘術を「普救の方」と言うことはできないではないか、というわけである。のちに見るように、伯寿が目指したのは、救える小児を選択的に救うことではなく、小児すべてを疱瘡の災厄から救うことであった。

(197) 長与専斎は、長与俊民からすると曽孫にあたる。『旧大村藩種痘之話』は、長与専斎の回顧録『松香私志』下巻に付録として収録され、一九〇二（明治三五）年に刊行された。長与専斎『（附録）旧大村藩種痘之話』（『松香私志』下巻巻末に合冊）、長与称吉（非売品）、一九〇二年。

(198) 『緒方家門人帳』の「寛政九年」の条には、「肥前大村　大村信濃守侍医　今村松倫、同　長与俊民、同　針尾石庵、同　稲吉正立」の名が連ねられている。富田英壽『天然痘予防に挑んだ秋月藩医　緒方春朔』海鳥社、二〇一〇年、一四四―一四五頁。

(199) 大村史談会編『九葉実録』第二冊、大村史談会、一九九五年、三三八頁。

(200) 大村史談会編『九葉実録』第三冊、大村史談会、一九九六年、九七―九八頁。大村侯の子女に種痘がなされた記事は、このあとも一八三一（天保二）年二月（長与俊達が公子二名に施術）、一八三二（天保三）年三月（公女二名に施術）に見える（大村史談会編『九葉実録』第三冊、大村史談会、一九九六年、一一九頁および一三三頁）。

(201) 大村史談会編『九葉実録』第四冊、一九九六年、三頁。なお、同様の通達は、一八二四（文政七）年三月にも出されている（大村史談会編『九葉実録』第四冊、大村史談会、一九九六年、六一頁）。

(202) 上申にいたるまでに、長与俊達は、種痘後の症状が自然に流行する疱瘡に罹患したのよりも軽いとの確信を得ていたという。一八一九（文政二）年七月二一日付の長与俊達の上申書には、前置きとして「近世種痘の法行はれ、私共亡父俊民代より少々師伝等も御座候て、段々相試み候処、自痘に比候ては格別平易に御座候」と記されている（大村史談会編『九葉実録』第四冊、大村史談会、一九九六年、一六頁）。俊民の代からの「師伝」とは、緒方春朔より伝授された手法をさすのであろう。

(203) 大村史談会編『九葉実録』第四冊、一九九六年、一六―一七頁。なお、種痘料は、一八三六（天保七）年には藩の定めるところとなる（銭六貫文、金一・五両に相当）。大村史談会編『九葉実録』第四冊、大村史談会、一九九六年、一七四頁。

(204) 『九葉実録』を繰ると、参勤交代の途上で疱瘡の流行地にさしかかり、急遽行程を変更した事例（一八〇〇（寛政一二）年九月）や、藩士が疱瘡の流行に巻きこまれないよう、当初の人選を変更して、疱瘡済みの者のみを他郷に出張させた事例（一八〇五（文化二）年正月）が見える。長与俊達の上申書の言うように、当時の大村藩では、疱瘡に罹患したことのない者の比率が高かったとすれば、他藩とは違う独自の課題を抱えていたことになる（そして、それが積極的に種痘を導入する政策へと結びついた可能性がある）。この点にかんしては、大村とおなじく無痘地とされていた岩国の事例とあわせ、第三章で検討する。

(205) 大村史談会編『九葉実録』第四冊、一九九六年、二六—二七頁。なお、当初は、疱瘡場所を鈴田山から古田へと移転することで話がすすんでいたが、古田にて長与俊達が種痘をおこなうと決まって以降、鈴田山は存続され、あらたに古田が疱瘡場所として新設される格好となった。大村史談会編『九葉実録』第四冊、大村史談会、一九九六年、二九頁。

(206) 大村史談会編『九葉実録』第四冊、大村史談会、一九九六年、二六—二七頁。なお、これと同じ文面の上申書は、長与専斎の『旧大村藩種痘之話』にも収載されている（長与専斎『（附録）旧大村藩種痘之話』（『松香私志』下巻巻末に合冊）、長与称吉（非売品）、一九〇二年、三—六頁）。そこで専斎は、この上申書を、一八三〇（天保元）年および一八三二（天保三）年の二回に分けて提出されたもののように引いている。しかし、書面の体裁からして、両者は『九葉実録』に載るように、一続きの文書であり、かつ上申の年も、一八三二（天保三）年ではなく一八二〇（文政三）年であったろう（文書の末尾に「辰二月」とあるのを、専斎は干支が一巡後の一八三二（天保三）年と解したものと推察される）。

(207) たとえば、池田分の疱瘡場所として従来あった菖蒲谷《しょうぶたに》では、一八二四（文政七）年ごろより、芳陵《よしおか》栄伯により種痘がほどこされるようになった（大村史談会編『九葉実録』第四冊、大村史談会、一九九六年、五二頁および六五頁）。大村藩内には、幕末までにもう一つ、「待山某」氏が種痘をおこなう疱瘡場所があったという（長与専斎『（附録）旧大村藩種痘之話』（『松香私志』下巻巻末に合冊）、長与称吉（非売品）、一九〇二年、三頁）。

(208) 県立長崎図書館蔵「大村藩領絵図」（大村史談会編『九葉実録』別冊、大村史談会、一九九七年、付録）をもとに、著者作成。

なお、この「大村藩領絵図」は、県立長崎図書館の郷土資料目録に、「大村管内絵図」（島方《しまかた》・地方《じかた》）と載る絵図の「地方」の方であり、寛政期末から一八一四（文化一一）年の間に成立したものと推定されている。満井録郎「県立長崎図書館蔵『大

村藩領絵図」解題」、大村史談会編『九葉実録』別冊、大村史談会、一九九七年、五―六頁。

(209)『九葉実録』には、以下の口達が載る。「種痘の儀、御領内にて格別重宝の業柄に候。依て其方儀、痘家え仰付られ候条、後年に到る迄、頽転これ無き様、相心得べく候」（大村史談会編『九葉実録』第四冊、大村史談会、一九九六年、一一〇頁）。

(210) 大村史談会編『九葉実録』第四冊、一九九六年、二〇一頁。種痘料は、その後一時、「七貫五百文」（金二両弱に相当）まで上がるも、一八四三（天保一四）年には減じられて「六貫五百文」（金一・五両強に相当）となる（同、二二七頁）。

(211) 長与専斎『（附録）旧大村藩種痘之話』（『松香私志』下巻巻末に合冊）、長与称吉（非売品）、一九〇二年、一〇頁。「鈹針」は同時代の医学的な文献では、ランセットの当て字として使われた（緒方春朔『種痘必順弁』の第一章「紅毛医（オランダイ）種痘ノ論」でも、「ランセツタ」には「鈹針」の表記が当てられている）。その点を勘案すれば、長与俊達が改良しておこなったという「腕種」法とは、オランダ式の人痘種痘の一種であったと推測される。

(212) 長与専斎『（附録）旧大村藩種痘之話』（『松香私志』下巻巻末に合冊）、長与称吉（非売品）、一九〇二年、一〇頁。

(213) 以下、本書での『坂柿一統記』にかんする記述は、伊藤正英氏の「三河地域史研究会」二〇一二年三月例会（二〇一二年三月一〇日開催、於：愛知大学研究館）の報告レジュメを参照。『坂柿一統記』は菅沼家に伝わる三分冊（天・地・人）の冊子で、現在、菅沼家の縁者が所蔵。漢字仮名交じりの文体で、菅沼家（坂柿一統）の由来をはじめ、三河山間部の民俗、昌平自身の京都遊学（吉益東洞の嫡子・南涯に入門）や種痘の記録などがつづられている。

(214) 石塚汶上『護痘錦嚢須知・種痘管窺』、一八三四（天保五）年刊、中本、架蔵。同書は、石塚汶上『護痘錦嚢《はうさうまもりぶくろ》（ごとうきんなう）』（正・続、一八二四（文政七）年刊）の要点を抜粋した『護痘錦嚢須知』と、『種痘管窺』の合冊。なお、研究者には従来、着目されることはなかったが、『種痘管窺』には牛痘種痘にかんする詳細な記述が載る（「又用牛痘苗」・「用牛痘苗濫觴」）。これにかんしては、つぎの第三章でも触れる。

(215) 石塚汶上『護痘錦嚢須知・種痘管窺』、一八三四（天保五）年刊、中本、架蔵、四ウ。

(216) 複数現存する写本のうち、本書では、『日蘭学会誌』二巻一・二号、一九七八年に全冊所収された、静嘉堂文庫所蔵本の影印を参照。

なお、『西賓対晤』は、一七九四（寛政六）年から一八一八（文政元）年までの二四年間で、都合六回にわたってもたれた江戸参府のオランダ人一行との対談の記録である。各回の対談にはそれぞれ題目がつき、第一回「甲寅来貢西客対話」（一七九四（寛政六）年）、第二回「戊午来貢蘭客通弁」（一七九八（寛政一〇）年）、第三回「壬戌来貢三回対談」（一八〇二（享和二）年）、第四回「文化丙寅蘭人対談記」（一八〇六（文化三）年）、第五回「庚午西賓対話記」（一八一〇（文化七）年）、第六回「甲戌春対話記」（一八一四（文化一一）年）となっている。対談にのぞんだ人員の顔触れは、毎回、異なったが、大槻玄沢はすべてに臨席し、刺絡、脈診、解剖、医薬品から医書や医学の先人まで、広範な話題について質疑を交わしている。

(217)　大槻玄沢『西賓対晤』、一七九四（寛政六）年、静嘉堂文庫蔵、一五ウ―一六ウ（『日蘭学会誌』二巻一・二号、一九七八年所収の影印より翻刻）。

(218)　ハイステル（Lorenz Heister。著書にはラテン語名 Laurentius Heister も使用。一六八三―一七五八年）。フランクフルト・アム・マイン生まれの外科医・植物学者。外科が理髪師を兼ねる賤業とみなされていた時代にあって、医学博士号を取得ののち大学で教鞭をとり、外科学が学問としての医学の一分野と認められるのに貢献した。

『外科学（*Chirurgie*）』（一七三一年刊）は、『解剖学要綱（*Compendium anatomicum*）』（一七二一年刊）とならぶ、ハイステルの主著とされる。日本においては、はじめ杉田玄白により翻訳が企画され、その業を継いだ高弟の大槻玄沢により『瘍医新書』（一八二五（文政八）年刊）として刊行されたほか、桑田玄真（後述）ら有志により、部分的に訳稿が作成されている。吉田忠「ハイステル『瘍医新書』の翻訳」洋学史研究会編『大槻玄沢の研究』思文閣出版、一九九一年、を参照。

(219)　大槻玄沢の孫・如電は、『磐水事略』のなかで玄沢の事績をしるすにあたり、一七九四（寛政六）年の玄沢とケルレルの第一回の対話に触れて、注釈にこう記している。「因に云ふ。我が大槻の家にては、古くより此種痘法を実行し、余が大姉〔春〕は天保丁酉〔八・一八三七年〕の生れ、小姉〔陽〕は天保壬寅〔一三・一八四二年〕生、おのれ如電は弘化乙巳〔二・一八四五年〕生、弟文彦は弘化丁未〔四・一八四七年〕生、此四人は、倶《とも》に上の法にて、人痘を種ゑしなり。〔中略〕牛痘を昔うゑたりと云ふ人はあんなれど、人痘を種ゑし人は、今世多くある可からず。是我家の一奇事、イナ一美談として後世に伝ふべきにや」（大槻茂雄『磐水存響』坤、思文閣出版、一九九一年、五一三頁）。

（220）大槻如電・大槻茂雄『磐渓先生事略』大槻茂雄（非売品）、一九〇八年、五五頁。以下、この段落の記述は、これによる。なお、大槻家の種痘にたいしては、世間のみならず知友からも、「大槻の家は阿蘭陀気違で、子供を殺す」と、当時、非難の声が上がったという（同、五六頁）。

（221）大槻磐水『接豆』、一八一六（文化一三）年刊、早稲田大学図書館蔵（大槻文庫〇八　A〇〇三七）、一ウ—二オ。

（222）大槻磐水『接豆』、一八一六（文化一三）年刊、早稲田大学図書館蔵（大槻文庫〇八　A〇〇三七）、一オ。

（223）大槻磐水『接豆』、一八一六（文化一三）年刊、早稲田大学図書館蔵（大槻文庫〇八　A〇〇三七）、二ウ。

（224）大槻磐水『接豆』、一八一六（文化一三）年刊、早稲田大学図書館蔵（大槻文庫〇八　A〇〇三七）、三ウ。

（225）桑田玄真『種痘新編』、一八一四（文化一一）年刊、半紙本、京都大学附属図書館蔵（富士川文庫：シ八九）、序一オ。

（226）ジーボルト『江戸参府紀行』の一八二六（文政九）年四月二三日の条には、「私は今日、子供の天然痘と種痘について説明するようにせがまれたので、その機会を利用して、この偉大な恩恵を日本に導入する計画を述べた。私は、将軍の命令があれば牛痘漿をバタヴィアから取り寄せて、日本で種痘を手ほどきすることに同意した」ことが記される（ジーボルト（斎藤信訳）『江戸参府紀行』（東洋文庫八七）、平凡社、一九六七年、一九七頁）。この「種痘」の部分は、原文では die Impfung（「接木する impfen」の名詞形）と表現され、「牛痘漿」（原文では die Lymphe）が同時に話題となっていることから、対談では牛痘苗をオランダ式の手技で種える方法について、幕府の医師らが質問していたことがうかがえる。Siebold. P. F. von, *Nippon: Archiv zur Beschreibung von Japan*, Leyden, 1832, p. 188（講談社・臨川書店出版部編『シーボルト「日本」Siebold : Nippon〈復刻版〉』補巻、講談社、一九七五年、一七五頁）。

なお、「種痘」にかんしては、その三日後の四月二六日の条にも、「居合わせている幕府の医師たちから盛んな喝采をうけながら、私は今日、ひとりの新生児の兎唇《みつくち》を手術し、三人の子供に種痘を行った。しかし、種痘の方は薬が古いので、ただ種痘のやり方をみせるだけが目的であった」（ジーボルト（斎藤信訳）『江戸参府紀行』（東洋文庫八七）、平凡社、一九六七年、一九八頁）とある。こちらには、「種痘」に die Vaccination、das Vaccinieren という語が充てられており、ジーボルトが単にオランダ式の手技のみならず、牛痘種痘の手法そのものを教示しようとしていたことが明らかである。ジーボルトは翌四月二七日にも、二人の小児に牛痘種痘を示説している（原文では「Vacciniere wieder zwei Kinder.」）。

(227) 大槻如電・大槻茂雄『磐渓先生事略』大槻茂雄（非売品）、一九〇八年、五五頁。

(228) 山下玄門『医事叢談巻之四　痘疹一家言之部』、一八四六（弘化三）年刊、大本、架蔵、五ウ―六オ。

(229) 本間玄調『種痘活人十全弁』、一八四六（弘化三）年刊、半紙本、杏雨書屋蔵（乾四八五三）、四オ―四ウ。

(230) 吉益東洞の学統に属し、江戸は豊洲で種痘をおこなった武藤吉得も、著書『和漢種痘秘要』（一八四二（天保一三）年刊）の自序で、同様の説明をする。それによれば、武藤吉得が、詩学の師・後藤芝山《しざん》の仲介により道人から種痘をまなび、江戸に遷居してきたとき（一八世紀末か）、ひとびとは虎や狼にたいするかの如く種痘を畏れていた。しかし、四〇余年を経て世相が移った今では、往々にして種痘児を見るようになったという。武藤吉得『和漢種痘秘要』、一八四二（天保一三）年刊、半紙本、杏雨書屋蔵（乾四七六二）、序オ―序ウ。

(231) 河津隆碩（「省庵」と号す）は、オランダ式の種痘を宇田川玄真『小児諸病鑒法治法全書』から学んだようである。石原昂「『医則発揮』の著者河津省庵と門人山川揚庵」『日本医史学雑誌』四二巻四号、一九九六年。

ただし、宇田川玄真『小児諸病鑒法治法全書』は、スウェーデンの「ローセンステイン」(Nikolals Rosen van Rosenstein) 著 *Handleiding tot de kennis en geneezing van de ziekten der kindern* のオランダ語版を全編翻訳した大部だが、その第一三「小児痘瘡篇」にも第一四「種痘篇」にも、種痘の手技そのものの詳細な説明は載らない（宇田川玄真『小児諸病鑒法治法全書』、一八三九（天保一〇）年、写本、杏雨書屋蔵（乾四六九三））。そこでの議論の中心は、病因論や症例の検討である。そのため、この訳書が河津隆碩に活用されたとすれば、種痘の手技の習得のためではなく、種痘を実践するうえでの理論的な裏づけとするためであったろう。

なお、河津隆碩のおこなった種痘術について、土浦藩侯の侍医・根本仲黙は、それがジーボルトの伝になること、また近隣で当時「万受万全」だと評判であったことを、著書『伝痘救世論』（一八四三（天保一四）年成立）に録す。同書は稀覯本であるため、関連箇所を引用すると以下。

「爰《コヽ》ニ　忍侯《ヲシコウ》ノ官医《クハンイ》・河津隆碩《カハヅリウセキ》ナルモノ、種痘ノ術ニ妙《ミヤウ》ヲ得《エ》、忍城近隣《ヲシジヤウキンリン》ノ孩嬰《ガイエイ》（コドモ）其術ヲ受《ウク》ルモノ少《スク》ナカラズ。

万受万全《マンジユマンゼン》ニシテ一人モ過《アヤマチ》ナシト云。故ニ予〔根本仲默〕行《ユイ》テ之ヲ見ント欲《ホツ》スレトモ、勤仕《キンシ》（ツトメ）暇《イトマ》アラズ。是《コ、》ヲ以《モツ》テ、弟《ヲトウト》・省斎《セイサイ》ナル者ヲシテ、就《ツイ》テ学《マナ》バシムルコト久之《ヒサシ》。其術嚢《サキ》ニ西洋《セイヨウ》・悉以勃児都《シイホルト》ナルモノヨリ伝《ツタ》フト云。弟、業《ギヤウ》已ニ成《ナツ》テ帰《カヘ》ル。予従来諸書《モトヨリシヨシヨ》ニヨツテ種痘スル処ト、河津氏ノ行フ処ノ術ト参考《サンカウ》（マジヘカンガヘ）スルニ、大同小異《オホイニヲナシクスコシクコト》ナリ。是《コ、》ヲ以テ、彼《カ》レノ是《ゼ》ナル処ヲ取《ト》リ、是《コレ》ノ是《ゼ》ナル処ニ加《クハ》ヘテ、取捨弁《シユシヤベン》アリ。更《サラ》ニ試験《シケン》（コ、ロミ）スルコト数《ス》百人ニシテ一失《シツ》ナシ」。根本仲默『伝痘救世論』、一八五〇（嘉永三）年刊、半紙本、杏雨書屋蔵（乾四七六五）、五ウ。

(232) 本間玄調は『種痘活人十全弁』で、ジーボルトと「本邦名流の種痘家」から種痘術をまなんだと書きしるすが、ジーボルトから直接種痘術をまなんだことを録す資料は未詳。しかし、つぎの注（233）で詳説するとおり、後者の「本邦名流の種痘家」のおこなった種痘術が、ジーボルトにも由来することを勘案すれば、玄調のおこなった種痘術は、直伝ではないがジーボルト流であったとはいえる。

なお、『緒方家門人帳』（富田英壽『天然痘予防に挑んだ秋月藩医　緒方春朔』海鳥社、二〇一〇年、一四二―一四八頁所収）には、「本間玄調」をふくめ水戸藩の医官の名は、一人も載らない。

(233) 玄調が種痘を学んだという「本邦名流の種痘家」は、本書のみるところ、本章注（231）で触れた土浦藩侯の侍医・根本仲默である。根本仲默は、著書『伝痘救世論』（一八四三（天保一四）年成立）のなかで、本間玄調が自身に種痘術を学ぶことになった経緯を書きとめている。それによれば、やはり玄調の父が種痘の必要性を痛感し、根本仲默のもとに出向いて息子に種痘術を伝授してくれるよう申し出たという。玄調の父は、当代の蘭医らのおこなうオランダ式の種痘術に飽きたらず、根本をたずねたのだった。根本仲默は、書物をとおして種痘術を考究するとともに、弟を介して河津隆碩の種痘術をまなび、漢蘭折衷式の種痘術をおこなっていた（本章注（231））。『伝痘救世論』は稀覯本のため、例により関連箇所を引用すると以下。

「他《タ》日　某公ノ侍医《ジイ》・本間何某《ホンマナニガシ》ナルモノ来《キタ》ル。彼《カレ》ハ有名《ユウメイ》ノ学医《ガクイ》也。偶《タマタマ》予〔根本仲默〕ガ弟・禎《テイ》ニ言《イツ》テ曰ク、「近来《キンライ》都鄙《トヒ》痘瘡流行《ハヤリ》スルコト四時《ジ》ヲ分タズ。皆険《ミナケン》逆（ケハシク）危殆（アヤフク）ニシテ、孩児《コドモ》ノ死《シ》スルコト十ノ半《ナカバ》ニ過《スキ》グ。故ニ予ガ君《キミ》〔水戸侯〕、旦暮《タンボ》之《(これ)》ヲ患《ウレ》ヒ、予ニ命《メイ》シテ曰、「当世《トウセイ》種痘ヲ能《ヨク》スル医《イ》ヲ検《ギンミ》スヘシ」ト也。予之ニヨツテ、宇田川《ウタカハ》・足立《アダチ》・伊藤《イトウ》・戸《ト》塚《ツカ》・坪井《ツボイ》ノ輩《トモガラ》ガ行《ヲコナ》フ処ノ術ヲ尋繹《ジンエキ》（タヅヌル）スルニ、皆西洋《ミナセイヨウ》ノ術ニシテ、其手段《ソノシユダン》、意《イ》ニ会《クハイ》（ガテン）セザルコトアリ。

足下《ソコモト》（根本仲黙）河津氏ノ門《モン》ニ入《イリ》テ、種術《シユジユツ》 熟練《ジユクレン》シ、広《ヒロ》ク之ヲ施シテ嬰児《コドモ》ヲ救活《キウクハツ》（スクフ）スルコト幾計《イクバク》ナリト聞《キ》ク。庶幾《コヒネガハ》クハ其法《ハフ》ヲキ、テ君《キミ》ヘ陳述《チンジユツ》セン」、ト。其色《イロ》皇々如《カウカウジヨ》タリ。茲《コレ》ニヨツテ、予ト弟ト予《トモ》ニ対《コタヘ》テ曰、「夫種痘ニ二法アリ。支那《カラ》ノ法ハ鼻孔《ビコウ》ヨリシ、西洋《ヲランダ》ノ法ハ臑《ウデ》ニ種《ウ》ユ。右ノ二法並《ナラ》ヒ行《ヲコナ》ハルルト雖、各《オノオノ》 大同小異《ダイドウシヤウイ》アリ。施スニ小異《イ》アレハ機発《キハツ》ニ至テ天地懸《テンチケン》隔《カク》ノ違《タカイ》アリ。所謂《イハユル》毫釐《ゴウリ》ノ違《タカイ》千里《リ》ヲ謬《アヤマ》ルモノ也。予ガ法ハ、漢《カン》ニ偏《カタヨ》ラズ蘭《ラン》ニ偏《カタヨ》ラズ。漢蘭《カンラン》二法ノ中《チウ》ヲ執《ト》リ、其他《タ》痘ノ伝否《デンヒ》（ウツルウツラス）・徴候《チヤウコウ》（シルシ）・目的《モクテキ》（メアテ）・診認《シンジン》（ミトメ）・経験《ケイケン》（タメシ）・云々也」。本間《マ》氏、頷《カン》（ウナツイ）シテ曰、「足下ノ言《コト》、吾意《ワカイ》ニ的当《テキトウ》セリ。願《ネガハ》クハ男《セカレ》・玄調《ゲンテウ》ニ其術ヲ伝ヘヨ」、ト。既《スデ》ニシテ翌日束脩《ヨクジツソクシウ》シテ来《キタ》ル。遂《ツイ》ニ日《ヒ》々同行シテ、予ト弟ト種《ウユ》ル処ノ痘児《コ》ヲ廻診《クハイシン》（マハリミル）ス。又榑正街《クレマサテウ》ニ於テ自ラ種痘スルコト百余《ヨ》人ニシテ一失《シツ》ナシ。後故郷ニ帰テ大功アリ」。根本仲黙『伝痘救世論』、一八五〇（嘉永三）年刊、半紙本、杏雨書屋蔵（乾四七六五）、五ウ—六ウ。

(234) 本間玄調『種痘活人十全弁』、一八四六（弘化三）年刊、半紙本、杏雨書屋蔵（乾四八五三）、五オ—五ウ。

(235) 本間玄調『種痘活人十全弁』、一八四六（弘化三）年刊、半紙本、杏雨書屋蔵（乾四八五三）、三ウ。

(236) 本間玄調『種痘活人十全弁』、一八四六（弘化三）年刊、半紙本、杏雨書屋蔵（乾四八五三）、五ウ—六ウ。

(237) 本間玄調『種痘活人十全弁』、一八四六（弘化三）年刊、半紙本、杏雨書屋蔵（乾四八五三）、六ウ—七オ。

(238) 八丈島の歴史にかんしては、とくに注記のない場合、以下の文献を参照。大間知篤三『八丈島——民俗と社会』東京創元社、一九六〇年。東京都公文書館編『江戸時代の八丈島』東京都、一九六四年。東京都八丈島八丈町教育委員会『八丈島誌』東京都八丈島八丈町役場、一九七三年。

(239) 宇喜多氏の末裔《まつえい》は、八丈島では「浮田」姓を名のった。

(240) 古河古松軒『八丈島筆記』巻頭図、一七九七（寛政九）年（金山正好『伊豆諸島巡見記録集』緑地社、一九七六年、一七一—一七二頁）。同書は、一七九六（寛政八）年に伊豆諸島を巡見した伊豆諸島の代官・三河口太忠が口述した内容を、古河古松軒が筆録したもので、一七九七（寛政九）年成立。

(241) 天野信景『塩尻』巻一二、一七〇五（宝永二）年（日本随筆大成編輯部『日本随筆大成　第三期一三』、吉川弘文館、一九七七年、二六七頁）。なお、以下、『塩尻』の推定執筆年次は、日本随筆大成編輯部『日本随筆大成　第三期一三』巻頭の「解題」による。

(242) 天野信景『塩尻』巻三八、一七一〇（宝永七）年（日本随筆大成編輯部『日本随筆大成　第三期一四』、吉川弘文館、一九七七年、二九六頁）。

(243) 寺島良安『和漢三才図会』巻九九、一七一三（正徳三）年刊、杏雨書屋蔵（貴五五一）。

(244) 寺島良安『和漢三才図会』巻九九、一七一三（正徳三）年刊、杏雨書屋蔵（貴五五一）。

(245) 天野信景『塩尻』巻六一、一七一六（享保元）年（日本随筆大成編輯部『日本随筆大成　第三期一五』、吉川弘文館、一九七七年、二四九頁）。

(246) 『徳川実紀』の一七一三（正徳三）年九月の項に、「二九日、さきに八丈島よりまいらせし鎮西八郎為朝の像を、こたび島にかへし下さる。よて銀をそへてたまふ。これは島人等疱神とて尊崇すればなり」とある。黒板勝美・国史大系編修会編『徳川実紀』七篇、吉川弘文館、一九六五年、三五一頁。

(247) 天野信景『塩尻』巻六一、一七一六（享保元）年（日本随筆大成編輯部『日本随筆大成　第三期一五』、吉川弘文館、一九七七年、二四九頁）。

(248) 曲亭馬琴『椿説弓張月』後篇巻二、一八〇八（文化五）年刊（曲亭馬琴（後藤丹治校注）『椿説弓張月（上）』岩波書店、一九六二年、二七八―二八〇頁）。

(249) 曲亭馬琴『椿説弓張月』後篇巻二、一八〇八（文化五）年刊（曲亭馬琴（後藤丹治校注）『椿説弓張月（上）』岩波書店、一九六二年、二七九頁）。

(250) 該当箇所を再掲すると、以下。「痘疹の証、古籍概見ず。東漢の初、始て之有り。本邦は則ち　聖武帝の時と云ふ。蓋し天地人物、古今無く一なり。豈に古之有る者、今に無く、今之有る者、古に無らんや。意《おも》ふに、古より之有ん。其名を伝へざるのみ」。鶴田元逸『医断』、一七五九（宝暦九）年刊、丸屋市兵衛、大本、架蔵、一六オ―一六ウ。

(251) 『博愛心鑑』「原痘」には、「蓋《けだ》し痘の証為《た》る、精血の初に根《ねざ》して、淫火の後に成る。男女交媾、欲無れば行はれず、火無ければ動ぜず。欲は火に因つて生れ、火は欲に因つて熾《さかん》なり。精行き血就なる、何れの瘼《ヤマヒトシテ》火の為す所ろに非る。二五妙合し、精血鎔冶して、臓腑・皮毛・筋骨の形を成す。夫れ形既に成て、火即ち已に衆体に中して、象《かたち》無く臭無し。人得て測るべけんや。毒中《あたり》て必ず発す。特《わづか》に其の時を俟《ま》つのみ。時を俟て発すに、必ず気血を仮る。」と論が展開されている。魏桂厳「原痘」『博愛心鑑』巻下、一五二五（嘉靖四＝大永五）年原刻、一七一六（正徳六）年和刻、杏雨書屋蔵（乾四八八九）、一オ。

(252)　管橓『保赤全書』は巻頭の「原痘」で、疱瘡発症の機序を、「夫れ男女交構、欲行れざること無く、火動かずといふこと無し。情を恣し欲を肆《ほしいまま》にして、火毒精血の間に遺り、歳火流行相ひ感じて動ず。故に毒時に乗じて、而して発す。痘の稀稠有るが若き、毒の浅深有るに由る。而して吉凶生死も亦た此に判《わかる》。」と説く。そして、銭仲陽の、出生時に飲み下した胎血が痘として発するとする説を「謬」として斥けた。管橓『保赤全書』巻上、一五八五（万暦一三＝天正一三）年原刻、大本、東京大学総合図書館蔵（V一一―一八三九）、一オ。

(253)　一八世紀末以降、日本の痘科に積極的に受容される朱巽『痘科鍵』（刊行年不詳）も、この新説を継承する。同書は巻頭の「総論」で、「人少《わか》きよりして壮、壮よりして老ふ、誰か痘に免れん。痘は聖瘡なり。痘の毒、百骸五臓に該《かね》て存す。其の原《も》と、精血の初に根して、淫火に成る。男女形を構ずること、火に非れば挙らず。欲熾《さかん》なるときは則ち火毒遂に其中に中す。猶ほ天地の沴気《れいき》、物に随て著るがごとし。得て測るべからざるなり。毒既に内に蘊《つ》み、発すること必ず時を待つ。大は燥に就の義なり。」と説く。朱巽『痘科鍵』巻上、一七七七（安永六）年刊、須原屋茂兵衛ほか二、大本、架蔵、一オ―一ウ。

(254)　中津や小倉で藩医を歴任した後世派の医家・香月牛山は、世俗にむけて著した『小児必用養育草《そだてぐさ》』（一七一四（正徳四）年）で、明の孫朋来の説を、「此論を以、至極《しごく》の道理とするべきなり」と紹介した。その説は、銭仲陽以来の医説を融合した、「小児《ちご》、母の胎内にある時、淫火《いんくわ》の熱毒《ねつどく》をうけ、又は生れ落《おつ》とそのままその穢《けがれ》たる悪汁を飲《のむ》によりて、その毒腹《どくはら》の内にかくる。これを胎毒といふ。然るに、いま天地の五運六《ごうんりつ》気の変《へん》にあたりて、疫癘《えきれい》の邪熱《じやねつ》の気流行《るかう》して、その胎毒の気をさそふ故に、内の熱毒、外の邪気に催《もよを》されて、此病を生ずるなり。」というものであった（香月牛山『小児必用養育草』巻四、秋田屋市兵衛ほか三、一七一四（正徳四）年、半紙本、架蔵、三オ）。男女の交媾や出生時に含んだ血穢により生じた胎毒が嬰児の身体に宿り、時気に感応して疱瘡となるという説は、以来一つの定説となっていく。

(255) 小幡玄二『痘疹大成集覧』巻上、一七七一（明和八）年刊、大本、架蔵、六オ。内題は、『汪氏痘疹大成集覧』。自序によれば、脱稿は一七六二（宝暦一二）年。

(256) 大槻玄沢「痘説」、一七八九（寛政元）年（大槻茂雄編『磐水存響』巻坤、思文閣出版、一九九一年、三一五―三一七頁）。

(257) 鈴木良知『医海蠡測』巻五、天保年間、筆写本、大本、東京大学総合図書館蔵（V一一―五〇一）、五八オ―五八ウ。自序によれば、脱稿は一七九六（寛政八）年。

(258) 鈴木良知『医海蠡測』巻五、天保年間、筆写本、大本、東京大学総合図書館蔵（V一一―五〇一）、五九ウ―六〇オ。

(259) 原南陽『叢桂偶記』巻二、一八〇〇（寛政一二）年刊、須原屋安二郎ほか二、半紙本、架蔵、二三オ。

(260) 八丈実記刊行会編『八丈実記』緑地社、一九七一年。八丈島は、八丈富士より時計回りに、「三根」（北＝右上、「神湊」がある）、「末吉」（東＝右下）、「中之郷」（南＝左下）、「樫立」（南西＝左）、「大賀郷」（西＝左上、「八重根湊」がある）の、五か村から成った。

(261) 八丈島には近世のあいだ、幕府の刑罰機構の一端をにない、それを安定的に維持するという、絶対の要請が課されていた。そのため、流人はもとより島民もまた八丈島に縛りつけられ、島外に転出することは禁じられていた。船舶の製造や漁労もきびしく制限された。にもかかわらず、原南陽『叢桂偶記』に明和年間の「出百姓」がしるされているのは、八丈島の人口の増加とそれにともなう幕府の政策の転換とがあった。八丈島の特異な政治的・経済的な状況については、香西豊子「医説のなかの八丈島――疱瘡譚の縁どる近世日本の外延」『思想』一〇二五号、二〇〇九年、を参照。

(262) 田村玄長は公命により、あした草など薬効を期待される事物の採取に派遣されていた。鈴木良知の名は、近藤富蔵が収集・編纂した八丈島の地誌『八丈実記』収録の、臨時渡海者の目録にも載る。八丈実記刊行会編『八丈実記』三巻、緑地社、一九七一年、三六頁。

(263) 太田助彦『廻島雑話』、一七九六（寛政八）年成立（金山正好『伊豆諸島巡見記録集』緑地社、一九七六年、一三七―一三八頁）。

(264) 伊豆七島《しちとう》（伊豆大島・利島《としま》・新島《にいじま》・神津島《こうづしま》・三宅島《みやけじま》・御蔵島《みくらじま》・八丈島）のうち、こうした習俗がみられたのは、御蔵島以遠の島々だったようである。太田助彦は、『廻島雑話』の三宅島の条で、「疱瘡人あれは、介抱する事、我郷土に異らす。御蔵島にては、八丈のことく皆是を忌む」と報告している（太田助彦『廻島雑話』、一七九六（寛政八）年成立（金山正好『伊豆諸島巡見記録集』緑地社、一九七六年、一五七頁）。

(265) ここではいくつかのこる写本のうち、陣屋（島の役所）で筆写されたと思われ、「他のものに比して記述も正確であり、記載量も多い」（「八丈島小島青ヶ島年代記　解題」（宮本常一・原口虎雄・比嘉春潮編『探検・紀行・地誌　南島篇』（日本庶民生活史料集成第一巻）、三一書房、一九六八年、六七六頁））といわれる「青ヶ島本」（編者不詳『八丈島小島青ヶ島年代記——永享年中より天明九酉年迄三百六拾貳年』、同前）を利用した。

(266) 本章注(238)に掲出の諸文献によると、八丈島の人口の推移は、以下のとおり。一七二九（享保一四）年、五七七〇名。一七六七（明和四）年、六七一四名。一七七四（安永三）年、四九二七名。一七九二（寛政四）年、七〇七一名。一八一六（文化一三）年、八三一二名。一八五八（安政五）年、八九二一名。一八六〇（万延元）年、九五三二名。

(267) 『年代記』には都合八回の疱瘡の流行が記録されているが、寺の過去帳や寺院の縁起、墓碑などによれば、このほかにも数回、疱瘡が流行していたようである。八丈実記刊行会編『八丈実記』全七巻、緑地社、一九六四—一九七二年。

(268) 編者不詳『八丈島小島青ヶ島年代記——永享年中より天明九酉年迄三百六拾貳年』（宮本常一・原口虎雄・比嘉春潮編『探検・紀行・地誌　南島篇』（日本庶民生活史料集成第一巻）、三一書房、一九六八年、六七七頁）。

(269) 編者不詳『八丈島小島青ヶ島年代記——永享年中より天明九酉年迄三百六拾貳年』（宮本常一・原口虎雄・比嘉春潮編『探検・紀行・地誌　南島篇』（日本庶民生活史料集成第一巻）、三一書房、一九六八年、六八〇頁）。

(270) 編者不詳『八丈島小島青ヶ島年代記——永享年中より天明九酉年迄三百六拾貳年』（宮本常一・原口虎雄・比嘉春潮編『探検・紀行・地誌　南島篇』（日本庶民生活史料集成第一巻）、三一書房、一九六八年、六八三頁）。

(271) 編者不詳『八丈島小島青ヶ島年代記——永享年中より天明九酉年迄三百六拾貳年』（宮本常一・原口虎雄・比嘉春潮編『探検・紀行・地誌　南島篇』（日本庶民生活史料集成第一巻）、三一書房、一九六八年、六八五頁）。

(272) 編者不詳『八丈島小島青ヶ島年代記——永享年中より天明九酉年迄三百六拾貳年』（宮本常一・原口虎雄・比嘉春潮編『探

検・紀行・地誌　南島篇』（日本庶民生活史料集成第一巻）、三一書房、一九六八年、六九一頁）。
(273) 編者不詳『八丈島小島青ヶ島年代記——永亨年中より天明九酉年迄三百六拾貳年』（宮本常一・原口虎雄・比嘉春潮編『探検・紀行・地誌　南島篇』（日本庶民生活史料集成第一巻）、三一書房、一九六八年、六九五—六九六頁）。
(274) 編者不詳『八丈島小島青ヶ島年代記——永亨年中より天明九酉年迄三百六拾貳年』（宮本常一・原口虎雄・比嘉春潮編『探検・紀行・地誌　南島篇』（日本庶民生活史料集成第一巻）、三一書房、一九六八年、六九七頁）。
(275) 編者不詳『八丈島小島青ヶ島年代記——永亨年中より天明九酉年迄三百六拾貳年』（宮本常一・原口虎雄・比嘉春潮編『探検・紀行・地誌　南島篇』（日本庶民生活史料集成第一巻）、三一書房、一九六八年、六九七頁）。
(276) 編者不詳『八丈島小島青ヶ島年代記——永亨年中より天明九酉年迄三百六拾貳年』（宮本常一・原口虎雄・比嘉春潮編『探検・紀行・地誌　南島篇』（日本庶民生活史料集成第一巻）、三一書房、一九六八年所収）をもとに、筆写作成。
(277) 「為朝公之話　正一位八郎大明神縁起本略」（八丈実記刊行会編『八丈実記』二巻、緑地社、一九六九年、一二五頁）。
(278) 編者不詳『八丈島小島青ヶ島年代記——永亨年中より天明九酉年迄三百六拾貳年』（宮本常一・原口虎雄・比嘉春潮編『探検・紀行・地誌　南島篇』（日本庶民生活史料集成第一巻）、三一書房、一九六八年、六八三頁）。
(279) 「元治元年——（疱瘡記事）」（八丈実記刊行会編『八丈実記』六巻、緑地社、一九七二年、四二〇頁）。
(280) 八丈島の水・あした草や、為朝神社の御神体のほかに、黄八丈やその染料が取り寄せられたのは、おそらく国地で、八丈島の織物を小児に着させれば疱瘡にかからないという俗信がささやかれていたことによる。朝日定右衛門重章『鸚鵡籠中記』巻四（名古屋市教育委員会編『名古屋叢書続編』一二巻、名古屋市教育委員会、一九六九年、一九一頁）。
なお、鍋松君はのちに七代将軍・家継となるも、在位三年、一七一六（正徳六）年にわずか八歳で他界する。これで徳川の宗家の血脈は途絶え、八代将軍は紀州藩から迎えられたことは周知のとおりである。
(281) 天野信景『塩尻』巻六一、一七一六（享保元）年（日本随筆大成編輯部『日本随筆大成　第三期一五』、吉川弘文館、一九七七年、二四九—二五〇頁）。
(282) 八丈島に漂着した紀州の船の乗員が一七四五（延享二）年に記録したところよると、島民らはこの正徳年間の疱瘡流行の原因を、御神体が八丈島を留守にした隙をうかがい疱瘡が侵入したものと語っていたという（『八丈島漂渡記』、一七四五（延享二）年（高知県立図書館編『土佐国史料集成　土佐國群書類従』七巻、高知県立図書館、二〇〇五年、一四二頁））。

(283) 編者不詳『八丈島小島青ヶ島年代記――永享年中より天明九酉年迄三百六拾貳年』（宮本常一・原口虎雄・比嘉春潮編『探検・紀行・地誌　南島篇』（日本庶民生活史料集成第一巻）、三一書房、一九六八年、六八九頁）。

(284) 鈴木良知『医海蠡測』巻五、天保年間成立、写本、大本、東京大学総合図書館蔵（V一一―五〇一）、六〇オ―六〇ウ。

(285) 石坂宗哲には痘瘡・麻疹にかんし、『痘麻一生一発論』という小論があった。そのなかで石坂宗哲は、痘瘡と麻疹には、生涯に一度しか罹患しないことを突きつめて考え、草木が種を脱してのちに生育するのと同様、痘瘡・麻疹が父母の精に由来する旧根を取りさってのち人は成長する、それゆえ痘瘡・麻疹は一生に一度だけ罹患するのだと結論づけた。『叢桂亭医事小言』のなかで原南陽が論及する石坂宗哲の医説は、おそらくこの『痘麻一生一発論』をさしている。石坂宗哲『痘麻一生一発論』（『竿斎叢書』所収）一八二六（文政九）年、大本、京都大学附属図書館蔵（富士川文庫：カ二三四）。

(286) 原南陽『叢桂亭医事小言』巻六、一八五四（嘉永七）年刊、須原屋安治郎ほか四、半紙本、架蔵、四オ―四ウ。

(287) 原南陽『叢桂亭医事小言』巻六、一八五四（嘉永七）年刊、須原屋安治郎ほか四、半紙本、架蔵、四ウ―四五オ。

(288) 「伯寿」は字で、名は「徳」、通称「保節」。『断毒論』の序や本文によれば、はじめ甲府勤番の士分待遇医家・高室昌參に入門（高室氏の家規により「保」を冠して「保節」と称す）したのち、長崎に遊学、吉雄耕牛や志筑忠雄に学ぶ。以下、甲斐の医家および甲府勤番・甲府医学所については、松村学佑『甲斐国医史』学習研究社、二〇〇二年、を参照。

(289) 橋本伯寿『翻訳断毒論』、一八一一（文化八）年刊、松本平助ほか一、大本、架蔵、二五オ―二五ウ。外題は、それぞれ「天」・「地」・「人」。

(290) 橋本伯寿『翻訳断毒論』、一八一一（文化八）年刊、松本平助ほか一、大本、架蔵、二五ウ―二六オ。

(291) 富士川游『日本疾病史』吐鳳堂書店、一九一二年、一〇八頁。

(292) 橋本伯寿『断毒論』巻下、一八一一（文化八）年刊、松本平助ほか一、大本、架蔵、一六オ。

(293) 橋本伯寿『国字断毒論附録』、一八一八（文化一五）年刊、須原屋彌三郎ほか三、大本、架蔵、九ウ―一〇ウ。

(294) 一八一八（文化一五）年に刊行された『国字断毒論』坤巻＝『国字断毒論附録』は、末尾に一八一一（文化八）年の跋文を載せる。

(295) 『断毒論』は巻上の巻頭に、「日本　甲斐　橋本徳伯寿著」と著者名をしるす。これは、『翻訳断毒論』（『国字断毒論』）が著者名を、「日本」を落として「甲斐　橋本徳伯寿著」とするのと対照的である。『翻訳断毒論』の「凡例」第一条にも明記されるように、『断毒論』巻上・下は、漢文の文章を理解できる国内外の医家にむけ書かれたのにたいし、『翻訳断毒論』（『国字断毒論』）・『国字断毒論附録』は、「痘瘡《とうさう》・麻疹《ましん》は人間《にんげん》生界《しやうがい》の大厄《たいやく》なれば、おしなべて人《ひと》の知《し》りたまはんがために、国字《かな》にて本《ほん》書漢文《しよかんぶん》のあらましをしるし、世《よ》に公《おほやけ》にせん」がために、日本の世俗むけに書かれた（橋本伯寿『断毒論』巻上、一八一一（文化八）年刊、松本平助ほか一、大本、架蔵、凡例一オ）。

(296) 『断毒論』巻上は、同時代の疱瘡の流行形態を、「今や其の期大率《おほむね》六七年、大国大都に至り、連年絶へず、蚕食して行《めぐ》る」と記述している（橋本伯寿『断毒論』巻上、一八一一（文化八）年刊、松本平助ほか一、大本、架蔵、五ウ）。

(297) 「凡そ疾の伝染、人事に在りて、天時に因らず。是の故に、乱世の痘、老壮に多く、治世の痘、唯だ嬰児のみ。其の故は何となれば、則ち夫れ戦国力争の時に当りては、比隣互に仇し、同盟相疑ふ。羽檄《うげき》〔ふれぶみ〕尚ほ伝らず、況《いはん》や痘の伝染をや。」（橋本伯寿『断毒論』巻上、一八一一（文化八）年刊、松本平助ほか一、大本、架蔵、一四オ）。

(298) 橋本伯寿『断毒論』巻下、一八一一（文化八）年刊、松本平助ほか一、大本、架蔵、四オ。

(299) 橋本伯寿『断毒論』巻下、一八一一（文化八）年刊、松本平助ほか一、大本、架蔵、一四ウ。

(300) 橋本伯寿『断毒論』巻下、一八一一（文化八）年刊、松本平助ほか一、大本、架蔵、一九オ―一九ウ。

(301) 李東垣は、五臓六腑のなかでも脾・胃の機能を重視し、病は脾・胃の内傷により生ずるとする『脾胃論』を著した。橋本伯寿は『断毒論』で、その「小児隆生のとき、口中尚ほ悪血有り。啼声一発、吸に随ひて下す。此悪血復た命門胞中に帰し、一隅に僻《さ》け、隠伏して発せず。直《た》だ児内傷し、乳食・湿熱の気下陥して腎中に合するに至り、二火交攻し、営気従はず肉裏に逆し、悪血乃ち発す」という説を引用し、本文に紹介するように、悪血の呑みくだしは痘瘡の発症に無関係であると反論した（橋本伯寿『断毒論』巻下、一八一一（文化八）年刊、松本平助ほか一、大本、架蔵、二〇オ―二〇ウ）。

（302）明代末の医家で、字は景岳。自身の学術理論をまとめた『景岳全書』の「幼科」で、伯寿も引く痘瘡・麻疹の病源を論じた。

（303）明代の医家。その所説は、香月牛山『小児必用養育草』巻四の「痘瘡《いも》の病《やまひ》の説《せつ》」にも引用され、「此論を以、至極《しごく》の道理としるべきなり」と評されていたことは、本章注（254）でも確認したとおりである。後世派の大家に紹介されたことにより、日本でも相応に知られていたようである。

（304）明代の医家。主著『証治準縄』では、『断毒論』の言及した「幼科」のほか、「雑病」「傷寒」「瘍科」「女科」につき、膨大な医書を考量して証治の基準をさぐった。

（305）橋本伯寿『断毒論』巻下、一八一一（文化八）年刊、松本平助ほか一、大本、架蔵、二一オ。

（306）橋本伯寿『断毒論』巻下、一八一一（文化八）年刊、松本平助ほか一、大本、架蔵、三一オ—三一ウ。

（307）橋本伯寿『断毒論』巻下、一八一一（文化八）年刊、松本平助ほか一、大本、架蔵、三一ウ。

（308）橋本伯寿『断毒論』巻下、一八一一（文化八）年刊、松本平助ほか一、大本、架蔵、三二オ—三二ウ。

（309）橋本伯寿『翻訳断毒論』、一八一一（文化八）年刊、松本平助ほか一、大本、架蔵、一ウ—二オ。

（310）橋本伯寿『翻訳断毒論』、一八一一（文化八）年刊、松本平助ほか一、大本、架蔵、三ウ。

（311）「痘瘡児《とうさうご》を懐《いだき》し乞食《こつじき》をは別《わけ》て人《ひと》もあはれみあれば、痘瘡《とうさう》を病初《やみはじめ》るやいな都《みやこ》に出《いづ》る乞食《こつじき》おほしと聞《きく》。辺鄙《へんひ》にても痘瘡《とうさう》を遠方《ゑんはう》へ伝《つたへ》あるくものは乞食《こつじき》の痘瘡児《とうさうこ》なり」。橋本伯寿『翻訳断毒論』、一八一一（文化八）年刊、松本平助ほか一、大本、架蔵、三ウ—四オ。

（312）「今《いま》も上ツ方《うへつかた》は痘瘡病《とうさうやみ》に触近《ふれちかづき》たまふ事《こと》おのづから希《まれ》なるゆゑに、多《おほく》は年《とし》たけてやみたまふ方《かた》あり。」橋本伯寿『翻訳断毒論』、一八一一（文化八）年刊、松本平助ほか一、大本、架蔵、四オ。

（313）「是《これ》〔痘瘡・麻疹の類〕に塗《まみれ》て伝染《でんせん》し命《いのち》をうしなひ、廃人《はいじん》（かたは）となる、其俗習《そのぞくしう》なかく言葉《ことば》にのべがたし。試《こころみ》に世《よ》の盲人《まうじん》にとへば、十人《じふにん》に八九人《はつくにん》は痘瘡《とうさう》にて潰《つぶれ》し盲目《まうもく》なり。」橋本伯寿『翻訳断毒論』、一八一一（文化八）年刊、松本平助ほか一、大本、架蔵、四ウ。

（314）橋本伯寿『翻訳断毒論』、一八一一（文化八）年刊、松本平助ほか一、大本、架蔵、四ウ—五オ。

(315) 橋本伯寿『翻訳断毒論』、一八一一（文化八）年刊、松本平助ほか一、大本、架蔵、二四オ。

(316) 伯寿は、自身の観察した疱瘡の流行現象を、こう記述する。「痘瘡《とうそう》は元来《ぐわんらい》伝染《でんせん》しやすき病《やまひ》にて、一度《いちど》毒気《どくき》に香触《かぶれ》ても必病《かならずやむ》やまひなれば、痘神《はうさうがみ》を祭《まつり》やう賑《にぎは》しく相互《あいたかひ》に往来《ゆきき》しげしげなれば、おのづから其家々《そのいへいへ》の小児《しやうに》の出入《いでいり》もしげく、其処彼処《そこかしこ》にて痘毒《とうどく》に香触《かぶるる》ゆへに、数多《あまた》の小児一時《しやうにいちぢ》に病《やみ》いだし、忽毒気《たちまちどくき》さかんに蔓延《はびこり》、流行《りうかう》の勢《いきほひ》かならず速《すみやか》なり。傷寒《しやうかん》・疫癘《ゑきれい》を初《はじめ》として、総《すべ》て流行病《はやりやまひ》は初《はじめ》と終《おはり》は軽《かる》く死《し》する者《もの》は稀《まれ》なれども、中頃盛《なかころさかん》なる時《とき》は難症《なんしやう》も多《おほ》く死《し》する者《もの》も多《おほ》し。是《これ》は目前《もくぜん》に人《ひと》の知《しる》ところなり。増《まし》て疫癘《ゑきれい》よりも毒気《どくき》の猛烈《もふれつ》なる痘瘡《とうさう》なれば、数多《あまた》の小児《しやうに》の一時《いつとき》に病《やみ》て、毒気《どくき》さかんなれば難症《なんしやう》も多《おほ》く死《し》するも多《おほ》し」。時間が経過するにつれ、おなじ流行でも、症状がしだいに重篤になる現象まで、冷徹に観察している。橋本伯寿『国字断毒論附録』、一八一八（文化一五）年刊、須原屋彌三郎ほか三、大本、架蔵、三オ。

(317) 橋本伯寿『国字断毒論附録』、一八一八（文化一五）年刊、須原屋彌三郎ほか三、大本、架蔵、五ウ。

(318) 伯寿の試みは、賛同者を得て、その後、小規模ながらもおこなわれた可能性がある。『国字断毒論附録』の跋文には、一八一一（文化八）年に甲州の花溪周辺で疱瘡が流行した際、村で協議をおこない、四戸七名が避痘をしたことが記されている。なお、村内には当時、「痘厄」を経ざる者が四一名いたが、うち三一名が罹患し、七名が死亡、避痘をおこなった七名はみな罹患しなかったという。橋本伯寿『国字断毒論附録』、一八一八（文化一五）年刊、須原屋彌三郎ほか三、大本、架蔵、跋二オ―二ウ。

(319) 橋本伯寿『国字断毒論附録』、一八一八（文化一五）年刊、須原屋彌三郎ほか三、大本、架蔵、一三ウ。

(320) 石坂宗哲は、本章注(285)でも触れたとおり、疱瘡・麻疹の病因を父母の交合に由来する旧根とみる『痘麻一生一発論』という小論を発表していた。同書はその末尾で、痘瘡・麻疹を「夷狄伝染の病」とする説を「妄説」として否定し、往古は天行時病をすべて熱に帰していたため、この二病もまた「熱病温疫」に分類されていたのだろうと説いていた（石坂宗哲『痘麻一生一発論』（『竿斎叢書』所収）一八二六（文政九）年刊、大本、京都大学附属図書館蔵（富士川文庫：カ二三四）、一オ）。してみれば、石坂宗哲は、自身の所説を措き、『断毒論』および『国字断毒論』へと序文を贈っていたことになる。

(321) 一七九七（寛政九）年、石坂宗哲が医事指導の官命をおびて甲府に派遣されたのにあわせ、江戸の「医学館」に擬して設立された医学所。「甲府勤番医学所」とも。

(322) 橋本伯寿『断毒論』巻上、一八一一（文化八）年刊、松本平助ほか一、大本、架蔵、石坂序一ウ。

(323) 橋本伯寿『断毒論』巻上、一八一一（文化八）年刊、松本平助ほか一、大本、架蔵、山本序一ウ。

(324) 橋本伯寿『断毒論』巻上、一八一一（文化八）年刊、松本平助ほか一、大本、架蔵、凡例一ウ。

(325) 『朝日日本歴史人物事典』の「橋本伯寿」の項には、末尾に、「文化七（一八一〇）年、『断毒論』を著し、天然痘・梅毒等の伝染説を唱道した。避痘隔離法の法令化を甲府勤番支配役所に請願した書中で、医学館の痘科教授池田瑞仙の説を批判したことから『断毒論』の版木を押収されるという事件もおきている」との説明が載る（朝日新聞社編『朝日日本歴史人物事典』朝日新聞社、一九九四年、一三一一頁）。この、『断毒論』の板木押収という「事件」については、べつに考察した。香西豊子「近世後期における「伝染病」学説――「市川橋本伯寿著断毒論一件」の分析を通じて」『日本医史学雑誌』五五巻四号、二〇〇九年、を参照。

(326) 池田瑞英とは、すなわち池田京水である。

なお、森鷗外『伊澤蘭軒』の「その二百三十三」・「その二百三十四」は、京水の行跡にかんし、京水自筆の巻物のなかに、以下のような記載があったとしるす。「同二〔文化二＝一八〇五〕年、江戸に帰り、同八月甲州に入、弟子三十六人従ふ」、「同六〔文化六＝一八〇九〕年、同国〔甲斐国〕石和に於て同所小林総右衛門の女を妻とす」、「同七〔文化七＝一八一〇〕年、長男雄太郎を生」、「文化七（一八一〇）年七月十六日、〔長男雄太郎〕生於甲州石和小林総右衛門家」、「同八〔文化八＝一八一一〕年帰于江戸」、「十三〔文化一三＝一八一六〕年、三男桓三郎生。十月二日舅死するに依て、同八日甲州に至る。十月二九日帰于江戸」（森林太郎『鷗外全集』一七巻、岩波書店、一九七三年、四九一―四九三頁）。これに信をおけば、京水は文化年間に甲州にて妻子をもうけ、以来、何度も江戸と甲斐とを行き来していたようである。

(327) （村松学佑筆録）「市川橋本伯寿著断毒論一件」『山梨縣志醫事衛生資料　十二』山梨県立博物館蔵、一一オ―一四オ。

(328) 『断毒論』は、「凡例」の一条に「一　諸方書、痘麻の病源を説く者、枚挙すべからず。第《た》だ異なる者のみを挙げ、之を弁ず。其攻めずして自ら敗るる者の如きは、亦た之を論ぜず。」（凡例一ウ）と掲げるとおり、後世の議論を誤った方向へと誘導したと思われる医説にしぼって論評をくだし、それらから派生した膨大な医説については、歯牙にもかけなかった。
(329) たとえば、『断毒論』は第一五章「諸家病源」で、『痘科鍵』の「人自幼而壮、壮而老、誰免於痘。痘聖瘡也。」を引き、「徳是に於て覚えず抱腹一笑す」と嘲笑したうえで、「痘果たして聖瘡ならば、則ち痲は其《それ》賢瘡か」とまぜ返している（二〇ウ・二一オ）。また、第一六章「痘麻無臓腑之別」でも、『痘科鍵』の「気血相頼の説」（痘瘡と麻疹を一対の病と考え、痘瘡は気に、麻疹は血に依拠して発するとする説）に言及し、空論臆説として切りすてている（二四オ—二五ウ）。橋本伯寿『断毒論』巻下、一八一一（文化八）年刊、松本平助ほか一、大本、架蔵。
(330) 橋本伯寿『国字断毒論』、一八一八（文化一五）年刊、須原屋彌三郎ほか三、大本、架蔵、凡例一オ—一ウ。
(331) 橋本伯寿『国字断毒論』、一八一八（文化一五）年刊、須原屋彌三郎ほか三、大本、架蔵、凡例一ウ。
(332) 一八一八（文化一五）年の『国字断毒論』の板行後、伯寿は疱瘡・麻疹からの「隔離避難所」を甲斐に設立しようとした。山梨県立博物館には、伯寿が「御役所」宛に作成した、「痘瘡麻疹隔離避難所設立御願書」の写しがのこる。これが実際に提出されたかは不明であるが、その文面から推するに、伯寿は疱瘡や麻疹にまだ罹患していない者らを避難させる「隔離避難所」の設立と法制化とを役所に請願しようとしていたようである。（村松学佑筆録）「市川橋本伯寿著断毒論一件」『山梨縣志醫事衛生資料　十二』山梨県立博物館蔵。
(333) 堀内元鎧『信濃奇談』、一八二九（文政一二）年序（森銑三・鈴木棠三編『奇談・紀聞』（日本庶民生活史料集成第一六巻）、三一書房、一九七〇年、二二八—二二九頁）。
(334) 平野重誠『病家須知』巻一、一八三二（天保三）年刊、須原屋茂兵衛ほか五、半紙本、杏雨書屋蔵（乾一二〇六）、三五ウ。
(335) 平野重誠『病家須知』巻三、一八三二（天保三）年刊、須原屋茂兵衛ほか五、半紙本、杏雨書屋蔵（乾一二〇六）、二五ウ—二六オ。
(336) 平野重誠『病家須知』巻三、一八三二（天保三）年刊、須原屋茂兵衛ほか五、半紙本、杏雨書屋蔵（乾一二〇六）、二六オ。
(337) 躋寿館は、幕府の医官であった多紀元孝《もとたか》により、一七六五（明和二）年に創設された。森潤三郎『多紀氏の事蹟』日本医史学会、一九三三年。

（338）池田瑞仙『痘疹戒草』巻上、一八二〇（文政三）年刊、半紙本、京都大学附属図書館蔵（富士川文庫：ト九八）、序三ウ。『痘疹戒草』の刊本には、文化三年に刊行された版と文政三年に刊行された版とで、数種の異本があるが、初代瑞仙錦橋の肖像画は、文政三年に刊行された版にのみ挿入されている（文化三年に刊行された諸版では、序三ウは白紙）。

（339）池田瑞仙は生前、『痘疹戒草』（一八〇六（文化三）年刊）および『新刊痘科弁要』（一八一一（文化八）年刊）の、二編の著作を刊行しているが、そのうち後者の「自叙」（序一オ—二ウ）と「凡例二二条」（凡例一オ—一ウ）で、池田痘科ならびに自身の来歴を語っている。池田瑞仙『新刊痘科弁要』巻一、一八一一（文化八）年刊、植村藤左衛門ほか三、大本、杏雨書屋蔵（杏一九六三）。ただし、そこで瑞仙自身は、江戸に一七九七（寛政九）年に召され、一七九八（寛政一〇）年より医学館で講書をしはじめたようにいうが、つぎの段落で引用する資料等はすべて、それぞれの時期を一年早く、一七九六（寛政八）年・一七九七（寛政九）年とする。

（340）池田瑞仙『新刊痘科弁要』巻一、一八一一（文化八）年刊、植村藤左衛門ほか三、大本、杏雨書屋蔵（杏一九六三）、自序一オ—一ウ。

（341）「幕府医学館秘要録」『医談』六八号、一九〇一年、五—六頁。

（342）西島蘭渓「独立禅師」『坤斎日抄』巻下、一八二八（文政一一）年、新潟大学附属図書館蔵（佐野文庫：二三）、一〇オ—一一ウのほか、山崎美成「僧独立」『名家略伝』巻三、一八四一（天保一二）年刊、銭屋惣四郎、立命館大学図書館蔵（文献資料室：Ｌｄ四四四〇）、一一オ—一三ウ、および、東条琴台「戴曼公」『先哲叢談続編』巻一、一八八三（明治一六）年刊、須原屋茂兵衛、架蔵、八ウ—一八オ、を参照。

（343）桂芳樹『僧独立と吉川広嘉』岩国徴古館、一九七四年。

（344）独立禅師が岩国を訪れた当時（寛文年間）の侍医二七名のなかに、「池田嵩山」の名はない。桂芳樹『僧独立と吉川広嘉』岩国徴古館、一九七四年、五九頁。

（345）岩国領の『御家中系図』ヤノ下（岩国徴古館蔵）には、知行高一六石の士族・山縣弥九郎が一八六二（文久二）年に藩庁に提出した家系図が載る。「平（寺原）清光」を祖とするその家系の八代目「清治」の下には、五番目に「某　称池田香仙業医住通津《つづ》」とある。また、同九番目には、「某　久之助　実池田香仙嫡為清治養子後願御暇業医住厳島其後住大坂又京都処従公儀被召出為御旗本御医師称池田瑞仙是也」と記される。これにしたがえば、瑞仙の父「香仙」は、足軽・寺原氏の家系で、通津の村医者であったようである。その嫡男「某」が、祖父「清治」の養子にはいり、のちに家督を辞して実父と同じく医業を営み、幕府の医官「池田瑞仙」となったということになる。

（346）東条琴台「戴曼公」『先哲叢談続編』巻一、一八八三（明治一六）年刊、須原屋茂兵衛、架蔵、一二オ。

（347）『医談』所収の「幕府医学館秘要録」には、このときの書付が収載されている。その全文は以下のとおり（「幕府医学館秘要録」『医談』六八号、一九〇一年、七頁）。

「巳二月九日摂津守殿永寿院え御渡被成候御書付心得に留置

多紀永寿院え

池田瑞仙

右逗留中、為御手当、御扶持方五人扶持并一ヶ年金弐十五両の積り月割を以被下候、其段可被申渡候。尤御勘定奉行え可被談候」

（348）「幕府医学館秘要録」には、後日の記録として「三月五日　池田瑞仙　右は寄合御医師被仰付、新規弐百俵被下置候旨、於御右筆《ゆうひつ》部屋縁頬《えんづら》、伊豆守殿〔老中・松平信明《のぶあきら》〕被仰渡候」と載る（「幕府医学館秘要録」『医談』六八号、一九〇一年、八頁）。

（349）森鷗外は『伊澤蘭軒』「その二百二十三」で、池田京水にかんする第六の資料「参正池田家譜」に収められた「錦橋瑞仙寛政庚申の書上」を評し、「極《きはめ》て杜撰《づさん》なる文書《もんじょ》」という。「錦橋書上《きんけうかきあげ》は其文《そのぶん》愈《いよいよ》長《なが》うして其矛盾《そのむじゅん》の痕《あと》は愈《いよいよ》著《いちじる》しい」と、池田瑞仙が『寛政重修諸家譜』に収録されるべく自身で作成し提出した系図の信憑性に、あからさまに疑念を差し挟んでいる。森林太郎『鷗外全集』一七巻、岩波書店、一九七三年、四七二頁。

池田瑞仙の末裔で、池田痘科の事蹟を調査した中尾英雄も、池田瑞仙の説く池田家の系譜に懐疑的な見方を示している。とりわけ、瑞仙の曽祖父・池田嵩山正直が独立禅師から痘科の秘法を伝授されたという逸話については、池田嵩山と独立禅師の生年からその矛盾を指摘し、「七十才の師〔独立禅師〕が八十歳の弟子〔池田嵩山〕の才を愛して「我に痘を治するの禁法書あり　悉《ことごと》く子に授けん　子これを学べ　三年必ずその妙に至らん」といって秘法を伝授したというのだが、何か不自然で目を閉じて考えてもマブタに浮かんでこない」と、池田瑞仙による池田痘科の秘術の捏造を疑っている。中尾英雄「ハッタリ屋?瑞仙」『江戸の疱瘡医――池田京水とその一族』、自費出版〔非売品〕、一九九五年、五六―五九頁。

(350) 高柳光寿・岡本泰四・斎木一馬編『新訂寛政重修諸家譜』二二巻、続群書類従完成会、一九六六年、二四一頁。

(351) 「山田源五兵衛」封書（寛政九年三月二六日付）、冊子『江戸大坂萩御内用到来封状』（寛政八辰年より／寛政九巳年迄）所収、岩国徴古館蔵（資料番号：一一〇五〇〇〇二四六）。

(352) 池田瑞仙『痘疹戒草』巻上、一八〇六（文化三）年刊、糸屋市兵衛ほか三、大本、架蔵、一オ。外題は『国字痘疹戒草』。

(353) この「門人　胤　文仲」こそは、鷗外が、お澤の方とともに京水を廃嫡に追いやった張本人と睨《にら》んだ「佐々木文仲」であろう。初代瑞仙錦橋の門人録『升堂門生録』に記載された一九三名の門人のなかで、「文仲」という名はただ一人、七番目に載る「武州　佐々木文仲」のみである。門人録の冒頭に名を連ねているところからすると、佐々木文仲は初代瑞仙錦橋の早くからの弟子であったと推定される。池田瑞仙『新刊痘科弁要』巻九、一八一一（文化八）年刊、植村藤左衛門ほか三、大本、杏雨書屋所蔵（杏一九六三）、姓名録一オ。なお、『重校痘科弁要』では、この「佐々木文仲」の在所は、「武州」から「摂州」へと修正されている。

(354) 池田瑞仙注・池田霧渓補『痘科鍵刪正補注』巻上、一八三〇（文政一三）年、須磨勘兵衛、大本、架蔵、附言一ウ。

(355) 『伊澤蘭軒』「その二百三十一」は、京水探索で鷗外が得た第六の資料「参正池田家譜」に、つぎのような京水自筆の書き入れがあったことを録している。「右直郷〔霧渓二世瑞仙晋〕は初佐佐木文仲の弟子なり。文仲は於澤の方に愛せられて、遂に余を追て嗣とならむの志起り、種々謀計せしかど、余辞嗣の後にも養子の事〔文仲自ら養子となる事〕成らず、終に直郷に定りたり。其間山脇道作の男玄智、瑞貞と云、堀本一甫の男某、田中俊庵の男、瑞亮と云、皆一旦は養子となれども、何れも於澤の方と文仲に追出されたり。善直〔京水瑞英〕誌」（森林太郎『鷗外全集』一七巻、岩波書店、一九七三年、四八八頁）。これにしたがえば、『痘疹戒草』の校正者「男　智　瑞貞」とは、山脇東洋の次男にして嗣を継いだ京師の医家・山脇道作〔東門）の男「玄智」であったことになる。また、『新刊痘科弁要』の参較者「男　瑞亮」とは、田中俊庵（未詳）の息（未詳）であったと裏づけられる。

(356) 池田霧渓（直卿）『池田瑞仙行状記』、一八一九（文政二）年成立、杏雨書屋蔵（乾一四九）、九オ―九ウ。

(357) 池田瑞仙『痘疹戒草』巻下、一八〇六（文化三）年刊、糸屋市兵衛ほか三、大本、架蔵、跋一ウ。

(358) 池田京水『痘科鍵会通』、一八二四（文政七）年刊、半紙本、杏雨書屋蔵（乾四七五五）、吉田序一オ―一ウ。

(359) さきに触れた初代瑞仙錦橋の著書『痘科弁要』の跋文の刊記や『新刊痘科弁要』の校訂者欄のほかにも、著書のなかで、京水はみずからを初代瑞仙錦橋の「男」と刻している。たとえば、『重校痘科弁要』（一八二一（文政四）年刊）には、著者名欄の「東都医官痘疹科兼医学教諭池田独美瑞仙著」につづけて、「男　瑞啓　参」・「男　瑞英　訂」と名を入れる。すなわち、初代瑞仙錦橋の著作を、二代瑞仙霧渓（瑞啓）の監修のもと、おなじく息子である池田京水（瑞英）が校訂したという体裁である。また、『痘科挙要』（一八二五（文政八）年刊）にも、「関東内班医官賜痘疹科兼医学校教諭錦橋池田先生閲」のあと、著者名を左に「男　瑞英述」と入れ、さらに左に長男と次男の名を「孫　雄瑞長・磐俊英校」と並記している。

(360) 京水は、自身が「三世」である初代瑞仙錦橋の正統な後継者であると、門人らにも語っていたようで、現在、雑司ケ谷《ぞうしがや》霊園に移設された石塔には「四世痘科京水池田瑞英　先生門人誓書埋蔵之表」と刻まれている。中尾英雄『江戸の疱瘡医――池田京水とその一族』、自費出版（非売品）、一九九五年、一一〇頁。

(361) 池田京水および瑞長親子は、平田篤胤の孫娘「おふき」の疱瘡を治療したのを機縁に（本書八七頁参照）、その後も気吹舎と深く親交をむすんだようである。『気吹舎日記』には、「池田瑞英老入来」・「池田瑞長入来」といった記載が頻繁にあらわれる。平田鉄胤「気吹舎日記」宮地正人編『平田国学の再検討――「平田家資料」翻刻　解題（二）』（『国立歴史民俗博物館研究報告』一二八集）、国立歴史民俗博物館、二〇〇六年。

そのなかでも興味深いのは、一八二九（文政一二）年一二月から翌年一月にかけての記載である（平田鉄胤「気吹舎日記」宮地正人編『平田国学の再検討――「平田家資料」翻刻　解題（二）』（『国立歴史民俗博物館研究報告』一二八集）、国立歴史民俗博物館、二〇〇六年、一八頁）。そのころ京水は抜歯をしたようであるが、歯科医の不手際により、昼夜痛みに苦しむこととなった。高名な口科の医師にかかり、みずからも医書を読み漁ったが、有効な治療法が見つからない。京水はそれを不治の病と定め、人からの進言や服薬をいっさい拒むようになる。

平田篤胤はこれにたいして一月一九日、おなじく大業を果たさんとする身として看過できないと、京水に長文にわたる諫《いさ》めの趣意書をしたためている。「……君はその御父うへの御心をつがして。其わざをなしはて給はでは。え有まじき任にあたり給へること。御著述どもにて知られ。かたへより思ふ所も。かならずしか志ざしたまふべきことに思はれ。また君をおきて。其わざをとげ得む人の。ことに有べしとも覚えはべらず。然るにその大業を。なしをへ給はざらんは。ほいなしとも。ほいなきことのきはみにはべり。……」（平田篤胤「池田の君の御もとに参らす」平田篤胤全集刊行会編『平田篤胤全集』一五巻、名著出版会、一九七八年、三六九頁）。

京水は、初代瑞仙錦橋の遺業を継ぎ完成させることを、つねより篤胤に語っていたのだろう。篤胤はそれを引きあいに出し、先代の「大業」を継承できる者は京水以外にないと、その依怙地を諌めて自家調製の薬の進呈を申し出たのだった。

その後、『気吹舎日記』の一月二三日の条には、「今日、池田へ薬を贈る」とある（平田銕胤「気吹舎日記」宮地正人編『平田国学の再検討――「平田家資料」翻刻　解題（二）』（『国立歴史民俗博物館研究報告』一二八集）、国立歴史民俗博物館、二〇〇六年、二五頁）。ややあって、五月二三日の条には、「池田瑞長入来、痘科鍵、物論出木出来ニ付持参」とも見える。これはおそらく、『痘科鍵私衡』六巻（一八三〇（文政一三＝天保元）年刊）の板行をさす。京水は、篤胤調合の薬の効もあってか持ちなおし、『痘科鍵会通』（一八二四（文政七）年刊）につぎ自身では二編目のとなる『痘科鍵』の考証の書を完成させたのであろう。

(362)　池田霧渓『治痘論』、一八四三（天保一四）年刊、英屋文蔵、杏雨書屋蔵（乾四七六六）、小川序二オ―二ウ。この序文の撰者は、奥医師で医学館の教諭でもあった、小川汶庵。

(363)　池田霧渓『続痘科弁要』巻上、一八二七（文政一〇）年刊、若林清兵衛ほか三、京都大学附属図書館蔵（富士川文庫：ソ一五）、凡例一オ―一ウ。

(364)　京水は一八二一（文政四）年に板行した、初代瑞仙錦橋の著書『新刊痘科弁要』（一八一一（文化八）年刊）の重校『重校痘科弁要』一〇巻の自序において、今般あらたに重校版を刊行することとなった経緯を説明する。そのなかで、二代瑞仙霧渓との親交を、こうしるしている。「村岡晉、先君〔初代瑞仙錦橋〕に養され、継ぎて二世医官と為るに至り、奫《いん》〔京水の名〕の夙《つと》に不幸多きことを愍《あはれ》み、為に官に請ひ、奫の病軀を以て常に復せしむ。出でて自度《じど》の事状となること、実に文化丁卯〔一八〇七（文化四）年〕冬十又一月なり。是れ晉友于《ゆうう》の厚、一《いつ》に此《ここ》に至る。亦た奫の大幸かな」。池田京水重校『重校痘科弁要』巻一、一八二一（文政四）年刊、永楽屋東四郎、大本、架蔵、京水序一ウ―二オ。

(365) 池田京水『痘科挙要』、一八二五（文政八）年、半紙本、東京大学総合図書館蔵（鷗外文庫：V一一―一六三）、二五オ。余談ながら、本書の参照した東京大学総合図書館の蔵書本には、内題の下に「鷗外蔵書」という蔵書印が押されている。鷗外がいつこれを入手したかは未詳であるが、その入手時期によっては、『澁江抽斎』・『伊澤蘭軒』の執筆姿勢にたいする理解が修正を必要とされるようになる可能性がある。というのは、『痘科挙要』巻二の巻末に付された短い跋文には、「京水池田奫（又名／善直）河澄父誌」との署名がはいっていることによる（「河澄」は京水の字）。『澁江抽斎』執筆以前に鷗外がそれを知っていたとすれば、京水探索の当初に「わたくし」が「京水」と「善直」とは同一人物かどうか考えあぐねるくだりは、鷗外の創作だったということとなる。

(366) 池田瑞仙『痘疹戒草』巻上、一八〇六（文化三）年刊、糸屋市兵衛ほか三、大本、架蔵、自序三オ。

(367) 池田霧渓『痘瘡養生訣』一巻、一八二五（文政八）年刊、中本、京都大学附属図書館蔵（富士川文庫：ト一六七）。

(368) 池田京水『護痘要法』一巻、一八三一（天保二）年刊、松沢庄八、中本、京都大学附属図書館蔵（富士川文庫：コ七六）。

(369) 池田京水重校『重校痘科弁要』巻一、一八二一（文政四）年刊、永楽屋東四郎、大本、架蔵、京水序一オ―一ウ。

(370) 一八二三（文政六）年には、京水の『重校痘科弁要』とはべつに、池田痘科学頭の進藤玄之が『痘科弁要補校』を刊行し、『新刊痘科弁要』の訂正につとめている。『重校痘科弁要』と『痘科弁要補校』は、校訂の箇所も内容も相互に異なるため、それぞれに校訂作業がおこなわれたようである。池田京水と池田痘科学頭・進藤玄之とが、いかなる事由で、個別に校訂作業をおこなったかは未詳。進藤玄之『痘科弁要補校』、一八二三（文政六）年、大本、架蔵。

なお、森鷗外の依頼により、黄檗山に初代瑞仙錦橋の墓を尋ねた弟・森潤三郎は、墓石の正面に「錦橋池田先生墓　弟子

〔左より〕進藤玄之・佐井聞庵・竹中文輔　奉祀」と刻まれていたことを、書簡で鷗外に報告している（森鷗外写『池田氏事蹟』、半紙本、東京大学総合図書館蔵（鷗外文庫：H二〇―四四五）、一三オ）。してみれば、池田痘科の学統において、進藤玄之が、佐井聞庵（後述）・竹中文輔とならぶ、初代瑞仙錦橋の高弟であったことは間違いないようである。

（371）池田京水『翁朱分解』、成立年不詳、半紙本、写本、京都大学附属図書館蔵（富士川文庫：オ六九）。翁仲仁『痘疹金鏡録』と朱巽『痘科鍵』の文章が一部重複していることを取りあげ、その異同と成立を考察する。

（372）朱巽撰・朱慎人訂『痘科鍵』二巻、一七三〇（享保一五）年刊、戸倉屋喜兵衛、大本、杏雨書屋蔵（乾四八九二）。武田叔安の付した序によれば、叔安が『痘科鍵』を和刻したのは、当時よく受容されていた久吾『活幼心法』が補虚に精しい反面、解毒の記述が粗略であったため、軽症の痘にしかその所説を適用できなかったことによるという（同、武田序一オ―一ウ）。

（373）以下、『痘科鍵刪正補注』の刊行の経緯については、同書の二代瑞仙霧渓による「序」と「附言十一則」、ならびに佐井聞庵の「跋」による。

（374）京師の医家で法橋でもあった。著書に、『傷寒論私撰』（一八二八（文政一一）年成立）のほか、数十年にわたる治痘の経験の要諦を録した『痘科私撰』二巻（一八四三（天保一四）年刊）が伝わる（佐井聞庵『痘科私撰』、一八四四（天保一五）年序、半紙本、杏雨書屋蔵（乾四七六二））。

　佐井聞庵は、京の痘科医として名高かったようで、患家が医師を選ぶ際の便宜をはかり編集された、山本善太『海内医林伝』（一八二八（文政一一）年序）には、「衣棚丸太町　痘瘡家　佐井聞安《ママ》」と載る（山本善太『海内医林伝』京都府医師会医学史編纂室『京都の医学史』資料編、思文閣出版、一九八〇年、四九八頁）。また、伊佐治縫之助『天保医鑑』（一八四三（天保一四）年序）では、「児科　博学、痘瘡治術を極む〔中略〕佐井法橋聞庵」と紹介されている（伊佐治縫之助『天保医鑑』京都府医師会医学史編纂室『京都の医学史』資料編、思文閣出版、一九八〇年、五一八頁）。田原藩の儒医・伊藤鳳山のしるした『漢蘭酒話』にも、「京師の痘科高名ナル佐井聞庵翁」と評され登場する（伊藤鳳山『漢蘭酒話』巻上、成立年不詳、写本、京都大学附属図書館蔵（富士川文庫：カ二八八）、二九オ）。

　なお、佐井家は、池田家と姻戚関係にもあったようである。森鷗外『伊澤蘭軒』の「その二百二十五」には、初代瑞仙錦橋の二人目の後妻「澤」（もと菱谷氏）が、「佐井某《さゐぼう》」を仮親として嫁したとある（森林太郎『鷗外全集』一七巻、岩波書店、一九七三年、四七五頁）。そこで、その典拠となったとおぼしき資料（鷗外が池田宗家の末裔より借り受け筆写した第五の資料「先祖書」）を繰ると、「善卿〔初代瑞仙錦橋〕妻」の条に、「京都町医師　佐井圭斎娘」とある（森鷗外写『池田文書』、半紙本、東京大学総合図書館蔵（鷗外文庫：H二〇—四五三）、二三オ）。これよりすれば、『寛政重修諸家譜』の池田瑞仙の条に載る、「妻は佐井氏の女」（本書三一〇頁）の「佐井氏」とは聞庵の父・圭斎であり、「澤」はその養女として瑞仙に嫁していたということになる。

(375) 原文は以下。「一　近来書肆、余か櫃中《ひっちゅう》秘する所の『唇舌図訣』并に『附録』を竊《ぬす》み、其図を彩飾して、以て之を鬻《ひさ》ぐ者有り。嗟《ああ》、貪利の徒、狡点亦た甚し」。池田瑞仙『新刊痘科弁要』、一八一一（文化八）年刊、植村藤左衛門ほか三、大本、杏雨書屋蔵（杏一九六三）、凡例四オ。

初代瑞仙錦橋は、これにつづけて、痘疹の療治は、まず唇舌の形状や転色から実・熱・虚・寒の症候を判別し投薬をおこなうものであるため、図訣のみを頼りに治痘するなど、刀で人を殺すに等しい行為だと苦言を呈している。池田家が唇舌図訣等を門下にのみ伝えるのは、術を惜しんでのことではなく、千載《せんざい》の後にも臭名を遺してしまうことを恐れてのことであると、治痘を志す医家らにむけて理解をもとめたのであった（同書、凡例四ウ）。

(376) 池田京水『秘伝痘科四綱図略』、成立年不詳、半紙本、杏雨書屋蔵（乾四七九〇）、二一オ（右図）ならびに三一オ（左図）。門人らが秘伝の口訣を暗記する際の便宜を期して、左右の指の各関節に四綱（四期・四程・四証・四治）を配した図。右手には、四期（痘瘡の四つの発症時期）と四程（療治の際の四つの要点）が、また左手には、四証（四つの病因とその症状）と四治（症状ごとの治療や方剤の指針）が示されている。

(377) 池田京水『錦橋先生口訣（一名痘疹筆海記）』一巻、成立年不詳、半紙本、写本、架蔵。著者名欄に、「男杏春善長子謙父謾記」と、一八〇一（享和元）年の辞嗣以前に使われていた「杏春」の名がみえることから、一七九七（寛政九）年から一八〇一（享和元）年までに成立した筆録と推定される。

(378) 池田京水『天師堂方選　痘疹』二巻、一八二〇（文政三）年成立、写本、横小本、京都大学附属図書館蔵（富士川文庫・ト

一二一）。宋・元・明・清代の痘科書六一種から、証ごとに二三二の方を選出し解説する。

(379) 外題は『痘科方意解前編』。池田京水『天師堂痘科方意解』、一八七一（明治四）年刊、半紙本、京都大学附属図書館蔵（富士川文庫：ト七八）。痘科で常用される六四方のうち、五九方を解説。

(380) 池田京水『天師堂方選附録痘科方意解続編』、一八七一（明治四）年刊、半紙本、国立国会図書館蔵。前編にあたる『天師堂痘科方意解』の補遺。前編とともに私家版として、一八七一（明治四）年、京水の九男・池田信義により刊行された。

(381) 池田京水『秘伝痘科唇舌前伝』四巻、一八三四（天保五）年成立、半紙本、写本、杏雨書屋蔵（乾四七八五）。

(382) 池田京水『秘伝痘科唇舌後伝』四巻、一八三四（天保五）年成立、半紙本、写本、杏雨書屋蔵（乾四七八五）。

(383) 池田京水『秘伝痘科唇舌奥伝』四巻、成立年不詳、半紙本、一八四一（天保一二）年写、京都大学附属図書館蔵（富士川文庫：ヒ一〇二）。

(384) 池田京水『痘鑑』一巻、成立年不詳、半紙本、写本、京都大学附属図書館蔵（富士川文庫：ト八三）。

(385) 池田霧渓『治痘要方』一巻、一八三五（天保六）年刊、小本、架蔵。

(386) 池田霧渓『異痘輯説』二巻、一八四三（天保一四）年成立、写本、半紙本、杏雨書屋蔵（乾四七五八）。大陸の痘科書七六編に載る約四〇〇種の痘瘡の異名にたいする解説の書。息子や門人らにむけ編まれた。

(387) 池田霧渓『痘科輯説』一五巻、一八四八（嘉永元）年成立、半紙本、写本、杏雨書屋蔵（乾四七六七）。明代・清代に成立したものを中心に、大陸の痘科関連書籍およそ二〇〇編の所説を集成した大著。

(388) 池田霧渓『治痘要訣』一巻、一八五一（嘉永四）年刊、小本、架蔵。池田痘科の要諦を初学者むけに説いた教本。

(389) 池田瑞仙注・池田霧渓補『痘科鍵刪正補注』巻一、一八三〇（文政一三）年刊、須磨勘兵衛、大本、架蔵、霧渓序一オ—二ウ。

(390) 「紫圓」は、吉益東洞が好んでもちいた方剤であった（第一章第一節第三項（三）参照）。古方派が治痘に紫圓を多用することについて、二代目瑞仙霧渓は、『痘瘡養生訣』のなかでも一条をもうけ、「一　古方家《こほうか》の医者《いしや》は、多く初めに毒を解《げ》するといふて、紫圓《しゑん》を用て下し、其後《あと》は反鼻《はんひ》を用て勢を付るといふ。嗚呼《あゝ》、是何《なん》のことぞや。痘に虚実《きよじつ》あり、人に強弱《けうじやく》あり。下《くだ》すも補《おぎなふ》も其症に因《よる》なり。凡《およそ》古《こ》人の書に痘毒を紫圓にて下す説を見ず。若《もし》誤《あやまち》て虚症を下《くだせ》ば人を殺す。」と批判している。池田霧渓『痘瘡養生訣』一巻、一八二五（文政八）年刊、中本、京都大学附属図書館蔵（富士川文庫：ト一六七）、四オ―四ウ。

(391) 管見の範囲では、『痘疹戒草』の刊本には五種の異本が存在する。一つは、一八〇六（文化三）年刊行の大本で、浪華の糸屋市兵衛のほか三書肆（東都・和泉屋庄次郎、同・鴨伊兵衛、洛陽・風月庄左衛門）から配本された三巻本である（架蔵。外題は「国字痘疹戒草」。以下、「大本一」）。もう一つは、一八〇六（文化三）年刊行の半紙本で、浪華の糸屋市兵衛のほか三書肆（東都・西村源六、同・角丸屋甚助、洛陽・風月庄左衛門）から配本された三巻本である（架蔵。外題は「痘疹戒草」。以下、「半紙本」）。三つ目は、一八〇六（文化三）年刊行の大本で、奥書のない二巻本である（慶應義塾大学信濃町メディアセンター蔵（富士川文庫：F―ト―一〇）。以下、「大本二」）。四つ目は、一八〇六（文化三）年刊行の大本で、須原屋茂兵衛から配本された三巻本である（国立国会図書館蔵（請求記号：八四七―二一七）。外題は「国字痘疹戒草」。以下、「大本三」）。五つ目は、一八二〇（文政三）年刊行の大本で、奥書（裏表紙）のない三巻本である（京都大学附属図書館蔵（富士川文庫蔵：ト九八）。両表紙無。以下、「大本四」）。

これらは、本文は同一であるが、以下二つの点でそれぞれに特徴がある。第一は、各版巻上の校正者と参較者名の異同である。「大本一」・「半紙本」・「大本二」では、それぞれ「男　智　瑞貞　校正」・「門人　胤　文仲　参較」となっているが、「大本三」では、校正者・参較者名が削りとられ、「男　校正」・「門人　参較」と空白になっている。他方、それらから一四年後に刊行された「大本四」では、「男　霧渓瑞啓独晋校正」・「門人　芹田菖伯貞幹参較」と、名前が埋め木しなおされている。

第二に、京水の跋文の扱われ方である。「大本一」で、京水の跋文は巻末に一丁、独立して付されているが、「半紙本」・「大本二」では、巻下の最終丁に、本文につづけて入れこまれている。他方、「大本三」・「大本四」では、それ自体が存在しない（ただし、「大本四」では、表裏の両表紙も杉本仲温の序文もないことから、京水の跋文のみが削除されたと判断することはできない）。

『痘疹戒草』刊本の諸版にみられる、この書誌学的な二点の特徴は、あるいは森鷗外が『澁江抽斎』・『伊澤蘭軒』に記述していった池田痘科の「確執」の痕跡である可能性がある。はじめ、『痘疹戒草』の刊行事業は「男　齋」によりすすめられたのだが、京水は一八〇一（享和元）年に嗣を辞する。そこで事業は、つぎの家嗣《かし》「男　智　瑞貞」と「門人　胤　文仲」（すなわち佐々木文仲）らに受け継がれ、『痘疹戒草』は一八〇六（文化三）年、巻末に京水の跋文を付されて刊行される（「大本一」・「半紙本」・「大本二」）。しかし、その後、「男　智　瑞貞」も「門人　胤　文仲」も、ともに池田痘科から離れた。そのため、校正者と参較者の名を削りとり、池田家を出た京水の跋文も削除した版も板行される（「大本三」）。そして、一八二〇（文政三）年、二代目瑞仙となっていた霧渓が、巻上の序三ウに初代瑞仙錦橋の肖像画を入れ、自身が校正者、（自身のかつての師・佐々木文仲ではなく）べつの池田痘科門人が参較者となった版をあらたに出版した（「大本四」）というわけである。この文政版が刊行されたとき、京水はすでに公儀に本復を届け出ていたが（『重校痘科弁要』の京水序によれば、本復届を出したのは一八〇七（文化四）年）、そのなかで京水の跋文がどのように扱われていたかは、現在のところ不明である。

(392) 池田瑞仙『痘疹戒草』巻上、一八〇六（文化三）年刊、糸屋市兵衛ほか三、大本、架蔵、六オ。

(393) 序文の撰者・杉本仲温は、初代瑞仙錦橋とおなじく奥医師で医学館の教諭でもあった。

(394) 池田瑞仙『痘疹戒草』巻上の京都大学附属図書館本（富士川文庫蔵・ト九八）と架蔵本、それぞれの一オ。

(395) 池田瑞仙『痘疹戒草』巻上、一八〇六（文化三）年刊、糸屋市兵衛ほか三、大本、架蔵、六オ。

(396) 池田瑞仙『痘疹戒草』巻上、一八〇六（文化三）年刊、糸屋市兵衛ほか三、大本、架蔵、七ウ。

(397) 同章に載る初代瑞仙錦橋の見聞によると、一角は二、三歳の小児であっても、一度に二、三分ほどを粉末にして白湯で飲ませていたようである。これにたいし、初代瑞仙錦橋は、砂のように消化されにくい一角が小児の脆弱な脾胃を破ると、痘証は虚寒に変じてしまう。その結果、多くの者が、ひきつけを起こし、青色の大便を下して死んでゆくと、安易に一角を処方することの弊を説いている。

(398) 池田瑞仙『痘疹戒草』巻上、一八〇六（文化三）年刊、糸屋市兵衛ほか三、大本、架蔵、八オ。

(399) 池田瑞仙『痘疹戒草』巻上、一八〇六（文化三）年刊、糸屋市兵衛ほか三、大本、架蔵、八ウ。

(400) 池田瑞仙『痘疹戒草』巻上、一八〇六（文化三）年刊、糸屋市兵衛ほか三、大本、架蔵、九オ。

(401) 池田瑞仙『痘疹戒草』巻上、一八〇六（文化三）年刊、糸屋市兵衛ほか三、大本、架蔵、九ウ。

(402) 池田瑞仙『痘疹戒草』巻上、一八〇六（文化三）年刊、糸屋市兵衛ほか三、大本、架蔵、一〇オ。

(403) 池田瑞仙『痘疹戒草』巻上、一八〇六（文化三）年刊、糸屋市兵衛ほか三、大本、架蔵、四ウ。

(404) 痘瘡と麻疹を一対の病あるいは同一つの病のべつの証とみなし、麻疹を陽病、痘瘡を陰病とする見解は、明代の痘科書にはひろく見られる。初代瑞仙錦橋も、それにならい、誤った調護のしかたや習俗を批判したものとみえる。

(405) 池田瑞仙『痘疹戒草』巻上、一八〇六（文化三）年刊、糸屋市兵衛ほか三、大本、架蔵、一〇ウ。

(406) 池田瑞仙『痘疹戒草』巻上、一八〇六（文化三）年刊、糸屋市兵衛ほか三、大本、架蔵、一一オ。

(407) 池田瑞仙『痘疹戒草』巻上、一八〇六（文化三）年刊、糸屋市兵衛ほか三、大本、架蔵、一一ウ。

(408) 池田瑞仙『痘疹戒草』巻上、一八〇六（文化三）年刊、糸屋市兵衛ほか三、大本、架蔵、一五オ。

(409) 穢気不浄を避けるために禁忌とされたのは、「狐臭《わきか》」・「淫液《いんえき》の臭《にほひ》」のほか「汗《あせ》の臭《にほひ》」・「溝《みそ》・圊《せついん》なとさらへる臭」・「婦人経《おんなつき》水《やく》・新産《しんさん》の婦人産穢《おんなさんえ》の臭」・「悪《わろ》き瘡《かさ》をわつらひし人のにほひ幷《ならひ》にうみ汁《しる》つきし衣服《きもの》の臭」・「蚊《か》を焼《やき》、髪《かみ》を焼《やき》し臭幷に油灯《ともしひ》・蝋《らう》燭《そく》・紙燭《しそく》を吹消《ふきけす》臭」・「硫黄《いわう》・麝香《しやかう》・龍脳《りうのふ》又はかけ香《かう》のにほひ」・「魚《うを》・鳥《とり》を焼《やき》又は魚肉《にく》を炒《い》りこがし或《また》は油《あふ》らをいる臭」・「胡《あさ》葱《つき》・薤蒜《らつきやう》・野蒜《のひる》・韮《にら》・青葱《ひともし》の類《たくひ》の臭」・「酒《さけ》に酔《ゑひ》たる人《ひと》のにほひ」と臭気に関するもの一一条のほか、大きな音を出したり、痒みを掻いている姿を患者に見せたりすることなどであった。池田痘科からすれば痘瘡は陰病であり、臭気や喧噪によって患者の心持ちを乱さないよう、病家に注意を促したものとみえる。

なお、第一六条では、おそらく患者の安静という観点から、「痘後一番湯《ほうさうののちいちはんゆ》まては房内《ねや》又《また》は病床《ねや》の前《まえ》なる庭《には》など掃除《そうじ》することなかれ」と説かれたが、受けとり方によっては、穢気不浄を避けるべしという戒めと矛盾していた。それゆえか、後年、俗家に向けて刊行された看護の手引書『病家須知』（一八三二（天保三）年刊）では、巻三で「近頃《チカゴロ》痘瘡科《ハウサウクワ》と称《トナフ》る医派《リウギ》ありて、さあらぬ説《コト》をいひふらし、痘児《ハウサウコ》の臥内《キマ》は、塵《チリ》つもるとも掃除《サウシ》すべからず、衣服《キルモノ》・被褥《ヤグ》も更《トリカフ》べからずと病家に教《ヲシフ》るものあり。これ大なる謬妄《アヤマリ》にて、痘児《ハウサウコ》に巨害《オホイナルガイ》あることは、首巻看病意得《ハジメカンビヤウココロエ》の条《トコロ》に述《ノベタル》ごとくなれば、参閲《カンガヘアハセ》てその非《ヨロシカラヌコト》を了解《サトル》べきことなり。」と批判された。平野重誠『病家須知』巻三、一八三二（天保三）年刊、須原屋茂兵衛ほか五、半紙本、杏雨書屋蔵（乾一一二〇六）、三二ウ。

(410) 池田瑞仙『痘疹戒草』巻中、一八〇六（文化三）年刊、糸屋市兵衛ほか三、大本、架蔵、八オ―八ウ。

(411) 池田瑞仙『痘疹戒草』巻中、一八〇六（文化三）年刊、糸屋市兵衛ほか三、大本、架蔵、一四オ―一四ウ。

(412) 酒湯の方法は、国によってさまざまであるが、ここでは、熱湯に「米のとぎ汁」一升五合、「酒」少々、「大麦」一〇粒、「小豆」一〇粒、「鼠の糞」一〇粒、「古釘の頭」一つ、「黒豆」、「笹」一〇枚を入れ、紅染めの手ぬぐいをそれに浸し、絞らぬまま痘に当てる方法が通例として紹介されている。
なお、酒湯に大麦などをくわえるのには、それぞれ以下のようないわれがあるためという。大麦（握っても掌につかないことから、疱瘡の痕がつかないという義か）、小豆（軽症の痘が小豆を二つに割ってつけたような形状をしていることから）、鼠の糞（常に尻につかないことから、疱瘡の痕がつかないという義で）、古釘の頭（痘の頭が固くなることを祝って）、黒豆（一切の毒を解すことから、早く余毒を解すという義で）。池田瑞仙『痘疹戒草』巻中、一八〇六（文化三）年刊、糸屋市兵衛ほか三、大本、架蔵、一七オ―一八オ。

(413) 池田瑞仙『新刊痘科弁要』巻二、一八一一（文化八）年刊、植村藤左衛門ほか三、大本、杏雨書屋蔵（杏一九六三）、二ウ―三オ。

(414) 初代瑞仙錦橋には、家伝の奥義を『舌鑑』という書付にして秘蔵していたようだが、その全容は未詳である。書肆が初代瑞仙錦橋の櫃中より盗みだし流通させた『唇舌図訣』や、後年に京水がまとめた『秘伝痘科唇舌前伝』・『秘伝痘科唇舌後伝』・『秘伝痘科唇舌奥伝』などを照合すれば、あるいはその一端がうかがえるかもしれない。
なお、『新刊痘科弁要』の凡例によれば、同書の第九巻に門人の姓名録が収載されたのは、池田痘科を修めこの口授を得た者の名を公開することで、門下を騙りひとびとに誤った治療を施す者が現れないようにするためだったようである。

(415) 『新刊痘科弁要』巻一の「弁七日五伝」によると、痘瘡の毒ははじめ腎に発し、見点から一・二日のうちに骨髄に伝わる。それが、二・三日目には心の統括する血脈に、三・四日目には脾・胃の統べる肌肉に、四・五日目には肝の筋に、五・六日目には肺の皮毛にと、順次、伝送される。そして、七・八日目（すなわち「灌漿」期）に痘内の漿液を膿へと変える。この膿が渇いて痂となると、痘瘡は治癒するのだという。池田瑞仙『新刊痘科弁要』巻一、一八一一（文化八）年刊、植村藤左衛門ほか三、大本、杏雨書屋蔵（杏一九六三）、一〇ウ。

(416) 池田瑞仙『新刊痘科弁要』巻一、一八一一（文化八）年刊、植村藤左衛門ほか三、大本、杏雨書屋蔵（杏一九六三）、五オおよび一〇オ。

(417) 池田瑞仙『新刊痘科弁要』巻一、一八一一（文化八）年刊、植村藤左衛門ほか三、大本、杏雨書屋蔵（杏一九六三）、六ウ。全身は、顔面とはべつに、一六〇の部位に分節されたが、病状と予後とを占うのに第一に重視されたのは、顔面の六〇部位ならびに唇舌の様相であった。

(418) 池田瑞仙『新刊痘科弁要』巻一、一八一一（文化八）年刊、植村藤左衛門ほか三、大本、杏雨書屋蔵（杏一九六三）、五ウ。

(419) 池田瑞仙『新刊痘科弁要』巻一、一八一一（文化八）年刊、植村藤左衛門ほか三、大本、杏雨書屋蔵（杏一九六三）、一〇ウ―一一オ。

(420) 医案三には、からくも全快した患者の事例が記されるが、その末尾は、「其成功実出于天幸、人力安能及於此乎哉」と結ばれている。池田瑞仙『新刊痘科弁要』巻一〇、一八一一（文化八）年刊、植村藤左衛門ほか三、大本、杏雨書屋蔵（杏一九六三）、五オ。

(421) 池田瑞仙『新刊痘科弁要』九巻、一八一一（文化八）年刊、植村藤左衛門ほか三、大本、杏雨書屋蔵（杏一九六三）、一六オ―一七オ。

(422) 池田瑞仙『新刊痘科弁要』巻九、一八一一（文化八）年刊、植村藤左衛門ほか三、大本、杏雨書屋所蔵（杏一九六三）、姓名録一オ。

(423) 後年、池田京水により刊行される『重校痘科弁要』の巻九には、『新刊痘科弁要』巻九とおなじく一七八八（天明八）年から一八一一（文化八）年までに池田瑞仙に入門した者の在所と姓名が載るが、数名の異同がある上、その数も二三四名と増えている。池田京水重校『重校痘科弁要』巻九、一八二一（文政四）年刊、永楽屋東四郎、大本、架蔵、姓名録一オ―六ウ。

(424) 山本善太『海内医林伝』、一八二八（文政一一）年序（京都府医師会医学史編纂室『京都の医学史』資料編、思文閣出版、一九八〇年、四九四―五〇五頁）。

(425) 佐井聞庵には、その入門の誓約書「池田錦橋入門制戒禁約書」が伝わり、そこには一八一四（文化一一）年から一八五三（嘉永六）年までに署名した門人一七四名の姓名が載るという（長谷川一夫「『池田錦橋入門制戒禁約書』と京都の痘科医佐井聞庵について」『日本医史学雑誌』四六巻三号、二〇〇〇年）。かくて、初代瑞仙錦橋の直接の門人以外にも、池田京水・二代目瑞仙霧渓や高弟らがおのおの門人を抱えていたとすれば、池田痘科の治痘術は、一九世紀半ばまでに相当な広がりをみせていたこととなる。

(426) 橋本伯寿『翻訳断毒論』、一八一一（文化八）年刊、松本平助ほか一、大本、架蔵、二六ウ。

(427) 池田京水『痘科挙要』巻一、一八二五（文政八）年刊、半紙本、東京大学総合図書館蔵（鷗外文庫：V一一―一六三）、二六ウ。

(428) 張路玉『張氏医通』・張琰『種痘新書』・徐霊胎『医学源流論』・李仁山（『李仁山種痘和解』）・葉天士『臨証指南』・翟良『治痘十全』・程有守等『弋陽縣志』・洪若皐『南沙集』・陳枚『留青新集種痘小引』・董含『蓴郷贅筆』・邱熺『引痘略』・朱純嘏『痘疹定論』・呉謙等『痘疹心法要訣』（『医宗金鑑』第六〇巻）・曽香田『痘疹会通』・『（七刻）敬信録』・程雲鵬『慈幼筏』の一六種。

(429) 池田霧渓『痘科輯説』巻一二、一八四八（嘉永元）年、写本、半紙本、杏雨書屋蔵（乾四七六七）、二六ウ―二七オ。

(430) 緒方春朔『種痘証治録』、一七九五（寛政八）年自序、写本、京都大学附属図書館蔵（富士川文庫：シ九〇）、序二オ。同序によれば、三代目緒方春朔は、一八三八（天保九）年に京にのぼり、佐井聞庵に入門したのだという。

(431) 「佐井有吉」は、伊佐治縫之助『天保医鑑』（一八四三（天保一四）年序）に、父・聞庵にならんで「内外科　菊亭殿医員〔中略〕　佐井有吉」と載る。伊佐治縫之助『天保医鑑』（京都府医師会医学史編纂室『京都の医学史』資料編、思文閣出版、一九八〇年、五一八頁）。

(432) 『緒方家門人帳』（富田英壽『天然痘予防に挑んだ秋月藩医　緒方春朔』海鳥社、二〇一〇年、一四七頁）。

(433) 痘瘡の呈する症候を徹底して記述する池田痘科の観察眼は、種痘を推奨する医家らにしても、等閑に付すことはできなかったようである。一八四九（嘉永二）年以降、京都で精力的に牛痘種痘をおこない、牛痘種痘を推奨する書も著した日野鼎哉《ていさい》

（後述）も、その書の「附録」で、初代瑞仙錦橋の新生児の痘瘡にかんする観察に言及しつつ、牛痘種痘を補完する医術（この場合は「解痘神方」）が存在する可能性について自論を展開している。日野鼎哉『白神除痘弁』、一八四九（嘉永二）年、写本、杏雨書屋（乾四〇五七）、附録一オ—一ウ。

第三章　種痘針の政治学

（1）梅浦脩介『種痘活人十全弁』、一八五一（嘉永四）年刊、半紙本、杏雨書屋蔵（研究一七六九）、六オ。

（2）肥前大村藩の墓石に刻まれた銘の調査によれば、同地での疱瘡による死亡例は、一八四六（弘化三）年に集中しているという（久田松和則「疱瘡予防の習俗と医療——肥前大村領の場合」『大村史談』五六号、二〇〇五年、七五頁）。こうした墓誌銘の調査のほか、過去帳に載る「疱瘡」による死者数を調べることによっても、弘化年間前後の当地における疱瘡の流行実態を、把握できる可能性はのこる。

　とはいえ、本書では、弘化年間の医師による疱瘡の流行にかんする記述を、実態の記録としてではなく、文字に現れた一つの現象として扱ってゆく。

（3）本間玄調『種痘活人十全弁』、一八四六（弘化三）年刊、半紙本、杏雨書屋蔵（乾四八五三）、一オ—三オ。

（4）本間玄調『種痘活人十全弁』、一八四六（弘化三）年刊、半紙本、杏雨書屋蔵（乾四八五三）、六ウ。

（5）本間玄調『種痘活人十全弁』、一八四六（弘化三）年刊、半紙本、杏雨書屋蔵（乾四八五三）、七オ—七ウ。

（6）本間玄調が人痘種痘術を修得する契機となったのは、一説によると、水戸侯の君命であった（第二章注（233））。近年、都鄙で疱瘡がつねに流行し、かつ険証・逆証が増えて小児の過半が死亡するようになったことを憂いた水戸侯が、玄調の父に、種痘について調査するよう命じた。その流れで、玄調は土浦侯の侍医・根本仲默に種痘術をまなんだのだという。根本仲默『伝痘救世論』、一八五〇（嘉永三）年刊、半紙本、杏雨書屋蔵（乾四七六五）、五ウ—六ウ。

　この説によれば、水戸侯は早くより、種痘が治世術の一つとして有用であると見てとっていたこととなる。ことの当否は措くにしても、一九世紀半ばの「辺鄙」における疱瘡流行の頻発化とその症状の重篤化は、医家のみならず、為政者にも、種痘という医術の効用を想起させるに十分であったようである。

（7）笠原良策「弘化三年丙午元藩江差出候願面写」、一八四六（弘化三）年、福井市郷土歴史博物館蔵（笠原家文書）（福井市編『福井市史』資料編九（近世七）、一九九四年、福井市、二二六―二二七頁）。

（8）福井藩では、通例子年におこなわれる幕府の「人別」（人口）の調査とはべつに、一八四七（弘化四）年、領内のあらゆる階級の「人別」を臨時調査している（「弘化四丁未年八月改　御家中末々迄・江戸定府同断・町在並寺社・府中領　人別帳」、福井県立図書館保管（松平文庫蔵））。その調査と、以前の調査（一七五六（宝暦六）年・一七八五（天明五）年・一八一〇（文化七）年）の数値を比較・分析した研究によると、一八四七（弘化四）年には、それまでに比して領地高が増えたにもかかわらず（三〇万石から三二万石へ）、町在人口は横這いか減少であったという。舟沢茂樹「福井藩の人口史料――弘化四年『御国人別帳』について」『福井県地域史研究』七号、一九七七年、三四―六〇頁。笠原良策により牛痘苗取寄の嘆願がなされた時期には、じっさいに、町方の「人別」が低迷していたものとみえる。

ただし、この「人別」の低迷は、笠原良策の指摘する疱瘡の頻発化によるものばかりでなく、天保の飢饉の影響もあると考えられる（武生市立図書館蔵『天保飢饉録』には、福井藩領で六万余名の死者がでたと載るという）（佐久高士「天保の飢饉と餓死者数について」『福井大学教育学部紀要（第三部・社会科学）』一六号、一九六六年）。

（9）以下、笠原良策による、牛痘苗の取り寄せの嘆願および上方・福井藩での牛痘種痘の普及活動については、笠原健一『種痘と白翁』（私家版・非売品）、一九二四年、杏雨書屋蔵（乾一七五）や、「解題」福井市編『福井市史』資料編九（近世七）、一九九四年、福井市、などを参照。

（10）この引用の後には、「付《つけたり》」が付され、そこには具体的な牛痘苗の採取法や保存法が図示された。なお、「採取痘苗法」および挿入図の注釈は、幕府役人が清国人に痘苗採取を依頼する際の便宜をかんがみ、漢文で記された。

（11）笠原良策「痘瘡之難を永世免れ候趣法書」、一八四八（嘉永元）年、福井市郷土歴史博物館蔵（笠原家文書）（福井市編『福井市史』資料編九（近世七）、福井市、一九九四年、二二七―二二九頁）。

(12) 中村八太夫（願書）、一八四八（嘉永元）年、福井市郷土歴史博物館蔵（笠原家文書）（福井市編『福井市史』資料編九（近世七）、福井市、一九九四年、一二三二頁）。

(13) 「己酉春三月再公辺江差出候願面」、一八四九（嘉永二）年、福井市郷土歴史博物館蔵（笠原家文書）（福井市編『福井市史』資料編九（近世七）、福井市、一九九四年、一二三三頁）。

(14) 穎川四郎八「長崎唐山大通辞穎川四郎八来状之写」、一八四九（嘉永二）年、福井市郷土歴史博物館蔵（笠原家文書）（福井市編『福井市史』資料編九（近世七）、福井市、一九九四年、一二三七頁）。

(15) 山崎佐『日本疫史及防疫史』克誠堂書店、一九三〇年、宗田一『図説・日本医療文化史』思文閣出版、一九八九年、川村純一『病いの克服——日本痘瘡史』思文閣出版、一九九九年、アン・ジャネッタ『種痘伝来——日本の〈開国〉と知の国際ネットワーク』岩波書店、二〇一三年、ほか。

(16) 石田純郎『緒方洪庵の蘭学』思文閣出版、一九九二年、田崎哲郎『牛痘種痘法の普及——ヨーロッパからアジア・日本へ』岩田書院、二〇一二年、ほか。

(17) 中野操「牛痘日本移入考」上・中・下『日本医事新報』八一六・八一七・八一八号、いずれも一八三八年、深瀬泰旦『天然痘根絶史——近代医学勃興期の人びと』思文閣出版、二〇〇二年、ほか。なお、富士川游『日本医学史』は、見出しでこれを「痘苗の輸入」と表現している。

(18) 古賀十二郎『西洋医術伝来史』日新書院、一九四二年、は、牛痘苗が長崎にもたらされたことを「伝来」と表現しつつも、佐賀藩および福井藩による牛痘苗の計画的な「取寄」を解説している。

(19) 石田純郎『緒方洪庵の蘭学』思文閣出版、一九九二年、二九八頁。一部改変。

(20) 出島のオランダ商館の館長や医師により、牛痘苗の「持渡」が検討されはじめたのは、一八二三（文政六）年以降のようである。当時、出島商館長だったヤン・コック・ブロムホフ（Jan Cock Blomhoff）の日記には、ブロムホフおよびオランダ商館付の医師・テューリンフ（Nikolaas Tullingh）が、彼らについて医術を学んでいた湊長安・美馬順三に、牛痘苗を授ける約束をしたことが、以下のように綴られている。「私はできるだけはっきり、この有用な発明が人類にいかに役に立つものであるかということ、また彼等〔湊長安および美馬順三〕が当地においてこれを実施した最初の人となる、という大きな名声を得ることになるであろうということを教えてやった。長安は、もしこの試みが少しでも成功を収めた場合には直ちに主人の閣老青山氏に書面で報告し、日本全国にわたって種痘を導入する許可を請うつもりである、と言明した。／私自身この新しい試みの成果を確実にするために、この最初の試験が私の目の届く所でわが商館医師の指導監督の下に行われるようにしたいとくに願っていた。そのように、彼らの情報は時として、いやしばしば必ずしも十分信頼できないことがあったからである。／こういう理由から私はこれ迄痘苗stofを請求されても与えようとしなかった。それは誤った処置のために、また誤った処置のために生ずる偏見のためにこの有効な手段が無効なものとされないようにするためであった。彼等に必要なランセットlancetを、またオランダ船が来航した時には痘苗を与えることを約束した。また同時に、種痘して好結果を得た人に対しても、それを実施した人に対しても褒美を約束した。また既に確実な（効果のあった）ものの数について証明書を与えることを約束した（沼田次郎「シーボルトの門人湊長安・美馬順三に関する若干の史料――出島商館長ブロムホフの種痘実験をめぐって」法政大学フォン・シーボルト研究会編『Ph. Fr. von Siebold研究論集』法政大学、一九八五年、二五頁）。ここには、日本の医師らがそれ以前にも牛痘苗を所望することがあったが、日本で流通していた牛痘種痘の情報が正確さを欠いていたため、あえて持ち渡らなかったと、それまでの経緯が説明されている。

一八二三（文政六）年に、オランダ商館医に着任したジーボルトが、牛痘苗を長崎に持渡り、同年中に長崎にて、また一八二六（文政九）年には江戸にて、牛痘種痘をおこなったことは、後述する。ジーボルトもまた、日本の医家らを個別に指導して牛痘種痘を伝えようとしたのではなく、幕府との交渉をとおして牛痘種痘を日本へと根づかせることを構想していたようである。

その後も、牛痘苗を持ち渡る計画は、何度か実行されたようである。一八三九（天保一〇）年には、新任のオランダ商館医・リシュールが「牛痘液」を「持渡」ったが、世人がそれを疑惑して施種をうけようとせず、ようやく二名の児童に種えることができたものの、ともに萌生しなかったという（「楢林家系譜」『富士川游著作集一〇』思文閣出版、一九八二年、九一頁）。大村藩の侍医・長与俊達も、大通詞の西吉兵衛を介してオランダ商館に牛痘苗の持渡りを依頼し、じっさいに何度も痘苗が齎《もたら》されたが、失効していたため活着しなかったという記録がのこっている（長与専斎『旧大村藩種痘之話』）。

（21）「五郎治」による日本への牛痘種痘の紹介と牛痘苗の持帰り、およびその後の東北地方における牛痘種痘の実践については、阿部龍夫『中川五郎治と種痘伝来』無風帯社、一九四三年、のほか、松木明知による丹念な調査の結果がすでに多く公刊されている。それらを総合すると、中川五郎治は、一八〇七（文化四）年に蝦夷地エトロフ島が武装したロシア船により襲撃された際、ナイボという漁場で番頭小頭を務めていたという。拉致されてシベリアへと連行され、四年後の一八一一（文化八）年に、クナシリ島で幕府に捕えられていたゴロウニン少佐ら七名のロシア人との交換というかたちで、送還されることとなる。その帰途についた一八一二（文化九）年、ロシア語で書かれた一八〇三年刊行の牛痘種痘の手引書を二部入手するとともに、医師について牛痘種痘の実技を習得したのだという。帰国後に一連の取調べをうけた後、五郎治は文政年間中に、函館の「白鳥雄蔵」（笠原良策の第二次嘆願書にもその名が見える）らに牛痘種痘の種法と牛痘苗を伝授したともいわれるが、詳細は不明である。

なお、ロシアからの帰還民が日本に牛痘苗を持ち帰った事例には、ほかに安芸の久蔵の例がある。嵐により一八一〇（文化七）年にカムチャツカ半島に漂着した安芸の川尻浦の船員・久蔵は、一八一三（文化一〇）年に日本に送還される。その際、久蔵が持ち帰った事物の一覧のなかに、牛痘苗が載るのである。『魯斉亜漂流聞書』（久蔵が郷里の庄屋および与頭に語った漂流の次第の取りまとめ）に載る、「一　ビイドロ五枚　ヲロシア産　但し此ビイドロの内に疱瘡之種入置御座候」がそれである（以下、『魯斉亜漂流聞書』を翻刻した、木崎良平「（資料紹介）安芸の久蔵の『魯斉亜漂流聞書』」『鹿児島大学史録』四号、一九七一年、を参照）。付札の説明には、「此疱瘡種と申品は、魯西亜国にて、此種を以て、未だ疱瘡不仕小児へ、疱瘡を植、宜敷所斗り江、少々疱瘡を出し、夫切りにて軽く相すみ候由。猶又、自然と出候疱瘡重り候得者、軽く相凌き候。療治方も見習戻り候趣きに御座候。其外、乱心・難産療治方も、見習戻り候趣きに御座候得共　日本人を未療治不仕儀故、相当可仕哉否存不申候。」（同、一七三頁）とある。牛痘苗は、このとき確かに日本へと持ち渡られたが、幕府に没収されたまま、利用されることはなかったようである。

（22）オランダ商館医ジーボルトが一八二三（文政六）年におこなった牛痘種痘の事例。当時のオランダ商館の日記には、八月二四日の条に、「医官ファン・シーボルトは二人の子供にワクチン〔牛痘〕の最初の実験を行った。そのうち一人は名をチョウソロウTsiosoroといい五歳、そして、もう一人は名をイメシImesiといい一歳である。」との記載が見える（日蘭学会編『長崎オランダ商館日記』第一〇巻、雄松堂出版、一九九九年、二九六頁。引用中の〔 〕内注は原文による）。また、後年にジーボルトが再来日した際につけた日記には、つぎのように書きしるされている。「〔一八五九（安政六）年〕八月二十七日　町医者の幸載〔吉雄幸載〕が来訪。今は七十歳代の高齢者。私は一八二三〔文政六〕年、彼の家で初めて日本の病人の診察をした。そして彼について来た当時七歳の息子に、日本で最初の牛痘を行った。しかも首尾よく成功した。彼は今日に至るまで、天然痘が猛威をふるっている最中にあっても、この伝染病には罹らずにいたのである」（石山禎一《よしかず》・牧幸一訳『シーボルト日記――再来日時の幕末見聞記』八坂書房、三〇〇頁）。これら二つの日記の記載をつき合わせれば、ジーボルトが一八二三（文政六）年に、おそらく膿のかたちで持ち渡った牛痘苗は、活着していたものとみえる。ただし、種痘をうけた小児の年齢が記載間で食い違うことや、ジーボルト本人の日記以外に牛痘苗の活着を証拠立てる記録がのこっていないことから、この事例を「事実」と説くには留保が必要である。

（23）通辞の馬場佐十郎が、中川五郎治の持ち帰った種痘書を和訳した『遁花秘訣』（一八二〇〔文政三年〕年成立）の序文によると、一八一八（文政元）年、英国の商船が浦賀に、牛痘の痂およびそれを粉末にするための器具を持ち渡っていたことがしるされている。原文は、つぎのとおり。「文政元〔一八一八〕年戊寅ノ夏、相州浦賀ニ諳厄利亜《アンケリヤ》（瓊《けい》〔再刻者・利光仙庵の名〕按スルニ乃イキリス国）ノ商舶来シ時、予復命ヲ奉シテ彼ノ船ニ到リ、其始終ヲ深査セリ。其時舩主、小冊子ト硝子壜及ヒ一片ノ硝子盤トヲ携出テ曰（巻尾ニ此図ヲ附ス。瓊按スルニ本書此図ヲ闕《か》ク）、「此硝子壜ニ納リタルハ牛痘ノ痂ナリ。硝子盤ハ此痂ヲスリオロス器ナリ。又此一冊ハ牛痘ノ種法ヲ記シタル書ナリ。吾外ニ土産ナシ。是ヲ君ニ与ヘン」ト（外ニ紙ニ包タル一塊アリ。是ハ草花ノ種ノヨシ。此外ニ豕野牛アリ。何《いづ》レモ予ニ与ヘシト云フ）。予辞シテ受サリキ」（馬場佐十郎「原序」『遁花秘訣』、利光仙庵『魯西亜牛痘全書』、凡例三オ・ウ）。

　この記載からすれば、英国の商船は、わざわざ日本にむけて牛痘の痂およびそれを摩りおろす器具を船載していたわけではなく、持ちあわせていたものを、船長が幕府の船内検《あらた》めに立ち会った馬場佐十郎に進呈しようと申し出たものとみえる。牛痘苗の輸送方法には、人伝方式や膿を硝子盤に密閉する方式があったことが知られるが、ここから推するに、痂を硝子壜に入れて移送（し現地にて摩りおろして使用）する方式もあったようである。

(24) 馬場佐十郎の著『遁花秘訣』（一八二〇（文政三年）年成立）の序文によれば、馬場は、享和年間（一八〇一―一八〇三年）に長崎で牛痘種痘の風説に接したものの、一八〇八（文化五）年に長崎を離れる時点でもその方法をしるした書籍の船来をみなかったという。馬場が牛痘種痘にかんする書籍をはじめて目にするのは、一八一三（文化一〇）年である（「五郎治」の持ち帰ったロシア語の書籍）。その後、一八一八（文政元）年にイギリス商船の船長から牛痘種痘の要領をしるした小冊子や牛痘の痂の進呈の申し出をうけて（本章注（23））、ようやく牛痘種痘の解説書（さきの「五郎治」持帰りの書籍）の訳書を世に出す意義を認識したのだという（利光仙庵「凡例」『魯西亜牛痘全書』）。海外の最先端の情報に触れる機会のあった通辞ですら、牛痘種痘のなんたるかを知るまでには、二〇年近くを要したことがわかる。

この間にも、有志の医家らは蘭書をとおしてヨーロッパの医学・医術を摂取しようとしたが、その翻訳はけっして容易ではなかった。種痘にかんする記述も翻訳されはするが、後述するとおり、そのほとんどすべては人痘種痘にかんするものであった。そのため、長崎のオランダ商館に赴任する医師からすれば、日本の医家らの種痘にかんする知識は、遅れた不正確なものと映った。そして、オランダ商館医らは、牛痘種痘にたいして誤解や偏見が生ずることをおそれ、余計に牛痘苗を日本に持渡ろうとはしなかったのだった（本章注（20）のブロムホフの日記を参照）。文政年間（一八一八―一八二九年）に、テューリンフやジーボルトが、一部の医家らに牛痘種痘の手技を示説したという記録ものこるが、それは牛痘種痘という種法が存在することを眼前の医家らに説明するにとどまり、日本での牛痘種痘の普及を強力に推しすすめる動きには結実しなかった。

(25) 笠原良策「痘瘡之難を永世免れ候趣法書」、一八四八（嘉永元）年、福井市郷土歴史博物館蔵（笠原家文書）（福井市編『福井市史』資料編九（近世七）、福井市、一九九四年、一二三〇頁）。

(26) オランダ語版（一七七八年刊行）からの重訳。実際の翻訳にもちいられた版本および幕府がこの書の翻訳を命じた歴史的背景などについては、杉本つとむ編著『江戸時代西洋百科事典――『厚生新編』の研究』雄山閣出版、一九九八年、を参照。

(27) ショメル（Noel Chomel、一六三二―一七一二年）の百科事典『*Dictionnaire économique*』。一七〇九年、リヨンにて刊行された。同事典は、フランスで版を重ねるとともに、英語・オランダ語・ドイツ語にも翻訳された。『厚生新編』については、石山洋「『厚生新編』解題」菊池俊彦編『（静岡県立中央図書館所蔵）厚生新編』索引〈別巻〉、恒和出版、一九七九年、を参照。

（28）『（静岡県立中央図書館所蔵）厚生新編』一―五巻、恒和出版、一九七八年、を参照。

（29）小森桃塢『蘭方枢機』巻一、一八一七（文化一四）年、貽安斎、半紙本、架蔵、一九ウ・二〇オ。原著は、「胡乙牢莫《ウイツラム》・蒲剛《ブカン》」（William Buchan、一七二九―一八〇五年）の著書『*Domestic Medicine*』（一七六九年刊）。翻訳の底本は、そのオランダ語第二版（一七八〇年刊）。

（30）小森桃塢『泰西方鑑』は、巻一「痘瘡」の項目の末尾に、「種痘法」を付記する。そこで引用書目とされるのは、「穆児列《モルレ》『病徴明鑑』」・「昆斯武将屈《コンスブリュック》『内科治療書』」・「扶速篤《チツソツト》『内科治療書』」・「叔墨盧《ショメール》『百家工芸諸術韻府書』」・「斯篤爾屈《ストルク》『内科治療書』」・「蒲商《ブシャン》『内科治療書』」の、六種である。一八二九（文政一二）年刊行の『泰西方鑑』に牛痘種痘への言及がみられないのは、これら原著が、ヨーロッパで牛痘種痘が普及する以前に成立した医書であったためであろう。小森桃塢『泰西方鑑』巻一、一八二九（文政一二）年刊、吉田屋治兵衛ほか三、小横本、架蔵、一一三ウ―一一七ウ。

（31）本書では、宇田川玄真『小児諸病鑒法治法全書』、一八三九（天保一〇）年写、杏雨書屋蔵（乾四六九三）を参照。同書は刊行はされず、稿本が医家のあいだで伝えられた。

（32）『小児諸病鑒法治法全書』が底本としたのは、プラトナー（Johann Zacharias Platner、一六九四―一七四七年）の外科書のオランダ語訳『*Handleiding tot de chirurgie of heelkonst*』第二版（一七七九年刊）。ドイツ語の原著『*Gründliche Einleitung in die Chirurgie oder kurze Anweisung*』は、一七四八年刊。

（33）プロイセンの医師・フーフェラント（Christian Wilhelm Hufeland、一七六二―一八三六年）の小児科書『*Bemerkungen über die natürichen und inoculirten Blattern, verschiedene Kinderkrankheiten, und sowohl medizinische als diätetische Behandlung der Kinder*』。一七九八年にベルリンで刊行された。『幼幼精義』は、このオランダ語訳（一八〇二年刊）からの重訳である。

なお、牛痘苗が日本で活着した一八四九（嘉永二）年にも、杉田成卿がおなじオランダ語訳を底本に『治痘真訣』を訳出・刊行するが、やはり牛痘種痘への言及はない。杉田成卿『治痘真訣』、一八四九（嘉永二）年刊、須原屋伊八ほか四、半紙本、国立国会図書館蔵（八四七—一八三）。

（34）笠原良策が嘆願書を藩に提出した時点で、馬場佐十郎が、ロシアからの帰還民（笠原良策の嘆願書にみえる「五郎次」）の持ち帰った牛痘種痘書を翻訳した『遁花秘訣』（一八二〇（文政三）年成立）が稿本として存在してはいた。同書の「凡例」によれば、馬場佐十郎は、一八一三（文化一〇）年に松前で、松前の土民の「五郎治」が持ち帰った「牛痘ヲ人ニ種ルノ法ヲ記シタル」書を筆写する機会を得て、訳稿を成したのだという（利光仙庵『魯西亜牛痘全書』、凡例二ウ—三オ）。とはいえ、この秘蔵された原稿を、福井の町医である笠原良策が目にする機会があった可能性は低い。

このほかの、蘭学者のあいだでは一九世紀半ばまでに、フーフェラント（本章注（33）参照）のほか、コンスブルフ（Georg Wilhelm Christoph Consbruch、一七六四—一八三七年）やコンラジ（Johann Wilhelm Heinrich Conradi、一七八〇—一八六一年）、ゴルトシュミット（Heymann Joseph Johann Baptista Goldschmidt、一七六一—一八三五年）、モスト（Georg Friedrich Most、一七九四—一八三二年）、セリウス（Maximilian Joseph von Chelius、一七九四—一八七六年）らの著作が講読されていた。たとえば、種痘にかんする情報を編纂した、緒方郁蔵『散花錦嚢』二巻（一八五〇（嘉永三）年刊）は、その引用書目に、「公刺直《コンラヂ》『治療書』」のほか、「摸斯篤《モスト》『医家万用字典』」・「蒲列私列児《ブレスレル》『小児全書』」・「我示獨私密多《コルドスミツト》『牛痘全書』」・「設利烏斯《セリウス》『外科全書』」・「昆私彪爾夫《コンスビユルフ》『治療書』」・「葛刺満《カラマン》『皮膚病書』」・「扶歇蘭土《フユヘランド》『治療書』」（原著は、本章注（33）の小児科書とは別の『*Enchiridion Medicum*』一八三六年刊）の八篇を挙げる。笠原良策も、こうした蘭書の情報に接していた可能性もあるが、いずれにせよ詳細は不明である。緒方郁蔵『散花錦嚢』、一八五〇（嘉永三）年刊、須原屋伊八ほか四、半紙本、架蔵。

（35）デゥーフ（Hendrik Doeff、一七七七—一八三五年）。一八〇三（享和三）—一八一七（文化一四）年のあいだ、出島のオランダ商館長を務めた。一八一二（文化九）年に蘭日辞典（通称『ヅーフ・ハルマ』・『長崎ハルマ』）の編纂事業に着手し、完成をみずに離日したが、のちの蘭学の進展に貢献した。

(36) 馬場佐十郎「凡例」『遁花秘訣』、一八二〇（文政三）年成立（利光仙庵『魯西亜牛痘全書』、凡例一ウ）。

(37) 池田瑞仙『種痘弁義』、一八五八（安政五）年、半紙本、架蔵、一五ウ。

(38) ジーボルト（斎藤信訳）『江戸参府紀行』（東洋文庫八七）、平凡社、一九六七年、一九七頁。

(39) 日記には、このようにある。「四月二六日〔旧三月二〇日〕 居合わせている幕府の医師たちから盛んな喝采をうけながら、私は今日、ひとりの新生児の兎唇《みつくち》を手術し、三人の子供に種痘を行った。しかし種痘の方は薬が古いので、ただ種痘のやり方をみせるだけが目的であった。私の長期江戸滞在に対する彼らの印象はたいへん良くなっている。」・「四月二七日〔旧三月二一日〕 再びふたりの子供に種痘する。〔後略〕」ジーボルト（斎藤信訳）『江戸参府紀行』（東洋文庫八七）、平凡社、一九六七年、一九八頁。

なお、ジーボルトの江戸での種痘は、痘苗の劣化のため手技の示説にとどまったが、ジーボルトはこのとき、大槻玄沢に牛痘種痘の本を与えたという（大鳥蘭三郎「シーボルトと日本における西洋医学」『シーボルト研究』岩波書店、一九三八年、四九八―四九九頁。同種痘書（*Kritisch Aanmerkingen op de Bestrijding der Vaccine.* Van Dr. Abraham Capadose, door N. Ez. van Libr. Med. Doct. enz. te Amsterdam. Te Amsterdam bij A. J. Tetroede, 1824）は、現在、早稲田大学図書館が所蔵）。ただし、同書がその後、大槻玄沢らにより、どのように活用されたかは未詳。

(40) いわゆる「シーボルト事件」がおきるのは、ジーボルトのこの江戸参府から二年後の、一八二八（文政一一）年のことである。翌一八二九（文政一二）年、松浦静山は、日記（『甲子夜話』）に事件の風説を書きとめるなかで、ジーボルトのおこなった種痘にかんし、つぎのような風聞をひろっている。「一、同人〔ジーボルトをさす〕治療の内、先頃疱瘡流行の節、相《あひ》頼候もの多分有之《これある》由の処、右疱瘡を突潰し候て治し候療法有之旨にて、右の通致し候処、悉《ことごと》く仕損じ、及死亡《しぼうにおよび》候由。」（松浦静山『甲子夜話続篇』二巻（東洋文庫三六四）、平凡社、一九七九年、一二五頁。種痘後に被接種者がみな死亡したという内容の当否はともかく、事件にくわえてこのような風聞がたっていたことを考えあわせると、当時、幕府主導で牛痘種痘を「導入」するのは、およそ実現不可能であったろう。

(41) 二代目瑞仙霧渓が、『痘科輯説』（一八四八（嘉永元）年成立）のなかで、参照書目に『引痘略』を挙げつつ種痘を論評したことは、本書三四二―三四三頁でみたとおりである。

(42) 石塚汶上『種痘管窺』、一八三四（天保五）年刊、中本、架蔵、四ウ―五ウ。

(43) 和刻本のため、外題を採用。内題は、『新訂種痘奇法詳悉』。

(44) 伝苗には、その際、直接人から人へと種え継ぐ「人伝方式」がもちいられたようである（伊藤圭介『暎咭唎国種痘奇書』、一八四一（天保一二）年、半紙本、京都大学附属図書館蔵（富士川文庫：イ一二〇）、二ウ―三オ、には、牛痘を種えた「嬰児」を船に載せ運んだとある）。この「人伝方式」は、牛痘苗の移動に長期間を要する航路においては、しばしば採用された方法であった。日本列島に牛痘苗を持ち渡ろうとしたオランダ商館医らが、この方式をもちいることができれば、日本での牛痘苗の活着は、より早い時期に例をみていた可能性はある。とはいえ、当時の体制下では、認められた者以外が国をまたいで移動することは御法度であった。また、なにより、牛痘苗の活着時期がたとえ早まっていたとしても、それが地道に種え継がれるのは、当時の状況からして難しかったであろうことは、すでに確認したとおりである。

(45) 京都の医家・廣瀬元恭は、牛痘苗が長崎に「取寄」られた後の一八四九（嘉永二）年一一月、『新訂牛痘奇法』の書名で、この『種痘奇法』をあらためて訳出し刊行している。その事由は、邱熺の『引痘略』など、『種痘奇法』をもとに叙された後年の刊行物には、著者の私見が多分に入っており、旧来の説からくる弊害が拭いされていないことによるという。中国人ではなく英国人によって書かれた『種痘奇法』を和刻し、「應涅児《ジエンナー》之真面目」を日本の医家らに知らしめることを思いたったのだった（廣瀬元恭『新訂牛痘奇法』、一八四九（嘉永二）年刊、大本、架蔵、引二ウ）。

そこでいみじくも指摘されているように、『引痘略』の記述は、牛痘種痘の原理を在来の経絡思想に絡め、たとえば種痘箇所を説明するにしても、「消爍穴《しやうれきけつ》」・「清冷淵穴《せいれいえんけつ》」と経穴に比定した。たいして、『種痘奇法』（日本ではすなわち『暎咭唎国種痘奇書』）の記述は、種痘箇所も、たんに左右どちらかの上腕部（原文では「肩膊に相近き臂上に、左右手に拘らず」）とし、即物的な説明に徹していた。それゆえか、『暎咭唎国種痘奇書』は、『引痘新法全書』ほど医家らに読まれた形跡はないものの、大陸由来の医説からは距離を保てていた。

(46) 伊藤圭介『暎咭唎国種痘奇書』、一八四一（天保一二）年、半紙本、京都大学附属図書館蔵（富士川文庫：イ一二〇）、二ウ。

(47) 日本に牛痘種痘にかんする知識を伝えた漢籍には、ほかに「張氏」の著書（未詳）があったことが知られる（広瀬元恭『新訂痘種奇法』、一八四九（嘉永二）年刊、大本、架蔵）。しかし、その書誌については、石塚汶上『種痘管窺』の原典である『痘疹漫筆』との異同も含め、今後の調査が期される。

(48) 牧春堂『引痘新法全書』（一八四六（弘化三）年刊、半紙本、架蔵）と小山肆成『引痘新法全書』二巻（一八四七（弘化四）年刊、出雲寺松柏堂、半紙本、架蔵）との比較による。本文の分量は、組版の関係から、前者で一三丁、後者で二〇丁と異なる。

(49) 牧春堂は序文にて、牛痘種痘という「親験実験」にもとづく種法により、「生民の一大厄」たる痘瘡のために夭折する者がいなくなることを祈念している。小山肆成もまた序文で、痘瘡という「天下幼孩《ようがい》の一大厄」を救うことを掲げている。なお、牧春堂翻刻の版と小山肆成翻刻の版とで、書名までもが一致したのは、日本に舶載された時点ですでに、原典の外題が『引痘新法全書』となっていたことによろう（牧春堂『引痘新法全書』、一八四六（弘化三）年刊、半紙本、架蔵、序二ウ）。

(50) 牧春堂『引痘新法全書』、一八四六（弘化三）年刊、半紙本、架蔵、三―三オ。牛痘を種える箇所は、経絡思想にいう経穴の位置で説明された。なお、痘苗は左右両腕に種えられたが、その順序は人痘種痘とおなじく、男児は左から、女児は右からとされた（同、五ウ―六オ）。

(51) 牧春堂の和刻本では、牧春堂による序文五丁をのぞいた全六一丁のうち、邱熺の自序二丁をふくめ序文が二六丁、図版が二丁、本文一三丁、ほかの医家らによる跋文・論説が二〇丁という構成となっている。

(52) 牧春堂『引痘新法全書』、一八四六（弘化三）年刊、半紙本、架蔵、六オ―六ウ。

(53) 『引痘種痘全書』の巻末に「堅信洋痘説」という論考を寄せた黎光曙もまた、文中で、「洋痘」（牛痘種痘）が「洋煙」（アヘン）による人的な被害を補塡してくれるとの期待を表明している。牧春堂『引痘新法全書』、一八四六（弘化三）年刊、半紙本、架蔵、三二ウ。

(54) 陳舜臣『実録　アヘン戦争』中公新書、一九七一年、および譚璐美《たんろみ》『阿片の中国史』新潮新書、二〇〇五年、参照。

(55) 古賀十二郎『西洋医術伝来史』日新書院、一九四二年、伊東栄『伊東玄朴伝』、玄文社、一九一六年、ほか。ただし、佐賀藩による「取寄」の全容を知るに十分な資料が得られないため、本書では、これは取りあげない。

(56) 楢林宗建『牛痘小考』、一八四九（嘉永二）年刊、半紙本、杏雨書屋蔵（杏二三九九）、一オ―二オ。

(57) モーニケ（Otto Gottlieb Johann Mohnike、一八一四―一八八七年）は、出島の商館付き医師として一八四八（嘉永元）年に来日し、一八五一（嘉永四）年の帰国まで在職。

(58) モーニケ自身、一八四八（嘉永元）年七月の着任時に、長崎に三種類の方法で保存した牛痘苗を持ち渡っていたが、それらはすべて、萌生しなかったようである。楢林宗建『磨尼缺対談録』巻一、成立年不詳、写本、大本、京都大学附属図書館蔵（富士川文庫：モ六）、一オ―三ウ。

(59) モーニケの来日日および最初に牛痘苗が接種された日付は、ながく定説をみなかったが、最近の研究により、モーニケは一八四九（嘉永二）年六月二三日に牛痘苗を長崎にもたらし、その三日後の六月二六日に最初の接種をおこなったことが資料から確認された。青木歳幸「牛痘伝来再考」青木歳幸・大島明秀・W・ミヒェル『天然痘との闘い――九州の種痘』岩田書院、二〇一八年。

(60) 伊東祐穀『鍋島閑叟公』伊東祐穀蔵版、一九一三年、伊東栄『伊東玄朴伝』、玄文社、一九一六年を参照。

(61) 桑田立斎『牛痘発蒙』、一八五〇（嘉永三）年刊、駆痘館、大本、架蔵。なお、大槻俊斎は、一八五〇（嘉永三）年正月に、痘苗をさらに水戸の本間玄調へと伝えている。本間玄調『内科秘録』巻一四、一八六四（元治元）年刊、大本、杏雨書屋蔵（乾二五五七）、二オ―二ウ。

(62) 一八四九（嘉永二）年六月以降の、列島各地への牛痘苗の伝播や各地の医師らによる種痘活動にかんしては、現在も着々と日本の医学史のなかで、研究の蓄積がすすんでいる。詳細については、各論考を参照。

(63) 右は、「お玉ヶ池種痘所」設立時に拠金した医家の一人、小菅純清が一八六一（文久元）年に「種痘所」（「お玉ヶ池種痘所」焼失後に再建された官立の種痘所）にて発行した、一八六一（文久元）年一〇月から一八六二（文久二）年正月までの種痘の予定表（「種痘《うゑばうさう》日附《ひづけ》」）。日付の左欄には、「右当《とう》日ハ朝《あさ》五ツ時より九ツ時限《かぎ》りの事。次《つぎ》の種日《うゑび》ニハ同刻無相違《とうこくさういなく》被相越《（あひこされ）》候事」との注意書きがされている。左は、一八六一（文久元）年一一月一五日発行の「真痘」の証明書。右の予定表をもとに推測するに、この証明書は、一八六一（文久元）年一一月八日に種痘をし、ふたたび鑑定のために一一月一五日に「種痘所」を訪れた者にたいし、当日の当番であった小菅純清が発行したものと思われる。ともに架蔵。

(64) 日野鼎哉と笠原良策・頴川四郎八との交流や、モーニケ持渡りの牛痘苗が諸方に伝えられる様相は、日野鼎哉『白神除痘弁』の自序にも略述される。日野鼎哉『白神除痘弁』、一八四九（嘉永二）年、写本、杏雨書屋蔵（乾四〇五七）、序一オ—二ウ。

(65) 「長崎唐山大通辞頴川四郎八来状之写」、笠原良策『白神痘用往来　在京中之部第二』、一八四九（嘉永二）年、福井市郷土歴史博物館蔵（笠原家文書）（福井市編『福井市史』資料編九（近世七）、一九九四年、福井市、二三六—二三七頁）。

(66) 竹内真一「京都牛痘伝苗の日時及び同痘苗の由来について——笠原文書を中心にして」『医譚』復刊四七号、一九七五年。

(67) 伴五十嗣郎「京・大阪に於ける松平春嶽の生祀、並びに生祀創建の計画について」皇學館大學神道研究所『皇學館大學神道研究所紀要』一巻、一九八五年。

(68) 「長崎高嶋浅五郎来書写」、笠原良策『白神痘用往来　在京中之部第二』、一八四九（嘉永二）年、福井市郷土歴史博物館蔵（笠原家文書）（福井市編『福井市史』資料編九（近世七）、一九九四年、福井市、二三九頁）。

(69) 笠原良策「在京師江戸表へ相達候書状」、笠原良策『白神痘用往来　在京中之部第二』、一八四九（嘉永二）年、福井市郷土歴史博物館蔵（笠原家文書）（福井市編『福井市史』資料編九（近世七）、一九九四年、福井市、二四一頁）。

(70) 長州に、長崎で牛痘苗が活着したとの知らせが届いたのは、一八四九（嘉永二）年七月二一日、長州藩医・青木周弼《しゅうひつ》に長崎留学中の弟子・阿部魯庵が出した書状によってであったという。青木周弼は、萩でも牛痘種痘をおこなうべく、上役を介して藩主・毛利敬親にその旨を上申し、認められると、弟・青木研蔵を同年九月に長崎に派遣した。しかし、ここに引用した高嶋浅五郎の書状が伝えるとおり、青木研蔵もまた長崎では牛痘苗を入手できず、佐賀にそれを求めたのだった。青木研蔵は同年九月二二日に帰藩し、以降、長州でも藩の主導により牛痘種痘がおこなわれるようになる。田中助一《すけいち》『防長医学史』下巻、防長医学史刊行後援会（非売品）、一九五三年、二三七—二三八頁、および、岡原義一編『青木周弼』青木周弼先生顕彰会（非売品）、一九四一年、一八一—一八三頁、を参照。

(71) この書状では、牛痘苗が結局のところ、誰から分与されたのかは明確に読みとれないが、別の書状によれば、「青木某」すなわち青木研蔵から「不醇之痘漿」を乞い得たとある。笠原良策「同日相副候書状」、笠原良策『白神痘用往来　在京中之部第二』、一八四九（嘉永二）年、福井市郷土歴史博物館蔵（笠原家文書）（福井市編『福井市史』資料編九（近世七）、一九九四年、福井市、二四六頁）。

おなじく長崎では分苗を許されなかったにもかかわらず、長州の青木研蔵が佐賀で牛痘苗を入手でき、高嶋浅五郎・安藤右近はここでも分与されなかったのは、おそらく青木研蔵が毛利侯の命を受けた長州藩の使者とみなされたのにたいし、高嶋らは直接的には福井藩とは関係がなかったことが大きかろう。松平侯の命をいただいた笠原良策は、九月晦日に、牛痘苗を受けとりに長崎へと出立してはいたが、途中の京都で、穎川四郎八が日野鼎哉に送った牛痘苗が活着したことを知り、京都での種え継ぎ事業に合流したのだった。

(72) 緒方洪庵「除痘館記録」、一八六〇（万延元）年（緒方富雄『緒方洪庵伝』（第二版増補版）、岩波書店、一九七七年、六八頁）。

(73) 笠原良策「牛痘分付ニ付笠原白翁書付」、笠原良策『白神痘用往来　在京中之部第二』、一八四九（嘉永二）年、福井市郷土歴史博物館蔵（笠原家文書）（福井市編『福井市史』資料編九（近世七）、福井市、一九九四年、二七四頁）。

(74) 笠原良策「七日　於大坂除痘所申述口上」『戦兢録』、一八四九（嘉永二）年（笠原良策『笠原白翁筆　戦兢録』（福井市立郷土歴史博物館史料叢書六）、福井市立郷土歴史博物館、一九八六年、六頁）。

(75) 「宮津除痘館ちらし」、大阪歴史博物館蔵。牛痘苗に添えられた袋状の証札で、大坂除痘館から宮津の除痘館に分苗する際にもちいられたと伝わる。表書きは「越前侯牛痘正種　緒方先生伝統牛痘証札」で、それがまさしく越前侯由来の牛痘苗であることを証している。

(76) この段落の記述は、笠原良策『笠原白翁筆　戦兢録』（福井市立郷土歴史博物館史料叢書六）、福井市立郷土歴史博物館、一九八六年、を参照。

(77) 京都には一八四九（嘉永二）年一〇月、日野鼎哉らの「除痘館」と並行して、御幸町姉小路上ルの鳩居堂所有の家屋にて種痘所「有信堂」が開設された。楢林宗建の兄・栄建や熊谷直恭（鳩居堂主人）らが創設したもので、牛痘苗は楢林宗建より入手したものという。竹沢徳敬「京都の種痘史」京都府医師会編『京都の医学史』思文閣出版、一九八〇年。

(78) 廣瀬元恭『新訂痘種奇法』一八四九（嘉永二）年刊、時習堂、大本、架蔵、図式一ウ―二オ。外題は、『新訂牛痘奇法』。

(79) これら刊本の多くは、奥書に本屋の名前が挙がらない、少部数発行の私家版であった。これは、近世後期から幕末にかけての、翻訳書の出版にたいする幕府の政策の影響によるものと推察される。蘭書を翻訳した書籍は、発行部数の少ない私家版をのぞいて、一八四〇（天保一一）年より流布を取り締まられるようになり、一八四二（天保一三）年には翻訳書の刊行は町奉行の許可制に、そして一八四五（弘化二）年には天文方の許可制となった。審査の際、天文方は、書籍の内容によっては、学問所や医学館にも刊行を許可すべきかを諮ったようで、医学書の場合、実質的には医学館の審査を通過しなければ刊行は難しかったようである（松木明知「『魯西亜牛痘全書』安政版の出版の経緯について」『日本医史学雑誌』四五巻三号、一九九九年、参照）。

(80) 成立は一八四九（嘉永二）年であるが、現在確認される刊本は、いずれも桑田立斎『牛痘発蒙』と合冊されている。

(81) 有馬摂蔵『牛痘新書』は、ゴルトシュミット（H. J. Goldschmidt）『*Allgemeine Übersicht der Geschichte der Kuhpocken und deren Einimpfung*』（一八〇一年刊）のオランダ語版の翻訳書。写本として伝わる。緒方郁蔵『散花錦嚢』は、そのなかから牛痘種痘を推奨する部分を、下巻末尾に「付録」として収載。緒方郁蔵『散花錦嚢』、一八五〇（嘉永三）年刊、須原屋伊八ほか四、半紙本、架蔵、一八オ―二二ウ。

(82) 本書では、利光仙庵『魯西亜牛痘全書』二巻、一八五五（安政二）年刊、須原屋伊八、半紙本、早稲田大学図書館蔵（文庫〇八　C〇二七一）、の奥書を参照。
なお、同書は、一八五〇（嘉永三）年に少部数印刷されたものの再版で、かつ板行の官許を得たのは、じっさいには翌一八五六（安政三）年という。松木明知「『魯西亜牛痘全書』安政版の出版の経緯について」『日本医史学雑誌』四五巻三号、一九九九年。

(83) 楢林宗建『牛痘小考』、一八四九（嘉永二）年刊、半紙本、杏雨書屋蔵（杏三三九九）、五ウ―二一オ。

(84) 楢林宗建『牛痘小考』、一八四九（嘉永二）年刊、半紙本、杏雨書屋蔵（杏三三九九）、六ウ。

(85) 楢林宗建『牛痘小考』、一八四九（嘉永二）年刊、半紙本、杏雨書屋蔵（杏三三九九）、二二オ。

(86) 楢林宗建『牛痘小考』、一八四九（嘉永二）年刊、半紙本、杏雨書屋蔵（杏三三九九）、二二オ。

(87) 『牛痘小考』第四章「経験」に挙がる九つの事例のうち、第八例も、当時の医家らが人痘種痘や牛痘種痘の原理や種痘法の差異をいかにとらえていたかがうかがい知れる、興味深い内容となっている。全文はつぎのとおり。「一　十二歳ノ男子、幼少ヨリ痘児ト交ハレトモ病ズ。外医人痘痂ヲ取テ片膊ニ種レトモ萌生セズ。爾後人痘痂ノ末ヲ取テ鼻孔ニ吸種スルニ、亦発出セズ。因テ復《ま》タ人痘痂ヲ食セシム。然レトモ尚発痘スルコトナシ。依テ父母以為《おもへ》ラク、此児既ニ了ス、然シテ人知ザルノミト。予茲《ここ》ニ牛痘液ヲ取テ片膊ニ種試ムルコト六処、皆能ク起脹・灌膿ス。茲《ここ》ニ於テ初テ未タ病ザルコトヲ験知ス」（楢林宗建『牛痘小考』、一八四九（嘉永二）年刊、半紙本、杏雨書屋蔵（杏三三九九）、二三ウ）。

　この一二歳の男子は、近世期には通例みられたように、疱瘡に罹患した小児と隔てられることなく疱瘡になずんで生育した。しかし、それでも疱瘡に罹らなかったため、人痘種痘を腕種法でおこない、鼻種法（旱苗法）でもおこなった。だが、反応は依然として見られず、ついには人痘の痂を食べさせるも発痘しなかった。両親は、その児は気づかぬうちに疱瘡を済ませていたに相違ないと判断した。しかし、楢林宗建がその児に牛痘苗を腕種したところ、起脹・灌膿し、結果的にその児はまだ痘に罹っていなかったことが判明したという。

　この事例からは、一点、医家らが、痘苗を皮下や鼻孔からだけでなく、口から種えるのでも、同様の反応が見られると捉えていたことが読みとれる。また、もう一点、医家らは、原理は不明ながらも、現象として種痘後に発痘がみられれば、それが人痘種痘であれ牛痘種痘であれ、以後ひとしく疱瘡には罹患しないとみなしていたようである。人痘苗も牛痘苗も、ほかの病とはいっさい干渉しないが、相互には等価にはたらくものと捉えられていたのである。

(88) 楢林宗建『牛痘小考』、一八四九（嘉永二）年刊、半紙本、杏雨書屋蔵（杏三三九九）、八ウ。

(89) 楢林宗建『牛痘小考』、一八四九（嘉永二）年刊、半紙本、杏雨書屋蔵（杏三三九九）、六ウ。

(90) 楢林宗建『牛痘小考』、一八四九（嘉永二）年刊、半紙本、杏雨書屋蔵（杏三三九九）、二二ウ―二三ウ。

（91）　この項の記述は、とくに引用資料をしるさない場合、笠原白翁『白神記――白神用往来留』福井県医師会、一九九七年、ならびに笠原健一『種痘と白翁』（非売品）、一九二四年、杏雨書屋蔵（乾一七五）を参照。

（92）　笠原良策は、一八五〇（嘉永三）年四月七日、藩医・細井玄篤から牛痘種痘にかんして、つぎのように恐喝されたことを記録にのこしている。「〔前略〕種痘の義ハ此方も能々承知なり。併今度のもの〔牛痘種痘〕、以前の種痘〔人痘種痘〕とも違ひ候趣も承知なり。然処、京都百々《どど》守殿・江戸多紀楽信院殿〔多紀元堅〕等より書状到来、近来京・江共種痘相唱候処、遂々《おひおひ》再感の者も有之《これあり》ニ付、只今ニてハ寂々寥々ト相成候由。今其方〔笠原良策〕急度《きつと》再感不致《いたさず》と申慥《たし》か成《なる》□□有之候事ならバ、其方万一再感の者一人ニても有之《これあり》候ハバ、医学所〔福井藩立の医学教育機関〕より及笥致《さつたうにいたり》、其方の首ヲ取可申《まうすべく》候。其方一命ニも相拘り候義ニ候間、急度《きつと》相心得、猥《みだり》の義、事々《ことごとしく》敷執行候義、後々其方の為ニも相成間敷《なるまじく》、一寸相扣《ひかへ》候方可然《しかるべし》。呉々再感の節、如何返答可仕《つかまつるべき》や、一寸付気《きをつけ》可申《まうすべき》事なり」（笠原良策「細川玄篤逸話」『白神痘用往来留』第六、一八五〇（嘉永三）年（笠原白翁『白神記――白神用往来留』福井県医師会、一九九七年、一〇七頁）。

　これをみるかぎり、牛痘種痘の効験に懐疑的で、笠原良策の活動を誹謗・阻害した藩医らは、種痘をおこなっても疱瘡に罹患（当時の用語法では「再感」）すると、牛痘種痘を非難していたようである。京都で代々典医を務める百々《どど》家や江戸の官立医学館を主宰する多紀元堅《たきげんけん》からは、福井藩へも書状がまわり、牛痘種痘をおこなっても疱瘡には罹患すること、それゆえ京都や江戸では牛痘種痘は廃れていることが伝えられている。

（93）　笠原良策『牛痘問答』、一八五〇（嘉永三）年（福井市編『福井市史』資料編九（近世七）、一九九四年、福井市、二七七―二八〇頁）、を参照。

（94）　この項の記述は、とくに引用資料をしるさない場合、熊谷秋雨『柳井種痘日記』、一八五九（安政六）年（桂芳樹編『改訂柳井種痘日記・周防岩国産物目録』岩国徴古館、一九七九年）、を参照。

（95）　本書の第一章および第二章で大村藩の疱瘡対策を記述するにあたっては、おもに大村藩の藩政記録『九葉実録』を参照したが、同資料は現在、「巻之五四」から「巻之六十」までの所在が確認されておらず、一八四七（弘化四）年から一八六三（文久三）年までの記録が欠落している。そのため、以下、この項の記述は、とくに引用資料をしるさない場合、長与専斎『旧大村藩種痘之話』、を参照。

(96)「口上覚」に付された「別紙」。長与専斎『旧大村藩種痘之話』。

(97) 金城清松『琉球の種痘』琉球史料研究会、一九六三年。

(98) この段落の記述は、沖縄県教育庁文化財課史料編集班編・A・P・ジェンキンズ翻刻編集『沖縄県史』資料編二二、沖縄県教育委員会、二〇一二年、を参照。

(99)『球陽』附巻四（球陽研究会編『球陽』原文編、角川書店、一九七四年、六一六頁）。

(100)『球陽』巻二二（球陽研究会編『球陽』原文編、角川書店、一九七四年、五五七頁）。

(101) 一八五一（尚泰王四＝嘉永四）年一一月一五日の日記。以下、この段落の記述は、沖縄県教育庁文化財課史料編集班編・A・P・ジェンキンズ翻刻編集『沖縄県史』資料編二二、沖縄県教育委員会、二〇一二年、五八一頁を参照。

(102)『球陽』附巻四（球陽研究会編『球陽』原文編、角川書店、一九七四年、六一二頁）。

(103) この段落の記述は、竹沢徳敬「第八篇第八章　京都の種痘史」京都府医師会医学史編纂室『京都の医学史』思文閣出版、一九八〇年、を参照。

(104) 緒方洪庵『除痘館記録』（緒方富雄『緒方洪庵伝』岩波書店、一九七七年（増補版）、六八―六九頁）。

(105) 池田瑞仙『種痘弁義』、一八五八（安政五）年、写本、半紙本、架蔵、一六ウ。

(106) なお、福井藩の江戸藩邸にも、本国とほぼ同時（一八四九（嘉永二）年一一月）に「御用」の牛痘苗が届けられたことになっているが、こちらの牛痘苗が以後どのように分苗されたかは未詳である。

(107) 本間玄調『種痘活人十全弁』、一八四六（弘化三）年刊、半紙本、杏雨書屋蔵（乾四八五三）、四ウ。なお、この本間玄調の『種痘活人十全弁』を下敷きとして書かれた桑田立斎『引痘略抄（引痘要略解）』にも、同様の記述があり、そこにも「次郎兵衛」は、吉岡英伯・長与春達・緒方春朔・河津隆碩・本間玄調・井上宗淡とともに名を挙げられている。桑田立斎『引痘略抄』（『引痘要略解』）、一八四九（嘉永二）年、半紙本、架蔵、三ウ。

(108) 桑田立斎『引痘略抄』（『引痘要略解』）、一八四九（嘉永二）年、半紙本、架蔵、四ウ。同書によれば、桑田立斎は当初、人痘種痘を坪井信道（本文では「冬樹先生」）にまなんだのだという。桑田立斎のおこなったのは、人痘の鼻種法ではなく腕種法であった。

(109) 梅浦脩介『種痘活人十全弁』、一八五一（嘉永四）年刊、半紙本、杏雨書屋蔵（研究一七六九）、七ウ。梅浦脩介は、水戸藩医・本間玄調の門人で、越後長岡藩の医師。一八四七（弘化四）年に越後にもどり、人痘種痘を数百人にほどこしたが、のちに牛痘苗を入手してその効験を確認し「改宗」したのだという。

なお、同書の原稿は、梅浦脩介が「改宗」前に用意したものであるため、じっさいには人痘種痘の勧めとなっているが、万一牛痘苗が変性したり断絶したりした場合に備えて、あえてそのままで刊行されたようである。

(110) 桑田立斎（芳藤画）「牛痘種痘推奨版画」（再刻版）、一八五〇（嘉永三）年、架蔵。白牛に乗る「牛痘児」の両腕上腕部には、六顆ずつ、牛痘種痘の跡がのこる。

絵解きの文章は、以下のとおり。「ほうさうをうゑはしめしは、もろこし宋《そう》の仁《じん》宗の時なり。是は鼻《はな》に入るる法なり。其外うゑやう五通《とほ》りあり。牛《ぎう》痘法といふは、一ばんあたらしく、すくれてよろし。寛政年中おらんだにてインネルといふ人、はしめて見ひらきたり。其始《はじめ》は、牛をやしなふ家《いへ》、必ずほうさうせず。或《ある》牛の乳房《ちぶさ》に、ほうさう一二粒はつせしあり。其うみをとつて小児にうつしみるに、其うつせし手にのみ五六粒できて、外へ出ることなし。不思議《ふしぎ》のことにおもひ、其後又人のほうさうを其子《こ》にうゑるといへとも、はつすることなし。是よりおらんだ中此法《はふ》ばかりになり、夫より文化年中には、からへ此法渡り、もろこしにふるくある鼻に入るる法とうゑくらべ見るに、此法格別《かくべつ》すぐれてよきこと、医俗《いぞく》ともに知るやうになり、其わけを書物《しよもつ》にし、唐《から》より日本へも渡《わた》したり。当時《たうし》は天竺其外世界中此法のみになり、外の法はすたりぬ。されど「かとう」〔仮痘〕とて疱瘡に似《に》たるものあり。もし此「かとふ」ならは、ふたたひ種《うゑママ》へし。夫を知らずして、二度発《はつ》すると思ふあり。世《よ》の中に是ほど尊《たふと》き法なし。夫ゆへ此種を四五年まへより、おらんだ人□□何よりのみやげとて、たびたび持渡《もちわた》れ□□、気ぬけて用にたたず、やうやう去冬、ある大侯《こう》のお骨折にておとりよせありて、姫君へうゑさせられしより世にひろまりしは、人の親の幸《さいは》ひ、子たるものの仕合せ、このうへやあるへき。世の人よく迷ひをさりて、はやく安堵の思ひをなすこそ、うへなき幸ひならんかし」。

なお、文中にみえる国名や年号（の「誤り」）については、添川正夫「牛痘種痘法奨励の版画について」『日本医史学雑誌』三〇巻一号、一九八四年、の考察がある。

(111) 現在、製作者・製作地や絵解きの文章などを異にする版が、十数点確認されている。高橋眞一『幕末の種痘医　桑田立斎――「牛痘児図」による天然痘撲滅への挑戦』新潟日報事業者、二〇一三年。

(112) 『牛痘発蒙』の刊行年は、研究者により、一八四九（嘉永二）年とされることもある。しかしながら、本文中に「去嘉永二年和蘭《おらんだ》より牛痘種《ぎゆうとうしゆ》を将来《しやうらい》して」（四オ）や、「余が牛痘を種うる事嘉永二年己酉十一月十八日佐賀侯の侍医伊東君より痘漿を得しに始まり同三年庚戌十二月朔日に至るまで種うる所の児その数一千零二十八人にして」（一八オ）といった記述があること、また巻末の「種痘書目」に一八五〇（嘉永三）年に刊行された書籍が載ること等から判断して、本書ではその成立・刊行年を、一八五〇（嘉永三）年とする。

(113) 「目録」には、さらに「真牛痘経過の時日」・「小児養育の綱要」・「溺死并救急法」の三章がつづくように載るが、本文はない。

(114) 桑田立斎『牛痘発蒙』、一八五〇（嘉永三）年刊、駆痘館、大本、架蔵、二ウ。

(115) 桑田立斎『牛痘発蒙』、一八五〇（嘉永三）年刊、駆痘館、大本、架蔵、扉絵（朱刷）。図像上部には、「西江月　大慈大悲発願　衆生済度為心　従来保赤法如林　牛痘法是甚深」という漢詩が、また左上には、「雪霜に枯れ舞千草も今よりは　緑なからに春にあはんかも　春雄」という和歌がしるされる。

(116) 桑田立斎『牛痘発蒙』、一八五〇（嘉永三）年刊、駆痘館、大本、架蔵、二オ。『牛痘発蒙』巻末の「種痘書目」には有馬摂蔵『牛痘新書』が載る。同書は、「コルトスミト」のオランダ語からの重訳で（本章注（79）参照）、巻末に「人痘・種人痘及牛痘法効用比校」という表を載せる。参考までに、それを引用すると、つぎのとおりである。有馬摂蔵『牛痘新書』、成立年不詳、写本、半紙本、京都大学附属図書館蔵（富士川文庫：キ一〇二）、四六オ―四六ウ。

人痘・種人痘及牛痘法効用比校　　インネル〔ジェンナー〕社ノ長官ノ命ニ由テ秘書記イホキス発兌《はつだ》

	人痘	種人痘法	種牛痘法
徴候	一箇ノ伝染病也。間《まま》善性ノ者有ト雖モ、通常、劇烈痛苦忍ヘカラス。且、極テ危険ナリ。	伝染性アリ。通常善性ナリト雖モ、時トシテハ暴悪痛楚険篤ヲ起ス。	伝染性ナシ。謹慎之ヲ種ルトキハ、必善良安静、絶テ嫌忌スヘキ症アルコトナシ。稀ニ苦痛有ト雖モ、決テ危険ノ恐ナク、人痘ヲ預防スルコト疑ナシ。
死亡	此病ニ罹ル者六人ノ一ヲ失ヘリ。故ニ満世界ノ人、其半之ヲ患ハ、死スル者全世界ノ人一二分一ナリ。ロンドンニ於テ一年中死者三千人、フクツクチラ国一万五千人。	大率《おほよそ》三百人中一人死ス。然レトモ、ロンドンニ於テハ大抵百中ノ一ヲ喪《うしな》フ。	決テ死喪ナシ。
	人痘ノ世ニ顕ハルルハ、今ヨリ千二百年前ニアリ。而シテ天下ノ人民《しすもの》之《これ》カ為ニ死者甚タ多シ。	種痘益《ますます》行ハルルニ由テ、其伝染愈《いよいよ》多ク、之ニ由テ死スル者甚タ多キヲ益ス。ロンドンノ鬼録〔死亡記録〕ヲ閲スルニ、痘ニ由テ死スル者、増多スルコト十七ヨリ十二ニ至ル。	
危険	三ノ一ハ必ス危殆ヲ起ス。	三十人或ハ四十人中ノ一、険篤ヲ発ス。	絶テ危劇ノ症ナシ。
膿潰	通常、総身居多ノ膿疱ヲ発シ、悪臭悪《にく》ムヘシ。	大抵身体彼此ノ部、之ヲ発ス。時トシテハ多出スルコトアリ。	種処、唯一疱ヲ生スルノミ。
時日・費価	病ノ長短・劇易ニ従テ各異ナリ。	時日若干、費ハ各国異同アリ。	時日甚タ少シ。此法一般流布スルニ至ルトキハ、費亦《また》有ルコトナカラン。
注意	諸般ノ預備、多クハ皆験《しるし》アルコトナシ。	食養・医薬ニ就テノ注意。厳寒・酷暑ヲ避ケ、或ハ某ノ年齢、即チ初生・極老、或ハ全身諸病、抽歯ノ期、妊孕ノ者等ヲ忌ム。	痘客常則ニ従ヒ身ヲ保持スル外ハ、一切注意スヘキコトナシ。
救療	病中・病后、並ニ適宜ノ医治ヲ要ス。	医薬・摂守、通常欠クヘカラス。	医薬ヲ用ルニ及ハス。
畸醜	肌膚・顔面、低痕・斑紋ヲ生シ、或ハ畸形ニ変ス。	病劇シ〔キ〕トキハ必ス畸醜ヲ生ス。	醜体ヲ致スコトナシ。
余患	諸部ノ潰瘍・皮膚病・腺病・失明・耳聾等、其他甚タ多シ。	病后ノ患症ハ人痘ト異ルコトナシ。然トモ、之ヲ発スルコト甚少ナリ。	一切余患ナシ。

(117) たとえば、小森桃塢『泰西方鑑』巻一には、七種載る「種法」の第一として、以下のように説明されている。「扶歇蘭度《ヒュヘラント》（人名）曰く、発泡膏蚕豆〔空豆〕の大さを取り、夕に臑外廉三稜筋上に貼し、旦に至り、其泡皮を剝き、軽く其液を拭ひ、軽証痘膿を取り、筆若《(もし)》くは羽に蘸《(ひた)》し、以て剝処に点す。而して鶏卵内白膜を取り、以て其上を蓋ひ、既にして痘気水脉に伝移し、血中に伝輸すれは、則ち身体壮熱し、痘乃ち発す。蓋し此法捷径簡便、殊に施し易しと為す。且つ、性感触に鈍き人と雖も、此法を施せは、則ち必ず能く伝染す〔毘〕」。なお、参考書目の〔毘〕は「毘斯武埒屈」（コンスブリュック）の『内科治療書』を指す。小森桃塢『泰西方鑑』、一八二九（文政一二）年刊、吉田屋治兵衛ほか三、横本、架蔵、一一四ウ―一一五オ。

(118) 本間玄調『内科秘録』巻一四、一八六四（元治元）年、半紙本、杏雨書屋蔵（乾二五五七）。

(119) 楢林宗建『牛痘小考』、一八四九（嘉永二）年刊、半紙本、杏雨書屋蔵（杏三三九九）。

(120) 桑田立斎『牛痘発蒙』、一八五〇（嘉永三）年刊、駆痘館、大本、架蔵、附表オ―附表ウ。

(121) 桑田立斎『牛痘発蒙』、一八五〇（嘉永三）年刊、駆痘館、大本、架蔵、四オ―五オ。

(122) 桑田立斎『引痘略抄』、一八四九（嘉永二）年刊、半紙本、架蔵、九オ―一一ウ。いまその後半を引くに、以下のような論調であった。「世間多く痘神をおそれ、是を尊崇《そんそう》して斉《まつる》は、迷ひの甚しきといふべし。これに孩提《つみなき》の幼児《こ》を苦しめ其命を奪《うば》ふの大災《ざい》、宇内《せかい》第一の妖魔《あくま》なり。何ぞ是を見るに忍《しの》びん。今　幸《(さいはひ)》　に種痘の良法あり。頂門《てうもん》の一釘以て爾《なんぢ》を罰《ばつ》し、此良法を奉行《ひろめ》して妖魔《ようま》を降伏《がうぶく》し、天地の間に居る事あたはざらしめんとす。夫痘は一種の伝染病《うつりやまひ》にして何ぞ是を　司《つかさど》　るの神かあらん。若《もし》神ありとせは、妖魔狐狸《ようまこり》のたぐひなり。然るを貪利《ものどり》の巫祝《きたうじや》、是を以て人心を眩惑《まどは》し、頻《しき》りにその神霊《しんれい》あるが如くなすを以て、妖魔其虚《きよ》に乗《じやう》じて集り災害《さいがい》を人に及ぼす故を以て、稀《まれ》には他病に異《こと》なる奇　怪《きくわい》を現《あらは》すにいたるも、更に奇《き》とするに足らず。されば予種痘を施すの家、必ず是を祭る事を禁ず。世人良　知《りやうち》の本体《ほんたい》を省察《せいさつ》し霊　昭　昧《こころあきらかくら》まざる時は、明徳《めいとく》自ら明《あき》らかにして、如何ぞ妖魔の害《がい》をうくべき。天下においても往昔《むかし》よりその制《せい》あつてみだりに　淫　祠《ふしぎなかみ》を祭るを禁せらる能々考弁《かんがひ》なす時は、其理明らかならんのみ」。（一〇ウ―一一オ）。

(123) 「再識」の全文は、以下。

「余《よ》が牛痘を種うる事、嘉永二〔一八四九〕年己酉十一月十八日、佐賀候の侍医《じい》伊東君より痘漿《しやう》を得しに始まり、同三〔一八五〇〕年庚戌十二月朔日に至るまで、種うる所の児その数一千零二十八人にして、その分数左の如し。

真牛痘　九百七十四人。仮痘　三十七人。発せざる者　六人。再接して発せざる者　四人。

ただ一顆《くわ》（ヒトツブ）発する者三人。これは数穴《すけつ》を点《てむ》ずるに其発する事纔《わづか》に一顆なるを以て其未全《みぜん》を疑《うたが》ひ、更に数《しばしば》点《てむ》ずといへども再発する事なし。

自然痘併発《しぜんとうへいはつ》する者四人。この症《しやう》すべて軽《けい》痘にして多くその手に発す。これ種痘前後一二日の間已《すで》に自然痘に感ぜる者なるべし。然るに手にのみ多く発する者は、其自然痘多少（イカホド）牛痘の為に奪《うば》はれて減却《げむきやく》せる事知るべし。

仮痘《かとう》を発する者に再種すれども一人も生ずる者なし。これ数試《こころ》むる所なり。故に其生する所、仮痘なりといへども再種を為さず。然れどもその自然痘に感《かむ》ぜむ事を恐れ、二三年の後再種ゑむ事を約す」。桑田立斎『牛痘発蒙』、一八五〇（嘉永三）年刊、駆痘館、大本、架蔵、一八オ―一八ウ。

(124)「疱瘡ニ関スルモノ『種疱瘡之徳・天行痘之損』」、国立歴史民俗博物館蔵（旧侯爵木戸家資料）。牛痘種痘を推奨することばの一例。種痘をおこなった場合（朱書）とおこなわなかった場合（墨書）の差異が、八つの項目でまとめられている。表形式で対比的に翻刻すると、以下。

	種疱瘡之徳《うゑはうさうのとく》	天行痘之損《はやりはうさうのそん》
一	種痘《うゑはうさう》は一度仕まへは、二たびせず。	偽痘《にせはうさう》あり。よく似《に》て見まかふものなり。功者《こうしや》の医《いしや》にあらざれば、あやまる事あるべし。
二	遊《あそ》びたはふれながら種痘《うゑはうさう》して、親《おや》のよろこぶと、	くるしみ泣《なか》せながらのはやり痘《はうさう》して、おやのうれふると、
三	薬《くすり》も用ひずして、さらにあやまちなきと、	くすりをつくし、こころをいため、又はいのちをもうしなふと、
四	暑《あつき》や寒《さむき》の時《とき》を除《のぞ》きて、ほどよき時うゑると、	盆《ばん》や正月《しやうぐわつ》の都合《つがふ》もなく、はやりくるをまつと、
五	植《うゑ》たるところのみに七つ八つ出来《でき》ると、	惣身《からだうち》にみちみちて、目《め》はなもとぢふさがると、

六	十四五日にて全《まつた》く治《なほ》り、どくだちもすくなきと、	月日《つきひ》を経《へ》ても引《ひき》しらふありて、毒立《どくだて》きびしきと、
七	顔《かほ》かたち見《み》にくくならず、目《め》や鼻《はな》のわづらひなきと、	あばたや引《ひつ》つりおほく、めもつぶれ鼻《はな》もふさがると、
八	いとけなき時にうゑて、ひまのあくと、	いつまでも気《き》づかひて、年《とし》たちてすると。

こうした資料をみるにあたり、留意すべきは、牛痘種痘を推奨する当時のことばが、もっぱら病家の説得に費やされていたことである。牛痘種痘は、施術も介抱も手軽で、親にも当人にも負担がないという。かくて牛痘種痘は、集団をおそう疫病の駆逐手段としてではなく、各家の小児をおそう病苦の預防手段として、ひとびとに説かれたのだった。

(125) 松本元泰『疱瘡問答』巻中、一八五〇（嘉永三）年成立、二宮元勛、半紙本、鳥取県立図書館蔵（四九〇・一五九―二・郷土WH）、一〇ウ―一一オ。筑前唐泊《からどまり》の「宗十郎」らが、一七六四（明和元）年に漂流した後、唐土の南京に送られた際の場面を描いた挿絵。宗十郎の「麻面《みつちやがほ》」（あばた面）が、現地のひとびとに大笑いされたという。この話は、緒方春朔『種痘必順弁』にも載り（本書二一三―二一四頁。同書で「宗十郎」は「総十良」）、『疱瘡問答』は同書をもとにこの図を作成したようである。ただし、緒方春朔『種痘必順弁』の記述が、ヨーロッパのみならず大陸でも種痘が普及している点を説くことに力点を置いていたのにたいし、『疱瘡問答』は、この場面を挿入画として切り出し、日本の種痘の普及状況が他国に後れていることを前面に押しだす。あばた面は、たんにそれ自体が醜いというだけでなく、嘲笑されるべき蒙昧さの象徴として描出されたのだった。

なお、『疱瘡問答』三巻の成立にかんしては、浅井允晶「松本元泰著『疱瘡問答　附種痘説』」中、有坂隆道・浅井允晶編『論集日本の洋学』三巻、清文堂出版、一九九五年、を参照。

(126) 医家らがみずからをどう称していたか、『海内医林伝』（一八二八（文政一一）年）や『天保医鑑』（一八四三（天保一四）年）、『洛医人名録』（一八六〇（万延元）年）を爪繰っただけでも、「後世家」・「西洋学」・「古方」・「和方」・「内科」・「眼科」・「産科」・「小児科」・「痘疹科」など医流や単科を名乗る者のほかに、「古今折衷」・「漢蘭折衷」・「和漢西洋三道」・「漢西洋二道」等と称する者が数多くいたことが了解される。「方」という用語法は、「和方」にせよ「後世方」・「古方」・「蘭方」にせよ、近世においては一義的に薬剤の調合や医術をさし、かならずしも医学の思想的背景までをも包含するものではなかった。

(127) 平野重誠『一夕医話』巻中、一八六六（慶応二）年刊、大本、架蔵、二六ウ—二七ウ。同書の成立は一八五七（安政四）年だが、刊行前に火災にあったため、一八六六（慶応二）年に再刻された。

(128) 桑田立斎『牛痘発蒙』、一八五〇（嘉永三）年刊、駆痘館、大本、架蔵、六オ。

(129) 桑田立斎は、蘭学者・坪井信道にまなび、おなじく蘭学者の桑田玄真の養子となった経歴からすれば、「蘭方医」と位置づけても大過ない。しかし、その著作群、とりわけ『牛痘発蒙』の第七章「世に蘭医《らんい》と称《しょう》する徒《と》の過多きを見て牛痘もその類《たぐひ》ならむと思ふが非《ひ》なる事」からは、立斎が「蘭方」を絶対的に妄信していたわけではないことが読みとれる。桑田立斎にとって、牛痘種痘は西洋に由来するからではなく、西洋や大陸において実績があるから信憑に値したのだった。

(130) 桑田立斎『牛痘発蒙』、一八五〇（嘉永三）年刊、駆痘館、大本、架蔵、六ウ。

(131) 中邨元敬『種痘弁』、一八五二（嘉永五）年刊、半紙本、京都大学附属図書館蔵（富士川文庫：シ九四）。

(132) 伊藤鳳山（学半楼主人）『漢蘭酒話』巻下、成立年不詳、写本、京都大学附属図書館蔵（富士川文庫カ二八八）、三七オ—三八オ。成立年は未詳だが、著者名からすると、鳳山が「学半楼」を開塾していた一八四〇（天保一一）—一八六四（元治元年の間の著作と推定される（したがって、可能性としては、同書の成立が一八四〇（天保一一）年から一八四九（嘉永二）年のあいだであった場合、同書にいう「種痘」とは、牛痘種痘ではなく人痘種痘をさしていたことになる）。

(133) 森立之『牛痘非痘弁』、一八五二（嘉永五）年成立、半紙本、京都大学附属図書館蔵（富士川文庫：シ九四）。

(134) 森立之『牛痘非痘弁』、一八五二（嘉永五）年成立、半紙本、京都大学附属図書館蔵（富士川文庫：シ九四）、三ウ—四オ。

(135) 池田瑞仙『種痘弁義』、一八五八（安政五）年刊、半紙本、架蔵、一オ—二オ。

(136) 池田瑞仙『種痘弁義』、一八五八（安政五）年刊、半紙本、架蔵、一六ウ。

(137) 池田瑞仙『種痘弁義』、一八五八（安政五）年刊、半紙本、架蔵、一六ウ。

(138) 池田瑞仙『種痘弁義』、一八五八（安政五）年刊、半紙本、架蔵、一七オ。

(139)『種痘弁義』は自説を展開する際に比喩を織り込み、正体不明のいかがわしい「牛痘苗」を水に、天行痘の漿液を酒に、発痘を酔うことにたとえて、「水を飲んでも酔わず、酒屋にある水を飲んでも酔わず、酒に水を入れて飲むとようやく酔ったと言っているようなものだ、清酒を飲むときは水などいれなくとも酔う」と牛痘種痘の詐偽を揶揄《やゆ》している。
なお、のちの一九三九（昭和一四）年になり、「牛痘苗」として世界各地で種え継がれた痘苗のウイルスが、じつは牛痘ウイルスでなかったことが判明している（本書四六頁参照）。

(140) 池田瑞仙『種痘弁義』、一八五八（安政五）年刊、半紙本、架蔵、一九オ。

(141) 池田瑞仙『種痘弁義』、一八五八（安政五）年刊、半紙本、架蔵、一九オ―一九ウ。

(142) 池田瑞仙『種痘弁義』、一八五八（安政五）年刊、半紙本、架蔵、序一ウ―二オ。

(143) 桑田立斎『牛痘発蒙』、一八五〇（嘉永三）年刊、駆痘館、大本、架蔵、附表オ。

(144) 池田直温『牛痘弁非』、一八六一（文久元）年刊、半紙本、九州大学附属図書館医学図書館蔵（和漢古医書キ―三四）、二オ。

(145) 池田直温『牛痘弁非』、一八六一（文久元）年刊、半紙本、九州大学附属図書館医学図書館蔵（和漢古医書キ―三四）、二オ。

(146) 池田直温『牛痘弁非』、一八六一（文久元）年刊、半紙本、九州大学附属図書館医学図書館蔵（和漢古医書キ―三四）、二オ―二ウ。

(147) 池田直温『牛痘弁非』、一八六一（文久元）年刊、半紙本、九州大学附属図書館医学図書館蔵（和漢古医書キ―三四）、二ウ。

(148) 池田直温『牛痘弁非』、一八六一（文久元）年刊、半紙本、九州大学附属図書館医学図書館蔵（和漢古医書キ―三四）、二ウ―三オ。

(149) 池田直温『牛痘弁非』、一八六一（文久元）年刊、半紙本、九州大学附属図書館医学図書館蔵（和漢古医書キ―三四）、五オ。

(150) 池田直温『牛痘弁非』、一八六一（文久元）年刊、半紙本、九州大学附属図書館医学図書館蔵（和漢古医書キ―三四）、三オ―三ウ。

(151) 古賀十二郎『西洋医術伝来史』日本書院、一九四二年、四七五頁。

(152) ポンペ（Pompe van Meerdervoort、一八二九―一九〇八年）は、ユトレヒトにある国立陸軍軍医学校で医学を学んだ軍医で、幕府の要請をうけてオランダより派遣された海軍教育班の一員。長崎にて、一八五七（安政四）年から一八六二（文久二）年までの五年間、「医学伝習所」（のちに「医学所」と改称）で医学教育をおこなうとともに、「養生所」を開設し地元民の救療に従事した。

(153) ポンペ・フォン・メーデルフォルト（沼田次郎・荒瀬進訳）『ポンペ日本滞在見聞記――日本における五年間』雄松堂書店、一九六八年、三三一頁。

(154) ポンペ・フォン・メーデルフォルト（沼田次郎・荒瀬進訳）『ポンペ日本滞在見聞記――日本における五年間』雄松堂書店、一九六八年、三三一頁。

(155) ファン・デン・ブルックは、一八五三（嘉永六）年にオランダ商館医として来日し、一八五七（安政四）年に離日。

(156) ポンペ・フォン・メーデルフォルト（沼田次郎・荒瀬進訳）『ポンペ日本滞在見聞記――日本における五年間』雄松堂書店、一九六八年、三四五頁。

なお、この引用の原文は「"zeer moejelijke zaak in Japan, zoo meisje kan men niet dwingen om gezond te blijven leven; ligchaam is een eigendom waarover niemand wat te zeggen heft, end us ook niet overheid".」（Pompe van Meerdervoort, *Vijf Jaren in Japan: 1857-1863*, Firma Van den Heuvell & Van Santen, Leiden、一八六七年、架蔵、三三三頁）。引用した翻訳の中には、「衛生」や「健康」という語彙が使用されるが（おそらく「gezond te blijven leven」の「gezond」を現代語訳したものと思われる）、幕末にはそうした用語法は確立されていなかったため、当時はべつの表現にて回答がなされたと推定される。

(157) ポンペ・フォン・メーデルフォルト（沼田次郎・荒瀬進訳）『ポンペ日本滞在見聞記――日本における五年間』雄松堂書店、一九六八年、二九二頁。

(158) 香西豊子『流通する〈人体〉――献体・献血・臓器提供の歴史』勁草書房、二〇〇七年。

(159) ポンペ・フォン・メーデルフォルト（沼田次郎・荒瀬進訳）『ポンペ日本滞在見聞記――日本における五年間』雄松堂書店、一九六八年、二九三頁。

(160) 中野操「我が國最初の強制種痘」『醫譚』第二三号（復刊第六号）、一九五四年、三七頁。

(161) 蝦夷地の歴史を記述する際に、和人の活動のみを基準とした時代区分を適用するのは、本来的には不適当である。しかし、先行研究とのかねあいも考慮し、本書では以下、「松前藩治期」（一七世紀初頭～）、「第一次幕領期」（寛政一一（一七九九）年～）、「松前藩復領期」（文政四（一八二一）年～）、「第二次幕領期」（安政二（一八五五）年～）とする。なお、北方史の通史的記述については、とくに注記のないかぎり、つぎの諸書を参照。北海道庁編『新撰北海道史』北海道、一九三七年、高倉新一郎『新版アイヌ政策史』三一書房、一九七二年、菊池勇夫『幕藩体制と蝦夷地』雄山閣出版、一九八四年、榎本進『アイヌの歴史（日本民衆の歴史　地域編八）』三省堂、一九八七年、海保嶺夫『エゾの歴史――北の人びとと「日本」』講談社、二〇〇六年、ほか。

(162) 蝦夷地の住民は、「夷人」・「蝦夷人」・「土人」・「アイヌ」等、資料によりさまざまに名指される（公文書では、安政三（一八五六）年以降、「土人」に統一）。本書ではそれらを、原則として、資料に現れるままに表記する。「和人」・「日本人」・「シャモ」等についても同断。ただし、資料に言及する箇所以外の地の文においては、記述の便宜をはかり、「夷人」および「和人」の語を用いる。

(163) 原文は、以下のとおり。「錠次郎面会、土人疱瘡之儀ニ付品々談し、御救助筋取調候様申付ル」。「村垣淡路守範正公務日記之九」一八五七（安政四）年正月一九日、東京帝國大學編纂『大日本古文書　幕末外国関係文書附録之四』東京帝國大學、一九二六年、三六六頁。

(164) 「村垣淡路守範正公務日記之九」一八五七（安政四）年三月一〇日、東京帝國大學編纂『大日本古文書　幕末外国関係文書附録之四』東京帝國大學、一九二六年、四一〇頁。

(165) 「村垣淡路守範正公務日記之九」一八五七（安政四）年三月一二日、東京帝國大學編纂『大日本古文書　幕末外国関係文書附録之四』東京帝國大學、一九二六年、四一三頁。

(166) 菊池勇夫「疱瘡流行とアイヌ社会――一九世紀前期の人命損失と蝦夷開発」『歴史科学』一七一号、二〇〇二年、八頁。

(167) 「村垣淡路守範正公務日記之九」一八五七（安政四）年三月二六日、東京帝國大學編纂『大日本古文書　幕末外国関係文書附録之四』東京帝國大學、一九二六年、四二六頁。

なお、松前では過去に全国にさきがけて種痘がおこなわれたこともあった。ロシア船の襲撃にあい五年間の抑留生活をおくったエトロフの番人小頭・中川五郎治が、その間に種痘法を習得し、一八一二（文化九）年の帰国後、有料で施術をおこなったのである。ただし、五郎治の死後、同地での種痘は絶えたという。このときの松前・秋田諸藩領内での種痘にかんしては、詳細な研究がすすめられている（松木明知編『北海道医事文化史料集成　上・下・続』岩波ブックサービスセンター、上下：一九九〇・続：一九九一年。同編著『中川五郎治書誌』岩波ブックサービスセンター、一九九八年、ほか）。

(168) 石井良助・服藤弘司『幕末御触書集成　第五巻』岩波書店、一九九四年、三五三頁。

(169) 東京帝國大學編纂『大日本古文書　幕末外国関係文書之十六』東京帝國大學、一九二三年、二五二頁。

(170) 東京帝國大學編纂『大日本古文書　幕末外国関係文書之十六』東京帝國大學、一九二三年、二五二頁。

(171) 種痘は当初より二か年計画で、「北蝦夷地」での種痘は、翌一八五八（安政五）年に予定されていた。また、和人がすくなく夷人のおおい東蝦夷地では、種痘に承服する者があらわれないという事態も事前に想定されており、その場合には、まず「クスリ」（釧路）辺にて見合わせ、その後、「ユウブツ」（勇払）越、西蝦夷の「イシカリ」（石狩）辺、「トママイ」（苫前）、「ルルモツヘ」（留萌）辺まで廻村する案が用意されていた。東京帝國大學編纂『大日本古文書　幕末外国関係文書之十六』東京帝國大學、一九二三年、二五三頁。

(172) 二宮陸雄・秋葉實「桑田立斎『立斎年表』」『日本医史学雑誌』四五巻一号、一九九九年。

なお、余談ながら、この『立斎年表』の一八五九（安政六）年の記載のなかには、つぎのような感興をもよおさせる一条がある。「一、仙台産佐々木文中、文学あるを以て二女に配せんと欲すと雖、甚だ放蕩にして種々不正の筋あり。既に入牢せんとす。故に命を乞て古郷に帰す。在塾中其外金二十両程費す。命を救ふは子孫の為なり」（二宮陸雄・秋葉實「桑田立斎『立斎年表』」『日本医史学雑誌』四五巻一号、一九九九年、九四頁）。立斎は、有能な弟子の「佐々木文中」を女婿にむかえようとしたが、放蕩で不祥事をくりかえし、罪科に問われたため、故郷に帰したのだという。この「佐々木文中」が、池田家に出入りしていた痘科医「佐々木文仲」と、関係があったかについては不明だが、年齢からするに、すくなくとも同一人物ではないようである。

(173) 立斎の痘苗種継ぎ計画および幕府によるそれへの協力要請は、事前に、経由する諸藩へと伝えられていた。二宮陸雄『桑田立斎先生』桑田立斎先生顕彰会（非売品）、一九九八年、を参照。

(174) 村垣範正は、江戸の医師らの到着を待たずに、現地雇の医師をつかって種痘に着手する心積りだったようである。一八五七（安政四）年三月末の時点で、日記には、つぎのような記載がみえる。「痘種ヒンニ入七ツ来ル、右ハ勝之助へ下ケ、御雇医師へ渡し、早々植させ申候」（「村垣淡路守範正公務日記之九」一八五七（安政四）年三月二六日、東京帝國大學編纂『大日本古文書　幕末外国関係文書附録之四』東京帝國大學、一九二六年、四二七―四二八頁）。村垣のもとに、正式に「種痘之医師」として「幸田《ママ》立斎」・「深瀬洋春」を派遣することが知らされたのは、五月二六日であった（「村垣淡路守範正公務日記之九」一八五七（安政四）年五月二六日、東京帝國大學編纂『大日本古文書　幕末外国関係文書附録之四』東京帝國大學、一九二六年、五二四頁）。

なお、村垣範正の日記には、一八五七（安政四）年四月にも、「痘種一瓶来ル」という記載がみえる。「村垣淡路守範正公務日記之九」一八五七（安政四）年四月一二日、東京帝国大學編纂『大日本古文書　幕末外国関係文書附録之四』東京帝國大學、一九二六年、四五七頁。『立斎年表』の記述と突きあわせると、痘苗は痂で何度か取り寄せられ、すぐさま種痘の用に供されていたものと推察される。

(175) 二宮陸雄・秋葉實「桑田立斎『立斎年表』」『日本医史学雑誌』四五巻一号、一九九九年、九〇頁。

(176) 二宮陸雄・秋葉實「桑田立斎『立斎年表』」『日本医史学雑誌』四五巻一号、一九九九年、九一頁。

(177) 本文で言及したとおり、当初の予定では、桑田立斎が西蝦夷地を、深瀬洋春が東蝦夷地を種痘してまわることとなっていたが、急遽変更となった。「村垣淡路守範正公務日記之十」一八五七（安政四）年閏五月二三日、東京帝國大學編纂『大日本古文書　幕末外国関係文書附録之四』東京帝國大學、一九二六年、五七三頁。

なお、『立斎年表』によれば、桑田立斎も当初、村垣範正より、「東蝦夷地は別而《べっして》頑愚にて、理非得失相弁《わきまへ》不申《まうさず》候間、西（蝦）夷地方先に廻浦可然《しかるべし》」との計画を仰せつかっていたという（ちなみに、「頑愚」という語は、のちに本文にも頻出するとおり、夷人の性質をあらわす和人側の常套句）。東蝦夷地のほうが、言葉による説得が難しい分、西蝦夷地よりも「全種痘」の実施が難航するだろうという見通しが、公儀の側にはあったようである。しかし、その後、桑田立斎が、江戸の両親との約束により、ぜひとも東蝦夷地の「クナシリ嶋」詰の「関谷順之助」と面会しなければならない旨を言上したところ、それが認められ、桑田立斎が東蝦夷地を担当することになったのだという。二宮陸雄・秋葉實「桑田立斎『立斎年表』」『日本医史学雑誌』四五巻一号、一九九九年、九一頁。

（178）松浦武四郎「窮民トミアンテ」『近世蝦夷人物誌』参編巻上、一八五八（安政五）年（吉田武三編『松浦武四郎紀行集下』冨山房、一九七七年、一六八―一七〇頁）。

（179）桑田立斎と深瀬洋春は、種痘事業の経過を逐次村垣範正に報告していたようで、村垣の日記にはその報告が何度か記事にされている。この立斎の「ユウフツ」での種痘にかんしては、「立斎種痘追々被行《おこなはれ》、ユウフツにて百十四人植候旨、庄助幷立斎より申来《きた》ル」との記載がみえる。「村垣淡路守範正公務日記之十」一八五七（安政四）年七月九日、東京帝國大學編纂『大日本古文書　幕末外国関係文書附録之四』東京帝國大學、一九二六年、六六一頁。

（180）『立斎年表』をもとに筆者作成。

（181）「全種痘」事業そのものは、当初の予定どおり、翌一八五八（安政五）年もつづけられた。郷里箱館にのこった洋春が北蝦夷地を、また、ひとり蝦夷地にとどまった立斎の門人・井上元長が、東蝦夷地を抜け、エトロフ（択捉）まで廻った。

（182）「全種痘」にたいする報酬を評議した幕府の書類（万延元年正月「（勘定所）評議」および万延元年二月「御勘定所再評議」）によると、一八五七（安政四）年に桑田立斎が種痘した夷人は「五千百五拾人」、翌一八五八（安政五）年に井上元長が接種したのは「八千二百八拾九人」となっている（東京大學史料編纂所編纂『大日本古文書　幕末外国関係文書之二十七』東京大學、一九五七年、四〇八―四〇九頁）。

なお、立斎の著書『三済私話追加』（一八五八（安政五）年刊）には、立斎が種痘した夷人は、「六千四百余人」におよんだと記載されている。桑田立斎『三済私話追加』、一八五八（安政五）年刊、北海道大学附属図書館蔵（貴重資料室・北方資料・旧記：三五三―二）、一オ。

(183) 高倉新一郎「アイヌと種痘」『醫事公論』第一四八一号、一九四〇年、一二頁。

(184) 箱館の豪商・杉浦嘉七が、一八五七（安政四）年に、世話をしていた絵師・平澤屏山に描かせたもので、村垣範正に献上された。この平澤屏山画・塩田順庵讃の種痘図は、現在、数点確認されるが、原図の所在については、いまだ定説をみない。同図の研究の現状については、濱田淑子「(研究資料紹介) 平澤屏山筆「種痘施行図」」『東北福祉大学芹沢銈介美術工芸館年報』一号、二〇〇九年、ならびに、松木明知「新出の平沢屏山のアイヌ種痘図に関する一考察――オムスク造形美術館所蔵の「種痘図」を巡って」『日本医史学雑誌』五六巻三号、二〇一〇年、を参照。

(185) 平澤屏山原画「蝦夷人種痘之図」、北海道大学附属図書館北方資料室蔵（北海道関係地図・図類目録：軸物一七二）。一九四一（昭和一六）年作成の摸写。

(186) 平澤屏山原画「蝦夷人種痘之図」、北海道大学附属図書館北方資料室蔵（北海道関係地図・図類目録：軸物一七二）。讃者「塩田」は、一八五六（安政三）年に幕命により函館に派遣された医官・塩田順庵である。村垣範正の依頼により、画讃を寄せた（村垣範正の日記に、「種痘之図嘉七出ス、順庵え讃頼之」と載る（。「村垣淡路守範正公務日記之十一」一八五七（安政四）年一〇月二一日、東京帝国大學編纂『大日本古文書　幕末外国関係文書附録之四』東京帝國大學、一九二六年、八二七頁）。
なお、「蝦夷人種痘之図」（図表59）には、べつに西島秋帆の讃も見られるが（上部左）、これは、村垣所蔵の種痘図をもとに、一八五九（安政六）年に摸写が作成された時点で付け加えられたものであるため、本書の考察からは措く。

(187) 画讃は以下、世のひとびとが村垣公の徳を称賛し、こうして画幅に描いて事業を後世に伝えようとする者（杉浦嘉七をさす）まで現れた、とつづく。そして、この一八五七（安政四）年の全種痘は、国家の北方政策の一環であるという、讃者・塩田順庵の認識がしめされて結ばれる。すなわち、民は国の本である、民が健やかに開拓に勤《いそ》しめるよう慈愛の心でもって遇すれば、七年のうちに田野がひらけ、国家は北辺の憂慮を晴らすことができるであろう、その暁にはこの画について村垣公の肖像を描き鬻《ひさ》ぐ者も現れよう、というのである。

(188) 松浦武四郎『近世蝦夷人物誌』壱編巻中、一八五八（安政五）年（吉田武三編『松浦武四郎紀行集　下』冨山房、一九七七年、三六頁）。以下、この段落の引用は、すべて同頁による。

(189) 大内余庵（桐斎）『東蝦夷夜話』巻上、一八六一（文久元）年刊、文苑閣、早稲田大学図書館蔵（ル〇四—〇三七四八）、三二オ—二ウ。

(190) 橋本伯寿『断毒論』（一八一一（文化八）年刊）が、蝦夷地を無痘地の一つに挙げていたことは、すでに見たとおりである（本書一一三頁）。

なお、橋本伯寿は、蝦夷地で疱瘡が流行しない事由を、自前の有形伝染説で説明したが、大陸由来の医学を実践する医家らは通例、夷狄は体毛が多く皮膚も厚いので疱瘡を発しないという医説を援用してそれを解した。たとえば、前出の医師・大内余庵も、自著のなかで、「夷人《いじん》は皮膚《ひふ》堅実《けんじつ》なるがゆゑ、発表排托《はつぺうはいたく》の剤《くすり》はとどきかねぬ。されば痘毒内陥《とうどくないかん》しやすく、これがために斃《たふ》るるもの十の八九なり。」という所説を披瀝している。大内余庵（桐斎）『東蝦夷夜話』巻上、一八六一（文久元）年刊、文苑閣、早稲田大学図書館蔵（ル〇四—〇三七四八）、三二オ—三二ウ。

(191) 著者未詳『北斗山人物語』。高倉新一郎「アイヌと疱瘡」『北海道帝國大學新聞』第一五三号（昭和一〇年一一月五日付）、一九三五年、三頁、より転載。

(192) 『新羅之記録』（北海道庁編集『新撰北海道史』第七巻史料一、北海道庁、一九六九年、六五—六六頁）。同書は、幕命により一六四三（寛永二〇）年に編纂された松前家系図を、一六四六（正保三）年に修正・増補して同家に伝えたものである。

(193) 松宮観山『蝦夷談筆記』一七一〇（宝永七）年（高倉新一郎編『探検・紀行・地誌　北辺篇』（日本庶民生活史料集成第四巻）、三一書房、一九六九年、三八九頁）。

(194) 新井白石『蝦夷志』一七二〇（享保五）年（寺沢一・和田敏明・黒田秀俊責任編集『北方未公開古文書集成』第一巻、叢文社、一九七九年、四七頁）。

(195) 板倉源次郎『北海随筆』一七三九（元文四）年（高倉新一郎編『探検・紀行・地誌　北辺篇』（日本庶民生活史料集成第四巻）、三一書房、一九六九年、四一〇頁）。

(196) 最上徳内『蝦夷国風俗人情之沙汰』巻中、一七九〇（寛政二）年（高倉新一郎編『探検・紀行・地誌　北辺篇』（日本庶民生活史料集成第四巻）、三一書房、一九六九年、四六〇頁）。

(197)　菅江真澄『蝦夷廼天布利』一七九一（寛政三）年（内田武志・宮本常一編集『菅江真澄全集』第二巻、一九七一年、未來社、一二九頁）。
(198)　松田伝十郎『北夷談』一八〇〇（寛政一二）年（高倉新一郎編『探検・紀行・地誌　北辺篇』（日本庶民生活史料集成第四巻）、三一書房、一九六九年、四六〇頁）。
(199)　串原正峯『夷諺俗話』一七九二―一七九三（寛政四―五）年（高倉新一郎編『探検・紀行・地誌　北辺篇』（日本庶民生活史料集成第四巻）、三一書房、一九六九年、四八〇―四八一頁）。
(200)　久保寺逸彦・知里真志保「アイヌの疱瘡神『パコロ・カムイ』に就て　上・下」『人類学雑誌』第五五巻三・四号、一九四〇年。なお、この論文には採録されていないが、知里自身、疱瘡神の登場するユウカラを五つ採集している（知里真志保「疱瘡神に関する資料」『知里真志保著作集　第二巻』平凡社、一九七三年、三二三―三三八頁）。ほかに、金田一京助やジョン・バチェラーらも、疱瘡の神が登場するユウカラをいくつか採集している。
(201)　知里真志保『知里真志保著作集　第二巻』平凡社、一九七三年、二〇―二一頁。
(202)　松田伝十郎『北夷談』一八〇〇（寛政一二）年（高倉新一郎編『探検・紀行・地誌　北辺篇』（日本庶民生活史料集成第四巻）、三一書房、一九六九年、四六〇頁）。
(203)　弘化二（一八四五）年五月から六月にかけて疱瘡の流行をみた、静内《しずない》および三石《みついし》の支配人が、勇払在勤の番人に提出した書類を四つ目に綴りあわせた冊子。ここでは一九三〇（昭和五）年に作成された写本（北海道大学北方資料室蔵）を参照。
(204)　「弘化二乙巳年六月十日より七月廿九日迄　日記　東蝦夷地シツナイ　ミツイシ　蝦夷人之内疱瘡煩候者有之候ニ付見廻出役被仰付罷越鷲木村よりシヤマニ迄場所御取調候一件」室蘭市史編さん委員会『新室蘭市史　第五巻　史料編』室蘭市役所、一九八九年、一八―二〇頁。
(205)　和人が内密に蝦夷地に子供を連れこみ、そこから疱瘡が夷人へと感染することもあったようである。菅江真澄『蝦夷廼天布利』一七九一（寛政三）年（内田武志・宮本常一編集『菅江真澄全集』第二巻、一九七一年、未來社、一二九頁）ほか。
(206)　「松前幷蝦夷地惣躰見分仕候見込之趣大意申上候書付」、東京帝國大學編纂『大日本古文書　幕末外国関係文書之七』東京帝國大學、一九一五年、六五七—六七五頁。

(207)「東浦奥地見廻仕候義ニ付申上候書付」、東京帝國大學編纂『大日本古文書　幕末外国関係文書之十九』東京帝國大學、一九二八年、二一三—二一五頁。

(208) 東京帝國大學編纂『大日本古文書　幕末外国関係文書之十九』東京帝國大學、一九二八年、三九一—三九二頁。この命令は予定外だったため、深瀬洋春は、箱館の痘苗を北蝦夷地まで経苗する手配を、すぐさまとってもらえるよう、この書状にて願い出たのだった。

なお、箱館から北蝦夷地に痘苗を種え継ぐには、「山越内」・「岩内」・「石狩」・「増気」・「手汐《てしお》」・「宗谷」の六場所間を結ぶ必要があった。場所によっては、深瀬洋春の算段により、「全種痘」事業の第二年次にむけて、「種続土人」が四名ずつ残されていたが（「山越内」場所・「増気」場所）、それ以外の場所間の種継ぎについては、急場で「降雨土人」や「川上土人」、あるいは前年に種痘をうけなかった者をさがして動員しなければならなかった。

(209) 東京帝國大學編纂『大日本古文書　幕末外国関係文書之二十』東京帝國大學、一九三〇年、二四三—二四六頁。

(210) 東京帝國大學編纂『大日本古文書　幕末外国関係文書之十二』東京帝國大學、一九二〇年、一一九—一三〇頁。

(211)「酋長ムンケケ」（松浦武四郎『近世蝦夷人物誌』三編巻之下、一八五八年（吉田武三編『松浦武四郎紀行集』下、冨山房、一九七七年、一九七—二〇〇頁））には、クスリ場所でおこなわれた改俗の様子がえがかれている。役人らは、酒・米・煙草等を与えて髪型を改めさせようとしたが、夷人は「妻を置て逃去もあり、子を捨て山に入るも有」と抵抗した。捕縛された者は、強制的に月代を剃られた。

(212) 既出の先行研究のほか、関場不二彦『あいぬ醫事談』非売品、一八九六年（『アイヌ史資料集　第三巻　医療・衛生編』北海道出版企画センター、一九八〇年所収）、高橋信吉『蝦夷痘黴史考』南江堂、一九三六年、奥山亮『補稿　アイヌ衰亡史』みやま書房、一九七九年、B・L・ウォーカー『蝦夷地の征服一五九〇—一八〇〇——日本の領土拡張にみる生態学と文化』北海道大学出版会、二〇〇七年など。

なお、松前藩復領期の夷人の人口減少の要因としては、ほかに場所請負制のもとで酷使されたことや、成人男性が場所での労務に駆り出されたことに起因する出生数の減少などが指摘されることもある。たしかに、さきに触れた、一八五三（嘉永六）年の堀・村垣による報告書でも、蝦夷地を幕府が直轄すべきと進言する根拠の一つに挙げられたのは、交易商らの、漁労の報酬をいつわり、婦人を妾にする非道なふるまいと、その結果生じた「人別」の減少であった。「（朱書）右等之扱方有之候故、蝦夷人別追々減少仕候趣相聞申候」。「松前幷蝦夷地惣躰見分仕候見込之趣大意申上候書付」（東京帝國大學編纂『大日本古文書　幕末外国関係文書之七』東京帝國大學、一九一五年、六六四頁）。

(213) 葭田光三「アイヌ人口史——資料を中心として」『日本大学人文科学研究所』三七号、二七九—三〇一頁。なお、近世蝦夷地の人口については、既出の諸文献のほか、白山友正『北海道アイヌ人口史』北海道経済史研究所、一九七一年、を参照。

(214) 上村英明『北の海の交易者たち——アイヌ民族の社会経済史』同文館、一九九〇年。引用はすべて、同書の二三四頁による。

(215) 一八五八（安政五）年六月二日・三日・八日の項。「村垣淡路守範正公務日記之十三」、東京大學史料編纂所編纂『大日本古文書　幕末外国関係文書付録之五』東京大學、一九六五年、二四二—二四四頁。

(216) 東京帝國大學編纂『大日本古文書　幕末外国関係文書之二十一』東京帝國大學、一九三二年、三九〇—三九三頁。

(217) ポンペは一八五八（安政五）年三月、自著の蘭書類を長崎奉行所経由で幕府に献上している。その際に作成された「目録」に、「一　種痘植付方取扱之記略　一冊」が載る。東京帝國大學編纂『大日本古文書　幕末外国関係文書之十九』東京帝國大學、一九二八年、七〇六頁。

(218) 同書は、木版印刷が通例であった当時に活版印刷で刊行されたこともあり、これまでは内容面からよりも、むしろ活版印刷史における先駆的事例として着目されてきた。したがって、同書の先行研究としては、川田久長『活版印刷史——日本活版印刷史の研究』印刷学会出版部、一九四九年をはじめ、福井保『江戸幕府刊行物』雄松堂出版、一九八五年、神崎順一「天理図書館所蔵の長崎版並びに出島版について」『ビブリア（天理図書館報）』一〇三号、一九九五年、などが並ぶ。医史学の分野でも、中野操「ポンペの種痘書について」『日本医事新報』一七七九号、一九六二年が、同書の書誌の検討をおこなっているが、内容の考察はほとんどなされていない。

(219) Pompe van Meerdervoort, *Korte Beschouwing der Pokziekte en Hare Wijzigingen, in verband met de Voorbehoedende*

Koepok Inenting、一八五八（安政五）年、Drukkery te Desima、金沢市立玉川図書館近世史料館蔵（蒼龍館文庫：特一〇・四—二四九）、二頁。現代語訳は、筆者。

なお、原文はつぎのとおり。「Daar het echter voor de Geneeskundigen alleen niet best mogelijk is, deze zaak zoodanige uitbreiding te doen erlangen als zij met regt kan vorderen, zoo heb ik eenige policie wenken aan de Regering te geven, niet overtollig geacht. Elk regt geaard huisvader wordt de behartiging van deze korte schets lijzonder aanbevolen.」。

(220)　Pompe van Meerdervoort、*Korte Beschouwing der Pokziekte en Hare Wijzigingen, in verband met de Voorbehoedende Koepok Inenting*、一八五八（安政五）年、Drukkery te Desima、金沢市立玉川図書館近世史料館蔵（蒼龍館文庫：特一〇・四—二四九）。

(221)　Pompe van Meerdervoort、*Korte Beschouwing der Pokziekte en Hare Wijzigingen, in verband met de Voorbehoedende Koepok Inenting*、一八五八（安政五）年、Drukkery te Desima、金沢市立玉川図書館近世史料館蔵（蒼龍館文庫：特一〇・四—二四九）、一七頁。原文はつぎのとおり。「De mensch welke door vooroordeel zich niet wil laten inenten, berokkent de maatschappij welligt een kwaad, waarvan hij de gevolgen niet weder goed kan maken, bij draagt hij om epidemiën kwaadaardiger te maken en bedreigt zoo doende voortdurend het leven van zijnen medemensch.」。

(222)　Pompe van Meerdervoort、*Korte Beschouwing der Pokziekte en Hare Wijzigingen, in verband met de Voorbehoedende Koepok Inenting*、一八五八（安政五）年、Drukkery te Desima, 金沢市立玉川図書館近世史料館蔵（蒼龍館文庫：特一〇・四—二四九）、一七頁。原文はつぎのとおり。「Over jemands ligehaam zal eene Regering wel niet met regt door dwang kunnen beschikken, maar hij kan elken onwilligen uitsluiten van het bekleeden van openbare ambten en bedieningen, zelfs van alle maatschappelijke vereenigingen, want daar kan hij groot nadeel aanbrengen; daar kan hij besmetting aan anderen mededeelen, aan anderen welke uithoofde van ziekte of nog te jeugdigen leeftijd, nog niet ingeënt zijn.」。

(223)　Pompe van Meerdervoort、*Korte Beschouwing der Pokziekte en Hare Wijzigingen, in verband met de Voorbehoedende Koepok Inenting*、一八五八（安政五）年、Drukkery te Desima、金沢市立玉川図書館近世史料館蔵（蒼龍館文庫：特一〇・

四—二四九)、一八頁。原文はつぎのとおり。「Een zeer goede, ja ik geloof de beste maatregel hiertoe is, dat geen Kind op eene openbare school of inrigting, van welke aard ook, worde toegelaten, of het moet voorzien zijn van een geneeskundig bewijs dat het gevaccineerd is (*), hierdoor zal men tot het goede doel krachtdadig mede werken en de toenemende gezondheid van het Volk, zal der Regering eene belooning zijn voor hare genomene, dikwijls in de uitvoering moeijelijke maatregelen. (*) In alle Europesche beschaafde Staten, als ook in die der overige Werelddeelen, bestaat deze maatregel sedert lange jaren.」。

(224)「社会」なる語は、英語の「Society」の訳語として、一八七五（明治八）年頃より定着しはじめたというのが定説である。それ以前にも、オランダ語の「maatschappij」をはじめ、後世に「社会」と訳されるようになる諸言語の言葉が日本に紹介されてはいたが、定訳をみなかった。この『ポンペ種痘書』にしても、数種類の日本語への訳稿があるが、「maatschappij」は「里社」・「衆人」・「比隣同交」など、さまざまな言葉が充てられている。香西豊子「『ポンペ種痘書』にみる種痘と「社会」——Pompe van Meerdervoort『Korte Beschouwing der Pokziekte en Hare Wijzigingen, in verband met de Voorbehoedende Koepok Inenting』とその五種の訳稿から」『啓迪』三三号、二〇一九年。

なお、幕末期に参照できた蘭和辞典には、日本で最初に刊行された稲村三伯・宇田川玄随ら編纂の『波留麻和解《はるまわげ》』一三巻（一七九八（寛政一〇）—一七九九（寛政一一）年刊）のほか、手写本として流通していた通称『ズーフハルマ』、その『ズーフハルマ』を幕命により桂川甫周《ほしゅう》らが校訂して刊行した『和蘭字彙《おらんだじい》』一三巻（一八五五（安政二）—一八五八（安政五）年刊）があった。『ポンペ種痘書』の翻訳者らが、なにを参照して「maatschappij」に「里社」・「衆人」・「比隣同交」等の訳語を充てたかは未詳。ちなみに、『波留麻和解』巻Mの「maatschappeye」には「火伴ノ会集」という和解がつく（松村明監修『波留麻和解』第四巻（L—N）、ゆまに書房、一九九七年、一九七頁、の影印を参照）。また、『和蘭字彙』巻Mの「maatschappij」（八ウ）には「組合」という和解が付せられ、用例として「De oostindische maatschappij　東印度掛リノ組合［阿蘭陀ヨリ東印度ニ通フ事ヲ組立テタル初発□リ合ノ家ニ千余今ニアルト云］」が載る（『和蘭字彙』第三分冊、早稲田大学出版部、一九七四年、一六五三頁、の影印を参照）。

(225) 箕作阮甫『種痘略観』、一八五八（安政五）年成立、稿本、国立国会図書館蔵（箕作阮甫・麟祥関係文書四）。「蕃所調書」と印刷された罫紙がもちいられている。なお、京都大学附属図書館には、『種痘篇』（富士川文庫：シ九三）という異本が所蔵されている。

(226) 八木称平『散華小言』、一八五八（安政五）年刊、半紙本、尚古集成館蔵（四七七八／二三／三四五）。八木称平は、藩命により江戸にて蘭学を修め、一八五五（安政二）年からは坪井信良の日習堂で塾頭を務めた。田村省三「薩摩藩における蘭学受容とその変遷」『国立歴史民俗博物館研究報告』第一一六集、二〇〇四年。

(227) 坪井信良訳『牛痘小考』、一八六〇（安政七）年成立、稿本、金沢市立玉川図書館近世史料館蔵（蒼龍館文庫：特二〇・四―二五六）。一八六〇（安政七）年二月二四日時点の未定稿で、「琢斎」・「建部（槙）士寧」の名で翻訳がおこなわれている。坪井信良は、このとき江戸で日習堂を主宰していた。訳稿は、兄の第九代佐渡養順（三良）が一度校閲したとみられ、著者名欄には「保無辺著　葆光斎佐渡邦達夫閲　弟建部槙士寧訳」の名が入る（「葆光斎《ほうこうさい》」は第九代佐渡養順（三良）の号、「達夫」はその字）。

(228) 柳川春三『牛痘新説』、一八六七（慶応三）年刊、半紙本、太和屋喜兵衛、内藤記念くすり博物館蔵（四九三八／ギ）。尾張藩医・伊藤圭介より蘭学を学んだ柳川春三は、一八六四（元治元）年には開成所（蕃書調所・洋書調所の系譜につらなる幕府の洋学研究機関）の教授に就任した。同書は、したがって開成所の教授在職中に作成された訳稿ということになる。

(229) 香西豊子「『ポンペ種痘書』にみる種痘と「社会」――Pompe van Meerdervoort『Korte Beschouwing der Pokziekte en Hare Wijzigingen, in verband met de Voorbehoedende Koepok Inenting』とその五種の訳稿から」『啓迪』三三号、二〇一九年。

(230) 箕作阮甫『種痘略観』、一八五八（安政五）年成立、稿本、国立国会図書館蔵（箕作阮甫・麟祥関係文書四）、一〇ウ。

(231) 箕作阮甫『種痘略観』、一八五八（安政五）年成立、稿本、国立国会図書館蔵（箕作阮甫・麟祥関係文書四）、一〇ウ―一一オ。

(232) 箕作阮甫『種痘略観』、一八五八（安政五）年成立、稿本、国立国会図書館蔵（箕作阮甫・麟祥関係文書四）、一一オ―一一ウ。

終章　あばた面の近代

（1）夏目金之助『吾輩は猫である』（『定本漱石全集』一巻）、岩波書店、二〇一六年、三五九頁。引用は、同書の第九章の冒頭部分。一九〇六（明治三九）年三月に発表された。

（2）夏目漱石『吾輩は猫である』（『定本漱石全集』一巻）、岩波書店、二〇一六年、三六二頁。

（3）夏目伸六『父・夏目漱石』文藝春秋社、一九五六年、二〇頁。

（4）江藤淳・山崎正和「（対談）鷗外・漱石・荷風――『鷗外　闘う家長』をめぐって」『季刊芸術』二五号、一九七三年、四八頁。

（5）盟友・正岡子規に宛てた書簡には、一時期、「平凸凹（たいらのでこぼこ）」と署名していたという。平川祐弘「漱石のあばたづら、鼻、白いシャツ――執筆衝動の裏にひそむもの」『新潮』七〇巻九号、一九七三年。

（6）近世期よりあばたは醜悪とされていたが、明治期にあばたがしだいに稀少になるにつれ、それは特有の哀感（猫の言を借りれば「甚だ気の毒」な雰囲気）を醸しはじめていた。一八九五（明治二八）年に漱石に嫁した妻・鏡子は、のちに漱石との見合い前後を回想し、夏目側が仲人に漱石の写真を、「これは大変きれいに写つてゐるが、あばたではありませんよ。」とわざわざ断って渡した挿話を紹介している。見合い直後に鏡子が妹と談笑したのも、漱石の鼻のあざがあばたか否かであった。夏目鏡子述（松岡譲筆録）『漱石の思ひ出』改造社、一九二八年、一九―二〇頁。

（7）「パークス（Sir Harry Parkes）」の章にて、駐日英国公使のパークスが日本に英国流の強制種痘を導入したことを紹介し、その功績をたたえる一節。B・H・チェンバレン（高橋健吉訳）『日本事物誌』（東洋文庫）二巻、平凡社、一九六九年、一三二―一三三頁（原文では、"He it was who persuaded the Japanese to adopt vaccination, with the result that whereas the percentage of poxpitted persons was enormous only a quarter of a century ago, such disfigurement is now scarcely more common than at home." ビー、エッチ、チャムブレン『日本事物誌』第三版、増島六一郎、一八九八年、三一九頁）。このとき、東京府で種痘が法制度下でおこなわれはじめてから、すでに約三〇年が経過していた。

（8）チェンバレンは、おなじく『日本事物誌』の第三版を刊行するにあたり、「団体（Societies）」の章に、「『痘痕《あばた》会』は今も存続していると思われるが、残念ながら種痘のために、その下部組織は薄くなってきた〔会員が減ってきた〕。」との一文を書き加えている。B・H・チェンバレン（高橋健吉訳）『日本事物誌』（東洋文庫）二巻、平凡社、一九六九年、二一五頁（原文では、"The Pock-mark Society, we believe, still exists, though vaccination has sadly thinned its ranks." ビー、エッチ、チャムブレン『日本事物誌』第三版、増島六一郎、一八九八年、三七三頁）。

（9）一九〇〇（明治三三）年一〇月二三日、フランスのパリから、鏡子に当てた書簡。夏目漱石『書簡集』（『漱石全集』一四巻）、岩波書店、一九六六年、一五二頁。

（10）一九〇一（明治三四）年四月二六日。夏目金之助『倫敦消息』（『ホトトギス』所収）（『定本漱石全集』一二巻）、岩波書店、二〇一七年、一三頁。

（11）漱石は、英国に留学して半年ほどの『日記』に、乗り合わせたバスのなかで、「アバタ」のある人を三人見かけたことを、わざわざ記している（一九〇一（明治三四）年三月三〇日）。夏目金之助『日記』（『定本漱石全集』一九巻）、岩波書店、二〇一八年、六九頁。

なお、英国人にとっても、逆に、日本人の顔にはりつく痘痕は、彼此の差異の表徴として目についたようである。一八七八（明治一一）年、六月から約三か月間、日本海沿いに東北を抜け北海道まで旅をした英国のイザベラ・バードは、日光滞在中の見聞をしるした第十信（続き）の末尾を、こう結ぶ。「見るも痛々しいのは、疥癬《かいせん》、しらくも頭、たむし、ただれ目、不健康そうな発疹《はっしん》など嫌な病気が蔓延していることである。村人たちの三〇パーセントは、天然痘のひどい跡を残している」。イザベラ・バード（高梨健吉訳）『日本奥地紀行』（東洋文庫）、平凡社、一九七三年、八七頁。明治を素描したビゴーの絵にも、矮軀・出っ歯・眼鏡の日本人のなかに、ときおり痘痕が現れる。大陸に流れついた漂流民が、その痘痕を笑われたのと同じ構図である。

（12）漱石の生まれは、一八六七（慶応三）年一月五日、江戸牛込馬場下。実父は名主であり、幼少期に養子に出された先の家も、浅草で戸長をつとめた。

（13）夏目金之助『道草』（『定本漱石全集』一〇巻）、岩波書店、二〇一七年、一一七頁。なお、『吾輩は猫である』でも、冒頭で引用した箇所のあとに、以下のような記述がみえる。「〔主人は〕是でも実は種ゑ疱瘡をしたのである。不幸にして腕に種ゑたと思つたのが、いつの間にか顔へ伝染して居たのである。其頃は小供の事で今の様に色気もなにもなかつたものだから、痒い〳〵と云ひながら無暗に顔中引き掻いたのださうだ。丁度噴火山が破裂してラヴが顔の上を流れた様なもので、親が生んでくれた顔を台なしにして仕舞つた。」（夏目漱石『吾輩は猫である』（『定本漱石全集』一巻）、岩波書店、二〇一六年、三六一頁。）

（14）天然痘が、一八七七（明治一〇）年のコレラ流行をうけてはじまる伝染病一般の法制化よりも前に、しかも別系統で法制化されていたことには留意が必要である。衛生事業の歴史記述のなかで、序章で確認したような種痘の「見落とし」が生じるのは、ここにも一因があるだろう。一八七七（明治一〇）年のコレラ流行以降、一八七九（明治一二）年には「虎列刺病予防仮規則」が、一八八〇（明治一三）年には「伝染病予防規則」が、一八九七（明治三〇）年には「伝染病予防法」が、あいついで制定された。この一連の法制化において、天然痘もまた、法定伝染病の一つとして規定されていったが、種痘という〈衛生〉はそれとは別立てで法制化されていた。

（15）仮名垣魯文『〈牛屋雑談〉安愚楽鍋』三輯巻上、一八七二（明治五）年刊、中本、椀屋喜兵衛ほか一二、早稲田大学図書館蔵（文庫一一A〇七五一）、一オ—二オ。

（16）序文の後に付された「臥牛山人施印」。牛に乗った「保赤牛痘祖神」が痘の悪魔を踏みつけつつ小児らに手を差し伸べている。中央に「普照十方　救済万児」、右には「本地　英国医聖延涅耳　保赤牛痘祖神之像」、左には、「我たのめ　うき世のわらへ　独りても　痘の悪魔の　手引にそせむ」という御詠歌が載る。これは明らかに、桑田立斎『牛痘発蒙』（『引痘要略解』）の見返しに載る「保赤牛痘菩薩」の、よくできたパロディである。仮名垣魯文『〈牛屋雑談〉安愚楽鍋』三輯巻上、一八七二（明治五）年刊、中本、椀屋喜兵衛ほか一二、早稲田大学図書館蔵（文庫一一A〇七五一）、二ウ。

（17）「鉄道略則」は、布告から四か月後の一八七二（明治五）年六月に改正されるが（太政官布告第一四六号）、第六条は原文のまま残された。なお、「鉄道略則」はその後、一九〇〇（明治三三）年に「鉄道営業法」（法律第六五号）が制定されるにともない廃止された。なお、伝染病患者の乗車を禁じる方針は、「鉄道営業法」でも維持され、現在につづく（第四条）。

(18) 書名のみが伝わり、稿本・写本の伝存は確認されない。なお、京都大学附属図書館には、池田京水編輯『痘疹方選』という写本が所蔵されるが（ト―二二）、横開きの小本一巻であり、くだんの『痘科方選』とは別種のものであろう。

(19) 外題は『痘科方意解前編』。池田京水『天師堂痘科方意解』一八二三（文政六）年跋、半紙本、一八七一（明治四）年刊、国立国会図書館蔵（八五二―一六）。なお、著者欄には「京水　池田　瑞英　述」「男　全安　重校梓」と名が入る（一オ）。

(20) 池田京水『天師堂方選附録痘科方意解続編』、一八二四（文政七）年成立、半紙本、一八七一（明治四）年刊、国立国会図書館蔵（請求記号：八五二―一六）。

(21) 池田京水『天師堂方選附録痘科方意解続編』、一八二四（文政七）年成立、半紙本、一八七一（明治四）年刊、国立国会図書館蔵（請求記号：八五二―一六）、跋一オ―二オ。

(22) 夏目鏡子述（松岡譲筆録）『漱石の思ひ出』改造社、一九二八年、四五九頁、によると、いまに伝わる死の床の写真は、「子供たちがどこから聞いてきたのか、死にさうな人の写真をとるとなほるといふからどうしてもとつてくれと申し」たことにより撮影されたという。

(23) 森田草平『続夏目漱石』養徳社、一九四三年、八三七―八三八頁。

(24) 夏目伸六『父・夏目漱石』文藝春秋社、一九五六年。ただし、この面は戦時中に灰燼に帰したという。

(25) 松岡譲『漱石先生』岩波書店、一九三四年、二五四頁。

(26) 夏目鏡子述（松岡譲筆録）『漱石の思ひ出』改造社、一九二八年、四九三頁。

(27) 漱石の身体は、この妻の発案をうけてさらに脳を摘出され、荼毘にふされた。その脳は、東京帝国大学の医学部において「傑出人脳」の研究に供せられ、現在も東京大学医学部の標本室に保管されている。詳細については、近代における身体の分断化と流通の歴史について考察した、香西豊子『流通する人体――献体・献血・臓器提供の歴史』勁草書房、二〇〇七年。

（28）　森鷗外『池田京水文書』、一九一七（大正六）年、東京大学総合図書館蔵（鷗外文庫：鷗H二〇―四四四）、一九ウ―二〇オ（鷗外文庫書入本画像データベース：二一コマ）。「参正池田家譜」（鷗外の京水探索における第六の資料。本書七頁参照）収載。「池田瑞英（京水）」の条を翻刻すると、以下。

「善直　幼名「祐二」、後、「貞之介」、又「杏春」。池田瑞英。

或云、初「貞之介」ト称ス。善郷（初代瑞仙錦橋）養テ兄弟二人ヲ祐《たすく》ルト云意ヲ用テ「祐二」ト改ム。其後、実子ノ届ニ言上スルニ及テ「杏春」ト称ス。「杏朴」（池田嵩山正直の弟・成俊）・「杏仙」（池田杏朴の孫・正明で、初代瑞仙錦橋の父）ノ杏字ヲ取ナリト云。享和元（一八〇一）年、病ニ依テ嗣ヲ辞スルノ後、「瑞英」ト改ム。行状、別ニ『生祀記』一巻アリ。門人等録スル所ナリ。其言頗ル過誉アリト雖モ、未タ必シモ偽リナシ。故ニ子孫其書ニ就テ余カ始終ヲ見ルヘキ者ナリ」。

なお、この『池田京水文書』は、京水探索の最終段階において、京水の子孫「二世全安」がもたらした「京水自筆の巻物」を、鷗外が筆写したものである。同冊子には、右記の「参正池田家譜」のほかに、「水津家系図」・「寛政庚申書上」・「池田分家過去帳」の三種の文書が綴じ込まれている。このうち、「寛政庚申書上」には、初代瑞仙錦橋の原本および三代瑞仙直温「先祖書」（鷗外の京水探索における第五の資料。本書六頁参照）に注釈をくわえる形式で、京水自身の行状の記録が、つぎのように加筆されている。

「善直、此家督ヲ辞、而後享和二（一八〇二）年、神田明神下金沢町ノ裏店《うらだな》ニ僑居《きやうきよ》ノ時、弟子姑《しばらく》従ヒ始テ本庄近江守殿男子ヲ診。同三（一八〇三）年、阿部主計頭《かずへのかみ》殿（後備中守）嫡子運之助殿ヲ診ヒ主計頭殿ニ謁ス。此善直諸侯ニ見ノ始ナリ。文化元（一八〇四）年、武州浦和伊勢屋清蔵ノ家ニ寓ス。同二（一八〇五）年、江戸ニ帰リ、同八月甲州ニ入。弟子三十六人従フ。同六（一八〇九）年、同国石和ニ於テ同所小林総右衛門ノ女ヲ妻トス。同七（一八一〇）年、長男「雄太郎」ヲ生。同八（一八一一）年、江戸ニ帰、再神田岩井町代地ニ僑居ス。次男「盤次郎」生。同十（一八一三）年、居ヲ浅草誓願寺門前町ニ移ス。十一（一八一四）年、三男「桓三郎」生。十月二日舅死スルニ依テ、同八日甲州ニ至ル。十月二九日江戸ニ帰。同十三（一八一六）年、四男「藤四郎」生。閏八月二日早世。九月六日善郷（初代瑞仙錦橋）死。去（一八一五）年八月、善直戸田氏ノ恵ニ因、此三枚橋ノ家ヲ得リ。文政元（一八一八）年、善直五男「直吉」生。同年、次男、齋藤氏ヱ養子。同二（一八一九〕年、病気全快ノ届ヲ出ス。同三〔一八二〇〕年、再医学館ニ出。同四〔一八二一〕年、『痘科弁要』板木ヲ家元ノ弟子養子・二世医官直郷〔二代目瑞仙霧渓〕、通称ハ先代ノ名ヲ襲ヒ是家禄ヲ保ツ身ニテ、此板木ヲ売物ニ出スニ付テ、善直方へ購《(あがなひ)》取ル一件ハ、余カ『遺言録』一巻中ニ詳ナリ。此外、辞嗣ノ始末ハ『生祀記』ニ詳ナリ。全快届ノ始末ハ『本末記』一巻ニ詳ナリ。著述ハ『天師堂集』・『楽屋集』・『顓《(せんもん)》門余学』・『顓《(せんもん)》門全集』其外尚多シ」。森鷗外『池田京水文書』、一九一七（大正六）年、東京大学総合図書館蔵（鷗外文庫：鷗H二〇―四四四）、三六オ―三七オ（鷗外文庫書入本画像データベース：三七―三八コマ）

　ここで奇妙なのは、この、鷗外がかつて懐《いだ》いていた疑いの過半を氷解させた巻物の手控えである『池田京水文書』のなかに、例の「京水廃嫡《けいすゐはいちやく》一件《けん》」（森林太郎「伊澤蘭軒」『鷗外全集』第一七巻、岩波書店、一九七三年、四八七頁）にかんする記載が、どこにも見当たらないことである。鷗外は、巻中の「初代池田《しよだいいけだ》瑞仙《ずゐせん》が寛政《くわんせい》十二年庚申《ねんかうしん》四月《ぐわつ》に幕府《ばくふ》に呈《てい》した系図《けいづ》」には、書後も付いていたとしるす。そして、他ならぬその書後に、池田家の「悲壮劇」が京水により認《したた》められていたという。京水の辞嗣と二代目瑞仙霧渓の受嗣とのあいだをつなぐ、以下の数行である。

「右直郷（霧渓二世瑞仙晉）は初佐々木文仲の弟子なり。文仲は於澤の方に愛せられて、遂に余を追て嗣とならむの志起り、種々謀計せしかど、余辞嗣の後にも養子の事（文仲自ら養子となる事）成らず、終に直郷に定りたり。其間山脇道作の男玄智、瑞貞と云、堀本一甫の男某、田中俊庵の男、瑞亮と云、皆一旦は養子となれども、何れも於澤の方と文仲に追出されたり。善直（京水瑞英）誌。」（森林太郎「伊澤蘭軒」『鷗外全集』第一七巻、岩波書店、一九七三年、四八八頁）。

　だが、この書後は、『池田京水文書』には収載されない。巻物を借りうけ数か月をかけて全文手抄したと言うからには、鷗外はこの書後も、むろん写しとっただろう。ではなぜ、その該当箇所のみが、手控えから落ちているのか。巻物の写しを冊子体に綴じる際に、何らかの事由で、そこだけが散逸してしまったのか。あるいは、『澁江抽斎』・『伊澤蘭軒』は、「無態度の態《たい》度《ど》」（森林太郎「伊澤蘭軒」『鷗外全集』第一七巻、岩波書店、一九七三年、七頁）と、そのまま歴史をなぞる体をとるも、いくばくかの虚構はまじっていたのか。にわかには判じえない問題である。

(29)　『東京朝日新聞』一九一六（大正五）年一月一五日付、朝刊六面。

あとがき

本書を企画したのは、二〇一五年の春である。近世期の蝦夷地や八丈島、琉球王国の疱瘡を追い、江戸の池田京水にかんする論考をまとめたあとだった。「辺境」の事例が特異で興味ぶかく映るのは、その他無数のありふれた疱瘡の経験があったからだと痛感していた。それを記述するには、書籍の長さが必要となる。以来、足かけ四年、湮滅《いんめつ》した疱瘡の経験の痕跡をさがしつづけた。

初出らしきものは、左のとおりだが、実質的にはほぼ書き下ろしとなった。

・「アイヌはなぜ『山へ逃げた』か？——幕末蝦夷地における『我が国最初の強制種痘』の奥行き」『思想』一〇一七号、二〇〇九年、七八—一〇一頁
・「医説のなかの八丈島——疱瘡譚の縁どる近世日本の外延」『思想』一〇二五号、二〇〇九年、四六—七一頁
・「京水補遺——鷗外の生きた湮滅の医学思想」『思想』一〇九〇号、二〇一五年、五三—七三頁
・「球陽の清瘡」『啓迪』三二号、二〇一八年、一—一一頁
・「『ポンペ種痘書』にみる種痘と『社会』——Pompe van Meerdervoort『Korte Beschouwing der Pokziekte en Hare Wijzigingen, in verband met de Voorbehoedende Koepok Inenting』とその五種の訳稿から」『啓迪』三三号、二〇一九年、一—一四頁

湮滅した経験は、じかには記述されえない。「疱瘡」という言葉の広がりにそって、文書や図像を集めては並べた。その過程で、おびただしい数の死を目にし、ときに看取りにも立ち会った。その過酷さは、わが子の手足口病にすら慄《おのの》き夜も眠れなくなる現代人の想像をはるかに超えていた。家産を傾けてでも疱瘡神を饗応し、一角や為朝大明神のお札を購いもとめるひとびとの、祈りの原初を見た思いがした。

他方、ふいに行きあたる意表外の事実は、資料を読む日々の愉しみとなった。疱瘡の経験が『日葡辞書』に「おとなごとをする」という言葉で結晶化されているのを見たとき、あるいは『痘疹戒草』（文政版）で唐突に池田瑞仙と対面したときには、おもわず声をあげた（瑞仙像については、その場で鷗外に報告した）。

だが、なかでも、近世の医家らがみな、「天」をあおいで医術をくりだしていたのを確認できたことは、本書執筆の最大の果報であった。『医断』論争であれ種痘論争であれ、その中心には「天命」の解釈論があった。今日にいう医師の職業倫理と生命倫理がないまぜになった議論であったが、それこそが、近世期の医学の基調をなしていた。明治期以降、いつしか湮滅した「天命」論を拾えたのは、書籍という容量があればこそであった。

さて、この得がたい経験を閉じるにあたり、いちさきにお礼申し上げたいのは、本書の企画をかたちにしてくださった編集者の住田朋久さんである。途中、記述に容喙《ようかい》することなく、ただ筆者が迷ったときには、決断を後押ししてくださった。その信頼感なしに本書は成らなかったことを思えば、深い感謝の念しかない。

つぎには、資料の閲覧・調査の面でご協力いただいた機関やご担当の方々に、記してお礼を申し述べたい。資料が物理的に散逸するのは、一瞬である。それを今日まで大切に管理・収蔵し、利用の申請にもこころよく応じてくださった。ありがたいことであった。なお、膨大な資料に目を通し、その研究成果を公刊できたのは、左記助成のご支援による。列記して謝辞に代えたい。

・公益財団法人武田科学振興財団二〇〇八年度杏雨書屋研究奨励
・独立行政法人日本学術振興会平成二六年度科学研究費（研究活動スタート支援）（JSPS KAKENHI Grant Number JP25885101）
・独立行政法人日本学術振興会平成三一年度研究成果公開促進費（学術図書）（JSPS KAKENHI Grant Number JP19HP5163）

くわえて、本書が、先輩諸賢をはじめ、おおくの方々の学恩に浴していることは言うまでもない。臆面もなく民俗学や日本思想史の資料まで参照できたのは、昔取った杵柄である（小松和彦先生のゼミでの学びは、四半世紀を経た今でも、導きの緒である）。また、比較的短い期間で関連資料を走査できたのは、日本の医学史研究の蓄積に負うところが大きい。あらためて、敬意とともに万謝の意を表すばかりである。

そして最後に、本書の執筆にも、またそれを一番に支えていたことにも気づいていない岡山と京都の家族に、ひそかに謝辞を贈っておく。「おかげさまで、ありがとう」

二〇一九亥年仲秋

香西豊子

著者略歴
1973 年　岡山県生まれ
2005 年　東京大学大学院総合文化研究科博士課程単位取得退学
2007 年　博士（学術）取得
現　在　佛教大学社会学部准教授

著　書
『流通する「人体」――献体・献血・臓器提供の歴史』（勁草書房，2007 年）

種痘という〈衛生〉
近世日本における予防接種の歴史

2019 年 12 月 25 日　初　版

［検印廃止］

著　者　香西《こうざい》　豊子《とよこ》

発行所　一般財団法人　東京大学出版会
代表者　吉見俊哉
153-0041 東京都目黒区駒場 4-5-29
http://www.utp.or.jp/
電話 03-6407-1069　Fax 03-6407-1991
振替 00160-6-59964

印刷所　株式会社平文社
製本所　誠製本株式会社

ISBN 978-4-13-026609-3　Printed in Japan

索　引

か　行

さ　行

た　行

な　行

は　行

ま　行

や　行

ら　行

わ　行